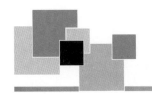

国家卫生和计划生育委员会"十三五"规划教材

全国高等学校研究生规划教材 │ 供口腔医学类专业用

口腔固定修复学

主　编　于海洋

副 主 编　蒋欣泉

编　者（以姓氏笔画为序）

于海洋（四川大学华西口腔医学院）　　　　赵　克（中山大学光华口腔医学院）

万乾炳（四川大学华西口腔医学院）　　　　胥　春（上海交通大学口腔医学院）

马楚凡（第四军医大学口腔医学院）　　　　高　平（天津医科大学口腔医学院）

付　钢（重庆医科大学口腔医学院）　　　　高珊珊（四川大学华西口腔医学院）

刘伟才（同济大学口腔医学院）　　　　　　耿　威（首都医科大学口腔医学院）

刘传通（温州医科大学口腔医学院）　　　　黄　翠（武汉大学口腔医学院）

刘　峰（北京大学口腔医学院）　　　　　　蒋欣泉（上海交通大学口腔医学院）

李　江（吉林大学口腔医学院）　　　　　　程　辉（福建医科大学口腔医学院）

张怀勤（南京医科大学口腔医学院）　　　　谭建国（北京大学口腔医学院）

郑东翔（首都医科大学口腔医学院）

主编秘书　刘　洋（四川大学华西口腔医学院）

U0225926

人民卫生出版社

图书在版编目（CIP）数据

口腔固定修复学/于海洋主编. —北京：人民卫生
出版社,2016

ISBN 978-7-117-21971-6

Ⅰ.①口… Ⅱ.①于… Ⅲ.①口腔矫形学-医学
院校-教材 Ⅳ.①R783

中国版本图书馆 CIP 数据核字（2016）第 007866 号

| 人卫社官网 | www. pmph. com | 出版物查询，在线购书 |
| 人卫医学网 | www. ipmph. com | 医学考试辅导，医学数
据库服务，医学教育资
源，大众健康资讯 |

口腔固定修复学

主　　编：于海洋

出版发行：人民卫生出版社（中继线 010-59780011）

地　　址：北京市朝阳区潘家园南里 19 号

邮　　编：100021

E - mail：pmph @ pmph. com

购书热线：010-59787592　010-59787584　010-65264830

印　　刷：北京人卫印刷厂

经　　销：新华书店

开　　本：787×1092　1/16　　印张：42

字　　数：1022 千字

版　　次：2016 年 12 月第 1 版　2016 年 12 月第 1 版第 1 次印刷

标准书号：ISBN 978-7-117-21971-6/R·21972

定　　价：198.00 元

打击盗版举报电话：**010-59787491　E-mail：WQ @ pmph. com**

（凡属印装质量问题请与本社市场营销中心联系退换）

出版说明

根据国家社会事业发展对口腔医学人才的需求，以及口腔医学人才培养规律，人民卫生出版社30多年来，在全国高等医药教材建设研究会口腔教材评审委员会和教育部口腔医学专业指导委员会的指导和支持下，组织全国口腔医学专家陆续规划编辑出版了口腔医学专业的中职（第3版）、高职高专（第3版）、本科（第7版）、住院医师规范化培训教材（第1版）、研究生（第2版）共5个系列教材，广泛应用于口腔医学教育教学的各个层次和阶段。其中，研究生教材是目前口腔医学教育最高水平的临床培训教材，2010年出版了第1版，深受广大研究生培养单位、研究生导师、研究生以及高级临床医师的欢迎。

国家卫生计生委全国高等院校研究生口腔医学专业"十三五"规划教材即第2版口腔医学研究生教材是住院医师规培教材的延续，也是口腔医学专科医师培训教材的雏形，更接近临床专著的水平。第2版研究生教材以"引导口腔研究生了解过去，熟悉现在，探索未来"为宗旨，力求对口腔研究生临床能力（临床思维、临床技能）和科研能力（科研思维、科研方法）的培养起到科学的指导作用，着重强调实用性（临床实践、临床科研中用得上）和思想性（启发学生批判性思维、创新性思维）。

本套教材有以下几大特点：

1. 更关注临床型研究生的需求　根据第1版教材的调研意见，目前国内临床型研究生所占比例较大，同时学习方向更为细化，因此做了以下调整：①调整品种，如针对临床型研究生的实际需求，将《口腔修复学》拆分为《口腔固定修复学》、《可摘局部义齿修复学》、《全口义齿修复学》；②大幅增加图片数量，使临床操作中的重点和难点更清晰、易懂。

2. 纸质版教材彩图随文，铜版纸印刷　更大程度展现图片中的细节信息。

3. 数字版教材增加视频、动画等　数字版教材同时出版，在纸质版全部内容基础上，充实了更多图片以及大量视频、动画、链接等多媒体形式内容。灵活的形式更符合口腔操作性强的特点。同时，读者购买后可随时在线更新。

4. 编者权威，内容严格把关　本套教材主编均由目前各学科较有影响和威望的资深专家承担。教材编写经历主编人会、编写会、审稿会、定稿会，由参加编写的各位主编、编者对教材的编写进行了多次深入的研讨，使教材充分体现了目前国内口腔研究生教育的成功经验，高水平、高质量地完成了编写任务，确保了教材具有科学性、思想性、先进性、创新性的特点。

5. 教材分系列,内容划分更清晰 本版共包括 2 个系列 17 个品种,即口腔基础课系列 3 种、口腔临床课系列 14 种。

（1）口腔基础课系列:主要围绕研究生科研过程中需要的知识,从最初的科研设计到论文发表的各个环节可能遇到的问题展开,为学生的创新提供探索、挖掘的工具与技能。特别注重学生进一步获取知识、挖掘知识、追索文献、提出问题、分析问题、解决问题能力的培养。正确地引导研究生形成严谨的科研思维方式,培养严肃认真的科学态度。

（2）口腔临床课系列:以临床诊疗的回顾、现状、展望为线索,介绍学科重点、难点、疑点、热点内容,在临床型研究生临床专业技能、临床科研创新思维的培养过程中起到科学的指导作用:①注重学生专科知识和技能的深入掌握,临床操作中的细节与难点均以图片说明;②注重思路培养,提升临床分析问题和解决问题的能力;③注重临床科研能力的启迪,相比上版增加了更多与科研有关的知识点和有研究价值的立题参考。

全国高等院校研究生口腔医学专业规划教材（第2版）目录

	教 材 名 称	主 编	副主编
基础课系列	口腔分子生物学与口腔实验动物模型（第2版）	王松灵	叶 玲
	口腔颌面部发育生物学与再生医学（第2版）	金 岩	范志朋
	口腔生物材料学（第2版）	孙 皎	赵信义
临床课系列	龋病与牙体修复学（第2版）	樊明文	李继遥
	牙髓病学（第2版）	彭 彬	梁景平
	牙周病学（第2版）	吴亚菲	王勤涛
	口腔黏膜病学（第2版）	周曾同	程 斌
	口腔正畸学（第2版）	林久祥	王 林
	口腔颌面-头颈肿瘤学（第2版）	俞光岩	郭传瑸、张陈平
	正颌外科学（第2版）	王 兴	沈国芳
	口腔颌面创伤外科学（第2版）	李祖兵	张 益
	唇腭裂与面裂畸形（第2版）	石 冰	马 莲
	牙及牙槽外科学★	胡开进	潘 剑
	口腔种植学（第2版）	刘宝林	李德华、林 野
	口腔固定修复学★	于海洋	蒋欣泉
	可摘局部义齿修复学★	陈吉华	王贻宁
	全口义齿修复学★	冯海兰	刘洪臣

★：新增品种

全国高等学校口腔医学专业
第五届教材评审委员会名单

名誉主任委员

樊明文　武汉大学　　　　　　王　兴　北京大学

主任委员

周学东　四川大学

副主任委员（以姓氏笔画为序）

王松灵　首都医科大学　　　　赵铱民　第四军医大学
张志愿　上海交通大学　　　　郭传瑸　北京大学
张连云　天津医科大学

委　员（以姓氏笔画为序）

丁仲鹃　昆明医科大学　　　　孙宏晨　吉林大学
马　敏　宁夏医科大学　　　　吴补领　南方医科大学
王　林　南京医科大学　　　　何家才　安徽医科大学
王　洁　河北医科大学　　　　余占海　兰州大学
王佐林　同济大学　　　　　　余优成　复旦大学
王建国　南开大学　　　　　　谷志远　浙江中医药大学
王慧明　浙江大学　　　　　　宋宇峰　贵阳医学院
牛卫东　大连医科大学　　　　周　洪　西安交通大学
牛玉梅　哈尔滨医科大学　　　周　诺　广西医科大学
毛　靖　华中科技大学　　　　郑立舸　四川医科大学
邓　锋　重庆医科大学　　　　赵　今　新疆医科大学
卢　利　中国医科大学　　　　胡勤刚　南京大学
边　专　武汉大学　　　　　　徐　欣　山东大学
朱洪水　南昌大学　　　　　　唐　亮　暨南大学
刘建国　遵义医学院　　　　　麻健丰　温州医科大学
刘洪臣　解放军总医院　　　　程　斌　中山大学
闫福华　福建医科大学　　　　阙国鹰　中南大学

秘　书

于海洋　四川大学

巢 序

固定修复学是一门学科，更是一门艺术。作为一门学科，它包含了贴面、嵌体、桩核冠、全冠等牙体缺损的修复治疗，固定桥的牙列缺损修复治疗，以及牙列缺损或缺失的种植义齿修复，也包含了旨在改善牙齿不佳的色、形、质的美学修复。作为一门艺术，它不仅要求医师具备高水平的临床技巧、扎实的专业理论知识，而且对医师的设计、审美能力等提出了较高要求。

国内的固定修复有着日益壮大的市场需求和长足的发展，为了满足社会需求，修复科专科医师必须熟悉和掌握固定修复学相关的理论与技术。固定修复的专著出版在发达国家较多，而国内尚少，期待全面且深入介绍固定修复经典技术与新技术的著作。

于海洋教授是四川大学华西口腔医学院第一批分专业的口腔修复学本科生和固定修复学硕博连读研究生，毕业后一直从事口腔修复学教学、科研和临床工作。在二十几年的修复医教研工作中，于教授有着横跨修复、种植临床与工艺制作几个亚专业的特殊专研、管理经历，对口腔修复中的重点热点难题进行了长期不懈的探究。去年他的力作《前牙美学修复的临床设计与实施》、《口腔固定修复工艺》、《口腔数码微距摄影速成宝典》等是他对相关领域学术研究及临床经验的系统总结，达到了国际先进水平。

本书是在我主编的第 1 版《口腔修复学》基础上的升级分册版，有传承更有发展。编者团队以中青年专家为主，学贯中西，思维活跃，学术创新能力强，不少编者临床和科研业绩都很瞩目。本书既有对经典固定修复技术的系统和深入的讲述，也有近年来热点难点的数字化口腔技术、功能及美学修复相关临床及研究的内容，有利于全面扩充和深度更新修复专科医师、研究生的专业知识，支撑我国口腔修复学专科医师和研究生的胜任力培养。

本书可作为有一定临床经验的研究生、修复专科医师等的教材，也可作为高年资口腔医师和研究者的学术参考书。每位读者既可以巩固已掌握的修复学知识，学习前沿临床和研究技术，又可从疑难病例展示中领悟学术研究、思考更多的科学细节，全面提高自己口腔修复学的医教研水平。

巢永烈

2016 年 7 月

于 序

　　固定修复体更接近于天然牙，具有行使功能良好、异物感小、方便、美观、舒适等优点。因此，对于高发病率的牙缺损、牙缺失或美齿的患者，固定修复的方式更容易被患者接受和喜爱。成功的固定修复治疗需要医师长期多方面的专业知识和临床经验的积累，各方面知识与临床操作技巧相结合，才能保证给患者带来长期稳定的疗效。

　　我的导师巢永烈教授是第 1 版研究生教材《口腔修复学》的主编，此书作为开山之作集各种修复技术之大成，深受学生和同道的好评。随着学科的发展，一本书的篇幅实在有限，没有动画、微录像及铜版纸、数字图书等的支撑，实难完全承载当代修复专科的各分支内容。在中华口腔医学会王兴会长、巢永烈教授、冯海兰教授、刘洪臣教授、王怡宁教授等专家的建议下，在全国口腔医学教育指导委员会主任委员和全国口腔医学教材评审委员会主任委员周学东教授、人民卫生出版社的支持下，第二轮研究生教材一本分为三本：《口腔固定修复学》、《可摘局部义齿学》、《全口义齿学》。经过公开遴选，我有幸代表四川大学华西口腔医学院担任《口腔固定修复学》的主编。前辈专家给了我许多鼓励和支持，尤其是在巢永烈教授的指导和帮助下，使我能够根据这轮教材新的教材数字方案支撑，全新设计了《口腔固定修复学》的目录，增加了放大设备、微距摄影、瓷美学分析设计、软硬组织处理、功能考量、医技患交流与仿真修复、典型疑难病例等全新的实用临床技术和知识点，旨为修复专科医师们传递全面、有一定深度的固定修复学专科知识。作为口腔系列教材的目前最高层次的研究生教材也必须有研究方面的内容，这部分内容由蒋欣泉教授主持完成，涵盖了"固定修复学涉及的主要研究领域"，对修复等专业的研究生未来的研究工作有很好的指导帮助价值。本书也邀请了几位中青年专家加盟，他们是目前在学术舞台上十分活跃的临床专家、研究专家，主要是想从修复专科临床及科研两个角度提高专科医师的认知高度。

　　而传统固定修复学中的经典内容，如修复方案设计、牙体预备技术、软硬组织处理技术、精细印模、粘接固定技术及修复后可能出现的问题和处理方案等内容，在本书中也以全新的视角进行了更深入的叙述。

　　无论是对于接触临床不多的新晋医师而言，还是对于已有一定专业知识积累的资深医师而言，本书都是一本有助于构建整体专业知识轮廓、明确具体理论知识细节的专科指导书。相信该书的出版，能为研究生、专科医师的教育教学起到积极的推动作用。

于海洋

2016 年 7 月

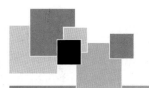

目 录

第一章　口腔固定修复学概论

第一节　当代口腔固定修复学的主要内容

一、口腔固定修复学的内涵

口腔固定修复学(fixed prosthodontics)是以金属、金瓷、全瓷或复合材料的固定修复体恢复缺损患牙，或以种植体结合上部人工牙(桥体)或全冠等固定修复体替代缺失牙的一门艺术与科学。它采用固定式的人工修复体，恢复和重建牙体、牙列缺损的原有形态，从而恢复口腔的正常生理功能，是相对理想的修复方式，并能较长期地维持口颌系统的健康。

固定修复学是一门包含口腔牙体、牙列缺损的病因、症状、诊断及修复设计等的一门临床学科。同时也是以口腔与颌面部的解剖、生理、病理、生物材料、生物力学、美学、色度学、修复技术与工艺等知识为基础的学科。

固定修复体可用于修复牙体缺损、牙列缺损、牙列缺失，常用的修复体有嵌体、部分冠、全冠、桩核冠、种植体等。在牙体缺损中，固定义齿用于患牙缺损过大无法进行充填修复的情况；在牙列缺损中，固定义齿利用缺牙间隙两端或一端的天然牙或牙根作为基牙修复缺牙间隙，即所谓的固定桥。此外，在种植修复中，也可利用种植体作为桥基进行固定义齿修复；牙列缺失时，种植修复使牙列缺失的患者也可采用固定义齿方法进行修复。

二、口腔固定修复学的使用范围

（一）牙体缺损

牙体缺损视缺损的大小、部位可以采用直接修复和间接修复法。直接修复即充填，方法简单易行，牙体预备量少，但充填材料不能满足抗力、固位需要时，则应采取间接修复的方法进行治疗。间接修复体包括嵌体、3/4 冠、全冠、桩核冠等。

（二）牙列缺损

牙列缺损常用的固定修复方式包括固定义齿、种植固定义齿等，每种方式有其特定的适用范围和优缺点。牙列缺损患者个体选择何种修复方式，需结合缺失牙的数量、部位，牙槽嵴组织缺损程度，余留牙健康状况及可能的发展变化，全身健康状况，患者的要求、经济条件等因素，综合考虑。

固定义齿适用于缺失牙数目不多，与缺牙间隙相邻牙牙周较健康的情况。如果缺失牙数目多,或邻牙牙周健康不佳,或有明显牙槽嵴组织缺损者,则不适合固定义齿修复。固定义齿是利用缺牙间隙两端或一端的天然牙或牙根作为基牙,在其上制作固位体,并与人工牙连成整体,利用粘接剂将固位体粘固在基牙上,患者不能取摘的修复体。

种植固定义齿是将金属钛的种植体植入缺失牙部位牙槽嵴下方的颌骨内,种植体表面与骨组织形成紧密结合——骨整合,稳固的种植体相当于人工牙根,与上方的义齿人工牙(上部结构)连接,起到固定义齿、承受咬合力的作用。

(三)牙列缺失

牙列缺失为一种常见病、多发病,多见于老年人,牙列缺失会严重影响牙齿原有的咀嚼、美观、辅助发音、生理刺激等功能,会给患者身心带来很大影响,应当尽早修复。常用的固定修复方法:种植固定义齿修复,种植覆盖义齿修复等。

(四)美学修复

美学修复是通过任何单独或组合的直接或间接口腔修复治疗方式(直接树脂修复、贴面、冠、桥、种植、活动义齿)来提升人的牙、牙龈、咬合及颜面微笑等的口腔治疗。美容修复注重咬合、微笑等生理基础上的美学成功与患者的心理满足。近些年,越来越多的患者就诊时并不存在牙体缺损、牙缺失等疾病,而是要求改善牙齿乃至面型的不美观。单纯的牙体扭转、排列不齐等问题可以首选正畸或结合正颌外科解决,当患者因为无法长时间等待、畏惧外科手术等原因,也可采用固定美学修复来解决或缓解这些问题;而另外的牙色方面的问题就只有美学修复才能解决了。从牙齿变色到牙体扭转、排列不齐等,均会对患者的日常生活带来困扰,随着生活水平的提高,解决这些问题、恢复患者正常牙体颜色与形态也是十分必要的。固定修复中常用的美学修复方式包括瓷贴面、全瓷冠、椅旁直接修复等。

第二节　以"固定"为目标的口腔修复学发展史

一、口腔固定修复学的历史回顾

(一)国际固定修复学的历史沿革

早在公元前 1000 年,在古埃及人的墓葬中见到颌骨上用两根金属丝结扎的牙。同期,在叙利亚的墓地中发现用一条宽 3～5mm 的金属带将两个天然牙固定在一起以恢复缺失牙,这可能是有据可查的最早的固定桥修复体。公元前 500 年伊特鲁里亚人用小牛骨雕刻的人工牙以金带环固定于自然牙上。公元前 400 年,人类使用象牙、死人的牙或骨等义齿替代缺失牙。在古印第安和古埃及的墓葬中发现过用种植方式实施口腔修复的证据。在古人遗骸的颌骨上甚至发现了宝石、黄金等制作的植入体。

1478 年法国出版的外科学书中推荐用异体牙或小牛骨雕刻成的人工牙恢复患者缺失的少数牙。1728 年法国著名牙医 Pierre Fauchard 把自己在临床实践中对口腔修复体的认识写进了医学书籍中。1746 年法国巴黎的 Mouton 描述了第一个铸造金冠。1756 年德国 Philipp Pfaff 第一次描述了用蜡取印模,翻石膏模型制作修复体的方法。

以 1838 年巴尔的摩牙医学院的成立为标志,西方开办了牙医教育学。1898 年底特律牙医 Charles Herry Land 研制了低熔金属烧附烤瓷冠,称之为"壳冠"(jacket crown)。

19 世纪以前,口腔医学的治疗以拔牙为主,口腔修复治疗则以全口义齿、可摘局部义齿居多。1962 年 M. Wenstein、S. Katz 和 A. B. Weinstein 成功研制了牙科用陶瓷和金属冠结合的一种新方法并申请了专利。

到 20 世纪中期，由于牙体修复技术的发展与人们对口腔预防工作的逐渐重视，正畸及口腔颌面外科治疗技术长足进步，使固定义齿修复和口腔颌面部赝复技术得到相应发展。20 世纪 60～70 年代，牙髓病治疗技术的发展使得残根、残冠得以保留，进一步促使固定修复理论技术的发展，其发展甚至超过了可摘义齿修复，并在一定程度上占据了口腔修复临床主导地位。

20 世纪末，种植义齿的诞生和发展是口腔修复学发展的又一里程碑。1947 年，现代口腔种植学奠基人 Formiggini 用钽丝扭成螺旋锥状植入颌骨，取得良好的疗效。1949 年，Goldburg 等发明了钴铬合金制作的骨膜下支架种植义齿，随后各种形状、材料的种植体层出不穷。20 世纪 50 年代中后期，由于种植体的高失败率，种植义齿修复一度陷入低潮。随后，瑞典哥德堡大学的 Brånemark 教授提出骨整合（osseointegration）的概念，他认为种植体的表面应与骨组织形成紧密结合、融为一体的界面状态，不应有任何软组织介于其间。这一突破性研究成果打破了种植义齿修复停滞不前的僵局。无可辩驳的高成功率使国际口腔医学界接受了他的理论体系，1982 年在加拿大多伦多的"口腔医学临床骨整合"（Osseointegration in Clinical Dentistry）学术会议上，国际口腔种植学界正式肯定了骨整合学说。此后，在这一理论基础上，多种种植系统不断发展，并都取得了较高的长期成功率，使得种植修复成为一种可靠的修复手段，扩大了固定修复的适应证，并越来越多地应用于临床。

（二）我国固定修复学的历史沿革

在我国悠久的历史文化背后，不乏口腔修复遗迹的记载与发现。南宋诗人陆游所著《岁晚幽兴》中"卜冢治棺输我快，染发种齿笑人痴"的诗句，他注释道："近闻有医，以补坠齿为业者"，可见当时既有从事镶牙工作的人了。公元 1137 年楼钥所著《玫瑰集》中有"赠种牙陈安上文"，"陈氏术妙天下，凡齿之有坠者，易之以新，才一举手，便使人保编贝之美"，说明修复缺牙在当时已经较为普遍，且修复水平较高。公元 1750 年梁玉绳《白士集》称："今市肆有补齿铺，悬牌云'镶牙如生'，盖宋以来有之"，表明自宋朝以来，已有集市商铺以镶牙为营。此外，《七修类稿》有种齿说，与今补齿不同"，可见那时已将补牙与植牙区分开来。根据 13 世纪时马可·波罗的记载："这个省区的男人和女人，都有用金箔包牙的风俗，并且依照牙齿的形状包镶得十分巧妙，并还能保持与牙齿的一致性"。根据 Kerr 和 Roger（1877 年）的报告，中国人用象牙、兽骨雕刻成牙，用铜丝或肠线结扎在真牙上以修复缺牙，这种方法比欧洲早了几个世纪。

然而，由于中国社会各种条件的限制，人们并没有重视口腔疾病，因此，口腔医学在公元 14～18 世纪是相对停滞的阶段，镶牙未能成为一门科学，而是长期停留在一种精巧工艺的地位。在古代医书中，未见到有关口腔修复的详细记载。与同时期的国际情况相比，中国的手工业为主的镶牙修复与西方存在着很大差距，也缺乏实证和传承。

1911 年，西方牙医学逐渐传入中国。中国逐渐开办了牙医诊所和牙医学校。1907 年，加拿大牙医 W. Lindsay 来到中国，成为最早在中国系统传授西方牙科知识的人。1908 年，Lindsay 在成都建立牙科诊所。1911 年，该诊所扩展为牙病医院。1912 年，医院开办了第一个修复技工培训班。1917 年，华西大学牙医系成立。1934 年上海设立了牙科学校；翌年南京创办了高等牙医学校；1939 年哈尔滨的北满医大设立了齿学部；1943 年北平大学医学院齿学系成立。全国上下一系列牙学院与齿学系的建立,为我国口腔医学的发展打下了基础。

中国近代的口腔修复医学起步于 1918 年在成都创立的 7 年制的牙科医学博士教育。1949 年中华人民共和国成立后,海外归国学者将现代口腔修复学理论与技术于全国扩散开来。1954 年,朱希涛教授编写的《冠桥学》出版。1959 年毛燮均教授主编的《口腔矫形学》(后更名为《口腔修复学》)一书成为我国修复领域的第一本统编教材。此后,中国口腔修复医教研体系逐渐完善。口腔修复学是本科生教学中的主干课程之一,是第一批确认的口腔临床医学二级学科。

我国口腔修复学的发展经历了一个艰辛的历程。在过去的近一个世纪中,冠桥修复的发展从某种程度上代表着口腔修复学的发展。20 世纪 50 年代初,我国冠修复以锤造冠、焊接冠为主,铸造冠占比例较小,且以中熔合金铸造为主。20 世纪 60 ~ 70 年代受材料限制,开始用高熔非贵金属铸造冠桥。20 世纪 70 ~ 80 年代,前牙多以 3/4 冠或开面冠修复居多,20 世纪 80 年代初开始使用光固化复合树脂冠、瓷熔附金属冠(烤瓷冠)和瓷贴面,但烤瓷冠桥所占比例较小。

20 世纪 90 年代烤瓷修复快速发展,在色泽、金属基底设计与制作方面均有大的改善,且出现了可铸全瓷冠、铸压全瓷冠、铝核全瓷冠等类型的修复体。20 世纪 90 年代末临床开始采用贵金属铸造冠和贵金属烤瓷冠桥。我国临床采用真空瓷熔附金属冠起步于 1980 年,直至 20 世纪 90 年代,它仅占固定修复很小的比例。20 世纪 90 年代以后,随着患者需求量增大、技工加工中心的成立,瓷修复空前普及,质量大大提高。这时,锤造冠已基本被淘汰。

随着可卸代型技术、新印模模型材料、激光焊接技术、真空压铸技术、激光焊接及电解抛光等新工艺、新设备的引入,修复工艺迅速发展,冠桥修复体的制作质量大大提高。这一时期,口腔技工中心在各地不断成立,为提高义齿质量奠定了基础。

随后,固定义齿修复观念产生了改变。牙体预备突破了当时以牺牲疗效为代价的“少磨牙不磨牙”等片面的旧观念,树立了以“尽量保存牙体组织、实现无痛操作的同时,力求获得修复高质量”为前提的牙体预备。𬌗学理论应用于修复临床后,促进了对“咬合病”的重视及其诊断、治疗,正确𬌗关系的重建,冠桥形态控制,咬合接触点的标准,蜡型制作的精细化,精密𬌗架在冠桥制作过程的应用等,使我国修复学逐步与世界接轨。

与此同时,修复前的口腔准备逐渐受到重视,其范围在扩大,如创造基牙最佳条件,积极改善牙周条件,颞下颌关节与咬合疾病的矫治,咬合设计与最佳𬌗的重建等。

20 世纪 90 年代中后期,研磨仪在模型设计、蜡型制作中的应用为“精品修复”创造了必要条件,对基牙合理预备、固定桥戴入道的确定等均起到不可或缺的作用。

20 世纪 90 年代以后,采用计算机辅助设计和制造技术(CAD/CAM)切削瓷嵌体、瓷全冠进入了临床阶段,结合临床应用进行了材料、计算机设计与应用的研究工作,为临床扩大应用创造有利条件。同期,全瓷修复 IPS-Empress 铝瓷、无收缩性的镁瓷(cerestore)在临床应用均展示其优越性。20 世纪 90 年代以来,烤瓷修复体占冠桥修复的比例大幅度增加。

我国口腔种植修复的研究于 1959 年被首次报道,由赵成业等用塑胶材料进行牙种植。20 世纪 70 年代由陈志洪等先后用单晶碳制作根状种植体,并应用于临床应用。但由于当时条件的限制,成功率较低。

20 世纪 80 年代中期,陈安玉、张兴栋等进行了生物活性陶瓷材料研究和人工骨的应用;1987 年刘宝林、马轩祥等对瑞典 Brånemark 种植体的临床应用和纯钛骨融合种植体的研制进行了研究。

20世纪90年代，杜传诗、赵云凤、巢永烈等进行了渗透全瓷冠研发、瓷贴面分型及生物力学研究，推动了瓷美学修复的发展。1995年召开了全国种植义齿学术工作研讨会，为我国口腔种植事业确定了总体方向路线和具体技术规范，为今后的健康发展打下了牢固的基础。

自20世纪90年代后期，由于引入了国际先进的技术，国内种植体临床应用快速发展，种植成功率也接近国际水平，应用范围涵盖全口、局部、单个、颌面缺损等各类固定和可卸式种植修复。此外，还应用颌骨牙槽嵴加高、同期植骨种植、植骨延期种植、GTR、GBR技术，三明治式骨改建后种植等新技术，并加入了我国的特点。在根骨内种植、种植体义齿结构及骨界面应力分析、种植体界面处理等方面也有前沿性的研究成果。

二、口腔固定修复学的发展现状

据全国第六次人口普查和第三次口腔流行病学调查数据测算，我国缺牙人数5.122亿，缺牙总数高达26.869亿颗。再加上美齿等其他类型的修复患者，各种修复技术的医疗市场巨大。随着社会的进步，新材料、新技术的不断开发与推广，尤其是各种数字修复技术和种植修复技术的应用，使得固定义齿修复技术得到了迅速发展。人们的生活水平与文化素养不断提高的同时，固定修复凭借其更接近天然牙的自然特征的优点得到了越来越多患者的青睐，选择用固定修复方式恢复缺失牙的患者越来越多。固定义齿与活动义齿相比，不需取戴，使用方便，功能好，美观性高，已经是临床上大多数患者的首选修复治疗方案。

种植材料与技术的不断发展完善，为没有条件进行传统固定修复的患者提供了固定修复解决方案的可能。种植修复与固定义齿修复的结合可以认为是口腔修复学未来的发展方向。因此，固定修复在口腔修复学中的地位位于顶端，引领学科发展。

（一）固定修复材料

目前临床上常用的固定义齿制作材料为牙科金属、瓷饰面材料、全瓷材料以及金属、瓷、树脂等组合的几种复合材料。金属材料已从最早的不锈钢发展到钴铬合金、钯银合金、金箔合金等。20世纪90年代以来，铸造陶瓷、渗透陶瓷、切削陶瓷等的研发，为全瓷修复体的广泛应用提供了基础。随着人们对美的追求越来越迫切，陶瓷材料良好的生物安全性及仿真性受到患者的喜爱。仿真修复中的蜡型材料包括牙本质滴塑蜡、釉质滴塑蜡、透明蜡以及多种染色蜡等，根据不同颜色、形态、表面纹理及透光性等要求制作出来的仿真蜡型具有接近最终修复体的个性化美学特征，可以完全模拟最终瓷修复体的美学效果。

口腔粘接材料的研制与粘接技术的发展有利于减少牙体组织的切磨，并可辅助机械固位，使一些过去认为不好甚至不能修复的病例得到修复。目前临床常用的粘接剂有磷酸锌粘接剂、玻璃离子粘接剂、聚羧酸锌粘接剂、树脂类粘接剂等。

口腔环境的特殊性要求印模材料具备无毒、无刺激，具有一定流动性、可塑性、弹性和稳定性，凝固时间不宜过长，并易与模型分离等特性。在长期的临床应用中，印模材料不断改进，得到较好发展。目前常用的印模材料包括藻酸盐、硅橡胶印模材料及石膏印模材料等。

修复材料朝着增强、增韧、更高美学性能、易快速加工成形的方向发展。钛与陶瓷复合的新型种植材料具有更好的骨整合效果。树脂与陶瓷的混合陶瓷复合材料具有更好的韧性、更方便的加工性能及更合理的分层结构设计，也为修复技术的完善提供了无限可能。

（二）固定修复的热点技术

1. 义齿制作的企业化管理与运作　随着社会分工细化和加工国际化潮流的发展，近30年来，各种义齿加工企业不断涌现，目前已经成为中国制造业的重要方向之一，也是义齿国际化加工的重要基地和中低端市场的赢家。客观上对高水平义齿的加工和临床应用起到了推动作用。针对企业化管理与运作科学问题的研究和解决是下一步发展的关键问题之一。

2. 工艺技术的数字化和手工化、修复疗效的平均化和仿真化并存　20世纪后锤造法逐渐被铸造技术所取代，应用于制作多面嵌体、部分冠、全冠等。在铸造精度和包埋技术等方面有了许多改进。20世纪80年代以来，国外开始使用计算机设计和制作修复体，这一技术是口腔修复技术的重大革命之一。计算机辅助设计和制造技术（CAD/CAM）可通过人机交流，对修复体进行设计制作与修改，以适应临床需求。随着计算机技术的发展与修复材料的更新，计算机不仅可做出陶瓷嵌体、贴面、全冠，还可以制作固定桥。这些数字化的修复体制作具有快速、准确、适合性好等优点，临床上受到医师及患者的喜爱。

固定义齿传统的手工制作技术仍为当前的主流技术，可以满足医师及患者对恢复缺损、缺失牙功能的要求。此外，随着数字科技的发展，新技术如口内扫描技术、3D打印技术、虚拟回切技术、叠成冠技术、虚拟镜像技术、虚拟诊断和再现技术等逐步涉足固定修复领域，突破了"平均化"的一般修复体，并将引领固定修复向着高水平仿真化的修复体方向发展，为未来固定修复的发展指引明了方向。

3. 微距摄影技术的普及应用　近些年，摄影技术逐渐被应用于固定修复领域。口腔摄影技术的应用，有利于捕捉、保存更多医疗信息，有利于医技间的交流，提高治疗效果。摄影技术可以较为真实地记录天然牙的颜色分布、表面结构、切端透明性及患牙个性化特征，如色斑、色带、患者想保留的个性缺损等。此外，传统修复无法传递患者面下1/3部分的正面、侧面位置关系，也无法记录患者微笑时的齿、唇关系等特点。通过摄影技术的正面、侧面拍照与口内拍照，可记录患者颌面部形态轮廓及牙列整体形态。有利于技师更为宏观地了解患者整体情况，针对患者具体情况进行修复体设计制作，从而提高修复的美学效果。因此，微距摄影技术正逐渐被广大医师接受，已经从原来的辅助技术手段，演变为目前固定修复中不可或缺的、必知必会的临床基本功了。

4. 临床技术的精细化和标准化——精密临床修复技术　在临床牙体预备上，从机械的牙备数量指标到预留修复空间的艺术，对可控未来修复空间的认识进了一大步。对精细印模、边缘技术的全面掌握有效地提升了修复体的质量。在临床粘接方面，根据固定修复体的不同材料、类型，及所修复患牙的部位及情况的不同，对粘接剂应进行相应选择。还有些标准化的口腔临床操作也在修复专业普及应用，取得了良好的疗效，如原来牙体牙髓采用的橡皮障的普及应用提高了修复体的粘接效果。有些修复材料甚至有配套的粘接剂，如铸造陶瓷配有其专用粘接剂，临床上最好使用其相应粘接剂。对于固位力较差的修复体则应选用粘接力强的粘接剂。陶瓷修复体透明性好，粘接剂的颜色对修复体粘固后的美观效果有直接影响，故选择粘接剂时不仅需考虑粘接性能，还需考虑颜色等因素。表面处理技术的出现，对提高粘接力开启了又一思路。修复体的喷砂粗化处理、氢氟酸蚀刻处理，增加了粘接面积，提高了机械嵌合力；硅烷偶联剂处理修复体可改善金属、陶瓷表面与复合树脂的湿润性，增强机械嵌合力、产生化学结合力，从而提高粘接强度。牙体组织预备后清洁吹干，使用酸蚀等处理技术，增强粘接力。

（三）瓷美学修复的脱颖而出与快速发展

作为金字塔顶端的修复治疗,美学修复日益受到重视。临床实践中简单实用的美学修复理论的缺失,使得普通医师美学修复技术难以提高。当前美学修复的临床路径与普通修复患者的临床路径差别不大,为此,笔者提出了"美学修复临床路径再造"的发展对策,即增加分析设计阶段,来完善美学修复的临床路径,通过预告技术等使得美学疗效提前看到,给予患者选择权,提高了患者、技师的参与度。通过简洁实用的颜色、形态和心理的"三因素美学理论"及临床美学修复技术系列方法的梳理,立足于指导普通修复医师和服务满足高要求的患者,为了使美学设计方法逻辑清晰、简单实用,笔者将美学修复设计高度凝练简化为对颜色和对形态的设计和对患者心理的干预,提出颜色、形态和心理的"三因素美学修复理论"（具体见本书第九章）。

"医技交流的科学化、医患交流的科普化"在美学修复中更加重要。美学修复预告技术,是指使美学修复的疗效可预先看见、可选择调整的系列临床技术。美学预告技术包含了三级预告:一级预告为数字美齿设计;二级预告为美学诊断蜡型;三级预告为口内的诊断饰面。通过这一技术,医、技、患可以在可视的基础上参与治疗计划的制订。

美学修复的美学设计,不只是针对于牙齿的设计,而是在与患者的容貌、唇形进行尽可能协调的基础上,给出一个最美观的牙齿三维位置与形态的设计过程即从整个面部看牙的设计,这正是牙齿轮廓的线面设计的核心理念（图1-1）。线面设计包括正面设计、侧面设计以及面设计。首先通过颜面标志线设定参考系,通过分析口唇与下颌的动静态位置确定牙列的三维位置,然后在此基础上结合牙形美学因素设计牙齿外形,最后通过美观蜡型、美学诊断树脂面罩、数码美学设计图片的方式进行美学设计效果的预告,这就是线面设计的基本过程（具体见本书第九章）。

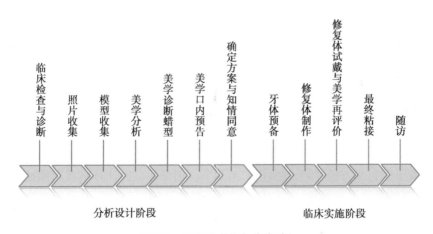

图1-1 现代美学修复临床过程

（四）种植固定修复成为热点中的热点

与西方发达国家相比,我国口腔种植的起步晚,但发展迅速。在较短时间内,我们学到了西方同行的许多先进知识和理念,避免或少走了许多弯路。20世纪90年代中期以前,我国口腔种植技术的质和量都处于较低水平状态。随后对于骨再生引导膜技术、上颌窦提升植骨技术、骨挤压技术、即刻种植技术等的应用与报道,标志着国际口腔种植先进技术引入我国,并得到了一定应用。经过 10 余年的积累与创新,我国口腔种植学界在多个研究方向已获得国际同行的认可,个别领域其至达到国际先进水平。前牙种植美学修复、功能性颌骨重建技术、CAD/CAM 技术、牙槽突垂直骨牵引技术等均在我国获得临床成功应用,并在国际会议中受邀进行专题报告,得到国际同行的较高评价。

三、口腔固定修复学的发展展望

口腔固定修复学是口腔修复学的重要组成部分,也是口腔医学、口腔临床医学的重要分支。随着科技的进步,铸造技术、激光技术、数字技术等的出现不仅极大改变了人们的生活,而且在一定程度上促进了口腔修复技术的发展。随着信息科学、材料学、计算机学、力学、生物医学等学科的融入,口腔修复学的发展将更进一步。高科技促进了固定修复的发展,极具代表性的是种植修复技术,以及 CAD/CAM、3D 打印等数字化制作加工的发展方向。这些技术改变了常规固定义齿的修复方式,也从根本上改变了人们的修复观念,相信随着更多高新技术的研发与应用,固定修复学还将进一步发展。

(一) 增强增韧增美是口腔修复材料发展的方向

材料学对口腔固定修复具有很大影响,从正面说就是推动了学科的发展,从反面上讲,就是阻碍了不少临床想法的实现。固定修复从设计、加工、制作,到恢复口腔功能的整个过程中都涉及种类繁多的材料。从烤瓷材料到铸造陶瓷及可切削陶瓷、复合陶瓷等的应用,材料学上的一次突破均对固定修复具有不可取代的作用。未来材料的发展,将解决现有材料生物相容性、强度、韧性、美学特征等方面的不足,各种性能合理优化,获得更多生物性修复材料,进一步推进固定修复的发展,使仿生、仿真修复成为可能。

(二) 各种数字化技术在制作和临床中的完善与普及

固定修复学的发展与高新技术的研发与创新具有十分密切的关系,如铸造技术代替锤造技术成为主流修复体制造技术、烤瓷熔附金属替代合金金属成为临床上最常用的固定修复材料等,未来新兴的科技也将替代以往的传统技术,在固定修复领域占据不可替代的地位。数字化技术在固定修复中已经大量应用,最为人们熟知的是计算机辅助设计和制造技术(CAD/CAM)。此外,口内扫描技术的应用,在一定程度上可以替代人工模型,将扫描数据以数字资料的形式储存,经数字美学分析设计软件处理,进行修复方案设计,或通过互联网将数字资料传输至计算机辅助设计及辅助制作中心,从而完成修复体的制作。这一过程快捷有效,节省了医患双方的时间,提高了诊治效率。诸如此类的计算机及图像技术将成为数字化固定修复的重要组成部分,在临床工作中不断普及的同时也将引领未来修复学的发展方向。目前整体上看数字技术涉及的产品价格过高(应该更低),效果还没有全面超越传统工艺;各种数字技术装备间、医院信息平台间的互联互通也是很难实现的客观问题。

(三) 保存化与微创化、功能与心理并重的临床法则

将临床操作对口腔组织的损害减少到最小是每一位口腔医师都必须关注的。随着固定修复技术、材料等的不断发展,临床修复方案的创新将为解决曾经的"不可能"提出对策。如种植技术出现之前,缺失牙的恢复仅靠打磨两端天然牙的固定桥等方式,种植技术的不断发展,扩大了固定修复的适应证,为修复缺失牙提供了又一项可选方案。未来的修复方案,将继续向着追求美观、降低损伤、保护组织等方向不断发展。

人们对自我形象的关注迫使临床医师认真思考临床医疗中面临的美学与心理问题。若按照传统医疗理念和诊断方法,许多患者并不存在病变,患者主动就诊的目的完全是为了追求更高的美容标准和生活质量。可见,美学固定修复中医师需承担更多挑战:除了修补牙齿、恢复功能,还需改建面容与微笑;但也不能唯美论,因此功能与心理并重是固定修复发展的底线标准。

(四) 种植修复技术是实现固定化修复理想的现实路径和发展方向

近20年来,种植外科新技术不断涌现,如多种植骨技术、上颌窦底提升技术、引导骨再生的生物膜技术等,这些技术的应用使种植适应证不断扩大,使得局部骨条件较差者得以有机会进行种植,并使种植修复达到理想的功能与美学效果。随着种植技术的不断发展完善,材料学、数字化技术的推陈出新,加之保存与微创观念的不断深化,种植化将是未来修复缺失牙的重要方向。

综上所述,如果用几个关键词来概括未来固定修复学发展的总体趋势,想必是"数字、微创、功能、美学及种植"。口腔固定修复是各类修复临床中的顶端治疗方式和内容,极具挑战性和魅力,是各级专科医师必知必会的专业内容。

(于海洋)

参 考 文 献

1. 巢永烈. 口腔修复学. 北京:人民卫生出版社,2012
2. 赵依民. 口腔修复学. 第7版. 北京:人民卫生出版社,2012
3. 林野. 我国口腔种植学的发展现状与思考. 中华口腔医学杂志,2007,42(11):641-645

第二章 固定修复的临床规范

第一节 初诊患者的资料收集与管理

初诊是医师初次接诊患者的过程,是整个诊疗过程的开始。通过规范、合理和高效的流程,初诊可以了解患者的主诉病症及主观要求,收集患者相关资料,进行初步的检查,为获得全面的诊断打下基础。在此阶段,通过合理的医患沟通,还可以建立良好的医患间的信任,为后续治疗方案的制订奠定坚实的基础。

初诊的内容包括主诉、病史、专科检查及必要的全身检查、诊断、提出诊疗方案或转诊建议,在各种治疗方案的预期效果和费用间,与患者充分沟通,商定合理的治疗计划,并明确双方的责任和承诺,必要时与患者签署知情同意书。

一、患者资料的获取

初诊患者的资料包括基本信息、主诉、病史及专科检查和必要的全身检查。

（一）基本信息

可以通过患者填写基本健康信息记录来获得,可在导诊人员或者医师助手或助理的帮助下填写,一般包括以下内容:

1. 患者的基本信息、联系方式;

2. 是否患有全身性疾病;

3. 近期服药情况;

4. 怀孕;

5. 药物或食物过敏史;

6. 吸烟饮酒史;

7. 夜磨牙或紧咬牙习惯;

8. 一般口腔健康状况;

9. 以往牙科治疗情况。

通过这种基本信息的了解,医师可以了解一些不便从直接交谈中获得的信息,而且对于某些故意隐瞒病史的患者,也为医师日后可能提供法律上的证据。

（二）主诉及病史

1. 主诉　主诉是患者就诊的主要原因和迫切要求解决的主要问题。主诉的主要内容分为：
（1）功能性：如咀嚼、发音不便。
（2）舒适性：如疼痛、过敏、肿胀。
（3）美观性：如缺失牙、冠折、变色、不良修复体、牙形态异常（图2-1）。
（4）社交性：如口腔异味。

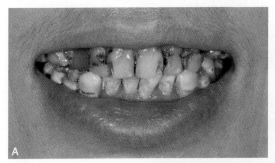
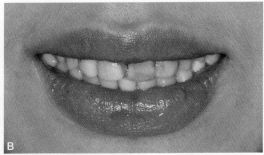
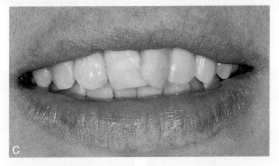

图2-1　固定修复常见主诉（天津医科大学口腔医学院 高平供图）
A. 外观差　B. 变色　C. 扭转

主诉的要求包括：
（1）患者求治的牙位或者部位、症状、持续时间和诊疗要求。
（2）主诉书写要重点突出、简明扼要，能初步导出第一诊断。
（3）主诉原则上不使用诊断名词。

2. 现病史　现病史一般包括开始发病的时间、原因、发展进程以及曾接受过的检查和治疗，对牙缺失的患者还应了解缺失原因及时间。

现病史的要求：要与主诉相关、相符；反映病程起始、演变、诊疗过程（包括他院诊断及治疗）；重点突出、层次分明、概念明确、术语准确；有鉴别诊断内容；复诊时要记录初诊症状的复查及新的阳性症状，根据治疗效果，记录重要的结果。

3. 既往史　口腔医师不仅要把注意力集中在患者的口腔范围之内，还应对患者的全身情况给予足够的重视。在治疗前一定要询问患者有无心脏病、糖尿病及高血压病史，以及免疫系统疾病、过敏、目前正在接受的全身性疾病治疗、既往住院史、严重疾病史等。杜绝拔牙后出血不止、治疗过程中发生心肌梗死、哮喘、对某些药物发生过敏等情况的发生。

（1）全身系统病史的采集：包括目前是否接受某种疾病的治疗、近半年内有没有因身体不适而进行检查和治疗。明显的呼吸系统疾病:哮喘、肺气肿、结核等;过敏:有没有因为服用某些食物而引起的不适,是否使用某种药物而产生不适;心脏病、高血压病、心血管疾病、糖尿病;血液性疾病:恶性肿瘤:癌症、白血病等,是否做过放疗、化疗;甲、乙、丙型肝炎,黄疸等肝胆疾病;免疫性疾病:如 HIV 阳性、艾滋病、血友病、红斑狼疮;怀孕:预产期、妊娠性疾病;精神性疾病和治疗情况;对药物或酒精的依赖性,如镇静剂、安眠药等。任何其他应该让医师知道的情况或问题。

（2）口腔专科病史的采集

1）修复治疗情况:是否曾做过牙体或牙列缺损、牙列缺失的修复。采用哪种修复方式及其效果,以及现有修复体使用的时间等。了解这些情况对确定治疗方案和推断修复的预后有一定的帮助（图 2-2）。

2）牙周病史:是否有牙周病,曾做过哪种治疗。

3）牙体牙髓治疗情况:对无完整的病历记录的患者,应详细询问牙体牙髓的治疗情况,必要时拍 X 线片予以确定。

4）正畸治疗情况:有些牙根吸收是由于曾经做过正畸治疗所致。临床上应注意分析其原因,按照修复的原则和要求调整咬合。

5）口腔外科治疗情况:对预先做正颌外科后完成修复的患者,应了解外科治疗的有关

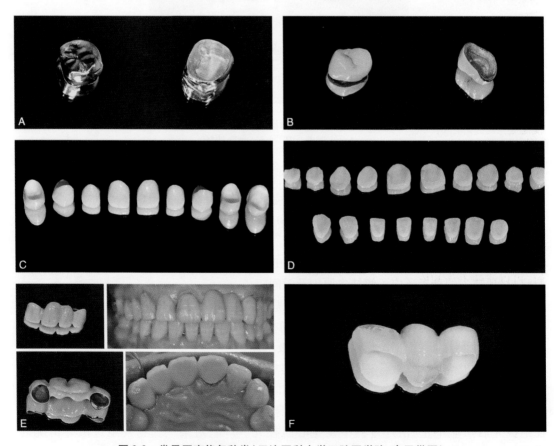

图 2-2　常见固定修复种类（天津医科大学口腔医学院　高平供图）
A. 金属冠　B. 烤瓷冠　C. 全瓷冠　D. 瓷贴面　E. 烤瓷固定桥　F. 全瓷固定桥

资料,将外科治疗与修复治疗计划全面整体考虑。

6）X线图像资料:必要时辅以X线片,了解患者当前的有关情况。患者以前的X线片资料具有重要的参考价值。

7）颞下颌关节病史:是否曾经有颞下颌关节疼痛和（或）弹响、神经肌肉紧张、疼痛等症状,发病与治疗情况如何。

（3）既往史的要求:与本次诊断相关的重要既往史,重要药物过敏史,与疾病相关的个人史、婚事史、传染病史。

4. 家族史 对于某些与遗传因素有关的口腔疾病,如先天无牙、错𬌗畸形、牙周病等,还需对患者家庭成员有关类似疾病做进一步了解,为诊断和治疗提供参考。

（三）初诊时的医患沟通

沟通也称交流,就是人与人之间交换意见、观点、情况或者情感的过程,是将信息从一方传递到另一方的双向过程。沟通很重要,沟通的好坏不但能相互影响对方,而且还能产生不同的结果,甚至影响人与人之间的关系。

1. 医患沟通的内容 应包括向患者及家属介绍所患疾病的诊断情况,主要治疗手段、重要检查目的及结果,病情的转归及其预后,某些治疗可能引起的严重后果、药物不良反应、手术方式、手术的并发症及防范措施,医药费用清单等内容。并听取患者及其家属的意见和建议,回答其所要了解的问题。

医患沟通需要技巧,基本要求有尊重、诚信、同情、耐心。①要尊重患者的感受。患者由于精神状态、教育程度、经济条件及沟通能力的不同,而对病情的认知程度、治疗的期望值及治疗方案的接受程度存在很大差异。要避免强求对方接受治疗方案,可以根据时间和轻重缓急适当合理调整治疗的步骤,分期分步完成。通过初期治疗的感受,增加医患间的信任,使之逐步接受更完善的治疗。②要诚实地交代各种治疗方案、材料的优缺点,避免先入为主,结果会适得其反,增加医患间的猜疑和不信任感。③同情患者疾病产生的身体、心理上的痛苦,尤其是心理的变化,避免刺激对方的情绪。④耐心:避免使用过多的专业术语,适时地转移话题,舒缓患者的紧张情绪及戒备心理。

2. 医患沟通的方法

（1）预防为主的沟通:在医疗活动过程中,要提前预判可能出现的问题,并把此类容易产生误解的问题作为重点沟通内容,针对性的进行沟通。患者对术后反应有了预防性的了解,可以避免不告知引起的不信任。

（2）单刀直入的沟通:有些患者观念陈旧,不接受先进正规而烦琐的治疗,这时要把他的错误一一列举,坦诚地直接提醒其可能会产生的严重后果,并通过签署知情同意书来规避风险。

（3）交换沟通对象:在某医师与患者或家属沟通困难时,可另换一位医师或主任与其沟通。

（4）书面沟通:对丧失语言能力或某些特殊检查、治疗的患者可用书面沟通。

（5）先请示后沟通:当下级医师对某种疾病的解释不肯定时,先请示上级医师,然后再沟通。

（6）协调统一沟通:论断不明或疾病恶化时,在沟通前,医医之间、医护之间、护护之间要相互讨论,统一认识后,由上级医师对家属进行解释,以避免各自的解释矛盾使家属产生不信任和疑虑的心理。

3. 医患沟通的知情同意制度　患者享有知情同意权。知情同意书是患者或家属(代理人)在知情的前提和条件下,对拟实施的特殊诊疗操作、处置,做出的承诺或同意的一种表达形式,说明医务人员已向患者履行了医疗行为不利后果的告知义务和医务人员不同程度的关注义务,如拔牙、正畸、种植等。诊疗活动中,在对患者实施手术治疗、特殊检查或特殊治疗时应执行签字同意制度。知情同意书中条款要完善,意思表达要正确、真实、精确;字迹要工整,形式合法。内容包括:项目名称、目的、适应证、风险(可能发生的意外、并发症及不良后果)、防范措施、患者陈述、患者及相关人签名、日期、医师签名。

签字同意的第一资格主体是患者本人,只有患者本人才有权处置自己的身体。所以同意书的签字应是:患者为完全有行为能力的人时,由患者本人或授权委托的代理人签字;患者为无行为能力或限制行为能力的人时,由其监护人即法定代理人或近亲属或者关系人签字(注:近亲属首先是配偶,然后依次是父母、子女、兄弟、姐妹、堂亲、表亲)。告知谈话必须由本院的主诊医师进行,手术签字谈话由两级医师参加。

4. 知情同意书的内容　包括修复体的大致方式,修复前期治疗的必要性,牙体预备的必要性,牙体预备可能的影响,尤其是牙髓和牙周的影响;修复效果的影响因素及可能的缺陷;修复的材料选择和优缺点;修复后可能的不适感觉;修复后患者的配合及维护;修复体使用的注意事项;修复价格及可能出现浮动的原因;修复体可能出现问题及处理;修复失败的责任及后续治疗费用的约定。

二、患者资料的管理

(一) 患者资料管理的作用

收集到的单一患者资料,可以通过病历、电子病历、照片及模型的方式储存,但是随着患者数量的增加,数据将很庞大,则需要通过专业的信息管理平台来管理患者的资料。这些信息管理系统的作用包括:

1. 协助管理者收集和分析患者的信息。

2. 辅助管理者的内部管理,规范内部流程。

3. 了解医师的医疗执行情况。

4. 控制耗材消耗和器械的损毁。

5. 使管理者了解回访工作,及时发现医疗工作的不足,维持患者的信任度,避免患者的流失。

6. 内部沟通、学习的平台。集成影像系统及病历系统,可以整合成门诊学习资源,形成内部培训资料库,方便医师间学术上的讨论和交流,提高医疗质量。

7. 建立电话、网上预约诊疗管理体系,方便患者的就诊,提高诊疗的效率。

(二) 患者资料管理的内容

1. 全面的口腔检查档案,应尽量反映每一个患者从初诊开始的就诊情况。

2. 治疗前内镜拍照记录或数码相机记录,尤其是前牙美学修复的患者,要拍摄全口、局部牙齿、面部正侧位照片。

3. 治疗前后口腔模型及其照片,有条件的可以将模型进行三维数字扫描。

4. 合理的预算和治疗计划。

5. 电子病历。

6. 预约情况。

7. 电话回访情况。

8. 收费情况。

9. 知情同意书。

10. 耗材消耗和器械的损毁情况。

三、检查和病历

检查是通过视觉、触觉或听觉等方法,发现患者的异常状况。关键是记录客观观察到的情况,而不是给予诊断性的描述。比如,我们观察到牙龈红肿,用探针触诊时容易出血,这些都是客观存的,而不要用"牙龈有炎症"这样的诊断性用语。

(一) 一般检查

1. 全身检查 要观察患者的形体、姿态、体重,以及肤色(可以提示一些病症,比如贫血、黄疸等)。观察患者的生命体征,如呼吸、脉搏、体温和血压,尤其是中年或老年患者,多数有心血管疾病的风险。如果有条件要测试心电图。如果发现有生命体征的异常,在修复治疗前要进行综合的全身健康评估。对精神状态异常的患者要进行必要的评估,评估患者的精神状态是否可以进行下一步的修复治疗。

2. 口腔外部检查

(1) 颌面部检查:观察发育是否正常,左右是否对称,有无肿胀或畸形,皮肤的颜色改变、瘢痕或窦道。要检查面神经的功能,注意鼻唇沟是否消失,可嘱患者闭眼、吹口哨,观察眼睛能否闭合,口角是否歪斜。观察面部的对称性,一些小的异常往往可以提示有严重的问题。还包括颈部淋巴结是否肿大。

(2) 颞下颌关节检查:通过触摸耳屏前,患者开闭口时,比较左右关节髁突运动的差异,不同步的关节运动可能提示关节前盘的移位导致了髁突的运动受阻。开口度一般在50mm以上,小于35mm提示开口受限。侧方移动一般为12mm左右。

(3) 咀嚼肌检查:包括咬肌、颞肌、斜方肌、胸锁乳突肌和口底肌等。要注意这些触诊最好是同时双侧进行,以便比较左右的差异。压力的大小以能轻轻推开闭合的眼睑又不引起不适感为宜,并让患者对不适感进行轻中重的判别,加以记录。

(4) 嘴唇的检查:观察患者微笑和大笑时牙齿的暴露,这对固定修复治疗计划的制订非常关键,特别是某些金属烤瓷冠边缘位置的设计时(图2-3)。

3. 口腔内部检查

(1) 牙体的检查:探查龋齿的部位和深浅,是否牙髓暴露,注意动作轻柔,以免探针刺入穿髓点引起剧烈疼痛,修复体的边缘密合度,有无继发龋,感觉过敏的部位和程度。

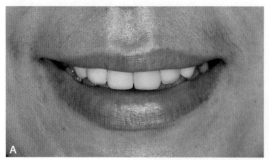
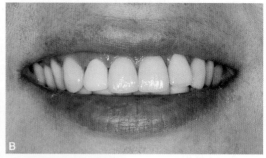
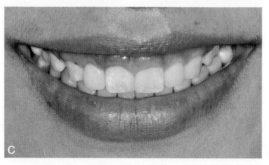

图 2-3　美学修复检查——笑线(天津医科大学口腔医学院　高平供图)
A. 低位笑线　B. 中位笑线　C. 高位笑线

（2）牙周检查：包括牙周的色、形、质的改变，结石的状况，肿胀程度及范围，是否存在窦道，牙龈及其他黏膜的色泽、完整性，有无水肿、溃疡、瘢痕、肿物等。用光滑尖探针探查有无龈下牙石、数量、分布、位置，根面有无龋损或釉珠，以及根分叉处是否受累等。探查时应使探针松弛，力量轻微。正常龈沟的深度为 0 ~ 2mm，牙周炎时牙周袋深度超过 2mm。用有刻度的牙周探针，探查牙龈与牙齿的附着关系，了解牙周袋深度、附着情况。探测时应注意以下几点：支点稳，尽可能靠近牙面。探测力量适当，一般以 20 ~ 25g 压力为宜。这样既可以发现病变，又不引起疼痛和损伤。训练这种适宜力量的方法是：轻轻将探针插入指甲内而不致引起疼痛和不适。恰当的角度和位置：探测时使探针与牙长轴方向一致，才能了解其真实情况。按一定顺序探测，以免遗漏，牙周探测要按牙的颊、舌侧的近中、中、远中三点做测量记录。附着水平的记录：附着丧失位于根面的位置。其方法是先测量牙周袋深度（龈缘至牙周袋底的距离），再记录龈缘至釉质牙骨质界的距离，如龈缘位于釉质牙骨质界下之根面者，其距离为负值。公式是：附着水平 = 牙周袋深度 − 龈缘至釉质牙骨质界的距离。

（3）牙列检查：包括牙齿的颜色、外形、质地、大小、数目、排列、接触关系，牙体着色、结石、软垢、充填体等情况，牙列的完整和缺损，修复体的情况等（图 2-4）。

（4）牙齿松动度检查法：用镊子夹住切端或抵住𬌗面的窝沟，做唇（颊）舌（腭）向、近远中向和上下推（摇）动，常用的松动度记录方法有以下几种：①松动毫米数，Ⅰ度松动：松动幅度相当于 1mm 以内；Ⅱ度松动：松动幅度为 1 ~ 2mm；Ⅲ度松动：松动幅度大于 2mm。②松动方向，Ⅰ度松动：唇（颊）舌（腭）方向松动；Ⅱ度松动：唇（颊）舌（腭）方向松动；Ⅲ度松动：唇（颊）舌（腭）方向松动，伴有近中远中方向松动，伴有近中远中方向和垂直方向松动。

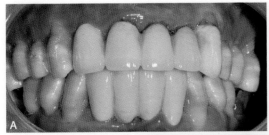
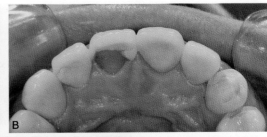
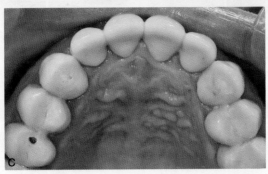

图2-4 原修复体检查(天津医科大学口腔医学院 高平供图)

(5) 咬合关系检查:①正中𬌗关系检查;②息止颌位检查;③干扰𬌗检查(图2-5)。

(6) 牙髓活力检查:牙髓电活力测验是用电流刺激牙髓,根据牙髓反应来判断牙髓状态的一种方法。测试前应向患者解释检查的目的,如有热、麻或刺痛感应举手示意,以取得患者的合作。测试前先将电测器拨到"0"处,擦干或吹干牙面,再用小棉球蘸生理盐水或牙膏作导体,放在牙面上适当位置。电测器电极或探头应置牙冠唇(颊)面中部,使电流直达下方的牙髓,如测试前牙时,电极或探头不能太近切缘,因其下无牙本质,可出现假阴性结果。不能太靠近牙龈,因电流刺激牙周膜导致假阳性结果或烧伤牙龈。电极也不能直接放入龋洞内或暴露的牙本质、修复体上,以免影响结果的准确性。

(7) 缺牙区检查:检查缺牙数目、部位,邻牙及对𬌗牙的移动引起的缺牙间隙的变化;拔牙创伤口是否愈合,牙槽嵴及口腔黏膜情况。

(8) 无牙颌口腔专项检查。

4. 实验室检查

(1) 口腔微生物涂片检查:①暗视野显微镜检查:广泛用于牙周炎龈下菌斑标本的检查。②刚果红负性染色涂片:可以长期保存,但不能检测可动菌。近年来广泛用于牙周病新药药效观察和口腔微生态学的研究。③真菌的涂片检查:主要用于口腔念珠菌感染的标本检查。④原虫的涂片检查:主要用于牙龈阿米巴和口腔毛滴虫的检查。

(2) 口腔微生物的分离培养及鉴定:口腔微生物的分离培养是确定各种细菌最常用的方法,步骤包括标本采集、标本运送、分散和稀释、接种和孵育、细菌鉴定。

(3) 活体组织检查:适应证为疑似肿瘤的肿块、疑似癌前病变、结核、梅毒性病变、放线菌病及口腔黏膜病变以及手术后的标本确诊。注意:急性炎症期禁止活检,以免炎症扩散和加重病情,范围明确的良性肿瘤,尤其疑为黑色素瘤,活检时应完整切除,疑为恶性肿瘤者,做活检的同时应准备手术、化疗或放疗,时间尽量与活检时间间隔缩短,以免活检切除部分

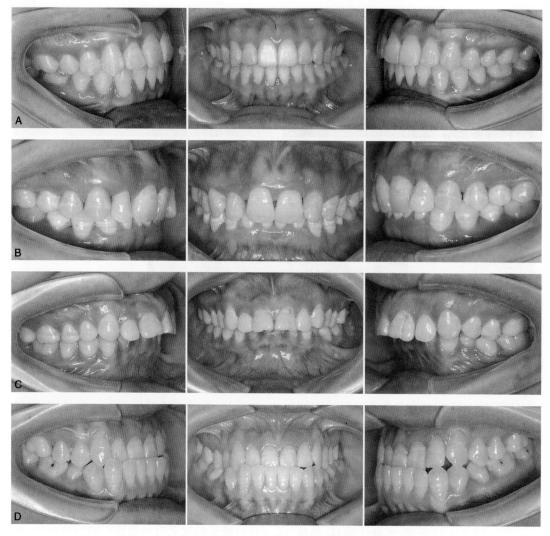

图2-5 咬合关系检查（天津医科大学口腔医学院 高平供图）

A. 正常咬合关系　B. 深覆𬌗　C. 深覆盖　D. 咬合关系检查

瘤体组织引起扩散或转移。

（4）脱落细胞学检查：①方法：从病变表面刮取少许组织，用转圈涂片法或往复涂片法制成涂片，厚薄要适中，干燥后用甲醇固定，经苏木精-伊红染色，观察有无瘤细胞。②注意：此法不能代替活体组织检查，只是活检的补充，当没有发现瘤细胞时，不能否定肿瘤的存在，仍需要做活体组织检查。当有可见病灶存在时，准确率可达90%以上，而对来源于非上皮细胞的肿瘤如肉瘤则不能应用。

（5）血液检查：常用于以下情况：急性化脓性炎症，应查血常规，重点观察白细胞计数、分类计数。有口腔坏死、坏疽症状，特别是对治疗反应不佳的门诊病例，应做血常规检查。口腔、牙龈出血，黏膜上有出血瘀点，有流血不止、术后不易止血者，应查血常规、出凝血时间和血小板计数。口腔黏膜苍白、舌乳头萎缩、口舌灼痛时，应查血红蛋白和红细胞计数。出现猖獗龋和重度破坏的牙周病或颌骨在 X 线片上有多数致密区或稀疏区时，应做血液生化检查,诊断是否有骨骼系统的疾病。使用磺胺类或抗生物类药物(如氯霉素)或免疫抑制剂药物,应定期进行血常规检查,注意白细胞变化。

（6）尿检查:尿检查常见于以下情况:患有牙周脓肿、创口不易愈合、口干、牙周组织破坏迅速的患者,应查有无糖尿病。服药后,尤其是磺胺类药物,观察尿中有无结晶,预防药物损害。

（二）影像学检查

1. 牙片拍摄　根尖片是用牙科专用 X 线机拍摄,牙科 X 线机主要由以下部分组成:X 线球管、供应 X 线管高压电的装置和调节 X 线发生的控制器。牙片大小成人为 3cm×4cm,儿童为 2cm×3cm。一般分为分角线投照和平行投照,多数采用分角线投照。投照操作对好 X 线中心线位置,投照上颌牙时,X 线中心线投射的体表位置应在听鼻线(外耳道上缘和鼻尖的假想连线)上。投照下颌牙时,X 线中心线往下颌骨下缘 1cm 的假想连线上,然后对准被检查牙齿部位照射。

投照方法:

（1）患者体位:坐在专用口腔治疗椅上,椅座呈水平位,背托呈垂直位,调节椅子高度使患者呈直立姿势,头部靠在头托上,矢状面与地面垂直。投照上颌后牙时,听鼻线与地面平行。投照上颌前牙时,头稍低,使前牙的唇侧面与地面垂直。投照下颌后牙时,听口线与地面平行。投照下颌前牙时,头稍后仰,使前牙的唇侧与地面垂直。

（2）胶片分配:成人进行全口牙检查时,需要 14 张胶片,儿童则需要 10 张胶片。

（3）胶片放置及固定:胶片放入口内使胶片感光面紧靠被检查牙的舌侧或腭侧。投照前牙时,胶片竖放,边缘要高出切缘 7mm 左右,投照上颌中切牙和侧切牙时,应以上颌中切牙的切缘为标准,投照后牙时,胶片横放,边缘高出殆面 10mm 左右。

2. 口腔曲面体层片拍摄　曲面体层片有上颌、下颌、全口牙位三种,但以全口牙位最为常用。全口牙位曲面体层片可以在一张胶片上显示双侧上、下颌骨、上颌窦、颞下颌关节及全口牙齿等,常用于观察上下颌骨肿瘤、外伤、炎症、畸形等病变及其与周围组织的关系。因为成人和儿童拍摄参数不同,如颌骨密度、厚度、周长等,拍摄时分别切换到成人模式、儿童模式拍摄。头颅正位、侧位定位拍摄,便于头影测量和分析,了解牙、颌及颅面软组织的结构。

3. 牙科 CT 拍摄　牙科 CT 又被称作锥形束 CT,由于和多螺旋 CT 相比,具有高分辨率、低放射剂量等特点,第二代牙科 CT 清晰度达到 0.1mm,可以分辨牙本质和釉质,可以看清牙周膜间隙、牙槽骨,骨小梁更是清清楚楚。并且专门针对牙科开发的配套系列软件功能模块,逐步广泛应用到牙体、牙周、种植、正畸、正颌等口腔医学领域,对于口腔医学诊断和治疗水平的提升具有革命性的作用。由于牙科 CT 是专门针对牙科患者开发的,多采用坐姿或者站姿拍摄。牙科 CT 拍摄要求患者坐姿和拍摄牙片时相似。患者站立或者坐立姿势,矢状面与地面垂直,调节定位装置高低,使患者在听眶线与水平面平行时张开前牙轻轻咬住定位咬合板,前额顶住挡板,保持固定姿势,操作锥形束 CT 电脑工作站,根据需要选定扫描野完成扫描,然后运用 CBCT 自带软件或者第三方软件做后处理和三维。拍摄体位根据不同机型略有差别,但大致相同(图 2-6)。

（三）咀嚼功能检查

1. 殆力检查;

2. 咀嚼效能检测;

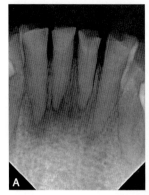
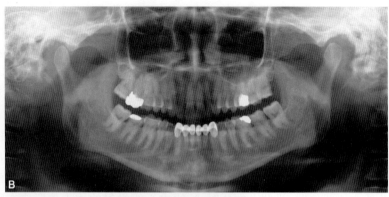
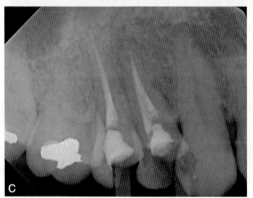

图 2-6　口腔影像学检查（天津医科大学口腔医学院　高平供图）
A. 根尖片　B. 全口牙位曲面体层片　C. 牙体牙髓治疗后 X 线片

3. 下颌运动轨迹检查；

4. 肌电图检查。

（四）门诊病历

1. 门诊病历的定义　病历是指医务人员在医疗活动过程中形成的文字、符号、图表、影像、切片等资料的总和，是诊疗工作中一份全面的记录和总结。包括门（急）诊病历和住院病历。修复科病历一般属于门诊病历。病历书写是指医务人员通过问诊、查体、辅助检查、诊断、治疗、护理等医疗活动获得有关资料，并进行归纳、分析、整理形成医疗活动记录的行为。

病历书写应当客观、真实、准确、及时、完整、规范。

2. 门诊病历书写的重要性

（1）临床医疗工作的全面记录：病历是医务人员对通过问诊、查体、实验室及器械检查、诊断与鉴别诊断、治疗、护理等全部医疗活动收集的资料，进行分析、归纳、整理形成的临床医疗工作的全面记录。

（2）临床医师进行诊断、治疗和制订预防措施的科学依据：它反映了疾病发生、发展、转归和诊疗情况的全过程，是临床医师进行正确诊断、抉择治疗方案和制订预防措施的科学依据。

（3）临床教学、科研和信息管理的基本资料：病历既是医院管理、医疗质量和业务水平的反映，也是临床教学、科研和信息管理的基本资料，同时也是医疗服务质量评价、医疗保险赔付参考的主要依据。

（4）具有法律效力的医疗文件:病历是具有法律效力的医疗文件,是涉及医疗纠纷和诉讼的重要依据,病历书写中应特别重视相关的法律问题,如落实书写者的责任、反映患者的知情权和选择权、病历内容的真实完整和连续性、相关证据的收集等。卫计委已对病历书写做出严格规范与要求,严禁涂改、伪造、隐匿、销毁或抢夺病历资料。患者也有权复印或复制门诊病历、住院病历、体温单、医嘱单、检验报告、医学影像资料、特殊检查同意书、手术同意书、手术及麻醉记录单、病理资料、护理记录等。因此,书写完整而规范的病历是每个医师必须掌握的一项临床基本功,各级医师必须以高度负责的精神和实事求是的科学态度来对待,努力学习和刻苦练习,认真地写好病历。

3. 门诊病历的书写格式

（1）病历首页。

（2）病历封面:记录患者姓名、性别、出生年月,每次就诊须有就诊医院及日期、科别。

（3）主诉。

（4）现病史。

（5）既往史:与疾病相关的个人史、婚事史、家族史、传染病史、药物过敏史,药物过敏史需记录"有(药名)"、或"无"、或"不详"。

（6）口腔检查:应以主诉和现在病情为重点,全面检查,注意常见多发病,例如龋病、牙周病。一般检查程序是先整体后局部,先颌面部后口腔,先牙体后牙周,按此顺序,避免遗漏。口腔及颌面部情况,应分述:

1）牙齿:牙位记录、形态、数目、色泽及位置,注意牙齿形态、大小,有无畸形,有无缺牙及多生牙,色泽是否正常,有无拥挤、稀疏、错位、倾斜、阻生等情况;松动度;牙体缺损及病变:记录病变名称、牙位、范围及程度等,必要时进行温度、电活力或局部麻醉试验,以查明病变部位及性质;修复情况:有无充填物、人造冠、固定桥及活动义齿等,注意其密合度,有无继发性病变;咬合关系:记录正常𬌗、反𬌗、锁(跨)𬌗、超𬌗、深覆𬌗、对刃𬌗、开𬌗及咬合低间隙等;缺牙情况:缺牙数目位置,拔牙创愈合情况。

2）牙根:形态、色泽及坚韧度;注意有无炎症、溃烂、肿胀、坏死、增生、萎缩、瘘管,色泽是否正常,是否易出血;盲袋情况:盲袋分为龈袋及牙周袋(骨上袋、骨下袋)两种,记录其部位及范围,并测量其深度,以 mm 计算,盲袋内有无分泌物;牙石:分为龈上及龈下两类,注意其部位及程度,龈上牙石可分为少量(+)、中等量(++)、大量(+++)(牙石多或𬌗面亦附有者)。

3）唇及黏膜:注意有无色泽、形态异常,有无疱疹、皲裂、脱屑、角化、充血、出血、溃疡、糜烂、结痂、硬结、畸形等,记录其部位、大小及范围。

4）舌:注意舌体大小、颜色,有无硬结、溃疡、肿块、印迹,是否松软、肿胀,有无舌苔及其颜色、厚薄,舌背有无裂纹、角化,乳头有无异常,舌的运动及感觉功能有无障碍,舌系带是否过短。

5）腭:注意有无瘘管、充血、角化、糜烂、溃疡、肿块、畸形等,软腭运动有无障碍;唾液腺及其导管:有否肿胀、压痛、阻塞、充血、溢脓、外瘘等。

6）淋巴结:注意耳前、耳后、颊、颏下、下颌下及颈部各组淋巴结的数目、大小、硬度、活动度、压痛等。

7）面部:观察表情、外形是否对称,有无畸形、缺损、肿胀、瘢痕、瘘管、颜色改变,查明痛区及麻木区(可拍照片或绘简图说明)。

8) 颌骨:分别检查上、下颌骨的外形,两侧是否对称,有无畸形、肿大、压痛、缺损及不连接等,注意咬合及开口情况。

9) 颞下颌关节:注意形态及运动情况,有无压痛、弹响,并以两侧做对比。张口受限时,其程度以张口时上下切牙切缘相距的厘米数表明。

(7) 辅助检查:包括实验室检查、影像学检查、咀嚼功能检查等。

(8) 诊断:根据主诉、现病史及检查结果,通过综合分析,做出诊断。如果患多种疾病,诊断应包括所有疾病。先写首要疾病,再写次要疾病,首先应把主诉的诊断写在最前,次要的疾病写在后。本科疾病在前,它科疾病在后。如第一次不能做出诊断,可写为初诊,写在病历的右下方,并根据病情再进行必要的检查、会诊或观察,明确诊断后,补入诊断栏内。诊断要用统一的病名,便于病历资料的索引。

(9) 治疗计划:针对诊断的建议处理意见或治疗方案;相关建议,复诊时间,向患者交代的重要注意事项(医嘱、告知书);患者拒绝治疗,应记录并请患者签字,拒绝签字应注明。

(10) 医师签名:医师签全名并盖章,会诊必须有会诊医师签名。

4. 门诊病历书写的一般要求

(1) 内容真实,书写及时;

(2) 格式规范,项目完整;

(3) 表述准确,用词恰当;

(4) 字迹工整,签名清晰;

(5) 审阅严格,修改规范;

(6) 法律意识,尊重权利。

5. 门诊病历书写的专业要求

(1) 应认真填写患者的姓名、性别、年龄、职业、籍贯、工作单位或住址、药物过敏史。

(2) 必须认真填写主诉、现病史、既往史、口腔检查、辅助检查、诊断、治疗计划、治疗过程、医师签名,不能遗漏。如没有或未做应填写"无"。

(3) 各种检查单上的姓名、年龄、性别、日期及诊断用药,要逐项填写。

(4) 对会诊、转诊应填写会诊、转诊记录。

(5) 对于初诊患者,需有常规检查和内镜检查,建议拍全景片,并在病史记录中全面扫描患者所存在的问题。

(6) 要有完善治疗计划。

(7) 充分利用现有手段,做好影像资料的记录、保存,如根管治疗的术前、术中和术后的 X 线影像,种植治疗前后的 X 线检查,美白前后的数码照片的记录,前牙美观修复的术前、术中、术后的记录。

(8) 对于修复治疗患者,需有备牙、比色、所用材料的描述,修复体试戴需有试戴情况的描述,如咬合、邻接关系、颜色、形态、粘接剂的使用及修复治疗的常规医嘱。若需重做,则需注明原因,并及时上报医务主任,以安排时间讨论分析。

6. 急救处理 初诊过程中有时会出现紧急情况,需要应急处理,必要时进行急救处理。常见的有:

(1) 血压突然升高:正常情况下,收缩压<18.6kPa(140mmHg),舒张压<12.0kPa

（90mmHg）。当收缩压≥18.6kPa（140mmHg）和（或）舒张压≥12.0kPa（90mmHg）称为高血压。高血压主要见于高血压病（原发性高血压），亦可继发于其他疾病（如肾脏疾病、甲状腺功能亢进、颅内压增高等），称继发性高血压。血压低于12.0/8.0kPa（90/60mmHg）时，称为低血压，常见于休克、急性心肌梗死、心力衰竭等，也可见于极度衰弱者。血压为重要的生命体征，在拔牙及手术过程中，应随时监测血压变化，维持血压平衡。

1）原因：①精神心理因素：如恐惧、紧张、忧虑等；②不良刺激：如疼痛、器械响声、出血等；③其他：如伴有其他全身性疾病（急性心肌梗死、颅内压增高、体弱疲劳者等）。

2）临床表现：患者出现头昏、头胀、胸闷、心悸症状。严重时可有头痛、恶心、呕吐、手足发麻等症状。

3）预防：术前应仔细询问病史并监测患者血压，是否在正常值范围内，如血压高于18.6/12.0kPa（140/90mmHg）时，应先行内科治疗待血压接近正常或稳定后再拔牙或手术。若血压正常可以手术，术前应消除患者的恐惧和紧张情绪，在术前1小时可给予适量的镇静剂（如口服地西泮，一次2.5～5mg）。术中保证无痛，局麻药选用利多卡因为宜，尽量减少手术创伤及局部止血。术后继续服用降压药物。有明显症状或合并心、脑、肾等损害的高血压患者，应禁忌拔牙。

4）处理：①一旦出现高血压症状，应立即停止麻醉注射或手术；②迅速放平椅位，让患者平卧休息；③给患者以安慰，消除顾虑，往往能迅速好转；④根据病情给患者服用适量的降压药；⑤给药5分钟后监测血压到正常范围，若经安静环境休息15分钟血压仍在140/90mmHg以上者，经治医师应及时拨打120转院进一步处理。

（2）过敏性休克：休克是人体对有效循环血量锐减的反应，是全身微循环障碍，组织和器官氧合血液灌流不足，进而引起代谢障碍，细胞结构和功能损害等系列全身反应的病理综合征。休克按病因分为低血容量性、心源性、感染性、过敏性休克等，而口腔诊疗中最常见的并发症是过敏性休克。

1）原因：麻药过敏性反应。

2）临床表现：胸闷、全身或手发麻、发痒、皮疹、寒战；甚至突然出现惊厥、昏迷、呼吸心搏骤停等严重反应。

3）预防：①详细询问患者有无过敏史；②对普鲁卡因过敏者，可改用利多卡因，使用前也应做过敏试验；③麻醉前先用抗组胺药（如盐酸苯海拉明口服一次25～50mg，一天2～3次；或者盐酸异丙嗪口服一次12.5～25mg，一天2～3次）或镇静药（如地西泮口服一次2.5～5mg，一天2～3次）对防止或者减轻过敏反应有一定效果；④对过敏试验阴性者，也要提高警惕，在注射时仍然不可麻痹大意；⑤随时做好抗过敏性休克抢救准备。

4）处理：①一旦出现休克现象，应立即停止注射麻药；②迅速平放椅位，患者于头低位；③给患者松解衣扣，保持呼吸道通畅，同时给患者保暖；④立即给1：1000肾上腺素0.5～1ml静脉注射，症状不缓解可间隔20～30分钟经肌内注射或皮下重复注射1ml。根据患者的具体情况给予对症治疗立即进行抢救，同时拨打120转院进一步处理，对症治疗如下：①兴奋呼吸；②强心；③升压；④抗惊厥；⑤输氧等。如出现心搏骤停应由首诊医师组织有关人员立即进行现场心肺复苏的抢救。

（3）心肺复苏：突然发生心搏、呼吸停止时，必须在4～8分钟内建立基础生命维持，保证人体重要脏器的基本血氧供应，直到建立高级生命维持或自身心搏、呼吸恢复为止，其具体操作即心肺复苏。心搏呼吸骤停是临床上最紧急的情况,70%以上的猝死发生在院前,心跳停止 4 分钟内进行心肺复苏,并于 8 分钟内进行进一步生命支持(advanced life surport, ALS),则患者的生存率为 43%。强调黄金 4 分钟的意义:通常 4 分钟内进行心肺复苏,有32% 能救活,4 分钟以后再进行心肺复苏,只有 17% 能救活。

步骤:以往的顺序是 ABC,2010 年美国心脏协会(AHA)公布最新心肺复苏(CPR)指南,将步骤改为 CAB。

A——判断有无意识、畅通呼吸道:可以轻拍患者面部或肩部,并大声喊叫名字或其他称呼。如果没有反应,说明意识已丧失,可用手指掐其人中,同时立即高声呼救,呼唤其他人前来帮助救人,并尽快拨打急救电话 120 或附近医院电话。使患者去枕后仰于地面或硬板床上,解开衣领及裤带。畅通呼吸通道,清理口腔、鼻腔异物或分泌物,如有义齿一并清除,畅通气道(只有气道畅通后,人工呼吸提供的氧气才能到达肺部,人的脑组织以及其他重要器官才能得到氧气供应)。开放气道手法:仰面抬颌法、仰面抬颈法、托下颌法。

B——人工呼吸:人工呼吸就是用人工的方法帮助患者呼吸,是心肺复苏基本技术之一。开放气道后要马上检查有无呼吸,如果没有,应立即进行人工呼吸。最常见、最方便的人工呼吸方法是采取口对口人工呼吸和口对鼻人工呼吸。口对口人工呼吸时要用一手将患者的鼻孔捏紧(防止吹气气体从鼻孔排出而不能由口腔进入肺内),深吸一口气,屏气,用口唇严密地包住昏迷者的口唇(不留空隙),注意不要漏气,在保持气道畅通的操作下,将气体吹入人的口腔到肺部。吹气后,口唇离开,并松开捏鼻的手指,使气体呼出。观察人的胸部有无起伏,如果吹气时胸部抬起,说明气道畅通,口对口吹气的操作是正确的。

C——人工循环:人工循环的基本技术是胸外心脏按压。在心脏停止跳动后,用胸外心脏按压的方法使得心脏被动射血,以带动血液循环。只要判断心脏停止跳动,应立即进行人工呼吸和胸外心脏按压。实施心脏按压首先要找准按压的位置,正确位置在胸骨中下 1/3交界处,抢救者将一手的中指沿患者一侧的肋弓向上滑移至双侧肋弓的汇合点,中指定位于此处,示指紧贴中指并拢,以另一手的掌根部紧贴示指平放,使掌根的横轴与胸骨的长轴重合。此掌根部即为按压区,固定不要移动。此时可将定位之手重叠放在另一只手的手背上,双手掌根重叠,十指相扣,使下面手的手指抬起(以避免按压时损伤肋骨)。

心肺复苏指南:①发现患者倒地,确认现场是否存在危险因素,以免影响救治。②判断患者意识(注意做到轻拍重唤),如无反应,立即呼救并请求他人拨打电话,与急救医疗救护系统联系。如现场只有一个抢救者,则先进行 1 分钟的现场心肺复苏后,再联系求救。③立即将患者置于复苏体位(平卧位),触摸颈动脉,未触及立即施行胸外心脏按压!④按压 30次后立即开放气道,进行口对口人工呼吸。人工呼吸与胸外按压比例为 2 : 30。单纯进行胸外心脏按压时,每分钟频率至少为 100 次。有条件要及早实施体外除颤。

提高抢救成功率的主要因素:①将重点继续放在高质量的 CPR 上;②按压频率至少 100次/分(区别于大约 100 次/分);③胸骨下陷深度至少 5cm;④按压后保证胸骨完全回弹;⑤胸外按压时最大限度地减少中断;⑥避免过度通气;⑦CPR 操作顺序的变化:A-B-C→C-A-B。

7. 门诊病历资料的管理

(1) 门诊电子病历的定义:电子病历是指医务人员在医疗活动过程中,使用医疗机构信息系统生成的文字、符号、图表、图形、数据、影像等数字化信息,并能实现存储、管理、传输和重现的医疗记录,是病历的一种记录形式。

（2）门诊电子病历的基本要求:电子病历录入应当遵循客观、真实、准确、及时、完整的原则。电子病历录入应当使用中文和医学术语,要求表述准确,语句通顺,标点正确。通用的外文缩写和无正式中文译名的症状、体征、疾病名称等可以使用外文。记录日期应当使用阿拉伯数字,记录时间应当采用24小时制。电子病历包括门(急)诊电子病历、住院电子病历及其他电子医疗记录。电子病历内容应当按照卫生部《病历书写基本规范》执行,使用国家卫生和计划生育委员会统一制定的项目名称、格式和内容,不得擅自变更。电子病历系统应当为操作人员提供专有的身份标识和识别手段,并设置有相应权限;操作人员对本人身份标识的使用负责。医务人员采用身份标识登录电子病历系统完成各项记录等操作并予确认后,系统应当显示医务人员电子签名。电子病历系统应当设置医务人员审查、修改的权限和时限。实习医务人员、试用期医务人员记录的病历,应当经过在本医疗机构合法执业的医务人员审阅、修改并予电子签名确认。医务人员修改时,电子病历系统应当进行身份识别、保存历次修改痕迹、标记准确的修改时间和修改人信息。电子病历系统应当为患者建立个人信息数据库(包括姓名、性别、出生日期、民族、婚姻状况、职业、工作单位、住址、有效身份证件号码、社会保障号码或医疗保险号码、联系电话等),授予唯一标识号码并确保与患者的医疗记录相对应。电子病历系统应当具有严格的复制管理功能。同一患者的相同信息可以复制,复制内容必须校对,不同患者的信息不得复制。电子病历系统应当满足国家信息安全等级保护制度与标准。严禁篡改、伪造、隐匿、抢夺、窃取和毁坏电子病历。电子病历系统应当为病历质量监控、医疗卫生服务信息以及数据统计分析和医疗保险费用审核提供技术支持,包括医疗费用分类查询、手术分级管理、临床路径管理、单病种质量控制、平均住院日、术前平均住院日、床位使用率、合理用药监控、药物占总收入比例等医疗质量管理与控制指标的统计,利用系统优势建立医疗质量考核体系,提高工作效率,保证医疗质量,规范诊疗行为,提高医院管理水平。

（3）门诊电子病历的管理:医疗机构应当成立电子病历管理部门并配备专职人员,具体负责本机构门(急)诊电子病历和住院电子病历的收集、保存、调阅、复制等管理工作。医疗机构电子病历系统应当保证医务人员查阅病历的需要,能够及时提供并完整呈现该患者的电子病历资料。患者诊疗活动过程中产生的非文字资料(CT、磁共振、超声等医学影像信息,心电图,录音,录像等)应当纳入电子病历系统管理,应确保随时调阅、内容完整。门诊电子病历中的门(急)诊病历记录以接诊医师录入确认即为归档,归档后不得修改。住院电子病历随患者出院经上级医师于患者出院审核确认后归档,归档后由电子病历管理部门统一管理。对目前还不能电子化的植入材料条形码、知情同意书等医疗信息资料,可以采取措施使之信息数字化后纳入电子病历并留存原件。归档后的电子病历采用电子数据方式保存,必要时可打印纸质版本,打印的电子病历纸质版本应当统一规格、字体、格式等。电子病历数据应当保存备份,并定期对备份数据进行恢复试验,确保电子病历数据能够及时恢复。当电子病历系统更新、升级时,应当确保原有数据的继承与使用。医疗机构应当建立电子病历信息安全保密制度,设定医务人员和有关医院管理人员调阅、复制、打印电子病历的相应权限,建立电子病历使用日志,记录使用人员、操作时间和内容。未经授权,任何单位和个人不得擅自调阅、复制电子病历。医疗机构应当受理下列人员或机构复印或者复制电子病历资料的申请:患者本人或其代理人;死亡患者近亲属或其代理人;为患者支付费用的基本医疗保障管理和经办机构;患者授权委托的保险机构。医疗机构应当指定专门机构和人员负责受理复印或者复制电子病历资料的申请,并留存申请人有效身份证明复印件及其法定证明材料、保险合同等复印件。受理申请时,应当要求申请人按照以下要求提供材料:申请人为患者本人的,应当提供本人有效身份证明;申请人为患者代理人的,应当提供患者及其代理人的有效身份证明、申请人与患者代理关系的法定证明材料;申请人为死亡患者近亲属的,应当提供患者死亡证明及其近亲属的有效身份证明、申请人是死亡患者近亲属的法定证明材料;申请人为死亡患者近亲属代理人的,应当提供患者死亡证明、死亡患者近亲属及其代理人的有效身份证明,死亡患者与其近亲属关系的法定证明材料,申请人与死亡患者近亲属代理关系的法定证明材料;申请人为基本医疗保障管理和经办机构的,应当按照相应基本医疗保障制度有关规定执行;申请人为保险机构的,应当提供保险合同复印件,承办人员的有效身份证明,患者本人或者其代理人同意的法定证明材料;患者死亡的,应当提供保险合同复印件,承办人员的有效身份证明,死亡患者近亲属或者其代理人同意的法定证明材料。合同或者法律另有规定的除外。公安、司法机关因办理案(事)件,需要收集、调取电子病历资料的,医疗机构应当在公安、司法机关出具法定证明及执行公务人员的有效身份证明后如实提供。医疗机构可以为申请人复印或者复制电子病历资料的范围按照我部《医疗机构病历管理规定》执行。医疗机构受理复印或者复制电子病历资料申请后,应当在医务人员按规定时限完成病历后方予提供。复印或者复制的病历资料经申请人核对无误后,医疗机构应当在电子病历纸质版本上加盖证明印记,或提供已锁定不可更改的病历电子版。发生医疗事故争议时,应当在医患双方在场的情况下锁定电子病历并制作完全相同的纸质版本供封存,封存的纸质病历资料由医疗机构保管。

(高　平)

第二节　固定修复的临床路径

　　随着医学技术的发展和医疗改革的不断深化,对于常见病治疗的规范管理纳入卫计委的重点管理章程。规范化、高质量和"以病人为中心"的医疗服务理念成为现代化医院建设的重要课题。

一、临床路径的内容及意义

(一) 临床路径的概念和组成内容

　　1. 临床路径的概念　临床路径(clinical pathway)是指医院内的一组成员(包括医师、护士以及管理者等)根据某种疾病或手术制定的一种医护人员共同认可和遵守的诊疗模式。它是以循证医学为基础,以预期的治疗效果和成本控制为目的,所制定的有严格工作顺序和准确时间要求的最佳程序化、标准化医疗检查和处置流程,并把全面质量管理和持续性质量提高作为监控手段整合到其中,用以减少康复延迟及资源浪费,使患者获得最佳的医疗护理服务,它强调的是把传统的弹性治疗变为标准化、规范化的诊疗计划。

　　2. 临床路径基本组成内容　临床路径基本组成要素:①对象是针对一组特定诊断或操作,如针对某个 ICD 码对应的各种疾病或某种手术等;②路径的制定是综合多学科医学知识的过程,这些学科包括临床、护理、药剂、检验、麻醉、营养、康复、心理以及医院管理,甚至有时包括法律、伦理等;③路径的设计要依据住院或门诊的时间流程,结合治疗过程中的效果,规定检查治疗的项目,顺序和时限;④结果是建立一套标准化治疗模式,最终起到规范医疗行为,减少变异,降低成本,提高质量的作用。

临床路径具体包含:患者病历及病程记录、以日为单位的各种医疗活动多学科记录、治疗护理及相关医疗执行成员执行相关医疗活动后签字栏、变异记录表、分开的特殊协议等内容。

临床路径基本操作过程:根据某种疾病或手术制定的一种医护人员同意认可的诊疗模式,让患者由入院到出院都按照该模式来接受治疗。当路径完成后,组织内成员应根据临床路径的结果进行分析评估和检查每例患者差异,以使该病种临床路径不断改进和完善减少差异发生。

(二) 临床路径的起源及发展

1. 临床路径的起源　20世纪60年代美国人均医疗费用为每年80美元,到了20世纪80年代末,人均医疗费用上涨到每年1710美元,增加了21倍。美国政府为了遏制医疗费用的不断上涨,提高卫生资源的利用率,1983年10月1日以法律的形式确定了"诊断相关分类为付款基础的定额预付款制(diagnosis related groups-prospective payment system, DRGs-PPS)",用于老年医疗保险(medicare)和贫困医疗补助(medicaid)方案的住院医疗费的支付。即同一种诊断相关分类(DRGs)患者均按同样的标准付费,与医院实际的服务成本无关。这样,医院只有在所提供服务花费的成本低于DRGs-PPS的标准时,医院才能盈利。在这样的背景下,1985年美国马萨诸塞州波士顿新英格兰医疗中心的护士Karen Zander第一个运用临床路径,这种方法被证实既可缩短住院天数,节约护理费用,又可以达到预期的治疗效果。新英格兰医学中心是公认的美国最早采用临床路径概念和在临床上应用的医院。此后,该模式受到了美国医学界的重视,许多机构纷纷效仿,并不断发展,逐渐成为既能贯彻质量保证法以及持续质量改进法(continuous quality improvement, CQI),又能节约资源的治疗标准化模式,较为普遍地被称为临床路径。

2. 临床路径的发展　1985年临床路径在美国开始实施后受到美国医学界的重视,得到了良好的发展。之后美国的其他地区医院也陆续采用临床路径指南,收到非常明显的效果,不仅减少了平均住院日,更大幅度降低了医疗成本。在美国80%的医院使用临床路径,并且国际医疗卫生机构认证联合委员会(Joint Commission International, JCI)已经将其纳入医院评审的核心标准之一。德国也通过临床路径的改革,使患者的平均住院日缩短到原来的25%。澳大利亚也通过推行临床路径制度,显著提高了医疗效率和水平,使患者对医护结果的满意程度增加,同时也提高医护人员的工作满意度。循证医学研究表明,临床路径明显减少了患者的平均住院时间和医疗费用。

在我国,临床路径的发展也日益深化,实施推进卓见成效。四川大学华西医院是国内较早开展临床路径研究的医院,1996年医院将需要进行膝关节镜术和人工关节置换术的患者纳入临床路径当中。随后国内较发达城市的各大医院相继开始引入临床路径管理模式,并在1998年后竞相开展了临床路径的研究探索工作。原卫生部在2009年12月印发《关于开展临床路径管理试点工作的通知》(卫医政发[2009]116号),决定将23个省内的110家医院设定为试点医院,这是国家针对开展临床路径管理试点工作在全国范围内的重大举措。

最后实际开展的试点医院遍布16个省的86家医院,且收到良好效果。同时期印发的《临床路径管理指导原则(试行)》(卫医管发〔2009〕99号),是针对临床路径文件的开发、组织的创建与管理、实施过程中遇见的难题进行流程改进进行了规范与评价,确保临床路径管理工作能真正的落到实处。在2010年4月中旬针对试点医院进行实地考察实施效果和现场评估下发了《临床路径管理试点工作评估方案》(卫办医政发〔2010〕56号)。截至2011年6月,试点省份、医院、专业进一步扩大,试点病种已达199个。

目前,在我国口腔医学领域也陆续开始应用临床路径管理,逐步建立并不断完善口腔医学临床路径管理制度、工作模式、运行机制以及质量评估和持续改进系统。实践证明:通过临床路径的开展,规范医疗行为,可有效提高医疗质量,保障医疗安全,缩短住院天数,减轻患者负担。原卫生部制定的口腔专业临床路径包括16个病种,其中2009年下发6个病种:①舌癌临床路径(2009年版);②唇裂临床路径(2009年版);③腭裂临床路径(2009年版);④下颌骨骨折临床路径(2009年版);⑤颌前突畸形临床路径(2009年版);⑥腮腺多形性腺瘤临床路径(2009年版)【《卫生部办公厅关于印发口腔科6个病种临床路径的通知》(卫办医政发〔2009〕161号)】。2010年下发10个病种:①牙列缺损临床路径(2010年版);②牙列缺失行种植体支持式固定义齿修复临床路径(2010年版);③牙列缺失行种植体支持式可摘义齿修复临床路径(2010年版);④复发性口腔溃疡临床路径(2010年版);⑤口腔扁平苔藓临床路径(2010年版);⑥口腔念珠菌病临床路径(2010年版);⑦单纯疱疹临床路径(2010年版);⑧乳牙中龋临床路径(2010年版);⑨乳牙慢性牙髓炎临床路径(2010年版);⑩个别乳磨牙早失临床路径(2010年版)【《卫生部办公厅关于印发牙列缺损等口腔科10个病种临床路径的通知》(卫办医政发〔2010〕192号)】。2012年又在前期实施的基础上,下发了9个针对县级医院的临床路径:①唇裂临床路径(县级医院2012年版);②腭裂临床路径(县级医院2012年版);③下颌骨骨折临床路径(县级医院2012年版);④乳牙中龋临床路径(县级医院2012年版);⑤乳牙慢性牙髓炎临床路径(县级医院2012年版);⑥个别乳磨牙早失临床路径(县级医院2012年版);⑦复发性口腔溃疡临床路径(县级医院2012年版);⑧口腔扁平苔藓临床路径(县级医院2012年版);⑨口腔念珠菌病临床路径(县级医院2012年版)【《关于印发唇裂等口腔科9个病种县级医院版临床路径的通知》(卫办医政发〔2012〕157号)】。

关于口腔修复学的临床路径主要包括牙列缺损、牙列缺失行种植体支持式固定义齿修复、牙列缺失行种植体支持式可摘义齿修复。其中,属于固定修复领域现行的临床路径有:①牙列缺损行种植体支持式固定义齿修复临床路径;②牙列缺失行种植体支持式固定义齿修复临床路径。

(三)临床路径的作用与意义

依据循证医学发展而来的疾病临床路径管理,是由组织内有临床经验或者专业成员根据某种疾病或某种手术方法制定的一种治疗模式,让患者由入院到出院都依此模式接受治疗。路径完成后,组织内成员再根据临床路径的结果分析和评价每一例患者的差异,以避免下一例患者住院时发生同样的差异或错误,依此方式来控制整个医疗成本并维持或改进医疗质量。

临床路径是连接患者、家属及医疗工作者,来共同达到预期结果的一种具有清晰步骤的服务方法;是一个对每日服务计划的预先说明;可以作为一种管理者对整个医院控制医疗成本和改善医疗品质的较为有效的工具。通过临床路径的实施,可让患者真正参与医疗过程,加强患方的沟通与监督,帮助医院进行质量改进。临床路径管理可以提升医疗水平,控制医疗成本,进而规范医师的行为。医疗工作者依据预先制定的最佳方式开展诊疗活动,通过对发生变异的个体进行及时的分析与反馈,增进医疗工作者的整体技术水平,限制了医疗行为的随意性。

二、牙列缺损行种植体支持式固定义齿修复临床路径

牙列缺损(dentition defect)是指在上下颌牙列内的不同部位有不同数目的牙齿缺失,牙列内同时有不同数目的天然牙存在。牙列缺损的修复治疗是口腔固定修复的主要工作内容之一,传统的修复方法是利用缺牙间隙两端或一端的天然牙或牙根作为支持基牙的固定桥(fixed bridge)修复方式。随着种植技术的不断发展,利用种植体支持式的牙列缺损固定义齿修复已成为目前修复临床的重要内容之一。

为进一步规范这种应用越来越广泛的修复治疗技术和程序,原卫生部于2010年12月3日下发了《牙列缺损行种植体支持式固定义齿修复临床路径》(2010版),其标准门诊流程包括十二项内容,分别为:适用对象、诊断依据、治疗方案的选择、临床路径标准治疗次数为≤9次、进入路径标准、术前准备、抗菌药物选择与使用时机、手术日为第3次门诊日、术后复查、术后恢复、种植修复治愈标准和变异及原因分析,并附有牙列缺损临床路径表单标准模板,具体内容详见【《卫生部办公厅关于印发牙列缺损等口腔科10个病种临床路径的通知》(卫办医政发〔2010〕192号)】文件。

为便于理解,下面以临床病例为例,简要说明在实际工作中如何按临床路径规范进行诊治。患者王某,女,25岁,4个月前因牙齿外伤拔除左上前牙,未行任何修复治疗。全身健康状况良好,无系统性疾病。

(一)诊疗第一次(初次门诊)

询问病史及体格检查:患者口腔卫生良好,咬合关系正常,21缺失,缺牙间隙近远中8mm,对𬌗牙无伸长。缺牙区牙槽骨宽度7mm,牙龈厚1mm,附着龈宽度1.5mm。影像学检查(图2-7)显示骨量充足。根据检查结果满足牙列缺损行种植体支持式固定义齿修复治疗诊断依据,确定治疗计划(拟实施单种植体支持式固定义齿修复)。初步确定治疗方案后向

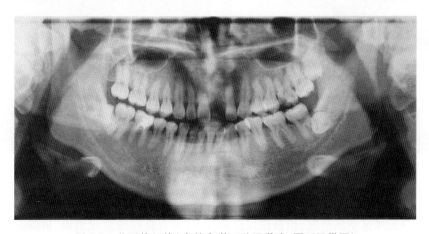

图2-7　曲面体层片(吉林大学口腔医学院　周延民供图)

患者交代诊疗过程和注意事项、预约会诊、取研究模型进行分析、完成初诊病历。

本次就诊重点医嘱:完成曲面体层片、牙片、牙科 CT 等相应影像学检查。

(二) 诊疗第二次(术前准备)

根据检查结果及患者病情确定手术方案和治疗计划。经过与患者充分沟通交流,使患者了解并认可该治疗方案,签署知情同意书(自愿要求,知情同意),如有需要则进行相关科室会诊。术前按要求化验单,检验结果无异常,符合种植要求,无手术禁忌,方可安排手术。进行术前的口腔清洁,对牙周健康状况检查及基础治疗。

本次就诊重点医嘱:完成血常规检查、凝血功能、肝肾功能、感染性疾病筛查,术前口腔清洁,术前 30 分钟服用抗菌药物。

(三) 诊疗第三次(手术日)

约诊手术,完成术前准备,进行种植手术(图 2-8);术后,拍摄曲面体层片,检查种植体植入情况,种植术后常规护理、常规医嘱。向患者/家属口头及书面交代术后注意事项。术者完成病历书写。

本次就诊重点医嘱:

(1) 长期医嘱:饮食:普食、半流食、流食,抗菌药物 3~5 天,漱口液含漱。

(2) 临时医嘱:种植术后护理常规、拍摄曲面体层片或牙片。

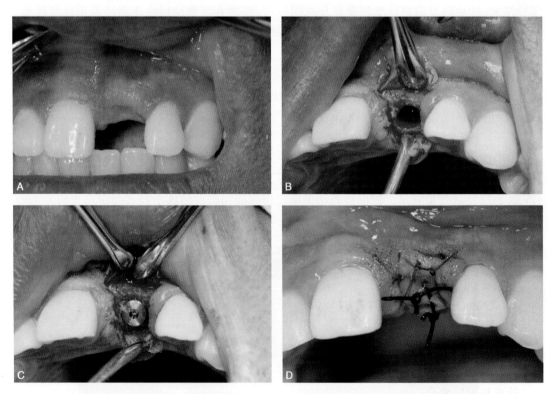

图 2-8 种植手术(吉林大学口腔医学院 周延民供图)

(四) 诊疗第四次(术后 7~10 天)

观察伤口及术区清洁情况,检查伤口愈合情况,愈合良好则常规消毒、拆除缝线,常规医嘱,完成病历记录。

本次就诊重点医嘱:停用抗生素,术后1个月复查。

(五)诊疗第五次(术后30天)

观察伤口及术区清洁情况、检查伤口愈合情况、病历记录。

本次就诊重点医嘱:术后3个月复查。

(六)诊疗第六次(术后3~6个月)

检查种植区愈合情况,X线片(图2-9)检查骨结合状况发现种植体与骨结合致密无透射区。完成二期手术(图2-10),向患者/家属口头及书面交代术后注意事项,预约修复,常规医嘱,术者完成病历。

本次就诊:长期医嘱预约修复,饮食:普食、半流食、流食,漱口液含漱。

临时医嘱牙片,曲面体层片,术后护理常规。

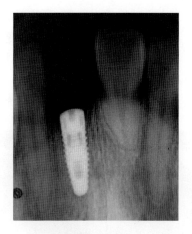

图2-9　X线片

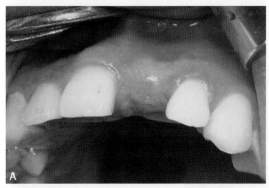
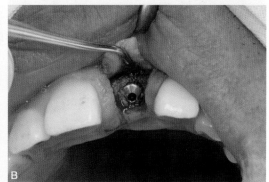
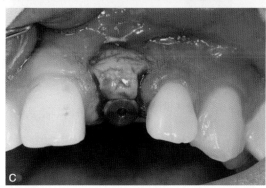
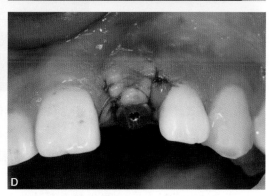

图2-10　二期手术(吉林大学口腔医学院　周延民供图)

(七)诊疗第七次(二期手术后7天)

检查种植区愈合情况,种植体骨结合状况,病历记录。

术后复查,硅橡胶取印模,常规医嘱。取颌位记录、面弓转移,上𬌗架。

本次就诊重点医嘱:长期医嘱:预约下次就诊时间。

(八)诊疗第八次(种植修复第二次)

复诊,试基底冠,比色。

本次就诊重点医嘱:预约下次就诊时间。

（九）诊疗第九次（种植修复第三次）

戴牙(图2-11),拍曲面体层片或牙片(图2-12),向患者/家属口头及书面交代术后注意事项、预约复查时间。

本次就诊重点医嘱:修复医嘱:口腔卫生维护、咬合力控制、定期复查、不适随诊。

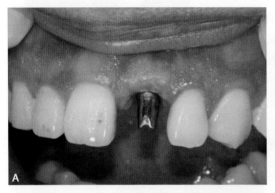
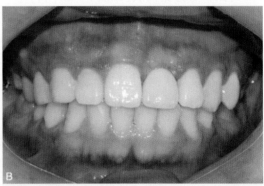

图2-11　戴牙(吉林大学口腔医学院　周延民供图)

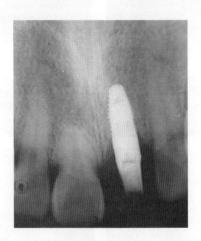

图2-12　牙片(吉林大学口腔医学院　周延民供图)

三、牙列缺失行种植体支持式固定义齿修复临床路径

牙列缺失(edentulous)是指整个牙弓上不存留任何天然牙和牙根,其主要病因是龋病和牙周病,是临床的一种常见病和多发病。根据第三次全国口腔健康流行病学调查报告(2004年),在65～74岁年龄组,牙列缺失患者占6.8%。随着我国人口老龄化进程的加速发展趋势,无牙颌患者的求医数量是提高的。传统全口义齿的修复属于活动义齿修复,而种植技术的发展使无牙颌患者的固定修复成为可能,极大改善了无牙颌患者的咀嚼功能,提高了修复治疗的满意度。

原卫生部于2010年12月3日与牙列缺损同时下发了《牙列缺损行种植体支持式固定义齿修复临床路径》(2010版),以期进一步规范修复流程。其标准门诊流程也包括以下十二项内容:适用对象、诊断依据、治疗方案的选择、临床路径标准治疗次数为13次、进入路径标准、术前准备、抗菌药物选择与使用时机、手术日为第4次门诊日、术后复查、术后用药、种植修复治愈标准和变异及原因分析,并附有牙列缺失临床路径表单标准模板,具体内容详见【《卫生部办公厅关于印发牙列缺损等口腔科10个病种临床路径的通知》(卫办医政发〔2010〕192号)】文件。

下面以临床病例为例,说明在实际治疗中如何按临床路径规范进行诊治。

患者林某,男,66岁,全口牙列缺损,下颌牙齿大部分缺失,牙槽骨中度吸收,余留牙47近中倾斜Ⅲ°松动。全身健康状况良好,无系统性疾病,能满足常规牙槽突外科手术。拔除余留牙47,3个月后复诊要求种植修复治疗。

1. 诊疗第一次(初次就诊)　询问病史及体格检查、影像学检查(图2-13),发现患者拔牙创愈合良好,下颌牙槽嵴中度吸收。根据检查结果初步确定治疗计划,拟选用种植体支持式固定义齿修复。初步确定治疗方案后向患者交代诊疗过程和注意事项,预约会诊,取研究模型进行分析,完成初诊病历。

本次就诊重点医嘱:完成曲面体层片、牙片、牙科CT等相应影像学检查。

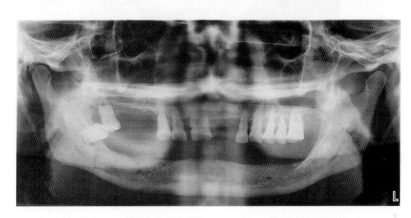

图2-13　曲面体层片(吉林大学口腔医学院　孟维艳供图)

2. 诊疗第二次(术前准备第一次)　确定手术方案和治疗计划,术前讨论(视情况而定),完成必要的相关科室会诊。签署治疗计划和治疗费用及治疗风险知情同意书,开术前化验单,预约手术日期,模型分析,制作外科引导模板,制作过渡义齿。

本次就诊重点医嘱:完成血常规检查、凝血功能、肝肾功能、感染性疾病筛查,术前口腔清洁,术前30分钟服用抗菌药物。

3. 诊疗第三次(术前准备第二次)　试戴外科引导模板,试戴过渡义齿,预约患者择日手术。

4. 诊疗第四次(手术日)　完成手术(图2-14),向患者/家属口头及书面交代术后注意事项,术者完成手术记录,拍曲面体层片、牙片。

本次就诊重点医嘱:

(1) 长期医嘱:饮食:普食、半流食、流食,抗菌药物3~5天,漱口液含漱。

(2) 临时医嘱:种植术后护理常规、拍摄曲面体层片或牙片。

5. 诊疗第五次(术后7天)　观察伤口及术区清洁情况,检查伤口愈合情况,病历记录。

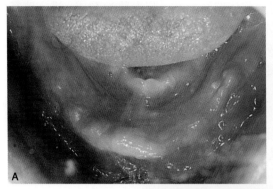
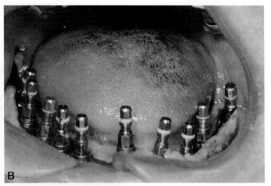
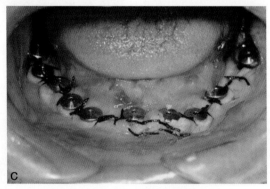

图 2-14　种植体植入（吉林大学口腔医学院　孟维艳供图）

本次就诊重点医嘱：停用抗生素，术后 1 个月复查。

6. 诊疗第六次（术后 30 天）　观察伤口及术区清洁情况，检查伤口愈合情况，病历记录。

本次就诊重点医嘱：术后 3 个月复查，预约二期手术。

7. 诊疗第七次（术后 3~6 个月）　检查种植区愈合情况，种植体骨结合状况，完成二期手术，向患者/家属口头及书面交代术后注意事项，术者完成手术记录和病历记录。

本次就诊重点医嘱：

（1）长期医嘱：预约修复，饮食：普食、半流食、流食，漱口液含漱。

（2）临时医嘱：牙片，曲面体层片，术后护理常规。

8. 诊疗第八次（二期术后 7 天）　检查种植区愈合情况，种植体骨结合状况，病历记录。

本次就诊重点医嘱：长期医嘱：预约修复。临时医嘱：曲面体层片、牙片。

9. 诊疗第九次（修复第一次）　取印模（图 2-15）、颌位记录，面弓转移，上𬌗架。

本次就诊重点医嘱：预约下次诊疗时间。

10. 诊疗第十次（修复第二次）　试排牙。

本次就诊重点医嘱：预约下次诊疗时间。

11. 诊疗第十一次（修复第三次）　试基台、内冠，外冠于口内粘接，二次取模。

本次就诊重点医嘱：预约下次诊疗时间。

12. 诊疗第十二次（修复第四次）　再次试排牙。

本次就诊重点医嘱：预约下次诊疗时间。

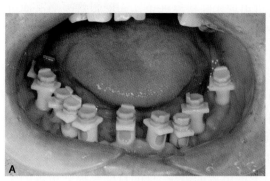
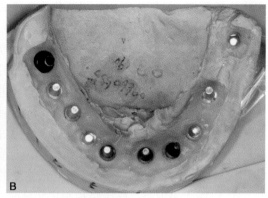

图 2-15 修复取模(吉林大学口腔医学院 孟维艳供图)

13. 诊疗第十三次(修复第五次) 戴牙(图 2-16),拍曲面体层片、牙片,向患者/家属口头及书面交代术后注意事项,预约复查时间。

本次就诊重点医嘱:口腔卫生维护,咬合力控制,定期复查,不适随诊。

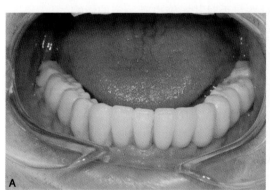
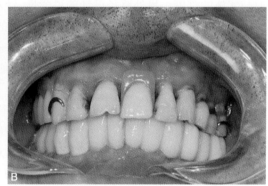

图 2-16 戴牙(吉林大学口腔医学院 孟维艳供图)

四、关于临床路径应用的几点说明

(一)临床路径应用的特点

1. 循证医学基础上的协同医疗 临床路径是诊疗规范、指南与临床机构最佳医疗实践的结合,具有明显的循证医疗特征。同时其开发、制定和执行需要不同领域专家(医疗、护理、管理、信息等)共同协作完成。

2. 时限性与目的性的有机结合 修复临床路径本身由一组按流程的执行单元组成,各个执行单元和具体任务都具有特定的时间性。针对修复流程,每一单元又包括了一系列任务序列,具有明确目的和结果。因此对患者修复的临床干预具有明确的目的预期,其管理目的性非常明确。

3. 与医疗机构紧密结合 不同于临床指南、规范,临床路径制定有一个本地化的过程,2010 版的牙列缺损和缺失行种植支持式固定义齿修复两个临床路径的制定,目的是对此类义齿修复形成一种国内统一的规范化诊疗模式。但是由于我国事实上存在的地区差异和临床修复诊疗技术的不断发展，在具体的应用中，可根据实际情况做出一些客观科学的微调以满足临床需要。因此具体路径的实施要与医疗机构的资源及医院要达到的目标紧密结合。

4. 差异性提醒　　差异是患者个性化医疗中的正常现象，临床路径应用目的不是消灭差异，而是在差异发生时，提醒临床医师对差异进行评估、记录和分析，作为医疗质量持续改进的一部分，不断改进临床路径，使其符合满足目标病种人群的诊疗需求。

5. 聚焦医疗质量　　临床路径一系列处理单元和任务的目标是改进医疗质量，降低医疗风险，提升患者的满意度，提升医疗机构医疗资源的使用效率。其中，支持关键医疗节点的临床决策和减少不希望的医疗变异是最主要的。

6. 以病人为中心　　临床路径制定实施时要考虑患者的需求，总的目标要提升患者的医疗安全，通过患者对临床计划的了解建立患者合理的预期结果，体现了"以人为本"的理念。

（二）临床路径应用中存在的问题

1. 病种与临床路径本身　　病种的选择对临床路径的实施有着重要的影响。修复方法相对简单的病种，开展临床路径的管理比较容易，而诊断、设计、修复复杂，变异较多的病种，临床路径制定的难度较大。同时医院不同，收治的疑难病例不同，也增加了临床路径病种选取与实施的难度。另外路径设计的科学性、针对性与否对其实施也有一定的影响。

2. 医护方面　　有些修复医师对临床路径的认识不到位，认为临床路径的实施可能会增加工作负担，致使其参与的积极性不高，这在一定程度上增加了实施临床路径的阻力。另外医院内部的绩效考核机制、分配制度没有与临床路径挂钩，使得开展实施临床路径的动力不足。

3. 患者方面　　患者对修复治疗中临床路径管理模式认识不足，对临床路径能够达到的作用缺乏信任，甚至对于临床路径实施过程中出现的变异不理解，对路径中规定的诊疗项目不接受等，这些都增加了临床路径实施推广的难度。

4. 管理者方面　　医院是实施临床路径的主体，对临床路径的进展起着决定性的作用。但仍然存在一些管理者未认识到临床路径在控制医疗成本，提高医疗服务质量和患者满意度等方面的作用，或者认为临床路径的实施会影响医院的经济收益而对此持消极的态度。

5. 医院的综合实力方面　　如医疗水平、科研水平、管理水平、医院的医疗设备保障水平等，也会对临床路径的开展产生一定的影响，表现在标准化管理水平、医疗技术水平以及科研水平较高、医疗设备比较先进的医院开展临床路径就会相对容易一些，反之，则会比较艰难。另外一些专科口腔医院的信息系统建设及基础设施建设相对滞后，缺乏开展临床路径的必要条件。

（三）未来与展望

临床路径是针对医疗质量管理和工作效率管理的新的、有效的医疗管理手段，是医疗活动和医疗服务的重大改革，是推进医疗质量、确保医疗安全的强有力措施。口腔学科的临床路径目前仍处于起步和探索阶段，需要在应用过程中不断讨论、研究和总结经验。首先从常见单病种入手，建立针对单病种的临床路径模型，逐步将模型扩充到其他口腔学科疾病的临床路径管理中。

临床路径所设立的内容应当不断更新，与疾病的最新治疗标准或治疗指南保持一致，同时临床路径也是整个治疗过程的行之有效的记录模式，该模式允许治疗方案根据患者的具体情况进行恰当的调整。实施临床路径,要求在实际应用中,不断遵循疾病指南、循证医学的进展调整路径的实施细则,使之符合医学科学的发展,从而提供给患者最新的治疗手段与最优化的治疗方案。

实践证明临床路径的实施,可以加强学科之间、医护之间、部门之间的交流;保证治疗项目精细化、标准化、程序化,减少治疗过程的随意化;提高医院资源的管理和利用,加强临床治疗的风险控制;缩短治疗周期,减低费用;实施临床路径,还可以为无相关经验人员提供教育学习机会;同时改善患者教育,提高患者及家属参与治疗过程的主动性。未来医院要建立规范化治疗体系,学校要建立规范化教学体系,真正实现治疗的有效性、提高患者在就医时的满意度。同时还要就现有规范的临床路径建立科学规范化的评价体系,预判并深入研究临床路径在实施过程中会出现的效果和影响进行的因素,及时发现问题、解决问题,最终提高临床路径的应用和管理水平。

第三节　单　病　种

病种质量管理是医院医疗质量管理的重要组成部分,它是建立在疾病分级的基础上,是对单一病种从确诊入院、治疗至治愈出院而进行的管理。通过对其进行评价、分析和比较有利于组织医院宏观医疗质量管理,有利于提高医院整体的管理水平和医疗质量。

一、单病种质量管理的概念

单病种(single disease)是指没有并发症,单一的疾病。单病种质量管理(single disease management)是以单病种为管理单元,全过程的质量管理。它是根据制定的质量评价标准,检查被监控病种是否达到规定标准,同时快速反馈信息,敦促改进,提高医疗质量,监控医疗结果的一种监控评价方法。

通过近年来在部分三甲口腔医院的管理实践中发现,这种方法能够对疾病诊疗进行过程质量控制,持续改进提高医疗技术,在某种程度上反映出医疗质量的变化趋势。同时可评价医师诊疗行为是否符合规范及其合理性,反映医院医疗质量管理整体能力与层次的一个重要的新途径。

单病种质量管理是全面质量管理模式,病种质量含结构质量、环节质量和结果质量,推行的目的在于:学习推广国际质量管理的新理念和新方法;用评价病种质量来考核医院的医疗质量;探索医院质量管理与评价的新模式;全面促进医院质量管理体系的持续改进。

(一)单病种质量管理的起源

单病种管理研究起源于20世纪80年代初。美国耶鲁大学卫生保健中心经过10年研究,于1976年完成了著名的疾病诊断相关分类法,当时主要应用目的是对医院合理的费用偿付进行管理,是一种住院患者医疗费用偿付的标准体系,旨在将医疗费用管理变成为医疗质量管理的核心内容,这是单病种管理理念的雏形。

为了提高质量指标在临床上的应用性,后来国际上出现了各类新的质量指标:按照单位类别、手术、病种、重点范围等方面设定的指标,新的分类推动了单病种管理理念的发展。美国医院联合评审委员会从2000年2月开始,开发临床/医疗质量核心指标评价系统,建立医院可以横向比较的内涵质量的软指标,并从 2004 年开始实施。它采用普遍认可的临床医疗程序和评价方法,这些标准化的程序和评价方法经循证医学证明与提高医疗质量有关,涉及不同单病种。2006 年的总结报告证明,单病种管理的有关指标促使医院服务质量提高了 11 个百分点。

(二) 我国单病种质量管理的发展

在 20 世纪 80 年代后,由部分学者指出我国的病种质量管理应以单一病种作为质量评价的指标,并提出两个指标:概念分析指标和概括性指标。分析指标包含:入院、出院时的诊断符合率、术前平均确诊天数、并发症发病率、平均术前占用床位天数、无菌手术化脓率、日均医疗费、平均药品费及药品费占总费用的百分比、病死率;概括性指标包含:平均住院天数、治愈率或治疗有效率和平均医疗费用。20 世纪 90 年代初,医院的管理部门提出将 4 个指标加入到单病种医疗质量综合评价指标中。其中包括死亡率、好转率、治愈率和平均住院天数等。随着医疗技术质量的进步,各大医院针对服务对象、服务方式的不同在技术与设备以及诊疗方法上面出现了较大的差距,有学者指出继续应用这些质量指标作为单病种评价标准无法达到满意的质量控制效果,并得到了大家的认同。

2000 年中国医院协会以"质量、安全、服务、管理、绩效"为主题,以"医疗质量、病人安全管理和持续改进"为核心,以《医院管理评价指南》为依据,对单病种质量管理的检查内容及项目历经修改和完善。2005 年原卫生部颁布《医院管理评价指南(试行)》,单病种质量管理成为医院管理评价的一个重要指标。2006 年中国医院协会在原卫生部医政司的指导和支持下,深入学习国际上质量管理的先进理念与方法,开始尝试我国单病种质量管理评价的新模式,旨在通过选择代表医院医疗核心质量管理和监控的部分病种进行评价,促进医院从医疗管理体系中进行系统的持续改进。在 2008 年,原卫生部将工作重点放在开展"单病种质量监控管理"上,制定出单病种质量控制管理的新型评价方法。在 2009 年,原卫生部的"医院管理年活动方案"中,该指标又再次被提出来作为工作重点进行整改。同年 4 月第一批单病种质量控制指标发布,随后分别于 2010 年和 2012 年发布第二、三批单病种质量控制指标,该指标为目前相对完善的单病种质量控制体系。

二、口腔单病种质量管理

单病种质量管理已被纳入《三级口腔医院评审标准》(2011 年版)的评价指标,实践证明可以帮助口腔临床对疾病诊疗过程进行有效的质量控制,提高医疗技术、进行持续改进;能够评价口腔医师诊疗行为的规范性和合理性;同时能够在某种程度上反映医院的医疗质量变化趋势。

(一) 口腔单病种及其质量指标的选择原则

与其他临床学科相似,口腔单病种的选择原则为:根据我国人群口腔疾病的发病和患病情况、危害程度及对医疗资源消耗情况等,选择具有代表性的、常见的、多发的口腔疾病,并且可以用做考核医院总体质量管理水平和绩效管理情况的病种。

口腔单病种过程质量指标的选择应遵循以下要求:以国内外权威的指南为依托,专家具有共识的指标;选择具有循证医学结论推荐的指标为重点的核心质量为指标;参考国际使用的核心质量指标;经过本专业权威专家结合我国国情进行过论证,并在医院实地临床试用与验证的指标。

（二）口腔修复学单病种质量指标

关于口腔单病种,比较公认的有:舌癌、牙颌面畸形、阻塞性睡眠呼吸暂停综合征、上颌骨骨折、口腔颌面部间隙感染、颞下颌关节紊乱病、急性牙髓炎、慢性根尖周炎、年轻恒牙牙外伤、口腔扁平苔藓、牙列缺损、牙列缺失、骨性Ⅱ类错𬌗畸形(矢向骨性错𬌗)、Ⅲ°深覆𬌗、慢性牙周炎系统治疗等 15 个,并制定了各单病种的质量评价指标。其中涉及口腔修复的有两个,分别是牙列缺损和牙列缺失。

1. 牙列缺损(Partiallyedentulous jaw)(ICD-10:K08.1)

(1)合理的治疗设计:根据患者的要求、全身健康状况、口腔局部情况(剩余牙槽嵴的吸收状况、基牙情况、咬合情况、颌位关系、颞下颌关节状况、口腔卫生情况等),选择适合的修复方法,包括种植修复、常规固定义齿修复、活动义齿修复。临床情况需要时,要体现对牙周、牙体牙髓、口腔颌面外科、正畸、口腔黏膜等专业诊疗的设计。

(2)规范的治疗程序:根据患者选择的治疗方案,实施合理、规范的治疗程序。模型质量、技工加工后的修复体质量、修复体戴用效果是其中的关键环节。

(3)术中、术后并发症的发生率和严重程度:术中、术后有无出现并发症,并评估并发症的严重程度,对并发症的处理及时、合理。

(4)修复体使用注意事项宣教。

(5)就诊次数和治疗费用:常规固定义齿从牙体预备到义齿戴用舒适前就诊次数≤5次,常规可摘局部义齿≤6次。除外病例:剩余牙槽嵴重度吸收或者颌位关系不协调或者咬合不稳定的患者,有脑血管病史等适应能力差的患者。患者就诊收费应与治疗项目保持一致性。

(6)定期复查、维护。

(7)患者对服务满意度评价结果。

2. 牙列缺失(Edentulous jaw)(ICD-10:K08.1)

(1)合理的治疗设计:根据患者的要求、全身健康状况、口腔局部情况(剩余牙槽嵴的吸收状况、黏膜情况、颌位关系、颞下颌关节状况等),选择适合的修复方法,包括种植义齿修复、常规全口义齿修复。临床情况需要时,要体现对口腔颌面外科、口腔黏膜等专业诊疗的设计。

(2)规范的治疗程序:根据患者选择的治疗方案,实施合理、规范的治疗程序。模型质量、技工加工后的修复体质量、修复体戴用效果是其中的关键环节。

(3)术中、术后并发症的发生率和严重程度:术中、术后有无出现并发症,并评估并发症的严重程度,对并发症的处理及时、合理。

(4)修复体使用注意事项宣教。

(5)就诊次数和治疗费用:常规全口义齿从取印模到义齿戴用舒适前就诊次数≤8次。除外病例:剩余牙槽嵴重度吸收或者颌位关系不协调或者咬合不稳定的患者,有脑血管病史等适应能力差的患者。患者就诊收费应与治疗项目保持一致性。

(6)定期复查、维护。

(7)患者对服务满意度评价结果。

大量的国内外研究已证实,临床路径是一种单病种质量管理的现代新模式,单病种的过程质量控制实际上就是一条临床路径,按着这条路径执行,可以达到单病种的质量指标要求,所以一般来说单病种都会开展临床路径。

三、单病种质量管理的意义

首先单病种质量管理具有统计学特征,便于横向(医院与医院之间)和纵向(医院自身内部)比较。统计结果清晰、明确,在某种程度上可以反映医疗的变化趋势,帮助医疗结构管理者和卫生行政部门更好地决策。其次实施和加强单病种质量管理,可以有效地提高工作效率。通过运行规范化的病种质量措施,可以切实有效地完成对医疗质量的控制,降低过度治疗和资源浪费现象发生的几率。最后实行单病种质量管理,对医疗服务做一个统一管理,可以将医疗质量管理和评价真正与医疗从业证挂钩,成为技术水平等考核的评价指标和依据。

单病种管理是医院医疗管理的核心内容之一,伴随着我国医疗改革的逐步推进,实施单病种管理是当前临床医院管理发展的方向和必然的趋势。单病种管理要加强以"病人为中心"的管理模式,以单病种质量标准来衡量医院医疗质量、技术水平,通过加强医院医疗质量标准化管理、规范医疗行为达到确保医疗质量的目的。我国的单病种质量管理还处于初级发展阶段,其将是一个长期的、漫长的、不断改进的过程,需要医疗管理者和医疗参与者共同坚持不懈的努力和探索。

（李　江）

参 考 文 献

1. 张志愿. 口腔颌面外科学. 第 7 版. 北京:人民卫生出版社,2012
2. 樊明文. 牙体牙髓病学. 第 4 版. 北京:人民卫生出版社,2012
3. 赵铱民. 口腔修复学. 第 7 版. 北京:人民卫生出版社,2012
4. 孟焕新. 牙周病学. 第 4 版. 北京:人民卫生出版社,2012
5. 马绪臣. 口腔颌面医学影像诊断学. 第 6 版. 北京:人民卫生出版社,2012
6. 中华医学会. 临床技术操作规范(口腔医学分册). 北京:人民军医出版社,2004
7. Stephen F. Rosenstiel, Martin F. Land, Junhei Fujimoto. Contemporary Fixed Prosthodontics. 4th ed. Mosby Elsevier,2006
8. 王吉善,张振伟. 开展病种质量管理提高医疗服务水平. 中国医院,2010,14(5):2-3
9. 杨天桂,石应康,莫春梅. 单病种管理研究综述. 中国卫生质量管理,2010,17(6):53-56
10. 中华人民共和国卫生部. 医院管理评价指南(试行). 北京:中国法制出版社,2005
11. 中国医院协会. 单病种质量管理手册(1.0 版). 北京:科学技术文献出版社,2008
12. 卫生部医政司. 2008 年~2010 年"以病人为中心,以提高医疗服务质量为主题"的医院管理年活动方案. 2008-05-12
13. Jimenez Munoz AB,Duran Garcia ME,Rodriguez Perez MP,et al. Clinical Pathway for hip arthroplasty six years after introduction. Int J Health Care Qual Assur Inc Leadersh Health Serv,2006,19(2-3):237-245
14. Cornwell P. Designing tools for pathway implementation evaluation. J Burn Care Rehabil,1995,16(2pt2):202-208
15. 邓玉宏,王忠,马利,等. 实施临床路径的意义及其应用现状. 现代生物医学进展,2010,10(9):1756-1759
16. 方丽珍. 临床路径-全新的临床服务模式. 长沙:湖南科学技术出版社,2002

17. 彭明强. 临床路径的国内外研究进展. 中国循证医学杂志,2012,12(6):626-630

18. 张帆,刘本禄. 临床路径在我国医院管理中应用的现状与展望. 中华医院管理杂志,2004,20(7):410-413

19. 吴袁剑云,英立平. 临床路径实施手册. 北京:北京医科大学出版社,2002

20. 齐德广,秦银河,李书章,等. 临床路径的应用及其相关问题和对策. 解放军医院管理杂志,2003,10(1):38-39

附　录

牙列缺损临床路径（2010 年版）

一、临床路径标准门诊流程

（一）适用对象

第一诊断为牙列缺损（ICD-10：Z46.301 或 K08.102）

行牙列缺损种植体支持式固定义齿修复治疗,包括：

1. 牙列缺损种植体植入术（ICD-9-CM-3：23.5101）；

2. 牙列缺损种植修复（ICD-9-CM-3：23.41）。

（二）诊断依据

根据《临床诊疗指南-口腔医学分册》（中华医学会编著,人民卫生出版社）。

1. 牙列中 1 个或数个牙缺失,拔牙后愈合 3 个月以上。

2. 年龄 18 岁以上,颌骨已发育成熟。

3. 全身健康状况能满足常规牙槽突外科手术要求。

4. 口腔软硬组织健康,剩余牙列情况、缺牙间隙大小、龈𬌗距离、咬合关系、颌骨形态、张口度等均满足种植修复要求。

5. X 线片示拟种植区的牙槽骨量满足种植要求。

（三）治疗方案的选择

根据《临床技术操作规范-口腔医学分册》（中华医学会编著,人民军医出版社）。

1. 经临床及影像学检查符合上述诊断依据。

2. 患者本人要求并自愿接受种植修复治疗。

3. 种植修复以单冠修复方式。

4. 无手术禁忌证。

（四）临床路径标准治疗次数为 ≤9 次

1. 术前准备 2 次。

2. 种植体植入手术 1 次,二期手术 1 次,术后复查 2 次。

3. 种植修复治疗 3 次。

（五）进入路径标准

1. 第一诊断必须符合 ICD-10：Z46.301 或 K08.102 牙列缺损疾病编码。

2. 当患者同时具有其他疾病诊断,但在门诊治疗期间不需要特殊处理也不影响第一诊断的临床路径流程实施时,可以进入路径。

(六) 术前准备

必需的检查项目:

1. 血常规、凝血功能、肝肾功能、感染性疾病筛查;

2. 全口牙周健康状况检查及基础治疗;

3. X 线片(曲面体层片、牙片、CT);

4. 双侧颞下颌关节及咬合关系;

5. 取研究模型,行模型分析。

(七) 抗菌药物选择与使用时机

1. 按照《抗菌药物临床应用指导原则》(卫医发〔2004〕285 号)执行,并根据患者的病情决定抗菌药物的选择与使用时间。

2. 建议使用一代头孢菌素,可加用甲硝唑。使用口腔抗菌含漱液,预防性用药时间为术前 30 分钟。

(八) 手术日为第 3 次门诊日

1. 麻醉方式 局部麻醉,必要时加镇痛镇静治疗。

2. 术中用药 局麻药物。

3. 输血 无。

(九) 术后复查

1. 必须复查的项目

(1) 曲面体层片、牙片或 CT;

(2) 术区愈合情况。

2. 根据患者当时病情决定其他检查项目。

(十) 术后恢复

1. 术后用药

(1) 一代头孢菌素,可加用甲硝唑;

(2) 使用口腔抗菌含漱液。

2. 二期手术 1 次。

3. 术后种植修复治疗 3 次。

(十一) 种植修复治愈标准

1. X 线片显示种植体位置、轴向良好,周围无透射区。

2. 种植体无动度。

3. 种植修复体能正常行使功能。

4. 伤口愈合良好。

5. 无持续性或不可逆的症状,没有需要临床处理的并发症和(或)合并症。

(十二) 变异及原因分析

1. 患有全身性疾病者,必要时请相关学科会诊及检查。

2. 解剖结构异常。

3. 种植术区伴有骨量不足,需要同期行骨增量手术,或先行骨增量手术二期种植。

4. 拔牙即刻行种植治疗。

5. 需行固定桥和联冠修复。

6. 种植后,需种植体支持过渡义齿修复。

二、牙列缺损临床路径表单

适用对象:第一诊断牙列缺损(ICD-10:Z46. 301 或 K08. 102)

行牙列缺损种植体植入术(ICD-9-CM-3:23. 5101)

牙列缺损种植修复(ICD-9-CM-3:23. 41)

患者姓名:_____ 性别:_____ 年龄:_____ 门诊号:_____

初诊日期:_____年_____月_____日 修复完成日期:_____年_____月_____日 疗程_____月

日期	诊疗第1次 (初次门诊)	诊疗第2次 (术前准备)	诊疗第3次 (手术日)
主要诊疗工作	☐ 询问病史及体格检查 ☐ 完成病历书写 ☐ 影像学检查 ☐ 牙周检查 ☐ 颞下颌关节检查 ☐ 预约会诊(根据病情需要) ☐ 向患者交代诊疗过程和注意事项 ☐ 取研究模型	☐ 确定手术方案和治疗计划 ☐ 术前讨论(视情况而定) ☐ 模型分析 ☐ 完成必要的相关科室会诊 ☐ 签署治疗计划和治疗费用知情同意书 ☐ 开术前化验单 ☐ 预约手术日期 ☐ 牙周治疗	☐ 完成手术 ☐ 向患者和/或家属口头及书面交代术后注意事项 ☐ 术者完成手术记录
重点医嘱	临时医嘱: ☐ 曲面体层片 ☐ 牙片 ☐ 牙科CT	临时医嘱: ☐ 血常规检查、凝血功能 ☐ 肝肾功能、感染性疾病筛查 ☐ 术前口腔清洁 ☐ 牙周治疗	长期医嘱: ☐ 饮食:普食、半流食、流食 ☐ 抗菌药物3~5天 ☐ 漱口液含漱 临时医嘱: ☐ 种植术后护理常规 ☐ 曲面体层片 ☐ 牙片 ☐ 抗菌药物:术前30分钟
主要护理工作	☐ 介绍门诊环境、设施及设备 ☐ 指导进行影像学检查	☐ 执行医嘱 ☐ 晨起空腹静脉取血	☐ 术前更衣,遵医嘱给药 ☐ 口腔清洁 ☐ 观察术后病情变化 ☐ 观察术后出血情况 ☐ 指导术后饮食

续表

日期	诊疗第 1 次 （初次门诊）	诊疗第 2 次 （术前准备）	诊疗第 3 次 （手术日）
病情 变异 记录	□ 无　□ 有,原因: 1. 2.	□ 无　□ 有,原因: 1. 2.	□ 无　□ 有,原因: 1. 2.
护士 签名			
医师 签名			

日期	诊疗第 4 次 （术后第 1 次复查） 术后 7 天	诊疗第 5 次 （术后第 2 次复查） 术后 30 天	诊疗第 6 次 （二期手术） 术后 3 个月
主要 诊疗 工作	□ 观察伤口及术区清洁情况 □ 检查伤口愈合情况 □ 病历记录	□ 观察伤口及术区清洁情况 □ 检查伤口愈合情况 □ 病历记录	□ 检查种植区愈合情况 □ 种植体骨结合状况 □ 完成二期手术 □ 向患者和/或家属口头及书面交代术后注意事项 □ 术者完成手术记录 □ 病历记录
重点 医嘱	长期医嘱: □ 术后 1 个月复查	长期医嘱: □ 术后 3 个月复查	长期医嘱: □ 预约修复 □ 饮食:普食、半流食、流食 □ 漱口液含漱 临时医嘱: □ 牙片 □ 曲面体层片 □ 术后护理常规
主要 护理 工作			
病情 变异 记录	□ 无　□ 有,原因: 1. 2.	□ 无　□ 有,原因: 1. 2.	□ 无　□ 有,原因: 1. 2.
护士 签名			
医师 签名			

日期	诊疗第7次 (修复第1次)	诊疗第8次 (修复第2次)	诊疗第9次 (修复第3次)
主要诊疗工作	□ 取模 □ 咬合记录 □ 面弓转移,上𬌗架	□ 试基底冠 □ 比色	□ 戴牙 □ 曲面体层片 □ 牙片 □ 向患者和/或家属口头及书面交代术后注意事项 □ 预约复查时间
重点医嘱	临时医嘱: □ 预约下次就诊时间	临时医嘱: □ 预约下次就诊时间	长期医嘱: □ 口腔卫生维护 □ 咬合力控制 □ 定期复查 □ 不适随诊
主要护理工作			
病情变异记录	□ 无 □ 有,原因: 1. 2.	□ 无 □ 有,原因: 1. 2.	□ 无 □ 有,原因: 1. 2.
护士签名			
医师签名			

牙列缺失行种植体支持式固定义齿修复临床路径(2010年版)

一、临床路径标准门诊流程

(一) 适用对象

第一诊断为牙列缺失(ICD-10:Z46.301 或 K08.101)

行牙列缺失种植体支持式固定义齿修复治疗:

1. 牙列缺失种植体植入术(ICD-9-CM-3:23.5102);

2. 牙列缺失种植体支持式固定义齿修复(ICD-9-CM-3:23.42)。

(二) 诊断依据

根据《临床诊疗指南-口腔医学分册》(中华医学会编著,人民卫生出版社)。

1. 全口牙缺失,或单颌牙列缺失。

2. 全身健康状况能满足常规牙槽突外科手术。

3. 口腔软硬组织健康,上下颌骨局部形态及𬌗关系、颌间距离等均满足种植固定义齿要求。

4. X 线片显示拟种植区的上下颌骨局部骨量满足种植修复要求。

（三）治疗方案的选择

根据《临床技术操作规范-口腔医学分册》（中华医学会编著，人民军医出版社）。

1. 临床及影像学检查符合上述诊断依据。

2. 患者本人要求并自愿接受种植治疗。

3. 种植体植入后以固定义齿方式修复。

4. 无手术禁忌证。

（四）临床路径标准治疗次数为 13 次

1. 术前准备 3 次。

2. 种植体植入手术 1 次，二期手术 1 次，术后复查 3 次。

3. 修复治疗 5 次。

（五）进入路径标准

1. 第一诊断必须符合 ICD-10:Z46.301 或 K08.101 牙列缺失疾病编码。

2. 当患者同时具有其他疾病诊断，但在门诊治疗期间不需要特殊处理也不影响第一诊断的临床路径流程实施时，可以进入路径。

（六）术前准备

必需的检查项目：

1. 血常规、凝血功能、肝肾功能、感染性疾病筛查；

2. 单颌牙列缺失者，行对颌牙周健康状况检查及基础治疗；

3. X 线片（曲面体层片、牙片、CT）；

4. 双侧颞下颌关节检查；

5. 取研究模型，行模型分析。

（七）抗菌药物选择与使用时机

1. 按照《抗菌药物临床应用指导原则》（卫医发〔2004〕285 号）执行，并根据患者的病情决定抗菌药物的选择与使用时间。

2. 建议使用一代头孢菌素，可加用甲硝唑。使用口腔抗菌含漱液，预防性用药时间为术前 30 分钟。

（八）手术日为第 4 次门诊日

1. 麻醉方式　局部麻醉，必要时加镇痛镇静治疗。

2. 术中用药　局麻用药。

3. 输血　无。

（九）术后复查

1. 必须复查的项目

（1）曲面体层片、牙片或 CT；

（2）术区愈合情况。

2. 根据患者当时病情决定其他检查项目。

（十）术后用药

1. 一代头孢菌素，可加用甲硝唑。

2. 应用口腔抗菌含漱液。

（十一）种植修复治愈标准

1. X 线片显示种植体位置、轴向良好,周围无透射区。

2. 种植体无动度。

3. 种植修复体能正常行使功能。

4. 伤口愈合良好。

5. 无持续性或不可逆的症状,没有需要临床处理的并发症和(或)合并症。

（十二）变异及原因分析

1. 患有全身性疾病者,必要时请相关学科会诊及检查。

2. 解剖结构异常。

3. 种植术区伴有骨量不足,需要同期行骨增量手术,或先行骨增量手术二期种植。

4. 拔牙即刻种植治疗。

5. 种植后,需种植体支持过渡义齿修复。

二、牙列缺失临床路径表单

适用对象:第一诊断牙列缺失(ICD-10:Z46.301 或 K08.101)

行牙列缺失种植体植入术(ICD-9-CM-3:23.5102)

牙列缺失种植体支持式固定义齿修复(ICD-9-CM-3:23.42)

患者姓名:_____ 性别:_____ 年龄:_____ 门诊号:_____

初诊日期:___年___月___日 修复完成日期:___年___月___日 疗程___月

日期	诊疗第1次 （初次门诊）	诊疗第2次 （术前准备第1次）	诊疗第3次 （术前准备第2次）
主要诊疗工作	□ 询问病史及体格检查 □ 完成病历书写 □ 影像学检查 □ 牙周检查 □ 颞下颌关节检查 □ 预约会诊(根据病情需要) □ 向患者交代诊疗过程和注意事项 □ 取研究模型 □ 确定𬌗关系 □ 咬合记录	□ 确定手术方案和治疗计划 □ 术前讨论(视情况而定) □ 完成必要的相关科室会诊 □ 签署治疗计划和治疗费用知情同意书 □ 开术前化验单 □ 预约手术日期 □ 模型分析 □ 制作外科引导模板 □ 制作过渡义齿 □ 牙周治疗	□ 试戴外科引导模板 □ 试戴过渡义齿
重点医嘱	临时医嘱: □ 曲面体层片 □ 牙片 □ 牙科 CT(视情况而定)	临时医嘱: □ 血常规、凝血功能 □ 肝肾功能、感染性疾病筛查 □ 术前口腔清洁 □ 牙周治疗	长期医嘱:

续表

日期	诊疗第 1 次 （初次门诊）	诊疗第 2 次 （术前准备第 1 次）	诊疗第 3 次 （术前准备第 2 次）
主要 护理 工作	□ 介绍门诊环境、设施及设备 □ 指导进行影像学检查	□ 执行医嘱 □ 晨起空腹静脉取血	□ 指导饮食
病情 变异 记录	□ 无　□ 有,原因: 1. 2.	□ 无　□ 有,原因: 1. 2.	□ 无　□ 有,原因: 1. 2.
护士 签名			
医师 签名			

日期	诊疗第 4 次 （手术日）	诊疗第 5 次 （术后第 1 次） 术后 7 天	诊疗第 6 次 （术后第 2 次） 术后 30 天	诊疗第 7 次 （二期手术） 上颌术后 6 个月 下颌术后 3 个月
主 要 诊 疗 工 作	□ 完成手术 □ 向患者和/或家属口头及书面交代术后注意事项 □ 术者完成手术记录 □ 曲面体层片 □ 牙片	□ 观察伤口及术区清洁情况 □ 检查伤口愈合情况 □ 病历记录	□ 观察伤口及术区清洁情况 □ 检查伤口愈合情况 □ 病历记录	□ 检查种植区愈合情况 □ 种植体骨结合状况 □ 完成二期手术 □ 向患者和/或家属口头及书面交代术后注意事项 □ 术者完成手术记录 □ 病历记录
重 点 医 嘱	长期医嘱: □ 饮食:普食、半流食、流食 □ 抗菌药物 3~5 天 □ 漱口液含漱 临时医嘱: □ 种植术后护理常规 □ 曲面体层片 □ 牙片 □ 抗菌药物:术前 30 分钟	长期医嘱: □ 术后 1 个月复查	长期医嘱: □ 术后 3 个月复查 □ 预约二期手术	长期医嘱: □ 预约修复 □ 饮食:普食、半流食、流食 □ 漱口液含漱 临时医嘱 □ 牙片 □ 曲面体层片 □ 术后护理常规

续表

日期	诊疗第 4 次 （手术日）	诊疗第 5 次 （术后第 1 次） 术后 7 天	诊疗第 6 次 （术后第 2 次） 术后 30 天	诊疗第 7 次 （二期手术） 上颌术后 6 个月 下颌术后 3 个月
主要护理工作	□ 术前更衣,遵医嘱给药 □ 口腔清洁 □ 观察术后病情变化 □ 观察术后出血情况 □ 指导术后饮食	□ 指导饮食	□ 指导饮食	□ 术前更衣,遵医嘱给药 □ 口腔清洁 □ 观察术后病情变化 □ 观察术后出血情况 □ 指导术后饮食
病情变异记录	□ 无　□ 有,原因: 1. 2.	□ 无　□ 有,原因: 1. 2.	□ 无　□ 有,原因: 1. 2.	□ 无　□ 有,原因: 1. 2.
护士签名				
医师签名				

日期	诊疗第 8 次 （二期术后 1 周复查）	诊疗第 9 次 （修复第 1 次）	诊疗第 10 次 （修复第 2 次）
主要诊疗工作	□ 检查种植区愈合情况 □ 种植体骨结合状况 □ 病历记录	□ 取印模 □ 颌位记录 □ 面弓转移,上𬌗架	□ 试排牙
重点医嘱	**长期医嘱:** □ 预约修复 **临时医嘱** □ 曲面体层片 □ 牙片	**长期医嘱:** □ 预约下次复查	**长期医嘱:** □ 预约下次复查
主要护理工作			
病情变异记录	□ 无　□ 有,原因: 1. 2.	□ 无　□ 有,原因: 1. 2.	□ 无　□ 有,原因: 1. 2.

续表

日期	诊疗第8次 （二期术后1周复查）	诊疗第9次 （修复第1次）	诊疗第10次 （修复第2次）
护士 签名			
医师 签名			

日期	诊疗第11次 （修复第3次）	诊疗第12次 （修复第4次）	诊疗第13次 （修复第5次）	
主要诊疗工作	☐ 基底冠于口内再连接 ☐ 二次取模	☐ 试支架或基底冠 ☐ 比色	☐ 戴牙 ☐ 曲面体层片 ☐ 牙片 ☐ 向患者和/或家属口头及书面交代术后注意事项 ☐ 预约复查时间	
重点医嘱	长期医嘱： ☐ 预约下次复查	长期医嘱： ☐ 预约下次复查	修复医嘱 ☐ 口腔卫生维护 ☐ 咬合力控制 ☐ 定期复查 ☐ 不适随诊	
主要护理工作				
病情变异记录	☐ 无 ☐ 有,原因： 1. 2.	☐ 无 ☐ 有,原因： 1. 2.	☐ 无 ☐ 有,原因： 1. 2.	
护士 签名				
医师 签名				

第三章　修复用影像放大设备

修复临床和制作工艺技术进入了精密时代,各种影像放大设备的应用跨越了我们视觉能力限制,推动了各种修复体的质量和临床疗效的提升。

第一节　概　　述

一、影像放大设备的历史沿革

影像放大设备虽然被人类发现较早,但是其在医学中的应用却晚于其他学科。1876年,德国医师 Saemmish 首次将影像放大设备引入到医学领域,开创了影像放大系统应用于医疗领域的先河。1921 年 Carl 首次将更加精美的放大设备应用到医疗工作中,在双目显微镜的配合下,成功地完成了手术。此后,学术界对医疗用影像放大设备进行了不断地改进。1960 年 Jacobsen 和 Suarez 首次在显微外科手术中,成功地对直径为 1mm 的血管进行了严密的缝合,影像放大设备的医疗价值才被逐渐认可,并日益在医学领域中得到更广泛的应用。

在口腔医学领域首次使用影像放大设备可以追溯到 1981 年,Apotheker 和 Jako 改造了一台外科手术显微镜,并将其用于牙体牙髓病的治疗。在此之后,不少牙体牙髓医师进行了不断的总结和改进,使得显微治疗技术成为牙体牙髓病治疗中一种常见的临床技术手段。在影像放大设备被引入牙体牙髓领域并获得成功后,有学者在对牙周组织进行的显微手术中,使用放大设备和更加精细的刀片和缝合线,获得了比传统手术更好的疗效。20 世纪 90年代前后,口腔修复医师也开始在临床工作中引入影像放大设备,通过放大后更加清晰的视野,修复医师能够获得更多的细节,使修复治疗结果更加精准。如今,使用影像放大设备已经成为高水平修复工作流程中不可缺少的一项基本临床操作技术。

过去的 30 年中,我国的口腔医学领域日新月异,大量的新技术、新设备和新材料不断涌现。同时,随着社会经济水平的提高以及患者知识程度的增加,患者对修复体的要求已经不仅仅满足于"能够使用就行"的标准。临床工作中,很多患者具有一定的美学素养,并对修复体有较高的个性化需求,他们希望通过牙齿的修复来改善自己的笑容,并且借此来提升自己的外在形象。面对这样的挑战,即便是经验再丰富的医师和技师都要谨慎地应对。影像放大设备在口腔修复工作中的应用,给临床医师和技师带来了更加清晰的视野、更加丰富的细节和更高的检查标准,将带领我们进入一个口腔修复的精细化时代。

二、影像放大系统在口腔修复领域的应用和展望

在日常的口腔修复工作中,影像放大设备在初期通常是被那些视力衰退的年长医师应用。但是当放大设备给医师和技师所带来的好处日益显著之后,使用口腔放大设备已经成为一种共识。目前,在国内的口腔医学领域,各种类型的影像放大设备已经被广泛地应用于临床、科研及教学等多个方面。

(一) 影像放大设备给修复工作带来的好处

1. 有利于医师和技师的健康 使用影像放大设备能够有效地缓解视物疲劳。口腔修复医师和技师在日常工作中,常常需要对患者的口腔情况以及修复体的质量进行仔细检查。当我们近距离观察物体时,眼部的内、外眼直肌均处于紧张状态,长时间的工作,就会造成眼睛的疲劳,放大设备能够使医师和技师的眼睛与被视物体之间的距离拉长,使得内、外眼肌能够处在一个更加放松的状态下对物体进行观察。此外,由于视野更加清晰,眼睛不需要频繁地对焦,有效地防止了视疲劳的发生。

此外,使用影像放大设备还可以有效地防止和减轻由于不良工作姿势造成的颈、肩部疼痛。在口腔修复的日常工作中,口腔医师和技师常常为了更加清晰地观察术野,而前倾颈部和上身,此时,头部失去了颈椎和脊椎的支撑,为了保证有效地支撑头部,颈部和肩部的肌肉进入紧张状态。研究表明,当一个医师在工作中,头部前倾 20°以上,并且在 70% 的工作时间里都保持了这种不良姿势,就有可能造成颈部肌肉的疼痛。而在日常临床工作中,大多数的医师都在颈部前倾 30°的情况下,工作 85% 以上的时间,这就造成了 70% 的临床医师患有颈部和肩部的疼痛。使用口腔影像放大设备后,操作者与物体之间的工作距离被拉长,使得医师和技师能够在更加符合人体工程学的坐姿下进行工作,有效地缓解和防止了医师和技师颈、肩部的疼痛症状(图 3-1)。

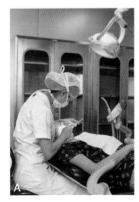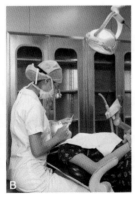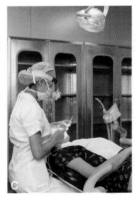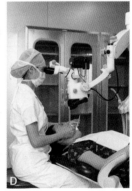

图 3-1 随着放大倍率的提高,在影像放大设备的辅助下,医师能够在更加符合人体工程学的
姿势下进行操作(四川大学华西口腔医学院 于海洋供图)

2. 能够获得更加精确的治疗效果 口腔修复学作为一门实践科学,在临床工作中,每一个步骤都需要医师仔细地观察。不幸的是,随着医师和技师的年龄增大,人体功能逐渐老化,常常会出现视近物困难(老花眼)和视物分辨能力下降等症状。这种缺陷使得年长的医

师和技师,虽然具有丰富的临床经验和技巧,却无法完美地运用到临床工作中。通过使用影像放大设备,能够有效地提高视觉功能下降医师的视觉敏感度,以助于他们在视力不佳的情况下,出色地完成日常工作。

更为重要的是,口腔临床医师在放大设备的帮助下,能够在检查口腔软硬组织时,更加全面和细致地了解患者的口腔情况。医师在检查阶段获得越多的细节,越有助于科学、合理地制订治疗计划。此外,更加清晰的视野,有助于精确的口腔操作,减少不必要的牙体损失。口腔医师和技师还可以使用放大设备检查临床治疗中的每个环节,使得治疗结果更加精确。

现代美学修复,倡导修复体在满足功能要求的前提下,应该尽可能的自然和美观。为满足以上要求,修复体的边缘应该不易被人察觉,并与剩余牙体组织完美过渡,以保证修复体内部、外部颜色和个性特性能够充分体现出来,这种高水平的修复体,在没有放大设备的帮助下是不可能制作出来的。虽然部分经验丰富的临床医师可以使用尖锐的探针检查出最小为0.035mm大小的边缘缝隙,但并不是所有口腔医师和技师均具有这种敏锐的探查能力。在影像放大设备帮助下,人眼分辨率得到有效的提高(人眼能够分辨的两个物体之间最小的距离为0.2mm),使得使用者有了更高的观察能力(表3-1),上述那种少数人拥有的触觉探查能力将会被更加可靠的视觉检查所取代,这就使得我们能够通过更加客观的检查指标,获得更加可预测的临床治疗效果。

表3-1 影像放大设备对人眼获得的实际分辨率的影响

放大设备的放大倍率	人眼获得的实际分辨率
裸眼	200μm 或 0.2mm
2 倍放大	100μm 或 0.1mm
4 倍放大	50μm 或 0.05mm
8 倍放大	25μm 或 0.025mm
12 倍放大	16.67μm 或 0.0167mm
20 倍放大	10μm 或 0.01mm

3. 便于医师更好地与患者沟通 医患沟通是一个医师与患者彼此了解并建立信任的过程,医师在与患者交流中,不仅需要扎实的专业知识,还需要非凡的沟通技巧。人类在交流过程中,有55%的信息是通过影像的方式进行传递的,通过语言交流而获得的信息只占到总信息量的7%。换言之,人们更加相信看到的事物,而非所听到事物,正如那句名言:"一张好照片胜过千言万语"。在修复临床工作中,医师可以通过使用与影像放大设备配套的摄像与录像功能,向患者展示其自身的病情和治疗计划,并通过椅旁的显示屏向患者展示治疗全部过程。以便于患者更好地理解和配合治疗。

(二)口腔影像放大设备在口腔修复临床工作中的应用

在口腔修复的临床工作中,通常在以下几个方面使用影像放大设备(图3-2~图3-7):

1. 评估印模的质量。

2. 检查临床细节。

3. 各种类型修复体的牙体预备。

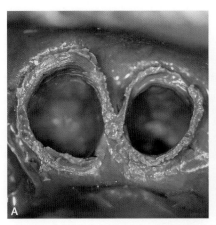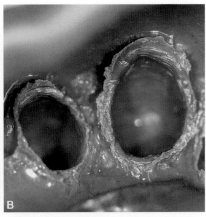

图3-2 使用影像放大设备对硅橡胶印模进行检查
（四川大学华西口腔医学院 于海洋供图）

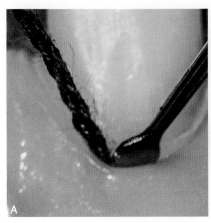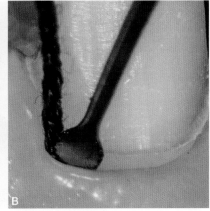

图3-3 在影像放大设备的辅助下，进行精细排龈
（四川大学华西口腔医学院 于海洋供图）

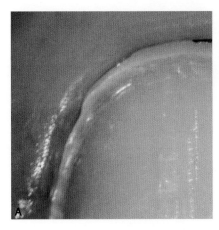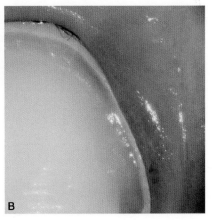

图3-4 使用影像放大设备对颈缘进行检查
（四川大学华西口腔医学院 于海洋供图）

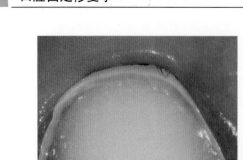
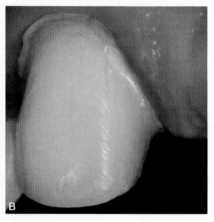

图 3-5　使用影像放大设备对牙体预备后基牙的细节进行检查
（四川大学华西口腔医学院　于海洋供图）

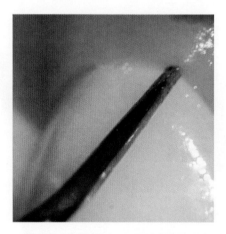

图 3-6　在放大设备的辅助下,仔细去除残余的粘接剂
（四川大学华西口腔医学院　于海洋供图）

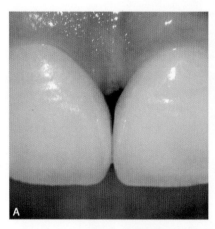
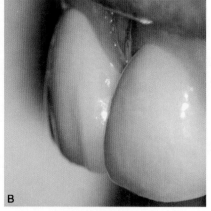

图 3-7　使用影像放大设备对最终修复体进行检查
（四川大学华西口腔医学院　于海洋供图）

4. 放置排龈线及检查排龈效果。

5. 精修颈缘。

6. 检查临时修复体和最终修复体的边缘适合性。

7. 检查并去除多余的粘接剂。

8. 修复体表面特征形貌。

9. 对患牙进行直接充填修复。

10. 评估可摘修复体与基牙的密合程度。

在进行牙体预备时,使用放大设备,可以有效地保存剩余牙体组织并使预备体更加精确。尤其是在贴面修复体的牙体预备时,可有效地保存剩余釉质,使得瓷贴面与牙体的粘接更加牢固。但是在多个基牙的预备中,由于放大设备会缩小视野,可能会影响共同就位道的制备,故不推荐在制备共同就位道时使用放大设备。

(三) 口腔影像放大设备在修复体制作过程中的应用

在修复体的制作过程中,通常在以下几个方面使用影像放大设备(图3-8 ~ 图3-13):

1. 印模和模型的检查。

2. 代型的分割以及修整。

3. 边缘线的描记与检查。

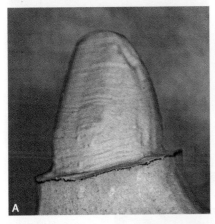
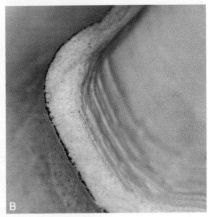

图3-8 使用影像放大设备,对代型及其边缘进行检查(四川大学华西口腔医学院 于海洋供图)

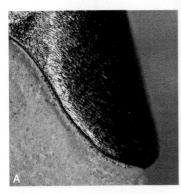
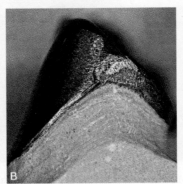
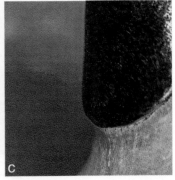

图3-9 使用影像放大设备,对金属内冠边缘的适合性进行检查(四川大学华西口腔医学院 于海洋供图)

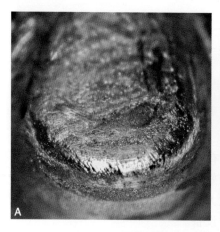
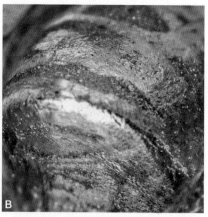

图 3-10　使用影像放大设备，对金属冠的组织面进行检查
（四川大学华西口腔医学院　于海洋供图）

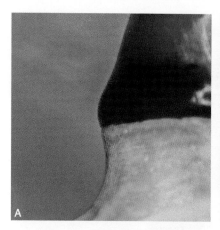
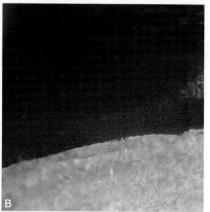

图 3-11　在影像放大设备的辅助下，制作蜡型，并对其适合性进行检查
（四川大学华西口腔医学院　于海洋供图）

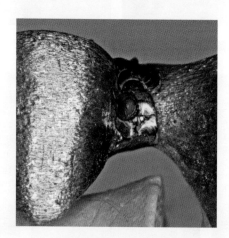

图 3-12　使用影像放大设备，检查焊接的质量
（四川大学华西口腔医学院　于海洋供图）

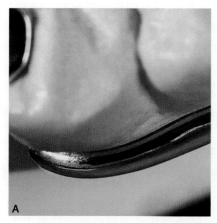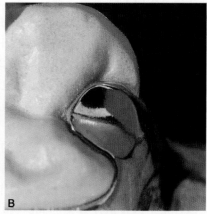

图 3-13 在影像放大设备的辅助下,在模型上对活动义齿的卡环进行检查
(四川大学华西口腔医学院 于海洋供图)

4. 蜡型的制作与检查。

5. 铸造质量及缺陷的检查。

6. 焊接质量的检查。

7. 最终修复体与代型适合度的检查。

8. 可摘修复体支架与模型密合程度的检查。

在以上过程中,代型的修整是关系到修复体制作成功与否的关键步骤,其操作的精度和质量直接关系到最终修复体的密合性及精确程度。因此,技师应在影像放大设备的辅助下完成对代型的检查与修整,以得到满意的治疗效果。

(四) 使用口腔放大设备所面临的挑战

大多数的口腔医师在初次购买放大设备时,都会挑选 2.5～3.5 倍的影像放大设备,但是,随着临床使用过程中医师对术野清晰度的要求不断提高,以及科室内工作人员共同使用同一台设备的周转不便,必然会再次购买更高级的和更多的放大设备。这就要求修复科室在将放大设备引进科室之前,应按照不同医师和技师的需求,合理地配比资金,使得放大设备能够在工作中被高效地使用。同时也要注意临床医师和义齿制作室技师使用设备的放大量级应一致,否则,精密的修复体也无从谈起。

如同任何新设备与技术一样,使用影像放大设备也需要一定的适应时间。学习使用放大设备的时间,与设备的放大倍数和医师的个人情况相关。通常,放大设备的放大倍率越大,需要适应的时间越长。在使用手术显微镜时,随着放大倍率的增加,医师需要克服视野减小和景深减小所造成的周围视线模糊,一般情况下,2.5～3.5 倍手术放大镜的适应时间为几天到几周。在使用体式显微镜和一对一流程式显微镜时,医师需要练习减小操作时的动作幅度,并学会通过移动患者的头部或摄像头来改变视野。这些过程都需要比较长的时间来适应,一个医师从开始到熟练地掌握放大设备的使用,平均需要几个月的时间。

此外,在使用放大设备时,术者的双目视觉和屈光功能平衡可能会受到一定程度的影响,部分术者在长时间的工作后,可能会产生轻度视觉紊乱,表现为外展、内收、聚焦能力的改变及一过性视觉模糊和视疲劳等症状。到目前为止,没有明确的研究和文献指出,在口腔医学领域,长时间使用放大设备会造成视力的减退和下降。但是,为了避免医师和技师不必要的损伤,还是推荐操作人员在工作过程中,遵循以下建议:①不要长时间、连续地使用放大设备,工作一段时间后,应该及时休息;②遵守放大设备的设计特性,正确地练习和使用放大设备;③放大设备以及工作环境中,应该配有合适的照明条件;④长期使用放大设备的医师和技师,应该定期进行视力检查;⑤放大设备应该定期交由专人或厂家进行检查和维护。

（五）影像放大系统在口腔修复学应用的展望

随着自然与仿生的修复体已经成为了口腔修复医技人员不断追求的目标,现代口腔修复学对修复材料,修复技术,以及修复体的制作提出了更高的要求。影像放大设备在极大地提升了临床诊疗水平以及治疗效果的同时,也给修复制作技术以及修复体带来了一个更高的评价标准。未来的影像放大系统,将会变得更加小巧,成像更加清晰,设计更加人性化,并可与其他数字系统互联互通。随着计算机辅助设备的广泛应用,放大设备在计算机的辅助下,将会给临床工作带来更大的便利。众多不同光学原理的放大设备也将给医师带来更加丰富的视角,允许医师从不同的角度对口腔疾病进行诊断和治疗。

总之,在未来的口腔修复学中,从口腔医学院的实习医师到经验丰富的专家学者,一定都会使用影像放大设备来提高自己的临床诊疗水平。并且,将会有更多先进、便利的影像放大设备引入口腔修复工作中,使口腔修复学全面进入精准时代。

第二节　常用影像放大设备系统简介

一、常用放大设备类型

口腔科室常用影像放大设备根据不同的结构和光学成像原理被分为多种类型。常见的影像放大设备,通常由光学部件、支撑部件以及照明部件组成。本节,将根据放大设备的不同组成部件,逐一对临床和义齿制作室常用的影像放大设备进行说明。

（一）光学部件

1. 单镜头放大镜　单镜头放大镜是一种屈光度放大镜。常见的单镜头放大镜的形式有夹持式和眼罩式(常见的类型如手表修理工匠佩戴的放大设备)。夹持式的单镜头放大镜一般夹持在眼镜框或头带上使用。单镜头放大镜通过对人眼屈光度进行调节,使得操作者观察物体时的工作距离增加。单镜头放大镜最大的放大倍数为3倍。具有价格便宜、便于使用(能够比较容易地固定在眼镜和头带上使用,甚至直接使用)、携带方便等优点。但是,单镜头放大镜也有明显的不足。比如放大镜的焦距是固定的,需要操作人员以固定的工作距离进行工作,还有成像质量比较差、景深和视野有限等缺点。

2. 多镜头放大镜　口腔领域常用的多镜头放大镜根据其镜头的成像原理,常分为开普勒式放大镜、格里诺式放大镜以及伽利略式放大镜。开普勒式放大镜通常为双镜头,能够提供2.0~2.5倍的放大倍率,是三者中质量最轻,结构最简单的放大设备,由于其便于使用、结构轻便和不需要额外照明等特点,比较适合刚开始接触放大设备的医师和技师使用;相比较开普勒式放大镜,格里诺式放大镜的镜头由更多的镜片组成,这就使得设备整体更加沉重,虽然能够提供3.5倍的放大倍率,但是其视野更加狭窄,不便于使用者同时对多个目标进行观察;伽利略式放大镜通常是由多镜片的镜头以及2个以上的棱镜组成,相比格里诺式放大镜,整个设备构造更加紧密、轻便,通常能够提供2.0~6.0倍的放大倍率,此外,在景深、视野和分辨率方面也有了很大程度的提升。因此,当修复医师在工作时需要3.0倍以上的放大倍率时,伽利略式放大镜就成为最好的选择。

设计合理的多镜头放大镜常具有可变的工作距离,能够方便术者在不同体位下进行工作;相比单镜头放大镜,光学性能显著提高,具有更大的视野范围;并且具有可调节的瞳距,方便不同工作人员共同使用同一设备。但其昂贵的价格以及沉重的设备结构也给临床工作带来了一定的不便(图3-14)。

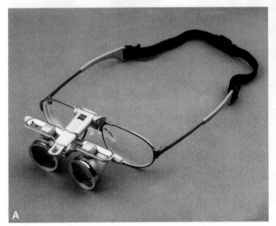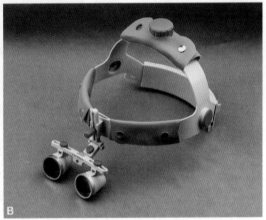

图3-14　多镜头放大镜(四川大学华西口腔医学院　于海洋供图)

3. **体式显微镜**　当医师需要更高放大倍数的放大设备时,除可以选择更加昂贵和笨重的多镜头放大镜,也可以选择体式显微镜。体式显微镜按照成像原理分为望远镜式和格里诺式,其系统构造是由聚焦在同一物体上的两组透镜组成,可以使两眼各自观察,由大脑的视觉系统和神经系统构建出最终影像。

体式显微镜通常能够提供4.0~25.0倍的放大效果,可以满足口腔临床和义齿制作室不同的工作要求。体式显微镜具有较大的景深范围,即使在高倍放大的情况下,术者仍然可以看清预备体和周围组织的情况。此外,体式显微镜还可以对观察到的影像进行照相和录像,方便医师通过更加直观的方式,与患者进行沟通(图3-15)。

4. **一对一椅旁影像设备**　一对一椅旁影像设备是口腔影像放大设备中的一种新兴技术。放大设备包含了一个架设在患者口腔上方的摄像头,能够将患者口腔内情况以及医师的治疗动作,以二维或是三维影像的方式,投射到患者面前的显示屏上。医师可以通过佩戴3D设备,或是和患者一同观察椅旁的显示器进行操作。这种新发展出来的影像放大技术,不仅使患者更直观地理解自身病情,还便于在治疗中消除紧张情绪,更好地与医师配合。此外,这种影像系统有助于医师保持良好的坐姿,在获得良好治疗结果的同时,也维护了医师的健康。该设备具有可调节的支架结构,最大为1.21m(4英尺)的景深,能够使操作人员清晰地观察到患者口腔中的每个部位。

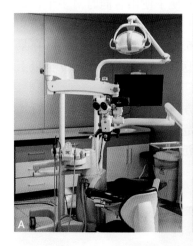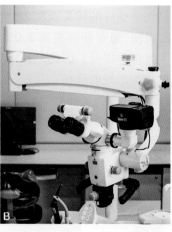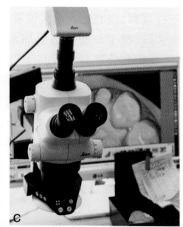

图 3-15　体视显微镜（四川大学华西口腔医学院　于海洋供图）

（二）支撑部件

1. 单镜头放大镜　单镜头放大镜的支撑比较方便，可以直接吸附在眼睛前端，也可以夹持在眼镜和头带上。

2. 多镜头放大镜　通常，多镜头放大镜是以眼镜框架形式的支架对放大设备进行支撑，分为可上翻式（flip-up）和固定式（through the lens，TTL）。可上翻式放大镜的结构中，在正常眼镜框架的中间连接处，具有双铰链结构的支架，该支架不仅可以支撑光学部件，还具有调节放大设备的倾斜角度和瞳距的功能。固定式放大镜的光学部件直接固定在眼镜片上，放大镜的瞳距和倾斜角度是固定不变的，操作者需要根据自身的情况进行选择。相比较而言，"可上翻式"放大镜使用更加方便，但是比较笨重。此外，还有头带式放大镜，相比框架式的放大设备，头带式放大镜佩戴更加舒适，并且能够使医师在使用放大设备的同时，佩戴自己的视力矫正眼镜，医师和技师的周边视力更加完全，同时具有"上翻功能"，便于临床医师与患者进行眼神交流（见图 3-14）。

3. 体式显微镜　体式显微镜具有多种支撑方式，可以安装在诊室的天花板、墙面和地板上，同时，也可以安装在可移动的平台上，以便不同诊室之间共同使用（见图 3-15）。

（三）照明部件

1. 单镜头放大镜　不需要额外的照明设备。

2. 多镜头放大镜　通常使用"前照灯"式的照明设备，和放大设备的光学部件一起固定在支撑框架或头带上，能够使照明范围随着术者的视野一起变化，方便医师对患者口腔环境进行检查。常用的照明部件分为光纤式和 LED 式两种。

3. 体式显微镜　使用设备内置的、与视线一致的照明光路，可以在术区形成无阴影的照明效果。

4. 一对一椅旁影像设备　使用设备内置的、可调节的照明设备。最大可以达到 47 000lx 的照明效果，此外，设备所提供的放大影像与医师的视线平行，为口腔医师创造了一个更好的工作环境。

常用的口腔影像放大设备的性能与特征可见表 3-2。

表 3-2　口腔常用的影像放大设备

放大设备类型	术者头位	图像类型	可携带性	放大倍数	照明方式
单镜头放大镜	根据固定的工作距离变换头位	三维影像	可以携带,使用者可以在佩戴情况下自由活动	最大 3 倍	使用传统照明方式,无可选择的附加照明配件
多镜头放大镜	头位前倾 20°～40°	三维影像	可以携带,使用者可以在佩戴情况下自由活动	2～8 倍	使用传统照明方式,也可选择前照灯式照明设备
体式显微镜	基本保持直立头位	三维影像	不可携带,使用者需要在设备旁进行工作	2～50 倍	平行于操作人员视线的照明系统
一对一椅旁影像设备	基本保持直立头位	二维影像或三维影像	不可携带,使用者需在椅旁工作	2～23 倍	置于患者口腔上方的光源,与操作人员的视线平行

二、口腔临床常用的影像放大设备

(一) 口腔修复学

口腔修复学中,在需要较高精度的工作环节(见本章第一节),都需要在影像放大设备的配合下进行操作和检查。

常用的放大设备:多镜头放大镜。

常用的放大倍率:2.5～5.5 倍(或更高)。

(二) 牙体牙髓病学

影像放大设备在牙体牙髓病学领域应用广泛,临床工作中,主要用于定位根管口、取出断针、诊断根管形态、修复髓室底穿和侧穿以及使用影像资料与患者进行病情沟通等方面,此外,在根管外科中,放大设备有助于医师准确地定位、清洗和充填根管,使治疗结果更加可预测。根管外科手术中,使用影像放大设备已经成为了一种能够影响治疗结果优劣的重要技术手段。

常用的放大设备为:多镜头放大镜、体式显微镜。

常用的放大倍数:2.0～20.0 倍。

(三) 牙周病学

在口腔牙周病学领域,影像放大设备不仅用于龈下刮治和根面平整,还被广泛地应用于牙周外科手术当中。结合影像放大设备和显微手术,牙周手术后,患者的创口稳定性提高、愈合时间缩短、术后瘢痕减小、疼痛程度下降。

常用的放大设备:多镜头放大镜。

常用的放大倍数:2.0~8.0倍。

（四）口腔外科学

近几年,放大设备也逐渐应用在口腔外科领域。在拔牙或摘除牙槽脓肿时,配合放大设备和照明光源,医师在拔除患牙和去除感染病灶的同时,能够尽量地保存健康的骨质,并减少对周围重要组织的损伤。

常用的放大设备:多镜头放大镜。

常用的放大倍率:2.5~8.0倍(或更高)。

（五）口腔正畸学

影像放大设备应用在口腔正畸学领域中还不十分常见,这可能与正畸的临床工作要求以及正畸患者的自身情况有关,目前,正畸工作中,影像放大设备常被用在矫治托槽的拆除过程中。在牙科放大镜的帮助下,能够有效地减少釉质的破坏和树脂粘接剂的残留。

常用的放大设备:多镜头放大镜。

常用的放大倍率:2.0~2.5倍。

三、义齿制作室用影像放大设备

义齿制作室使用的影像放大设备,通常用于对修复体制作过程中的每个环节进行阶段性的检查,以决定修复体能否进入下一个制作环节或是对其进行修改。

常用的放大设备:多镜头放大镜、体式显微镜。

常用的放大倍率:2.0~20.0倍。

第三节　影像放大设备的使用技巧

一、我们需要什么样的放大设备

在临床修复工作中常用的影像放大设备应该具有以下特点:

1. 小巧轻便,便于医师和技师携带　不会因为过于笨重的结构,而给医师头部支撑带来额外的负担。

2. 设计合理,方便医师和技师使用,不需要复杂的学习以及适应过程。

3. 具有合适的放大倍率　修复临床医师常用的放大倍率为2.5~3.5倍,个别文献报道有使用8.0倍放大倍率的临床医师。一般情况下,口腔医师和技师在日常工作中,选择2.5~5.0倍的放大设备较为合适。

4. 具有可调节的工作距离　操作者眼睛到患者口腔或是被视物体之间的距离,称之为工作距离,由于不同术者的最舒适工作姿势以及身高均不相同,最适工作距离也必然各不相同。在选择放大设备时,操作人员应该根据适合自己的工作距离进行挑选。

临床上常用的一种测量医师工作距离的方法是:在诊室内,医师嘱患者放松地平躺在牙椅上,医师保持正常、舒适的坐姿,双臂自然下垂至身体两侧。然后,调整牙椅的高度,使患者的口腔与医师的肘部平行或高于肘部4cm,此时,测量医师眼睛到患者口腔的距离,即为适合医师的工作距离。

口腔临床常见的工作距离最短为35cm到最长为55cm。一个设计合理的影像放大设备,应该能够在这个范围内,具有可调节的工作距离,使医师和技师能够在工作时,根据自身的需要随意变换体位。

　　5. 具有可调节的瞳距　正常人的双眼注视同一物体时,视线自瞳孔发出后,两条视线在物体上任何一点相交,所形成的角度叫做会聚角,此时,物体分别在两眼视网膜处成像,并在大脑视觉中枢重叠,进而形成完整的、具有立体感的单一影像。不同的人,其瞳孔间的距离不同,会聚角也各不相同。每一个放大镜都需要与佩戴者的会聚角度(即瞳距)精确匹配,否则很容易使佩戴人员产生头痛和头晕等不良反应。一个可调节瞳距的放大镜能够被更多的操作人员使用。

　　6. 具有可调节的倾斜角度　当操作人员保持舒适工作姿势,视线从平视转向下方以观察工作区域时,视线向下倾斜的角度即为倾斜角。这个角度必须足够大,以保证操作人员能够处在舒适的体位上进行操作,而不必过度前倾头部。不同的操作人员,由于其身高不同,放大设备的佩戴高度不同,而且,在工作时,操作人员常常为了舒适而变换工作姿势,这就要求放大镜的倾斜角能够随着佩戴者姿势的变化进行调节,并保证处在佩戴者舒适的范围内(图3-16)。

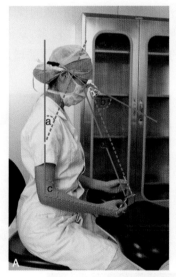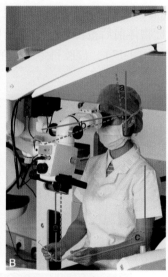

图3-16　影像放大设备在使用过程中,操作人员的头部前倾角,设备倾斜角以及工作距离的示意图(四川大学华西口腔医学院　于海洋供图)
a. 头部的前倾角度　b. 倾斜角　c. 手臂姿势角　d. 工作距离
e. 体式显微镜的物镜到物体的距离

　　7. 能够满足术者矫正视力的需要　当戴眼镜的医师和技师使用放大设备时,由于自身佩戴的眼镜和放大设备支撑结构的冲突,常常造成使用的不便。这就需要矫正视力的附件必须能够添加在放大镜上,以便医师在无法佩戴眼镜的情况下,正常使用放大设备。头带放大设备可以允许操作人员佩戴着自己的视力矫正设备进行使用。框架式放大设备可以将具有矫正功能的镜片安装在镜框上,使得整体结构更加轻便。体式显微镜的结构中,带有矫正功能的目镜也可以特殊制作,但其具体度数应符合操作人员的不同情况。

8. 具有比较完全的周边视力　周边视力也称之为余光。设计合理的放大设备应该保证佩戴者具有较大范围的周边视力,便于医师在佩戴影像放大设备的情况下,能够与患者进行正常的眼神交流,能够准确地传递材料和器械,能够正常地阅读图片和图表。

9. 具有优越的光学性能　光学性能的优越性主要体现在放大设备的景深、视野和分辨率三个方面,放大设备能够提供的景深、视野和分辨率越大,操作人员在工作中,越不容易产生视觉疲劳现象。优越的光学性能可以显著地提高医师和技师的佩戴舒适程度。

10. 便于消毒　与口腔其他材料和设备一样,共用影像放大设备也会造成交叉感染。在选择放大镜时,应该选择便于清洁和消毒的设备,并在使用过程中制定科学、严格的消毒程序。

二、如何让影像放大设备所成的画面更加清晰

影像放大设备的分辨率、景深和视野范围以及放大镜所使用的照明设备,是影响术野清晰度的关键因素。在选择影像放大设备时,应注意:

1. 选择景深大的影像放大设备　在使用放大设备观测物体时,经过焦距的调节,在对目标物体完成聚焦后,在目标物体前后的一定范围内,也能形成清晰的像,这个范围便叫做景深。景深大,目标物体前后范围内能够被清晰看到的其他物体较多,景深小,则能够被清晰看到的物体较少(图3-17)。口腔科室常用的放大镜,随着放大倍数的增加,景深会随之变

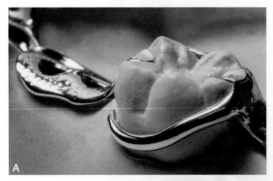
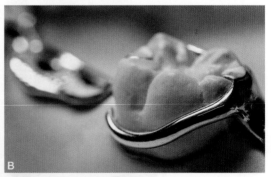
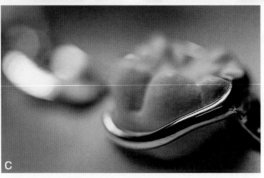

图3-17　放大倍率增加后的景深变化,随着放大倍率的增加,景深逐渐变浅,
背景开始模糊(从 A 至 C)(四川大学华西口腔医学院　于海洋供图)

小,目标物体前后的视野范围会逐渐变得模糊,不利于对术区进行观察。在选择放大设备时,医师应该根据自身的情况,选择适合自己工作范围的景深大小十分关键。此外,增加视野景深的另一个方法是通过增加视野的亮度,亮度增大,术野的景深加大,便于术者进行观察。

2. 选择能够提供较大视野范围的影像放大设备　视野是指通过放大镜,操作人员能够看见的空间范围(图3-18)。放大镜的光学镜片和结构决定了放大镜的初始视野大小,当放大镜的放大倍数增加时,画面更加清晰,但视野减小,不利于医师对多个物体同时进行观察。

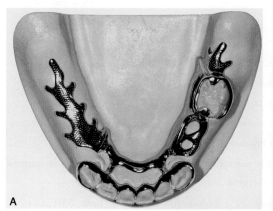
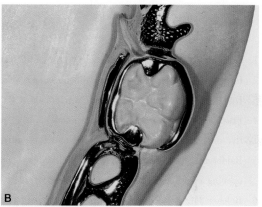
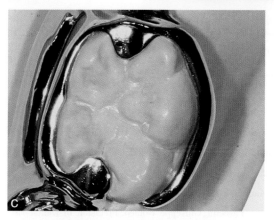

图3-18　放大倍率增加后的视野变化,随着放大倍率的增加,视野逐渐变小(从 A 至 C)
(四川大学华西口腔医学院　于海洋供图)

3. 选择成像质量好以及分辨率较高的影像放大设备　分辨率指的是放大设备分辨两个微小物体的能力。分辨率质量的高低与放大设备光学部件结构、镜片自身的精度和会聚角度有关。当使用高分辨率的放大镜时,视野中的成像往往更加清晰。分辨率差的放大镜往往会产生球形畸变和色彩畸变。球形畸变会使所观察物体的形状产生变化,不利于细节的检查;色彩畸变会使物体原本的色彩产生偏差,使得医师在对口腔软硬组织进行检查时,容易产生错误的判断。

检查分辨率的方法是使用放大设备观察白纸上所画出的平行黑色线条,检查是否在黑线的周围会出现模糊、蓝色的线条,这种变异的线条越少,说明放大设备的精度越高。

4. 保证术区充分的照明　近年来,口腔医师逐渐认识到术区清晰的重要性,口腔治疗中,越来越注重对于术区的照明。当使用牙椅上的照明灯时,操作过程中医师手部的移动,医师与护士之间器械的传递,甚至患者头部和舌头轻微的移动,都有可能使得口内的视野模糊。此外,随着医师的年龄增长,身体功能退化,他们的眼睛需要更多的光亮,才能进行有效的工作。临床工作中,可以选择多种与放大设备配套的照明方式,来增加术区的照明程度(详见本章照明部件部分)。

(于海洋)

参 考 文 献

1. Shanelec DA. Optical principles of loupes. J Calif Dent Assoc,1992,20(11):25-32

2. Carr GB. Common errors in periradicular surgery. Endod Rep,1993,8(1):12-18

3. Ruddle CJ. Nonsurgical endodontic retreatment. J Calif Dent Assoc,1997,25(11):769-786

4. Friedman MJ,Landesman HM. Microscope-assisted precision (MAP) dentistry:advancing excellence in restorative dentistry. Contemporary Esthetics and Restorative Practice,1997:45-50

5. Baldissara P,Baldissara S,Scotti R. Reliability of tactile perception using sharp and dull explorers in marginal opening identification. Int J Prosthodont,1998,11(6):591-594

6. Belcher JM. A perspective on periodontal microsurgery. Int J Periodontics Restorative Dent,2001,21(2):191-196

7. Harry F. Albers. TOOTH-COLORED RESTORATIVES- PRINCIPLES AND TECHNIQUES. Ninth Edition. Hamilton:BC Decker Inc,2002

8. Chang BJ. Ergonomic benefits of surgical telescope systems:selection guidelines. J Calif Dent Assoc,2002,30(2):161-169

9. Valachi B,Valachi K. Preventing musculoskeletal disorders in clinical dentistry:strategies to address the mechanisms leading to musculoskeletal disorders. J Am Dent Assoc,2003,134(12):1604-1612

10. Friedman MJ. Magnification in a restorative dental practice:from loupes to microscopes. Compend Contin Educ Dent,2004,25(1):48-55

11. Serge Dibart,Mamdouh Karima. Practical Periodontal Plastic. Amesbury:Blackwell Publishing Company,2006

12. Domenico Massironi,Romeo Pascetta,Giuseppe Romeo. Precision in Dental Esthetics Clinical and Laboratory Precedures. Passirana di rho (MI):Quintessenza edizioni Srl,2007

13. Valachi B. Magnification in dentistry:how ergonomic features impact your health. Dent Today,2009,28(4):132,134,136-137

14. Kurtzman GM. Enhancing technical skills with magnification and illumination. Dent Today,2009,28(12):102-103

15. Eichenberger M,Perrin P,Neuhaus KW,et al. Influence of loupes and age on the near visual acuity of practicing dentists. J Biomed Opt,2011,16(3):035003

16. Baumann DF,Brauchli L,van Waes H. The influence of dental loupes on the quality of adhesive removal in orthodontic debonding. J Orofac Orthop,2011,72(2):125-132

17. George A. Freedman. Contemporary Esthetic Dentistry. St. Louis:Mosby,2012

18. Blahuta R, Stanko P. The use of optical magnifying devices in periradicular microsurgery. Bratisl Lek Listy, 2012,113(5):311-313

19. Van As GA. Magnification alternatives:seeing is believing,part 2. Dent Today,2013,32(8):80-84

20. Sitbon Y,Attathom T,St-Georges AJ. Minimal intervention dentistry Ⅱ:part 1. Contribution of the operating microscope to dentistry. Br Dent J,2014. 216(3):125-130

第四章　口腔微距摄影

第一节　口腔修复与摄影

摄影(photography)是指使用某种特定设备进行影像记录或者创造美的过程。在口腔，一般我们使用数码照相机进行静态图片摄影;使用摄影机进行动态摄影,捕捉画面动态信息。通过摄影,能够将所需信息尽可能多地保存下来,并加以利用。口腔摄影多属于静态摄影。在临床医疗中,口腔摄影可以捕捉到更多的诊疗信息。

一、口腔摄影的发展史

口腔摄影在20世纪前叶,仅局限于专业摄影工作室中。由于缺乏合适的透视镜头(through-the-lensviewing)以及存在照明、曝光和经济等相关问题,口腔摄影直到20世纪60年代前期也并未投入广泛应用。

结合口腔临床工作环境,拍摄必须快,不能对口腔临床诊治有太多的影响,因此拍摄设备必须尽可能轻,要有安装足够的照明设备,图像应清晰精准,并且价格合理。这些问题直到20世纪60年代前期才借由波纹管系统的发明得到一定程度的解决。

现在,一个高质量的常规微距摄影系统通常由一个35mm单反相机机身、一个100mm范围内的微距镜头(或波纹管系统短镜头)、环闪或者安装在镜头尾部的点光源、电源等部分构成。现代的数码相机能够自动测量并为相机确定适当的照片类型和照明设置,并辅助自动对焦,也能编辑所有参数,使用者能够简洁地拍摄出优质、精确的口腔照片。

二、摄影在修复中的作用

(一)摄影在临床医疗中的作用

口腔摄影在临床医疗中能够辅助医师得到并保存更多的医疗信息,其主要的作用有:

1. 保存临床病例资料　摄影是一种有效的治疗计划辅助手段。通过全面的术前病史及口内情况、研究模型、影像学材料以及口内口外摄影图像,治疗计划制订时就好像患者在场一般。同时,术前实际情况、术中治疗步骤和术后治疗效果通过摄影记录,这样既方便医师分析治疗效果、交流讨论,也可以应用于教学演示。此外,在患者记录中附加一张口外照片有助于医师、技师等即时回忆起患者情况。

2. 医患交流 口腔摄影不仅能够记录患者术前实际情况,辅助患者直观地了解自身病情,理解诊疗方案,比较术后的治疗效果。在医技之间的交流过程中,口腔摄影能使美学信息的传递更加直观、准确,让医技配合更加默契,达到提高修复效果的目的。

3. 法律依据 我国法律实行"举证"原则,任何形式的记录在诉讼中都是至关重要的。因此在出现医疗纠纷医师需要提供无过错证明时,影像资料就成为医师提供的重要法律依据。例如修复后的质量的结果评估有一定的主观的特色,而影像记录能够在指标的判定上起到重要对比依据的作用。

（二）摄影在口腔修复学中的作用

作为人体最直观的部位,口腔颌面部一开始就与美学密不可分,中国古代也常有"明眸皓齿"、"唇红齿白"等说法,充分体现了人们对口腔美学的关注。口腔修复学与美学的交互是显而易见的,而"美"的定义具有一定主观性,因此在协调患者越来越高的审美要求和实际治疗效果时,口腔摄影具有显著优势。

1. 口腔摄影能够辅助患者了解病情。通过彩色影像将患者口内情况与口外情况客观地展现出来,特写或不同角度拍摄其需要修复的部分,再辅以医师的说明讲解,有利于患者直观地了解其口腔状况。当然,色彩的变化也比较复杂,有同色异谱、变色龙等效应,应该控制成像拍摄条件。

2. 口腔摄影能够用于治疗前设计分析。目前常规修复过程是修复医师接收患者后,与患者进行简单交流讨论后就进行牙齿预备、取模,然后将模型送至技工室,让技师根据模型的条件制作修复体,最后医师将修复体戴入患者口内。这种简单的修复过程使得患者对修复后的疗效没有直观的知情权和选择权,医师在修复过程中也没有一个参考的指标,孕育了一定的医疗风险。而口腔摄影所得到的照片可以在辅助美学分析设计软件上进行设计制作,向患者展示一个可预知、可调整的设计方案,使患者有了一个看得见的知情权和选择权,对预后有一定的认识,并在于医师讨论交流的过程中明确表达自己希望的效果,甚至还可参与设计,使医患间的交流更加方便。

3. 口腔摄影有利于医、技、患交流。患者的需求应在医、技、患三方间达到统一才能够制作出患者满意的修复体。而常规修复过程中技师无法参考患者的详细面部;同时患者的审美与医师和技师满意的修复体外形和颜色不一定一致。那么口腔摄影的彩色影像就成为医技患交流的工具,它能够直观地反映出患者的要求、医师的设计以及患者自身的情况,这样能够获得的修复疗效更佳。

4. 口腔摄影有利于学术交流和临床技术的进步。口腔摄影能够展示修复前后治疗效果对比,这些图片档案的记录不仅可以用于学术交流,也有利于临床技术的总结分析,推动专业的发展。

第二节 口腔摄影器材

实现良好的口腔数码摄影,必须要有各种适当的设备与器材支持。

标准的口腔临床数码摄影器材由机身、微距镜头、微距闪光灯三部分组成;为了使拍摄口内各种影像时操作更方便、视野更清晰,还要应用一些牵拉器、反光板、背景等辅助器材;口腔临床数码摄影还需要有电脑硬件、软件的支持。

一、相机机身

传统胶卷相机的分类方法主要有两种,一是按照使用胶卷的画幅大小区分,二是按照相机的结构和取景方式区分。

目前数码相机已经成为摄影的主流,口腔临床摄影中推荐采用单反数码相机,即单镜头反光数码相机,英文缩写 DSLR,由"Digital 数码"、"Single 单独"、"Lens 镜头"、"Reflex 反光"组成。单镜头反光是当今最主流的取景系统,在这种系统中,反光镜和棱镜的设计使得摄影者可以从取景器中直接观察到通过镜头的影像,观景窗中看到的影像和拍摄出来的影像一样,取景范围和实际拍摄范围基本一致,有利于直观地取景构图(图4-1)。

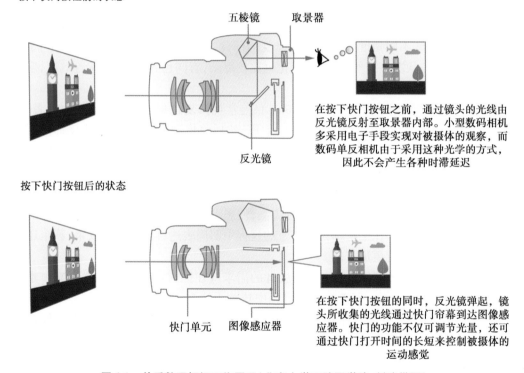

图4-1 单反数码相机工作原理(北京大学口腔医学院 刘峰供图)

单反数码相机与消费类数码相机相比较,在很多方面具有明显优势,其中最重要的是良好的手动控制能力。口腔临床摄影中需要根据具体情况对相机进行手动控制。消费类数码相机的手动设置曝光参数和手动变焦功能一般不够理想,而数码单反相机可以方便地进行手动对焦、手动设定拍摄参数等,对于口腔临床摄影更有利。

数码单反相机和消费类数码相机另一个重要的区别,就是具有很强的扩展性,能够更换各类镜头,还可以使用专业的闪光灯,以及其他的一些辅助设备,这些丰富的附件让数码单反相机可以适应各种独特的需求,包括口腔临床数码摄影的要求。而消费类数码相机一般无法应用扩展性配件,因此很难达到口腔临床摄影的要求。

数码相机是一种成套产品,具有较强的排他性,一旦购置某一品牌系列的产品,此后就需要一直购置与其相配套的各种产品,如果更换品牌系列的代价通常是非常高昂的。因此在首次购买数码相机产品时,需要首先确定购买哪个品牌系列;而如果已经具有某一品牌系列的相关产品,在购买新设备时通常应继续购买同一品牌。

目前具有全套支持口腔临床摄影器材的主要为 Nikon、Canon、Sony 等几个品牌,在初次购买、选择品牌时,颜色还原准确性经常成为临床医师考虑的问题。从口腔医学临床科研角度针对数码相机颜色还原的研究并不多见,Alvin G 等的研究结果证明 Nikon D100 相机的颜色还原准确性好于 Canon 60D,但颜色偏差也高于人眼对色差的感知阈值。通过一系列针对数码机身的专业评测结果可以看到,许多更新型号、更高级别的数码相机的色彩偏差并没有降低、反而越来越明显。

究其原因,是由于数码相机的生产厂商对于色彩处理的目标并非"真实",而是突出自己品牌的色彩风格。Nikon 的色彩鲜艳通透、还原相对准确;Canon 的色彩相对清淡、偏红、偏暖;Sony 的色彩则比较浓郁。对于口腔临床摄影来讲,选择任何一个品牌都不能代表色彩还原真正准确,不能单纯依靠数码影像来传递牙齿的色彩信息。

不论哪个品牌,都存在入门级、准专业级、专业级、顶级等多种级别的数码机身可以选择。在对数码机身进行评价时有很多要素,其中一些指标直接影响相机的等级、价格,如像素值、最高感光度、对焦点数量等。但从口腔临床摄影的角度看,很多指标其实并不一定十分重要。

像素值通常被认为是评价相机最基本的指标,但在目前主流相机的像素值均已达到一千万以上的情况下,满足口腔临床摄影的需要都没有问题,百万级的像素值差异并不会带来影像品质上的改变,因此在这个级别上也不必过分关注像素值上的差异;除非追求拍摄影像用于巨幅宣传效果,更没有必要花很高的代价去追求高像素值的顶级相机。

感光度是指光电传感器接受光刺激的敏感性,采用较低感光度拍摄的影像画质更细腻,一般在条件允许的情况下均建议采用较低感光度拍摄影像。当环境光源较暗、不适合应用闪光灯辅助照明,同时拍摄者或被摄对象又处于运动状态时、无法采用较长时间曝光时,就只能通过提高相机本身的感光度来获得稳定的、清晰的影像。越高等级的数码机身所支持的最高感光度相对越高,也就是在较高感光度下可以拍摄出足够清晰、足够细腻的画面。然而口腔临床摄影都是在静止状态下进行拍摄,同时可以采用闪光灯进行辅助照明,因此并不需要发挥数码相机的高感光度性能,所以从感光度这个角度讲,临床摄影也并不需要追求很高级别的机身。

对焦点数量同样是评价数码机身的重要指标,早期的数码相机仅有三个对焦点,之后逐渐发展为五点对焦、九点对焦、十一点对焦甚至五十一点对焦等。越高等级的数码相机对焦点数量越多,越有利于相机针对复杂拍摄对象或运动拍摄对象进行准确的自动对焦。而在口腔临床摄影中由于受到拍摄比例的限制,建议采用手动对焦功能完成拍摄,因此对焦点数量多少对于口腔临床摄影并不造成影响。

综上所述,由于口腔临床摄影特有的理念和方法,对数码机身的要求并不高,只要掌握了正确的拍摄方法,采用常规等级的机身、甚至入门级的单反数码机身就可以拍摄满足临床要求的影像。

近几年单镜头电子取景数码相机(digital single lens electronic viewfinder,DSEV)发展非常快,又称电子取景器可换镜头数码相机(electronic viewfinder interchangeable lens,EVIL)。

这是从数码单反相机演变而来的一种新类型的相机,是在传统单反的基础上取消了反光板和五棱镜取景器等结构、缩短了镜头法兰距、使得机身可以大幅度缩小的相机。与单反相机不同,单电相机没有光学取景器,只靠LCD屏幕或者电子取景器取景。

单电相机的最大优点是便携性,单反数码相机的机身加镜头经常过于庞大、沉重,尤其是对于女性。单电相机具有比消费类数码相机更大的光电传感器面积,通过较高素质镜头群以及组件的支持,实现了比消费类数码相机更出色的画质,同时也兼具强大的功能可拓展性。

单电数码相机有可能在未来成为数码相机的主流,但目前的阶段其配套镜头数量种类较少,至今还没有适合口腔临床摄影的镜头,因此将单电数码相机应用在口腔临床摄影还需要等待。

二、闪　光　灯

口腔临床摄影需要通过较小光圈、较快快门速度来获得足够景深、对焦清晰的影像,这就要求有适合的辅助光源提供照明,以达到适宜的曝光量,应用于镜头前方的微距闪光灯是最适合的选择。

早期的微距闪光灯是环形闪光灯,通过接环直接安放于镜头前方,可以为被摄对象提供充足的照明。由于环形闪光灯的光线角度与被摄对象几乎垂直,在拍摄正面微笑像、全牙列咬合影像、上前牙正面像等口腔临床影像时,会在中切牙唇面位置留下较大范围的环状光斑(图4-2)。这种影像特点有利于表现牙齿的表面结构、指导技师进行仿真修复,但这种影像会将治疗后的微小缺陷真实、甚至夸张的表现出来,在某种程度上不利于术后效果的展示。

双头闪光灯通过接环支架将闪光灯固定于镜头前方的两侧,闪光灯的光线角度与被摄对象基本呈45°,因此拍摄出的影像光斑外移到边缘嵴位置,更能突出牙齿真实的外形特点(图4-3)。但是,由于颊部软组织的遮挡,采用双头闪光灯拍摄全牙列影像时,有时会在影像角部或侧方形成暗影,在拍摄后牙影像时甚至会有一侧的光线完全无法进入口腔,造成某些影像无法顺利拍摄(图4-4),一些单独配置的支架可以解决这类问题(图4-5)。

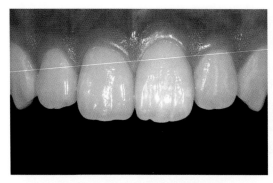

图4-2　环形闪光灯拍摄的上前牙列影像
（北京大学口腔医学院　刘峰供图）

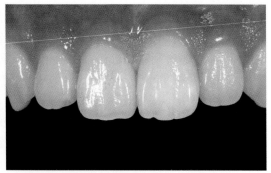

图4-3　双头闪光灯拍摄的上前牙列影像
（北京大学口腔医学院　刘峰供图）

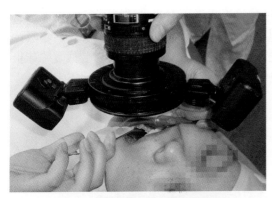

图4-4　双头闪光灯拍摄后牙影像
时颊部软组织遮挡造成拍摄困难
（北京大学口腔医学院　刘峰供图）

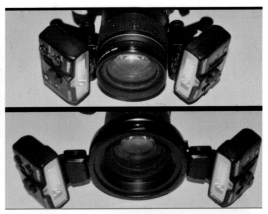

图4-5　采用支架改装后的双头闪光灯
（北京大学口腔医学院　刘峰供图）

从总体上考虑，双头闪光灯应用于口腔临床摄影，针对前牙区拍摄时可以获得很好的拍摄效果，但在拍摄后牙影像时存在布光困难，不能获得很好的拍摄效果。而环形闪光灯能满足口腔临床摄影各方面的需要，可以成功拍摄各种口腔临床影像，同时价格相对较低，因此作为初学者建议采用环形闪光灯，具有一定经验的拍摄者，拍摄前牙美学区域时，采用双头闪光灯可以获得更好的效果。

以往的微距闪光灯都是只能和某个品牌机身相匹配、与其他品牌兼容，目前一些厂商提供能和利用机身自带闪光灯引闪的通用环形闪光灯；还有一些厂家提供与常规外置闪光灯配套的产品，可以将外置闪光灯的光线引导到镜头前方的圆形灯架，形成环形闪光灯的效果。这些产品的价格相对都比较较低，对于资金有限的医师来讲是一个新的选择。

三、微距镜头

口腔修复摄影被摄物主要是面积很小的牙齿，因此需要采用微距镜头拍摄。微距镜头根据焦距可分为60mm、100mm以及180mm等几个焦段。在胶片相机时代，口腔临床摄影最适合应用的微距镜头是100mm焦段（Nikon为105mm，Canon为100mm，Sigma为90mm等）。

进入数码相机时代后，大部分口腔临床摄影工作者延续了胶片时代的器材和习惯，仍然采用100mm焦段的微距镜头。

如果选用高级别的全画幅（FX格式）数码单反相机，因其光电传感器面积与胶片相机的胶片面积相同，拍摄方法、条件可以与胶片相机完全相同；如果是采用的经济实用的DX格式数码单反相机，用胶片相机时代的100mm焦段微距镜头，拍摄时所选择的放大比例、拍摄距离都应与采用胶片相机有所区别。在达到相同的拍摄范围时，应用DX数码单反相机所采用的放大比例较小、拍摄距离略大，不过这并不会给临床拍摄带来困难，也不会影响拍摄的临床效果，因此100mm焦段微距镜头一直以来仍是口腔临床数码摄影的首选镜头。

近年来，各照相机厂商都推出了新型号的60mm焦段的微距镜头，其成像质量良好，并且由于焦距较短因此容易获得较大景深的影像，同时还具有重量较轻、利于持握的优点。但

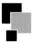

是,通过临床实际应用中可以发现,镜头焦距减小后拍摄距离缩短的问题非常突出(图4-6,图4-7),在拍摄很多临床影像时,会由于相机过分接近患者而对患者造成不安的心理感受(图4-8);同时,由于拍摄距离过短、相机距离患者口腔过近,容易造成镜头被患者的呼吸污染的问题;并且,过近的拍摄距离还会造成布光不良的问题(图4-9)。因此,口腔修复临床摄影中如果将60mm焦段的微距镜头作为常规应用存在一定问题,可作为备用镜头应用。

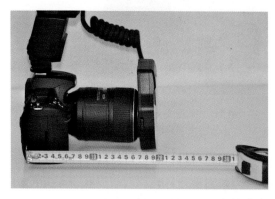

图4-6　采用105mm镜头拍摄1:1影像时拍摄距离为31.4cm,镜头前端距牙齿约12cm(北京大学口腔医学院　刘峰供图)

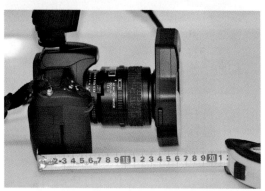

图4-7　采用60mm镜头拍摄1:1影像时拍摄距离为21.9cm,镜头前端距牙齿约6cm(北京大学口腔医学院　刘峰供图)

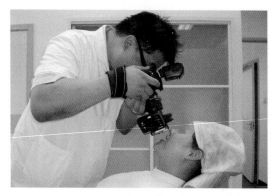

图4-8　采用60mm镜头拍摄1:1影像时距离患者口腔过近(北京大学口腔医学院　刘峰供图)

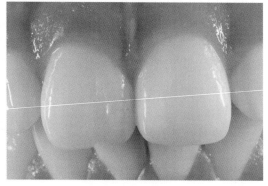

图4-9　采用60mm镜头和双头闪光灯拍摄,布光不良造成影像不真实(北京大学口腔医学院　刘峰供图)

　　180mm焦段的镜头重量更大、价格更高,拍摄一般口腔临床影像时不必应用。如果在各种口腔手术过程中需要拍摄一些影像资料,从预防感染的角度考虑,可以采用180mm焦段的微距镜头,增加拍摄距离、避免对术区造成污染。

四、辅 助 器 材

　　除了专业的摄影器材外,完成口腔修复临床摄影还需要各类辅助器材。

　　1. 肖像背景　面部肖像拍摄应当使用均一的背景,以避免对诊断产生干扰。自然的蓝、灰色是最值得推荐的。这种背景纸或背景布很容易买到,而且价格非常便宜。术后肖像可以采用更漂亮的背景,以渲染术后效果。背景纸或背景布可以夹在泡沫板上,由助手手持,也可以直接挂在墙上。

2. 牵拉器 用于牵拉开唇、颊组织,暴露口内软硬组织。通过牵拉,还可以更加轻松、有效的放置反光板。有很多种类的牵拉器可以在临床上进行使用,塑料牵拉器成本较低,临床上较常应用,具有多种型号(图4-10)。

拍摄不同的影像需要不同的牵拉器,拍摄全牙列正面咬合影像和侧面咬合影像时需要较大的牵拉器,充分暴露牙体组织;拍摄后牙舌侧及咬合面影像时也需要较大的牵拉器,充分牵拉。暴露拍摄区域的牙体组织;在拍摄牙弓𬌗面影像时,应使用指状牵拉器(finger retractor)(图4-11),使反光板能顺利地置入患者口中,也可以利用𬌗叉形牵拉器拍摄该影像(图4-12)。

3. 反光板 为了拍摄各种口内影像,还经常需要应用各种形状的反光板。最常应用的反光板包括三种:𬌗面反光板用于拍照上下颌牙弓𬌗面影像;颊侧反光板用于拍摄颊侧咬合影像;舌腭形反光板用于拍摄后牙舌、腭侧影像(图4-13)。

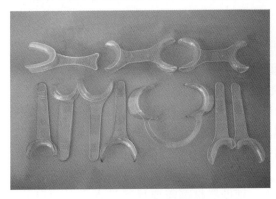

图4-10 常见的牵拉器
(北京大学口腔医学院 刘峰供图)

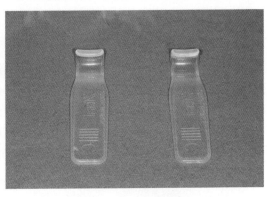

图4-11 指状牵拉器
(北京大学口腔医学院 刘峰供图)

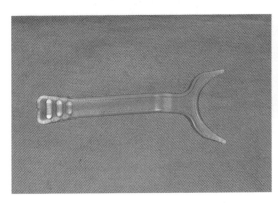

图4-12 𬌗叉形牵拉器
(北京大学口腔医学院 刘峰供图)

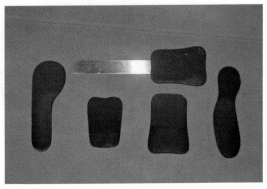

图4-13 常用的各种反光板
(北京大学口腔医学院 刘峰供图)

4. 黑色背景板 为避免拍摄背景混乱,可以采用黑色背景将无关的组织、牙齿屏蔽,通常用于拍摄个别前牙,特别是上颌前牙。另外,当把黑色背景放置在前牙后边拍摄,闪光灯发出的光透过牙齿后,会被黑色背景完全吸收而不会反射回来,可以避免反射光对牙齿微观特征影响,尤其可以避免对切端透明度的影响。

黑色背景板有可以高温高压消毒的金属材质(图4-14),也可以采用黑色卡纸剪成适当的形状,一次性使用(图4-15)。

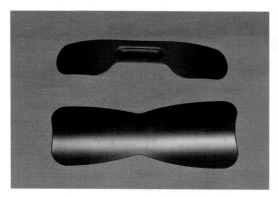

图 4-14 金属黑背景
(北京大学口腔医学院 刘峰供图)

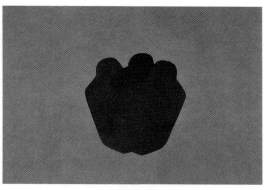

图 4-15 黑卡纸剪裁的背景卡
(北京大学口腔医学院 刘峰供图)

5. **灰色背景板** 在拍摄和颜色相关的影像时,经常会采用灰色的背景。灰色是一种自然色,可以创造一种相对中性的环境,不带有倾向性。这种环境不影响对颜色的观察,可以减小颜色信息方面的医技交流偏差。贺利氏公司曾生产过一种可以反复进行消毒的18%灰度的口腔灰背景(pensler shields)。临床上可以采用灰色卡纸,按照黑背景的形态进行剪裁,一次性的应用,由于纸背景卡是软的,可以弯曲,更适合拍摄比色照片时应用(图4-16)。

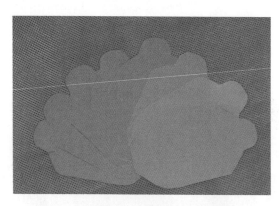

图 4-16 应用灰色卡纸剪裁的灰色背景
(北京大学口腔医学院 刘峰供图)

6. **辅助器材的消毒** 拍摄中应用的辅助器材都需要反复进入患者的口腔,因此使用后必须彻底消毒,或者采用一次性用品,以避免交叉感染。

高质量的塑料牵拉器可以进行高温高压消毒处理,可以有效地避免交叉感染;普通的塑料牵拉器不能进行高温高压消毒处理,只能采用2%戊二醛浸泡消毒;也可以考虑采用一些价格非常便宜的塑料牵拉器一次性使用。

玻璃反光板只能采用2%戊二醛浸泡消毒,且只能浸泡2~6小时,达到消毒的目的就取出,以免损毁镜面,影响反射。因此,如果患者为澳抗阳性或者为其他传染病患者,就要采用可以进行高温高压消毒的金属反光板。同时,所有反光板只能应用专用的棉软布进行擦拭,而绝不能用纸等较硬的材料擦拭,以免划伤镜面。

金属牵拉器和金属的黑、灰色背景都可以进行高温消毒,但有时反复消毒会造成颜色变化,影响拍摄效果。金属的黑、灰色背景也不能用较硬的材料擦拭,以免划伤表面;金属的黑、灰色背景采用化学消毒剂消毒时也要非常小心,以免发生变色或着色。使用黑卡纸或灰卡纸制作一次性的背景卡是一种简单的方法。

第三节　病例照片拍摄标准与方法

一、口腔临床摄影拍摄基本技术

口腔临床影像应该体现医师的设计及治疗思想,医师应正确掌握口腔临床摄影的拍摄规范,熟练使用相机和拍摄辅助工具,熟练掌握各种口腔临床影像的拍摄参数及正确的拍摄方法,并指导助手正确准备用物,指导助手正确配合拍摄过程。医师应该根据患者的实际情况决定拍摄的影像,既全面留取资料,又不过分增加患者配合的痛苦。助手也应该具有一定的口腔临床摄影知识,熟悉临床摄影辅助工具的使用方法,手法轻柔,态度坚定,帮助医师安抚患者,得到患者的配合,配合临床影像的拍摄过程。

1. 拍摄前准备

（1）和患者交流,营造和谐医疗环境,签署拍摄影像知情同意书。

（2）根据病例实际情况,确定需要拍摄哪些数码影像,并且确定拍摄顺序。

（3）检查数码相机处在正常工作状态,基本设置正确。

（4）准备好所有的拍摄辅助用品,放置在方便取用的位置。

2. 拍摄程序

（1）确定拍摄内容,换算成正确的拍摄比例,调整镜头至该拍摄比例。

（2）根据拍摄比例选择适宜的光圈,控制景深。

（3）根据拍摄比例和光圈,选择适宜的快门速度及闪光灯强度,控制曝光量。

（4）调整患者至适宜拍摄并且舒适的体位。

（5）拍摄者和助手到达适宜拍摄的位置。

（6）助手有效应用牵拉器、反光镜,清晰暴露视野,保持拍摄区清洁、干燥。

（7）拍摄者用眼睛直接、形象化的构图,存在问题时指导助手调整。

（8）利用取景器构图,注意布局与视角。

（9）应用手动对焦方法,前后调整照相机与被摄物的距离,精确对焦,拍摄。

（10）迅速放大,检查拍摄影像的构图、对焦等情况,如有问题马上重新拍摄。

3. 拍摄范围和拍摄比例的控制　构图范围的标准是全面与简洁。全面是指构图中要将需要反映的信息全部包括;简洁是指构图中要有意识的控制拍摄范围,将不必要的信息舍弃掉。如果拍摄范围过大,主体就会淹没在繁杂的前景与背景中,不能传递有效的信息。

拍摄比例也称放大比例,是拍摄影像大小和物体实际大小之间的比例关系。如果在光电传感器上成像的大小是物体的实际大小,形成的影像叫做 1:1 的影像;成像大小是物体实际大小的 1/2,形成的影像叫做 1:2 的影像,以此类推还会有 1:2.4、1:12 等各种不同拍摄比例的影像。

拍摄范围还与光电传感器面积直接相关。胶片单反相机的胶片面积和全画幅(FX 格式)数码单反相机的光电传感器面积均为 36mm×24mm;口腔临床摄影通常采用的 DX 格式单反数码相机,各品牌感光元件面积还有微小差异,Nikon DX 格式相机的感光元件面积为 24mm×16mm,其长和宽均为 FX 格式的 2/3,因此采用 Nikon DX 格式相机拍摄的影像的拍摄范围与 FX 格式的拍摄范围之间存在 1.5:1 的差异;而佳能 DX 格式的光电传感器面积更小一些,为 22.3mm×14.9mm,与 FX 格式之间的差异为 1.6。

根据自己采用的拍摄器材的实际情况,可以将临床常用影像按照拍摄比例进行归纳总结,如采用 Nikon D300s 机身(DX 格式)时,面部肖像拍摄比例为 1:12,微笑影像为 1:2.4,上前牙列影像为 1:1.8,个别牙影像为 1:1 等。

4. 曝光与景深的控制　曝光量就是投射到光电传感器(CCD 或 CMOS)上的光量值。如果光电传感器吸收过多的光线,会导致曝光过度,影像偏亮;如果光电传感器吸收的光线太少,会造成曝光不足,整个影像偏暗。

影响曝光量的基本因素包括四方面:光圈、快门、光源强度(闪光灯)、ISO。曝光参数的设置要遵守以下原则:

(1) 为了获得最好的影像质量,ISO 通常设为最低值。

(2) 口腔临床摄影要求有足够的景深,因此需要采用尽量小的光圈进行拍摄,一般设定为 1/22 以下的小光圈。

(3) 口腔临床摄影由于体位限制,不方便应用三脚架,为了防止由于拍摄时手抖动造成的影像模糊,一般口腔数码摄影的快门速度应当快于 1/100 秒,最好达到 1/180~1/125 秒。

(4) 配合适宜的闪光灯强度,达到适宜曝光量。

初步拍摄后,如果影像曝光不足,可以通过减小光圈指数(增大光圈),或者减慢快门速度,也可以加大闪光灯强度,达到增加曝光量的目的;相反地,如果认为影像曝光过度,可以增大光圈指数(减小光圈),或者加快快门速度,也可以减小闪光灯强度,以达到减弱曝光量的目的。

口腔美学摄影中建议采用全手动曝光模式(M)或光圈先决模式(A)。

5. 拍摄体位　拍摄面部肖像时,不要让患者坐在牙科椅上,否则很容易造成头部的偏斜,要让患者站立或端坐在椅子上,保持头、背、肩部正直,这样拍摄得到的影像才能正确反映美学平面与水平面的关系;拍摄近距离口外影像时,可以仍然保持前一体位,也可以让患者躺在牙椅上,调整至 45°的位置,也要保证头肩部正、直;拍摄口内影像时需要让患者躺在牙椅上,调整至 45°的位置,在这个位置可以拍摄大多数的口内像;拍摄上牙弓𬌗面影像、前牙弓𬌗面像及比色像时要将椅位尽量放低、放倒,使患者几乎平躺。

根据患者的不同体位,拍摄者和助手要分别找到即方便拍照,又舒适的体位。拍摄者持握相机的方法是否得当,对于能否拍清晰的照片直接相关。在拍摄临床影像时,不应单手拍照,稳妥的方法是以双手持握相机。

6. 牵拉和暴露　拍摄口内影像时通常都需要使用牵拉器,以便充分暴露视野。过大的牵拉器不易放入患者口内,也会加重患者的不适感;过小的牵拉器虽然有利于放置入口腔,但不利于视野的暴露,嘴唇可能形成"哑铃型"(图 4-17),影响拍摄后影像的效果。为了充分

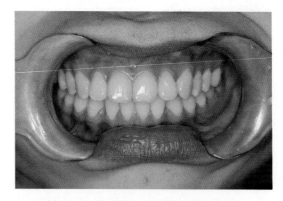

图 4-17　不良的牵拉,形成哑铃型口唇
(北京大学口腔医学院　刘峰供图)

暴露口内软、硬组织,需要用牵拉器将唇、颊组织全部牵拉开。牵拉器要尽量离开牙齿,这样可以使颊侧间隙得到更好的暴露,光线可以达到后牙,有利于使前后牙的影像都能够清晰(图4-18)。

采用黑背景拍摄牙列影像时,需要使用牵拉器牵拉唇、颊组织,上颌向斜上方,下颌向斜下方,尽量多的暴露牙龈组织,也要避免中部牙龈形成"哑铃型"。患者张口不要过大,能够将黑色背景板顺利置入即可。

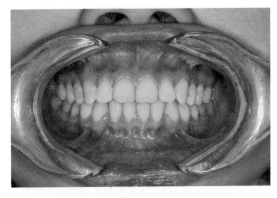

图4-18 暴露良好的牵拉,充分暴露
(北京大学口腔医学院 刘峰供图)

拍摄牙弓殆面影像,同样需要使用牵拉开唇、颊组织,再配合使用反光板,尽量使整个牙弓都能得到反射。当患者口腔较小,或者口唇不够柔软时,可以采用小号的牵拉器或者钢丝式牵拉器,也可以使用经过自己改良的牵拉器。放置反光板时,需注意反光板后端不要过于接近拍摄侧牙弓的牙齿,否则很有可能形成双重影像。也要避免反光板和对颌牙面摩擦,以免损坏反光板表面。

所有的口内影像拍摄时,都要尽量保持视野的清洁、干燥。助手放置好牵拉器,让患者自己进行牵拉以后,就要用三用枪把牙齿轻轻吹干。如果应用反光板,必须要注意用轻柔的空气气流去除反光板上的水雾,否则会影响到影像的清晰度。在应用前将反光板在温水中浸泡一下,也可以预防水雾形成。

7. **构图和对焦** 临床影像应采用十字形构图布局,即将拍摄主体安排在影像正中位置,并且保持横平竖直。对于严谨的临床医疗影像来讲,这种布局形式是最规范、最严谨的。针对口腔美学治疗病例来讲,这种构图形式的影像用于美学观察、分析时,不会造成人为误差。

口腔临床摄影一般要求采用平直的视角,防止发生变形。通常情况下,相机镜头要在水平方向上和所要拍摄的肖像或牙面平行。当相机与被摄物体的垂直角度发生变化,镜头位置过高或过低时,会拉长或压缩影像。但在一些特殊情况下,有时会有意拍摄一些非标准视角的影像(图4-19~图4-21)。

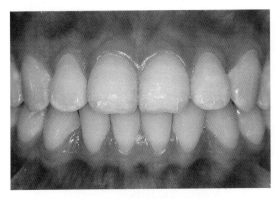

图4-19 平直的视角拍摄
(北京大学口腔医学院 刘峰供图)

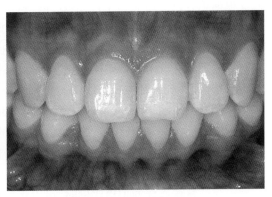

图4-20 过高的视角拍摄
(北京大学口腔医学院 刘峰供图)

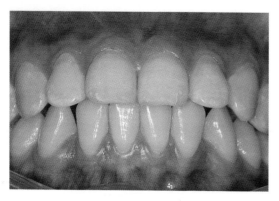

图4-21 过低的视角拍摄
（北京大学口腔医学院 刘峰供图）

对焦有两种方式：自动对焦与手动对焦。自动对焦方式是在一个随机的拍摄距离下，相机通过自动调整镜头的伸缩比来对焦，这个过程中改变了拍摄比例，也改变了构图范围；而手动对焦方式是不改变镜头的伸缩比，即不改变拍摄比例的情况下，通过向前或向后移动相机、找到最适宜距离、使影像最清晰的对焦方法。

自动对焦方式是非常不可取的，首先口腔临床摄影对象颜色相对均一，不利于自动对焦的准确；更重要的是，自动对焦过程会伴随拍摄比例、拍摄距离的改变，以及和曝光参数之间的不匹配，最终造成构图范围和曝光量两方面的不准确。

拍摄规范的口腔临床影像适于应用手动对焦方式。具体的操作方法为：首先将机身和镜头都调整到手动对焦模式，拍摄时根据拍摄需要首先确定拍摄范围，继而换算为对应的拍摄比例，之后根据拍摄比例确定并调整一系列的曝光参数——光圈、快门速度、闪光灯强度，同时根据拍摄比例换算出对应的拍摄距离，将相机置于近似这个距离的位置上，再前后微调相机与被摄物体之间的距离，直到物体完全清晰，按下快门。这种拍摄方法最大优势是能够同时保证构图范围的标准化和曝光量的标准化，是一种非常科学的摄影方法。

二、口腔临床摄影常用影像

口腔临床影像包括很多种，每种影像所能够强调的、重点表现的内容不同，其拍摄方法也不同。为了给初学者以指导，同时也利于国际上的学术交流，美国美容牙医协会（AACD）制定了一套口腔数码影像的标准，其中包括了9种（12张）基本影像，从事口腔修复相关专业的初学者可以首先掌握这些影像的拍摄。在实际拍摄中，受到患者配合和时间的限制，我们要根据患者具体情况、应用目的选择拍摄。

拍摄中首先应尽量遵照规范方法拍摄标准的影像，在具有一定的拍摄经验后，很多时候也可以根据不同的目的和需要，突破规范，拍摄最能够体现自己治疗思想的影像。同时，很多时候由于条件所限很难拍摄得到非常标准的影像，在日常临床工作中也不必强求，只要能够符合拍摄原则、满足临床工作的需要即可。

本章所列举的拍摄参数，均以 Nikon D300s 相机、Nikon AF-S 105mm VR 定焦微距镜头、Sigma EM-140 Macro 环形闪光灯为例。不同的拍摄设备对应的拍摄参数是不同的，实际拍摄时，拍摄范围控制准确是最重要的，在此基础上，可以首先以推荐的拍摄参数为参考，然后调整、总结出最适合自己设备的拍摄参数。为了给后期精确的旋转、裁切预留出制作空间，在确定自己每张影像的拍摄比例时，可以将拍摄范围确定的较规范影像略大一点点。

1. 面部肖像

（1）正面部肖像（图4-22）：主要用于观察面部的对称性，以及美学平面与颅颌面的关

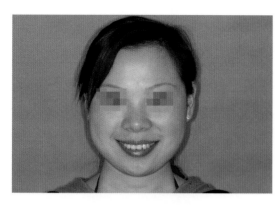

图 4-22　正面部肖像
（北京大学口腔医学院　刘峰供图）

系,这对于口腔修复患者和正畸患者都有重要意义。如果面部和牙齿存在不对称,影像中应能够再现。建议采用均质的背景,可以避免混乱背景对观察的影响,一般推荐蓝色或灰色。

拍摄时患者站立或端坐在椅子上,但不要坐在牙科椅上,因为很可能造成坐姿不正。患者要保持头、背、肩的直立,不要偏斜,瞳孔连线应与水平面平行。头发应当向后梳,暴露两耳,以免因发型影响对面部的观察。影像的构图包括整个面部,鼻子大约在正中间。

拍摄时一定要保持相机的水平,以患者瞳孔连线作为校正平面,以免造成面部不对称等假象;也不要有意依靠相机去补偿患者本身存在的面部不对称或牙齿倾斜等问题,以免将存在的问题掩盖。可以拍摄微笑和自然放松两种肖像。

参考条件:拍摄比例 1:12,光圈 f8,快门速度 1/125,闪光灯强度 M。

（2）侧面部肖像（图 4-23）:本影像也是评价口腔修复患者和正畸患者的重要影像。根据此影像可以评价颅颌面的发育情况、软组织轮廓,对比两侧照片时还可以发现面部的不对称。

拍摄时患者同样站立或端坐在椅子上,保持头、背、肩的直立,不要偏斜。头发应当向后梳,暴露耳朵。构图包括整个侧面部,以髁关节位置作为影像的中心。参考条件同正面部肖像。

成功的口腔修复治疗完成以后,一般医师和患者之间已经不再只是医患关系,更应该成为很好的朋友关系。此时,可以为患者拍摄一组很有美感的术后美姿影像。

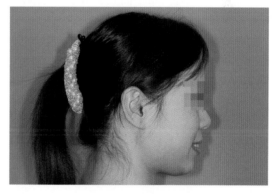

图 4-23　侧面部肖像
（北京大学口腔医学院　刘峰供图）

2. 近距离口外影像

（1）口唇休息位影像:本影像并未收录于 AACD 标准中,但也是口腔修复专业中一种非常必要的影像。拍摄时患者仍为站立或端坐体位,上颌及口唇放松,口周肌肉应当没有紧张的感觉。为了使患者的口唇达到放松,可以让患者发出“Ma”音,也可以让患者轻舔上唇,然后恢复。

构图时应以上中切牙或上中切牙相应区域为中心,包含两侧完整的口角,两侧口角连线应当基本平分照片。鼻子和下巴不要在构图以内,但人中要能见到。

通过本影像可以观察唇型、前牙对唇的支持情况以及上前牙和下唇干湿线之间的关系;上前牙在口唇休息位时暴露的情况也是非常重要的信息,很多人在这个位置不暴露上前牙,也有一些人上前牙会暴露 1~3mm。

参考条件:拍摄比例 1:2.4,光圈 f27,快门速度 1/125,闪光灯强度 M/4。

（2）正面微笑口唇影像（图4-24）：本影像是口腔修复治疗中最重要的影像之一。利用这张影像可以观察患者微笑时暴露的牙齿数量和牙龈情况（主要是上前牙和牙龈的情况，下前牙经常是看不到的），还可以观察下唇曲线和上颌切缘曲线间的关系；与口唇静止位相比较，还可以看到嘴唇的运动范围；术前术后正面微笑影像对比是反映治疗效果最重要的影像之一。

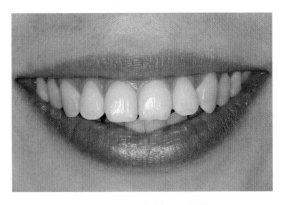

图4-24　正面微笑口唇影像
（北京大学口腔医学院　刘峰供图）

拍摄时患者仍保持站立或端坐体位，头、肩部要正直，相机与水平面平行，以便使影像能够正确地反映出美学平面与水平面的关系。拍摄者应引导患者展示自然的微笑；如果患者不能做到自然微笑，可以让患者发出"E"音，可以达到与微笑相似的效果。患者的面部肌肉应当充分放松。

构图时以中切牙为焦点，标准构图要包含患者的双侧口角和整个唇部，口唇上下包括同等量的皮肤，这种规范构图的影像有利于术前分析。要有足够的景深以使暴露出来的牙齿都得到清晰地展现，影像的水平中线为上颌牙齿的切端连线，垂直中线应当是上唇人中；如果患者存在中线不正、𬌗平面倾斜等美学缺陷，都应在影像上客观反映，以利于术前的美学分析和美学设计。

参考条件同口唇休息位影像。

（3）侧面微笑口唇影像（图4-25）：本影像也是口腔修复治疗中重要的美学分析和展示影像，这张影像可以更清楚地记录患者微笑时暴露的牙齿数量和牙龈情况，同时各牙齿轴向倾斜度、切缘之间的相互位置关系以及切外展隙形态都可以清楚地看到，更有利于对侧切牙、尖牙的形态、排列进行分析，还可以从侧方观察上前牙和下唇之间的关系。

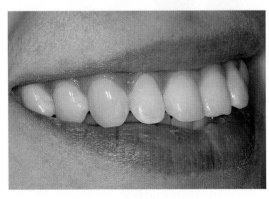

拍摄时患者体位与正面微笑影像相同。标准构图中对侧的中切牙唇面要能够清晰地看到，对侧的侧切牙唇面也要能隐约看到。与正面微笑影像类似，这张影像的对焦中心、拍摄范围以及拍摄角度都可以根据患者口腔具体情况、治疗范围和表现重点的不同有所变化。

参考条件同口唇休息位影像。

图4-25　侧面微笑口唇影像
（北京大学口腔医学院　刘峰供图）

3. 口唇牵拉影像

（1）全牙弓咬合影像（图4-26）：本影像是对牙齿组织和软组织的整体印象，各牙齿的位置、角度以及长度之间的关系都能够看到，可以全面展现牙龈曲线、软组织健康程度和存在的美学问题。

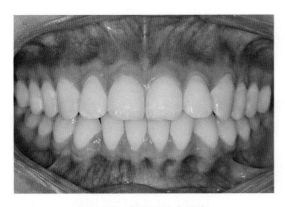

图 4-26　全牙弓咬合影像
（北京大学口腔医学院　刘峰供图）

拍摄时患者端坐，或者呈 45°体位躺在牙科椅上，由助手进行双侧牵拉。牵拉器要尽量拉开嘴唇，同时使嘴唇和颊黏膜完全离开牙齿。这样最大限度的暴露颊侧间隙，全牙列的牙齿、软组织才可以最大程度地暴露。

构图时以上中切牙为中心，包含全牙列的牙齿、软组织，尽量嘴唇要排除在外，还要尽量少暴露牵拉器。影像的水平中线是上颌前牙的切端连线，垂直中线是面部中线。尽管牵拉器会导致软组织有一定变形，但上唇人中仍然可以成为确定面部中线的参考。

医师在患者的正前方进行拍摄，相机要和𬌗平面平行，要避免倾斜相机或者在垂直方向上有角度（偏上或偏下），以避免产生𬌗平面的不对称。

使用拉钩牵拉时患者会不自主的向上仰头，很容易造成拍摄者视角过低的问题，拍摄时应嘱患者有意识的稍微低头，可以很好地保证拍摄视角的平直。助手也要注意控制牵拉器尽量向上提，一方面利于光线进入口腔、避免"哑铃型"的口唇影像拍摄效果，还可以患者因牵拉器压迫牙龈组织而抬头造成的拍摄视角变化。

参考条件：拍摄比例 1∶2.4，光圈 f27，快门速度 1/125，闪光灯强度 M/4。

（2）全牙弓非咬合影像（图 4-27）：也称全牙列小开口像，是 AACD 标准中推荐的影像，其体位、拍摄方法、拍摄条件与全牙列咬合影像方法相同。唯一不同的是，患者上下牙之间要打开一定间隙，这样可以使下前牙切端全部暴露出来。

本影像是评价下牙列及上下颌牙弓间关系的重要影像。下前牙唇面和切端及下后牙颊尖都得到清晰展现，可以分析下前牙形态、排列以及牙龈水平和形态。两侧𬌗平面如果存在不对称，也可以从中发现。

参考条件同全牙弓咬合影像。

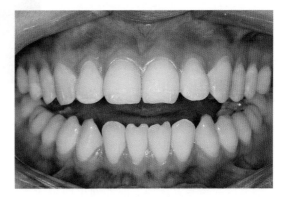

图 4-27　全牙弓非咬合影像
（北京大学口腔医学院　刘峰供图）

（3）全牙弓非咬合侧方影像（图 4-28）：AACD 标准中推荐的拍摄影像，拍摄条件与全牙弓咬合影像方法相同，一般拍摄左右两侧。患者体位保持与全牙弓非咬合影像相同，上下颌牙齿仍轻微分离，使上下颌前牙切端都可以看到，是观察、评价下颌侧切牙、下尖牙及下后牙的良好视图。

构图时以拍摄侧的侧切牙唇面为中心，影像的垂直中线是侧切牙唇面，水平中线是上颌前牙的切端连线。在影像中要尽量少的摄入唇红及牵拉器。参考条件同全牙弓咬合影像。

（4）前牙区咬合影像：本影像是美学牙科相关治疗中最常应用的影像之一，如果仅仅是针

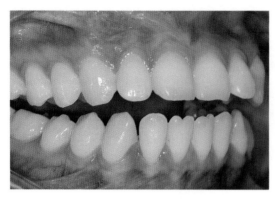

图 4-28 全牙弓非咬合侧方影像
（北京大学口腔医学院 刘峰供图）

对前牙区进行的美学治疗,拍摄这张影像比拍摄全牙列咬合影像重点更为突出。

前牙区咬合影像是评价前牙区各牙齿位置关系、突度关系以及轮廓的最佳视图。前牙区存在的牙齿扭转、各外展隙形态等形态排列特点和缺陷都可以清晰看到,同时前牙区牙龈高度、软组织健康状态比全牙弓咬合影像更清楚。

这张影像的拍摄体位与全牙弓咬合影像相同,只是构图范围较小,一般要到双侧第一前磨牙,完整包括双侧尖牙,不能有唇、颊组织以及牵拉器。拍摄时相机要和𬌗平面保持平行,以避免影像偏斜或视角错误。拍摄时也应嘱患者稍低头,如果拍摄视角错误,就会拉长或缩短上前牙长度,同时改变前牙覆𬌗覆盖关系。

参考条件:拍摄比例 1∶2,光圈 f32,快门速度 1/125,闪光灯强度 M/4。

（5）上颌前牙正面影像（图 4-29）:上前牙的高放大比例影像,可以最清晰完整的表现前牙列的现状或治疗后的美学效果,也是口腔修复相关治疗中最常应用的影像之一。按照 AACD 标准,构图以内应包含 4~6 颗上前牙,实际应用中最好包括双侧中切牙、侧切牙和尖牙共六颗上前牙,上颌中切牙在照片正中。拍摄时需要采用专用的黑色背景,可以起到遮挡下前牙列的作用。

参考条件:拍摄比例为 1∶1.6~1∶2,光圈 F36~F45,快门速度 1/180~1/125,

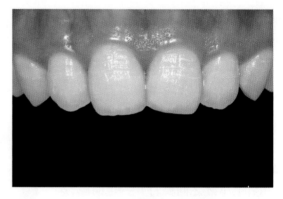

图 4-29 上颌前牙正面影像
（北京大学口腔医学院 刘峰供图）

闪光灯强度 M/4。根据影像用途及拍摄比例,各参数可以有所调整。

（6）下颌前牙正面影像:可以最清晰完整地表现下前牙列的现状或治疗后的美学效果,其拍摄方法与参考方法和上前牙列正面影像大体相同,也应当采用专用黑色背景。构图以内应包含 4~6 颗下前牙,下颌中切牙在照片正中。

（7）上颌前牙侧面影像:如果治疗重点集中在上颌侧切牙、尖牙区域,则应拍摄上颌前牙侧面影像,可以最大程度的展现上颌侧切牙、尖牙的各种细节特征以及牙龈状况,也可以清晰地看到上颌前牙远中切角形态、边缘嵴形态、接触点位置以及切外展隙的特点。

拍摄这张影像时患者头部转向对侧 45°,将拍摄侧牵拉器尽量向远中牵拉,对侧牵拉器略向中间移动,使拍摄侧的侧切牙、尖牙及第一前磨牙暴露在视野中心。构图以侧切牙唇面或侧切牙和尖牙之间为影像中心,其他拍摄方法与参考条件与上颌前牙正面影像相同。

（8）1∶1 个别牙影像:为了捕捉牙齿的微观美学信息,可以在器材能达到的情况下,拍摄更大放大比例的影像,相应构图范围会更小。无论前牙还是前磨牙区域,都可以拍摄唇舌侧的 1：1 影像。把个别牙最大限度地放大，可以清晰地看到各种细节特征，以及牙龈健康状况。

拍摄该影像时使用小拉钩和黑色背景板，拍摄时注意调整背景板角度，尽量不要造成背景板与闪光灯成垂直角度，以避免背景板反光。

参考条件：比例 1：1，光圈 f45，快门速度 1/125，闪光灯强度 M/4。

（9）上、下颌牙弓𬌗面影像（图 4-30，图 4-31）：拍摄本影像时需要应用牵拉器和反光板，牵拉器的大小必须合适，过小的牵拉器易导致嘴唇塌陷，过大的牵引器易造成牵引器多余影像。要根据患者颌弓的大小选择合适大小反光板，过小的反光板易造成反光不全、影像缺损，多大的反光板会造成置入困难。

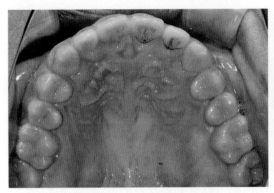
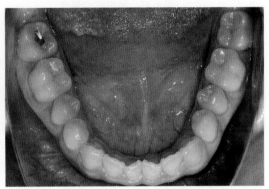

图 4-30 上颌牙弓𬌗面影像
（北京大学口腔医学院 刘峰供图）

图 4-31 下颌牙弓𬌗面影像
（北京大学口腔医学院 刘峰供图）

拍摄时助手必须努力将患者的唇、颊组织向外充分牵拉，尽量使包括第二磨牙的远中的整个牙弓全部暴露出来；让患者尽量张大嘴，反光板尽量靠近对颌牙齿，反光板不能抵住拍摄侧的后牙的咬合面，这样可以避免出现非反射的牙齿影像、避免形成双重影像。

在上、下颌牙弓𬌗面影像中可以反映牙弓形态、牙齿排列、切端位置等美学信息，是进行口腔修复相关治疗前测量、计算、美学设计的重要影像，也是综合治疗前反映已经存在的充填体、磨耗情况等问题的重要影像。

参考条件：比例 1：2.4 至 1：3.5～1：3，光圈 f22，快门速度 1/125，闪光灯强度 M/4。根据牙弓大小的不同，拍摄比例和其他各参数要做相应调整。

（10）上、下颌前牙牙弓𬌗面影像：本影像构图更简洁、重点更突出，是口腔修复相关治疗中经常用到的影像。

其拍摄方法、体位与上、下颌牙弓𬌗面影像非常接近，只是拍摄比例放大，构图范围减小，相应的拍摄条件要有一些调整。根据病例实际情况，构图范围一般为前牙区域，有时可以缩小为切牙区域，也有时可以扩大到一部分前磨牙区域。通过这一影像可以评价、测量上颌前牙的排列、切缘位置，还可以表现上前牙唇面的表面形态，可以对美学修复的设计起到重要作用。

（11）颊侧咬合影像（图 4-32）：完整的颊侧咬合影像构图以第二前磨牙为中心，包括整个牙列。通过本影像，可以清楚地看到后牙形态、排列及𬌗关系。对于牙列缺损患者，还可以观察对𬌗牙的过长、邻牙的倾斜问题，评价骨吸收等情况。

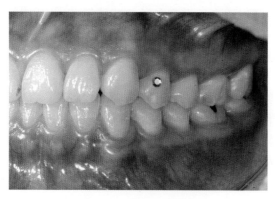

图 4-32 颊侧咬合影像
（北京大学口腔医学院 刘峰供图）

患者呈 45° 坐在牙椅上，先大张口，助手置入颊侧反光板，用反光板牵拉拍摄侧唇颊组织；助手再帮助患者置入牵拉器，然后由患者自行牵拉对侧唇颊组织，最后让患者进行咬合。反光板尽量深入到远中，以便能将颊黏膜尽量牵拉开，暴露出更多的后牙。

参考条件：拍摄比例 1∶2～1∶2.4，光圈 f22～f27，快门速度 1/125，闪光灯强度 M/4。

（12）前牙颊侧咬合影像：由于受到颊侧黏膜的牵拉能力的限制，很多时候想获得完整的颊侧咬合影像是非常困难的。对于口腔修复相关治疗的病例，更需要的是前牙区的颊侧咬合影像。

根据病例特点、口腔大小和牵拉能力等实际情况决定拍摄范围和拍摄比例，再根据拍摄比例调整拍摄条件。拍摄时要选择适宜大小的反光板，一般以尖牙为构图中心。

（13）个别后牙影像：为了反映个别后牙存在的问题，或者反映术后治疗效果，有时需要拍摄磨牙的个别牙影像。很多牙周患者都需要拍摄这张影像。通过本影像可以观察后牙的形态、牙体破坏情况、牙周组织健康、根分歧病变等，也可以看到修复体的舌、腭侧情况。

拍摄时患者呈 45° 坐在牙椅上，助手首先置入牵拉器，将其置于可以将口唇组织牵拉起来的位置后，可由患者自行牵拉；助手之后再置入反光板，拍摄者通过用肉眼构图协助助手找到合适的反射角度。根据需要确定拍摄构图范围和拍摄比例，一般以 1∶1～1∶2 的比例拍照。

参考条件：拍摄比例 1∶1.2～1∶1，光圈 f36～f45，快门速度 1/125，闪光灯强度 M/4。根据拍摄目的，拍摄比例及拍摄条件可以有所调整。

4. 美学信息医技交流影像

（1）表面结构影像（图 4-33）：表面结构是牙齿表面形态上的细节特征，按照结构的大小分为表面形态和表面纹理。在美学仿真修复中，要尽量使表面结构与邻近牙齿相协调，正确捕捉、再现表面结构是高水准美学修复中不容忽视的重要因素。拍摄时建议采用环形微距闪光灯，在镜头和闪光灯与目标牙齿唇面垂直的位置拍摄。

个别牙的切端影像也可以表现牙齿的表面形态，拍摄方法与前牙列牙弓𬌗面影像类似，拍摄时注意以切端为中心，唇、舌侧平均分配，可以最大范围地表现牙齿的表面结构。

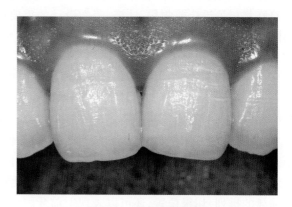

图 4-33 表面结构影像
（北京大学口腔医学院 刘峰供图）

拍摄要点:吹干目标牙齿;在相机与目标牙齿表面垂直的位置拍摄。

(2) 切端半透明性影像(图4-34):半透明性是从透明到不透明之间的梯度。修复体的半透明性与邻近牙齿半透明性正确匹配也是十分重要的。

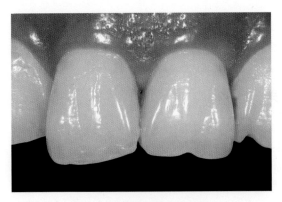

图4-34 切断半透明性影像
(北京大学口腔医学院 刘峰供图)

在拍摄反映切端半透明性的影像时,一方面要注意减弱口腔内部反射光,另一方面要注意减弱牙齿表面反射光,维持牙齿的正常透射效果。建议采用黑色背景,这样所有照射到背景上的光都被吸收,不会被反射,可以避免反射光的影响,使牙齿的半透明性在影像中得以保留。黑背景还会增加牙齿与背景间的对比,可以帮助医师、技师敏锐地发现天然牙或修复体的一些细微特征。

拍摄要点:采用黑色背景;湿润目标牙齿;将相机偏离与目标牙齿表面垂直的位置拍摄。

(3) 颜色信息影像(图4-35):牙齿的颜色信息包括基础颜色,颜色分布和颜色层次,其中数码影像对于颜色分布的表达是最有意义的。任何一张清晰的数码影像都可以直观地表现牙齿颜色分布,临床医师只需再手工绘制非常简单的比色图,就能够准确地反映简略颜色分布信息。

但数码影像表现颜色信息有其局限性。首先相机颜色本身会有偏差,再者颜色的再现受显示器影响,因此一般不能直接根据数码影像指导基础颜色。虽然有一些颜色校正工具可以帮助我们在电脑上看到真实的颜色,但操作比较复杂,还不能方便地应用于临床。

临床上可以做到的,是通过一些拍摄方法,让数码影像在一定程度上反映

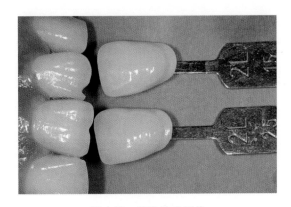

图4-35 颜色信息影像
(北京大学口腔医学院 刘峰供图)

牙齿基础颜色与比色板的差距。影像反映的只是天然牙与最接近比色板之间的色差,这样就可以帮助技师能够更准确地理解天然牙的颜色。当然这需要一个前提,就是拍摄前临床医师能够准确地辨别与天然牙颜色最接近的比色板。

拍摄要点:选择最接近目标牙齿的色板,也可以是最接近的两块比色板;采用中性灰色背景;比色板与目标牙齿切端对切端排列,留有小间隙;比色板表面与目标牙齿表面平行;相机与目标牙齿和比色板的唇面略成一定角度,以减小表面反射光;构图时尽量减小牙龈组织,或者转交技师前进行后期裁切。

(4) 发音分析影像:在前牙美学修复临床中常常会见到因外伤、磨耗等原因造成的前牙长度不足需要恢复,或者因前牙唇倾、舌倾而需要纠正角度的病例。捕捉特定位置的发音影

像,对于分析和把握前牙的位置关系是一种直观、快捷的方式。这些影像的具体拍摄方法和正面微笑、侧面微笑等影像接近。以下几种发音与前牙美学修复关系甚为密切。

"M"音:判断切牙休息位时暴露长度,上下唇垂直间隙。

"E"音:判断切牙长度暴露长度。

"F/V"音:判断切牙长度与唇舌向位置关系。

"S"音:判断牙位与垂直距离。

（刘峰　于海洋）

参 考 文 献

1. 刘峰,李祎,师晓蕊,等. 口腔数码摄影. 第 2 版. 北京:人民卫生出版社,2011

2. 熊谷崇. 新口腔摄影方法与技巧. 包扬,译. 沈阳:辽宁科学技术出版社,2010

3. 于海洋,王仕锐,李俊颖,等. 口腔微距摄影速成. 北京:人民卫生出版社,2014

4. 贾培增,杜立. 口腔医学数码摄影. 北京:中国科学技术出版社,2007

5. Irfan Ahmad. Digital and Conventional Dental Photography. Chicago:Quintessence Publishing Co,Inc,2004

6. Wolfgang Bengel. Mastering digital dental photography. Chicago:Quintessence Publishing Co,Inc,2006

第五章　合理设计修复方案

第一节　固定修复设计概述

一、固定修复设计回顾

固定修复有着悠久的历史,因其能够获得良好的固位、稳定和支持,具有使用方便、口腔异物感小、容易恢复美观等优点,往往成为患者的修复首选方式。随着修复工艺学、修复技术以及修复材料的发展,冠桥固定修复的质量得到了极大的提高。同时,由于经济的发展,人们对生活质量期望的提高,对修复的美观、舒适、功能有了更高的要求,在目前的修复条件下,患者倾向于在更多的固定修复方式、更多种类的固定修复材料间进行选择。

固定修复方案的设计包括了修复形式的选择、修复材料的选择、修复体制作方法的选择、粘接方式的选择等。固定修复的发展使修复方案更加多样化,也使其能够在更大程度上满足不同患者的更高要求。

尽管现在各种修复新技术不断发展,但保存自身牙体组织仍然是目前修复的重要原则。根据牙体缺损范围由小到大的程度,依次选择嵌体、高嵌体、贴面、部分冠、嵌体冠、全冠、桩核冠等,这些仍是牙体保存修复的主体。人工种植牙和常规活动义齿尽管也能取得较好的修复效果,但由于其不能恢复自身牙齿或牙根对咀嚼压力的感觉功能,因此,尽可能保留患者自身的牙根仍然是在不能保存冠部牙体后固定修复的主要任务。但随着种植修复材料和技术的发展,对于天然牙缺失的患者来说,可以在不调磨健康邻牙的情况下通过种植义齿恢复其功能,从而保存了健康的自身组织,这无疑是医师和患者都期望的选择。

二、固定修复设计的现状

固定修复的设计不仅涉及设计的原则、材料、美观、费用等诸多因素,而且也与循证医学的证据密切相关。

针对牙体缺损的修复,首先应解除造成牙体缺损的病因,阻断缺损的进一步发展。常见的牙体缺损病因有龋齿、牙外伤、磨损、酸蚀及发育畸形等。修复方式的选择应遵循组织保存的原则、微创原则、无痛原则、保护邻近组织原则等。

修复体的设计要求正确恢复牙的形态与功能,颊舌面的外形应有一定的凸度,以利于口腔清洁及牙龈组织的保护;邻面接触点应尽量接近切缘(殆面)和颊面,接触点以下到颈缘平直或成稍凹入状,邻面接触紧密,防止食物嵌塞。咬合面的恢复对于获得良好的咬合关系至关重要。由于长期的咀嚼运动,天然牙发生功能性磨耗,尖、窝、沟、嵴的接触逐渐由点接触变为面的接触,在咬合面恢复时应注意与天然牙的区别和联系。

前牙和前磨牙的形态恢复还应兼顾美观。随着人们审美要求的提高,越来越多的患者希望通过改善微笑来使自己更具魅力,而口腔医师的任务之一就是在不影响功能的情况下,通过修复治疗来保存、完成或创造一个完美的微笑。作为医学美学的一个主要分支,口腔医学美学正在被认识和接受。修复体的美观性,包括了其形态、排列、色彩、表面质地、半透性、修复体与牙龈、口唇以及面部协调性的恢复。关于形态的研究,包括了牙表面纹理、外形轮廓、唇面长宽比、切端形态等,结合患者自身情况,形态的恢复越来越个性化,也越来越逼真。结合色彩学原理和视觉原理的理论,现有的比色技术的发展可以通过比色板、电脑比色、数码比色等手段将患者的真实色彩信息传达给修复技师,在良好的医技沟通基础上,实现色彩的再现、恢复。美学修复的发展同时也离不开修复材料的革新,全瓷材料因其具有独特的美学性能、极佳的生物相容性和优良的耐腐蚀性等优点,在美学修复中的应用日益增多,已经逐渐替代了烤瓷修复,例如瓷嵌体、瓷贴面、全瓷冠桥等的应用已日趋广泛。

再者,固定修复的设计需保护组织健康,包括软、硬组织的健康。例如,牙体预备过程中,应尽量保存牙体硬组织,注意喷水降温,减少对牙髓组织的损伤。修复体的边缘线应该尽量短,并扩展到自洁区,与牙体组织之间的衔接密合,防止粘接剂的暴露。修复体龈边缘的设计中最重要的是边缘的密合性,要求修复体边缘与天然牙交接处形成连续一致的曲面,避免悬突的形成。临床操作过程中,根据不同的修复种类要求,通过肩台车针的选择制备出适合的修复体边缘形态,结合排龈技术,获得牙预备体清晰的边缘形态,有利于修复体的边缘制作。龈边缘的位置设计,要求综合考虑美观、固位以及对牙龈组织健康的影响。现有的观点认为,在前牙及前磨牙唇面,考虑到美观问题,修复体边缘设计应该位于龈下或齐龈,其他部位则应尽量置于龈上,以利于自洁和清洁。龈下边缘的设计至少应位于结合上皮以上0.5mm,不能破坏生物学宽度。当轴面殆龈高度不足时,通过将边缘移至龈下最多能增加1mm的殆龈高度,对于固位的影响并不大,这种情况下可以通过减小轴面聚合度、制备辅助固位形、选择性能更优的粘接剂等方法来增加固位。

此外,固定修复体的固位设计对修复的成功与否具有重要影响。修复体的固位力主要来源于约束力、摩擦力和粘接力。在牙体预备过程中,通过制备一定的几何形状,限制修复体的运动方向,从而获得相应的约束力,约束力主要是防止修复体的非轴向脱位。通过增加修复体与轴壁的接触面积,适当调整修复体组织面及患牙的粗糙度,可以获得相应的摩擦力,摩擦力主要用于对抗修复体的轴向脱位。粘接力则主要来自于粘接剂。

然而,随着粘接理论、粘接技术和粘接材料的发展,传统的口腔修复固位理论得到了更新和补充。传统的牙体缺损修复和牙列缺损的固定义齿修复都是强调修复体的固位主要依靠牙预备后的固位形以及修复体与患牙密切贴合产生的摩擦力,认为粘接剂在修复体的固位中,起辅助固位作用。然而,粘接修复的发展,尤其是树脂粘接材料的发展却实现了以粘接力为主的固位方式。

固定义齿修复的广泛应用,反映了口腔修复的发展和口腔修复水平的提高。对于牙列缺损的修复,把握好固定桥修复的适应证,是修复能否成功的首要前提。缺牙部位、缺牙数量、缺牙区的牙槽嵴情况、余留牙的位置及健康状况、患者的年龄职业等都是在确定能否做固定桥修复时要考虑的问题。种植修复技术的发展使固定义齿修复的适应范围进一步扩大。由于固定修复对基牙条件等有较高的要求,而种植技术的应用、种植基牙提供的支持,大大地拓展了固定修复的临床适用范围,使不少患者的固定义齿修复机会失而复得。多单位牙缺失,甚至是全口牙列缺失,在满足手术适应证的情况下,可以通过种植支持式固定义齿、种植体-天然牙联合支持式固定桥、种植支持式覆盖义齿等获得满意的修复效果。

传统固定桥作为一种修复体,应能恢复缺失牙的外形、咀嚼及发音等功能,恢复牙颌系统功能的完整性。固定义齿修复的设计必须遵循生物力学基本原则,能够长期保护基牙和口腔组织的健康。基牙是固定桥的基础,基牙的健康是固定桥存在及行使功能的重要前提。基牙及其牙周组织被称为固定桥的生理基础。基牙的选择需要综合考虑牙周储备力。牙周储备力因牙位、牙根形态结构、牙槽骨高度、基牙的倾斜移位而不同。固定桥的设计要求各固位体间具有良好的共同就位道,具有相应的固位形和抗力形,双端固定桥两端固位体的固位力应大小接近,以均衡咬合作用力。桥体的设计要求恢复缺失牙的形态和功能,同时达到良好的自洁作用,对下方黏膜组织无刺激。在咬合力量过大、基牙条件欠佳时,为了减少𬌗力的分布,需要对桥体进行颊舌向减径,减小桥体功能尖的外斜面。连接体受唇舌径与𬌗龈径的限制,在前牙,为了不影响美观,只能通过减小舌外展隙来增加连接面积,而在后牙,则可在不影响咬合的情况下,通过调整𬌗外展隙及舌外展隙来增加连接面积。

口腔修复学的发展日新月异,新材料新技术层出不穷。通过合理地选择固定修复方案,严格把握修复适应证,选择合适的修复材料,结合患者的具体情况,加强医技交流,制作出个性化、外观形态逼真的修复体已经不再是难题。

第二节　合理选择固定修复方案

针对某种牙体、牙列缺损,有时有多种固定修复方案可供选择,但如何才能确定出真正合理的方案呢?需要考虑哪些问题?目前的主要论点如何?本节针对临床上经常见到但尚存在一定争论,而传统教科书上却没有提及的几个问题进行了总结。但由于临床情况往往复杂多变,下面的讨论仅仅提供一些观点供大家参考,抛砖引玉,希望大家不拘泥于此,而更应该发散思维、开放思维,最终结合各方面的情况综合考虑,确定合理的修复设计方案。

一、嵌体修复还是充填治疗的选择思路

牙体缺损常用的治疗方法有充填治疗、嵌体、高嵌体、部分冠、全冠等。这几种治疗方式各有其优缺点,应根据患者的口腔状况和牙体缺损的具体情况来选择合适的治疗方式。

嵌体的适应证广泛,一般而言,能用直接充填方法治疗的牙体缺损都是嵌体的适应证。但是对于前牙轻微牙体破坏,不涉及切角,以及后牙𬌗面浅而小的缺损或者颊舌侧的轻微破坏,直接充填术优于嵌体修复术,原因在于直接充填术操作简单、省时,一次就诊即可完成治疗,费用低,患者易接受。而嵌体修复需要预备出相应的洞形,磨除的牙体组织相对多,没有充分体现尽量保存牙体组织的微创原则;嵌体依靠粘接剂粘固到预备的洞形中,固位力主要

是粘接力和摩擦力，如果洞形牙体预备浅、往往固位力较差，易松动脱落；且嵌体制作较复杂费时，费用相对高一些。此外，对于年轻恒牙一般不宜选择嵌体，原因是年轻恒牙髓角高，嵌体洞形预备时易损伤髓角。

当前牙缺损涉及切角、后牙𬌗面缺损较多涉及牙尖破坏或者邻面触点破坏的病例，可以选择直接充填治疗，也可以选择嵌体修复。但是相对于直接充填术，嵌体具有以下优势：

1. 嵌体的𬌗面形态在口外模型上雕刻而成，𬌗面的形态恢复较好，与对𬌗牙更协调、咬合接触更好。

2. 嵌体可恢复良好的邻接关系和轴面凸度，可高度抛光，不易聚集菌斑。特别是在后牙邻面洞或邻𬌗面洞修复时，可以更好地预防或者减少由充填体悬突造成的食物嵌塞、龈乳头炎等。

3. 与银汞合金、树脂充填术相比，合金嵌体在强度、耐久性能上要更突出，特别是金合金可长期维持准确的形态与完整的边缘。

4. 在美观性能方面，瓷、树脂嵌体比树脂、玻璃离子充填体更好。

5. 由于嵌体是在口外制作完成，避免了直接充填修复时固化收缩对粘接的影响，减小了粘接面的应力，提高了边缘密合性，减小了微渗漏。

6. 嵌体边缘封闭更好，可以减少术后敏感性。

7. 相对于直接树脂充填，树脂嵌体聚合度更高，大量减少了游离单体的释放，相应地减小了潜在的细胞毒性效应。

尽管嵌体有以上的优势，但由于嵌体是外形线最长的修复体，患者口腔卫生差、龋坏率高的情况下仍不宜使用；由于嵌体固位力相对较差，当𬌗力大、磨耗重或有磨牙症时也不适合做嵌体。此外，邻间隙过大也不适宜做树脂或瓷嵌体。嵌体修复应采用间接法制作方能更好体现嵌体的优势，有学者通过五年的随访观察发现，直接树脂嵌体较传统树脂充填技术有更高失败率的趋势，直接嵌体技术较传统的充填技术并没有临床优势。

嵌体只能修复代替缺损部位的牙体组织，而不能保护剩余部分的牙体组织。对于牙体缺损大的情况，剩余牙体组织不能为嵌体提供固位和保证自身的抗力，易产生嵌体的脱落或牙体的折裂。活髓牙牙体组织大面积缺损的修复，是修复医师临床面临的棘手问题之一。传统的直接充填术，容易出现充填物脱落等问题。嵌体的修复，由于剩余牙体组织较少，牙体组织远期折裂的风险较大。全冠修复，磨除的牙体组织较多，且不易获得足够的固位。根管治疗后使用桩核冠修复，又没有符合保存原则。这种情况下采用高嵌体修复可能是较好的选择。

高嵌体（onlay）是嵌体的变种，最初由近-𬌗-远（MOD）嵌体演变而来。牙体硬组织是一种脆性材料，其抗拉强度为 $40 \sim 50$ MPa，抗压强度为 $270 \sim 300$ MPa，耐压不耐拉。高嵌体可使牙体组织的受力性质由嵌体时的拉应力改为压应力，从而使牙折的可能性大大减小。高嵌体是能够保护剩余牙体组织的最小磨除牙体组织的修复体。除适用于牙体组织大面积缺损的病例，高嵌体还适用于后牙的多面嵌体、保护薄弱的牙尖、𬌗面严重缺损需咬合重建者以及个别前磨牙或磨牙𬌗面过低，为了恢复和对𬌗牙的咬合接触，需要增加冠高度的病例。

根管治疗后的牙齿失去了牙髓的营养作用，牙体组织脆性增加，牙齿的抗折性能降低。常常需要进行全冠修复或者桩冠修复来保护剩余的牙体组织。全冠或桩冠固然是好的修复方式,但是全冠或者桩冠修复需要磨除较多的牙体组织,而且费用相对高。有临床研究显示,嵌体修复可明显提高根管治疗后的牙齿的抗折性能。梅蕾等的研究发现,树脂嵌体修复后获得的牙体破坏载荷有了明显提高,与对照组(即完整离体牙组)间无统计学差异,提示选用嵌体修复是保护根管治疗后患牙抗折性能的有效方法之一。

食物嵌塞是临床常见病之一,主要原因是邻面接触区龋坏或牙体缺损造成的邻接关系不良。临床上垂直型食物嵌塞最多见,且多局限于前磨牙或磨牙。由于全冠修复对牙体组织破坏较多,不易为患者接受。故临床上可用充填治疗或者嵌体修复来治疗食物嵌塞。但是食物嵌塞也可能是由牙齿松动引起的邻接不良引起,这种病例即使使用嵌体恢复邻牙接触关系,但牙周本身的问题得不到解决或改善,远期观察患牙会再次出现食物嵌塞。故在嵌体修复前应认真仔细地检查患者的口腔状况,分析食物嵌塞的真正原因。

总的来说,嵌体的适应证很广泛,只要在牙体预备后,剩余的牙体组织和嵌体都有足够的抗力形,能够承受正常咀嚼等功能状态下的𬌗力不折裂,并能为嵌体提供足够的固位形,都可作为嵌体的适应证。但是对于前牙轻微外周性牙体破坏,不涉及切角,以及后牙𬌗面浅而小的缺损或者颊舌侧的轻微破坏,宜采用直接充填法。此外年轻恒牙和龋坏率高的病例,也不宜做嵌体。对于需要保护的薄弱牙尖、𬌗面严重缺损需咬合重建者和恢复邻接关系以及个别前磨牙或磨牙过低,为了恢复和对𬌗牙的咬合接触,需要增加冠高度的病例,高嵌体是较好的选择。具体的治疗方案,应根据缺损的具体情况确定,同时考虑患者的就诊时间和经济状况(图5-1)。

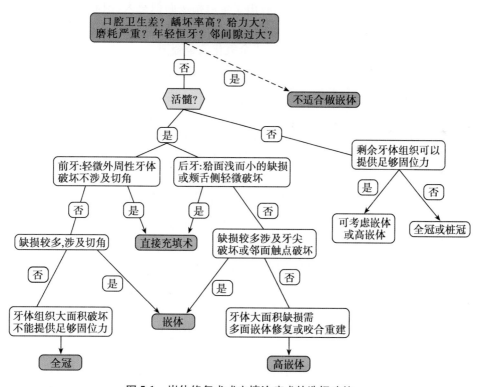

图5-1 嵌体修复术或充填治疗术的选择建议

二、贴面修复还是全冠修复的选择思路

瓷贴面是应用瓷修复材料,通过粘接技术,对变色牙、畸形牙、缺损牙、牙间隙或牙列不齐等直接粘接覆盖,以恢复牙体形态、改善色泽的一种牙齿美容修复方法。

全冠是用各种牙科修复材料制作的覆盖全牙冠的修复体。全冠在患牙上永久地保持其位置,与患牙成为一个整体,不发生和患牙间任何相对运动,才能非常有效地发挥咀嚼效能。目前应用最为广泛的全冠主要包括烤瓷冠和全瓷冠。烤瓷冠自 20 世纪 50 年代问世以来,在不断的发展中日趋完善,目前正广泛应用于牙体缺损、牙列缺损的修复。但近年来随着修复设备、材料的不断改进,全瓷冠和瓷贴面的临床应用也越来越广。

贴面和全冠这两种形式的修复体均可以解决变色牙、畸形牙、缺损牙、牙间隙或牙列不齐等临床情况的修复,修复科医师应如何进行选择呢?

瓷贴面的适应证主要包括:轻度釉质发育不全;侵袭或磨耗引起的牙体缺损;中度变色牙、四环素牙、氟斑牙等;解剖异常、轻度排列不齐、轻度扭转牙、异位牙需改变外形者等。而如有严重釉质/牙本质发育不全、咬合关系错位(对刃𬌗、反𬌗)、重叠牙、妨碍就位的牙、缺损过大无法提供足够支持;咬合力过大、口腔卫生差、牙髓牙周病未得到控制者;深覆𬌗、浅覆盖的下前牙修复等情况,则不宜使用瓷贴面修复。

全冠由于牙体磨除量更大,除适用于重度变色牙外,相较于瓷贴面,还可以更大程度地调整牙体外形和矫正轻度的排列不齐;同时由于全冠粘接面积更大,因而对咬合力的承受能力更有优势,因此,还适用于咬合力较大的患者。而对于咬合关系过紧的患者,由于预备不出足够的修复间隙,此时,建议选择烤瓷冠或全氧化锆全瓷冠。

但是,由于全冠修复时要求对基牙行较多的牙体制备,会对牙髓有一定刺激,尤其对髓腔较大的年轻恒牙损伤大,有发生牙髓炎的风险。因此,在对年轻恒牙、髓腔较大的患牙进行修复时,瓷贴面更有利于保存活髓,应该是更好的选择。

随着患者口腔健康意识的提高,许多患者希望尽量少磨牙,对美观性的要求也越来越高,而烤瓷冠普遍存在边缘变色等问题,美观性也不如全瓷冠和瓷贴面,全瓷冠又需要磨出较多牙体组织。而瓷贴面由于具有最大限度地保存牙体组织、美观、发音以及咬合影响小、生物相容性好、牙周保健等优点,在此类患者中有明显的优势。

但是,瓷贴面也有许多非适应证和缺点,如对重度染色牙的遮色效果不够理想,制作要求高,临床粘接过程复杂等,而全冠的适应证更广,应用也更为普遍,但是随着修复技术的发展和人们生活水平的提高,瓷贴面的应用无疑将会越来越广泛。

制订修复计划时,原则上优先考虑选择瓷贴面,并且首选牙体预备量小的 Ⅰ 型或 Ⅱ 型瓷贴面,如果有牙间隙或邻面龋则考虑选择 Ⅲ 型瓷贴面。只有当牙冠过短估计粘接面积不足或侧向咬合力过大或重度变色牙贴面无法达到美学效果等不适合选用瓷贴面的情况时才考虑选择全冠。

综上所述,瓷贴面与全冠修复各有其优缺点,在选择修复方式时,除应对适应证有严格的把握外,还应从患者的美观要求、价格承受范围等方面的因素进行综合考虑与选择(图 5-2)。

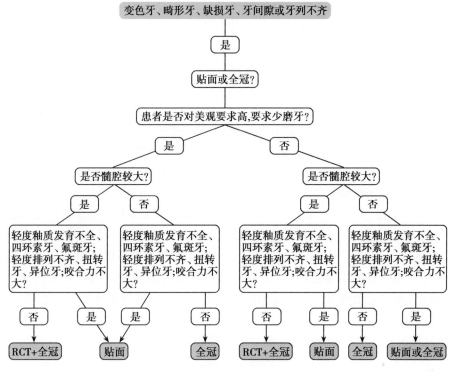

图 5-2　贴面或全冠修复选择建议

三、部分冠修复还是全冠修复的选择思路

部分冠(partial crown)及全冠(full crown)作为固定修复体的两种固定修复方式,均可以修复牙体缺损,同时可以作为固位体修复牙列缺损。部分冠磨切牙体组织少,但固位力较弱;全冠固位强,但需要磨除大量牙体组织。因此在具体临床工作中如何根据患者情况选择适合的修复体成为口腔医师需要考虑的内容。

(一) 部分冠与全冠的优缺点

1. 牙体预备量　部分冠的牙体预备量明显少于全冠,Edelhoff 研究认为传统全冠的牙体预备量高达 72.3% ~75.6%;而部分冠的牙体预备量只有 46.7%,即部分冠可以更多地保留牙体组织,传统的部分冠要预备轴沟及针道等辅助固位形,预备难度较全冠复杂。现代的部分冠往往只做最少量的预备即可,无需制备固位沟等固位形。

2. 固位力　全冠主要是环抱固位形,当聚合度较小时,可以获得很大的固位力及抗旋转能力。而部分冠因为冠本身仅覆盖牙体部分轴面,无法完全通过环抱固位形获得较好的固位力,需要通过增加邻面轴沟、钉、洞等辅助固位形来增加固位力。Kishimoto 认为具有明确舌壁的 V 形固位沟,可以提高无明确舌壁部分冠 68% 的固位力和 57% 的抗旋转能力。即便如此,实验室对照试验显示,与部分冠相比,全冠具有更强的固位力和抗旋转能力。

3. 对牙周组织的影响　部分冠一般只需预备龈上肩台,而全冠为了考虑美观因素,唇、颊侧通常预备龈下肩台,而在龈下肩台的预备过程中,可能会引起牙周组织损伤,导致牙龈萎缩。在粘接过程中,龈上肩台可以方便粘接剂溢出,减少粘接剂残留,同时方便医师抛光修复体边缘,方便患者保持修复体和牙周组织的卫生。

4. 边缘密合性　与全冠相比,部分冠由于多出的两侧轴沟,边缘线要长于全冠,但 Kishimoto 认为两条额外垂直的边缘线的边缘密合性较水平边缘线更理想。另外由于部分冠边缘往往是龈上边缘,医师可以很方便地判断部分冠的就位情况,减少因为就位不佳导致的术后问题的发生。

5. 美观　全冠修复材料可以有很多选择,包括各类烤瓷冠及各类全瓷冠等,通过科学有效的比色方法可以非常完美地恢复牙齿正常色泽,使牙弓内各个牙齿的颜色和谐过渡,对于氟斑牙、四环素牙等变色牙等尤其适合。传统部分冠绝大多数均用金属制作,虽然修复不涉及唇颊面等美观区域,但是患者在饮食、说话等不经意间可能会暴露金属颜色,影响患者形象。随着材料科学及工程技术的发展,全瓷材料及 CAD/CAM 技术也被利用到部分冠修复领域,目前人们所说的部分冠更多指的是以瓷贴面为代表的这一类修复体,这类修复体可以设计固位沟,也可以不设计固位沟,因此,美观性上的缺点已不像传统部分冠。但对于前牙而言,由于牙齿本身的半透性特点,部分冠很难在比较薄的空间内再现天然牙的这些特点,部分冠往往较难完全恢复牙齿本身的色泽及半透性。如果单单从美观角度考虑,全冠更容易恢复患牙的美观。

6. 修复体的存活率　Rafael 等对部分冠及高嵌体一起进行 3 年的随访,其累积存活率为 97.1%,这与 Lang 等在系统回顾中的描述类似。但是 Stoll 等收集相关文献后,发现经过长达 10 年的随访,部分冠的存活率为 86.1%,与各型嵌体的 10 年存活率类似,但仍低于当时全冠修复体均超过 90% 的存活率。

7. 预后　对于活髓牙而言,部分冠因为唇颊面没有磨切,可以减少对牙髓组织的刺激,Felton 对经过冠修复后牙齿的根管活力进行长期随访,认为全冠修复后牙齿发生问题的可能性是部分冠修复的 2.5 倍,若怀疑牙齿出现问题,采用部分冠还方便对可疑患牙进行电活力及温度活力测试等。若采用全冠只能通过影像学等间接检查手段判断问题所在,在不确定牙齿活力情况下,可能需要通过破坏牙冠判断牙齿预后。

(二) 部分冠与全冠的选择方案

1. 牙齿缺损　当牙体缺损涉及唇颊面时,或缺损面积较大,牙齿固位力较差,全冠修复几乎是唯一的选择,若唇颊面无缺损,还应考虑如下情况:

(1) 牙髓活力:若牙髓活力良好,牙齿缺损范围少,优先考虑部分冠修复。患牙经过根管治疗后,前牙可供支持的牙体组织较少,后牙颊侧牙尖薄弱,应考虑全冠修复。

(2) 患牙大小形状:患牙牙体较大,即𬌗龈径及颊舌径较长,可以考虑部分冠修复。当𬌗龈径过小时,修复体固位力显著下降,全冠修复可以适当提高固位力;颊舌径过窄,在预备部分冠的过程中可能导致固位沟预备困难,或预备后剩余牙体组织缺乏支持,唇颊侧产生无基釉,同样不适合部分冠修复。

(3) 牙齿排列:排列正常的牙齿优先考虑部分冠修复,因为部分冠就位道通常与牙体长轴平行,可以保证剩余釉质有牙本质支持。若牙齿排列不齐,倾斜程度过大,在预备过程中容易产生无基釉,对部分冠预后产生不利影响。

(4) 龋坏状况:小范围龋坏及静止性龋首先考虑部分冠修复,若龋损呈进展性,全冠修复可以保护牙体组织,使龋坏失去发展条件,保护患牙。

（5）牙齿发育异常：过小牙、畸形牙等因固位不理想，常用全冠修复；氟斑牙、四环素牙等变色牙，为了恢复美观并保护牙齿，全瓷冠是理想的选择。

2. 牙列缺损　部分冠及全冠均可以作为固位体修复牙列缺损，当单个牙齿缺失且缺牙间隙较小时，可以采用部分冠作为固位体修复，若两基牙固位体的固位力相差较大，可以考虑使用应力缓冲式固定桥设计。若缺牙数目较多，固定桥较长，或缺牙间隙较大，患者𬌗力较大，全冠依然是理想的选择。此外，改良型的部分冠还可以用做粘接桥固位体，且具有良好的预后。

3. 患者本身情况　包括口腔内全口牙的情况及患者个人美观需求。

（1）全口牙的情况：若患者牙周条件较差，全冠修复可能进一步刺激牙龈，引起牙周组织萎缩，此时部分冠不仅牙齿磨除量少，同时可以减少对牙龈的刺激，具有一定的优势，另外部分冠还可以作为固位体行牙周夹板治疗，尽可能保护健康牙齿。若患者牙齿磨耗严重，金属部分冠则可以对健康牙起到一定的保护作用。

（2）患者的美观需求：作为生物-生理-社会医疗模式的重要组成部分，患者的美观需求已经成为目前临床需要考虑的非常重要的因素。全冠（包括烤瓷全冠、全瓷冠）的美观性一直受到大多数患者的喜爱，而传统部分冠的金属色泽及牙齿-冠边缘接触区的形态有时不被患者接受。

严格意义上讲，贴面也是一种特殊形式的部分冠，与传统的部分冠相比，具有更好的美学修复效果。有关瓷贴面的内容请参见相关章节。

（三）总结

部分冠及全冠由于各自存在优缺点已然成为修复学不可缺少一部分，随着材料学的不断进展及修复工艺的进步，部分冠及全冠有各自的适应证及禁忌证，只有准确判断患者口腔状况及相关要求，口腔医师才可以权衡利弊，选择最适合患者的修复方式，从而达到理想的修复效果（图5-3）。

四、桩冠修复还是种植修复选择思路

根管治疗后的残冠、残根常需行桩（核）冠修复，当根部情况良好有足够的牙本质肩领时，一般可以获得良好的修复效果。但当残余的牙根较短、没有足够的牙本质肩领时，我们是冒着桩核冠脱落的风险做桩冠？还是将残根拔掉再在拔牙的位置种植一颗相对没有脱落风险的种植义齿？

大部分学者的观点认为：除非患牙不能保留而采取种植修复外，大多数的情况下都应先选择根管治疗后行冠或桩冠修复。如果存在一些不良因素如牙体组织不足、结构不良和严重的根分叉病变，是否选择根管治疗则需要慎重考虑。判断一颗预后不确定的患牙应该保存还是拔除后行种植修复，需要考虑以下因素：患牙情况、整体口腔状况和患者相关的因素。

（一）患牙情况

在评估某一患牙的预后时，应首先列出所有需要的治疗手段并评价其治疗难度，这些治疗手段不仅包括牙体牙髓治疗，还包括牙周治疗、冠及桩冠修复等，而在某些特殊病例中还包括冠延长术和正畸牵引。在成功的牙周治疗后，即使是牙周组织萎缩的患牙也能行全冠

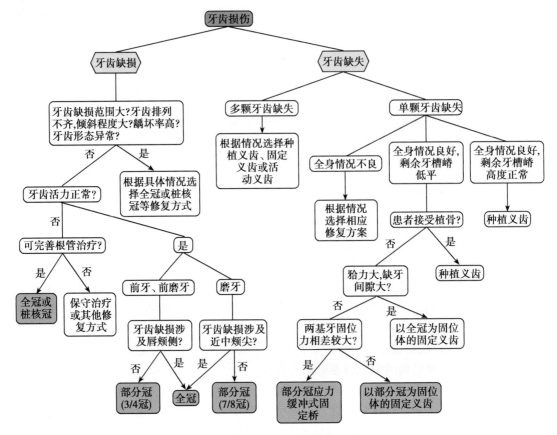

图 5-3　部分冠或全冠的选择建议

修复或作为基牙行固定桥修复。患牙情况中一个最重要因素就是剩余牙体组织的量,这决定了冠部修复体的大小和扩展范围。最简单的一种情形就是缺损组织很少,冠部修复只需最简单的树脂充填。最复杂的一种情况是需要通过外科或者正畸牵引进行冠延长以提供足够多的牙本质肩领(至少 1.5mm)再行冠修复。而当患牙累及根分叉病变且已形成很大的穿通隧道或冠根比不良时,不宜选择冠延长术,拔除患牙或许是更好的选择。修复前的任何附加治疗都会增加修复的复杂性,也可能会带来更多的并发症风险,整个治疗的费用也更多,同时还可能会降低患者接受根管治疗的意愿,有必要在术前让患者知情同意。

　　对于任何形式的牙髓治疗或者牙周治疗,前牙都比多根的后牙耗时更少,花费更少,治疗操作更容易,因为前牙的根管解剖形态更简单,位于牙弓前方,医师在临床上操作难度更低,尤其是根尖周手术更易实施。前牙在根管治疗后,牙冠变色,影响美观,这时就需要漂白处理或行全冠修复。在种植修复中,如果种植位置合适,种植修复的牙冠也能很好地模拟出生理的对称位置,其美观效果主要受到拔牙术或者种植术后愈合不佳而导致的软组织萎缩影响。中切牙和侧切牙在釉质牙骨质界处有明显起伏,在龈缘处也是如此,且其牙龈乳头较长,牙龈内的胶原纤维伸入牙骨质中,形成不同方向的纤维束:龈牙纤维、牙槽嵴纤维、环形纤维和越隔纤维。而在种植体周围就没有牙周膜和可供胶原纤维扎入的牙骨质。所以,当患者美观要求很高且牙龈软组织为薄型黏膜时,医师需花更多努力尽量保存问题前牙,以便更好地保留软组织结构,从而获得更好的美学效果。对于厚型牙龈则种植术后也可以获得良好的美学效果,所以如果根部情况不佳,患者牙龈为厚型牙龈时可以考虑拔除后残根后行种植义齿修复。对于有问题的后牙,可以考虑拔除后行种植修复,不必因为美学原因而受限制,因为后牙区域不必太多考虑牙龈萎缩和龈乳头的空缺。

（二）整体口腔状况

根管治疗患牙不仅自身需满足一定的要求,其邻牙、对殆牙及其整个牙列的状况都应包含在治疗计划考虑范围内。在临床工作中常常包括如下的评估:

1. 在考虑患牙是应该保存还是拔除时,如果其邻牙需要行全冠修复,不管是从经济上还是从失败的可能性上考虑,这种情况下拔除患牙后行传统的固定桥修复都将比保存患牙更合适。同理,在患牙的附近位置(近中或远中)需行种植的话,选择拔除该问题患牙行种植体支持式三单位双端固定桥修复比保留该患牙在两种植体之间分别行单冠修复更为合理。

2. 如果根管治疗的患牙将作为基牙,且是作为长跨度的固定桥的基牙,那么必须保证其良好的预后以确保整个桥修复体的远期效果。有学者认为牙髓治疗、牙周治疗、修复治疗10年观察期的潜在失败风险均为10%,如果三者叠加,那么远期成功率仅为73%。另一方面,如果根管治疗后的患牙位于正在咬合重建的牙列的重要位置,没有它不能进行有效的咬合重建,这种情况则需尽最大努力保存该牙和整个修复体。

3. 对于需对整个牙弓行重建修复而只有少数几颗基牙的情况,应增加种植体的数目行单冠或短跨度的固定桥修复,避免用少数天然牙作基牙支持长跨度的固定桥。在引入种植支持式修复体作为修复选择后,长跨度的固定桥数量减少了,天然牙支持式固定桥5～10年观察的整体失败率也从4%降低至2%。利用条件较好的天然牙,辅以种植体,极大地改善了天然牙支持式固定桥的效果。远中末端游离牙列缺损是种植修复的最佳适应证,采用远中悬臂固定桥或天然牙-种植体混合支持式固定桥都会增加失败的可能。

4. 如果计划对患牙行单冠修复,尤其是邻牙条件好而种植修复需要植骨和转移软组织瓣时(当然这种情况也最好不要将其作为长跨度固定桥的基牙,)剩余牙列和整个口腔治疗计划的情况会影响甚至决定是否保存该问题患牙。因此,一颗患牙也许有相对良好的预后,但需要大量的修复前治疗时,也应拔除该牙,邻牙的治疗要求决定了该牙的保留与否。

（三）患者相关的因素

患者的期望值、全身健康状况、经济水平是在制订治疗计划时需深层次考虑的因素。一般而言,根管治疗后行冠桥修复比种植修复花费更少、治疗周期更短。根据横断面调查研究,种植修复不管是一期、二期还是即刻种植修复,都比根管治疗后行冠桥修复需要更长的时间来完成。尽管近年来鼓励即刻加载,但大多数的种植病例中还是要数月来完成整个治疗以保证良好的骨结合和软组织成型。如果根管治疗后患牙没有任何临床症状,患牙也能继续行使功能,没有对患者产生不适和任何美观影响,那么保存患牙再行修复的性价比将更高。

目前专家们都一致认为,具体患牙情况、口腔整体状况和患者相关的因素应该进行系统评估,以判断某一患牙的价值,并且在做决定前应进行风险分析。在遇到某一具体病例时,应收集行最佳修复手段的有利条件,再判断该修复手段的适应证是与患牙的保存要求是相同还是相反。在向患者陈述完风险评估、预后、潜在并发症和治疗选择等客观信息后,由患者自己选择是否接受某一治疗方案。患者对种植术和骨增量技术的态度决定了其对患牙的价值评估,例如上颌磨牙拔除后行种植术可能需要行上颌窦提升,而有的患者并不太愿意接受这种手术,这种情况下,患者可能就会认为,为保存该牙再多再复杂的治疗都是值得的。另一方面,如果患牙根部有牙本质龋,剩余牙体组织少,不宜行冠延长术,则应拔除该保存价值不大的患牙,防止根折、根尖周炎等并发症的产生。

如果只是单纯比较种植修复和根管治疗后修复的远期效果或成功率并不能决定是保留残根做桩冠修复还是做种植修复,还需综合评估其他多种因素包括患者的个性化因素,然后再做出周密的计划。有学者指出天然牙的拔除并不是主要根据个别牙的健康状况而是根据整体的治疗计划,也许有人可以为了更好的远期修复效果和经济效益而拔除某牙而行种植修复。但往往持这类观点而不对患牙具体情况、整体口腔状况和患者相关因素进行严格评估的人可能没有认识到种植修复也会有失败和发生并发症的风险。

有一种观点认为,对于单颗患牙,即使是从修复的角度看有比较高的风险仍应该坚持修复,因为即使失败也只是这一颗牙的失败。反之,如果拔除后行固定桥修复,一旦失败,将影响多颗牙。但是,如果患牙条件较差,修复时具有较高的风险,一般不建议作为长跨度固定桥修复的基牙,因为一旦该牙出现问题则会影响整个长固定桥的健康。对于后牙区,如果多个条件都不太理想的话,可以考虑拔牙后行种植修复,因为后牙区美观因素并不需考虑太多。虽然应首先考虑保留牙列的完整性,种植修复充实了修复治疗选择性,也为很多短跨度的咬合重建提供了可能,降低了其失败的风险,因此,采取种植修复修复缺失牙能更好地保留邻牙条件不好的患牙,避免其被拔除。

总之,单颗牙的预后及其治疗修复手段受到整体治疗计划的影响,可能会为了保证更好的整体重建远期效果而拔除该牙,而对于有种植体脱落史的患者、年轻患者且牙尚处于发育阶段牙齿最终位置还没确定的患者以及对牙周病和种植体周围病易感的患者,拔牙适应证应严格控制。不管选择何种修复,都应保证牙周或种植体周的清洁健康,以保证修复远期效果(图5-4)。

五、单冠还是联冠选择思路

临床上,一般会采用单冠来修复单一患牙;当出现相邻连续多颗患牙时,考虑便于二次修复和共同就位道等因素,一般也会设计成单冠分别加以修复。但在下列情况下,可以采用联冠进行修复:①患牙自身或相邻的患牙固位形差,抗旋转脱位能力差,牙体组织倾斜面大,残根,单个修复时容易脱落者;②患牙牙周支持条件差,如牙槽骨吸收较多,牙根短小,磨牙的单根半切术后,如果行单冠修复,可能支持力不够时;③两患牙间有牙间缝隙,或存在食物嵌塞,特别是邻间隙过大的水平型食物嵌塞患者;④相邻两个种植体的冠修复。

那么究竟选择单冠还是联冠修复?有什么生物力学依据?联冠修复需要做什么修复前准备?临床什么时候应用联冠呢?

(一)采用联冠修复的生物力学依据

牙周组织对不同𬌗力的反应中,旋转力与扭力对牙周组织的损害最大,水平向或侧向力的损伤也较大,而联冠固定的原理是将多个牙连接成一个新的"多根牙",当牙齿受到不同方向𬌗力时,不会再各自单独受力而倾斜移位,使其能承受各方向的外力,其目的是减轻牙周支持组织的负担,加强固位,分散𬌗力,控制患牙病理性松动和移位。

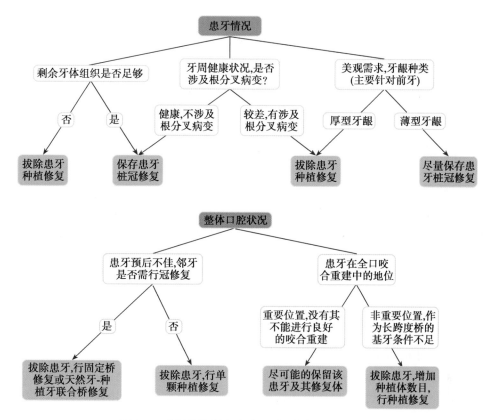

图 5-4　残根的保留或拔除后种植修复的选择建议

有研究表明,联冠不仅能延长松动牙的使用寿命,并且能最终巩固牙周治疗的效果。联冠修复后进行调𬌗和控制菌斑,可以有效减少咬合创伤和牙齿动度,一段时间后其牙周袋探诊深度、出血指数均有显著降低。此外,Siegal 等将牙周病患者余留牙的牙周潜力总和与固定义齿联冠的牙周潜力总和相比较,表明后者大于前者。

张少峰等用有限元和光弹应力分析方法,模拟 D6 近中根拔除,远中根保留,分别采用 D6 单冠、D67 联冠、D56 联冠、D567 联冠修复,比较相同载荷条件下 D6 远中根的应力状况。结果与正常 D6 的牙周应力相比,D6 远中根在 D6 单冠修复时应力增大 3 倍以上,D67 联冠修复时应力增大为两倍左右,D56 联冠和 D567 联冠修复时应力均接近正常值。结论 D6 远中残根可采用 D56 联冠和 D567 联冠修复。

李翠等采用三维有限元分析法,建立 8 个含双种植体的下颌骨三维有限元模型,垂直分散加载 100N 及颊舌向倾斜 45°分散加载 45N,分析 4 种骨质中两后牙同时缺失时种植体两单冠与联冠修复的最大 Von-mises 应力值和最大位移值。结果同种骨质中不同修复方式时,单冠修复时最大 Von-mises 应力值大于联冠修复时的应力值,单冠修复时的最大位移值大于联冠修复时的最大位移值,结论联冠修复方式优于两单冠修复方式。

（二）联冠修复前准备

1. 拔除无法保留的残根及松动牙等,如有必要进行牙槽嵴修整,一般要求术后 3 个月再进行修复。

2. 对已有根尖周炎、牙髓炎患牙应先进行根管治疗。分根术、截根术、牙半切术等联冠修复前也需先行根管治疗。

3. 调𬌗,消除咬合创伤,减轻个别牙的过重负担,有利于恢复牙周组织正常的生理刺激,以维持牙周组织健康。

4. 因牙周炎患者常出现松动移位,采用正畸技术矫正错𬌗畸形后再以联冠固定可获得良好的临床效果。Baydas 等报道了一例正畸治疗后固定联冠修复,从而获得良好美学效果的病例。虞国君等采用正畸技术将前牙复位后,用烤瓷联冠做固定联冠修复,有效防止了前牙倾斜移位,调整了咬合关系,有利于牙周支持组织愈合,巩固了正畸疗效又提高了美观效果。

(三) 联冠的设计制作

作为联冠的固位体除了要求与基牙密合、牙冠外形一致、高度抛光外,一般冠龈边缘都置于龈缘之上,在牙冠的颈 1/3 区中部。采用半冠时,冠边缘在牙冠中 1/3 区域。联冠𬌗面牙尖高度应降低,增加溢出沟,加大外展隙,以减小𬌗力,消除扭力。去除轴面过突外形、过大倒凹、加大颊(舌)外展隙,敞开楔状隙,以免菌斑聚集和食物滞留。若松动牙固定的同时需要修复缺牙,其桥体龈端接触面要小,后牙可做成卫生桥,前牙为了美观和发音,可采用改良接触式桥体。

(四) 联冠的临床应用

1. 前磨牙残根的单冠和联冠修复比较 于俊光等为比较前磨牙残根桩核单冠修复与残根桩核联冠修复的临床效果,对 203 例患者共 238 颗患牙(上前磨牙残根 126 颗,下前磨牙残根 112 颗)进行了观察,根据患牙残根邻牙的牙体情况分别采用烤瓷单冠修复(A 组,116 颗残根)、与邻牙烤瓷联冠修复(B 组,122 颗残根)。结果经过 3 年、5 年的随访观察,3 年时单冠修复成功率 89.38%,烤瓷联冠修复成功率为 91.45%,两组差异无统计学意义($P>0.05$);5 年时,单冠修复成功率为 71.43%,烤瓷联冠成修复成功率为 88.60%,两组比较差异有统计学意义($P<0.05$),结论为前磨牙残根桩核联冠修复具有更好的远期临床效果。

刘涛对收治的前磨牙残根患者 176 例分为单冠修复组与联冠修复组,分别采用桩核单冠与邻牙联冠两种方法进行修复,通过修复后的随访观察各自的疗效,并进行比较分析。结果所有患者修复后均获得随访,随访时间 2~4 年。单冠修复组成功率为 82.8%(77/93),联冠修复组成功率为 93.5%(101/108),两组成功率比较有显著性差异($P<0.05$),结论也证实了联冠修复的成功率显著高于单冠修复。

但是,这仅是对单一患牙的修复,采用联冠的修复设计必然涉及对邻牙的预备,假如从尽量保存健康的牙体组织和保留自然牙的角度,仅为增加固位和受力效果,就采用磨削相邻健康牙的牙体组织的方式还有待商榷。况且,以上研究表明,单冠修复的近期成功率与联冠无显著性差异,远期成功率也尚可,这种情况下究竟该采用哪种修复方式,最好向患者讲明各自利弊,然后由患者本人决定。

2. 两相邻患牙均缺损 传统对于修复连续残根(冠),因考虑各自行单冠修复不需共同就位道且便于二次修复,通常设计为单冠,但其对各残根的负荷要求较大,远期效果欠佳。联冠设计是以残根的桩核为基础,把相连邻牙构成一个联合式修复体,形成一个"多根巨牙",组成一个新的咀嚼单位,这样咀嚼力通过联冠分散到邻牙上,从而减轻单个残根的负担,同时残根的牙周膜也能得到充分的生理刺激,促进牙周组织的健康。利用联冠的稳定性,能抵御侧向外力,残根受力时的活动度被控制在生理范围之内,因此联冠设计在连续残根(冠)和牙根缺损至龈下等情况中体现出较大优势。

3. 联冠在牙周病松动牙治疗中的应用 莫弼凡等用固定式恒久夹板进行修复后第六个月采集龈沟液(GCF),发现白介素(IL)等含量显著下降,证明固定式恒久夹板修复有利于维持和促进牙周病患牙的健康。黎慧瑜等用金属烤瓷联冠把松动牙固定起来,结果治疗前后的菌斑指数、龈沟出血指数、牙周探诊深度均有显著良好改变,牙周附着水平无改变,结论金属烤瓷联冠是作为牙周夹板治疗重度牙周病较理想的方法。Kleinfelder 等比较夹板固定与非固定的咀嚼效能,结果证实,使用牙周夹板固定松动牙可使牙周病患牙的咀嚼效能增高。Bemal 等的研究表明,牙周夹板治疗不仅能改善患牙的预后,并且可以确实地提高整个牙周治疗的最终稳定性。

4. 联冠治疗食物嵌塞的应用 造成食物嵌塞的因素有多种,常见于牙齿邻面接触区的破坏,如龋损、磨损、先天缺损等。牙齿磨损形成对颌充填式牙尖;牙齿位置异常,如错位扭转牙、生理性移位不足形成牙间隙;牙缺失后未及时修复使邻牙倾斜、对殆牙伸长;牙龈退缩;牙周炎引起牙齿松动,牙齿在咬合时移位产生间隙;由于牙周炎,牙龈乳头退缩,使龈外展隙过大等,这些都会造成食物嵌塞。由于病因较多,治疗食物嵌塞的方法也有多种,如调殆、充填、嵌体、联合嵌体、全冠、联冠、树脂粘接铸造金属支架、活动式防嵌器、可摘式义龈等。因此,应用联冠治疗食物嵌塞需要有相对应的适应证:①两牙均需冠修复且牙龈乳头萎缩伴有垂直向和水平向的食物嵌塞;②两牙牙间隙大,邻面外形不易恢复,或冠短无法恢复正常的邻面外形;③两牙中有一个或两个牙松动。

总之,选择单冠还是联冠修复,应根据患牙的具体情况,一般尽量选择更符合患牙生理状况的单冠修复,在患牙条件较差,需要联冠修复增加支持与固位力时才选择联冠修复(表5-1)。

表5-1 单冠或联冠修复的选择建议

	单 冠	联 冠	拔除行其他修复
单颗患牙牙体缺损	冠缺损不少于1/2,松动度Ⅰ度内,患牙牙周支持条件好的	冠缺损平龈或大于1/2,松动度Ⅱ度,或者患牙固位形差的,可考虑联冠;后牙分根术后	缺损达龈下2mm以上,牙根短小,牙周支持差的
相邻两颗或多颗患牙牙体缺损	同上,分别行单冠修复,便于二次修复和取得共同就位道	同上,一颗或多颗患牙条件差,行联冠修复,加强支持和固位	缺损达龈下2mm以上,牙根短小,牙周支持差的
食物嵌塞	牙齿邻面接触区的破坏,如龋损、磨损、先天缺损等;牙齿位置异常,如错位扭转牙、生理性移位不足形成牙间隙,牙缺失后未及时修复使邻牙倾斜;由于牙周炎,牙龈乳头退缩,使龈外展隙过大等,可以使用单冠修复的	牙均需冠修复且牙龈乳头萎缩伴有垂直向和水平向的食物嵌塞;两牙牙间隙大,邻面外形不易恢复,或冠短无法恢复正常的邻面外形;两牙中有一个或两个牙松动	

六、双端固定桥还是单端固定桥选择思路

双端固定桥和单端固定桥是临床上较为常用的修复牙列缺损的两种固定修复方案。双端固定桥一直以来被视为理想的设计形式，其两端均有固位体和基牙，可承受较大𬌗力，且应力分布均匀。单端固定桥仅一端有固位体和基牙，桥体形成完全游离的悬臂，可产生Ⅰ类杠杆作用，对基牙及牙周组织造成损伤，但若严格把握适应证，对单端固定桥进行合理的设计和维护，在某些特定情况下不失为一种的理想的修复方式。

（一）循证医学数据

双端固定桥是一种传统的固定修复方式，在早期种植牙未推广之前，是一种经典的修复牙列缺损的固定义齿类型。其临床应用范围广泛且历史悠久，双端固定桥的临床试验数据是比较完善且准确的。单端固定桥的应用也较多，特别是针对后牙游离端缺失和侧切牙缺失的病例，但人们对于单端固定桥的应用往往比较谨慎，因为一旦出现不合理的单端固定桥设计，不仅修复效果差，还会带来一系列的并发症，从其循证学数据来看，无论是成功率还是并发症的发生率都不如双端固定桥。

系统评价数据显示，传统的双端固定桥10年存留率为89.1%，10年成功率（随访期间没有任何并发症发生）为71.1%，因继发龋导致修复失败的10年病发率为2.6%，牙髓失活率为10%，修复体固位丧失的10年病发率为6.4%；单端固定桥10年存留率为81.8%，成功率为63%，上述三种并发症均较高，其10年发生率分别是2.6%、32.6%和16.1%。值得注意的是，两者的数据分析存在着较为明显的选择性偏倚，若只对相同牙位的病例进行比较，差距可能会更加明显。也有学者通过回顾性研究比较3单位双端固定桥和2单位的单端固定桥的临床效果，结果显示随访48个月，其累计存留率分别为82%和77%，并发症的发生率也有明显差异。由此可见，双端固定桥的临床数据是优于单端固定桥的，但单端固定桥选择病例及设计得当，也有相当比例的成功案例。

（二）双端固定桥和单端固定桥的优势

1. 双端固定桥　双端固定桥两端均有基牙和固位体，且连接体为固定连接，其基牙、固位体、桥体形成了一个新的咀嚼单位，能够承担较大的𬌗力，而且其应力的分布也较为均匀。

双端固定桥设计符合机械力学原理，是一种理想的设计方式。两端基牙同时动用牙周储备力恢复缺失牙功能，各基牙受力均匀，因此不易损伤基牙及牙周组织。缺失牙两侧均有基牙和固位体，固位能力强。若修复缺失牙数较少，桥体长度设计得当，一般不易产生杠杆作用，稳定性较好。因此，临床上若适应证满足，应尽量选择双端固定桥。

2. 单端固定桥　单端固定桥会产生不利的Ⅰ类杠杆作用，其以桥体为力臂，以基牙为转动中心，使基牙产生扭转、倾斜，损害牙周组织，因此，单端固定桥适应证的把握应更加严格。

虽然单端固定桥在病例选择上和生物力学性质上具有局限性，但若严格把握适应证，并给予修复体更加全面的维护和随访治疗，单端固定桥在一些特定情况还是可行的。对于后牙游离端的缺失，有临床试验数据显示单端固定桥无论在修复效果还是在并发症的发病率上都优于后牙的可摘局部义齿，特别适合于老年患者。此外，特定情况下单端固定桥较常规双端固定桥更能保存牙体组织，经济花费较少，桥体与邻牙之间的间隙可让牙线通过，利于清洁，可满足

一些缺牙间隙小不适于种植修复的病例,而且其远期临床效果也是可以接受的。

(三) 双端固定桥和单端固定桥病例的选择

1. 双端固定桥的选择　双端固定桥是口腔临床广泛采用的一种固定义齿修复方案。一般来说,除后牙远中游离端缺失,其余大部分牙列缺损,只要满足下列适应证,就可以考虑进行双端固定桥修复:①缺牙区两侧均有余留牙存在,主要针对少数牙缺失,后牙区缺失一般不超过2个;前牙区的牙列缺损,由于咬合力不大,除缺失1~2颗牙可以采用双端固定桥修复外,在中切牙和侧切牙缺失达3~4颗时,若两侧基牙条件良好,仍可考虑行双端固定桥修复;②基牙条件良好,即要求基牙的牙体组织健康且形态正常,为健康的活髓牙或已完善牙髓治疗的死髓牙,牙周组织健康,基牙无过度扭转或倾斜;③缺牙区咬合关系正常,缺牙间隙具有适当的龈殆高度和修复空间;④缺牙区牙槽嵴拔牙或术后的创口已愈合完善,牙槽嵴吸收趋于稳定;⑤患者口腔卫生情况良好,余留牙情况良好,已完善相关治疗。

2. 单端固定桥的选择　对于单端固定桥的选择,医师应持更加谨慎的态度。主要可以从下列四个方面进行考虑:

(1) 缺牙部位单端固定桥修复主要针对后牙游离端缺失。对于单颗前牙缺失,也可根据具体情况设计单端固定桥,除侧切牙缺失可采用尖牙单颗基牙进行固位外,通常需选择两个基牙进行单端固定桥的设计。对于单颗前磨牙缺失,若不能进双端固定桥修复,也可根据具体情况设计单端固定桥。

(2) 基牙的选择:首先,基牙应具有健康的牙体组织和正常的牙体形态,牙冠龈殆高度适当、形态正常、冠根比应在正常范围内(1/2~2/3),基牙牙根粗壮且具有足够的长度,多根牙的牙根具有一定的分叉度,牙周组织健康,牙槽骨吸收不超过根长的1/3,基牙无过度的扭转或倾斜。对于基牙条件不好的病例,在考虑单端固定桥设计时应比常规双端固定桥更为注意。

经典的 Ante 理论认为固定修复中,基牙的牙周膜面积之和应等于或者大于缺失牙的牙周膜面积之和。在设计单端固定桥的时候同样需要把握此原则,如尖牙的牙周膜面积可以满足对侧切牙缺失的单端固定桥修复;反之,如果采用两个前磨牙作为基牙对第一磨牙游离端缺失进行单端固定桥修复,由于下颌的第一前磨牙和第二前磨牙牙周膜面积之和是小于下颌第一磨牙的,因此应更加谨慎,其远期临床修复效果常常欠佳,一般不宜采用。

单端固定桥的基牙最好为活髓牙,大量临床试验数据显示,以活髓牙作为基牙的固定义齿相对经根管治疗后的死髓牙为基牙的修复体具有更高的成功率和较少的并发症。死髓牙牙体组织脆性增加,加之单端固定桥本身具有Ⅰ类杠杆的作用特点,不利于修复体的抗力作用。此外,死髓牙承担咬合力时的压力感受阈值比活髓牙高,其在相对较大的咬合力作用下,修复体及基牙折裂的概率更大。对于进行桩核冠修复后的患牙,若将其作为单端固定桥的基牙,修复体和基牙的并发症发生率明显升高。因此,在进行单端固定桥设计时,应尽量避免用经牙髓治疗后的死髓牙作为基牙。

基牙数目的增加不仅可降低基牙所受的应力,还可使修复体的旋转中心向远缺隙侧移动,降低整个单端固定桥的转动趋势。缺牙区越靠近后牙的桥体设计由于咀嚼力增大,通常建议采用双基牙的设计方式,必要情况下还可以增加基牙数目。但是,值得注意的是,单端固定桥增加基牙数目的同时,也增加了牙体的磨耗量和相关风险,大大降低了此修复方式本身的优势和竞争力。

(3) 咬合状态:患者的咬合状态是设计单端固定桥的重要因素之一。修复体在行使功能时承受的殆力越小,其远期临床效果就越好。因此,设计单端固定桥时,应要求患者具有正常的咬合关系,在正中殆位及各功能殆位时,都要防止修复体出现早接触或殆干扰等情况,具有稳定的咬合关系。对于前牙的单端固定桥,应要求患者具有正常的覆殆覆盖关系,或患者为轻度开殆、下颌前伸等咬合力较小的状态。

此外,医师也应关注对颌牙列的情况。当缺牙区对颌牙列为可摘局部义齿修复或全口义齿修复时,单端固定义齿承受的咬合力相对较小,修复效果较好。当对殆牙伸长、咬合紧、咬合力较大时,通常不宜考虑行单端固定桥修复。

(4)单端固定桥的设计:单端固定桥的桥体一般建议设计为非解剖式牙尖,尽量减小行使功能时所受的侧向力。对于上下颌均第一、第二磨牙游离端缺失的病例,可根据具体情况,进行单个桥体的设计,只修复至第一磨牙,进行短牙弓式的修复方案。桥体的颊舌径和近远中径都应通过减径的方式来减少修复体所承受的咬合应力。

当单端固定桥桥体受到垂直外力时,应力主要集中在近缺隙侧的连接体处,所以,对于单端固定桥,连接体部分应具有足够的连接体厚度,以保证连接体的强度。

有学者建议若单端固定桥桥体的邻牙为烤瓷冠或全瓷冠等修复体,其桥体可设计殆支托使邻牙承担一定的咬合力,还可以在一定程度上减少单端固定桥的Ⅰ类杠杆作用。但若邻牙为天然牙,则不可设计殆支托,因为殆支托与天然牙之间仅为直接接触,容易产生菌斑堆积且不易清除,会增加继发龋的风险。

(四)粘接固定桥

对于双端粘接桥和单端粘接桥的选择,具有一定的特殊性。理论上讲,双端粘接桥的设计方式无论是粘接面积还是固位形都优于单端悬臂粘接桥,Rosentritt等的体外实验也证明双翼全瓷粘接桥的机械强度明显高于单翼设计。但是,单翼全瓷粘接桥在临床上的应用却更加广泛,其成功率也较高。

在Kern等的两个分别长达5年和10年临床随访研究中,单端全瓷粘接桥无论是成功率还是生存率均高于双端粘接桥,而且部分双端粘接桥一侧翼板脱粘后,修复体还能以单翼粘接桥的形式在患者口内保留数年。由此可见,双翼粘接桥具有更高的失败率,其原因可能是双端粘接桥在长期的使用过程中,受到口腔内多重方向的应力作用,加之两基牙的不平衡因素,更容易产生剪切力及扭矩,而粘接桥翼板粘接的形式提供的固位力有限,更易受到这种不平衡因素的影响,使较薄弱的一侧翼板发生脱粘,最终导致修复体的失败。此外,双端粘接桥一侧翼板脱粘,修复体往往可存留患者口内而不易发觉,脱粘侧的基牙将面临发生继发龋的危险。

(五)总结

双端固定桥设计符合机械力学原理,远期效果较好,是一种理想的设计方式。单端固定桥设计具有Ⅰ类杠杆的不利影响,易导致修复失败,适应证的把握应更加严格。

对于后牙少数牙缺失(不超过2颗),若两端均有余留牙存在且基牙条件良好,应尽量选择双端固定桥进行修复。对于后牙游离端缺失,可行单端固定桥修复,多采用两基牙单桥体的设计形式。对于前牙缺失,多颗牙缺失可根据具体情况采取双端固定桥修复,单颗前牙缺失一般既可行双端桥修复,又可行单端桥修复,但由于尖牙所受侧向力较大,尖牙缺失一般不建议行单端固定桥修复。

双端固定桥要求两侧基牙具有健康的牙体组织和正常的牙体形态,单端固定桥对基牙的要求应更加严格,应尽量选择活髓牙作为基牙,用经牙髓治疗或桩核冠修复的死髓牙作为基牙的单端固定桥预后欠佳。

双端固定桥和单端固定桥均要求患者具有正常且稳定的咬合关系,对于单端固定桥,一切可减轻桥体所受咬合应力的咬合状态或对颌牙状态均是单端固定桥的适应证。对于缺牙间隙较小的情况,也可考虑行单端固定桥修复。

对于粘接固定桥,在满足适应证的情况下,应尽量选择单端粘接固定桥,因其不易受剪切力影响,与双端粘接桥相比具有更佳的临床效果(图 5-5)。

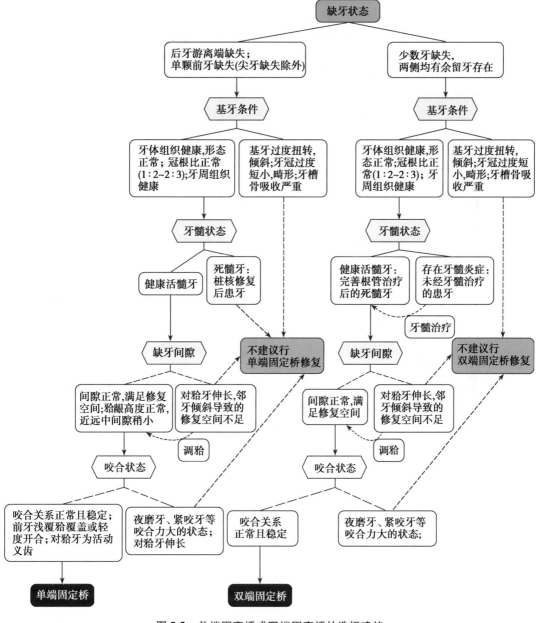

图 5-5　单端固定桥或双端固定桥的选择建议

七、天然牙支持固定义齿修复还是种植体支持固定义齿修复的选择思路

牙列缺损的天然牙支持局部固定义齿修复,自20世纪初 Taggart 将精密铸造技术应用于口腔固定修复,作为传统的修复方式得到广泛应用。然而,口腔修复的进步,从来都是伴随着口腔修复材料的发展。20世纪60年代,Brånemark 教授创立的骨结合理论奠定了现代口腔种植学的生物学基础。目前,种植义齿被誉为"人类的第三副牙齿",已成为常规的修复技术,应用于口腔修复的临床工作中,解决患者的牙缺失问题,满足患者的功能和美观的需求,种植支持固定义齿已成为临床常规。

与种植义齿支持固定义齿相比,作为传统的修复方法,天然牙支持固定桥是利用缺牙间隙两端或一端的天然牙或牙根作为基牙,在其上制作固位体,并与人工牙连接成为一个整体,通过粘固剂将固位体粘固于基牙上,患者不能自己摘戴的修复体。天然牙支持的固定义齿的优点主要有:①容易获得患者接受和认可;②与种植固定义齿相比,费用较低;③修复周期较短;④无需手术,无侵入性操作;⑤全身性疾病或者不良习惯对修复体影响较小。但另一方面其缺点也非常明显:①需要以缺隙两端或一端天然牙或牙根作基牙,大量磨损牙体硬组织,没有满足尽可能保留牙体组织、微创修复的原则;②对远中游离缺失,或者多颗牙缺失的情况不适用。而种植支持固定义齿正好可以解决天然牙支持固定桥修复的不足之处,当然种植支持固定义齿也存在费用较高、修复周期较长等方面的缺点。

那么,针对牙列缺损,究竟是选择天然牙支持的固定桥修复还是选择种植体支持的固定义齿修复? 在做出选择前应该对患者的情况进行评估,一般可从以下四个方面进行评估:美学、功能、结构和生物学因素。

评价美学效果,应考虑患者口腔的基础情况,如牙齿位置、牙龈水平、龈乳头水平、牙排列情况、牙齿的外形轮廓及颜色等。而功能因素的评价,需考虑颞下颌关节情况、咀嚼肌情况、咬合关系、牙齿磨耗、牙齿松动度等。结构因素是指在检查患者口腔内情况后,需要确定哪些牙齿可以直接修复,而哪些牙齿又需要拔除后再修复,以及如何修复,在修复过程中可能存在的问题。生物学因素是指评价所有软硬组织的健康状况,包括牙龈的健康与否,牙槽骨的健康与否,以及必要的改善或治疗软硬组织问题的方案。此外,也需评价软硬组织的量是否满足需求,必要时也可采用软组织移植、骨增量等技术以改善。

(一) 生物学因素

1. **全身健康状况** 因为种植手术为侵入性外科手术,因此,当患者患有全身性疾病如心脏病、血液病、糖尿病、高血压、肾病、全身代谢障碍等,不宜行手术或不能忍受手术创伤者,不能与医师合作者,不建议选择种植修复。有文献报道显示,糖尿病患者种植术后愈合不好。因此出现这些情况时,可考虑选择天然牙支持固定修复或者活动修复。

2. **口腔局部情况**

(1) 骨量:种植体在牙槽骨内达到良好的骨结合是种植体成功的必要条件,因此充足的骨量和理想的骨密度是实施种植手术的基础。Brånemark 教授在1986年第一本口腔种植学专著里报告牙种植体要求的解剖条件为牙槽突高度应大于10mm,宽度应大于5mm。针对口腔局部情况,尤其是前牙美学区域,应考虑唇颊侧骨壁厚度、种植体与邻牙骨间隙、种植体

与种植体之间骨间隙是否充足。此外,还应考虑手术后的骨吸收,尤其是前牙区唇侧的骨吸收是导致种植术后长期美学效果不良的常见原因。同时,也有报道称种植体与邻牙间骨组织的量和高度,以及龈乳头的厚薄和高度也决定良好龈边缘的重要因素。报道显示,种植体与邻牙间龈乳头高度大约 4.5mm,有益于前牙区的美学效果。而近十多年的种植外科技术的迅速发展使骨量不足时的种植修复成为可能,主要有多种植骨技术、骨挤压技术、骨再生引导膜技术、牙槽骨垂直牵引技术等,使得种植修复的适应证逐步扩大。

此外,软组织状况、拔牙创愈合情况、牙周健康状况、患者口腔卫生维护情况等皆是影响种植手术愈合的重要因素,因此,在选择的时候应慎重考虑、评估。

(2)缺牙间隙:牙齿缺失后,由于口腔生理性的运动和骨发育,会出现相邻牙向缺牙侧倾斜,对𬌗牙逐渐伸长,导致缺牙间隙不足,影响种植支持固定义齿或天然牙支持固定修复。上颌侧切牙和下颌中切牙最常出现缺牙间隙不足的情况,但随着直径在 3~3.3mm 的种植体的普及应用,缺牙间隙在 5~5.5mm 即可达到种植手术要求,甚至随着微型种植体的发展,适应证还可能进一步扩大。但如果间隙过小,则需采用正畸处理或者选用天然牙支持固定桥修复。

(3)年龄及颌面部发育:因种植体植入后,将不会像天然牙一样,随着年龄增长再度萌出。因此,种植手术应在颌面部发育完全后进行。然而每个人停止发育的时间段多不一样,有研究称,可以让患者每年拍摄头颅 X 线片以监测,若相邻两年的头颅片无明显变化,则可行种植手术,当然,若能再观察一两年则更好。此外,男性和女性停止发育的时间也不一样。女性停止发育的时间多为 17~18 岁,而男性则为 20~21 岁。若颌骨发育未完成,则可选用传统的天然牙支持固定义齿修复或过渡义齿修复。

(二)结构因素

1. 缺牙位置　当患者牙列缺损部位位于末端呈游离缺失状态时,可选用种植支持固定义齿修复。因选用单端固定桥修复,固定桥桥体承受𬌗力时,以基牙为旋转中心产生杠杆作用,可能导致基牙发生扭转和倾斜,造成修复体失败。

2. 缺牙数目　当缺牙数目较多时(≥3 颗),不宜选用天然牙支持固定桥恢复牙列完整性。因固定桥的𬌗力主要由缺牙区两侧或一侧的基牙承担,缺牙数目较多,可导致基牙超过负荷能力造成牙周损害,导致天然牙支持固定桥修复失败。此种情况建议选用种植支持固定义齿修复。

3. 基牙条件　若两侧基牙健康,无牙体软、硬组织损害时;缺牙区牙槽骨骨量充足,骨质良好,软组织状况良好;缺牙间隙充足,考虑到天然牙支持固定义齿修复必须磨除一定量的牙体硬组织,因此,从保护牙体组织的角度考虑,种植体支持固定义齿修复是更好的选择。

当缺牙区一侧或两侧基牙本身由于形态不规则,根管治疗后,排列不齐等需要需要行冠修复以改善形态,恢复功能时,可考虑天然牙支持固定桥修复。

(三)功能因素

1. 咬合关系　是指深覆𬌗、深覆盖、反𬌗等错𬌗畸形的情况,这涉及修复体空间和修复体完成后所承受的咬合力情况。部分深覆𬌗、深覆盖的患者,可能无法获得种植体、基台和修复体足够的空间。因此一般来讲,如果是年轻深覆𬌗、深覆盖患者,除非能进行正畸治疗以改善这种咬合情况,应尽量避免行种植体支持固定义齿修复。

2. 基牙松动度情况　基牙的松动情况会影响修复治疗的成功。牙齿松动可能是由过大的咬合力、牙槽骨内牙根长度不足、咬合关系紊乱等因素引起。如果引起牙齿松动的因素可确定并能控制,则可缓解改善这种情况。若不能控制,则会对种植或固定桥修复造成不良影响。因此在选择修复方式前,应仔细检查基牙松动度。

3. 牙齿位置的变化 因为种植体植入后,在牙槽骨内的位置是不会改变的,因此对于上述提到的深覆殆、深覆盖,或者牙列不齐等情况,特别是年轻患者,如果以后有可能要接受正畸治疗,则在选择修复治疗方案时,天然牙支持固定义齿修复是一个更优的选择。

(四)美学因素

如果患者美学要求不是很高,并且不能接受磨损健康的牙体组织时,则种植支持固定修复是一个比较合适的选择。但是如果患者高笑线、美学需求较高,并且比较挑剔时,则选择种植修复应谨慎,除非能保证充足的骨组织和软组织条件,否则可能无法达到患者的要求。

综上,究竟是选用天然牙支持固定桥修复还是采用种植体支持固定义齿修复,应在患者充分了解以上情况后,医师结合患者的主观愿望、患者口腔的局部条件和患者的全身健康状况,综合考虑选择合适的修复方法,而不能无条件地满足患者的任何要求,或者是只考虑技术方面的要求。只有既满足技术要求又满足患者主观要求的修复设计才是理想的修复设计(表5-2)。

表5-2 固定桥或种植义齿修复的选择建议

天然牙支持固定桥修复或种植支持固定义齿修复													
生物学因素													
全身状况						局部情况							
手术禁忌症		手术创伤		配合手术		骨量			缺牙间隙		年龄及颌面部发育		
无	有	能	不能	能	不能	充足	不足		充足	不足	发育完全	未发育完全	
可种植	固定桥	可种植	固定桥	可种植	固定桥	可种植	固定桥	改善骨量后种植	可种植	固定桥	正畸处理后种植	种植	修复 / 发育完全后修复 / 发育完全后种植
结构因素													
缺牙位置		缺牙数目		基牙条件									
远中游离缺失	非远中游离缺失	≥3颗	<3颗	健康不需修复	需修复								
种植	种植或修复	种植	种植或修复	种植	种植或修复								
功能因素													
咬合关系		松动度		牙齿位置的变化									
深覆殆、深覆盖、反殆等错殆畸形致缺牙间隙不足		基牙松动		将接受正畸等可能引起牙位置变化的处理									
正畸等处理	不处理	查明原因,且可控制	原因不明或不可控	正畸治疗结束后	未处理或正畸治疗								
种植	修复	种植	修复	种植	修复								
美学因素													
患者要求高,且口腔条件差		患者要求不高 口腔软硬组织情况良好											
不建议种植		可种植											

第三节　固定修复设计的变化和趋势

科学技术的发现与发展日新月异,每分每秒都可能有崭新的理念或技术现世,从而影响着口腔固定修复的设计,甚至将原有概念完全颠覆。我们无法预知未来固定修复设计的理念会有何等跳跃性的变化,但我们可以延续固定修复设计的过去与现在的发展轨迹,以众多现代科研成果作为指导,对未来口腔固定修复学科的发展方向做出一些展望和预测。即使这一切可能都无法完全确定,但这些预测也必然存在一定的科学性。

从最初的传统到如今的现代,口腔固定修复学的实践及其支持科研成果的进化飞速进行着。由于科技持续的线性发展,可以预估出口腔固定修复中新的生产方式以及新的治疗概念。在口腔修复学的焦点逐渐转移到固定义齿修复的当代,种植修复逐渐吸引了口腔医学界的极大关注。指数式、快节奏发展的种植技术伴随着无线成像及诊断技术的迅猛进展,使种植技术成为一种可视而可行的修复方式,避免了原固定修复设计时对缺失牙两端天然牙的磨损。同时,计算机辅助设计/计算机辅助制造技术即 CAD/CAM 技术的应用愈发普遍,已广泛用于制作嵌体、高嵌体、冠、桥和种植体基牙等。这种学科的交叉在口腔医学中引起足以替代曾经的、占统治地位的失蜡铸造技术,使诊室内即刻修复设计与制作成为可能。而这些就是固定修复设计的未来了吗? 显然不是,或至少不止于此。随着科学技术的迅猛前进,谁也无法确定是否一种新开发的程序甚至在它可以被普遍应用到实践中之前就已经被淘汰了。由于纳米机器人的大量生产以及在干细胞研究和生物工程技术领域的重大进展,我们可以预期,包括无机质和细胞成分的自体来源"生物工程牙齿"将会在不久的将来替换目前广泛使用、乃至以后很长一段时间都会占主导地位的"种植牙"。而临床医师正应从这些新研究新理论中获取知识的财富,成功地利用其对自身设计方案加以改进。

口腔固定修复设计领域的现代发展趋势概述如下,供大家深入了解在不远的未来中,口腔医师应当怎样做到更好。

一、保存性修复仍将是口腔固定修复设计方案中的重要任务

随着现代科技的逐步发展,口腔固定修复时可供医师选择的设计方案也不断增加。但不得不指出的是,就算是到了各项技术花样迭出的现在,保存患者自己的天然牙依旧是一个值得重视的课题。

由于现代知识的普及度日益增长,越来越多的患者加强了对自身天然牙体组织的保存意识。这一现象在口腔固定修复设计时医师与患者的沟通之中可以得到明显的体会—我们的患者中逐渐将聚焦的视线从全冠修复转移到贴面修复,从固定冠、桥修复转移到种植修复。

然而,就算种植修复技术飞速发展,人工种植牙以及一般固定修复技术仍难以取代或恢复患者自身牙齿或牙根对咀嚼压力的感觉功能。因此,在固定修复设计时,判断患者口内牙齿牙体情况,在确定保存残余牙体有意义的前提下,进行完善的牙体牙髓及牙周治疗,并在此基础上进行桩核修复,进而完成各种固定修复也将会延续一段很长时间

的生命力。

二、美学修复逐渐聚焦口腔固定修复设计的视线

随着国民经济的发展和人民生活水平的提高，人们对于美的追求不断提高。而人类审美的主要形式是视觉过程，这就意味着口腔医师在未来的固定修复设计中不但要重视患者的生理需要，还应该更多地与患者沟通、考虑义齿的视觉效果，从现代众多科研成果中得到启示，科学地利用视觉错觉、美学法则等以满足患者不断增长的美学需求。美学修复是针对变色牙、畸形牙、前牙牙间隙过大、牙冠形态异常、牙齿排列轻度错位等的有限调整。

而从美学法则上来看，在未来的固定修复设计中，除了已有的形态、色彩及排列的设计需求，更多的美学修复概念如笑线、唇廊等，将得到越来越多的重视，应用到日常的固定修复设计中。其实目前固定修复设计中纤维桩在桩冠修复中的广泛应用以及全瓷冠受到越来越多的患者的追捧，也正是体现了固定修复设计中美学因素的重要性。

三、功能修复仍将占据口腔固定修复设计的主体

在口腔固定修复中，功能修复主要包括对于牙体缺损、牙列缺损的修复。而近年来种植技术的突飞猛进，扩大了固定修复的功能修复范畴，将牙列缺失的修复也包括其中。现如今，尽管出于美学因素前来就诊的患者越来越多，但在我国社会主义初期阶段的大前提下，"不生病，不进医院"的想法深深根植于广大百姓的心中，因此，在一段可观的时间段内，我们面对的可能仍然是要求修复缺失牙功能的患者。功能修复的需求或许在很长一段时间内仍将是口腔固定修复设计的重头戏。

四、数字化牙科的进展引导口腔固定修复学设计的方向

21 世纪，我们进入了一个以信息化、数字化与网络化为社会特征的时代，数字化已然成为现代科学技术的标识，同样，数字化也将在现在和将来相当长一段时间内引领口腔固定修复学设计的发展。数字口腔医学就是借助计算机技术和设备辅助诊断、设计、治疗、信息追溯等，包括网站推广和预约、管理软件、数字化口腔综合治疗机、数字化影像机器、数字化口腔内镜、快速成型技术、CAD/CAM 计算机辅助设计与制作系统等。在进行口腔固定修复设计时，便能以 CT 图像数据为基础。三维重建为种植术前评估与设计提供了最有效的手段，使得种植手术可以得到精确地模拟。更有导航技术，极大程度地提高了其成功率和精准度，为接下来的种植支持式固定修复提供了稳定的基础。而越来越多的医师在固定修复设计时选择的 CAD/CAM 技术更是数字化技术在口腔固定修复设计中应用的最好佐证，根据扫描得到印模数据并通过网络进行传输后，无论相距多远，医师都能够在计算机中为患者进行精密的设计，再经由计算机辅助控制制作出令人满意的密合修复体——快速成型技术如 3D 打印技术即是其中的一种方式。

五、微创技术在口腔固定修复设计领域的应用前景

微创,顾名思义,是指术中仅带来微小的创口或创伤。这是高科技带来的医学革命,是现代医学外科手术治疗应用的特点,而将其运用到口腔固定修复设计中更能迸溅出新的力量。

瓷贴面、聚合瓷(烤塑)贴面等修复技术是微创概念引入口腔固定修复设计中的体现,能够最大程度上地保护健康牙体组织、减少牙体治疗的创伤。在保证釉质粘接成功的同时,还能够为将来也许会发生的二次修复治疗提供可能。

另外,现在已将微创技术引入传统种植牙领域,形成微创种植技术,给固定修复设计带来新的选择。术中仅进行微小切口,减少了传统种植手术中翻瓣、缝合、拆线等步骤,减少了术中感染及术后肿胀等的风险,缩短了恢复时间,必将得到医师及患者的日益青睐。

六、种植技术对口腔固定修复设计趋势的巨大影响

现代口腔种植学的发展使种植技术逐渐深入影响着口腔医学的各个领域,口腔固定修复学也不例外。种植技术的发展极大地改变了常规固定义齿修复的一些原则,使固定义齿修复的适应范围进一步扩大,甚至种植技术能够为原本无条件进行固定修复的患者创造固定或半固定修复的条件。例如全口无牙颌患者也能够通过固定式单冠、联冠、桥或种植支持式覆盖义齿等获得满意的修复效果。

在解决了无牙颌及游离端缺失两大问题后,种植技术又克服了骨量不足的难题,多种骨性重建技术迅速发展,甚至利用种植技术将固定修复概念引入口腔外科,形成功能性颌骨重建术,恢复患者颌骨缺损的同时恢复其咀嚼功能。在20世纪90年代后,即刻种植逐渐发展成熟起来。通过近年来的研究证实,这种在拔牙后即刻植入人工种植体的技术能够防止牙槽突的生理性吸收,避免了大块植骨,同时保持了良好的牙龈形态。其手术过程较为简单,缩短了疗程,又与传统种植方法具有基本相同的成功率,故即刻种植甚至被一些人认为是21世纪种植技术的发展方向。

综上,口腔固定修复设计的未来存在于两个地方,即分别在于我们的脑海中以及我们的手掌里,我们可以通过我们的"脑子"设计更符合生理原则的、"仿生"的固定修复体,同时借助我们灵巧的"双手"和现代的数字制作技术把原来制作不出来、原来做得不那么"逼真"、"自然"的固定修复体方便、准确、快速、无痛地制作出来。

(万乾炳)

参 考 文 献

1. 赵铱民.口腔修复学.第7版.北京:人民卫生出版社,2012
2. 冯海兰.口腔修复学.北京:人民卫生出版社,2005
3. 姜婷.实用口腔粘结修复技术.北京:人民军医出版社,2008
4. Prithviraj DR, Bhalla HK, Vashisht R, etal. Revolutionizing restorative dentistry: an overview. J Indian Prosthodont Soc,2014,14(4):333-343

5. Bhambhani R,Bhattacharya J,Sen SK. Digitization and its futuristic approach in prosthodontics. J Indian Prosthodont Soc,2013,13(3):165-174

6. 刘洪臣.口腔修复的发展趋势.口腔颌面修复学杂志,2002,3(1):1-2

7. 孙少宣.创造美的微笑——评我国口腔医学美学的发展.中华医学美学美容杂志,2002,8(4):173-174

8. Herbert T. Shillingburg.牙体预备的基本原则(铸造金属和瓷修复体).刘荣森,译.北京:人民军医出版社,2005

9. 陈安勇,杨万兵.CAD/CAM全氧化锆嵌体修复的临床应用.中外医学研究,2013,11(21):5-7

10. 卢礼,张纲,杨建明.树脂嵌体和充填法治疗后牙Ⅱ类洞所致食物嵌塞的临床观察.重庆医学,2013,42(28):3372-3374

11. van Dijken JW. Direct resin composite inlays/onlays:an 11 year follow-up. J Dent,2000,28(5):299-306

12. 李秋红,万君.嵌体失败34例原因分析.口腔医学研究,2004,20(6):644-645

13. Wassell RW,Walls AW,McCabe JF. Direct composite inlays versus conventional composite restorations:5-year follow-up. J Dent,2000,28(6):375-382

14. Murray PE,Windsor LJ,Smyth TW,et al. Analysis of pulpal reactions to restorative procedures,materials,pulp capping,and future therapies. Crit Rev Oral Biol Med,2002,13(6):509-520

15. 刘宇,章禾,肖杰,等.高嵌体修复大面积缺损活髓牙的临床观察.口腔医学研究,2008,24(4):405-407

16. 王翰章.中华口腔医学.北京:人民卫生出版社,2001

17. Nothdurft FP,Seidel E,Gebhart F,et al. The fracture behavior of premolar teeth with class Ⅱ cavities restored by both direct composite restorations and endodontic post systems. J Dent,2008,36(6):444-449

18. 梅蕾,陈亚明,吕令毅,等.复合树脂嵌体修复后牙体抗力的三维有限元研究.实用口腔医学杂志,2007,23(2):264-267

19. 徐君伍.口腔修复理论与临床.北京:人民卫生出版社,1999

20. 时伯红,戚向敏,陈飞.金属嵌体与复合树脂修复治疗垂直型食物嵌塞的疗效比较.临床口腔医学杂志,2011,27(2):106-108

21. Hui KK,Williams B,Davis EH,et al. A comparative assessment of the strength of porcelain veneers for incisor teeth dependent on their design characteristics. Br Dent J,1991,171(2):51-55

22. 于海洋,杜传诗,巢永烈.三维有限元法分析瓷贴面厚度对三型瓷贴面复合体应力分布的影响.华西口腔医学杂志,1998,16(4):365-368

23. Nordbø H,Rygh-Thoresen N,Henaug T,et al. Clinical performance of porcelain laminate veneers without incisal overlapping:3-year results. J Dent,1994,22:342-345

24. Dumfahrt H. Porcelain laminate veneers. A retrospective evaluation after 1 to 10 years of service:Part Ⅰ-Clinical procedure. Int J Prosthodont,1999,12(6):505-513

25. Karlsson S,Landahl I,Stegersjö G,et al. A clinical evaluation of ceramic laminate veneers. Int J Prosthodont,1992,5(5):447-451

26. Sheets CG,Taniquchi T. Advantages and limitation in the use of porcelain veneer restorations. J Prosthet Dent,1990,64(4):406-411

27. Castelnuovo J,Tjan AH,Phillips K,et al. Fracture load and mode of failure of ceramic veneers with different preparations. J Prosthet Dent,2000,83(2):171-180

28. 胡晓阳,宋世卿.烤瓷贴面的应用观察.中华口腔医学杂志,1993,28(1):17-19

29. Horn HR. Porcelain laminate veneers bonded to etched enamel. . Dent Clin North Am,1983,27(4):671-684

30. Seymour KG,Cherukara GP,Samarawickrama DY. Stresses withij porcelain veneers and the composite lute using different preparation designs. J Prosthodont,2001,10(1):16-21

31. 樊聪,冯海兰,刘莉.对瓷贴面粘结层的有限元应力分析.实用口腔医学杂志,2003,19(4):308-311

32. 张莘,谢海峰,章非敏. 瓷贴面修复的临床影响因素. 国际口腔医学杂志,2006,33(4):320-322

33. Walls AW,Steele JG,Wassell RW. Crowns and other extra-coronal restorations:porcelain laminate veneers. Br Dent J,2002,193(2):73-76,79-82

34. Kern M,Thompson VP Sandblasting and silica coating of a glass -infiltrated alumina ceramic:volume loss,morphology,and changes in the surface composition. J Prosthet Dent,1994,71(5):453-461

35. 于海洋,杜传诗,巢永烈. 3D-FEA 法分析粘固层厚度对三型瓷贴面复合体应力分布影响的比较研究. 临床口腔医学杂志,1998,14(3):147-149

36. Magne P,Kwon KR,Belser UC,et al. Crack propensity of porcelain laminate veneers a simulated operatory evaluation. J Prosthet Dent,1999,81(3):327-334

37. 韩浩. 全瓷贴面美容修复 69 例临床观察. 中国美容医学,2010,19(2):265-267

38. Ferrari M,Patroni S,Balleri P. Measurement of enamel thickness in relation to reduction for etched laminate veneers. Int J Periodontics Restorative Dent,1992,12(5):407-413

39. 李彦,魏素华,范丹妮,等. 烤瓷贴面和全瓷冠用于前牙美容修复. 中国美容医学,2001,10(4):344-346

40. 陈吉华,施长溪,王玫,等. 546 例四环素牙烤瓷贴面修复的临床观察. 中华口腔医学杂志,2003,38(3):119-202

41. McLaughlin G. Porcelain Veneers. Dent Clin North Am,1998,42(4):653-656

42. 李彦,许哲武. 前牙瓷贴面与全瓷冠的选择:计划与变化. 中华口腔医学研究杂志(电子版),2009,3(4):443-444

43. Edelhoff D,Sorensen JA. Tooth structure removal associated with various preparation designs for posterior teeth. Int J Periodontics Restorative Dent,2002,22(3):241-249

44. Kishimoto M,Shillingburg HT Jr,Duncanson MG Jr. Influence of preparation features on retention and resistance. Part Ⅱ:three-quarter crowns. J Prosthet Dent,1983,49(2):188-192

45. Reisbick MH,Shillingburg HT Jr. Effect of preparation geometry on retention and resistance of cast gold restorations. J Calif Dent Assoc,1975,3(4):51-59

46. Potts RG,Shillingburg HT Jr,Duncanson MG Jr. Retention and resistance of preparations for cast restorations. J Prosthet Dent,1980,43(3):303-308

47. Shillingburg HT Jr,Sather DA,Wilson E Jr,et al. Fundamentals of fixed prosthodontics. 4th ed. London:Quintessence Publishing Co Ltd. ,2012

48. Kishimoto M,Hobo S,Duncanson MG Jr,et al. Effectiveness of margin finishing techniques on cast gold restorations. Int J Periodontics Restorative Dent,1981,1(5):20-29

49. Goldberg MB,Siegel SC,Rezakani N. Unique CAD/CAM three-quarter crown restoration of a central incisor:a case report. Gen Dent,2013,61(4):36-40

50. Murgueitio R,Bernal G. Three-year clinical follow-up of posterior teeth restored with leucite-reinforced ips empress onlays and partial veneer crowns. J Prosthodont,2012,21(5):340-345

51. Lang LA,Teich ST. A critical appraisal of the systematic review process:Systematic reviews of zirconia single crowns. J Prosthet Dent,2014,111(6):476-484

52. Stoll R,Sieweke M,Pieper K,et al. Longevity of cast gold inlays and partial crowns-a retrospective study at a dental school clinic. Clin Oral Investig,1999,3(2):100-104

53. Felton D,Madison S,Kanoy E,et al. Long term effects of crown preparation on pulp vitality. J Dent Res,1989,68:1009(abstr No.1139)

54. Rosenstiel SF,Land MF,Fujimoto J. Contemporary fixed prosthodontics. 4th ed. London:Elsevier Ltd,2006

55. Donovan T. Commentary:conservative and esthetic cast gold fixed partial dentures—inlay,onlay,and partial veneer retainers,custom composite pontics,and stress breakers:parts Ⅰ and Ⅱ. J Esthet Restor Dent,2009,21

(6):385-386

56. Lally U. Resin-bonded fixed partial dentures past and present-an overview. J Ir Dent Assoc,2012,58(6):
294-300

57. Zitzmann NU,Krastl G,Hecker H,et al. Endodontics or implants? A review of decisive criteria and guidelines
for single tooth restorations and full arch reconstructions. Int Endod J,2009,42(9):757-774

58. 刘洪臣. 牙齿残根保存修复与种植修复的临床应用比较. 中华口腔医学杂志,2008,43(4):221-222

59. Trope M. Implant or root canal therapy:an endodontist's view. J Esthet Restor Dent,2005,17(3):139-140

60. John V,Chen S,Parashos P. Implant or the natural tooth-a contemporary treatment planning dilemma. Aust Dent
J,2007,52(1 Suppl):138-150

61. 孟焕新. 牙周病学. 第3版. 北京:人民卫生出版社,2008

62. 刘洪臣. 牙周夹板的应用. 中华老年口腔医学杂志,2006,4(1):48-52

63. Bernal G,Carvajal JC,Munoz-Viveros CA. A review of the clinical management of mobile teeth. J Contemp Dent
Pract,2002,3(4):10-22

64. Forabosco A,Grandi T,Cotti B. The importance of splinting of teeth in the therapy of periodontitis. Minerva Sto-
matol,2006,55(3):87-97

65. Siegel SC,Driscoll CF,Feldman S. Tooth stabilization and splinting before and after periodontal therapy with
fixed partial dentures. Dent Clin North Am,1999,43(1):45-76

66. 张少锋,张冬梅,王懿,等. 四种修复设计对下颌第一磨牙远中残根应力的影响. 中华口腔医学杂志,
2007,42(7):395-398

67. 李翠,郭新程,韦艺,等. 应用三维有限元法对不同骨质牙种植修复体生物力学的研究. 口腔颌面外科杂
志,2011,21(1):15-18

68. Baydas B,Denizoglu S. An application of a splint purposeful resin-bonded fixed partial denture after orthodontic
treatment:a case report. J Contemp Dent Pract,2006,7(1):141-149

69. 虞国君,陆勤,刘红漪,等. 前牙漂移复位后烤瓷联冠固定夹板的临床应用. 复旦大学学报(医学版),
2006,33(1):131-132

70. 于俊光,李天侠,闫海根. 联冠与单冠修复前磨牙残根的临床疗效比较. 中国实用口腔科杂志,2009,2
(4):215-216

71. 刘涛. 前磨牙残根单冠与联冠修复的疗效观察. 西部医学,2012,24(2):330-332

72. 程凯. 金属烤瓷冠在后牙残根残冠修复中的应用. 中华中西医学杂志,2005,3:38-39

73. 莫弼凡,钱成明,夏碧文. 固定式恒久夹板修复牙周病牙列的分析. 临床口腔医学杂志,2006,22(6):
371-372

74. 黎慧瑜,潘宣,刘雪云. 金属烤瓷联冠固定夹板治疗重度牙周病的疗效. 牙体牙髓牙周病学杂志,2005,
15(8):464-466

75. Kleinfelder JW,Ludwigt K. Maximal bite force in patients with reduced periodontal tissue support with and
without Splinting. J Periodontol,2002,73(10):1184-1187

76. 彭敏,朱智敏,杨家农. 食物嵌塞的病因及治疗. 国外医学口腔医学分册,2004,31(3):238-240

77. 梅兴华,李远亚,李明. 垂直型食物嵌塞的疗效观察. 北京口腔医学,2005,13(4):251-252

78. Pjetursson BE,Tan K,Lang NP,et al. A systematic review of the survival and complication rates of fixed partial
dentures(FPDs)after an observation period of at least 5 years. Clin Oral Implants Res,2004,15(6):625-642

79. Tan K,Pjetursson BE,Lang NP,et al. A systematic review of the survival and complication rates of fixed partial
dentures(FPDs)after an observation period of at least 5 years. Clin Oral Implants Res,2004,15(6):654-666

80. Chai J,Chu FC,Newsome PR,et al. Retrospective survival analysis of 3-unit fixed-fixed and 2-unit cantilevered
fixed partial dentures. J Oral Rehabil,2005,32(10):759-765

81. Sutherland JK, Holland GA, Sluder TB, et el. A photoelastic analysis of the stress distribution in bone supporting fixed partial dentures of rigid and nonrigid design. J Prosthet Dent,1980,44(6):616-623

82. Balevi B. No difference in the 5-year survival rates between the resin-bonded cantilever bridge and the removable partial denture for the restoration of the shortened dental arch. Evid Based Dent,2008,9(4):105-106

83. Himmel R, Pilo R, Assif D, et al. The cantilever fixed partial denture—a literature review. J Prosthet Dent, 1992,67(4):484-487

84. Sharma A, Rahul GR, Poduval ST, et al. Assessment of various factors for feasibility of fixed cantilever bridge:a review study. ISRN,2012,2012:259891

85. Wright WE. Success with the cantilever fixed partial denture. J Prosthet Dent,1986,55(5):537-539

86. Goodacre CJ, Bernal G, Rungcharassaeng K, et al. Clinical complications with implants and implant prostheses. J Prosthet Dent,2003,90(2):121-132

87. Hill EE. Decision-making for treatment planning a cantilevered fixed partial denture. Compend Contin Educ Dent,2009,30(9):580-585

88. Hochman N, Ginio I, Ehrlich J. The cantilever fixed partial denture:a 10-year follow-up. J Prosthet Dent,1987, 58(5):542-545

89. DeBacker H, Van Maele G, De Moor N. Single-tooth replacement:is a 3-unit fixed partial denture still an option? A 20-year retrospective study. Int J Prosthodont,2006,19(6):567-573

90. Baba K, Igarashi Y, Nishiyama A, et al. The relationship between missing occlusal units and oral health-related quality of life in patients with shortened dental arches. Int J Prosthodont,2008,21(1):72-74

91. Hämmerle CH, Ungerer MC, Fantori PC, et al. Long-term analysis of biological and technical aspects of fixed partial dentures with cantilevers. Int J Prosthodont,2000,13(5):409-415

92. Rosentritt M, Ries S, Kolbeck C, et al. Fracture characteristics of anterior resin-bonded zirconia-fixed partial dentures. Clin Oral Investig,2009,13(4):453-457

93. Kern M, Sasse M. Ten-year survival of anterior all-ceramic resin-bonded fixed dental prostheses. J Adhes Dent, 2011,13(5):407-410

94. Kern M. Clinical long-term survival of two-retainer and single-retainer all-ceramic resin-bonded fixed partial dentures. Quintessence Int,2005,36(2):141-147

95. Lally U. Resin-bonded fixed partial dentures past and present--an overview. J Ir Dent Assoc,2012,58(6): 294-300

96. Quirynen M, Herrera D, Teughels W, et al. Implant therapy:40 years of experience. Periodontol 2000,2014,66 (1):7-12

97. De Rouck T, Collys K, Cosyn J. Single-tooth replacement in the anterior maxilla by means of immediate implantation and provisionalization:a review. Int J Oral Maxillofac Implants,2008,23(5):897-904

98. Salama H, Salama M A, Garber D, et al. The interproximal height of bone:a guidepost to predictable esthetic strategies and soft tissue contours in anterior tooth replacement. Pract Periodontics Aesthet Dent,1998,10(9): 1131-1141

99. Snodell SF, Nanda RS, Currier GF. A longitudinal cephalometric study of transverse and vertical craniofacial growth. Am J Orthod Dentofacial Orthop,1993,104(5):471-483

100. Williams VD, Thayer KE, Denehy GE, et al. Cast metal, resin-bonded prostheses:a 10-year retrospective study. J Prosthet Dent,1989,61(4):436-441

第六章　牙体预备技术

第一节　修复空间设计艺术

一、牙体预备技术的目的:创造空间

牙体预备(tooth preparation)十分重要,固定修复体的最终修复效果是通过牙体预备技术实现的,且其效果的优劣很大一部分取决于牙体预备技术的高低。有学者定义该空间为目标修复空间(target restorative space,TRS),对牙体预备有一定的指导意义。

牙体预备的几个基本原则:

(一)　生物学原则(biological principles)

主要指在牙体预备的过程中,一方面既要控制病源,去除感染牙体组织,防止继发龋的发生;一方面为修复体创造出必要的修复条件;同时又要尽可能保护正常组织的健康,包括牙体组织的健康、牙髓牙本质复合体(pulpodentin complex)以及牙周组织的健康。

(二)　生物力学原则(biochemical principles)

牙体预备技术应该为修复体的制作打下良好基础,以保证修复后的牙齿可以行使正常功能,提供恰当的咬合力;同时也需要保证剩余牙体组织和修复材料的良好结合,可以承受正常的咬合力。具体而言就是要通过牙体预备技术,获得良好的固位形(retention form)和抗力形(resistance form),以达到良好的固位力和抗力。固位力是指行使功能时,修复体抵御外力而不发生移位或脱落的能力;抗力则指修复体和基牙剩余牙体组织承受正常咬合力而不致破坏和折裂的能力。

(三)　美学原则(esthetic principles)

美学原则即使修复体与余留牙列、面容达到和谐统一的美观效果。随着经济水平的不断发展和人群对美观需求的不断增高,美学原则不仅仅在前牙美观区域需要考虑,在后牙区域也愈发重要。可以说,美学原则在牙体预备几大原则中所占的比重越来越高。

上述这些原则,从我们接触固定修复牙体预备技术起就被反复强调。也正是为了确保这些原则不被违反,在指导初学者学习该项技术时,这些原则被量化成了大量的数字以供记忆:𬌗面预备1.5mm,唇面预备1.2~1.5mm等(表6-1)。这些数字规定了不同修复种类的预备体各个面需要达到的预备量。

作为初学者,严格按照量化标准执行,的确能够保证满足一部分原则要求。但是如果过于僵化地一味执行这些数字,而对于前面提到的牙体预备技术的几点基本原则反而不是那

么在意,就有些舍本逐末了。久而久之,一提到牙体预备技术,很多医师们脑海里的第一反应就是堆叠的量化数字。但是,作为固定修复的核心技术,仅仅掌握这样一些数字是不够的。

表 6-1　经典教材中对不同种类全冠预备体的预备量要求

修复体种类	切端/殆面预备量（mm）	唇/颊面预备量（mm）	舌/腭面预备量（mm）	边缘预备量（mm）
铸造金属全冠	1.0 ~ 1.5	0.5 ~ 1.0	0.5 ~ 1.0	0.5
烤瓷熔附金属全冠	瓷覆盖区域 1.5 ~ 2.0 金属覆盖区域 1.0 ~ 1.5	1.5 ~ 2.0	瓷覆盖区域 1.2 金属覆盖区域 0.8	瓷覆盖区域 1.0 金属覆盖区域 0.5
全瓷冠	1.5 ~ 2.0	1.2 ~ 1.5	1.2 ~ 1.5	1.0

另一方面,如何在牙体预备的过程中严格控制这一数值也是亟待解决的问题。仅凭肉眼,医师希望在牙体预备的过程中判断出精确到 0.1mm 的预备量差异,这显然是非常困难的。即便凭借所使用车针的直径或者硅橡胶导板初步估计了预备量,预备 1.1mm 还是 1.3mm,究竟应该参考哪一个具体数值呢?

这就涉及量化数字标准的另一个局限性。上述预备量的数值是基于修复体材料性能给出的平均范围,在一部分人群中是适用的。但牙体预备的过程是一个高度个性化的过程,如果一味死板套用固定数值,可能造成预备量过多,违背牙体预备的生物原则(保存牙体组织)及生物力学原则(破坏基牙抗力形);或者预备量不足,违背牙体预备的生物力学原则(最终修复体无法正常行使咬合功能)及美学原则。

通过以上分析不难看出,牙体预备技术的核心并不是简单地需要磨除某个数值的牙体组织,而是在满足三大原则的基础上创造空间。

空间是一切事物发生、存在、发展的基础。

修复体需要足够的空间来达到更好的修复效果。临床中可以发现一些美学效果不良的病例,往往是由于牙体预备量不足,修复体空间不足所造成的(图 6-1,图 6-2)。

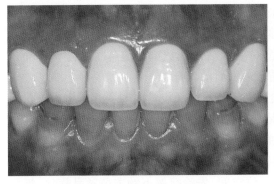

图 6-1　修复体美学效果不良
（北京大学口腔医学院　刘峰供图）

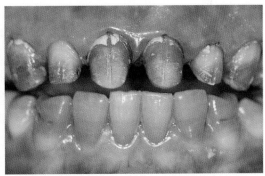

图 6-2　拆除修复体后发现修复空间不足
（北京大学口腔医学院　刘峰供图）

从预备体尽量多地挤压出空间,可以为修复体获得良好强度和美学效果奠定基础。而预备体也需要足够的空间来达到更好的固位和抗力。临床中也常见到过度的牙体预备,预备体毫无形态可言,其空间被大量削减,从而导致修复体的频繁松动脱落(图6-3)。

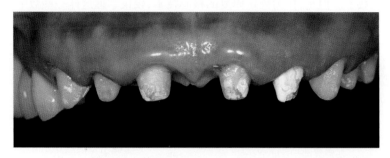

图6-3　过度的牙体预备(北京大学口腔医学院　刘峰供图)

修复体和预备体就像是一对争夺空间的对手,唯有双方实力均等,才能保有自己的空间而达到和平。所以牙体预备技术的核心不仅仅是创造空间,而且要创造出适合的空间。适合的空间,指可以满足牙体预备三大原则的最小空间,也就是可以达到良好修复效果前提下的最小预备量。在该空间条件下,修复体和预备体两者的空间被合理分配,在为修复体创造足够空间的同时尽量多地保留预备体的空间尺寸。

二、影响修复空间设计的因素

(一) 功能考量

临床工作中常常听到患者跟医师这样的对话:

"大夫,我要求不高,镶的牙能吃饭就行。"

"但能吃饭是镶牙的最高要求啊……"

这说明无论是患者还是医师,都意识到一个共同的问题:完美行使功能。而修复体最重要的、实现难度最大的作用就是完美行使功能。这一目标贯穿于固定修复的各个设计层面,当然也蕴含在修复空间设计的过程中。

口颌系统(masticatory organ)由颞下颌关节、咬合等多部分组成,存在于机体大环境中,在中枢神经系统及心理因素的双重控制下实现咀嚼、语言、吞咽等多种功能,同时还有辅助维持机体姿势,实现美学及压力管理的作用(图6-4)。各个组成部分与各个功能一方面自成一体,另一方面又有着千丝万缕的联系,可谓牵一发而动全身。

固定修复最容易改变的是口颌系统的咬合状态。进行空间设计时需要充分考虑原口颌系统的咬合状况。如果原口颌系统的咬合状况不存在异常或紊乱,仅仅是个别牙齿的咬合功能丧失,在设计过程中只需要充分预留恢复原有咬合功能的空间即可,空间设计相对简单(图6-5)。如果原有口颌系统存在功能紊乱,甚至已经出现了颞下颌关节疾病,那么在进行空间设计时,需要充分考虑未来咬合重建的新颌位空间,先治疗颞下颌关节紊乱疾病,恢复功能协调,在此基础上再恢复咬合功能。

咬合功能包括静态功能以及动态功能两方面。对于静态功能,最重要的概念就是牙尖交错位(intercuspal position,ICP)。牙尖交错位指上下颌牙齿牙尖交错达到最广泛、最紧密接触时下颌相对于上颌或颅骨的位置。该位置应该与颞下颌关节的生理位置相协调且稳

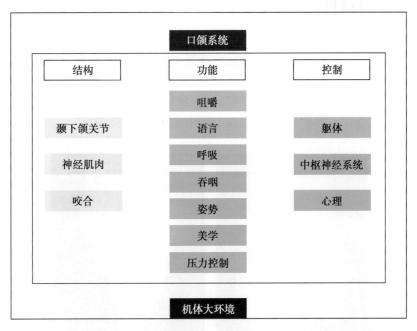

图 6-4　口颌系统的组成部分及相互关系（北京大学口腔医学院　师晓蕊供图）

定。在该位置状态下,前牙轻接触,后牙牙尖与牙窝应该形成典型的三点式接触(tripod contact)。三点分别代表:下后牙颊尖颊斜面与上后牙颊尖舌斜面的接触、下后牙颊尖舌斜面与上后牙舌尖颊斜面的接触以及下后牙舌尖颊斜面与上后牙舌尖舌斜面的接触(图 6-6)。对于动态功能,则要求在下颌前伸后退及侧方运动过程中有良好的尖牙保护或者组牙功能,引导牙尖斜度与侧方髁导斜度及𬌗平面协调,不存在运动过程中的咬合干扰。同样,在发音、吞咽、咀嚼等功能状态下咬合也需要与肌肉、颞下颌关节协调作用。

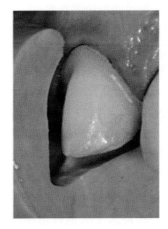

图 6-5　单牙修复空间设计
（北京大学口腔医学院　刘峰供图）

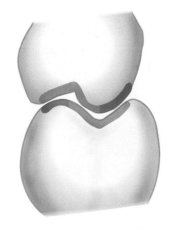

图 6-6　三点式接触示意图
（北京大学口腔医学院　师晓蕊供图）

　　正是这些功能要求,最终决定了修复体的形态、位置、排列,因此在固定修复体空间设计时应力求满足以下原则:

　　1. 建立稳定的 ICP 咬合关系,保持后牙广泛均匀接触,前牙轻接触;

2. 应避免殆干扰的出现；

3. 修复体要与余留牙殆关系、肌肉生理功能及颞下颌关节的运动协调一致。

于是在牙体预备空间设计过程中，相比传统意义上的零点几毫米的预备量，医师更应该关心以下几个与功能息息相关的内容：

1. 上前牙的形态 从牙体解剖角度描述：上前牙呈铲型，由唇面、舌面、近远中面四个轴面以及一个切端渐薄形成的切嵴组成，以上颌中切牙为代表（图6-7）。

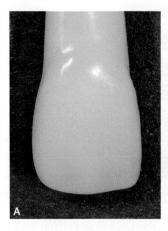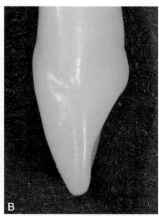

图6-7 标准上颌中切牙形态（北京大学口腔医学院 师晓蕊供图）

上前牙的唇面形态大致可以分为两个曲度：颈1/2与上唇内侧黏膜形态相适应，与上唇唇肌功能相协调；切1/2在运动过程中受到下唇唇肌作用的影响。舌侧从颈缘到切缘形成"S形双曲度曲线"，与舌肌功能及下颌运动相协调（图6-8）。上前牙切端位置与下唇位置相协调，在语言功能，特别是唇齿音中发挥很大作用。因此在考虑修复空间设计的功能因素时，上前牙的唇面形态及切端位置需要适应患者口唇肌群的运动及功能需求。

上前牙在静态咬合时与下前牙轻接触，辅助后牙形成稳定牙尖交错位；在动态运动时，特别是前伸后退运动过程中辅助尖牙引导，对下颌运动起到控制的作用。这两者均以上前牙良好的舌侧形态为基础。前文已提到，上前牙舌侧面的形态可以概括为从颈缘到切缘的"S形双曲度曲线"：即自颈缘至舌隆突形成S形的第一个曲度，自舌隆突至切缘舌侧窝形成S形的第二个曲度。有学者研究认为，舌侧窝（即S形的第二个曲度）在功能状态下有三个功能点：F1点为静止ICP位置时的咬合接触点，也是功能运动的起点；F2点为功能运动的止点，即为下颌前伸运动过程中上下前牙分离的点；F3代表的则是曲线F1F2的最凹点。F1F3及F3F2两个曲度分别辅助控制下颌前伸运动，F1点及其龈方的牙体组织则共同形成后退运动的控制。也有学者认为在一些人群中F3点并不明显，在功能运动中主要还是沿F1F2的曲度进行。

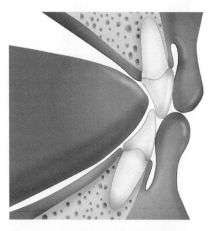

图6-8 上下前牙位置与唇舌位置关系（北京大学口腔医学院 师晓蕊供图）

基于上述理论,在进行上前牙预备体舌侧的空间设计时应注意遵循这种解剖和功能形态,分成两个部分。颈缘至舌隆突的预备应注意颈 1/3 的舌隆突壁应尽量与唇侧轴壁平行,同时尽量平行于牙体长轴,主要完成固位及抗旋转作用。舌隆突处应注意不要过度预备造成后退运动时失去控制。舌隆突至切缘(即舌侧窝)的预备应注意尽量顺应原解剖形态。这样才能共同保证预备体的舌侧也设计成"S 形双曲度曲线",既保证修复体足够的空间,又维持原有辅助控制前伸后退运动的功能。如果将上前牙舌侧预备成平面,在修复体制作时则会出现两种情况。或者是技师为了维持原有曲度,不得不人为降低舌侧修复体厚度;或者是为了保证修复体厚度,不得不将修复体外扩,改变了原有功能控制平面的形态。无论哪一种,轻则造成修复体折裂,重则造成功能紊乱(图 6-9 ~ 图 6-12)。

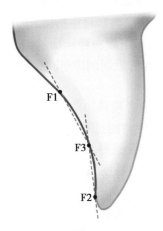

图 6-9　上前牙舌侧形态示意图(S 形双曲度曲线及功能点)(北京大学口腔医学院 师晓蕊供图)

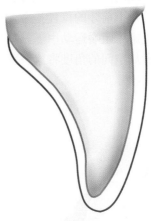

图 6-10　正常上前牙预备体及修复体舌侧形态(北京大学口腔医学院 师晓蕊供图)

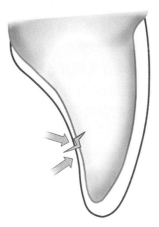

图 6-11　预备体舌侧空间不足造成修复体过薄(北京大学口腔医学院 师晓蕊供图)

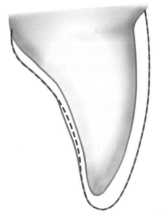

图 6-12　预备体舌侧空间不足为保证修复体足够厚度原有舌侧形态被改变(北京大学口腔医学院 师晓蕊供图)

　　2. 下前牙切端的位置和形态　下前牙与上前牙协同作用,在静态咬合时,下前牙切端与上前牙舌面轻接触,辅助维持 ICP;动态运动时,下前牙切端沿上前牙舌面形态进行运动控制。两种状态下,下前牙的切端均发挥着主要的功能作用。

研究表明,前牙感受压力的敏感性远高于后牙。一方面由于前牙牙周膜感受器的分布密度大于后牙,另一方面前牙多为单根牙,牙周膜面积相对后牙区域小,单位面积下的受力高于后牙。因此,患者对于上下前牙位置和形态改变的敏感性要远高于后牙区域,研究中发现有的患者甚至微米级别的改变都会引起明显的功能异常。

基于这种高敏感性,在空间设计时,首先需要重点关注下前牙切端的位置和形态是否可以提供稳定的 ICP。按照 Hellman 的理想标准,下前牙切嵴应稳定接触于上前牙舌窝及边缘嵴。当然这一标准由于咬合的个性化特征可能会存在一些变异,在牙体预备设计时,原则上应该尽量调整预备体切缘的位置使其之后的修复体能尽可能达到提供稳定 ICP 的要求。对于下前牙切端的形态,有学者建议应该满足下颌𬌗平面和下颌运动轨迹的要求。这就涉及下前牙切端与上前牙的位置关系,即形成适合的覆𬌗覆盖。经典教材中指出,上前牙的覆𬌗覆盖关系决定了咀嚼运动中下颌切牙的切道斜度,同时对于下颌前伸运动的幅度也存在影响。有学者从空间的角度将这一要求概括为需要创造适合的冠间间隙(intercoronal leeway)(图6-13)。

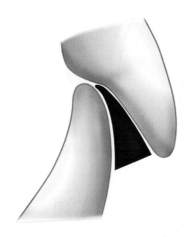

图6-13 上下前牙冠间间隙示意图
(北京大学口腔医学院 师晓蕊供图)

冠间间隙过小,或者覆𬌗加深,如按照原有运动轨迹运动,在下颌前伸运动的过程中下前牙会与上前牙发生咬合干扰,若要避免这种𬌗干扰,就需要加大下颌前伸过程中向下的运动幅度,继而会对颞下颌关节的运动模式造成影响,久而久之可能造成功能紊乱或结构损伤;冠间间隙过大,或者覆𬌗减小覆盖增大,上下前牙在下颌前伸运动的过程中则会脱离接触,从而失去在运动过程中的辅助控制;只有适宜的冠间间隙才能保证下颌的生理运动不受影响。

上述两个方面是影响前牙区域牙体预备空间设计最重要的两个功能,直接决定修复后下颌的前伸/后退运动是否能够维持原有生理状态。对于后牙区域,静止状态下的稳定咬合及侧方运动则是需要考虑的重点。与前牙区域类似,后牙牙体预备空间设计时也需要顺应中央窝的解剖形态并预留出上下后牙之间适合的冠间间隙,创造适合的覆𬌗覆盖。

3. 功能尖斜面(functional cusp bevel)与非功能尖斜面(nonfunctional cusp bevel) 功能尖斜面与非功能尖斜面的预备可以保证上下后牙在侧方运动的过程中有适当的运动空间,其方向大致与就位道方向呈45°,功能尖斜面一般略宽于非功能尖斜面,角度也会更平(图6-14)。如果这两个斜面预备不足,可能出现以下几种情况:其一,预备体没有功能尖斜面或功能尖斜面过小,技师在制作修复体时仍需保留足够的侧方运动空间,这样就造成修复体过薄甚至穿孔(图6-15);其二,预备体没有功能尖斜面或功能尖斜面过小,技师在制作时选择保证修复体的强度,这样就造成原有的侧方运动空间被人为减小,形成咬合干扰(图6-16);其三,如果没有形成功能尖斜面又希望解决前述两个问题,那么只能通过医师加大预备体轴壁的聚合度来实现,这样无形中增大了预备量,同时会影响固位(图6-17)。

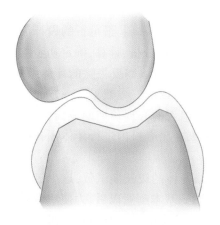

图6-14 功能尖斜面及非功能尖斜面示意图(北京大学口腔医学院 师晓蕊供图)

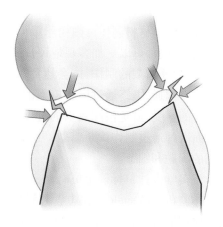

图6-15 功能尖及非功能尖斜面预备不足造成修复体局部过薄(北京大学口腔医学院 师晓蕊供图)

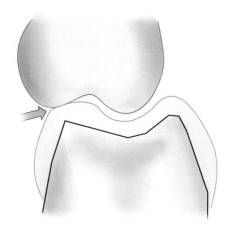

图6-16 功能尖及非功能尖斜面预备不足为保证修复体强度造成侧方干扰(北京大学口腔医学院 师晓蕊供图)

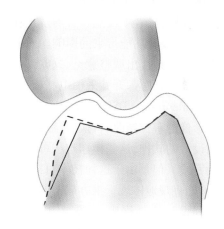

图6-17 功能尖及非功能尖斜面预备不足为保证修复体强度造成聚合度过大(北京大学口腔医学院 师晓蕊供图)

(二)美学考量

近年来在国内外业界都有这样一个趋势:只要是与美学相关的内容,无论培训还是讲座、会议、书籍,都会受到最为广泛的关注。不仅医师如此,患者也是如此,仅仅因为美观需求寻求口腔科治疗的人数呈不断上升趋势。在前牙区域,特别是大范围前牙修复的空间设计时,美学考量往往占据非常重要的地位。

这里提到的美学考量,包含两方面内容。一方面是医师的美学考量,建立在系统的美学相关专业知识基础上,近乎"完美"甚至有些"苛刻";一方面是患者的美学考量,建立在主观审美基础上,追求"个性化"有时候甚至希望存在少许"瑕疵"。在空间设计之前,首先需要完成的是这两方面美学考量的协调统一。同样一个病例,在不同美学考量下其空间设计的需求可能完全不同,在沟通时需要从以下几个方面考虑:

1. 最终修复体的排列及形态 牙体预备空间设计的过程,实际上是模拟最终修复体的排列及形态,判定其与现有口腔状况的差别,通过设计来实现消除或减小这种差别的必需空间。在这一过程中,制取研究模型、制作诊断蜡型(diagnostic wax-up),在诊断蜡型的基础上利用硅橡胶印模材料制作口内树脂罩面(mock-up),是目前最常用、最可行的设计流程。在研究模型上,医师可以更加客观地评价患者的美学缺陷,通过分析、计算,确定初步的美学目标;再通过诊断蜡型的制作,体会达到目标的空间难度、可行性、需要去除的牙体组织量等,进而与患者沟通,最终通过树脂罩面的制作真实呈现在口内的三维效果。一方面带给患者更加直观的感受,避免治疗效果的过度夸大,有助于将患者的心理预期调节到合理的范围。另一方面医师通过制作诊断蜡型,可以体会到很多未来在患者口内进行牙体预备操作时需要注意的问题和细节。

对于美学设计目标确定更有意义的工作是临时修复体的较长期试戴,这个过程可以称为微笑体验(travel smile),在患者对树脂罩面的效果感到基本满意以后,为使患者对美学目标有更深层的感受,在更多细节上准确确定美学目标。这个临时修复体有时需要很少量的牙体预备,临时修复体获得一定的空间和强度,达到较长时期戴用的效果;这个时期如果剩余牙体组织相对比较完整,临时修复体具有一定的强度,可以考虑不进行粘接,可以让患者自行摘戴,以便患者更方便地体会修复前、修复后的变化和差异。微笑体验带给患者的是非常实际的体验,患者不仅能够看到发生在牙齿上的变化,更可以体会这种变化给整个口腔带来的感受,以及对功能带来的影响。患者可以在这个阶段对修复后效果提前适应,并且可以非常有针对性地提出调整意见,这些都会为最终治疗效果满意打下坚实基础。

近年来很多医师开始采用电脑模拟设计的方法替代上述传统模式,以数字化微笑设计(digital smile design,DSD)为代表。这类设计方法利用 Keynote 等软件,通过对患者头面部及口唇影像的牵拉修改、替换、复制等处理,形象化地呈现最终修复体的排列形态。通过一些专门设计的软件,这些操作过程可以更加简便。在数字化大行其道的今天,这不失为一个很好的手段。但是由于这种技术目前仍停留在图像的二维层面,对于空间设计而言稍显不足,并不能直观地体现三维方向上的空间需求,在未来 3D-DSD 将会更好地解决这类问题。

空间设计的过程中,最重要的原则是利用一切可以利用的牙齿以外的修复空间,尽量减小对原有牙体组织的损伤。所谓"可利用的牙齿以外的修复空间",通常是指原有牙齿位置与设计的理想牙齿位置之间的空间。与符合美学设计的牙齿排列相比,原有牙齿位置更偏向腭侧,那么原有牙齿唇面到设计位置之间的空间就是"可利用的牙齿以外的修复空间"(图 6-18);对于切端加长的病例,原有切端与设计后切端之间的距离就是"可利用的牙齿以外的修复空间"。在进

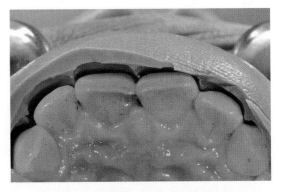

图 6-18 可利用的牙齿以外的修复空间
(北京大学口腔医学院 刘峰供图)

行牙体预备的空间设计时,医师可以在这一"牙齿以外的修复空间"内直接进行修复体的制作,大大减少牙体预备的量甚至做到没有牙体预备,最大限度地满足生物学原则。

2. 颜色(shade selection) 颜色作为美学考量中的一个重要内容,无论从医师的角度还是从患者的角度都是最容易评判同时也最容易产生的美学分歧。有的时候患者追求"好莱

坞白"效果的牙齿,但从医师和技师的角度会觉得这样的牙齿颜色失真,不够自然;有的时候医师认为患者的牙齿从仿真的角度应该有一些斑点、黄染,但在患者眼中一个"新牙"还存在这些"缺陷"是不可接受的。不同的颜色目标决定了不同的空间设计方案。在牙体预备空间设计时需要从基牙的颜色、目标修复体的颜色及目标修复体的透明度三方面充分考虑。

　　基牙的颜色与目标修复体的颜色共同决定了牙体预备时唇颊侧空间的设计。当需要遮盖基牙的颜色时,基牙颜色越正常,目标修复体的颜色越遮色,修复体需要的颜色空间越小,相应牙体预备的空间要求也越小;反之基牙颜色越深,目标修复体的颜色越通透,修复体需要的颜色空间越大,相应牙体预备的空间要求也越大。而对于牙齿颜色相对正常、主观又不希望改善的患者,空间设计时基本不需要考虑颜色的空间要求;氟斑牙的患者,牙齿颜色异常主要集中在釉质,牙本质颜色通常比较正常,所以空间设计时颜色空间要求不是很高;四环素特别是中重度四环素牙的患者,牙齿颜色异常累及牙本质,且越接近牙本质深层颜色越深,因此空间设计时要么预留非常充分的颜色空间,要么尽量保留釉质,争取利用外部空间。

　　目标修复体的透明度也会对切端的空间设计产生影响。牙冠修复中切端的预备量通常在2mm左右,大面积修复的病例可以参照这一标准进行空间设计。但是如果需要高度仿真修复个别前牙,具体的空间设计量要根据切端半透明特征的再现要求。半透明特征非常明显且半透明区域范围广泛的病例,可能切端需要超过2mm的空间设计;半透明特征非常不明显的病例,切端的空间设计量即使不到2mm也能达到完美的仿真再现效果。

（三）就位道方向

　　为了使修复体能够顺利达到预定的位置,和基牙结合成为一个整体,需要在牙体预备过程中时刻考虑就位道方向的问题。修复体戴入预备体时的方向称为就位道,通常为顺应牙长轴方向的直线通路。但就位道的方向并非一成不变,有的时候出于生物学原则和美学原则的考虑,会将就位道个性设计。在牙体预备空间设计时要充分考虑不同方向的就位道。

　　垂直就位是最常使用的就位道方向,即从切端向颈部方向的就位。形成垂直就位道,原则上在空间设计时需要去除该方向上所有的倒凹(undercut)。也就是说需要将各个轴面所有的外形高点全部去除,直观的判断方法是只有可以从切端直视观察到完整的颈部边缘,才表示已经完全创造了垂直方向的就位道(图6-19)。垂直就位是对空间要求比较高的,通常全冠修复都会选择这种就位道方向。

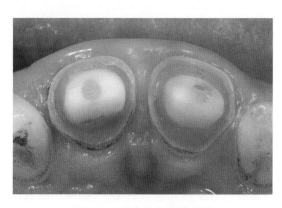

图6-19　垂直方向的就位道
（北京大学口腔医学院　刘峰供图）

　　有些情况下,从保存牙体组织的生物学原则出发,基牙的一些面可能不需要牙体预备,其外形高点得以保留。此时垂直就位的就位道方向就不能满足空间设计的要求,需要调整为倾斜角度就位。最常见的情况是前牙对接式或包绕式贴面预备及后牙部分冠的预备(图6-20)。空间设计的原则依然是就位道方向上没有牙体组织倒凹。当倾斜就位发展到极端的情况就成为水平就位,可以用于关闭散在间隙或三角间隙的贴面牙体预备中。该类预备体可以保存明显的切端宽大、颈部缩窄外形,水平就位的就位道方向需要去除的牙体组织最少,最符合空间设计的生物学原则(图6-21)。

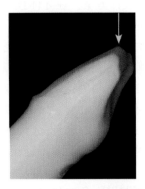

图6-20 倾斜方向的就位道
(北京大学口腔医学院 刘峰供图)

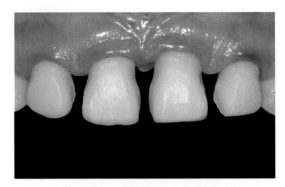

图6-21 水平方向的就位道
(北京大学口腔医学院 刘峰供图)

(四) 修复体材料

口腔修复学与口腔材料学密切相关。医师只有了解不同修复材料的性能,才能在牙体预备的有限空间内选择最适宜该空间的材料,避免由于设计空间与所选材料不匹配造成的修复失败。

在选择修复材料时,需要充分考虑材料的特性。任意一类材料都有其相应的特性,即便是同一种类的材料,不同产品之间特性也存在不同。概括而言,机械性能、物理性能是大多数情况下需要考虑的。

描述机械性能最基本的变量是应力(stress)和应变(strain),两者相结合反映了材料对于负荷的反应。学者们通过应力-应变曲线概括出很多描述机械性能的变量,如杨氏模量(Young's modulus)、极限抗拉强度(ultimate tensile strength)等。对于材料学研究而言,详细了解每个变量特征是必需的;对于牙体预备的空间设计需求而言,医师们更多关注的是材料的抗压强度(compressibility),单位MPa。抗压强度可以从一个侧面反映出材料的机械性能,通俗一点说,抗压强度越高,材料越结实;抗压强度越低,材料越容易发生断裂折裂。临床上常用的长石质烤瓷材料抗压强度在120MPa左右,熔附金属后强度可以增加到450~550MPa,用于CAD/CAM的热铸压二矽酸锂玻璃陶瓷E. max抗压强度可以达到360~400MPa。从空间设计的角度不难理解,抗压强度越高,修复体的空间要求越低,如氧化锆材料的全瓷修复体最小厚度甚至可以达到0.5mm;抗压强度越低,修复体就必然要求更多的空间,通过增加厚度弥补强度上的缺陷。除去抗压强度外,延展性(ductility)也是常规纳入考虑的一个因素。延展性的优劣直接决定了同等加工条件下修复体的加工精度,进而影响边缘适合性,当进行边缘空间设计时该性质尤为重要。

材料的物理特性中,光学性能是进行空间设计时需要关注的重点。光学性能需要与前文提到的颜色因素综合考虑。对于颜色基本正常的基牙,一般选择透光性能好的透明材料,少量空间要求就可以达到较好的美学效果;对于颜色异常需要遮盖的基牙,如果仍然选择透明材料,就要使用粘接剂遮色,或者额外设计出更多空间用于增加修复体厚度,若选择透光性能差的不透明材料,相应的空间需求就会减低。

三、边缘的空间设计

修复体的边缘是修复体-预备体复合体唯一可以与口腔环境发生沟通的区域。在牙体预备的空间设计中,边缘是需要特别关注的一个方面。边缘的设计与上述影响空间设计的四个因素交互作用,共同决定最终的修复空间;同时边缘的空间设计效果也在一定程度上受到整体空间设计方案的制约。边缘的空间设计需要从两个方面分别探讨:位置及形态。

(一)边缘的位置

修复体与牙龈相近或者接触的边缘成为龈边缘(gingival margin)。可根据其与牙龈的位置关系分为以下三类:

1. 龈上边缘(supragingival margin) 其边缘线位于牙龈缘以上。这类边缘位置最主要的优势就是边缘与牙龈组织的关系微乎其微。在整个牙体预备的过程中不会损伤牙龈组织,可以在最大程度上保证牙龈组织的健康,非常符合空间设计的生物学原则。对于美学要求相对较低的区域(如后牙区),理论上应该尽量将边缘的位置设计在龈上;对于美学要求较高的区域,需要与颜色因素共同考虑做出设计。若基牙颜色非常正常且修复体具有很好的透光效果,也可以将边缘的位置设计在龈上(图6-22,图6-23)。如果需要修复体的遮盖来调整颜色效果,就不能做出龈上的设计,否则会造成整体颜色的不一致或分段。

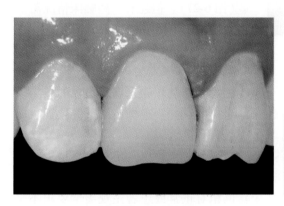

图 6-22 龈上边缘
(北京大学口腔医学院 刘峰供图)

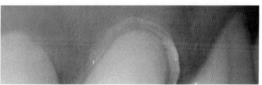

图 6-23 局部放大的龈上边缘
(北京大学口腔医学院 刘峰供图)

2. 齐龈边缘 即将边缘线平齐牙龈。传统理念中齐龈边缘并不受支持,多数医师认为齐龈边缘在美学原则的实现上不如龈下边缘——边缘暴露风险高,在生物学原则的实现上不如龈上边缘——对牙龈的损伤较龈上边缘大。随着理念的发展,齐龈边缘被越来越多的医师接受,对其特点的概述有了戏剧性的变化:在美学原则的实现上优于龈上边缘,在生物学原则的实现上优于龈下边缘,颇有点以己之长比他人之短的意味。概括起来,齐龈边缘最大的优势就在于美学效果更优的前提下,排龈(gingival retraction)处理后可以获得与龈上边缘一样的操作效果(图6-24,图6-25)。尽管如此,在设计时齐龈边缘应该避免用于基牙颜色较深、美学要求较高的病例,否则一旦发生牙龈退缩,基牙颜色暴露,就会造成明显的美学缺陷,甚至需要重新制作修复体(图6-26)。

3. 龈下边缘(subgingival margin) 顾名思义边缘线位置位于牙龈缘下方。从生物学原

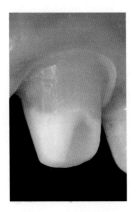

图6-24 齐龈边缘
（北京大学口腔医学院 刘峰供图）

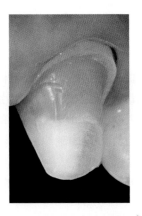

图6-25 排龈后的齐龈边缘可获得与龈上边缘一致的效果（北京大学口腔医学院 刘峰供图）

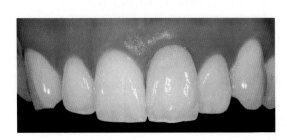

图6-26 左上中切牙牙龈退缩基牙颜色暴露
（北京大学口腔医学院 刘峰供图）

则的角度出发，龈下边缘特别是较深的龈下边缘是最应该避免的。因为龈下边缘存在明显的软组织风险，设计操作不当很容易造成牙龈红肿、牙龈出血等问题（图6-27）。但还有一些临床情况需要考虑应用龈下边缘：

（1）颜色：如前文所述，当预备体颜色较深时，如果需要进行彻底地遮盖，避免因牙颈部基牙颜色暴露造成的美学失败，此时需要设计成龈下边缘。预备体的颜色越深、牙龈厚度越薄，边缘在龈下的位置也应该相应加深，以便更有效地遮挡牙颈部的颜色。

（2）固位形：当临床冠高度不足时，将边缘延伸至牙龈以下，可以一定程度上增加预备体𬌗龈向高度，改善机械固位效果。当然对于应用玻璃陶瓷材料的修复体，机械固位要求不是很高，主要依靠有效的粘接固位。此时如果基牙颜色相对正常或患者主观美学要求不是十分严格，也可以采用龈上或齐龈边缘，龈下边缘并不是绝对必需的（图6-28）。

（3）抗力形：牙本质肩领（ferrule）是防止剩余牙体组织劈裂、维持预备体良好抗力形的重要结构。1990年Sorensen和Engelman将其作用阐述为牙本质肩领效应（ferrule effect），即"包绕预备体龈缘上方剩余牙体组织的环状结构，被包绕的牙体组织轴面需要与该环状结构内表面平行。这一结构可实现增加剩余牙本质抗力的作用"。近十年来，可以找到大量的文献支持这一结构存在的必要性，现今"尽量形成2mm的360°完整牙本质肩领"已经是牙体预备，特别是桩核牙体预备时医师所达成的共识。但当牙体组织严重缺损甚至累及龈下时，边缘位置设计为龈上或齐龈边缘显然不能满足获得完整牙本质肩领的需要，从而影响了预备体的抗力形。在此种情况下，将边缘位置设计延伸至龈下，一方面可以在原来没有肩领的位置创造出少量肩领，另一方面可以增加原有肩领的高度。

（4）穿龈轮廓：最早穿龈轮廓（gingival contour）概念的提出是在种植修复领域，日本学者伊籐雄策在其所著《暂时性修复体》一书中将此概念引入固定修复领域，给出了穿龈轮廓

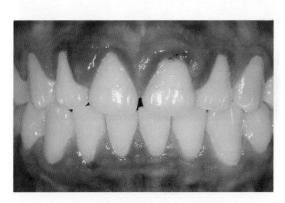

图 6-27 龈下边缘设计操作不当造成牙龈红肿出血（北京大学口腔医学院 刘峰供图）

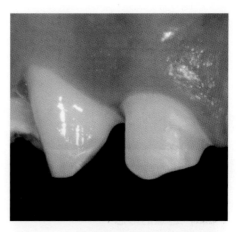

图 6-28 应用玻璃陶瓷材料修复的前牙预备体采用龈上边缘（北京大学口腔医学院 刘峰供图）

在固定天然牙修复中的定义：修复体自龈沟以上、至穿出牙龈部分的形态和凸度，并在书中指出了其与生物学宽度的关系。

牙龈形态是天然牙或者修复体临床冠部形态的重要组成部分，两者相互联系、相互影响。修复体的穿龈部分形态会影响到牙龈组织的形态，牙龈形态又反过来决定修复体最终临床冠部的形态。以此理念为基础，学者们提出了"穿龈轮廓塑形"这一局部牙龈形态处理的方法。当牙龈形态需要特殊处理时，应该将边缘的位置设计在龈下。

如果仅需要在龈沟深度以内进行局部牙龈形态、轮廓的改善，相较于牙周手术，通过临时冠的穿龈轮廓进行调整是一种非常精确又相对微创的治疗手段。牙体预备后调整临时修复体的穿龈部分凸度，将其戴入，对牙龈轻微压迫，牙龈形态就会随着临时修复体穿龈轮廓的调整而发生改变；最终按照新的牙龈形态进行最终修复体的制作，通常可以获得较满意的美学效果（图 6-29 ~ 图 6-32）。但同时需要注意的是，严格控制在规范操作范围内的对穿龈轮廓的调整是不会影响生物学宽度的；对于大面积、大范围牙龈形态的调整或者说牙龈曲线的重塑，牙周手术依然是必要且有效的首选治疗手段。

总体而言，龈下边缘虽然存在风险，但也有其自身的适用范围。只要在龈沟范围以内、没有破坏结合上皮，符合生物学宽度（biological width）的要求，对修复体的密合度控制得当，即便是位置比较深的龈下边缘，也可以获得非常健康的术后效果。

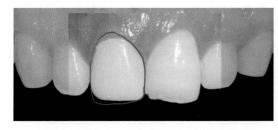

图 6-29 临时修复体最初的牙龈形态与目标牙龈形态的比较（北京大学口腔医学院 刘峰供图）

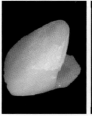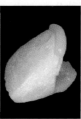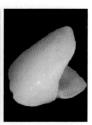

图 6-30 逐步调整临时修复体的穿龈轮廓（北京大学口腔医学院 刘峰供图）

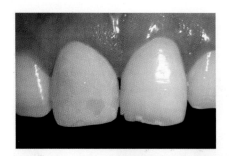

图 6-31　牙龈形态诱导调整完成
（北京大学口腔医学院　刘峰供图）

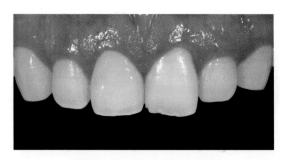

图 6-32　最终的修复体效果
（北京大学口腔医学院　刘峰供图）

（二）边缘的形态

决定边缘的位置之后下一步需要决定的就是边缘的形态。边缘的形态由牙体预备时所选择的工具直接决定，同时又决定了所选修复体的类型是否能够顺利实现。在牙体预备开始之前，分析、理解、掌握各种边缘形态的特点并做出正确合理的设计是非常重要的。

边缘的形态分为很多种，在不同的教材中分类方法也不尽相同。从牙体预备三大原则的角度考虑，边缘的形态应该可以满足下述几个要求：其一，可以在保证修复体抗力及颜色需求的基础上尽量为修复体提供足够的空间，同时又可以尽可能地保存牙体组织；其二，操作相对简便，较容易制备，提高患者诊疗过程中的舒适程度；其三，应该在模型上容易辨认，为技工制作提供方便。

比较经典的边缘形态分类方式是按照肩台的形式分为以下四类：①无肩台（刃状边缘）；②有角肩台：又根据颈缘与预备体轴壁交角的角度分为直角肩台、钝角肩台和锐角肩台；③无角肩台；④加斜面肩台。

有学者曾提出按照是否与未经预备的牙体组织存在明显的界限将边缘形态分为面状边缘和线状边缘两大类。这类边缘与未经预备的牙体组织并没有明显的界限，制作时不易识别，边缘密合性相对难以保证，但对空间要求相对较低，边缘处预备量较小，利于保存更厚的牙本质肩领。有学者认为面状边缘包括刃状边缘和羽状边缘两种形式，但也有学者认为羽状边缘可以分辨明确的边缘线，因此不属于面状边缘。线状边缘包括复杂线状边缘和简单线状边缘两类。其中复杂线状边缘代指存在两个线面交叉的边缘，包括带斜面肩台和带斜面的凹斜面两种形式；简单线状边缘包括：50°肩台、经典凹斜面、圆肩台短凹斜面、90°肩台以及改良凹斜面几种形式。

除了上述两种分类方式，文献报道的其他分类方式还有很多，大多取决于修复材料的种类、流行的趋势以及牙科教学时的学派。截至目前，并没有一个业内统一的分类方式，已提出的分类方式很好地关注了边缘形态和其相应性质的描述，但并未涉及如何预备出这类边缘。于是有学者提出，按照牙体预备时车针切入牙体组织的深度进行边缘形态的分类，在描述边缘形态特征的同时兼顾了预备时使用工具的指导。按照此种方法可以大体上分为半径边缘和直径边缘。

1. 半径边缘　半径边缘是指在牙体预备过程中车针进入牙体组织内一半，另一半保持在牙体组织外的边缘形式（图 6-33）。根据车针尖端的形态可以大致分为刃状、羽状、斜面、浅凹及 1/2 凹形等类型。

（1）刃状边缘（knife edge）：刃状边缘是采用尖端非常细、尖的车针进行预备，没有明显

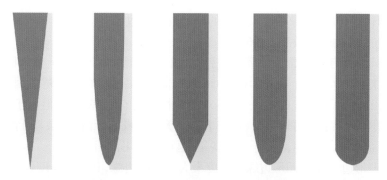

图 6-33　半径边缘示意图（北京大学口腔医学院　刘峰供图）

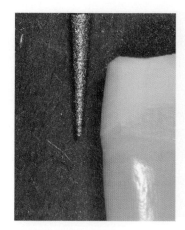

图 6-34　刃状边缘及其预备车针形态（北京大学口腔医学院　师晓蕊供图）

的边缘终止线（finishing line），预备面与剩余牙体组织形成连续过度的边缘形式（图 6-34）。

由于没有确定的边缘终止线，技师在进行修复体制作时难以确定准确的边缘位置；同时，由于牙体预备为修复体预留的空间可能非常有限，修复体边缘位置必须非常菲薄。故对于刃状边缘形态的设计，修复体必须相应采用延展性非常好的材料进行加工，最适宜的材料是贵金属材料。氧化锆材料延展性不足，并不适合应用于这种边缘形式。

（2）羽状边缘（pinnate edge）：羽状边缘较刃状边缘略厚，可以分辨明确边缘终止线，有利于技师制作修复体，同时可以为修复体提供一定的空间获得强度，是临床工作中常规应用的牙体预备量最低的边缘形式。常规的金属铸造冠、全锆冠可以采用这类边缘形式（图 6-35）。

（3）斜面（bevel）边缘：斜面边缘一般为 45°斜面，较羽状边缘又厚一点，并且可以相对更容易地确定边缘终止线，但是由于边缘厚度相对仍然较薄，因此美学效果一般，可用于美观要求不高区域的烤瓷修复体或者非陶瓷嵌体洞形粭面边缘的制备（图 6-36）。

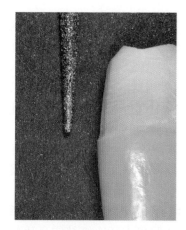

图 6-35　羽状边缘及其预备车针形态（北京大学口腔医学院　师晓蕊供图）

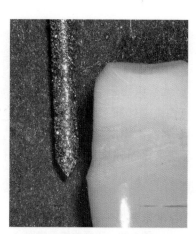

图 6-36　斜面边缘及其预备车针形态（北京大学口腔医学院　师晓蕊供图）

（4）浅凹边缘：浅凹边缘在边缘位置的厚度较斜面边缘有增加，美学效果较斜面边缘又有所提升，具有中度的美学效果（图6-37）。

浅凹边缘可应用于带有饰面的氧化锆瓷冠，通常用于美学要求不十分严格的后牙区域；对于下前牙修复体，由于基牙本身体积较小，为尽量减小牙体预备量、避免因备牙量过大对基牙造成不良影响，可选择浅凹边缘，虽然对美观性能会有一些影响，但由于通常下前牙颈部暴露不多，美学效果一般可以接受；对于上前牙美学区域的牙齿，如果基牙颜色非常正常，设计为微创贴面修复，为尽量减小牙体预备量，也可以采用浅凹边缘。

（5）1/2凹形边缘：1/2凹形边缘是厚度最大的半径边缘，其边缘厚度较大，易定位，具有较好的美学效果。1/2凹形边缘的设计最常用于颜色相对正常牙齿的常规瓷贴面修复（图6-38）。

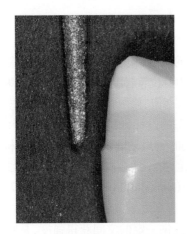

图6-37　浅凹边缘及其预备车针形态
（北京大学口腔医学院　师晓蕊供图）

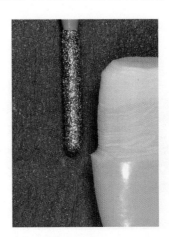

图6-38　1/2凹形边缘及其预备车针形态
（北京大学口腔医学院　师晓蕊供图）

所有半径边缘均可应用于龈上或齐龈位置；将半径边缘应用在龈下时，由于车针有一半悬在牙体组织之外，可能对牙龈组织带来损伤，因此只能应用在较浅的龈下位置，并且车针尖端直径越粗大，可以进入龈下的部分就越有限；如果在牙体预备中采取术前排龈或者术中排龈的方式，排龈后再进行精细预备或精修，则可以将半径边缘向龈下进一步延伸，但仍属于较浅的龈下边缘。

2. 直径边缘　直径边缘包括直径凹形、凹形平面、深凹平面、直角边缘等形式。这些边缘共同的特点是牙体预备中需要把车针完全埋入牙体组织内，利用车针的整个直径进行牙体预备，因此统称为直径边缘（图6-39）。

采用这类边缘时，只要车针在牙体组织的空间内部进行操作，深度未及结合上皮，就不会对牙龈组织带来损伤。因此，在制备采用较深的龈下边缘时，采用正确的方法制备直径边缘其实是比较安全的选择。

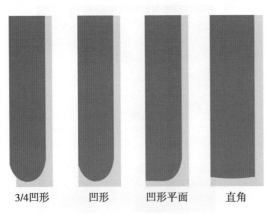

3/4凹形　　凹形　　凹形平面　　直角

图6-39　直径边缘示意图
（北京大学口腔医学院　刘峰供图）

（1）3/4 凹形边缘及直径凹形边缘：3/4 凹形边缘是一类比较特殊的边缘形式，是将车针直径的 3/4 切入牙体组织内部，其制备特点与半径边缘有接近的地方，而形成的边缘性能介于半径边缘与直径边缘之间（图 6-40）。

此处将 3/4 凹形边缘与其他几种凹形边缘一起进行比较说明。

3/4 凹形和直径凹形预备时车针的 3/4 进入牙体组织，1/4 悬在牙体组织以外；直径凹形是车针直径全部进入牙体组织内部（图 6-41）。与凹形边缘比较，这两种边缘都会形成"边缘菲边"（图 6-42），在传统修复形式中是不允许采用这两种边缘形式的。

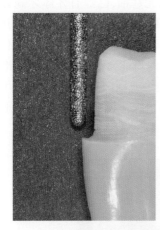

图 6-40 3/4 凹形边缘及其预备车针形态
（北京大学口腔医学院 师晓蕊供图）

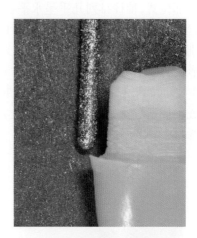

图 6-41 直径凹形边缘及其预备车针形态
（北京大学口腔医学院 师晓蕊供图）

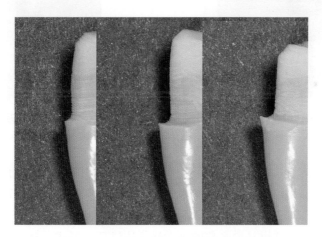

图 6-42 1/2 凹形边缘、3/4 凹形边缘和直径凹形边缘的
形态比较（北京大学口腔医学院 师晓蕊供图）

这种"不允许"的原因出自两方面，一方面有的学者提出"菲边"的存在意味着预备体颈部边缘无基釉的产生，当受力时会造成牙体组织的缺损，破坏边缘密合性；另一方面则是更多的学者提出"菲边"会影响修复体的加工精度：形成"菲边"在制取印模的环节并不会带来不良影响，甚至可以让印模看起来更清晰；采用高强度模型材料灌制模型时，"菲边"也不一定会带来问题，可以被完全准确地复制到模型上；但是，一旦模型需要在技工室进行分割、修

整、制作代型等复杂的加工步骤,薄弱的"菲边"就有可能遭受破坏,造成边缘形态的不完整,继而影响修复体的制作,降低修复体的密合度。因此,这种带有"菲边"的边缘形式,在采用需要形成代型的传统修复体加工流程时是不能采用的。

近年来,有的临床专家提出:对于不需要进行模型代型制作的加工形式,比如利用直接在口内制取数字印模或者扫描原始石膏模型形成数字印模的技术,形成数字代型,可以应用具有极浅菲边的边缘形式,并且更有利于边缘定位。同时也有学者质疑这种方法产生无基釉的稳定性。釉质由一定排列方向的釉柱组成,在牙尖部,釉柱排列呈垂直状,而在边缘所在的牙颈部位置,釉柱排列几乎呈水平状。对于牙尖部的无基釉,已经有牙体牙髓方面的研究显示,当经过完善充填后,充填体支持的无基釉与牙本质支持的正常釉质的抗力并不存在明显差别。如果未来研究可以获得颈部无基釉的相应数据,那么在不需要进行模型代型制作的加工形式的牙体预备中保留极少量的"边缘菲边"这一理论可能会获得更加充分的论据。

(2)平面凹形和平面深凹:在形成带有菲边的凹形边缘或深凹边缘以后,再采用边缘修整车针或釉质凿等器械将边缘菲边完全去除,形成光滑的边缘平面,就成为平面凹形或平面深凹边缘(图6-43,图6-44)。

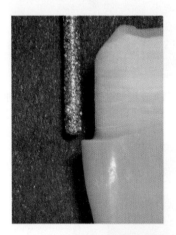 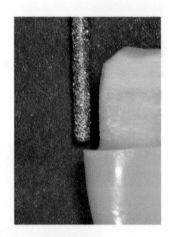

图6-43　平面凹形边缘及其预备车针形态　　　　图6-44　平面深凹边缘及其预备车针形态
（北京大学口腔医学院　师晓蕊供图）　　　　（北京大学口腔医学院　师晓蕊供图）

这类边缘的优势在于边缘厚度非常大,非常有利于修复体的强度和美观性能;同时,这类边缘不会对印模制取、模型灌制带来不利影响,并且在模型的边缘位置具有足够强度,不会在操作中破坏边缘形态,有利于修复体的制作。因此,采用常规加工方式制作修复体时均应制备这一类边缘形式,这也是最经典的美学修复边缘预备形式。这两类边缘相比较,平面深凹边缘的厚度更大,更有利于修复体的美学效果,传统烤瓷修复和早期全瓷修复因为内冠不透光或者透光性不佳,需要采用平面深凹边缘;现代全瓷修复材料透光性通常非常好,因此对于边缘厚度要求不像传统材料那样苛刻,平面凹形边缘就完全可以满足目前的全瓷材料的需求,成为目前全瓷修复的常规预备形式。

(3)直角边缘:直角边缘,即所谓的有角肩台(shoulder),为修复体边缘提供的空间最大,足够的厚度可以获得足够的强度和美学效果,并且可以获得最大的有效固位高度,具有一定的优势(图6-45)。

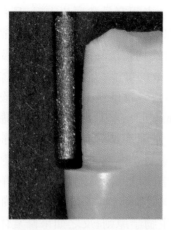

图 6-45 直角边缘形态及其预备车针形态（北京大学口腔医学院 师晓蕊供图）

但是直角边缘会造成预备体的应力集中,在受力状态下相对于其他边缘形式易引起基牙折断,因此常规不推荐采用这种边缘。另外,直角边缘的预备形式对于一些加工形式也不适宜,比如金沉积内冠、很多 CAD/CAM 加工的全瓷内冠,都无法加工出直角边缘,基牙预备成直角形式的边缘反而会造成内冠内部的不贴合,降低固位效果。因此,在目前的美学修复理念中,已经不推荐采用这种边缘形式。

不过,即使是采用顶端为直角形的车针进行预备,也只有在车针非常新、非常锐利的时候才能预备出绝对的直角边缘;而一旦车针经过使用,顶端直角位置的金刚砂粒会很快被磨耗,此时预备出的边缘就成为介于深凹边缘与直角边缘之间的形式。使用釉质凿等边缘修整工具可以获得完善的直角边缘。

第二节 牙体预备的方法

理解牙体预备的方法有很多角度,大多数参考资料是按照不同种类修复体的不同预备方式及不同预备量进行个论阐述。这里将从不同牙体预备理念的角度出发,说明牙体预备理念的发展过程及不同理念下的预备方法的核心思想。

一、以定位沟为指导的牙体预备（传统预备方法）

传统预备方法是每名口腔修复医师在开始学习牙体预备时最先接触也是最为熟悉的预备方法。其核心理念就是定位沟(guiding groove)的指导。定位沟是指牙体预备前先采用车针在牙体组织表面做出的固定深度的指示标记。其方向通常分为两类,一类是采用特殊定位车针制备的横向定位沟。各个车针生产厂家都会推出一些制备横向定位沟的特殊形态车针,对于这些车针具体还会在后面章节详细介绍。采用这种车针进行预备,会在牙齿表面形成固定深度的横向沟纹,其深度就是车针本身工作刃突出于轴柄的厚度。另外一类是采用常规已知深度的柱形车针制备的纵向定位沟。首先垂直切入牙体组织,切入车针的半径或者直径,通过计算就可以知道车针切入牙体的深度,这一深度即为形成的定位沟的深度。

传统预备方法的基本流程是:观察基牙外形,首先在𬌗面或切端按照需要的牙体预备量制作深度定位沟,之后再将定位沟间的牙体组织磨除,即可形成厚度基本可控、一致的修复间隙;之后在轴面(即唇颊面及舌腭面)也进行同样的操作。需要注意的是对于上前牙唇面,需要按照切 1/3、中 1/3 及颈 1/3 的不同区域分别形成定位沟。这样在均匀磨除牙体组织后就可以形成顺应原有唇面曲度的预备体轴面。对于后牙区域的颊面定位沟,也需要按照切 1/2 及颈 1/2 制作,这同样是为了保证预备体轴面与原有颊面曲度的一致性。完成上述两个牙面的预备后再开始邻面打开、功能尖与非功能尖斜面的制备、辅助固位形的制备及精细修整等操作步骤。

以定位沟为指导的传统预备方法可操作性较强,对于初学者很容易掌握并实现,具有较好的易用性。这也是大多数口腔院校都选择在入门教育时以其为基础的原因。同时按照这一方法预备,由于定位沟确定了固定的预备量,按此将牙体组织均匀磨除后可以确保修复体获得足够的设计空间,大大减小了因为空间设计不足造成失败的可能。但同时传统牙体预备方法也有其自身的局限性,其局限性也恰恰体现在定位沟指导预备量上。定位沟的设计是基于纯数字量化标准,如烤瓷修复体唇面需要预留 1.2mm 空间。这一机制并没有考虑原有基牙状况与未来修复体状况的相互关系,其形成的"适宜"空间都是对应于牙体预备前的牙体形态。对于一些不存在空间设计、只是恢复原牙体形态或者美学要求不高的修复病例,传统牙体预备方法可以达到需求。但对于高要求、大范围、空间设计情况复杂的病例,单纯应用传统牙体预备方法是不能获得优秀效果的。如果基牙本身就含有大量可利用外部空间,传统预备方法就会造成不必要的牙体组织磨除,破坏了生物学原则;反之如果修复体的最终方案需要给予基牙额外空间要求来满足,传统预备方法反而可能会造成预备量不足,从而影响最终修复效果的实现。

故在积累了一定临床操作经验后,越来越多的医师在牙体预备的过程中开始放弃传统预备模式而转向应用以目标形态为核心的牙体预备。

二、以目标形态为核心的牙体预备

正如前文所述,临床中大量的修复病例,术后的目标形态效果都会与术前有所差别,或大或小。这就要求医师在牙体预备前的空间设计过程中充分考虑术后效果的需求,完成良好的设计。

整个目标形态效果的设计过程可以分为六个步骤:

1. 掌握现状　通过对患者一般情况检查、口内检查、放射检查、制取研究模型、面弓转移等检查手段,客观、全面地了解患者的实际情况。

2. 归纳缺陷　对患者的美学和功能状况进行评价,分析所存在的缺陷,向患者指明全部缺陷。对于一些与治疗有关、患者以往并未客观认识的缺陷问题,需要着重向患者告知。

3. 了解需求　了解患者的需求,哪些缺陷患者最不能接受、最需要改善;哪些缺陷患者可以接受、不要求一定改变;哪些缺陷患者完全没有感觉可以忽略;还有哪些缺陷被患者认为是自己的个性特征希望保留。

4. 评估能力　正确评估医师掌握的治疗手段的能力,超出治疗手段能力的,则非该种治疗手段的适应证,应考虑其他治疗手段;正确评估医师以及医疗团队自身的能力,有些情况某种治疗手段可以达到治疗效果,但难度很大,如果医师不具备这个能力,就应该沟通放弃这种治疗手段达到的效果患者是否可以接受,否则可能会带来治疗的失败或者纠纷。

5. 制订目标　结合患者对缺陷的认识、患者的实际需求、医师以及所在团队的整体能力,如果可以确定一个医师、患者共同认可的治疗目标,就可以继续考虑如何实施;如果不能达成共识,患者存在不切实际的或者超出治疗团队能力的需求,则应果断停止治疗,避免治疗后的问题。确定下来的治疗目标将是之后所有治疗手段围绕的方向。

6. 确定手段 围绕治疗目标,详细确定将要采取的治疗手段、先后次序、时间安排,为患者提供清晰、明了的治疗流程图。需要医疗团队多位医师共同参与的复杂病例,需要组织会诊,确定各专业治疗的顺序和交接流程时间安排。

在谈到空间设计艺术时已经阐述过,现今最有效的空间设计手段就是通过数字化诊断设计、诊断蜡型、树脂罩面甚至微笑体验等一系列过程。以目标形态为核心的牙体预备方法也是基于此。牙体预备开始之前制取研究模型,进行诊断蜡型的设计,形成稳定性良好的硅橡胶导板,在口内完成初步分离预备后,将导板准确、稳定地复位,通过临时冠材料进行树脂罩面的制作。

树脂罩面一方面可以让患者直观地看到修复目标,直接体会修复能够给自己带来的美学改变,另一方面也可以为医师提供具有临床意义的参考。很多医师制作的树脂罩面仅仅是提供给患者临时性的观看,当患者对修复目标满意后,就会取下树脂罩面,然后进行牙体预备,这样的操作顺序并没有充分发挥树脂罩面的作用。在以目标形体为核心的牙体预备方法中,合理的操作应该是将树脂罩面留在患者口内,并在制作时尽量选择与基牙颜色差别最大的材料。这样在牙体预备的过程中就很容易观察到哪些部位是需要牙体额外预备的,哪些部位是具有足够外在空间的。此时实际上是可以将一个不标准的牙体预备转化为标准化的牙体预备过程,而这种过程将大大降低预备的难度,可以达到在满足修复空间需求的基础上尽量减少牙体预备量的目的。

由于这类方法最早起源应用于美学区域,因此最早被称为美学牙体预备方法。虽被冠以"美学"之名,并不代表着这种方法只能被应用在前牙美学区域。后牙区域也有可能具有较高的美学要求,此时也可以应用这种方法。再将这一理念的范围外延,对于需要良好功能设计的病例,同样可以通过 Wax-up 实现所需的功能设计,再利用这一设计制作的导板指导牙体预备。故美学预备方法的核心并非美学,而是使用诊断蜡型及导板的理念,以目标形态为指导的牙体预备。再将范围扩大一些来看,其实种植手术前的种植导板使用的也是类似理念。

三、微创牙体预备方法

微创(minimalinvasive)其实在牙科领域并非一个新概念。20 世纪 70 年代就有学者提出微创牙科(minimal invasive dentistry)的理念,主要涉及早期龋病防治、非创伤性充填技术(atraumatic restorative treatment,ART)及预防性树脂充填(preventive resin restoration,PRR)等,主要应用于牙体牙髓及口腔预防领域。随着固定修复技术材料的发展和保存牙体组织理念的日渐深入人心,微创理念逐渐渗透到牙体预备领域,特别是前牙美学修复领域。越来越多的医师开始更倾向于兼顾生物学原则和美学原则的微创牙体预备方法,众多革新的修复理念应运而生,2009 年有学者提出微创美学牙科理念(minimal invasive cosmetic dentistry,MICD),近年来国内也有学者提出舒适美学牙科理念(comfortable cosmetic dentistry,CCD)。

微创牙体预备方法顾名思义,就是要通过最微小的牙体预备实现目标的修复效果,最微小的预备是指对牙体硬组织及牙周组织损伤最微小的预备。

采用微创牙体预备方法的核心并不在于预备过程,更重要的在于如何实现微创的理念。微创理念和舒适理念的核心包括:

1. 早期发现患者的功能及美学缺陷,尽早干预以减小可能的治疗创伤。不难理解,越是早期发现,可能存在的缺陷程度越轻,所需要的治疗步骤越少、治疗周期越短,必需的创伤也越小。

2. 确保前期的空间设计、美学设计及功能设计符合患者主观需求和期望。

3. 在实现各类需求的基础上最大限度保存牙体组织,减小牙周组织创伤;"仅仅少量的牙体组织的损失也应该被看成是一种严重的损伤,牙科治疗的首要目的应该是尽量保存健康、天然的牙体组织及牙周组织"。

4. 根据循证医学的研究选择适用于微创理念的修复器械和相应材料。

5. 建议定期复诊,及时复查,出现问题早期发现早期处理。

微创理念和舒适理念具有很大的同源性,但又有微小的区别。微创理念均衡的考虑生物学、生物力学和美学三大原则;舒适理念在此基础上更多的考虑患者在治疗中的感受,可以认为更倾向于生物学原则。如图6-46所示,不同颜色的曲线代表不同的治疗形式,横轴代表治疗需要辅助的代价(可能是牙体组织牙周组织,也可能是患者的时间、金钱),纵轴代表可以获得的美学、功能等方面的综合修复效果。治疗代价和可获得综合修复效果之间的关系应该并非线性的,也就是说无论哪一种治疗形式,都会存在需要付出代价上的一个点,在这一点之后即便再增加付出,相应的综合修复效果增加也并不会太明显。

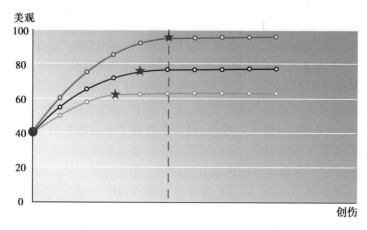

图6-46 不同治疗形式投入产出比示意图
(北京大学口腔医学院 刘峰供图)

微创理念的核心就是要找到既可以达到最佳综合修复效果,相应的治疗代价又是最少的治疗方案。舒适理念在此基础上更多考虑患者的主观期望,对于舒适牙科理念而言,并不一定要达到总体可能达到的最佳美学修复效果,而是根据患者的主观愿望和对治疗的接受程度决定采取哪一种治疗手段,其实很多患者可能会放弃一部分美学效果,以此换来治疗过程中比较高的舒适感受。

四、无 预 备

微创预备方法的极限就是无预备(non-preparation)。随着新概念、新技术、新材料的引入,越来越多的医师开始关注无预备、应用无预备,尤其是在贴面修复方式中,无预备瓷贴面可以说是近年来最热门的固定修复技术之一。

无预备修复,顾名思义,就是在修复过程中不需要去除牙体组织的修复方法。进行无预备修复,可以直接制取精细印模,制作修复体;加工完成后的修复体通过粘接的方式与原有牙体组织表面结合,经过精修抛光即可完成修复。其实,无预备也可以被理解为满足一些特殊条件下的极端的微创预备。

无预备的修复方式最常用于美学修复中,其实并不神秘,也不存在技术壁垒,所使用的也并非什么特殊的新材料新工具。掌握无预备修复技术最重要的核心是控制好适用范围。具体来说无预备修复需要满足以下两个条件:第一个条件就是:原有基牙状况与修复后需要达到的目标状况相比,存在足够的外部修复空间。以前牙修复为例(图6-47),原有上前牙舌倾,设计修复体的位置均位于原基牙位置的唇侧,这样可利用的外部修复空间就十分充足。如果原有基牙位置与设计修复体的位置相比更加唇倾,也就是说需要将基牙做内收处理,那么此时显然就不适合使用无预备的修复方式了。

需要满足的第二个条件是:医师检查发现的美学缺陷与患者主观要求的美学需求相平衡。最典型的情况就是患者存在基牙颜色异常。无预备修复体可能厚度较小,相应的遮色能力较差,对于中重度四环素牙或严重的死髓变色牙,患者最主观的需求往往是改变颜色,此时通过无预备修复,可以在一定程度上实现颜色的改变,如果患者对颜色要求更高,可能就需要应用其他有较大量牙体预备的修复方式。

这一条件还特别体现在主观美学需求层次不同的患者上。如图6-48所示,双侧上中切牙之间存在间隙,主观要求改善。

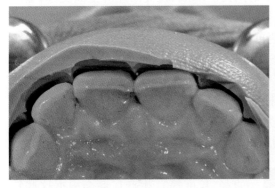

图6-47　原有上前牙舌倾可利用的外部修复空间充足(北京大学口腔医学院　刘峰供图)

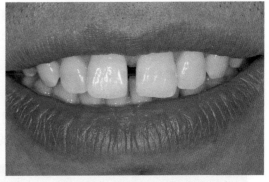

图6-48　上中切牙间隙
(北京大学口腔医学院　刘峰供图)

可能存在两种治疗方案:其一,牙体预备,制作双侧侧切牙及中切牙修复体,重新分配间隙,改善原有牙齿形态及宽度比例;其二,采用无预备修复方式,仅仅制作双侧上中切牙部分修复体,关闭间隙,但中切牙与侧切牙宽度相差较多。主观美学需求层次不是太高,或者与美观相比更关注于牙体组织磨除量的患者更容易采取无预备修复的方案。如果患者有很高层次的主观美学需求,那么无预备方式可能就不能满足,有可能需要增大牙体预备或扩大修复区域,或者通过正畸等手段创造出适宜的空间。

第三节　牙体预备的工具

一、车　　针

自诞生之日起,口腔修复技术的发展就与口腔材料和口腔设备的发展息息相关。可以说,迅速变革发展的材料设备科学成就了日新月异的口腔修复技术。但有这样一个口腔修复技术的材料设备,近百年来其方式都没有出现颠覆性的革新,那就是牙体预备技术。尽管近年来也出现了诸如激光、釉质微打磨等新技术,传统手机加车针的组合依然是口腔临床医师进行牙体预备时的主流选择。

（一）车针的发展史

最早应用在口腔治疗上的车针由不锈钢加碳化钨制造,多应用在少量牙体组织的去除(如去腐、开髓等)。这类车针抗磨损性能差,消毒后切割效率下降比较明显,同时磨削时产热较高。口腔修复领域牙体预备时多使用金刚砂车针,由于其较好的抗磨损性能和避免过度产热的特性,牙体牙髓治疗领域也越来越多地开始使用。

金刚砂最早被应用在牙科领域可以追溯到 1890 年,医师们开始使用金刚砂盘和磨石来切割釉质。牙科历史上第一根金刚砂车针诞生于 1897 年,由德国柏林大学的 Willman 和 Schroeder 制作。1932 年,德国的工业家 W. H. Drendel 发明了使金刚砂颗粒结合到不锈钢模具的方法,揭开了现代金刚砂车针制造的序幕。自此,以德国为中心,金刚砂车针在欧洲得到了较广泛的应用。1939 年,12 种型号的金刚砂车针传入美国,但由于其工作端尺寸过大,销售价格较高,在此后的七年间推广受到了不小的阻碍。二战后,美国经济全面复苏,金刚砂车针工作端型号上也有了多样改进,越来越多的口腔医师接受并开始使用金刚砂车针进行牙体预备。1957 年,气动高速涡轮手机(转速可以达到 30 万 rpm)的成功研发更是将金刚砂车针的广泛应用推到了前所未有的高度并一直沿用至今。

（二）车针的结构和 ISO 标准

牙体预备常用的车针均由金属基体的车针柄和工作端两部分组成。车针柄由钢制成,表面覆盖惰性金属,防止使用过程中的氧化;不同类型车针工作端结构存在差别:金刚砂车针的工作端为镶嵌金刚砂颗粒的磨削层,钨钢车针的工作端为带刃状切削面的碳化钨(图 6-49)。

每类车针都有其特定的设计(形状、直径、长度等),生产厂商会根据这些特定设计为车针命名,给出车针的货品号方便医师选择。同时为了方便沟通交流,不同厂商的车针还会有另一个国际通用的名称,也就是车针的 ISO 号。ISO 号就像车针的 ID,读懂 ISO 号也就读懂了车针的特点。

以 ISO 号为 806 314 131534 014 的车针为例说明。

第一部分(806)代表车针工作端的

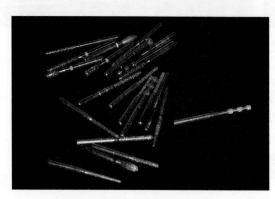

图 6-49　各种型号类型的车针
（北京大学口腔医学院　刘峰供图）

制造材料：806 代表金刚砂车针，500 代表钨钢车针。

第二部分（314）代表车针柄的长度：包括标准柄、加长柄、短柄、细长颈，分别适用于牙体预备的不同情况，如前牙可使用加长柄车针，后牙开口度小时可使用短柄车针等。314 代表的是标准柄车针。

第三部分（131/534）：前三位数字代表车针工作端的形态；后三位数字对于金刚砂车针而言，代表的是金刚砂颗粒的粗细程度，如粗颗粒、标准颗粒等，对于钨钢车针而言则代表的是切割刃的形状，如螺旋状、横向、纵向等。

第四部分（014）代表车针的最大直径：014 说明该车针直径最大处为 1.4mm。

综上示例，任意一个生产厂商生产的 ISO 号为 806 314 131534 014 的车针，都是一根最大直径 1.4mm，工作尖端为 135°斜面的柱形粗颗粒金刚砂车针。

作为医师，并不需要像背电话号码一样牢记每一根车针的 ISO 号，在四组数据中，第三部分和第四部分是医师在牙体预备前选择车针时需要特别关注的。车针工作端的形态直接决定了未来预备体的边缘形态，其粒度直接决定了未来预备体的表面抛光程度，而 ISO 号中第四部分所代表的最大直径则与使用时车针没入牙体组织的深浅程度一起，在以定位沟为指导的牙体预备过程中控制了未来需要去除牙体组织的量。

（三）金刚砂车针的选择

当医师进行牙体预备时，选择适合的车针，会达到事半功倍的效果。金刚砂车针由于其硬度远大于被磨削的牙体组织硬度，切割作用强，是牙体预备所使用的主流车针，在选择时需要结合考虑以下因素：

1. 金刚砂颗粒的形态及分布　现今市面上可供选择的金刚砂颗粒主要有天然金刚砂颗粒和人工合成金刚砂颗粒。天然金刚砂每个颗粒的尺寸和形状都不同，在生产过程中根据粗糙程度进行一定范围内的筛选；人工合成的金刚砂颗粒可以严格控制其尺寸和形状，做到均一。但正是由于天然金刚砂颗粒尺寸和形状的不均一性，颗粒更容易熔附在金属基质中，使用过程中更不容易脱落，加工而成的车针具有更好的切割效率和更长的使用寿命。大多数生产厂商的都选择天然金刚砂颗粒作为加工的原材料。

金刚砂颗粒在车针表面的分布是衡量车针质量的重要标准之一。在选择车针时需要注意金刚砂颗粒覆盖车针表面积的百分比。如果金刚砂颗粒覆盖车针表面积过少，表面基质暴露过多，切割时会降低车针的切割效率；反之如果金刚砂颗粒覆盖车针表面积过多，颗粒与基质结合不稳定，使用过程中容易脱落，大大缩短了车针的使用寿命。比较适合的车针金刚砂颗粒应占到表面积的 50% ~60%。

2. 金刚砂车针的加工工艺　金刚砂车针的加工过程，是将有一定锐角的金刚砂颗粒按照一定方向、间距，以不锈钢车针中轴为圆心进行黏附或电镀，制成有一定切割硬组织能力车针的过程。其加工方式可以分为电镀法、钎焊法两类。

电镀法具有加工效率高、磨削比高、保形性好及加工精度高的特点，但是镀层金属（通常是氨基磺酸镍）与金属基体和金刚石颗粒并不存在牢固的化学键结合力，颗粒易脱落或成片剥脱。钎焊法是在金刚砂颗粒表面镀覆具有高度亲和性的金属层，使其与金刚砂颗粒发生化学结合。与电镀法相比，钎焊法金刚砂车针的耐磨性能高，制造时金刚砂用量也少，同时有效切削体积要大，使用寿命较长。两者相比，钎焊法加工的金刚砂车针性能更佳，电镀法加工的车针通常价格略低。

3. 金刚砂车针表面粗糙程度　生产厂家通常使用不同颜色来表示金刚砂车针的不同粒度,以固美车针为例,超粗粒度金刚砂车针(181μm)柄上标有黑色色环;粗粒度金刚砂车针(151μm)柄上标有绿色色环;标准金刚砂车针(107μm)柄上没有色环(有些品牌则标有蓝色色环);细粒度金刚砂车针(46μm)柄上标有红色色环;超细粒度金刚砂车针(25μm)柄上标有黄色色环;极细粒度金刚砂车针(8μm)柄上标有白色色环。

很多医师认为金刚砂车针越粗糙,切割效率越高,越节省时间,也有一些医师喜欢选用粒度大的金刚砂车针,甚至是超粗颗粒(181μm)的。但一些学者研究认为在短时间内的切割,不同粗糙程度的金刚砂车针切割效率差别不大,只有在长时间切割时可能高粗糙程度的金刚砂车针切割率下降略慢。不管是哪种理论,可以明确的是:金刚砂车针的粗糙程度越高,后期完成时越需要完善的抛光;但粗颗粒金刚砂车针耐用程度较低,多次磨削后金刚砂颗粒容易发生脱落,这样在磨削牙体组织时所需要的工作时间和产热反而相应增加,容易造成釉质的微裂纹和牙髓的损伤。对于粗颗粒金刚砂车针,操作时大约可以容许施加100g的力量,细颗粒金刚砂车针仅能承受30g的力量。

综上所述,在根据表面粗糙程度选择金刚砂车针时,比较合理的选择是分工合作,采用粗颗粒金刚砂车针及相对较大的压力进行大量牙体组织的去除,采用细颗粒金刚砂车针及相对较小的压力进行预备体的精修。

(四) 钨钢车针的选择

跟金刚砂车针类似,钨钢车针也是由工作端和车针柄两部分组成。工作端由90%的碳化钨和10%的钴通过熔接形成各种形状的切割刃(螺旋、横向、纵向等等)。工作端通过水压、热处理等方式连接到不锈钢的车针柄上。通常,钨钢车针主要用于切割或精修,具体可以用于窝洞制备、拆冠、修复体的精修和抛光等。

对于固定修复牙体精修及抛光而言,通常需要选择的是与预备体边缘形态相适应的钨钢车针,在金刚砂车针预备结束后进行。

(五) 特殊设计的车针

除外常规设计的车针外,很多生产厂商还纷纷推出了各种特殊设计的车针。古语有云:"工欲善其事,必先利其器。"正确使用这些车针,的确可以起到缩短牙体预备时间,避免不必要的牙体组织及牙周组织损伤的作用。下面介绍几种具有一定代表性的特殊设计车针:

1. 双颗粒车针　该车针工作端由尖端2mm细颗粒(红标)及8mm粗颗粒(绿标)组成,尖端形态圆形,整体形态锥形,最大直径1.6mm(图6-50)。该车针粗颗粒部分可用于大量牙体组织去除,尖端细颗粒部分用于肩台及边缘的预备,使该区域预备表面光滑,减少抛光难度。

2. 半径止点车针　该车针为细颗粒,锥形,尖端圆形伴有无砂柱状凸起,最大直径2.3mm。顶端的无砂突起自然形成一个止点,使车针可以切入牙体组织内部一半直径,而不会进入更多,因此可以很好地控制边缘的形态。这种车针适合应用在预备龈上边缘或齐龈边缘时,如果进入龈下则可能损伤牙龈组织(图6-51)。

3. 尖端光滑的车针　该车针为锥形标准颗粒,尖端圆形伴有无砂区域,最大直径1.6mm。使用这类车针可以保证在预备体轴面预备时不破坏已经预备好的肩台区域(图6-52)。

4. 肩台车针　该车针车针柄光滑无砂,只在尖端平面有标准颗粒的金刚砂平面,直径1.0mm或1.2mm。使用该车针可以去除预备体边缘区域的菲边,并保护不破坏已经预备好的轴面(图6-53)。

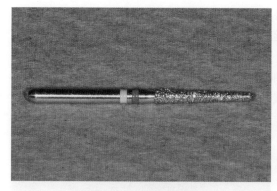

图 6-50 双颗粒车针
（北京大学口腔医学院 李祎供图）

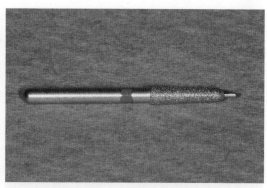

图 6-51 半径止点车针
（北京大学口腔医学院 李祎供图）

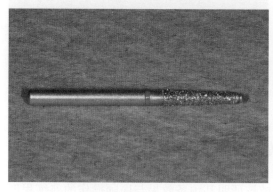

图 6-52 尖端光滑的车针
（北京大学口腔医学院 李祎供图）

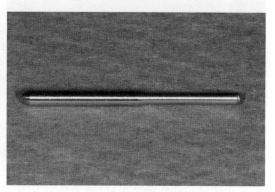

图 6-53 肩台车针
（北京大学口腔医学院 李祎供图）

5. 定位沟车针 该类车针由光滑的车针柄加上不同直径的金刚砂环组成，按照金刚砂环的数量可以分为单环或多环定位沟车针（图 6-54，图 6-55），按照不同车针的直径可以分为不同深度定位沟车针，如 0.3mm、0.5mm 等。通常建议选择单环的定位沟车针，在使用时更方便控制预备定位沟时的角度，更容易顺应基牙原有的轴面形态。如果选择多环的车针，使用时需要注意控制车针方向。

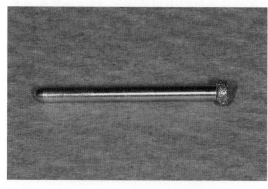

图 6-54 单环定位沟车针
（北京大学口腔医学院 李祎供图）

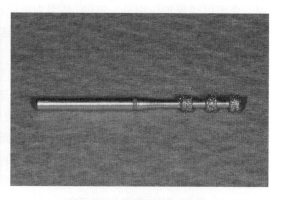

图 6-55 多环定位沟车针
（北京大学口腔医学院 李祎供图）

6. 边缘圆钝车针　该车针工作端为尖端反弧形的陀螺型,细颗粒,最大直径 2.6mm。使用边缘圆钝车针可以圆钝辅助固位形的预备边缘,如钉洞。这尤其在制作 CAD/CAM 全瓷冠时特别重要(图 6-56)。

7. 切端修整车针　该车针为葫芦形的极细颗粒车针,最大直径处 2.6mm。这一车针主要用于制作 CAD/CAM 全瓷冠时切端与殆轴线角的圆钝(图 6-57)。

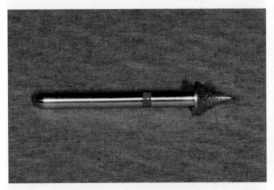

图 6-56　边缘圆钝车针
(北京大学口腔医学院　李祎供图)

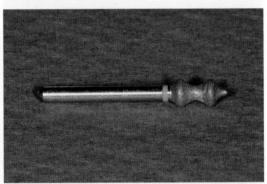

图 6-57　切端修整车针
(北京大学口腔医学院　李祎供图)

二、非旋转预备器械

车针属于旋转预备器械,这类旋转预备器械被证明其预备效果与医师操作的熟练程度和对器械的控制能力息息相关。在使用时由于操作不熟练最容易产生两类问题:其一是对牙周组织的损伤。很多医师由于不能稳定控制车针,对龈沟及龈沟周围的牙龈组织造成损伤,继而造成出血,不但需要花费大量临床时间止血,而且间接影响了印模的准确性,并且容易造成牙龈肿胀或退缩,影响修复效果。其二就是非常容易造成邻牙的损伤。回顾以往文献对邻牙损伤做的调查,无论是初学者还是相对操作熟练的口腔科医师,邻牙损伤似乎是很难避免的一个现象。

为了保护邻牙,医师们提出在牙体预备的过程中放置成形片,从而起到一定的保护作用。之所以说保护作用是一定的,是因为成形片在预备的过程中很难固定,同时还影响操作视野,易用性较差。于是,非旋转预备器械在这两点的基础上应运而生。

(一) 手动器械:釉质凿

釉质凿在牙科治疗中可谓历史悠久,其出现甚至早于车针,是一系列可以沿垂直釉柱表面方向进行釉质修整的器械统称。釉质凿像牙周专业常用的刮治器一样也有不同型号,用以修整不同位置的釉质表面。勺形釉质凿(型号 10 号、20 号、60 号)分为不同大小,多用于去除腐质;型号 41、42 及 81、83、84、85、86 表面较平,用以修整预备洞形;型号 77、78、79、80 则多用于预备洞形的边缘斜面和修整预备体的边缘线。

釉质凿按照工作端的形态,可以分为双面凿及单面凿;单面凿工作端仅以一面为工作面,一面为斜面;双面凿工作端双侧均为工作面。按照工作柄角度可以分为直柄和弯柄两类,通常用于边缘修整的釉质凿都是弯柄以方便操作。

（二）声波预备器械

声波（sonic）属于机械波的一种，是指人耳能感受到的一种纵波，其频率范围为 16Hz ~ 20kHz，是物体机械振动状态（或能量）的一种传播形式。声波预备器械以声波为工作媒介，形成非旋转式的运动，切割牙体组织。该类器械以 KaVo 公司的 SONICflexAirscaler 配套 Prepcontrol system 工作尖为代表（图 6-58，图 6-59）。

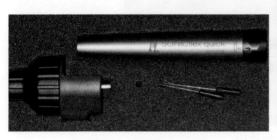

图 6-58 声波预备工作柄
（北京大学口腔医学院 师晓蕊供图）

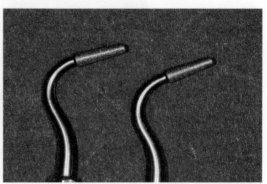

图 6-59 声波预备的边缘修整工作尖
（北京大学口腔医学院 师晓蕊供图）

工作时，器械通过与高速涡轮连接的复式连接器气压驱动，当术者踩控踏板后，压缩空气由复式连接器内中空圆筒内管的 10 个侧方洞孔进入，使内筒旋转，形成振荡，产生声波振动。

声波器械产生的振荡频率在 6000Hz 左右，大大低于超声波器械，故从切削能力的角度而言，声波器械的磨削效率低于超声波器械。但声波器械产生的振动是三维方向上的，也就是说无论工作尖与预备体成何种角度，切割刃均会发挥作用。声波器械使用其专用的工作手柄，可以通过调节手柄确定三档振幅范围，配合其相应工作尖用于：大功率下可以进行边缘形态的修整和重置，小功率则更利于预备表面的精修抛光。由于声波器械的工作方式为非旋转式震荡，在工作过程中可以大幅减小对软组织的损伤。同时研究显示，使用声波器械重置后的边缘线，修复后的微渗漏要大大小于旋转器械（图 6-60）。

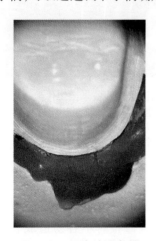

图 6-60 经声波预备器械修整的预备体边缘及表面形态（显微镜下 2.5 倍）（北京大学口腔医学院 师晓蕊供图）

（三）超声波预备器械

超声波（ultrasonic）是一种特殊频率的声波，故其本质与声波一致，也是物体机械振动状态（或能量）的一种传播形式。具体而言超声波是指振动频率大于 20kHz 的，人在自然环境下无法听到和感受到的声波。超声波预备器械就是以超声波为媒介进行牙体组织非旋转性切割的器械。市场上此类器械比较主流的产品为 Satelec 的附有金刚砂的超声预备工作尖配套使用 Satelec 的超声工作柄（图 6-61）。

超声波预备器械是由交流电使工作柄的石英晶体产生连续体积收缩，从而在一定区域内产生双向和线性运动，从而带动工作端运动。由于所产生的振动频率高，超声波预备器械的

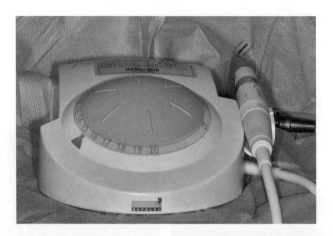

图 6-61　超声波预备工作柄(北京大学口腔医学院　师晓蕊供图)

切割效率明显高于声波预备器械;但需要明确的是由于振动并非三维方向上的,故只有在工作尖方向与超声波方向一致时才有切割效能最大,当工作尖的方向与超声波的振荡方向垂直时,切割效能会大幅度减小甚至不能形成切割作用。

以 Satelec 品牌的金刚砂超声预备工作尖为例,按工作尖形态分为金刚砂颗粒覆盖整个工作端的直径工作尖以及金刚砂颗粒仅覆盖半个工作端的半径工作尖(图 6-62、图 6-63)。

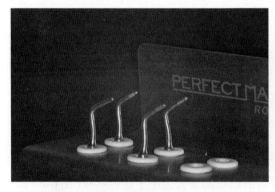

图 6-62　超声波边缘预备直径工作尖
(北京大学口腔医学院　师晓蕊供图)

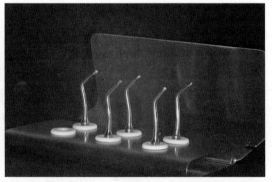

图 6-63　超声波边缘预备半径工作尖
(北京大学口腔医学院　师晓蕊供图)

直径工作尖包含一组三个不同粒度的圆柱形工作尖以及一个锥形工作尖,三个圆柱形工作尖的粒度分别为:PM1($75\mu m$)、PM2($46\mu m$)以及 PM3($10\mu m$)。使用时先放在洁治功率(蓝色)使用 PM1 工作尖进行边缘预备,再换成 PM2 工作尖边缘修整,之后使用 PM2 工作尖在根管治疗功率(黄色)精修,最终在根管治疗功率(黄色)使用 PM3 抛光。超声工作尖预备时同样也是振荡式的非旋转运动,应用在龈下边缘重置修整时不容易造成软组织损伤。

为了进一步降低邻牙损伤及软组织损伤的风险,厂家还设计了相应的半径工作尖。半径工作尖主要工作时只有与预备体接触的一面有切割作用,其工作尖形态的浅凹形态特别适合贴面牙体预备的边缘线修整(图 6-64)。

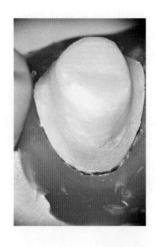

图 6-64　经超声波预备器械修整的预备体边缘及表面形态（显微镜下 2.5 倍）（北京大学口腔医学院　师晓蕊供图）

第四节　预备效果评估

经过完善周全的修复体空间设计,选择恰当的牙体预备方法,应用精确的工具实现牙体预备的过程后,最后需要确保牙体预备质量的一个非常重要的环节就是预备效果的评估。牙体预备初步完成后,在制取印模之前检查预备体,可以说是牙体预备过程的最后一环质控手段。

预备效果的评估可以从以下几个方面进行:

一、外　　形

外形是牙体预备效果最直观的反映,一些有经验的医师常常会对预备体有"看着别扭"的感觉,往往就是因为经验已经帮助我们感知到了预备体某方面的外形缺陷。在评估预备体的外形时,要检查牙体预备是否实现了之前的空间设计要求。

对预备体外形评估的方法有两种:视觉评价法和数字测量法。视觉评价法是传统的主观评价方法,通过制作 wax-up 和 mock-up,在牙体预备后使用硅橡胶导板观察预备空间是否足够(图 6-65)。

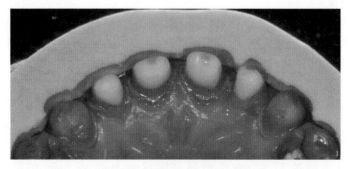

图 6-65　使用硅橡胶导板进行预备空间的视觉评价
（北京大学口腔医学院　刘峰供图）

随着数字印模的发展,现在已经有多个数字系统可以用于客观地进行牙体预备量的测量和评价,例如 PrepAssistant(Kavo,德国)、DentSim(Denx,以色列)等。这些数字化系统通过比较完整牙体和预备体的三维形态,得出牙体预备是否合适、过少或者过多。

(一) 聚合度

聚合度(taper)全称为轴壁聚合度,通常指预备后的牙体组织轴壁与牙体长轴所成的角度,是外形判定中的一个重要因素,可能影响机械固位。1923 年,Prothero 首次提出牙体预备的轴面聚合度应该在 2°~5°。Rosenstiel 等在第 2 版 *Contemporary fixed prosthodontics* 中给出推荐的最小全冠固位形轴壁聚合度——2°~6°。这是一个什么概念的数值呢?我们把不同的轴壁聚合度形象化(图6-66),可以发现想要达到传统教科书中推荐的标准是非常不容易的。

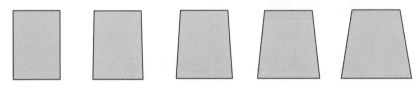

图 6-66 不同聚合度示意图(北京大学口腔医学院 刘峰供图)

由于医师技术水平和口内操作环境的限制,绝大多数牙体预备临床操作都不易按照这一标准值进行。国内外对于临床牙体预备的平均聚合度均有相关研究,一般在 4°~15°范围内不等;且下颌牙平均聚合度大于上颌牙,磨牙聚合度大于前牙,前牙大于前磨牙;多单位固定桥基牙的聚合度大于单冠修复体。口腔医学生及实习期口腔医师牙体预备的平均聚合度则更大。

轴壁聚合度的大小直接影响修复体的机械固位。不难理解,聚合度越大,修复体的固位力相应越小。Wilson 等研究了不同角度的轴面聚合度对全冠修复体的固位力的影响,结果表明在 6°~12°范围内,修复体的固位力最高。队列研究表明,12°是一个临界值。当聚合度大于 12°时,修复体的固位力就会出现明显降低,从而导致修复体的脱落。这一影响在预备体𬌗龈高度不足时则更为明显。学者们发现,如果能够保证 0°的聚合度,即便是𬌗龈高度仅 2mm 的预备体同样也能保证足够的固位力。由此可见,尽量减小轴壁聚合度是牙体预备过程中需要时刻注意的问题。评价预备体外形时如果发现聚合度过大,那么可能就需要后续选择粘接固位材料或者增加辅助固位形来弥补。

(二) 𬌗龈高度

大量国内外研究显示,在全冠修复体中,固位力与相应预备体的高度成正比。也就是说,𬌗龈高度越大,固位力也就越大,对轴面聚合度的限制越小。当修复体受到非轴向脱位力时,𬌗龈距离较低预备体上的全冠受阻挡部分少,约束力小,脱位的可能性也相应增加。

大部分学者认为全冠预备体的最低高度至少要达到 3mm 才能保证足够固位。Parkers 等认为,𬌗龈高度和轴面聚合度都会影响修复体的固位,应该整体考虑,并计算出不同𬌗龈高度的预备体所需要达到的聚合度范围的最大值:对于𬌗龈高度为 3mm、直径 10mm 的磨牙来说,聚合度不应该超过 17.4°;对于𬌗龈高度仅为 1mm 或 2mm 的磨牙(直径同样为 10mm),聚合度最大值分别为 5.8°和 11.6°。Maxwell 等以上前牙和下前磨牙为例,研究了不同的𬌗龈高度(分别为 1mm、2mm、3mm、5mm)对修复体固位力的影响,该研究中预备体的聚合度均为 6°；结果表明能够获得理想固位力的最小殆龈距离为 3mm。Woolsey 等以磨牙为例，研究殆龈高度对修复体固位力的影响，结果表明，对于聚合度为 10°的磨牙预备体，3mm 的殆龈高度是保证固位力的最低值。

但实际临床工作中，并不能仅仅单独考虑殆龈高度这一个因素。首先，殆龈高度增加相应增加的是预备体的摩擦力（frictional force）和约束力，对固位大小产生大小的还有粘接力（adhesion force）。如果选择玻璃陶瓷等主要依靠粘接固位的修复材料，则可以略降低对殆龈高度的要求。

其次，殆龈高度往往与轴壁聚合度相互关联相互影响。研究表明，即使殆龈高度满足 3mm 要求的预备体，如果聚合度大于 10°，同样会造成固位力的明显下降。所以对于磨牙区，其牙体预备时聚合度往往大于前牙，且承受更大的殆力和侧向力，其殆龈高度应尽量在 4mm 以上。

二、倒　凹

前文在谈到就位道方向时已经提到过倒凹（undercut）与就位道的关系：在牙体预备过程中需要将就位道方向上的所有外形高点全部去除，必须从就位道方向可以直接观察到完整的颈部边缘。

在牙体预备评价的过程中，需要保证预备体在修复体就位方向上不会产生倒凹。或者从聚合度的角度来看，预备体的聚合度虽然越小越好，但也一定要保持在正值范围内。聚合度为负数时即存在倒凹，修复体无法就位。在主观视觉评价时，可以通过观察从就位道方向上是否可以显露颈部边缘来判断是否有倒凹存在。使用 Prepassistant 等系统检测时，可以更加直观精确地获得测量数据，比视觉评价更容易检测出预备体的倒凹。

三、边　缘

修复体与剩余牙体组织之间的边界就是预备体的边缘线，也是通过医师边缘设计和牙体预备的操作获得的界面，在评价边缘时，最基本的要求就是"清晰"。如果预备体的边缘线清晰，修复体的边缘制作就有可能与之密合，修复后就不易出现牙周组织并发症；如果预备体边缘线不清晰，则修复体的边缘就无法与之密合，修复后发生牙周组织并发症的机会就会很高（图 6-67）。

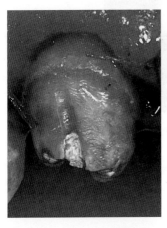

图 6-67　预备体边缘线不清晰导致修复失败（北京大学口腔医学院 刘峰供图）

有助于使预备体边缘清晰的方法有很多，比如应用高质量的磨削设备、车针，加强操作者的稳定性和准确性，设计合理的边缘形式等。提高操作者的可视性也是提高预备体边缘清晰度的重要手段。2.5 倍放大镜是目前美学修复牙体预备过程中最常采用的辅助工具（图 6-68）。在 2.5 倍放大镜的帮助下，术者可以更清晰地看清预备体的边缘，同时，由于视野缩小并不十分明显，因此并不会对牙体预备的流畅性造成过分的影响。

更大倍数的放大镜以及显微镜也被一些医师所推崇。

在这些放大设备的帮助下,操作者看清某一个区段的情况越来越容易,因此这些设备作为牙体预备情况检查的工具是非常合理的。但随放大倍数增加而来的,是视野的明显缩小。在过大的放大倍率下完成牙体预备过程其实是非常困难的,并且缺乏整体性也可能反而带来边界不连续的问题。预备体的边缘如果非常曲折、不连续(图6-69),同样是一个不良的边缘状态,给印模、模型、修复体制作都造成了难度,修复体很难与之密切吻合,并且在这种复杂的情况下,修复体完成后也难于做到十分有效的清洁。

总之,预备体边缘的要求是应该尽量清晰、简单、连续(图6-70)。

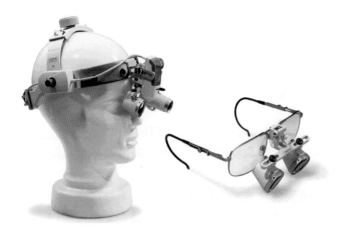

图6-68　2.5倍头戴放大设备
(北京大学口腔医学院　刘峰供图)

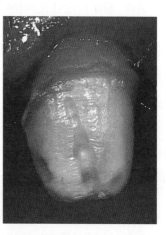

图6-69　不连续的边缘形态
(北京大学口腔医学院　刘峰供图)

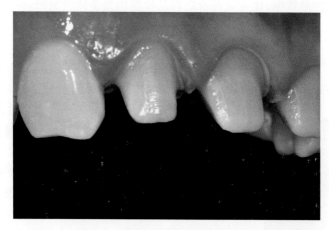

图6-70　清晰简单连续的预备体边缘
(北京大学口腔医学院　刘峰供图)

四、表　面

对于预备体表面的要求无非两个方向:粗糙或光滑。赞同表面粗糙这一要求的学者认为,表面越是粗糙,越利于修复体的粘接;赞同表面光滑这一要求的学者认为,表面越是光滑,越利于增加印模的精确性,并且能够提高修复体边缘密合性。争论的焦点聚集在"预备体表面的粗糙程度究竟会不会影响粘接强度"这一问题上。对于牙体预备而言,预备体的表面存在釉质和牙本质两种界面。研究表明,不同预备车针预备后,釉质、牙本质表面的粗糙程度存在差别,且此种差别可以被扫描电镜观察到。

回顾文献,可以将其总结为两类观点。一类学者的观点认为:无论是釉质还是牙本质,尽管表面粗糙程度存在差别,但均不影响其与修复体的粘接强度。粘接剂本身对粘接强度的影响大于预备体表面粗糙程度的影响。相关研究表明,使用磷酸锌水门汀能够获得的粘接强度要低于使用树脂水门汀,而且牙面粗糙度增加可以一定程度上提高磷酸锌水门汀的粘接强度,但牙面粗糙度不会影响树脂水门汀或玻璃离子水门汀的粘接强度。另一类学者的研究则认为:采用自粘接树脂水门汀粘接修复体时,表面越光滑,粘接强度越高。相关研究表明,表面粗糙度在 $27 \sim 50 \mu m$ 时的粘接强度大于粗糙度为 $107 \mu m$ 时的粘接强度,而表面粒度进一步降低时对粘接强度的影响则不显著。采用自酸蚀粘接剂粘接修复体时,预备体表面粒度越小,粘接强度越高,经过抛光处理后,表面粒度达到 $5 \sim 8 \mu m$ 时的粘接强度显著高于未经过抛光时的粘接强度。

综上,无论是哪一类观点,都支持"表面光滑理论"。故在对预备体表面进行评价时,要求表面光滑平整,肩台线角清晰圆钝。

五、就 位 道

前文在阐述影响修复体空间设计的因素时已经对就位道相关内容进行了详细描述和总结,对于牙体预备在就位道方面的评价,最重要的一点就是:在就位道方向上不存在倒凹,可以保证修复体的顺利就位。

（刘 峰）

参 考 文 献

1. Edelhoff D,Sorensen JA. Tooth structure removal associated with various preparation designs for posterior teeth. Int J Periodontics Restorative Dent,2002,22(3):241-249

2. Goodacre CJ,Bernal G,Rungcharassaeng k,et al. Clinical complications in fixed prosthodontics. J Prosthet Dent, 2003,90(1):31-41

3. Mou SH,Chai T,Wang JS,et al. Influence of different convergence angles and tooth preparation heights on the internal adaptation of CEREC crowns. J Prosthet Dent,2002,87(3):248-255

4. Zarone F,Apicella D,Sorrentino R,et al. Influence of tooth preparation design on the stress distribution in maxillary central incisors restored by means of alumina porcelain veneers:a 3D-finite element analysis. Dent Mater, 2005,21(12):1178-1188

5. Proussaelfs P,Campagni W,Bernal G,et al. The effectiveness of auxiliary features on a tooth preparation with inadequate resistance form. J Prosthet Dent,2004,91(1):33-41

6. Goodacre CJ,Campagni WV,Aquilino SA. Tooth preparations for complete crowns:an art form based on scientific principles. J Prosthet Dent,2001,85(4):363-376

7. Edelhoff D,Sorensen JA. Tooth structure removal associated with various preparation designs for anterior teeth. J Prosthet Dent,2002,87(5):503-509

8. CharlesMcNeill. Science and practice of occlusion. Quintessence Pub. Co,1997

9. Herbert T. Shillingburg, 固定义齿修复学精要. 第 3 版. 冯海兰译. 北京:人民军医出版社,2005

10. 于海洋,李俊颖. 目标修复体空间的内涵. 分析设计及临床转移实施. 华西口腔医学杂志,2015,33(2): 111-114

11. Rudolf Slavicek. The masticatory organ functions and dysfunctions. 2nd ed. Austria,2006

12. 于海洋. 口腔生物力学. 北京:人民卫生出版社,2012

13. DomenicoMassironi,Romeo Pascetta,Giuseppe Romeo. 口腔精密美学修复临床与工艺制作. 刘荣森,曹均凯,译. 北京:人民军医出版社,2011

14. Fondriest J,Raigrodski AJ. Incisal morphology and mechanical wear patterns of anterior teeth:reproducing natural wear patterns in ceraic restorations. Am J Esthet Dent,2012,2(2):98-114

15. Mirzaei M,Ghavam M,Rostamzadeh T. Reinforcement of unsupported enamel by restorative materials and dentin bonding agents:an in vitro study. J Dent (Tehran),2010,7(2):84-88

16. 谢秋菲. 牙体解剖与口腔生理学. 第 2 版. 北京:北京医科大学出版社,2013

17. 韩科,张豪. 殆学理论与临床实践. 第 2 版. 北京:人民军医出版社,2014

18. Prieto LT,Araujo CT,de Oliveira DC,et al. Minimally invasive cosmetic dentistry:smile reconstruction using direct resin bonding. Gen Dent,2014,62(1):e28-e31

19. Radz GM. Minimum thickness anterior porcelain restorations. Dent Clin North Am,2011,55(2):353-370

20. Koirala S. Minimally invasive cosmetic dentistry:Concept and treatment protocol. Dental Tribune International,2010

21. 冯海兰,徐军. 口腔修复学. 北京:北京大学医学出版社,2005

22. 徐军. 口腔固定修复的临床设计. 北京:人民卫生出版社,2006

23. Schmidt KK,Chiayabutr Y,Phillips KM,et al. Influence of preparation design and existing condition of tooth structure on load to failure of ceramic laminate veneers. J Prosthet Dent,2011,105(6):374-382

24. 谢秋菲. 临床殆学成功修复指导. 北京:科学出版社,2012

25. 于海洋. 美学修复的临床分析设计与实施. 北京:人民卫生出版社,2014

26. 李雅卿,陈吉华,王辉,等. 不同粒度车针牙体预备对基底冠适合性影响的研究. 临床口腔医学杂志, 2008,24(6):361-363

27. Borges CF,Magne P,Pfender E,et al. Dental diamond burs made with a new technology. J Prosthet Dent,1999, 82(1):73-79

28. Siegel SC,Von Fraunhofer JA. Dental cutting:the historical development of diamond burs. J Am Dent Assoc, 1998,129(6):740-745

29. 王可为,郑玉峰,周艺,等. 三种金刚石车针的体外对比评价. 口腔材料器械杂志,2009,18(3):121-124

30. 王可为,郑玉峰,黄兵民. 牙科用金刚石车针制备方法研究进展. 材料导报,2007,21(7):82-86

31. Brad Harris,Dr. Clare Chatot. The history of dentistry. Indiana:Ball State University,Muncie,2007

32. Barros JA,Myaki SI,Nör JE,et al. Effect of bur type and conditioning on the surface and interface of dentine. J Oral Rehabil,2005,32(11):849-856

33. 刘峰. 美学修复牙体预备. 北京:人民卫生出版社,2013

34. Siegel SC,von Fraunhofer JA. Cutting efficiency of three diamond bur grit sizes. J Am Dent Assoc,2000,131 (12):1706-1710

35. Faus-Matoses I,Solá-Ruiz F. Dental preparation with sonic vs high-speed finishing:analysis of microleakage in bonded veneer restorations. J Adhes Dent,2014,16(1):29-34

36. Prothero JH. Prosthetic dentistry. Chicago,IL:Medico-Dental Publishing Co,1923

37. Rosenstiel SF,Land MF,Fujimoto J. Contemporary fixed prosthodontics. 2nd ed. St. Louis,MO:Mosby-Year Book,1995

38. Wilson AH Jr, Chan DC. The relationship between preparation convergence and retention of extracoronal retainers. J Prosthodont. 1994,3(2):74-78

39. Parker MH, Calverley MJ, Gardner FM, et al. New guidelines for preparation taper. J Prosthodont, 1993,2(1): 61-66

40. Maxwell AW, Blank LW, Pelleu GB Jr. Effect of crown preparation height on the retention and resistance of gold castings. Gen Dent,1990,38(3):200-202

41. Woolsey GD, Matich JA. The effect of axial grooves on the resistance form of cast restorations. J Am Dent Assoc,1978,97(6):978-980

42. Juntavee N, Millstein PL. Effect of surface roughness and cement space on crown retention. J Prosthet Dent, 1992,68(3):482-486

43. Gundler A, Lockowandt P, Erhardson S. Crown retention and cyclic loading (in vitro). Scand J Dent Res,1993, 101(4):252-256

44. 赵依民. 口腔修复学. 第7版. 北京:人民卫生出版社,2008

45. Felton DA, Kanoy BE, White JT. The effect of surface roughness of crown preparations on retention of cemented castings. J Prosthet Dent,1987,58(3):292-296

46. Tuntiprawon M. Effect of surface roughness on marginal seating and retention of complete metal crowns. J Prosthet Dent,1999,81(2):142-147

47. Juntavee N, Millstein PL. Effect of surface roughness and cement space on crown retention. J Prosthet Dent, 1992,68(3):482-486

48. 巢永烈. 口腔修复学. 北京:人民卫生出版社,2011

49. 于海洋. 口腔固定修复工艺学. 第2版. 北京:人民卫生出版社,2014

50. Witwer DJ, Storey RJ, von Fraunhofer JA. The effects of surface texture and grooving on the retention of cast crowns. J Prosthet Dent,1986,56(4):421-424

51. Chaiyabutr Y, Kois JC. The effects of tooth preparation cleansing protocols on the bond strength of self-adhesive resin luting cement to contaminated dentin. Oper Dent,2008,33(5):556-563

52. Habelitz S, Marshall SJ, Marshall GW Jr, et al. Mechanical properties of human dental enamel on the nanometre scale. Arch Oral Biol,2001,46(2):173-183

第七章 软、硬组织处理和排龈术

固定修复的目的是恢复患者口腔的美观、功能和组织健康。无论是牙体缺损或者牙列缺损的修复，都需要在术前对基牙的牙周组织健康、可用牙体组织量进行充分评估，尤其当基牙为龋损或折裂的患牙时（图7-1，图7-2）。很多情况下，缺少足够的牙本质肩领、修复体侵犯基牙的生物学宽度是最主要的失败原因（图7-3，图7-4）。因此，术前通过软、硬组织处理，重建基牙健康的牙周结构、在满足支持条件以及美观前提下，获得充足的牙本质肩领是至关重要的。在少数情况下，患者的龈牙美学缺陷、缺牙区的骨缺损、软组织形态异常也应

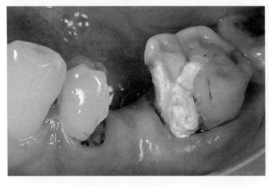

图7-1 下颌第一磨牙近中龋损，不能直接进行修复（同济大学口腔医学院 刘伟才供图）

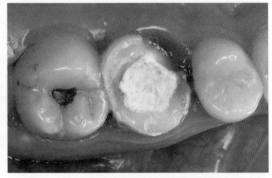

图7-2 上颌第一磨牙近中舌尖折裂至龈下（同济大学口腔医学院 刘伟才供图）

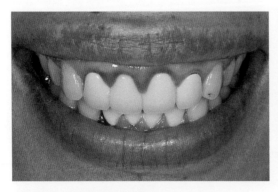

图7-3 失败的上下前牙烤瓷冠修复，牙龈红肿、出血，修复体松动（同济大学口腔医学院 刘伟才供图）

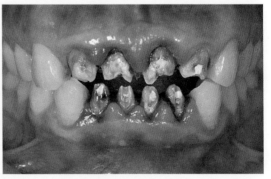

图7-4 烤瓷冠拆除后可见基牙及牙周受损状况（同济大学口腔医学院 刘伟才供图）

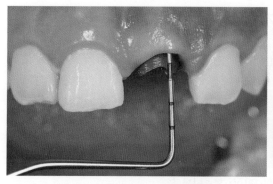

图 7-5　牙周探诊,假性牙周袋
（同济大学口腔医学院　刘伟才供图）

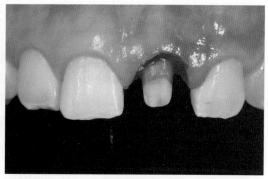

图 7-6　单纯牙龈修整,协调中切牙的牙龈水平
（同济大学口腔医学院　刘伟才供图）

该充分考虑,并进行适当处理(图 7-5 ～ 图 7-7)。具体涉及的治疗方法主要有牙冠延长术、正畸牵引、软组织移植以及骨移植和牙周软组织再生等。

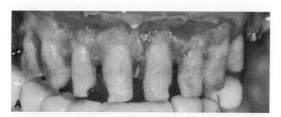
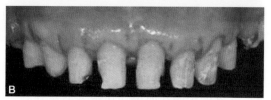

图 7-7　牙冠延长术,重建健康的牙龈
（同济大学口腔医学院　刘伟才供图）
A. 术中翻瓣、骨修整　B. 术后 1 周

除此以外,固定修复要获得健康而稳定的远期效果,修复体与基牙之间应该尽可能地密合,同时两者必须通过粘接剂实现良好的封闭,牙龈保持健康的形态和颜色(图 7-8,图 7-9)。因此,在以下三个阶段均必须进行持续可控的软组织排移处理和液体控制:①牙体预备阶段,在避免伤害牙龈前提下,制备连续而清晰的边缘完成线;②印模制取阶段,推移牙龈,准确复制边缘完成线形态;③粘接阶段,充分暴露边缘完成线,彻底清洁粘接材料和抛光。

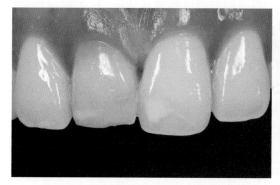

图 7-8　贴面修复前后,牙龈保持同样的健康状态(正面观)（同济大学口腔医学院 刘伟才供图）

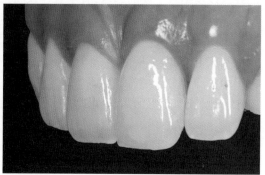

图 7-9　贴面修复前后,牙龈保持同样的健康状态(侧面观)（同济大学口腔医学院 刘伟才供图）

第一节　固定修复术前软、硬组织处理

固定修复的开展要求在牙周组织没有炎症和病损的情况下进行,在诊断阶段,即应该对牙周组织进行评估:有无炎症及伴随的软硬组织缺损,有无美学缺陷。同时,也必须对基牙结构进行评估,以确定修复后基牙的固位和抗力。此外,缺牙区牙槽骨高度、黏膜和牙龈乳头形态也应该评估,因此,很多情况下,修复术前需要对基牙的软、硬组织进行处理,以满足修复后的美观、健康和功能需要。

一、软、硬组织处理的考量因素

（一）生物学宽度（biological width,BW）

生物学宽度是从龈沟底到牙槽嵴顶之间的恒定距离,包括结合上皮和牙槽嵴顶以上的牙龈结缔组织,是牙周围抵御细菌及其他异物侵袭的天然屏障(图7-10)。生物学宽度对于保护牙周组织的健康必不可少,从龈沟底部到牙槽嵴顶的上方有几毫米的结合上皮,其有助于减少细菌侵犯和骨吸收。需要明确的是,生物学宽度的尺寸并不是一成不变的,它取决于牙在牙槽骨中的位置,每颗牙的不同牙面也都不同。同样,龈沟深度在不同人、不同牙位以及同一个牙的不同牙面也存在很大的差异。通常,健康牙龈从龈缘到牙槽嵴顶平均约3mm,这3mm包括平均1mm的牙槽嵴上结缔组织附着、1mm结合上皮、1mm龈沟深度。由于临床医师不能确定龈沟上皮

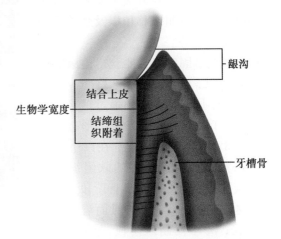

图7-10　生物学宽度示意图
（同济大学口腔医学院　刘伟才供图）

的终点以及结合上皮的起点,有学者建议将龈下边缘的伸展应限制在0.5~1.0mm以内,从而保证足够的生物学宽度,才可以获得长期的牙周稳定,否则牙龈会出现红肿或者退缩(图7-11,图7-12)。同时,修复医师不可以在备牙和取模时破坏结合上皮或结缔组织附着。

临床上,因龈下根面龋、牙冠和牙根折断不利于修复,而需延长临床牙冠长度时,可以通过手术去除部分牙槽骨。手术中确定去除的牙槽骨量,不仅应该考虑术后义齿修复所需的临床牙冠长度、正常龈沟深度以及手术本身可能导致的术后牙槽骨轻度吸收等等因素,还应该考虑生物学宽度这一因素,使手术中留下的牙槽嵴顶至临床牙冠边缘的距离足够。

（二）牙本质肩领（ferrule effect）

严重龋损或者牙折后的患牙,经过牙髓治疗后,牙体中央被破坏;牙体预备时轴壁被部分磨除,导致剩余牙体组织通常不能单独支持全冠,此时需要利用桩核提供固位。然而,在没有足够牙冠组织的牙体上选择修复方案时应该十分谨慎,如果冠的边缘不放在健康牙体组织上,牙折的风险就会大大增加(图7-13)。Sorensen等人提出,桩冠修复时,边缘完成线

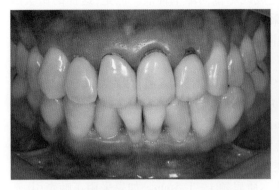

图 7-11 修复体侵犯生物学宽度,牙龈表现为退缩(同济大学口腔医学院 刘伟才供图)

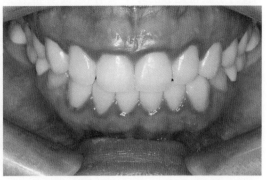

图 7-12 修复体侵犯生物学宽度,牙龈表现为红肿(同济大学口腔医学院 刘伟才供图)

以上、桩核的边缘以下应该有 1.0 ~ 1.5mm 垂直向的健康的牙体组织,这样全冠包绕牙体,形成牙本质肩领,可以增加 80% ~ 139% 的抗折能力(图 7-14,图 7-15)。

然而,在残根、残冠修复时,并不一定存在边缘完成线以上的 1.0 ~ 1.5mm 的健康牙本

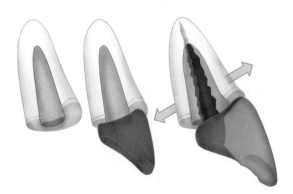

图 7-13 无牙本质肩领,容易牙折(同济大学口腔医学院 刘伟才供图)

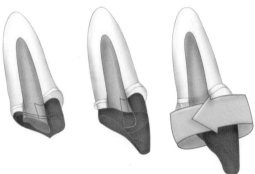

图 7-14 牙本质肩领的存在可以增强牙根的抗折能力(同济大学口腔医学院 刘伟才供图)

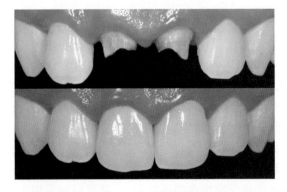

图 7-15 残根龈缘以上余留 1.5mm 的健康牙本质,因此可以获得充分的牙本质肩领,修复后的远期效果是可以预期的(同济大学口腔医学院 刘伟才供图)

质,为了获得足够的牙本质肩领,需要将边缘完成线尽量向龈下伸展。但是,这样的做法因为会侵犯生物学宽度,并不可取。此时,需要采取牙冠延长等临床措施,在不侵犯生物学宽度的同时,获得足够的牙本质肩领。如果不能同时满足两方面的要求,则应考虑拔牙。

(三) 冠根比

在考虑牙冠延长时,术后冠根比也是一个重要的考量指标。当基牙因龋齿或牙折进行牙冠延长时,需要创造至少2mm生物学宽度,并且预计修复体边缘应在龈沟的1/2左右,因此,要求修复体边缘至骨嵴顶的距离应为3mm。若修复体边缘至骨嵴顶之间的距离未能满足生物学宽度的要求,则会出现牙龈炎症或牙槽骨吸收。如果是桩核冠修复,更需要有1.0~1.5mm的牙本质肩领,因此,手术中应使牙槽骨嵴顶至断缘的理想距离控制在4.0~4.5mm,即包含骨嵴顶至修复体边缘3mm和牙本质肩领1~1.5mm。如果采用正畸牵引,牵引的距离也必须遵循上述的原则。通常正畸牵引更有利于获得健康的冠根比。

如果龋坏或者冠折非常接近牙槽嵴顶,为了满足生物学宽度要求,需要在邻面、颊面和舌面进行显著的骨切除。这会导致患牙及邻牙周围支持骨的大量丧失。在某些情况下,这种骨性支持的减少也可能导致牙动度增加。另外,当需要桩冠修复时,为了建立牙本质肩领,相当多的支持骨需要再次切除,并且牙将留下一个受损的附着结构,倒置的冠根比(图7-16)。

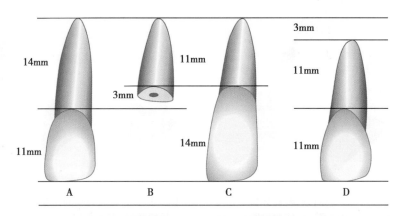

图7-16　牙冠延长术和正畸牵引导致的冠根比改变
(同济大学口腔医学院　刘伟才供图)

二、软、硬组织处理方法

对于任何可能侵入生物学宽度的修复都应该在术前纠正,或者通过手术去除靠近修复体边缘的骨、或者正畸牵引牙齿,以使修复体边缘远离牙槽骨。边缘完成线离开牙槽骨的距离至少应为测得的该患者理想的生物学宽度加上额外的0.5mm。手术治疗可以较快实现这个目的,但可能导致牙齿冠根比例不协调,或导致牙龈萎缩。如去除邻间骨,很有可能出现龈乳头退缩,在邻面接触区的下方产生黑间隙。因此,如果唇颊面生物学宽度被侵犯,但龈组织水平是正常的,或者生物学宽度在邻面被侵入,那么最好采用正畸牵引。

进行上述两种软、硬组织处理前,必须充分评估以下的临床因素:

1. 美观;

2. 临床根长以及术后冠根比;

3. 牙根之间的距离；

4. 牙根的形态；

5. 根分叉位置；

6. 个别牙位置；

7. 整体牙位置；

8. 牙的可修复性。

（一）牙冠延长术

牙冠延长术一般通过牙龈切除术、牙龈修整术以及骨切除术等方法，降低龈缘位置，暴露健康的牙齿结构，以此增加牙槽嵴顶以上的牙体组织的长度，恢复正常的生物学宽度，从而解决美观问题或利于牙冠修复。牙冠延长术的适应证包括：冠折、根折断端达龈下；龋坏达牙根部；临床冠过短；露龈笑等（表7-1）。

表7-1　牙冠延长术的适应证

被动萌出不足
临床牙冠短或龈边缘不协调造成美观缺陷
牙冠高度过短不足以建立合适的临床牙冠外形、修复体固位不良
牙折、龋坏达龈下
修复体边缘位于龈下过深

在一些特殊的病例中，如牙齿的被动萌出不足，只需进行软组织修整就可以达到牙冠延长的目的。但大多数情况下，为了暴露出理想的临床牙冠，兼顾牙本质肩领和修复后完整的生物学宽度，保证治疗后牙周附着结构的正常形成，通常需要在处理软组织的同时联合运用骨切除手术。几种术式的适应证如下：

1. 外斜面牙龈切除术　当有足够多的附着龈且牙槽骨未受累，采用外斜面牙龈切除术去除深的牙周袋并暴露额外的牙冠。

2. 内斜面牙龈切除术　在没有足够的附着龈，要减少过深的牙周袋并暴露额外的牙冠组织时，外斜面牙龈切除术会移除全部或大部分附着龈，只留下牙槽黏膜，不利于美观和健康，因此需要采用内斜面切口。同时，如果要修正骨的异常形态，龈瓣必须始终采用内斜面，以便暴露支持骨。

3. 根向复位瓣及骨修整　根向复位瓣技术及骨修整（切除）可用于暴露健康牙体组织。可以用于牙折及龋坏的情况。常规来讲，在增加冠长时至少要暴露3~4mm的健康牙体组织，以后牙周组织覆盖2~3mm的牙根，然后留下1~2mm的龈上健康牙体组织（图7-17~图7-21）。

适应证：一个象限或六分之一牙列的多颗牙齿行牙冠延长。

禁忌证：美学区域单颗牙齿的牙冠延长术。

（二）正畸牵引术

正畸牵引术是采用正畸的方法冠向牵引残根，将损坏至龈下的边缘牵引至龈上，重建生物学宽度，以利于修复治疗的方法（图7-22~图7-29）。正畸牵引术的前提条件：根尖发育基本完成、残根无弯曲畸形、牙周和根尖周组织健康、剩余根长大于或等于临床冠长、根折不合并牙槽骨骨折。

1. 正畸牵引术的适应证

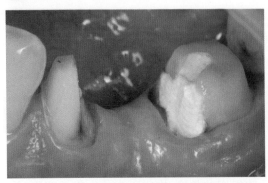

图 7-17 下颌第一磨牙,近中边缘位于龈下
（同济大学口腔医学院 刘伟才供图）

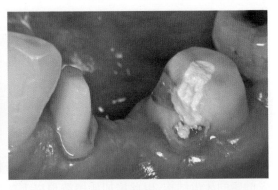

图 7-18 下颌第一磨牙经冠延长术后重建健康的
生物学宽度（同济大学口腔医学院 刘伟才供图）

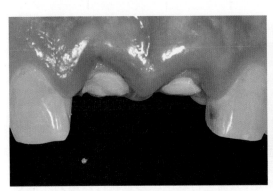

图 7-19 上颌中切牙残根,断面平龈缘,缺少牙
本质肩领所必须的牙体组织（同济大学口腔医
学院 刘伟才供图）

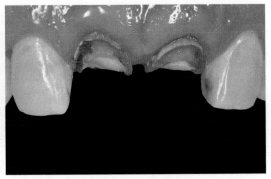

图 7-20 经过牙冠延长术后,兼顾了牙本质肩
领和生物学宽度,牙龈呈现健康的粉红色（同济
大学口腔医学院 刘伟才供图）

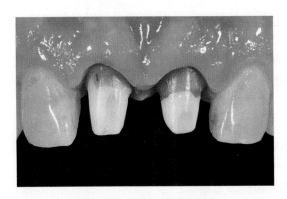

图 7-21 牙冠延长术后修复
（同济大学口腔医学院 刘伟才供图）

（1）需要进行牙冠延长,但必须避免累及邻牙的附着组织和骨外形,如美学区域的患牙,龈缘与正常邻牙龈缘平齐或偏根方。

（2）正畸牵引会使牙龈和牙槽骨牵张成长,有利于改善冠根比。

（3）正畸力牵引可以作为有角型吸收患牙减少牙周袋深度的方法。

（4）在拔除患牙前,将正畸牙牵引术纳入到种植修复治疗计划中,有助于改善骨嵴形态,使拔牙后的环境更有利于种植体植入。

2. 牵引可以以两种方式进行,低正畸牵引力牵引和快速正畸牵引。

（1）低正畸牵引力牵引:患牙首先去除折裂断片或腐质后行完善的根管治疗,2周后,保留根尖区至少4mm填充物,将直径0.5mm的不锈钢丝弯制成带牵引钩的麻花形桩,粘固于根管中。患侧半口粘接托槽,上弓丝,用橡皮筋将牵引钩和弓丝结扎,采用低的正畸牵引力,牙齿慢慢萌出,牙槽骨和牙龈组织也随之牵出。将残根牵引到至少超出龈缘 1mm 时停止牵引,固定 8～10 周后拆除牵引装置再进行修复(图 7-22～图 7-29)。

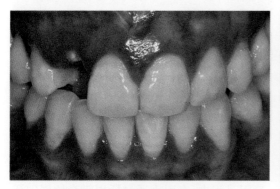

图 7-22 右上侧切牙原有桩冠脱落
(张超旺供图)

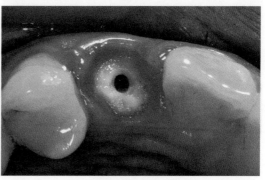

图 7-23 残根断面位于龈下 1mm
(张超旺供图)

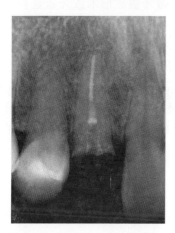

图 7-24 根尖片显示患牙已经
进行根管治疗(张超旺供图)

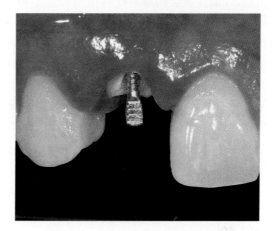

图 7-25 根管内粘固成品螺纹金属桩
(张超旺供图)

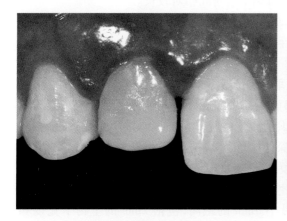

图 7-26 暂时树脂冠修复,切端比正常短约
3mm(张超旺供图)

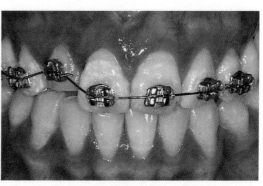

图 7-27 残根经正畸轻力牵引
(张超旺供图)

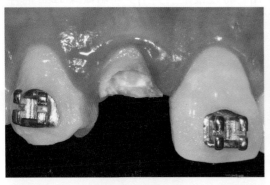

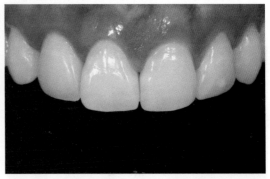

图 7-28　牵引至合适位置(张超旺供图)　　　图 7-29　完成桩冠修复后(张超旺供图)

通常,正畸牵引术常需要联合牙冠延长术。牵引过程中,牵引力通过牙周膜牵拉周围牙槽骨,牙槽骨受牵张力作用沿牵引方向生长。所以,对于原有患牙龈缘协调的病例,进行正畸牵引后,牙龈位置会向冠向迁移而与邻牙不协调,仍需要做牙龈成形术或牙冠延长术,使龈缘协调、美观。

(2) 快速正畸牵引:需要进行牙冠延长术的患牙,要保持邻牙牙龈边缘位置不变,比如美学区域的残根,则可以采取快速正畸牵引,借以使牙齿在几个星期内牵引出理想的量。在此期间,每隔 7~10 天用手术刀进行牙龈纤维切断术,分离牙槽嵴上部结缔组织纤维,从而防止牙槽骨跟随牙根向冠方生长,保证牙槽骨和牙龈边缘保留在其处理前的位置,邻牙的龈牙界面也保持不变。之后牙齿至少稳定 12 周,来巩固软组织和骨的位置。需要注意的是,纤维切断术不能应用于有角形缺损、异位萌出的牙。

3. 正畸牵引时的注意事项

(1) 必须有足够的支抗,否则应该选择牙冠延长术。

(2) 无论是哪种牵引方式,施力都必须轻,力量过大容易导致牙根吸收、牙齿松动和牙周组织的退缩。

(3) 牵引速度,每 1 周或 2 周加力 1 次,以每月 2~3mm 为宜。青少年患者牙槽骨改建速度较快,残根牵引所需时间较短,而年龄较大者则牵引时间相对较长。

(4) 为增加稳定性和减少复发,患牙正畸牵引后应保持 8~10 周,成人甚至可将保持时间延长至 6 个月。有部分学者认为正畸牵引后,天然牙可能根向复位 1mm,修复时应该引起重视。

4. 总结　固定修复后的牙周组织的健康取决于多个方面。在牙周治疗的疾病控制阶段,应处理和纠正有悬突的修复体和开放的邻面接触。修复体边缘尽可能留在游离龈的冠方,即使不得以需要设计龈下边缘,也务必认识到即使修复体在龈下有最小的侵入,也会对牙周组织产生有害作用。随着边缘向牙龈的深处放置,常常导致更明显的菌斑引起的炎症反应。如果修复体边缘需要放在靠近牙槽嵴顶处,应考虑冠延长术或正畸牵引术,以提供足够的牙体组织,同时确保了生物学宽度的完整性。虽然牙齿周围附着的软组织有个体差异,有一个共识是从修复体边缘至牙槽骨应有最小 3mm 的距离,包括 2mm 的生物学宽度和 1mm 的龈沟深度。

第二节 排 龈

排龈(gingival retraction)是指在固定修复过程中,为了创造一个清洁可视的修复操作环境,而采取的一系列排移龈缘组织、龈沟液以及控制局部出血的方法。

一、排龈的目的

良好的排龈处理能保证在不损伤牙龈的前提下,制备清晰而连续的基牙边缘完成线;也能保证印模制取的准确性,尤其是游离龈的足量排移和边缘完成线的完整性(图7-30~图7-34)。一般而言,以印模为目的的排龈应该满足四个方面的要求:①覆盖龈下边缘的牙龈组织必须被压缩或水平向推移,以容纳足够的印模材料。Laufer等的测量表明,水平方向必须获得0.2~0.4mm的空间,进入基牙边缘线以下倒凹部分的印模材料在脱模时才能不被撕裂和变形。②牙龈必须被垂直压缩以暴露牙体颈部区域。③必须达到完全的止血效果。④所有软硬组织必须洁净和干燥。

现代固定修复中,越来越多的修复体依赖于树脂粘接,与磷酸锌固位时代完全不同的是,要求更加严格地控制粘接环境:预备的牙齿表面丝毫不能被龈沟液以及血液污染,因为

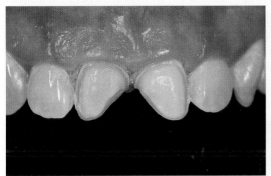

图7-30 牙体预备阶段清晰的边缘完成线
(同济大学口腔医学院 刘伟才供图)

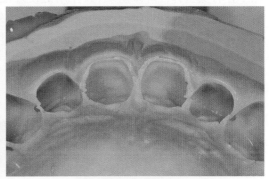

图7-31 印模完整复制边缘完成线
(同济大学口腔医学院 刘伟才供图)

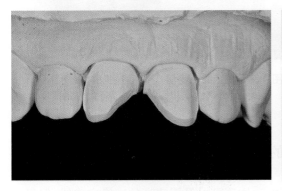

图7-32 模型重现
(同济大学口腔医学院 刘伟才供图)

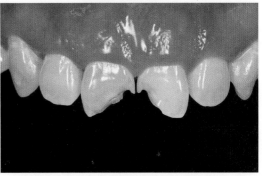

图7-33 全瓷贴面修复前良好的牙龈健康
(同济大学口腔医学院 刘伟才供图)

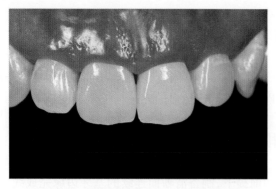

图7-34　全瓷贴面修复后良好的牙龈健康
（同济大学口腔医学院　刘伟才供图）

粘接界面的污染将导致最终粘接和修复的失败。因此,在粘接过程中适当的软组织管理是至关重要的,同时也有利于粘接剂的充分去除和粘接界面充分抛光等。

在直接树脂修复时,包括Ⅱ类、Ⅲ类、Ⅳ类以及Ⅴ类洞形的充填,由于复合树脂的固位主要是通过粘接剂与牙体及复合树脂的结合获得,应用良好的软组织处理技术,避免血液和龈沟液的污染至关重要。

二、排龈的生物学基础

牙周组织是由牙周膜、牙槽骨和牙龈三部分组成,它的主要功能是支持、固定和营养牙齿。牙龈从牙槽嵴顶到牙龈边缘依次为附着龈,结合上皮及游离龈,其中附着龈与结合上皮构成牙的生物宽度,其切端的游离龈并不直接与牙齿相连,其间有平均深1mm龈沟。游离龈中存有少量弹性纤维组织,其作用是使牙龈保持一定位置,并防止其被拉长,但是健康的游离龈边缘可被移动,离开牙少许距离,并在外力去除后又反弹回原有位置,紧密地与牙冠部靠在一起。基于此生理特征,我们可以通过使用排龈线、排龈膏或器械等将其推开,以便顺利完成临床操作（图7-35,图7-36）。

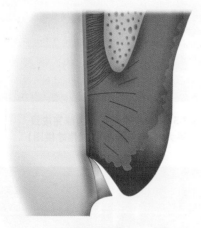

图7-35　排龈的生物学基础,龈沟是一潜在间隙,平均深约1mm（同济大学口腔医学院　刘伟才供图）

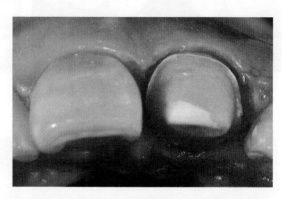

图7-36　排龈的生物学基础,通过机械推移,游离龈敞开（同济大学口腔医学院　刘伟才供图）

三、排龈的考量因素

通过机械的牙龈排移以及化学药物的作用,一方面可以暴露清晰的边缘完成线,但另一方面也可能导致不可逆的牙龈损伤。因此,在实施排龈时,应根据基牙的边缘完成线位置、龈沟深度和牙龈生物学类型以及不同修复阶段时排龈目的的差异,采取不同的方法。

(一)边缘完成线的位置

边缘完成线(finish line)是未经牙体预备的牙体组织与预备面最根向部位之间的边界。修复时,修复体边缘与预备体边缘线必须密合且通过粘接剂形成良好的封闭。预备体边缘线的外形决定了修复体边缘材料的外形、体积以及适合度,其选择受到龈沟深度、修复方式、材料以及基牙的牙位与解剖等多方面因素影响。无论是面状边缘完成线还是线状完成线,都必须连续,线条清晰,最重要的是定位适当。尤其在全冠修复时,边缘完成线的设计是成功的关键,制备和暴露360°连续的边缘线对很多医师来说是个挑战。

修复体的边缘完成线可以位于3个区域:龈上、平龈缘、龈沟内(图7-37)。边缘完成线的位置与制作修复体的难易程度、所获得的美观效果以及最终修复成功直接相关。不同的边缘线位置设计需采用的软组织处理完全不同。

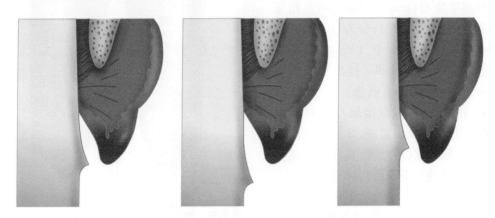

图7-37 三种边缘完成线的位置,从左至右依次为平龈缘、龈上、龈沟内
(同济大学口腔医学院 刘伟才供图)

1. 龈上边缘完成线的排龈要求 三种边缘线位置中,龈上边缘被认为最方便医师操作和最有利于患者的口腔健康。无论在牙体预备、磨光以及印模制取和试戴、粘接阶段,即使不进行软组织的排移处理,器械也容易接近组织面,平整而连续的边缘线容易获得;印模材料容易进入需要复制的区域,取下印模时不容易导致印模撕裂和变形;粘接剂容易去除,粘接界面便于高度抛光。同时,边缘线完全暴露于清洁区,便于患者的自我清洁;边缘线远离龈缘,不会对牙龈健康造成负面影响。此外,随着各种美学修复材料的广泛应用,龈上边缘备受诟病的美观性能不足的缺点已经得到改善。

2. 平龈边缘完成线的排龈要求 平龈缘设计的边缘完成线,美观性较好,尤其在进行陶瓷贴面等修复时常用。全冠修复时,则主要应用于下颌磨牙及前磨牙的颊面。但此型边缘线,比较靠近牙龈组织,无论取模或者修复体粘接,均需要进行完善的软组织排移处理。

3. 龈沟内边缘完成线的排龈要求 龈沟内边缘的设计曾经广泛应用于全冠修复,因其隐藏了修复体的边缘,被认为更美观。但是,有学者(Waerhaug J,Reeves WG)认为龈下修复体是牙周炎的一个主要病因学因素,修复体边缘在龈沟内存在越深,炎症反应越大。这是个备受争议的观点,有学者(Richter Snapp)提出不同意见:修复体边缘的适合度、精确度以及修复体边缘的质量对牙龈健康的影响,比边缘位置本身更重要。但不争的事实是,当边缘完成线位于龈下时,即使有经验的修复医师也可错过高达120μm的边缘缺陷(Christensen)。很多情况下,设计龈沟内的边缘完成线是不可避免的,如需要增加修复体高度和表面积以获得更好的固位和抗力;边缘有龋坏或旧的修复体,需根向移位以伸展到健康的组织;预备牙存在严重的根面牙本质过敏。这些情况下,需要设计龈沟内的边缘完成线,要求在牙体预备阶段、印模制取阶段、修复体粘接阶段对基牙甚至邻牙进行充分的软组织排移。

(二) 龈沟深度

设置龈上边缘或者平齐龈缘的边缘完成线,其牙体预备、取模以及最终修复体的粘接均相对简单,但是一旦选择龈下边缘形式的修复,龈沟深度则是一个重要考量因素。龈沟深度通常在1mm左右,但是即使在健康的牙龈,这一数值也存在较大的差异。不同龈沟深度,准确的边缘完成线的位置设计不同,排龈后,牙龈退缩的风险也不同(图7-38)。

(三) 牙龈生物学类型

牙龈生物型(gingival biotype)是指牙龈颊舌向的厚度的类型,分为厚、薄两类。由 Oshsenbein 和 Ross 在 1969 年首先提出,随后 Seibert 和 Lindhe 提出牙周生物型(periodontal biotype)概念。厚型者,其牙冠多偏方圆形,邻面接触点更靠近根方,接触面大,龈乳头宽短,牙龈边缘线较平坦,附着龈较宽;薄型者,其牙冠多偏尖圆形,邻面接触点更靠近切缘,接触面小,龈乳头窄长,牙龈边缘线呈扇贝状起伏明显,附着龈较窄,牙龈下方的牙槽骨也薄,分别称为厚平型和薄扇型。前者牙龈厚度通常≥2mm,后者≤1.5mm,但也有学者

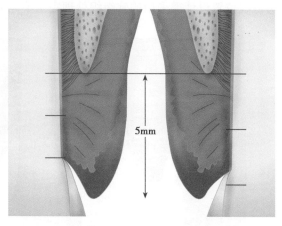

图7-38 龈缘至牙槽脊顶的距离即使相同,均为5mm,也可能存在龈沟深度完全不同的可能(同济大学口腔医学院 刘伟才供图)

以1mm为界进行区分。临床常用的区分办法是牙周探针透射法:将牙周探针伸入龈沟,观察牙龈是否能透出牙周探针,从牙龈的透明度判断牙龈的厚度(图7-39,图7-40)。

不同牙龈生物型的组织反应性不同,因此排龈后可能发生牙龈退缩的风险也不同。有

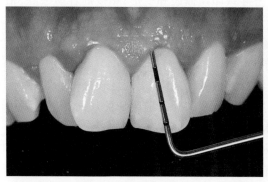

图7-39 牙周探针探入后,不能透过牙龈看到探针,牙龈为厚型生物型(同济大学口腔医学院 刘伟才供图)

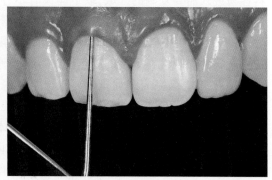

图7-40 牙周探针探入后,可以透过牙龈看到探针,牙龈为薄型生物型(同济大学口腔医学院 刘伟才供图)

研究发现牙龈较薄者更易发生唇颊面牙龈的退缩,且牙龈乳头的存在与厚型存在显著相关性。在牙周手术中也同样如此,厚型者软硬组织愈合有可预见性;而薄型者的组织较脆弱,易发生退缩。Van der Velden 认为厚型者的血供更好,在再生性手术后生物学记忆可以帮助组织更好地实现再生;而薄型者的组织丧失通常是永久性的,即使进行再生性手术预后也较差。

当处理超薄的牙龈组织时,如果牙龈很透,没有理由将边缘完成线设计至龈下,只能选择龈上边缘或平齐龈缘。如果牙龈只是比正常牙龈稍薄,医师在排龈时应该选择细的排龈线,在操作中务必格外小心。

(四) 传统印模和光学印模

固定义齿修复中,尤其是完成线位于龈沟内时,必须要将牙龈组织移位,印模才能精确记录预备后的基牙和完成线。同时,进入龈沟部分的印模材料需要具有一定的强度,在脱模时方能抵抗撕裂,在灌制模型时不发生弯曲变形,牙龈的水平排移量应该在 0.2 ~ 0.4mm 之间(图 7-41)。然而,随着光学印模在口腔修复中的应用,软组织排移的要求发生了改变,只需要清楚暴露边缘线,控制龈沟环境即可(图 7-42)。

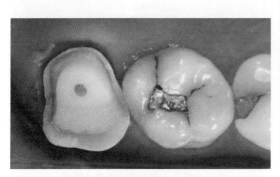

图 7-41　传统印模需要牙龈水平排移 0.2 ~ 0.4mm (同济大学口腔医学院　刘伟才供图)

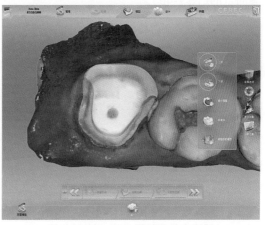

图 7-42　光学印模对排龈的要求,仅需要控制出血和渗出,牙龈不干扰取像(同济大学口腔医学院　刘伟才供图)

四、排 龈 技 术

在固定修复过程中,进行排龈处理的方式有多种,传统上将其分为机械排龈、机械化学排龈以及外科手术 3 种形式。外科手术又可以分为旋转车针磨除和电刀切除龈沟内的组织上皮(激光切除)。

(一) 机械法

机械排龈方法历史悠久,早在 1941 年,Thompson 首次提出了排龈的概念,他应用浸湿的棉线使牙龈机械性的推移从而获得比较精确的印模。机械法排龈种类繁多,包括铜圈(个齿托盘)、橡皮障、丝线和棉线、硅胶基物质(魔力橡胶)以及压迫移位等。然而单纯的机械排龈法,因为只能有限推移牙龈,不能控制龈沟内渗液和出血,效果有限,且可能导致不可逆的牙龈损伤,现较少用于临床。

1. 铜圈印模　在弹性印模材料广泛应用前,铜圈印模曾被认为是确保印模重现边缘完成线的首选方案,其通过成品印模帽或用自凝树脂在牙体预备后所取得的初步模型上制作修复牙的树脂冠,树脂冠与预备体之间保留 0.5~1.0mm 的间隙,其边缘要进入龈沟内。将印模材料注入印模帽或树脂冠后就位于牙体预备体上,然后将注满印模材的托盘就位于口内,凝固后取出,实现排龈和印模制取的同时完成。

2. 橡皮障　在口腔固定修复过程中,对术区环境实行绝对控制是成功的关键,在所有的隔离器械中,橡皮障无疑是最有效的。牙体预备过程中,可以隔离唾液以及清除器械使用过程中喷出的水;粘接过程中,暴露基牙边缘完成线,隔离唾液污染。一般情况下,当一个象限中少数的牙齿需要修复,且基牙不需要预备至龈下时,橡皮障的应用更为有利,它可以提供极佳的手术通道和隔离效果。如嵌体、高嵌体修复时的牙体预备、粘接;残根和残冠的纤维桩树脂核恢复等(图 7-43~图 7-45)。当基牙完成线平齐龈缘或位于龈沟内时,无论牙体预备、取模或者粘接过程均不便再用橡皮障隔离,需要借助更有效的排龈方法。

3. 压迫移位　借助特殊器械,在牙体预备过程中,对牙龈进行适度推移,也可以起到排龈的目的(图 7-46)。

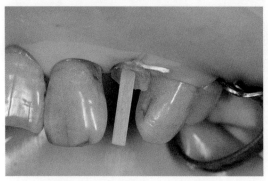

图 7-43　橡皮障应用于纤维桩恢复
(同济大学口腔医学院　刘伟才供图)

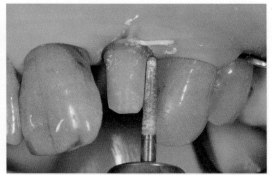

图 7-44　橡皮障应用于牙体预备
(同济大学口腔医学院　刘伟才供图)

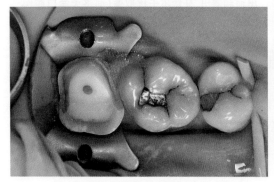

图 7-45　橡皮障应用于高嵌体的粘接
(同济大学口腔医学院　刘伟才供图)

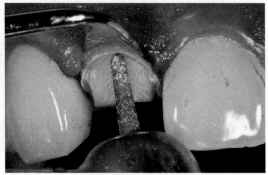

图 7-46　推龈器对牙龈进行压迫移位
(同济大学口腔医学院　刘伟才供图)

4. 惰性基质聚乙烯硅氧烷　惰性基质聚乙烯硅氧烷(魔力橡胶)通常与印模帽合用,分别在龈沟内和印模帽内注入混合好的聚乙烯硅氧烷后,印模帽戴入基牙上,材料可以通过释放氢,而使龈沟壁扩展。此方法具有无痛、无刺激等优点,但对牙龈的排移作用小,尤其是无止血作用。

（二）化学机械法

化学机械法是在机械法基础上发展起来的,通过结合机械排龈材料的机械压力和各类排龈药物与软组织的作用,在扩大龈沟的同时,控制龈沟内渗出的液体。目前临床应用的化学机械法有:浸药排龈线、排龈膏等。

1. 浸药排龈线　浸药排龈线由排龈线浸渗多种排龈药物制成,排龈线可以在生产过程中预浸药物或排龈前浸渗排龈药物,若选择后者,排龈线应至少浸泡药液 20 分钟才能达到饱和状态。

（1）排龈线:市场上有多种可供选用的排龈线,大多由羊毛、棉线或者人造纤维等多种材料混纺制成,通过搓捻、辫织或编织成线,具有足够的韧性(图 7-47)。

1）搓捻状排龈线在牙科中应用多年,最早的医师甚至自己搓捻棉线,此类排龈线由 2～3 根线搓捻而成,致密程度由搓捻力度决定,在使用过程中容易散开,且可能缠绕旋转车针。

2）辫织状排龈线由几根细线单向编织而成,相对紧密、不易松散,因此在排龈后牙体预备过程中,不容易缠绕车针而能保持良好的完整性。此类排龈线,部分中央加入细金属丝等,目的是希望排龈时排龈线方便成形,且能保持良好形态,但实际

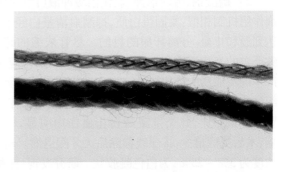

图 7-47　排龈线,上段为编织排龈线,下段为辫织排龈线(同济大学口腔医学院　刘伟才供图)

使用过程中,比较僵硬,不容易压入龈沟。唯一的优点是,因其是实心,水平排龈效果明显。

3）编织状排龈线具有相对复杂的结构,疏松、容易被压缩,且不会散开。在排龈后牙体预备过程中,不容易缠绕车针,但因为编织线由很多细的线编织而成,容易被部分磨断。其疏松的编织结构使其保持化学药物的时间是其他类型排龈线的 2.5 倍,但因为容易被压缩,要获得好的排龈效果,需要选择直径略粗的排龈线。

排龈线规格同样多种,可从#000、#00、#0 到#1、#2、#3,但不同厂家的排龈线标号完全不同(图 7-48)。不同种类的排龈线,因致密度不一样,即使其直径相同,实际的排龈效果也不相同。它应该根据龈沟的宽度、排龈目的和排龈方式来选择。比如,单线法排龈时单独选择直径较粗的排龈线,而双线法时在牙体制备前先在龈沟底放置一较细排龈线,使其完全就位于龈沟内,其上再放置一较粗排龈线排龈,取模时只取出上层排龈线。

（2）排龈药物:理想的排龈药物应该符合以下 3 个条件:有效排龈以及止血作用;不对牙龈组织产生不可逆损伤;全身反应小。排龈药物根据化学组成不同分为两类:第一类为血管收缩剂,包含肾上腺素和四氢唑啉,其属于拟交感血管收缩剂,可造

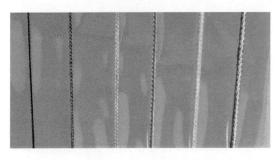

图 7-48　排龈线,从左至右,#000、#00、#0、#1、#2、#3(同济大学口腔医学院　刘伟才供图)

成局部血管收缩而止血;第二类为化学收敛剂,包括氯化铝、硫酸铝、硫酸亚铁等,控制牙龈渗出而达到止血目的。临床中以肾上腺素、氯化铝及硫酸亚铁常用。

1)肾上腺素(图7-49):因激活血管壁的肾上腺素受体而发挥较强的血管收缩作用,20世纪80年代后,8%外消旋肾上腺素浸泡过的排龈线,一度成为临床上最常用的排龈方法。研究证实,此浓度的盐酸肾上腺素与浓度为25%的硫酸铝相比,两者的止血及分离牙龈组织的效果无明显差异。需要注意的是,肾上腺素主要作用于小动脉,对毛细血管、小静脉、大动脉作用稍弱,因此临床上有时可观察到肾上腺素不能有效止血。同时,肾上腺素对有心血管病史、甲状腺功能亢进症、肾上腺素过敏史的患者可能产生严重的全身反应,甚至危及生命,需要重视。

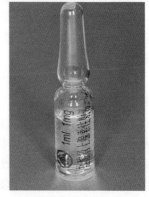

图7-49 盐酸肾上腺素注射液(同济大学口腔医学院 刘伟才供图)

2)硫酸铝、硫酸铝钾、氯化铝缓冲液(图7-50):上述三种药剂作用机制相似:凝固蛋白质,抑制血清蛋白经毛细血管游出而达到温和止血、分离牙龈的目的。尽管浓缩的硫酸铝钾可能导致严重的炎症反应和组织坏死,但是它们临床应用的浓度、术后产生的炎症反应都比较小。炎症反应和组织坏死一般是通过组织的收缩而使组织蛋白沉淀,进而抑制血浆蛋白的微循环。与肾上腺素相比,此类排龈药物止血作用明显,较少引起血管收缩,术后炎症最少,排龈线移除后无牙龈退缩。这三种药物中,氯化铝制剂应用较多,临床应用浓度为5%~25%,为白色凝胶状。研究发现,在移除排龈线后,相比肾上腺素浸泡过的排龈线而言,氯化铝具有更高效的排龈效果,12分钟后还保持着80%的排龈空间,且氯化铝清除后对龈沟无污染。需要注意的是,氯化铝会干扰聚醚和加聚型硅橡胶印模材料的固化反应,取模前必须彻底清除。

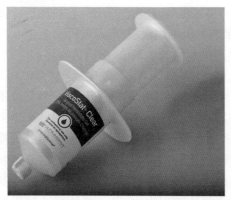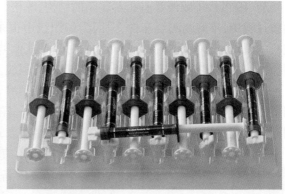

图7-50 氯化铝凝胶(左)、硫酸亚铁凝胶(右)
(同济大学口腔医学院 刘伟才供图)

3)硫酸亚铁(图7-51):硫酸亚铁是另外一种使用广泛的排龈药物,其通过阻塞毛细血管起到止血作用,使用时应与组织创面直接接触。因其出色的止血效果,常单独应用于排龈前止血,或者排龈后小范围出血(图7-52~图7-54)。但硫酸亚铁在使用后会将牙龈组织染色,开始是黄褐色,最后变成黑色,2天左右才能恢复正常。另外硫酸亚铁和血液反应,可形成类似"痂壳"样物质,污染龈沟,难于清除,且清除后又容易导致出血继续。此外,硫酸亚铁可能导致牙本质浅层着色,影响修复后的美观效果,酸性的硫酸亚铁制剂也可能会对自酸蚀粘接机制造成负面的影响,导致边缘会产生微渗漏和变色。同时由于硫酸铁能干扰聚醚和加聚型硅橡胶的反应,所以它在天然基牙排龈中的应用较少。

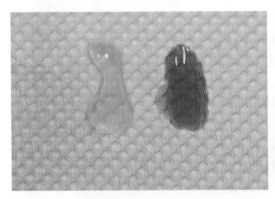

图 7-51 无色的氯化铝凝胶(左)、棕色的硫酸亚铁凝胶(右)(同济大学口腔医学院 刘伟才供图)

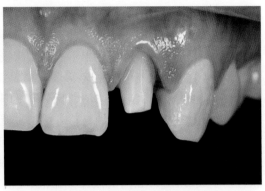

图 7-52 牙体预备后,侧切牙远中龈乳头渗血(同济大学口腔医学院 刘伟才供图)

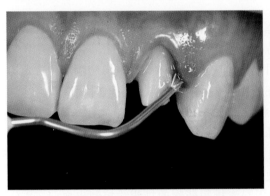

图 7-53 带有小毛刷头的注射器将硫酸亚铁溶液涂布于渗血组织面(同济大学口腔医学院 刘伟才供图)

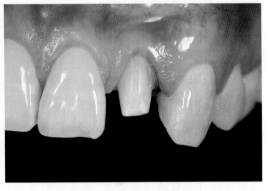

图 7-54 龈沟变得洁净,无继续渗血(同济大学口腔医学院 刘伟才供图)

2. 排龈膏 排龈膏是一种膏体状的牙龈收缩剂,主要成分有高岭土、氯化铝和水。它利用高黏度的高岭土迅速打开龈沟,膏体中的氯化铝具有收敛止血功能,可以保持龈沟干燥,以利于取模和牙齿充填和粘接等(图 7-55,图 7-56)。最早的产品为 Expasyl 排龈膏,由 PierreRolland 自 1992 年起通过 7 年的努力而研发成功。目前市场上有多种同类产品,如 3M ESPE retraction paste、DryzExpasyl、p80 以及 premier。排龈膏的使用简单,修复前干燥术野,然后将膏

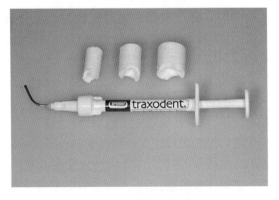

图 7-55 排龈膏及棉帽(同济大学口腔医学院 刘伟才供图)

体用针管注射器直接注入龈沟内,仅需 2 分钟左右即可起效。去除排龈膏的方法同样简单,只需用气水枪进行冲洗即可。排龈膏是用药管包装,因此不会受到污染。注射器的针头可以弯曲,便于临床操作。与排龈线相比,应用排龈膏排龈,患者更舒适,术后牙龈退缩的风险更小。其排龈效果类似于单线法,而弱于双线法,因此更适合主要控制龈沟渗出,用于对游离龈推移量要求不高的临床操作,如光学印模制取、龈上边缘修复体的粘接等。

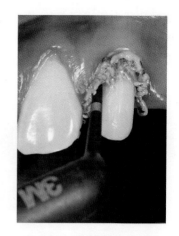

图 7-56　排龈膏及棉帽应用(同济大学口腔医学院刘伟才供图)

3. 其他机械化学排龈方法　除上述的排龈线和排龈膏外,市场上尚有一些其他的材料可用于机械化学排龈,如 Merocel 排龈条(Merocel retraction strips),其成分为聚醋酸乙烯酯(polyvinyl acetate)。相对传统的排龈线而言,其柔软且易于成形,对口腔内的液体如血液、唾液、龈沟液有良好的吸收作用,具有不易产生残片碎屑、不易磨损等性能,是一种良好的排龈材料。

(三) 外科手术法

外科手术法通过切除部分牙龈组织而暴露边缘完成线,属于一种有创的排龈方法,由于可能对牙周组织产生不可逆性损伤,且容易导致附着龈宽度降低,因此只有当存在牙龈增生或炎症,预备边缘无法可视操作时才应用。目前应用于临床的有电刀切龈法、激光切龈法和旋转切割法等外科排龈法。口腔医师在使用外科手术法排龈时应该时刻谨记生物学宽度的概念,过度和不恰当的牙龈组织切除,将导致最终的修复失败。

1. 旋转磨除　旋转磨除的概念由 Amsterdam 于 1954 年提出,通过高速旋转车针磨除部分游离龈内壁,扩大龈沟。此方法只有在牙龈无炎症、探诊不出血,龈沟深度<3mm,同时牙周组织有足够角化龈附着的情况下可以谨慎使用,否则容易发生术后牙龈退缩。同时,因为旋转磨除牙龈导致出血较多,预备后需常规使用浸渗排龈药物的排龈线控制出血,4～8 分钟后取出排龈线,用水彻底冲洗后取模。此方法适合于在使用鱼雷状车针预备凹斜面边缘的同时磨除龈沟内壁。

2. 电刀切龈法、激光切龈法　口腔软组织中,应用交流电来控制出血的方法,已经出现了一个多世纪,首先是以电刀的形式出现,接着又出现了无线电射频设备。而 20 世纪 80 年代至今,作为一种新的设备,激光开始在临床上发挥重要作用。上述两种设备主要的原理是增加局部周围组织细胞的温度,进而切割凝固软组织。

近几十年里,很多种激光已经在口内软组织上进行了实验,例如二氧化碳激光、钕激光(钕钇铝石榴石激光和二极管激光),尤其是后者,由于它治疗范围比较广泛,以及设备制造相对廉价,从而在市场上的应用也比较广泛。同时激光也对软组织轮廓外形的修整有较大的作用。激光的特性主要取决于波长和波形特点,二极管激光经常用于天然牙的排龈,它造成的出血较少,并且几乎不会造成牙龈退缩。

需要注意的是,手术的方法只是暴露边缘线,而不是为了将边缘线向根尖方伸展。因此,手术操作者应该将电刀或者激光工作头平行于牙体(图 7-57,图 7-58),排龈效果明显(图 7-59,图 7-60)。

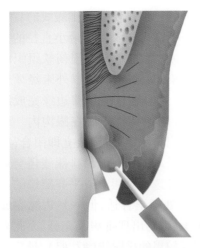

图 7-57　错误的工作端角度
（同济大学口腔医学院　刘伟才供图）

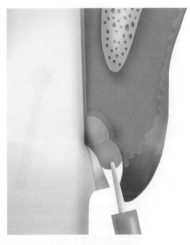

图 7-58　正确的工作端角度
（同济大学口腔医学院　刘伟才供图）

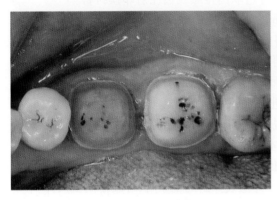

图 7-59　激光排龈前
（同济大学口腔医学院　刘伟才供图）

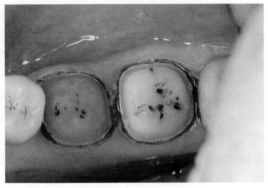

图 7-60　激光排龈后
（同济大学口腔医学院　刘伟才供图）

五、排龈技术的临床应用

（一）排龈线排龈

排龈线排龈是临床中应用最广泛、效果最明显的排龈方法，可以应用于固定修复的各个阶段。排龈线可单独或浸渗排龈药物后应用于排移牙龈，根据不同的龈沟深度、牙龈生物学类型，可以选择单线、双线法或选择性双线法进行。

临床操作过程中，需借助专用排龈器械（图 7-61）或树脂雕刻刀将排龈线按一定程序压入龈沟，专用的排龈器械工作端可分为圆形和方形两种，各自均可设计为有齿和无齿两种类型。通常，一支排龈器两头都带有工作端，手柄与工作端成一定角度，以满足单支器械即可以完成单个牙的各个面的排龈。

1. 单线排龈技术　单线排龈技术对边缘线终止于龈上或者平龈缘的牙体预备、取模及修复体粘接均有较好的排龈效果。因其对牙龈潜在的伤害很小，特别适合龈沟比较浅或者牙龈菲薄的前牙和前磨牙。

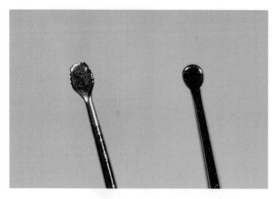

图7-61 两种不同排龈器的工作端,左侧为有齿工作端,右侧为无齿工作端(同济大学口腔医学院 刘伟才供图)

单线排龈法使用的排龈线的直径存在争议。有学者建议使用最小直径的排龈线(#000或者#00),在不损伤软组织的情况下,暴露出一些边缘线以外未经牙体预备的组织,并且建议从精修边缘完成线到取模完成,均保持排龈线在龈沟内。理由是一旦取出排龈线,龈沟会立即闭合,妨碍印模材料进入,另外,取出排龈线还会造成出血。这种选择对龈上或平齐龈缘的边缘完成线的处理很合适,但一旦边缘完成线位于龈下,则会出现排龈不充分,因此需要选择直径较粗的排龈线(#2,#3),排龈线充分压入龈沟后,应该有1/3的排龈线暴露在龈沟,此时的排龈充分而不过分。取模前,较粗的排龈线应该取出,如果选用的是无药排龈线,最好边取出排龈线边注射印模材料。

排龈操作时,保持术区干燥,选用长约2cm的排龈线,并根据排龈线种类(搓捻、辫织和编织型)和牙位选择合适的排龈器。排龈前将排龈线浸渗25%氯化铝或硫酸亚铁溶液,甚至可以将已含有肾上腺素或硫酸铝的排龈线再浸入氯化铝溶液内,使止血效果增强。

在将排龈线压入龈沟的过程中,最好从邻面开始,因为邻面有更多的牙龈组织,有利于压入和固定排龈线。压入起始的一段排龈线后,进行唇、颊侧的排龈,排龈器的用力方向应该朝着压入段的方向。否则,已压入的排龈线会被脱出。最后是腭侧,然后在起始段进行排龈线末端交叠。不要在龈沟紧的颊舌面进行排龈线重叠,因为重叠区下方容易出现排龈不足。当选择取模前取出排龈线,应留一段2~3mm的排龈线在龈沟外。整个过程中,排龈器的工作端应该与牙体成45°,而不是平行牙根。当出现压入的牙龈线弹出的现象时,可以再次压入,但不要试图加大压力,只需少许停顿,直到排龈线稳定在龈沟内。对于那些龈沟窄或者边缘线形态变化剧烈的区域,可以由助手持另一把排龈器进行辅助(双手技术)(图7-62~图7-65)。

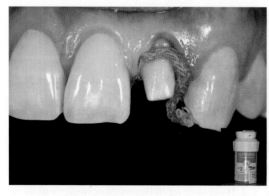

图7-62 单线法排龈手法(同济大学口腔医学院 刘伟才供图)
根据龈沟深度以及牙龈的生物学类型,选择合适的排龈线,此患牙选用#3排龈线,浸渗硫酸亚铁溶液后,先从近中压入固定排龈线

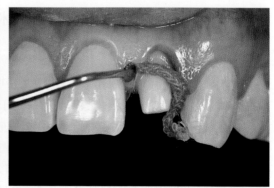

图7-63 近中压入固定排龈线后,按照颊侧、远中、腭侧、近中的顺序继续压入排龈线,排龈器的工作端与牙体成45°(同济大学口腔医学院 刘伟才供图)

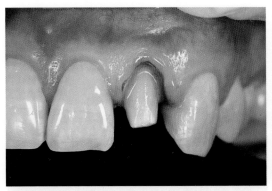

图 7-64　排龈线压入后,以均匀暴露 1/3 为宜
（同济大学口腔医学院　刘伟才供图）

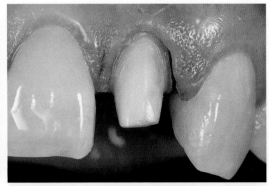

图 7-65　龈沟完全敞开,方便印模材料的注入
（同济大学口腔医学院　刘伟才供图）

排龈线的放置时间,控制在 4～10 分钟,此时也应该保持术区干燥。但取出排龈线时,应该先润湿,因为从龈沟内直接取出已经干燥的排龈线将造成上皮衬里的损伤。取模前,需充分冲洗龈沟内的凝结物并轻轻吹干,如仍有活动出血,需要暂停取模,用电刀或硫酸亚铁先止血。用专用的注射器和带刷毛的注射头将硫酸亚铁涂抹于出血的龈沟,可以快速止血。

单线法排龈在固定修复中的应用最多的是固定修复体粘接前的排龈,通过排龈,一方面可以直视边缘完成线,另一方面可以避免过多的粘接剂进入龈沟,也方便最终粘接剂的清除(图 7-66)。

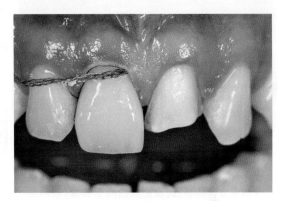

图 7-66　单线法排龈应用于贴面粘接
（同济大学口腔医学院　刘伟才供图）

粘接前,在龈沟内压入排龈线,可以在完全暴露边缘完成线和控制龈沟液渗出的情况下实现粘接。粘接剂初步固化后取出,方便清理进入龈沟内的粘接剂

2. 双线排龈技术　双线排龈技术是一种久经时间考验的方法,它能充分排移和控制软组织,多用于平均深度的龈沟的排龈。在牙齿预备过程中,口腔医师将第一根合适长度的排龈线置于龈沟内,此时可以选择继续精修边缘完成线,然后将第二条更粗的排龈线叠加在第一条排龈线上,水平排移预备体四周的牙龈组织。Baharav 等研究显示双线排龈技术中第二条排龈线应当保持 4 分钟,然后将上层的排龈线取出,取终印模。这种方法能取出较为完美的印模。整个排龈过程中,第一根排龈线均保持在龈沟内,放置时间较长,最好使用不含药排龈线,甚至丝线。在取出第二根排龈线后,组织会迅速回弹,最初的 20 秒,组织水平排移减少 35%,接下来的 20 秒,组织水平排移量再减少 18%。因此取出第二根排龈线后需迅速将印模材料注入龈沟内(图 7-67～图 7-73)。

3. 选择性双线法　选择性双线法是用细线进行单线法排龈时的一种补充,因为单线法排龈时,近远中龈沟处常排移不充分,因此用等粗或更粗的排龈线补充压入,取模前取出后压入的部分排龈线。

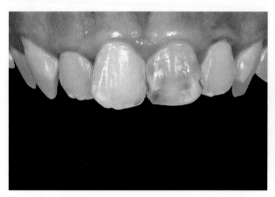

图7-67 左上中切牙龋损变色,根管治疗后,需要进行冠修复(同济大学口腔医学院 刘伟才供图)

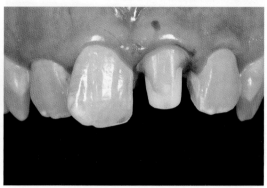

图7-68 纤维桩和树脂核修复后,初步牙体预备(注意:此时边缘完成线平龈缘)(同济大学口腔医学院 刘伟才供图)

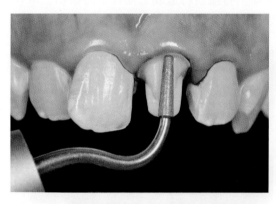

图7-69 龈沟内放置第一根细的排龈线,此时牙龈垂直向排移,边缘完成线高于龈缘,利用振荡器械精修边缘和边缘完成线(同济大学口腔医学院 刘伟才供图)

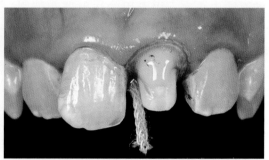

图7-70 龈沟内置入第二根更粗的浸渗排龈药物的排龈线,牙龈水平排移(注意约有1/3的排龈线暴露在龈沟外,排龈线在近中重叠,预留一段在龈沟外,方便取模前取出)(同济大学口腔医学院 刘伟才供图)

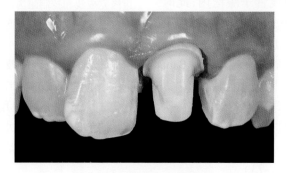

图7-71 充分敞开的龈沟
(同济大学口腔医学院 刘伟才供图)

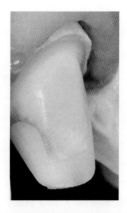

图 7-72 充分敞开的龈沟（侧面观）
（同济大学口腔医学院 刘伟才供图）

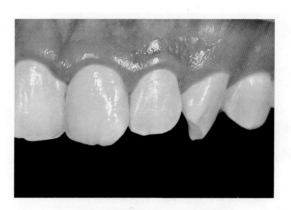

图 7-73 全瓷冠修复后，健康的牙龈
（同济大学口腔医学院 刘伟才供图）

在应用排龈线排龈的过程中，通常并不是机械地应用某一种方法，涉及多颗牙修复时，需要根据情况灵活选用（图 7-74 ~ 图 7-79）。

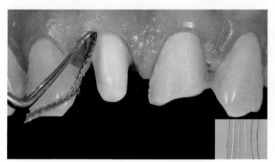

图 7-74 右上中切牙全冠修复，左上切牙贴面修复（计划右上中切牙双线法排龈，而左上切牙单线法排龈）（同济大学口腔医学院 刘伟才供图）

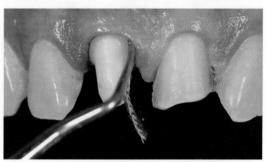

图 7-75 右上中切牙龈沟压入#00 排龈线
（同济大学口腔医学院 刘伟才供图）

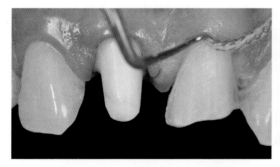

图 7-76 左上切牙牙龈压入#1 排龈线
（同济大学口腔医学院 刘伟才供图）

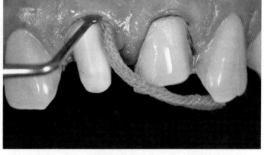

图 7-77 右上切牙牙龈压入第二根#2 排龈线
（同济大学口腔医学院 刘伟才供图）

（二）排龈膏排龈

一些临床医师将排龈膏视为排龈线的替代品，特别适合多颗牙的同时排龈或者当牙龈组织在多个部位妨碍排龈线的压入时。但其排龈量有限，尤其在龈下边缘排龈时。如果结

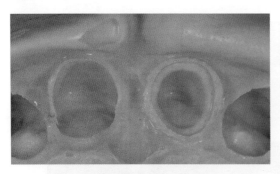

图7-78　清晰的印模
（同济大学口腔医学院　刘伟才供图）

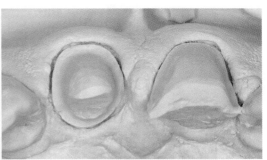

图7-79　清晰的模型
（同济大学口腔医学院　刘伟才供图）

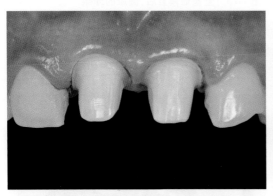

图7-80　排龈膏与排龈线的联合应用(1)
（同济大学口腔医学院　刘伟才供图）

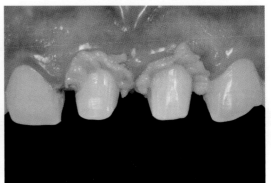

图7-81　排龈膏与排龈线的联合应用(2)
（同济大学口腔医学院　刘伟才供图）

合排龈线使用,则排龈效果更好(图7-80,图7-81)。

需要注意的是,术野必须彻底干燥,Expasyl 的黏稠度达到 10^6McP,高度黏稠的高岭土基体能很好地推开牙龈,但排龈膏一旦接触水后黏稠度将下降,降低或丧失机械排龈作用,所以在隔湿条件不理想的下后牙区很难达到满意的效果,其次,排龈膏排龈前,牙周必须健康,只要有轻微牙周袋存在时,排龈膏进入牙周袋内,简单的气水枪冲洗即无法完全去除。而为了清除袋内的膏体,增加气水枪的压力将促进游离龈的快速回弹以及导致止血效果的丧失。一旦未彻底清除排龈膏,其中的氯化铝将与聚醚类印模材料反应从而显著影响聚醚类印模材料的使用。

（三）手术排龈

无论电刀还是激光,并不推荐单纯应用于排龈,最好作为常规排龈的补充。尤其是龈沟较深,且修复体边缘设计在龈沟内;或存在局限增生的牙龈组织,阻碍印模材料的注入,此时可以辅助手术排龈的方法(图7-82～图7-85)。

当患者存在过深的龈沟,而牙齿长度允许进行牙龈切除,此时,口腔医师有两种选择方案。第一种,先进行牙龈切除术,然后等待组织愈合,把深的龈沟变为浅的龈沟。第二种方案,在牙体预备和取模当天,进行牙龈切除,保留 1.0～1.5mm 的龈沟。与直接将边缘完成线放置在龈沟内 1/2 处相比,在牙龈切除后再进行排龈、取模的预后更可靠,因为深的龈沟直接排龈容易出现不可预计的牙龈退缩,同时,深的龈沟的排龈效果也不理想。

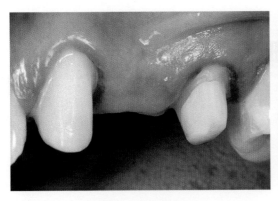

图 7-82　牙体预备后
（同济大学口腔医学院　刘伟才供图）

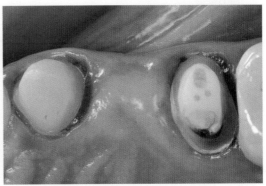

图 7-83　基牙牙龈增生，龈沟浅
（同济大学口腔医学院　刘伟才供图）

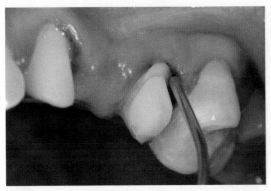

图 7-84　激光排龈过程中
（同济大学口腔医学院　刘伟才供图）

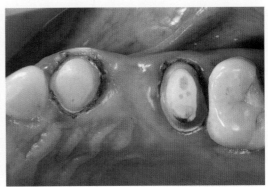

图 7-85　激光排龈后，龈沟清晰可见
（同济大学口腔医学院　刘伟才供图）

（刘伟才）

参 考 文 献

1. Alani A, Maglad A, Nohl F. The prosthetic management of gingival aesthetics. Br Dent J,2011,210(2):63-69

2. Domenico Massironi. Precision In Dental Esthetics：Clinical Procedures. Quintenssence,2005

3. Flax HD. Soft and hard tissue management using lasers in esthetic restoration. Dent Clin North Am,2011,55(2):383-402

4. Herbert T. Shillingburg. Fundamentals of Fixed Prosthodontics. 4th ed Quintenssence,2012

5. Hempton TJ, Dominici JT. Contemporary crown-lengthening therapy：a review. J Am Dent Assoc,2010,141(6):647-655

6. Savadi A, Rangarajan V, Savadi RC, et al. Biologic perspectives in restorative treatment. J Indian Prosthodont Soc,2011(3):143-148

7. 赵铱民. 口腔修复学. 第6版. 北京：人民卫生出版社,2008

第八章　精细印模技术

第一节　印模材料的发展历史

印模是物体的阴模。口腔印模是口腔软硬组织的阴模,通过将半流动的材料导入口腔后硬固而成(图8-1)。采取印模时所用的材料,称为印模材料(impression materials)。印模材料是用来记录或复制牙齿和口腔组织的形态以及关系的材料。常用的印模材料根据其化学组成可分为水胶体(hydrocolloid)印模材料和弹性体(elastomeric)印模材料;水胶体印模材料包括不可逆性(irreversible)藻酸盐印模材料和可逆性(reversible)琼脂印模材料;弹性体(elasto-meric)印模材料包括聚硫橡胶(poly-sulfide)、缩合型硅橡胶(condensation silicone)、加成型硅橡胶(addition silicone)与聚醚橡胶(poly-ether)。

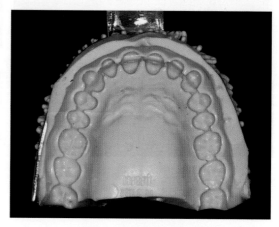

图8-1　印模材料(阴模)
(中山大学光华口腔医学院　赵克、王晓东供图)

20世纪30年代,水胶体印模材料开始广泛应用于口腔修复,使制取口腔组织倒凹区成为可能。自1950年聚硫橡胶作为第一种合成弹性体类印模材料用于牙科印模起,弹性体印模材料得到了迅速发展和广泛的临床应用。随后缩合型硅橡胶、加成型硅橡胶以及聚醚橡胶逐渐出现,成为目前临床上固定义齿修复不可或缺的印模材料。其中由于缩合型硅橡胶在缩聚反应过程中会产生甲醇或乙醇,从而影响印模的尺寸稳定性。此外,较短的有效期也限制了其使用,缩合型硅橡胶已逐渐被加成型硅橡胶所取代。

第二节　印模材料的要求

一、固定义齿印模的要求

为了使固定义齿修复体和预备体准确吻合,制作修复体所用的代型必须尽量与预备体一致,这就要求我们必须取得预备体的精确印模。固定义齿修复体的印模必须满足以下要求：

（1）是患牙的精确复制品：包括全部预备体及其下方充足的未预备的牙面，使医师和技师可以确认边缘完成线（finish line）的位置及形态。

（2）准确复制患牙邻近的牙和软组织，使完成的修复体有良好的咬合及外形。

（3）无气泡，特别是预备体边缘完成线及其他牙的𬌗面。

二、印模材料的要求

印模质量直接关系到最终的修复效果，因此必须对印模材料提出严格的要求，印模材料需具备如下性能：

1. 生物相容性（biocompatibility） 与人体接触的材料必须是安全的。印模材料要求对人体无毒且对口腔组织无刺激。

2. 准确性（accuracy） 所制取的印模准确反映所涉及口腔软硬组织的情况。

3. 弹性（elasticity） 指材料固化后应具有一定的回弹性，可使印模自口腔中取出经过倒凹时，不致产生影响印模准确性的变化。

4. 尺寸稳定性（dimensional stability） 材料固化后，其形态和体积的变化极微小，并具有稳定性。

5. 亲水性（hydrophilicity） 材料在湿润的口腔环境中应能与口腔中湿润的软硬组织密切接触形成精确印模。

6. 润湿性（wettability）、流动性（fluidity）与黏性（viscosity） 材料的润湿性与流动性关系着其流动至细微部位再现细节的能力。适当的流动性有助于材料在被稍加压力时，既不压迫软组织而又能流动至细微部位，制得清晰的印模。黏性关系着当印模材料于口腔中就位后停止流动的能力。合适的印模材料在压力作用下应表现为高流动性，在重力作用下应表现为黏性。

7. 强度（strength） 印模固化后具有足够的强度，以免印模自口腔取出和灌模过程中产生材料撕裂或变形。

8. 材料相容性 印模材料与石膏、人造石等模型材料不产生化学变化，并容易分离脱模。

9. 适当的固化时间（setting time） 从材料调和开始计时，以 3～5 分钟为宜。固化时间太短，则来不及操作；固化时间太长，则增加操作难度且患者不能耐受。

10. 操作简便、性价比合理。

第三节 常用印模材料及印模制取

在临床工作中，要取得准确的印模，除与医师操作技术有关外，还与印模材料的选择有关。在材料的选用上，需要对印模材料的种类、特点、组成、性能及应用范围做充分的了解，这样才能根据不同的修复要求及口腔状况，选择相应的印模材料，使制取的印模准确地反映口腔有关组织的情况。口腔印模的制取是口腔修复工作中的首道工序，其质量直接关系最终的修复效果。因此，要求修复医师必须熟悉口腔印模材料，掌握每一类的特点，做到合理选用。

一、藻酸盐印模材料及技术

（一）藻酸盐印模材料的性能特点及其印模技术注意事项

1. 性能特点　藻酸盐为不可逆性水胶体印模材料,它与琼脂印模材料一样,均为亲水性印模材料,但后者属于可逆性水胶体印模材料。水胶体类印模材料的接触角较小（图8-2）。由于水在亲水性印模中占主要比重,因此印模的性能均与水密切相关。亲水性印模材料具有精确度较好、使用方便、易灌注石膏模型、气味好、无毒及价格低廉等优点。其缺点包括吸水后膨胀（imbibition）及脱水后收缩（syneresis）,且材料的抗撕裂强度低,尺寸稳定性不及其他印模材料。

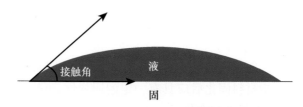

图8-2　接触角示意图
（中山大学光华口腔医学院　赵克、王晓东供图）

基于以上特点,在固定义齿修复中,藻酸盐印模材料主要用于治疗方案制订前的研究模型及非工作印模的制取。

2. 藻酸盐印模技术　目前常用的藻酸盐水胶体印模系以一定量配制好的藻酸盐印模材料粉末,加水调和至黏稠的溶胶,置于托盘上,再放入口腔内制取印模。

藻酸盐印模材料提供的粉装在一个罐子中,使用时先摇匀以通气,一勺粉要用一份水。产品通常会提供一个装粉的勺子和一个装水的量筒。调和时的粉液比是获得良好印模的前提,改变粉/液比会改变调和物的黏稠度和凝固时间以及印模的强度和质量。使用时应严格按照厂家的要求进行配比调拌,并在推荐时间内进行充分有力的调拌与混合。常温（18～24℃）下的调拌时间（mixing time）需要45～60秒。混合不充分会导致混合物的颗粒感及细节复制较差,只有充分地混合才会得到光滑、乳脂状且气泡少的混合物。

常规固化（regular-set）的藻酸盐固化时间约3～4分钟,而快速固化（fast-set）的藻酸盐为1.25～2分钟。使用常规固化型印模材料时,调和时间应在60秒内,医师有2～3分钟的操作时间（working time）。固化时间（setting time）是指完成胶凝化（gelation）的时间。冷水会使医师的操作时间及固化时间延长。

需要向临床医师强调的是,应在藻酸盐印模材料完成胶凝固化后再延迟2～3分钟将印模从口内取出,使藻酸盐在口内有充足的固化时间以提高其强度与弹性。但绝大多数临床医师常通过触摸材料的表面是否变硬来判断其是否固化,而材料表面的固化往往不到1分钟就完成了,结果导致医师常过早地从患者口中取出印模,使印模出现变形、破裂及细节缺失等问题。

印模从口内取出后,应将托盘后缘及两侧超出托盘边缘的部分用刀片切除,否则当其置于工作台时可能造成印模与托盘的局部分离。

完成的印模应首先用冷水冲洗以去除唾液和血液,然后消毒,唾液和血液会影响石膏在印模表面的就位。而在灌制石膏模型前,还应去除印模表面的自由水,因为自由水汇聚后会存积于印模深处,稀释模型材料,导致模型相应的表面出现软而粉化的现象。当印模的表面变为不反光时,即说明过量的表面水已被去除。

制取完成的藻酸盐印模应立即灌注石膏模型。如果必须放置一段时间,可以用湿纸巾或湿纱布包裹印模,再放于在塑料袋中密封,以防止水分丢失。印模应在 30 分钟内完成石膏的灌注。

(二) 藻酸盐印模材料的消毒

乙型肝炎病毒、艾滋病病毒及单纯疱疹病毒等可污染石膏模型,因此需对印模进行消毒,避免技师和其他工作人员感染病毒。

藻酸盐印模的常用消毒方式是喷雾消毒,也可浸泡消毒。研究表明,1% 次氯酸钠或 2% 强化戊二醛溶液浸泡 10～30 分钟后,藻酸盐印模仅有约 0.1% 的体积变化,这对于制作研究模型和非工作模型的影响不大。

二、弹性体印模材料及技术

本节介绍目前临床广泛应用的加成型硅橡胶及聚醚橡胶的材料特性、印模制取及注意事项。

(一) 弹性体印模材料的性能特点及印模技术

1. 性能特点

(1) 加成型硅橡胶:与缩合型硅橡胶不同,加成型硅橡胶印模的聚合过程不产生副产物,聚合后的印模体积更稳定。对加成型硅橡胶材料制取的印模而言,延时灌制或二次灌制加成型硅橡胶印模对石膏模型精度的影响很小,甚至在印模取出一周后再灌制模型。虽然聚合后其尺寸变化很小,但如果加成反应中存在羟基,副反应中就会产生氢气。氢气从凝固的印模中逐渐释放,在石膏代型中形成气泡(图 8-3)。虽然不少厂家在改良的材料配方中加入钯来吸收氢气可以缓解此问题,但建议应在模型取出 15～30 分钟后再灌制石膏模型。

加成型硅橡胶本身为疏水性材料,但目前市场上大部分加成型硅橡胶均通过加入表面活性剂而表现出一定的亲水性。亲水性硅橡胶较早期的疏水性硅橡胶与口腔组织间具有更好的润湿性,并使石膏模型和代型中更少出现气泡。但有研究表明,加入了表面活性剂的亲水性加成型硅橡胶

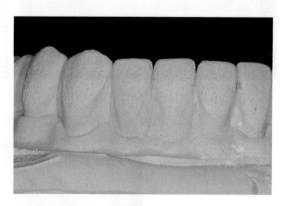

图 8-3　氢气导致加成型硅橡胶模型表面凹凸不平
（中山大学光华口腔医学院　赵克、王晓东供图）

所灌制的模型的精确度与传统印模所灌注的模型相比有少量下降,且模型的表面硬度也降低了 14%～33%。但临床医师应了解,此类新型加成型硅橡胶的亲水性是相对的,其本质仍为疏水性材料。因此在取模前仍应对工作区域进行隔湿并控制口腔内唾液及龈沟液的渗出,保持预备体表面干燥。

加成型硅橡胶依据其黏稠度由小至大分为超轻体(super light body)、轻体(light body)、

中(medium body)、高(heavy body)及重体或称油泥型(putty)。

根据临床印模范围及修复体选择的情况,可选用一种或两种黏稠度的加成型硅橡胶材料制取印模,常用的选择是"手调油泥型+高流动性"和"机混低/中流动性+高流动性"。

这种印模技术使用手调超高稠度的油泥型印模材料或机混低/中流动性印模材料作为托盘材料,将静态自动混合的高流动性材料注射至预备体周边等关键部位,然后调和高稠度的材料并放置于托盘内,将托盘在口内就位,高稠度印模材料覆盖在已注射在预备体周围的高流动性印模材料的表面,压迫后者流入牙齿表面及其周围软组织的细微结构。由于低流动性印模材料流动性较差,无法如藻酸盐材料一样从托盘上的溢出孔溢出产生机械固位以防止脱模,因此取模前至少5分钟在托盘内上涂抹托盘粘接剂(tray adhesive)。

根据印模是一次还是两次完成,可将具体的印模方法再分为一步两层法(double mixing technique)和两步两层法(putty-wash technique)。

1)一步两层法(one-step/two-paste technique):主要用于单个牙体修复或3单位固定义齿修复。临床操作时,医师使用专用注射枪将轻体硅橡胶印模材料注射在牙预备体及其周围的软组织表面,护士或助手同步用手调拌油泥型(putty)或机动混合重体(heavy body/medium body)等低流动性材料并置于托盘上,再由医师将托盘缓慢就位于口内。在材料完全凝固之前必须始终稳定地固定托盘,以防翘动或移位(图8-4)。

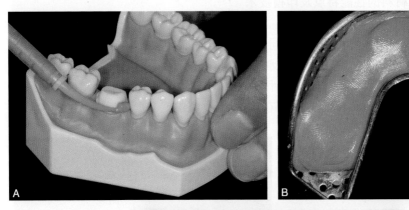

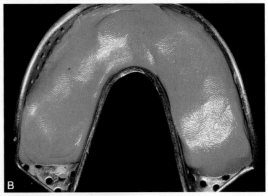

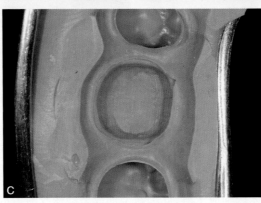

图8-4 加成型硅橡胶一步两层法印模过程(中山大学光华口腔医学院 赵克、王晓东供图)
A. 从预备体边缘开始注射硅橡胶轻体材料 B. 助手同时将油泥型硅橡胶材料置于托盘
C. 预备体局部印模

2）两步两层法（two-step/two-paste technique）：主要用于多单位牙体修复或固定义齿修复的印模制取。其原因是，低流动性印模材料的混合及调拌时间为 30～40 秒，且固化速率快于高流动型印模材料，因此，如果采用一步两层法，即调拌低流动性印模材料的同时在预备体周围注射高流动性印模材料，不能为医师提供充足的在多个预备体周围完成注射高流动性印模材料的时间。其结果是，医师将低流动性印模材料放入口腔内时，已基本完成了聚合固化，导致其与高流动性印模材料不能很好地融合，使印模在两种不同流动性材料的结合部出现鱼鳍样缺陷。

此方法先用低流动性印模材料制取初印模，然后用硅胶刀对其进行修整，刮除预备体周围、邻牙、邻间隙与软组织处的倒凹，同时在颊舌侧为二次印模材料提供排溢道（图 8-5）；取二次印模时将高流动性印模材料注入牙体预备体周围（要点与一步两层法相同）及初印模内部相应的区域，然后将初印模重新置于口内完全就位。待高流动性印模材料凝固后，从口内取出印模（图 8-6）。

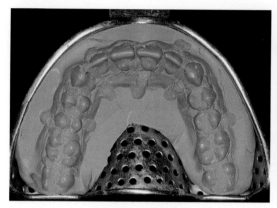

图 8-5　两步两层法硅橡胶初印模修整后
（中山大学光华口腔医学院　赵克、王晓东供图）

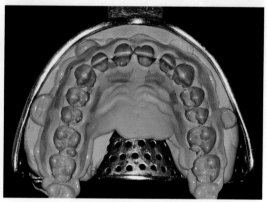

图 8-6　重新口内就位后完成二次印模
（中山大学光华口腔医学院　赵克、王晓东供图）

另一种两步两层法是在制取初印模时在材料的组织面垫一层聚乙烯薄膜，在口内就位后由于聚乙烯薄膜的阻挡，材料只能记录牙列外形轮廓，无法进入邻间隙，也无法记录组织的细节结构。初印模取出后虽然同样需提供排溢道，但无须刮除预备体周围、邻牙及邻间隙处的材料，使用较为方便、省时。但二次印模时高流动性印模材料需注射到整个初印模内，高流动性印模材料的用量较大（图 8-7）。

需要注意的是，排溢道在二次印模时非常重要，高流动性印模材料应能从初印模的排溢道自由溢出。如果高流动性印模材料不能自由溢出会使材料在局部堆积，导致初印模不能再次在口内完全就位，造成高流动性的印模材料在初印模表面厚度分布不匀，影响印模的准确性。因此，修整完成后的初印模应再次放回口内，检查其在就位过程中是否有阻碍。软组织倒凹是常见的阻碍就位的部位，在修整时应尽量刮除。

此外，印模材料充分的调和非常重要，否则印模会以不同的速率凝固。在这种情况下，从口腔中取出印模时就会产生较大的永久变形。而使用机混的初印模材料及枪混的高流动性印模材料就可以避免此问题的出现，而且在调和的过程中不会产生气泡，也节省了操作时间。

加成型硅橡胶工作时间较短，伸缩性在三种材料中属于中等。因此当硅橡胶进入倒凹区后取出时会有一些困难，应使用软 β 蜡或光固化树脂类材料等填塞较大的倒凹区，并在托盘边缘和组织间预留 3～5mm 的空间，以保证印模材料的厚度从而为印模提供足够的弹性。

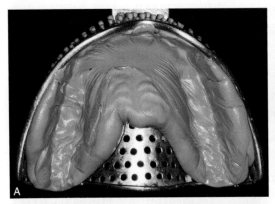

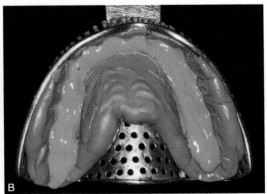

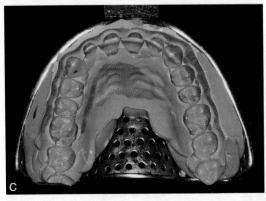

图 8-7 聚乙烯薄膜法硅橡胶二次印模(中山
　　大学光华口腔医学院 赵克、王晓东供图)
A. 聚乙烯薄膜法初印模　B. 预备体周围及初
印模组织面注射硅橡胶轻体　C. 重新就位后
完成二次印模

（2）聚醚材料是近40年来使用日益广泛的一种弹性印模材料,有低、中、高三种稠度。同硅橡胶印模一样由基质和催化剂两个系统组成,分装在两个包装管中,其基质与促凝剂混合的比例约8:1。

聚醚的力学性能与加成型硅橡胶较为相似。与加成型硅橡胶不同的是,聚醚橡胶虽然本质仍为疏水性材料,但其在固化前、固化中及固化后均表现出一定的亲水性(hydrophilic),在较湿润的环境下亦可以使用。但在实际操作中,还是应尽可能地进行隔湿与干燥,过多的唾液有可能在印模表面形成气泡而导致印模制取失败。由于其具有亲水性,当聚醚印模与水接触时会吸收水分而使其体积出现变化。因此,聚醚印模从口内取出后不应长期储存在水中或潮湿的环境中,模型消毒后应尽快冲洗并吹干。聚醚印模材料的另一特点是具有触变性(thixotropic),及材料在压力作用下具有更好的流动性,使印模具有极好的复制精度。聚醚材料也具有较好的稳定性,如果保存得当,印模取出一周后仍可灌制模型。

固化后的聚醚印模硬度很高,其弹性恢复性能稍逊于加成型硅橡胶,因此从口内取出印模时比较困难。取模前要仔细检查牙体倒凹及软组织倒凹,如下前牙唇侧黏膜转折处、下颌磨牙后垫与口底黏膜转折处之间常存在较大的倒凹。基牙上的倒凹可用软蜡填塞,牙齿与托盘边缘应预留至少4mm间隙,而非藻酸盐类印模材料的2mm。

需要注意的是,聚醚印模材料中的芳香族磺酸酯催化剂可能作为过敏原引起皮肤过敏,有报道表明过敏发生率约0.5%,因此应避免直接接触该类催化剂。在混合基质和催化剂时应确保两者充分的混合,避免引起口腔黏膜的过敏反应。

目前,聚醚印模材料主要是3M ESPE公司于2008年推出的Impregum™ Panta™、Impregum™ Panta™ Soft(软质聚醚印模材料)和 Impregum™ Garant L DuoSoft(高流体聚醚印模材料-枪混型)。Impregum™ Panta™主要是作为托盘材料与后两者使用;Impregum™ Panta™ Soft 既可作为一步法(monophase technique)制取印模的材料,也可作为托盘材料与枪混型的 Impregum™ Garant L DuoSoft 高流体印模材料共同使用,即一步两层法。Impregum™ Panta™ 和 Impregum™ Panta™ Soft 均可由 Pantamix™印模自动混配机混合后输送至托盘,高流体枪混型印模材料 Impregum™ Garant L DuoSoft 用于口内预备体周围的注射,以获得更精细的印模。

聚醚印模的方法包括一步两层法(double mixing technique)和两步两层法(putty-wash technique)。

1) 一步一层法:这种印模技术通常用中等流动性的印模材料完成。聚醚橡胶和单相加成型硅橡胶印模材料(monophase)均适用于这一技术,因为这两种材料受剪切力后均会稀化使其流动性增强,称为剪切流变效应(shear thinning)。这一效应可解释为,中等稠度单相材料受到高剪切速率时(如混合及注射过程)材料的黏度会显著下降,接近低稠度印模材料,从而表现出较好的流动性。而托盘内的中等稠度的材料稠度则不变,既不下垂也不下滴。因此,这种单相材料就可以如同双稠度联合印模一样既可以用于预备体周围注射,也可以放置于托盘内作为初始印模材料。

临床具体操作时是将中等稠度的 Impregum™ Soft 用自动混配机混合后输送至专用注射器,助手继续将该材料注入托盘,医师同时将注射枪内的印模材料注射在基牙预备体周围,然后将已载有 Impregum™ Soft 的托盘在口内就位(图 8-8)。此技术主要用于修复牙体数量较少(1~2 颗)的情况。

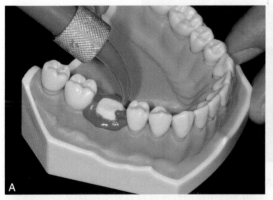
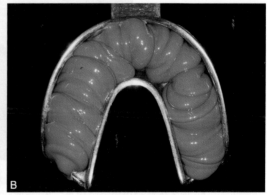
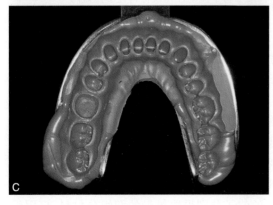

图 8-8 聚醚橡胶一步一层法印模
(中山大学光华口腔医学院 赵克、王晓东供图)
A. 使用注射器将聚醚橡胶注入预备体肩台周围　B. 与此同时,助手将同样的聚醚橡胶置于托盘内　C. 硬固后取出,口内材料与托盘材料完全融合

2）一步两层法：虽然剪切变稀效应使得中等稠度的聚醚橡胶具有较好的流动性，但其流动性及复制细节的能力仍不及高流动性印模材料；同时一旦材料被注射至预备体周围，剪切速率消失后，材料的稠度迅速增加，导致操作时间较短，因此不适合多个预备体的复杂印模情况。此时可使用一步两层法。

助手将软质聚醚印模材料 Impregum™ Panta™ Soft 用自动混配机混合后注射入托盘，同时，医师将枪混的高流动性 Impregum™ Garant L DuoSoft 通过自动混合枪头注射于基牙预备体周围，然后再将载有 Impregum™ Panta™ Soft 的托盘在口内就位（图 8-9）。具体操作和注意事项与硅橡胶一步两层法印模技术相似。

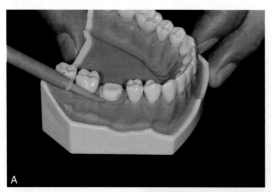
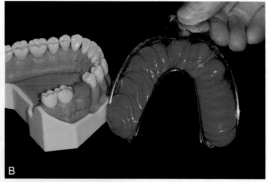
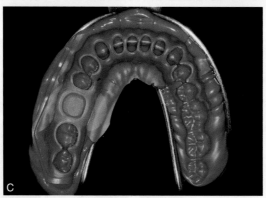

图 8-9　一步两层法聚醚橡胶印模（中山大学光华口腔医学院　赵克、王晓东供图）
A. 预备体肩台周围完全包裹　B. 与此同时，助手将中流动性托盘材料置于托盘内
C. 两种材料同时硬固，相互融合

2. 弹性体印模材料的临床调和系统　弹性体印模材料使用时需将基质与促凝剂按照厂商推荐比例进行均匀充分地混合，目前常用的临床调和系统主要有三种：手工调和、静态自动调和与动态机械混合。

早期的聚硫橡胶及加成型硅橡胶重体（或称为油泥型，putty）多采用手工调和，基质和促凝剂分装在两个软管中。使用聚硫橡胶时挤出等长的基质糊剂和促凝剂糊剂于调和纸上，使用调拌刀以旋转的方式进行初步混合，再大幅度反复地通过"刮、抹、压"等一系列动作将材料充分混合，调和时间控制在 45 秒以内。调和后将材料汇聚一起，送入注射器内排空空气以待使用。使用油泥型硅橡胶时，用厂商提供的勺子分别舀取等量的两组分材料，再用手指将两种材料混合均匀。调和时应主要使用指尖进行混合。因为手掌的温度较高,可能加快材料的凝固;此外,乳胶手套中的硫磺残留物也会影响加成型硅橡胶的凝固,因此调和时应裸手或戴用聚乙烯手套。手工调和对操作的熟练度及时间要求较高,调和不匀将导致材料无法完全硬固,在调和过程中也易引入气泡。

静态自动调和是将基质糊剂和催化剂糊剂装在联体双筒注射管中,注射管安装在专用的注射枪上(图8-10)。注射管的开口处装有静态混合头,内有静态不动的塑料螺旋杆。按动扳机时,等量的基质和催化剂被挤压进入混合头,两者在通过螺旋杆的过程中相互混合挤压,使流出的材料均匀混合。首次使用时,双筒注射管内材料的量可能不等量,应先挤出一部分弃掉。虽然混合头内的材料无法继续使用造成2~4ml材料的浪费,但这种调和方法具有材料混合均匀一致、气泡少且临床操作简单等优势。高流动性轻体(light body)疏水性印模材料主要采用静态自动调和的方法。

动态机械混合系统中催化糊剂和基质糊剂同样被分装在联体双筒注射筒中(图8-11)。通过电动机械混合机将材料混合均匀。与静态自动调和系统中所使用的混合头相比,此系统中的混合头直径更粗,且内部的螺旋杆能够转动,此方法能够保证材料的充分混合。粗大的混合头使得较高稠度的材料也能得到混合,同时具有操作简单、混合均匀等特点。但混合头内可能浪费更多的材料,同时自动混合机的购置费用也限制了其推广。加成型硅橡胶的重体(heavy body)、单相(monophase)、中体(medium body)和聚醚橡胶印模材料常采用机械混合方式。

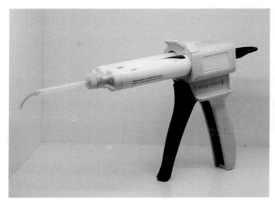

图8-10 静态混合枪
(中山大学光华口腔医学院 赵克、王晓东供图)

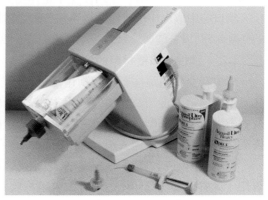

图8-11 聚醚橡胶自动机械混合套装
(中山大学光华口腔医学院 赵克、王晓东供图)

3. 弹性体印模材料的印模技术

(1)制取印模前的准备:硅橡胶与聚醚等橡胶类印模材料均为疏水性材料,在制取印模前必须控制龈沟液渗出并确保预备体表面干燥。如果预备体表面存在薄层唾液或水膜,在注入印模材料的过程中会导致材料与预备体不贴合,引起模型变形;或是在印模中形成折痕,模型上可表现为鳍样突起(图8-12),影响模型的准确性。因此,制取印模前应在预备体周围进行隔湿,使用棉球拭干并吹干预备体表面。

排龈线在置入龈沟之前应使用排龈液浸润,用纸巾吸出多余液体后再压入龈沟内。制取印模时应保持排龈线轻度湿润,避免取出排龈线时引起牙龈出血。

橡胶类印模材料固化后硬度较高,尤其是聚醚印模材料,因此制取印模前应仔细检查口

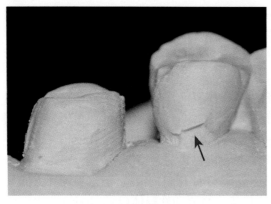

图 8-12　模型表面鳍状突起
（中山大学光华口腔医学院　赵克、王晓东供图）

内其他牙齿及龈外展隙,如存在较大倒凹应使用软蜡或其他材料填塞,防止印模材料流入倒凹区导致脱模困难,此时如果强行取出可能导致印模的变形。

（2）技术要点:使用注射器或混合枪头将高流动性材料注入龈沟内,注射器头的尖端正对龈沟的上方,沿边缘完成线匀速地绕行。此过程中注射器尖端不要用力压迫牙龈或牙面。完成预备体边缘的注射后逐渐拉高注射头,沿牙体绕行使材料均匀覆盖所有轴面及殆面。材料注射完成后可选择用气枪正对材料轻柔地吹气使其更均匀地覆盖在牙体表面,可使更多的轻体印模材料进入龈沟内。尤其是牙体表面存在固位沟、箱状洞形等精细部位或材料难以完全进入的结构时,建议使用气枪。但应避免以过大压力吹气而将材料吹离牙体或在材料内部形成较大的气泡。

使用手混油泥型与枪混轻体硅橡胶印模材料,以及一步两层法时,应注意与助手的配合,即助手混合油泥型硅橡胶及医师使用注射枪将轻体注射在预备体周围的时间均应在 30～45 秒内完成,否则会导致油泥型重体与轻体硅橡胶间的分层。

从口腔中取出印模时应尽量快速,以减少撕裂的发生。印模取出后通常应给予印模适当的恢复时间,以补偿印模从口腔中取出时在倒凹部位所产生的压缩,然后尽快灌制石膏模型。

（二）弹性体印模材料的消毒

印模在交付给灌注石膏及制作修复体的技师之前应对印模进行严格的消毒,避免医源性感染。印模消毒剂及方法的选用主要需考虑印模的尺寸稳定性、表面细节的再现能力以及对石膏模型的影响。实验研究结果表明,聚硫橡胶、加成型硅橡胶和聚醚等橡胶类弹性印模材料均可以通过浸泡入消毒剂进行消毒。

常用的消毒剂包括中性戊二醛、酸化戊二醛、中性改性戊二醛,苯酚、碘伏或二氧化氯均可用于聚醚或硅橡胶印模的消毒。聚硫橡胶及加成型硅橡胶的浸泡时间为 10 分钟,如果使用二氧化氯则浸泡时间为 3 分钟。

聚醚橡胶印模材料具有一定的亲水性,长时间浸泡会导致印模吸水变形,因此与藻酸盐一样应采用喷雾法进行消毒。具体做法是,首先使用流水冲洗印模,消毒液喷雾至印模的表面及托盘,然后将印模装在密闭的塑料袋内。如果浸泡,可使用氯化物进行 2～3 分钟短时间的浸泡。

大量研究结果表明,聚硫橡胶与加成型硅橡胶印模置于次氯酸钠、戊二醛、碘或酚溶液中浸泡后仍显示出较好的尺寸稳定性。

第四节　托盘的选择与应用

托盘(tray)是承载印模材料在口腔内制取印模的工具。要获取高质量的印模,选取一个与患者口腔情况相适合的托盘非常重要。每个患者的牙弓大小、形状及系带附着位置均不同,因此需根据患者的口腔状况及制取印模的目的,选择相对合适的托盘。

按托盘结构的不同可分为全牙列托盘及部分牙列托盘。

按托盘加工制作方法的不同分为成品托盘(stock tray)和个别托盘(individual tray)。成品托盘为厂家按特定尺寸制作的托盘,多用于一次性取模,材质可为金属或塑料;个别托盘是根据患者的牙列及软组织形态特点以及牙体/牙列缺损情况专门制作的托盘,材质多为塑料,多用于二次印模法,能最大限度保证印模的准确性。在条件许可的情况下,最好使用个别托盘。

按托盘的材质分为金属托盘、塑料托盘和金属-塑料联合托盘,金属托盘又分为有孔型和无孔型两种。有孔托盘因为印模材料可以渗进其孔内,印模固化后与托盘有较好的机械固位力,不易脱模;无孔托盘一般用于流动性较好的印模材料,如聚醚橡胶。如果使用橡胶类印模材料,均应在使用前15分钟在托盘内面涂抹托盘粘接剂(tray adhesive)。

一、金　属　托　盘

(一) 铝合金托盘

托盘由铝合金压制而成。形态稳定性一般,质轻价廉。材质较软,当个别部位不合适时,术者可用工具调改其外形。因其强度较小,不应用于橡胶类印模材料,仅适用于承载藻酸盐类印模材料。

(二) 不锈钢托盘

质地硬,变形性小,有足够刚性可以防止取模和灌模时的形变。由于表面光滑,取模前需涂抹托盘粘接剂,以防脱模。但如果其外形不合适,调改较困难。多用于固定义齿工作模型的制取,从单个牙修复至全口多个牙修复均可使用,是目前应用最为广泛的托盘。

二、塑　料　托　盘

常作为一次性托盘使用。其优点为价格便宜,不需消毒,可防止交叉感染。主要缺点是材质软,在复杂印模时,印模的精确性受到影响,托盘外形不易调改。脱模现象也时有发生。

三、金属-塑料联合托盘

此托盘的内部为一金属网,表面喷涂塑料。托盘的外形稳定性好,不易脱模,但价格较高,消毒困难,外形不易调改。

托盘的大小、形态必须与牙弓大小、形态相一致,托盘应略大于牙弓。藻酸盐印模材料要求托盘内面与组织间有2~3mm间隙,而对于橡胶类弹性印模材料,由于材料强度高、弹性差,进入倒凹后不易取出,因此需预留更多的间隙,通常间隙需大于4mm。托盘边缘应离开黏膜前庭约2mm,且不妨碍系带、唇、舌及口底软组织的功能运动。

在固定义齿修复中,个别托盘主要用于以下情况:①牙列形态异常,例如牙列过长,下颌牙列过度舌倾导致牙弓缩窄等;②唇颊侧存在较大的软组织倒凹时,由于成品金属托盘的翼缘位置不易调节,可能导致托盘边缘与软组织之间间隙不足,导致托盘脱模困难;③种植义齿的印模制取需在托盘上开窗,此时需要使用个别托盘。

第五节 印模制取常见问题及处理

印模的质量直接影响到固定义齿修复的准确性和修复体质量。由于受患者个体差异、材料及医师经验等因素的影响,制取印模的过程中可能出现各种各样的问题。本节介绍印模制取过程中可能出现的各类问题及其处理。

一、印模与托盘分离

脱模现象在印模从口内取出过程中常见,藻酸盐印模脱模的原因可能由于以下原因引起:

（1）调和材料时水粉比未按要求,或放入口内时间过迟导致材料流动性下降,未能进入托盘上的材料溢出孔形成锁结(图8-13)。

（2）口内局部倒凹区过大或脱模方向错误,取出印模时导致脱模。而橡胶类弹性印模材料的脱模主要是未使用托盘粘接剂,或是使用了托盘粘接剂但等待的时间不足,应在涂布粘接剂后15分钟再开始制取印模。

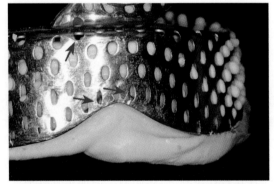

图8-13 箭头示材料未进入孔隙内形成相互锁结
（中山大学光华口腔医学院 赵克、王晓东供图）

二、不同稠度间的印模材料分层

不论是一步两层法还是两步两层法,使用橡胶类弹性印模材料制取印模时都会由于两种不同黏稠度材料的流动性差异过大或操作不当导致印模中两种材料出现分层现象(图8-14)。为防止分层现象,首先应保证两种不同稠度材料的混合或注射均在其工作时间

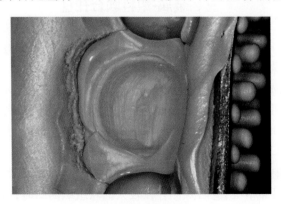

图8-14 硅橡胶分层
（中山大学光华口腔医学院 赵克、王晓东供图）

（working time）内，避免某一材料先聚合；其次，应正确选择两种流动性的材料，避免选择两类不合适的材料而影响两者的融合。

三、印 模 变 形

印模变形的原因是多方面的，可以发生在制取印模到灌注石膏模型的每一个环节，较小的变形可能影响修复体的精密性，较大的变形可能会造成修复体无法就位而导致修复失败。

（一）印模固化时间不足

弹性印模材料未完全固化就从口腔内取出，将导致所灌制的模型不准确。弹性印模材料凝固后，其聚合反应仍会继续，其力学性能也随时间而改善。临床医师在使用每一种印模材料之前，应详细了解该材料的调拌时间（mixing time）、工作时间（working time）与固化时间（setting time）分别是多少，在牙椅旁设置计时器，严格遵循制造商推荐的口腔内最短滞留时间。

（二）托盘不合适

印模与托盘分离必然会导致印模变形，托盘选择不当造成托盘与牙体之间的距离太大或者太小也会造成印模变形，相对距离过小而言过大的间隔有更大的形变可能。如果托盘侧壁与牙体接触则会造成严重的局部失真，因此，托盘侧壁应距离牙体组织面2～5mm。

（三）操作不当

许多不当的临床操作都有可能造成印模的形变。最常见为印模材料聚合过程中托盘被轻微地移动，使牙体颊-舌向受牵拉而产生形变。因此在托盘就位后应保持托盘的初始位置稳定直至印模材料完全固化。另一个原因是托盘在口内就位时力量过大或在就位后仍持续施加较大的压力，对已开始发生聚合反应并进入弹性阶段的印模材料而言，就位时仅需要对托盘施加轻微的压力，以保证托盘停留在正确的位置。

（四）存储不当

由于不同的印模材料亲水性不同，因此从口内取出后应采用不同的存储方法。藻酸盐为亲水性印模材料，其吸水膨胀（imbibition）及失水收缩（syneresis）是其固化后的特点。因此，藻酸盐印模应在制取后30分钟内完成石膏灌注。聚醚橡胶虽属于疏水类弹性体印模材料，但因其具有一定的亲水性，聚醚印模从口内取出后不能长期储存在水中或潮湿的环境中，仅用塑胶袋封存。部分加成型硅橡胶印模材料在凝固后仍会释放出氢气，因此应在取模30分钟后再灌注模型。

四、印模局部细节缺陷

（一）气泡

气泡是印模局部最容易出现的缺陷。印模中出现气泡的原因有很多，包括预备体周围残留的唾液、血液及碎屑或者印模材料调和不当而卷入过多气体，也可能是印模材料放置在托盘的过程中引入了气泡等。

印模材料中的气泡根据其所在部位及大小对修复效果有不同的影响，位于牙体组织面的小气泡可以选择填蜡或修整石膏模型予以去除，而位于边缘线处或者过大的气泡则需要重新制取印模。亲水性印模材料例如藻酸盐等流动性好，受唾液、血液等的影响较小，产生气泡的概率与体积也较小；而疏水性印模材料的表面接触角大，在流动过程中受空气、唾液及血液的影响较大，易形成较大的气泡。使用疏水性印模材料制取印模时应充分干燥术区，彻底去除血液及唾液等杂质，调和印模材料时掌握速度与力度，装入托盘时控制方向，避免卷入气体，在预备体周围注射印模材料时应连续、均匀。

需要注意的是在所有的印模材料中，只有水胶体印模材料（藻酸盐、琼脂印模材料）是真正亲水性的。虽然各类型的弹性橡胶类印模材料在润湿性上存在差异，即使通过加入表面活性剂改善了其润湿性（如亲水性硅橡胶），临床医师也应牢记加成型硅橡胶及聚醚等仍属于疏水性橡胶类印模材料，临床中使用该类材料制取印模时仍应强调术区尽可能的干燥。如果在制取印模前预备体上存在水或血液，疏水性的硅橡胶印模材料将不可能占据其位置。即使是所谓的亲水性加成型硅橡胶，在潮湿条件下其细节再现能力也会有所下降。

（二）印模表面粗糙不规则

印模表面粗糙、不规则或有条带状缺陷会导致所灌注的石膏模型表面不够精细，从而影响修复体的精密性。

印模表面粗糙，表现为印模组织面呈砂砾样不平整，主要是由于操作者对印模材料的特性不熟悉所引起。首先，过早取出印模、材料比例失当或者调和不当、错误使用乳胶手套调和硅橡胶都可能引起印模材料聚合不完全，导致取出印模时未完全记录牙体组织而产生变形；其次，调和环境温度过高、硅橡胶中催化剂/基质比例过高导致印模过快聚合使印模材料难以完全流动到牙体软硬组织的周围而出现表面裂纹等缺陷；牙体组织面存在油性或有机物、酸性物质（影响聚醚材料的凝固反应）及未清除完全的粘接剂也将导致印模表面受到干扰而出现表面粗糙或不平整。

为避免表面不规则，应当充分了解所应用的印模材料，包括正确地量取两种成分（或水粉比恰当），正确的调和时间、调和方法及温度环境，使印模材料可以完全聚合，同时做到彻底清理牙体组织，保证印模记录下精细的结构，同时还应注意印模的储存期有无超过规定日期而影响聚合。

（三）预备体边缘完成线的形态不完整

修复体边缘形态不完整表现为不连续及缺损、撕裂或不规则。边缘形态的好坏直接影响修复体的适合性，也是取模好坏的直接参考点。

边缘不连续及缺损可能发生在印模材料注射时（图8-15），如注射不连续、引入气体、预备体周围污染及预备体边缘高流动性材料注射不足等。因此，应掌握印模材料注射的方法，首先清洁和完全干燥预备体，安装注射头后排出气体，在注射时应连续不中断，保持注射头浸入印模材料内以避免气体进入。

边缘撕裂可能是由于印模材料未完全聚合就从口内取出，或因高流动性印模材料的抗撕裂强度较小，或是个别区域排龈不充分导致进入龈沟内的材料过薄，还可能是排龈线被埋入印模，去除排龈线时撕裂了印模的龈沟翼。其解决办法包括，均匀地将排龈线完全压入龈沟内，必要时使用双线排龈技术，或者使用高强度的印模材料。此外，双线排龈时留在龈沟内较细的排龈线需保持一定程度的湿润度，过度干燥同样会导致印模材料与排龈线紧密黏合无法分离。

此外，带有血管收缩剂的排龈线可能会影响印模的精确性。常用的血管收缩剂包括氯

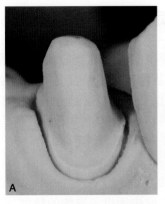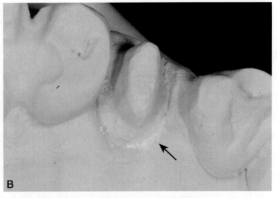

图 8-15 模型边缘（中山大学光华口腔医学院 赵克、王晓东供图）
A. 清晰的印模边缘在模型上能够清楚地区分预备体边缘 B. 印模局部边缘不清
（箭头所示）导致模型上预备体边缘无法识别

化铝（aluminum chloride）、硫化亚铁（ferrous sulfide）、碱式硫酸铁（ferric subsulfate）、硫酸铝钾（aluminum potassium sulfate）、肾上腺素等。有研究结果表明，如果所使用的排龈线或排龈液主要成分含有硫化物，可能影响印模的细节复制能力，甚至导致预备体边缘线处变形。因此在使用含硫化亚铁等排龈液后必须使用浮石粉糊剂（pumice paste）完全清除软硬组织表面残留的硫化亚铁，以最大程度降低其对橡胶类印模材料的阻聚作用。有研究结果表明，浸有氯化铝的小棉球可以清除牙表面的硫化亚铁残留物，制取印模前再用清水漱口即可清除氯化铝。

五、印模缺损或破坏

印模缺损由制取印模时患者体位不正确，或托盘大小不合适，或托盘边缘碰触到牙龈等引起，导致印模从口内取出后托盘边缘暴露，模型从印模内脱出时导致模型缺损。

而印模破坏最常见的原因是未对患者口腔内倒凹区进行处理，导致高强度的弹性体印模（特别是加成型硅橡胶与聚醚橡胶）凝固后进入倒凹无法取出。强行取出导致印模受损，或者只能破坏印模后取出。也可能是由于两步两层法留给高流性材料的空间不足造成材料过薄，强度不足，取出过程中发生撕裂。因此，取模前应评估患者口腔状况，对过大的倒凹予以干预，如利用另一种印模材料提前填充倒凹，或制作个别托盘避让软组织倒凹区；而在二次二步印模中应为高流性材料留有足够的空间。

六、石膏模型变形

石膏模型粗糙、边缘有间隙或呈粉末状等现象，主要是由于未正确处理印模及灌模不当造成。包括印模灌注前未彻底清洗，表面存在较多的污染物或活性物质；或是未将牙与牙之间多余的印模材料去除，造成邻面有间隙；或石膏调拌失当、过早取出石膏模型等。因此，应在石膏模型灌注前充分清洗印模，清除污染物，去除多余印模材料，在正确的时间灌注模型。

第六节　数字化印模技术在固定修复中的应用

随着计算机辅助设计与制作(CAD/CAM)技术在口腔医学中的广泛应用,口腔数字印模技术逐渐成为口腔修复学发展的热点之一。多种形式、品牌及技术平台支持的口腔数字印模产品的不断涌现,使口内印模的数字化成为计算机辅助修复的核心部分。数字印模技术作为数字化牙科系统获得数据的前沿影响着整个系统的精确程度,尤其是修复体边缘的适合性。数字印模技术的理想效果是应该与传统印模技术一致,或达到更高的精密度,即使是对传统石膏模型的扫描对精密度也有很高的要求。

获取数字印模的方法可以是直接的,也可以是间接的。间接方法包括扫描石膏模型和扫描印模两种形式,这种方式由于是静态扫描,精度主要取决于设备取像的精度,解决方案已逐步成熟;直接方法是在口内直接扫描。由于口内软硬组织结构的复杂性和湿润环境的影响,扫描本身就存在难度,加之扫描过程是由医师操作和控制的动态过程,因此对设备的要求非常高。为了获得更精确的数字印模,操作步骤越简单,对保持好的精度越有利。

目前,伴随着牙科 CAD/CAM 系统的逐步发展,口内直接扫描的数字取像设备越来越受到医师的青睐。与扫描印模或模型的间接方式相比,口内直接扫描不但省却了大量烦琐的传统步骤,降低了材料和人工的消耗,也将口腔修复数字化诊疗推向了一个更高的水平,做到了真正意义上的数字化。数字印模的优势主要有以下几点:

1. 高效率　数字化印模技术可以在短时间内完成预期的信息采集,省略传统印模操作中诸如托盘选择、印模制取、石膏模型灌制、模型消毒以及运送至技工室的步骤,也减少了技工室的加工时间。从而在诊疗质量、诊疗时间和诊疗感受 3 个方面大大提升了间接修复治疗的水平。

2. 高精度　近年来,围绕着 CAD/CAM 修复体的主题就是其边缘的适合性,大多数关于 CAD/CAM 系统的研究也是基于此主题的。有研究表明,目前 CAD/CAM 系统的精度均能达到 40~90μm。在传统的失蜡法铸造工艺中,手工工艺存在诸多无法忽视和避免的问题。在使用 CAD/CAM 技术加工之后,结合口腔材料学研究的进展,决定着修复体质量和寿命的边缘和间隙问题都得到了较好的控制,在高精度的细节方面,电脑控制扫面探头代替了人脑控制双手的操作,可控性得到了显著提高,大大减少了人为的不可控因素,在材料和加工工艺方面都实现了均质化。

3. 高舒适度　数字印模可以减少患者的不舒适感,尤其是对传统印模材料敏感的患者。光学相干断层成像技术(optical coherence tomography,OCT)能够在不排龈的情况下自动区分口腔内的软硬组织,从而进一步减少了患者就诊的不适。

4. 易储存　实体模型均可以通过数字印模技术用硬盘存储器保存,在任何需要实体模型的时候根据所要求的精度使用三维打印机打印出来即可使用,节约了大量的存储空间,查找和传输也更方便。

目前,最常见的数字印模系统有 CEREC 蓝光系统(德国 Sirona 公司)、CEREC Omnicam系统(德国 Sirona 公司)、Lava C.O.S. 系统(美国 3M 公司)、iTero 系统(美国 Cadent/Straumann公司)和E4D系统(美国 E4D 公司),这些系统获取印模的方式和软件不同,各有优势。

数字印模技术作为一个新理念、新技术,尚存在一些需要进一步完善之处。如手控扫描仪的手持舒适性、成本费用等问题有待解决。随着口腔医学的发展,口腔数字印模已经成为发展的热点和趋势,越来越多的新改进和新设备逐渐呈现。随着其研究的不断深入和应用的逐渐普及,数字印模系统有望成为口腔修复等领域的常规技术,造福于口腔患者。

（赵　克）

参 考 文 献

1. Herbert T. 固定义齿修复学精要. 第 3 版. 冯海兰,译. 北京:人民军医出版社,2005

2. Robert G. 牙科修复材料学. 第 11 版. 赵信义,译. 西安:世界图书出版公司,2006

3. Anusavice KJ. Phillips' Science of Dental Materials. 12th ed. Philadelphia:W. B. Saunders,2012

4. John M. Dental materials:properties and manipulation. 9th ed. Philadelphia:Mosby,2007

5. Gladwin M. Clinical Aspects of Dental Materials. 4th ed. Philadelphia:Lippincott Williams & Wilkins,2012

6. Rosenstiel SF. Contemporary Fixed Prosthodontics. 4th ed. Philadelphia:Mosby,2006

7. Shillingburg HT. Fundamentals of Fixed Prosthodontics. 4th ed. Chicago:Quintessence Publishing,2012

8. Nassar U,Aziz T,Flores-Mir C. Dimensional stability of irreversible hydrocolloid impression materials as a function of pouring time:a systematic review. J Prosthet Dent,2011,106(2):126-133

9. Hiraguchi H,Kaketani M,Hirose H,et al. The influence of storing alginate impressions sprayed with disinfectant on dimensional accuracy and deformation of maxillary edentulous stone models. Dent Mater J,2010,29(3):309-315

10. Perry R. Dental impression materials. J Vet Dent,2013,30(2):116-124

11. Suprono MS,Kattadiyil MT,Goodacre CJ,et al. Effect of disinfection on irreversible hydrocolloid and alternative impression materials and the resultant gypsum casts. J Prosthet Dent,2012,108(4):250-258

12. Giordano R 2nd. Impression materials:basic properties. Gen Dent,2000,48(5):510-512,514,516

13. Ronald L,Sakaguchi,John M. Powers. Craig's Restorative Dental Materials. 13th ed. Philadelphia:Mosby,2012

14. Johnson GH,Mancl LA,Schwedhelm ER,et al. Clinical trial investigating success rates for polyether and vinyl polysiloxane impressions made with full-arch and dual-arch plastic trays. J Prosthet Dent,2010,103(1):13-22

15. Carlsson GE,Ortorp A,Omar R. What is the evidence base for the efficacies of different complete denture impression procedures? A critical review. J Dent,2013,41(1):17-23

16. Kilfeather GP,Lynch CD,Sloan AJ,Youngson CC. Quality of communication and master impressions for the fabrication of cobalt chromium removable partial dentures in general dental practice in England,Ireland and Wales in 2009. J Oral Rehabil,2010,37(4):300-305

17. Kotsiomiti E,Tzialla A,Hatjivasiliou K. Accuracy and stability of impression materials subjected to chemical disinfection-a literature review. J Oral Rehabil,2008,35(4):291-299

18. Perakis N,Belser UC,Magne P. Final impressions:a review of material properties and description of a current technique. Int J Periodontics Restorative Dent,2004,24(2):109-117

19. Papadogiannis D,Lakes R,Palaghias G,et al. Effect of storage time on the viscoelastic properties of elastomeric impression materials. J Prosthodont Res,2012,56(1):11-18

20. Schaefer O,Schmidt M,Goebel R,et al. Qualitative and quantitative three-dimensional accuracy of a single tooth captured by elastomeric impression materials:an in vitro study. J Prosthet Dent,2012,108(3):165-172

第九章 瓷美学修复的临床分析设计及实施

第一节 瓷美学修复的历史沿革

一、瓷美学修复历史回顾

口腔修复的历史,就是口腔美学塑造的历史。

早期文明中对牙齿的修复和形态的更改,就与人对美的追求密不可分。公元前 800 年,伊楚利亚人和腓尼基人就以兽骨和木材为原料,精心雕刻出牙齿的形态,戴入口中。公元 1000 年左右的玛雅人,以修饰自己的牙齿为美,他们将自己的前牙切缘打磨成不同的形状,或者是在牙齿表面镶嵌入各种宝石。这种打磨牙齿外形的现象,在男性、女性玛雅人中都存在。甚至在现代,类似的牙齿审美现象还存在于一些民族和文化习惯当中。

虽然使用木材、动物牙齿和人牙做成的义齿容易腐坏,但由于制作方便,这些材料制成的义齿在西方一直流行到了 18 世纪。世界上最著名的义齿莫过于美国的第一任总统华盛顿的义齿。那个时代由于口腔保健意识的缺失,再加上饮食结构的变化(主要是蔗糖摄入量的增加),使得牙缺失十分常见。华盛顿在就职美国首任总统时,整个口中就只剩下了一颗牙齿。为了避免在公开场合因为缺牙带来的不美观问题,华盛顿委托了一名牙匠为他制作了一副义齿。这副义齿以象牙雕刻成底座,组织面以金片包裹;而义齿部分则采用了人牙、马牙甚至是驴的牙齿;牙匠在上下颌义齿间加入了弹簧,以防止说话时义齿脱落。当时的技术服务能力,从今天看来,还不如当今临床偶尔见到的不良修复体。

在 19 世纪和 20 世纪中,修复材料的发展为修复中的美学问题提供了更多的选择和可能。1889 年,查尔斯兰德注册了一种使用陶瓷制作全冠的专利。这种牙冠在斯波尔丁和卡彭的进一步研究和推广下,在 20 世纪初期得到广泛的运用。但这种全瓷的牙冠有着非常致命的弱点,那就是强度脆弱。20 世纪 50 年代,Abraham Weinstein 发展了烤瓷技术,解决了修复体强度不足的问题,同期失蜡法金属铸造技术也日渐成熟,使得烤瓷修复技术得到了巨大的发展,并成为主导的临床固定修复技术。

烤瓷技术是为了解决瓷修复强度问题而诞生的,它的应用大大降低了瓷修复体的失败率,但是强度和美观性难以两全,烤瓷修复体金属层和遮色层的存在降低了修复体的美学性。为了取得更好的美观性,W. McLean 和 T. H. Hughes 研发了一种加入了氧化铝的全瓷修复体,这种修复体有一层含有 40% ~ 50% 氧化铝的坚固内冠,虽然强度比原来的全瓷修复体增强了一倍,但这种全瓷修复体仍只能使用在前牙部分,而且透明度较低,无法达到更好的美学效果。在随后的几十年中,各种新型全瓷材料的不断推陈出新,逐渐弥补了强度低和美观性差的缺点,使得全瓷修复体的临床适应范围日渐广泛。

除了瓷材料,牙科粘接材料的发展也对美学修复的发展起到了重要的推动作用。瓷贴面早就在 20 世纪 20 年代已经出现,但由于当时的粘接剂粘接效能太低,这些贴面总是反复从口腔中脱落。直到 1982 年,一种新的粘接技术出现,才使得贴面可以被永久粘接,贴面技术由此开始得到广泛的临床应用。

在牙科材料性能完善的保证下,各种美学修复体也开始真正接近或能达到自然美观的效果,美学修复的关键点也转移到了面容与牙齿美学的分析设计、保证美学设计的临床实施上来。

二、瓷美学修复国内外状况

从广义上讲,美容牙科(esthetic dentistry,ED)是指任意可以改善患者的牙齿、牙龈以及面部美观效果的牙科治疗。而瓷美学修复(ceramic esthetic prosthodontics,CEP)是指通过陶瓷材料的冠、桥、贴面等各种修复方式,改善患者的牙齿美观效果,提高患者整体颜面美观并获得心理满足的牙科治疗。

随着修复材料、技术以及牙科美学理论的发展,目前瓷美学修复已经形成了一门完善的学科。与传统的修复治疗相比,美学修复有不少特殊性:其一,瓷美学修复更加注重治疗对容貌的影响。其二,为了达到好的美学效果,常常要在原修复体临床路径的基础上,增加一些额外的临床措施和治疗手段。一些在传统修复治疗中视为惯例的病例,为了实现更好的美学目标,有时也需要进行相应的治疗。其三,由于美学修复治疗目的是达到一个让患者满意的美观效果,相比传统修复,患者在此更多地参与了治疗过程,同时也需要更高水平的技师参与保证。

在发达国家,口腔美学修复有着巨大的市场需求和成熟的医疗体系。在本身就高端的口腔医疗市场中,美学修复也是居于高点的医疗项目之一。许多开展美学修复的口腔诊所注重客户的体验,有着严谨与细节化的修复流程和专业的医疗人员。发达国家的美学修复过程十分完善,进行治疗前,患者与诊所客服充分交流,明确双方责任与义务;修复过程注重治疗前的完善检查,包括患者的心理分析,相片采集;在进行有创治疗前先通过诊断蜡型与患者沟通,协助制订治疗计划,有条件时经行口内的诊断树脂面罩(mock up)让患者提前预知修复效果;治疗过程中注重暂时修复体的适应与软组织管理;效果稳定后再行最终修复体的戴入。

在我国,由于改革开放带来的经济发展与人们观念的改变,口腔医疗界开始从解决患者的病痛向提高人们的生活质量改变。原有的恢复患者咀嚼功能为目的的修复治疗也渐渐向以进一步改善患者容貌为目的转变。由于巨大的市场需求,近年来国内的私人口腔诊所的美容牙科迅速发展。在治疗目的向美学目标靠近的同时,国内的美学修复治疗技术与临床理念却尚没有普及达到发达国家的水平。广大的修复医师仍然缺乏足够的瓷美学修复的理论与专业技术。国内的瓷美学修复正处于一个转型的时期。

三、瓷美学修复理念与思路

（一）美学修复的层次

修复治疗对患者的牙体空间的改动有三个层次：有一对一参考的简单复制、可参考推导的修复、完全的修复重建。

1. 一对一式的复制层次上的修复治疗，是指根据患者原有的牙齿，修复牙弓中同名的一颗牙或几颗牙（图9-1，图9-2）。这种层次上的修复不涉及牙体空间以及牙齿外形的重新设计，只需要按照原有的牙体空间预留出修复体的空间。死髓变色牙的修复、根管治疗后牙齿的戴冠治疗、隐裂牙齿的戴冠治疗都是复制层次的治疗。

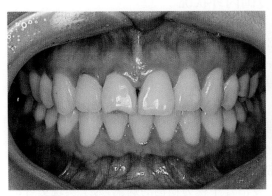 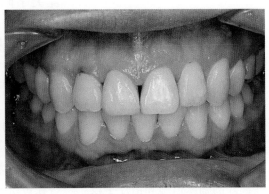

图9-1　复制层次的11牙修复治疗前　　　　　图9-2　复制层次的11牙修复治疗后
（四川大学华西口腔医学院　于海洋供图）　　（四川大学华西口腔医学院　于海洋供图）

2. 推导参考修复层次上的修复治疗是指修补缺失的牙齿，以及个别牙齿的形态改正（图9-3，图9-4）。这种层次上的修复，要考虑修复体外形与参考存留牙及牙列空间的关系，进行修复空间的简单设计。如扭转牙的修复、门牙间间隙关闭、过小牙的形态修正等都是修复层次的治疗。

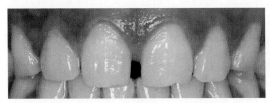 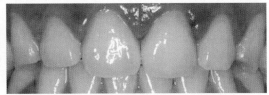

图9-3　修复层次的11、21治疗前　　　　　图9-4　修复层次的11、21治疗后
（四川大学华西口腔医学院　于海洋供图）　　（四川大学华西口腔医学院　于海洋供图）

3. 重建层次上的修复治疗，是指多颗牙甚至整个牙列牙齿的空间改变与再设计，使之与患者的整体面容达到和谐协调的关系（图9-5）。

美学修复通常涉及重建或修复层次的治疗。这也意味着，美学修复与常规修复有着很大的不同，需要涉及空间的改变与患者的面容协调问题。在美学修复中，针对美学要素的临床分析设计是十分重要的问题。

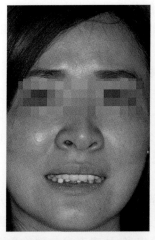
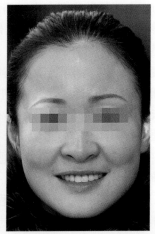
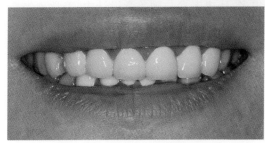
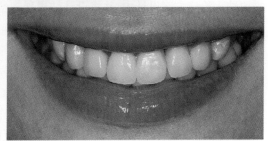

图 9-5　重建层次的治疗（四川大学华西口腔医学院　于海洋供图）

（二）美学修复的两因素理论

影响美学修复的因素很多。立足于高年资修复专科医师的临床应用，可将其简化为颜色和形态两个因素，便于分析和应用。而在临床修复中，颜色和形态的对应临床流程有明显区别。

颜色方面，我们通过各种技术比色、照相等方法描述患者的牙齿颜色，将相应的信息传递给技师，由技师在最终修复体上参考设计、刻画后完成。在这方面，虽然不少医师花了大量时间和精力，但由于颜色传递效能和技师的颜色复制能力的不同，实际上医师对颜色更改的影响较小。同时由于修复体的分层结构与天然牙不同，细微组织结构也不同，即便是相似的颜色感觉也只是在某些光线下，并非所有的光线，同时半透明陶瓷的烧结后最终表现也具有一定的偶然性等，导致大部分颜色还不能成功模拟。这些原因也进一步说明颜色要素设计只能是"无限接近法则"：修复体的颜色应当无限接近于自然牙；由于最终的修复体色彩效果取决于技师的复制能力，比色和颜色设计最好由技师亲自进行。

而形态方面，线和面是造型的基础，面部与口腔的美学形态因素间的内在联系就是动静态下的"线面关系法则"，美学设计对美学区牙及牙列轮廓形态的设计，其本质就是对动静态下线面关系的调整。目前国内医师对此参与不多，完全忽视了技师在模型上是看不到唇齿关系等动静态关系的事实。实际上医师在临床上可通过诊断美观蜡型等，让患者提前看到修复效果，这提高了医技患师交流的效果。为了实现美学目标，医师要参与到预备体形态预备、瓷层厚度预留、牙龈成形等方面来，这也说明医师对牙齿形态的操控性更大。因此，尽管患者情况千差万别，但就美学核心两要素来说，医师应主导形态设计。

确定这两因素，有利于普通修复临床医师的掌握使用，简化美学修复理论，让大家更容易理解与掌握。同时,也能帮助我们在进行病例分析时突出主要的问题,理清修复目标,建立治疗计划。通过颜色和线面分析设计,确定修复体定性和定量的颜色和三维尺寸,使得修复尽量符合美学修复理论,提高美学疗效。

(三) 美学修复的流程与美学预告转移导板技术

为了最大限度地提高美学修复效果,促进医技患的和谐交流,保证美学修复疗效的稳定,美学修复的临床过程应包括两个阶段。第一是分析设计阶段,第二是临床实施阶段。

在分析设计阶段中,医师、技师、患者充分交流,收集资料,进行美学设计和制订治疗计划,这是一个创造性的过程;临床实施阶段则通过各种美学转移技术,进行临床治疗,并保证获得与设计一致的修复治疗效果。

设计先于实施,思考先于操作。在这个过程中,美学分析设计是整个方案的核心,其最终领导整个美学修复的过程。美学分析设计应把患者的面容、唇齿关系和牙齿形态、颜色等因素需要纳入治疗方案设计中,并将设计结果展现给患者,让患者参与到美学设计中。美学预告技术(esthetic preview technic,EPT)是指在不可逆临床操作前或最终修复前,通过医-患-技的合作,提前让患者亲眼看见最终修复美学效果的各种修复技术,确保了患者的知情权和选择权。同时,也实现了医患间的科普化交流、医技间的科学化交流。分为数字预告、蜡型预告及口内预告等。

为了将美学设计的结果转移到最终的修复体上,美学转移导板技术(esthetic transfer guidance technic)是必不可少的。美学转移导板技术,是以美学设计结果(一般是美学诊断蜡型)为模板,翻制各种美学导板,在这些导板的引导下,进行软组织处理、牙体预备、种植体植入、临时修复体制作,最终修复体制作的技术。

(四) 数字美齿设计

在数字化美学设计方案出现以前,美学设计常常通过两种美学预告技术来实现:美观诊断蜡型(wax up)在模型上实现美学设计;诊断树脂面罩(mock up)在患者口内直观展现修复效果。但这两种方案都有各自的缺点,包括耗费时间与材料、适应证较窄等问题。数字化美齿方案的出现很好地弥补了这两种美学预告技术的不足。

使用美学设计软件,医师可以在几分钟内在患者的照片上设计出符合面部和唇齿关系的可量化牙齿形状,并模拟颜色(图9-6～图9-9)。患者可以在自己的照片上看到设计后的

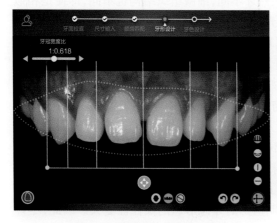

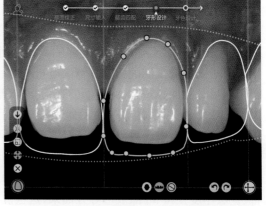

图9-6　数字美学设计参考线
(四川大学华西口腔医学院　于海洋供图)

图9-7　数字美学设计细节调整
(四川大学华西口腔医学院　于海洋供图)

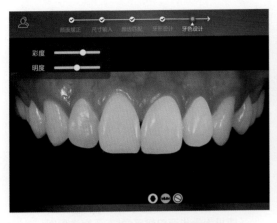

图9-8 数字美学设计颜色模拟
（四川大学华西口腔医学院 于海洋供图）

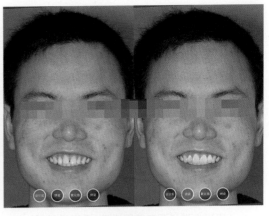

图9-9 数字美学设计前后对比
（四川大学华西口腔医学院 于海洋供图）

效果，与医师讨论，参与到美学设计中来。

第二节 瓷美学修复牙色设计

一、美学修复的颜色设计法则

天然牙的颜色十分复杂。世界各国在天然牙和牙科修复材料的颜色研究上都投入了大量的人力和物力，瓷粉、美学树脂以及比色板、电子比色仪等相应各类产品繁多，使得临床美学修复的效果不断提升。

天然牙的颜色实际上只占全部自然色彩空间中狭小的1/8，但是现实是：目前最天才的口腔技师，也无法在修复体分层结构上正确做出所有天然牙的颜色。另一方面，在临床中颜色信息的传递中，无论是采用什么科学的编码方法，目前还无法轻松地简单高效地描述所有的颜色，并一一对应传递、准确直接指导技师对修复体设计制作，更多情况下也仅仅是定性的参考而已。同时患者的肤色、唇色、服饰颜色、光线等环境条件也对某一刻牙的颜色有各种影响。即便通常我们认为目前临床上成功的颜色模拟，也只是在常见的环境条件下，不是所有环境条件下。因此，从普通医师的角度来讲，颜色的设计实际是有点茫然和无奈的。

抛开环境因素的影响，只从单一牙齿上来看，天然结构极其复杂。釉质、牙本质、牙髓和牙齿表面质地的生理病理变化都会对牙齿的颜色产生影响（图9-10～图9-13）。而修复体的各种分层材料组织结构与天然牙的组织结构完全不同，这些也导致我们美学修复时牙齿的颜色很难简单编码解释、高效传递及精准复制。

因此，综上所述，在修复体设计到完成的全过程中，牙齿颜色的传递和复制其本质就只能是对天然牙颜色的"无限接近"。"无限接近法则"是对美学修复中颜色的设计法则的高度概括。临床上是否能得到理想的修复体颜色，主要决定于技师的颜色复制能力，受医技交流等颜色传递效能的影响。为此，做高仿真修复体时，技师最好能够直接选颜色，以减少颜色传递产生误差；若不能，是标准色时，修复医师要尽可能向技师提供详尽的颜色描述；若是困难的异常色，最终的仿真效果很难达到。颜色复制的效果最终决定于技师的复制能力。所以，从普通临床修复医师的角度来讲，颜色设计法则的实施实际相对简单。

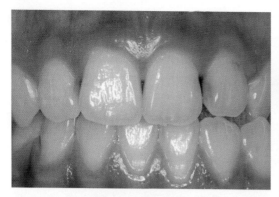

图 9-10　龋坏导致牙体变色
（四川大学华西口腔医学院　于海洋供图）

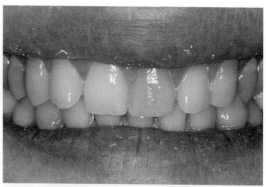

图 9-11　死髓导致牙体变色
（四川大学华西口腔医学院　于海洋供图）

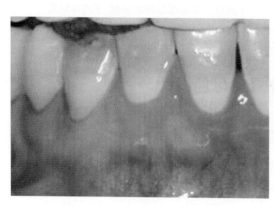

图 9-12　四环素导致牙体变色
（四川大学华西口腔医学院　于海洋供图）

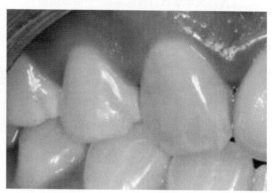

图 9-13　釉质发育缺陷致白垩色
（四川大学华西口腔医学院　于海洋供图）

二、美学修复中颜色的基本特性

结合美学修复的目标，我们使用的各种修复体应达到或具备天然牙的各种颜色特性，才能获得仿真的美学修复效果。这些颜色基本特性也是美学仿真的关键指标，主要包括以下几个特性：

（一）半透明性

牙齿的半透明性（translucence）主要表现在釉质的部分。当光线照射在釉质表面时，一部分光线直接在表面发生反射，而另一部分则能透进釉质内部（不透明的物体表面光线全部反射，而完全透明的物体则让光线全部通过）（图 9-14）。这种性质使得我们能够看到釉质下层的结构（图 9-15），比如在靠近颈部的位置，釉质较薄，牙本质便透出少量黄白色的颜色，而在靠近切端的部分，我们能够看到牙本质指状突，而在切端，没有牙本质的阻挡，我们能看到牙齿后面口内背景的颜色。一般来说，牙齿后面是昏暗发黑的口腔，透出背景颜色的切端就会显得比牙齿其他部分更暗。

（二）乳光性

在前牙切端的部分，我们能够看到釉质内部透出一种淡淡的乳白色，这便是乳光（opal-

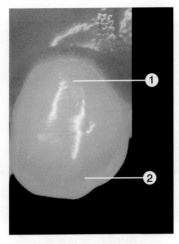

图 9-14 半透明的釉质
（四川大学华西口腔医学院 于海洋供图）
1. 透出牙本质色 2. 透出背景色

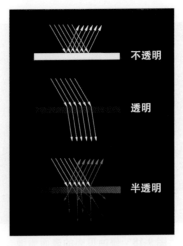

图 9-15 不透明、透明与半透明的光学差异（四川大学华西口腔医学院 于海洋供图）

escence）（图 9-16）。釉质内部存在许多微小的界面，透入釉质内部的光线在这些界面上反射，再次反折出釉质时，便形成了这种淡淡的乳白色。

（三）荧光性

天然牙在紫外线的照射下，会散发出蓝色的荧光（fluorescence）（图 9-17）。这种荧光让牙齿在不同的环境下颜色会有细微的差别。另外，牙齿的这种自发光，再加上釉质内部反折的光线，会使牙龈覆盖的牙体也有一定的亮度。这种亮度从牙龈透出以后，提高了牙龈的亮度。烤瓷牙颈部不透明，少有光线从龈缘透出，这也是烤瓷牙牙龈暗淡的原因之一。

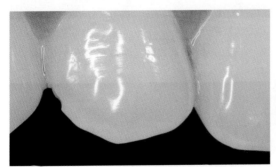

图 9-16 乳光性
（四川大学华西口腔医学院 于海洋供图）

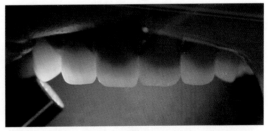

图 9-17 天然牙在紫外线照射下产生蓝色荧光
（四川大学华西口腔医学院 于海洋供图）

（四）表面质地

牙齿的表面质地（texture）也会影响其色彩（图 9-18～图 9-23）。健康的年轻恒牙表面除了一些细小的起伏以外，总体来说像打了蜡一样光滑。有一些情况会改变牙齿的表面质地：早期龋、酸蚀症、四环素牙、釉质发育不全，或者是对牙齿表面的打磨（常见于正畸粘接托槽时）。

（五）光泽性

牙齿表面是一个相对光滑的界面，会对光线产生微小的镜面反射。这让我们能够在牙

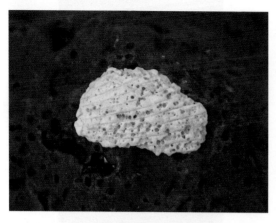

图 9-18　侵蚀贝壳的表面质地
（四川大学华西口腔医学院　于海洋供图）

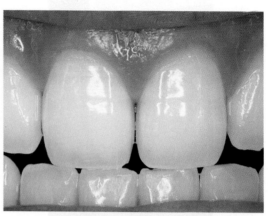

图 9-19　年轻恒牙
（四川大学华西口腔医学院　于海洋供图）

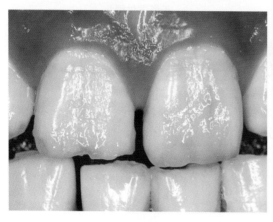

图 9-20　酸蚀症
（四川大学华西口腔医学院　于海洋供图）

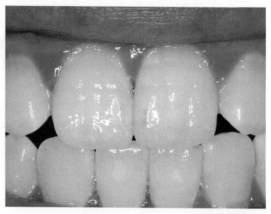

图 9-21　早期龋
（四川大学华西口腔医学院　于海洋供图）

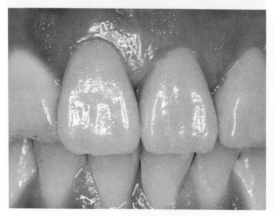

图 9-22　四环素牙
（四川大学华西口腔医学院　于海洋供图）

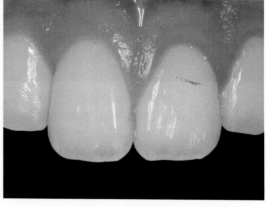

图 9-23　牙面磨损
（四川大学华西口腔医学院　于海洋供图）

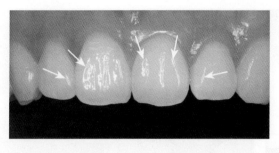

图9-24　牙齿的光泽性（四川大学华西口腔医学院　于海洋供图）

齿上看到白色的光亮,让牙齿看起来富有光泽,其实也是拍照时环形闪光灯在牙面上的微小反光面(图9-24)。

（六）彩度特征

男性与女性的牙齿颜色有一定的差异,一般来说,男性牙齿的彩度普遍高于女性(图9-25)。在同一个人口内,不同牙齿间颜色也有不同。从中切牙、侧切牙到尖牙,牙齿的颜色饱和度逐渐升高(图9-26)。而左右同名牙的颜色,无论是色相、彩度和明度都基本相同。牙齿颜色的这种渐变性和对称性也为我们临床选色设计时提供了可靠的依据和参考。

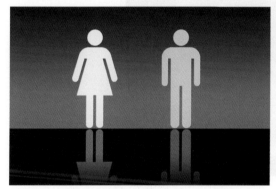

图9-25　男性牙齿彩度高于女性
（四川大学华西口腔医学院　于海洋供图）

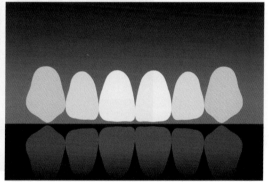

图9-26　牙列中彩度的渐变与对称
（四川大学华西口腔医学院　于海洋供图）

（七）增龄性变化

随着人年龄的增加,牙齿的颜色也会发生变化。一般来说,老年人的牙齿颜色要显得比青年人牙齿颜色更暗(图9-27,图9-28)。这种颜色的变化主要从中年开始,并且从牙根蔓延至牙冠,具体表现为明度渐低,彩度渐深,牙齿整体牙色呈现为黄色或棕黄色。

三、比色系统与比色步骤

比色是修复体颜色重现的重要环节。通常情况由修复医师执行,复杂病例也可邀请技师直接参与比色。比色方法有直接法和间接法两类,本节介绍的内容主要是各种颜色编码系统(比色系统),实际使用时主要用于采用间接法的颜色设计,有些技师在直接法颜色设计时也参考比色系统的数值进行仿真模拟。

（一）比色系统

1. VITA 3D 比色板　VITA 公司推出的最新比色系统,颜色按照色相、明度、饱和度排

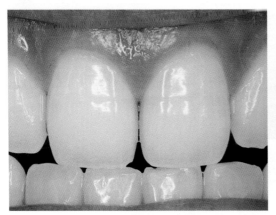

图9-27 青年人的牙齿
（四川大学华西口腔医学院 于海洋供图）

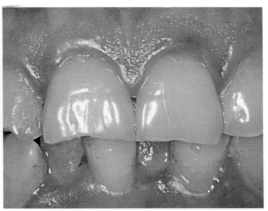

图9-28 老年人的牙齿
（四川大学华西口腔医学院 于海洋供图）

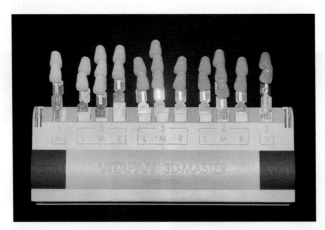

图9-29 Vitapan 3D-MASTER
（四川大学华西口腔医学院 于海洋供图）

列,一般用于牙齿整体或体部主色的记录。

Vitapan 3D-MASTER 比色系统(图9-29),包含26块色板,内分5组,每组分别有2、7、7、7、3块牙板。组间,按明度排列,以1组为最高,5组为最低。每组内部的中间一列,按彩度排列,以最上面彩度最低的为1号,最下面彩度最高的为3号,中间彩度适中的为2号。第2、3、4组内部各有3列,按色调排列,以右侧一列为偏黄色,左侧一列为偏红色。

VITA Valueguide 3D-MASTER 比色系统(图9-30),是基于 Vitapan 3D-MASTER 比色系统的改良线性比色系统,优势在于其系统性的排列使得比色者能够更快地找到对应的3D色板。

2. VITA 16 色比色板　VITA 公司推出的在国际

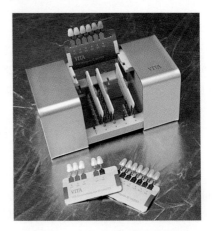

图9-30 VITA Valueguide 3D-MASTER(四川大学华西口腔医学院 于海洋供图)

上最广泛应用于牙科材料及临床的比色系统(图9-31),一般用于牙齿整体或体部主色的记录。其内含16块色板,按色调分为A、B、C、D4个色组,A色代表红棕色,B色代表红黄色,C色代表灰色,D色代表红灰色。每组内部,又按明度、饱和度细分为3~5个具体的色板。

3. Chromascope 20色比色板 Ivoclar推出的20色比色板(图9-32),多用于与其配套的树脂、铸瓷的整体比色。

4. 透明瓷色板 主要用于透明瓷的比色(图9-33)。

5. 釉质色板 主要用于釉质的比色(图9-34)。

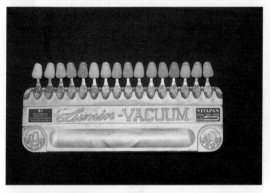

图9-31 VITA 16色比色板
(四川大学华西口腔医学院 于海洋供图)

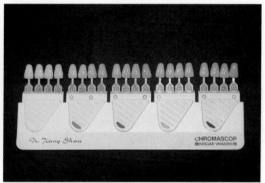

图9-32 Chromascope 20色比色板
(四川大学华西口腔医学院 于海洋供图)

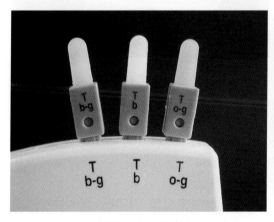

图9-33 透明瓷色板
(四川大学华西口腔医学院 于海洋供图)

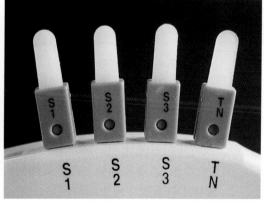

图9-34 釉质色板
(四川大学华西口腔医学院 于海洋供图)

6. 牙本质色板 主要用于牙本质的比色。图9-35为Ivoclar推出的与其高度美贴面粘接剂套装相配套的牙本质比色系统。

7. 牙颈部色板 主要用于牙颈部的比色(图9-36)。

8. 牙龈色板 主要用于牙龈的比色(图9-37)。

9. 电子比色仪 VITA Easyshade Advance 4.0是由VITA公司推出的一款便携的电子比色仪(图9-38)。凭借着最先进的测量技术(刀具刃口测量)和耐用的LED组件,其有效精度可达到人类肉眼的2倍。比色结果适用于VITA经典的16色比色系统,以及3D-MASTER比色系统。

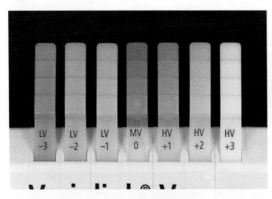

图9-35 牙本质色板
（四川大学华西口腔医学院 于海洋供图）

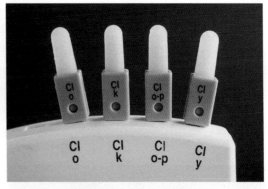

图9-36 牙颈部色板
（四川大学华西口腔医学院 于海洋供图）

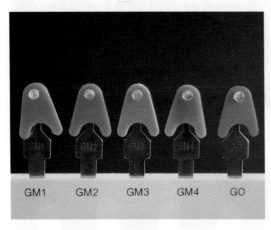

图9-37 牙龈色板
（四川大学华西口腔医学院 于海洋供图）

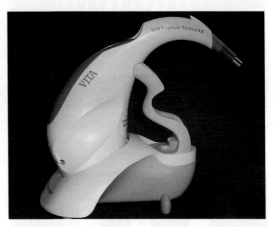

图9-38 电子比色仪
（四川大学华西口腔医学院 于海洋供图）

（二）比色步骤

1. 确定选色的环境 时间方面，选择白天（以9:00~11:00和13:00~16:00为最佳）的自然光，或者模拟日光光照。环境方面，天花板、墙壁、窗帘等颜色尽量以中性的灰色为基调。如是女性患者，要求其拭去颜色鲜艳的口红，呈现自然唇色。

2. 选择比色系统 理想的情况是，比色系统与烤瓷材料隶属同一厂家。当临床实践中没有与所用烤瓷材料相配套的比色系统时：一方面，我们可以用该厂家的瓷粉自制个性化比色板，这种方法可以提高比色效率，有利于牙色的最终复现，但工序复杂，适用于美学要求高的患者，或者牙色非自然色的患者，例如氟牙症患者；另一方面，更多情况下，我们可以选择上文介绍的精度高于裸眼1倍的电子比色仪，或者传统的通用的比色系统，例如VITA公司的3D-MASTER比色板等。

3. 布局摆位 比色者站于患者与光源之间，视线与患者口腔相平。

4. 常规体色比色 湿润色板表面，模拟牙齿表面有唾液润湿的情况。用所选比色系统进行体部的比色。比色顺序遵循比色系统说明书的具体要求，一般依次为亮度、彩度、色调。牙体缺损，以剩余牙体、邻牙、对侧同名牙牙色为参考；单颗缺失，以邻牙、对侧同名牙、对𬌗牙的牙色为参考；多颗牙缺失，以余留牙牙色为参考，结合前牙牙色分布规律，详见后面"颜色设计"中相关介绍。

5. 仿真美学比色根据需要,利用牙颈部、透明瓷、牙龈专用比色板等,分区对牙颈部、切端、牙龈进行一一比色。

四、颜 色 记 录

最理想的比色,最好是技师亲自参与。但由于现实中时间、空间的局限,技师最直接接触到的,还是记录下的比色结果。因此,颜色的记录对于牙色的重现也是十分重要的。

(一) 牙齿分区记录法

将牙齿分为三区或九区,再利用上面介绍的比色系统,分别对牙体、牙颈部、切端等进行比色并记录(图9-39,图9-40)。这是我们传统使用的颜色记录方法。

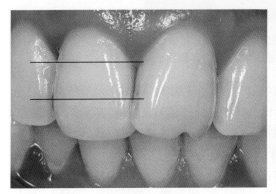

图9-39　三区法
(四川大学华西口腔医学院　于海洋供图)

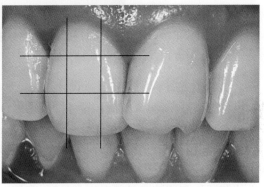

图9-40　九区法
(四川大学华西口腔医学院　于海洋供图)

(二) 数码相机记录法

数码相机记录是比色传统记录方法的一个辅助,为的是得到比较精确的颜色分布图,以帮助技师进行个性化烤瓷(图9-41)。但是鉴于数码相机本身也会产生色差,数码照片更多是提供牙齿形态方面的参考,至于颜色方面,可以通过在拍摄时将比色板和牙齿一同纳入照片,从而辅助技师在仿真制作时矫正照片的颜色。

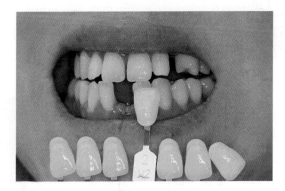

图9-41　数码相机记录法比色
(四川大学华西口腔医学院　于海洋供图)

五、不同修复区域的颜色设计思路

(一) 部分美学区域牙修复的颜色设计学

修复的颜色设计方法与患者修复的牙位有很大关系,特别是全美学区域修复还是部分区域美学修复。自然与协调是美的基础,我们希望患者修复后的牙齿有着自然的颜色,并且颜色协调,也就是"无限接近"对称正常的自然牙齿。有的患者因为牙外伤、龋坏的原因,只要求对前牙中的一个牙或几个牙齿进行修复,此时对颜色的设计必须考虑邻牙的颜色(图 9-42)。这种情况下,修复体颜色与邻牙颜色的协调是第一位的。

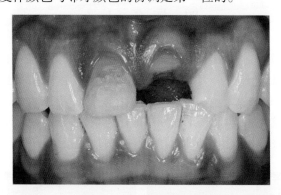

图 9-42 美学区域部分牙的修复时必须与邻牙颜色协调(四川大学华西口腔医学院 于海洋供图)

1. 正常色牙齿的颜色分析设计 当患者的自然牙颜色正常的情况下,修复体的颜色分析设计比较简单,只要按照预留牙的颜色进行比色。在设计颜色时,应该留意天然牙颜色的几个特点:①牙齿从切端到颈部颜色有渐变,颈部颜色饱和度较高;②从中切牙到侧切牙到尖牙,牙齿颜色饱和度逐渐升高;③左右同名牙颜色一致。

方法:医师自己进行比色。使用临床上常用的比色板进行比色,比色时使用自然光源。被修复牙体存留较多且颜色正常的话,直接以此进行比色,或者用对侧牙比色。对同一颗牙的比色可以分区进行,以保证牙体颜色的渐变。照片可以为技师提供很好的参考,不过比色的照片应该同时将被比色牙和比色板照入,并且两者牙位及背景颜色一致。

2. 异常色牙齿的颜色分析设计 一些患者因为氟牙症、四环素牙或者是牙齿脱矿造成牙齿颜色异常。这种患者牙齿的整体颜色就与正常牙色大相径庭,牙齿表面也会有一些特殊的斑纹。这种牙齿的颜色分析设计很有难度,需要医师与技师间的良好沟通,更需要技师强大的仿真能力。

推荐方法:技师亲自进行比色最好。在条件限制下,医师进行比色应该在设计单上详尽地描述患者的牙齿特征,包括斑纹的位置。患者的牙齿照片是必需的。

(二) 全美学区域牙修复的颜色设计方法

美学区域牙修复的病例中,我们不需要考虑与邻牙牙齿颜色的协调,修复体的颜色可控制度比较大(图 9-43)。这种情况下的颜色设计,自然牙的色彩特性就尤为重要(牙冠的颜色渐变、牙列的颜色渐变与对称等)。很多患者会偏向于改变原来牙齿的

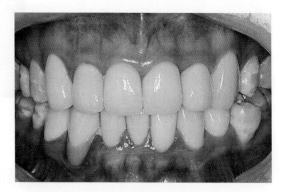

图 9-43 因为原有修复体不美观而要求全美学区域修复的病例(四川大学华西口腔医学院 于海洋供图)

"黄",选择较白较浅的颜色。需要注意的是牙齿颜色变白以后,牙齿与牙龈、嘴唇的对比会变得强烈,这会使得牙龈形态和牙齿形态的一些不完美变得明显。对于这样的病例,医师应该在设计颜色的同时尽量改善牙龈形态与牙齿的形态。

推荐方法:医师、患者、技师共同讨论决定颜色,可以使用复合树脂制作不同颜色的暂时冠,让患者试戴,体验自己适合什么样的颜色。

第三节　瓷美学修复形态设计

一、美学修复的形态分析设计法则

美学修复中,形态(form,shape)的分析设计尤为重要。经典美学理论中对面部、口唇、牙列、牙齿的形态的美学规律都分别做了详尽的描述。

线和面是一切造型的基础。在绘画中,艺术家们通过绘制线条确定物体的边界,通过塑造不同的面来表达物体的体积。线条与面的性质决定了物体的视觉特点。麦田上的直线与草垛的曲线交汇处展现了和谐的韵律,叶子的螺旋线条展现了它新生的生命力,蜗牛清晰的轮廓线展现了它的"静",巴士模糊的轮廓线则表现出强烈的动感(图 9-44 ~ 图 9-47)。在人的面部和

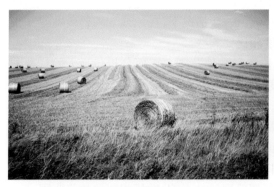

图 9-44　秋收的麦田
(四川大学华西口腔医学院　于海洋供图)

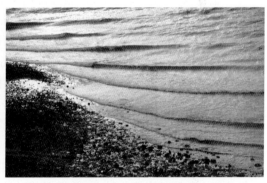

图 9-45　日落的海岸
(四川大学华西口腔医学院　于海洋供图)

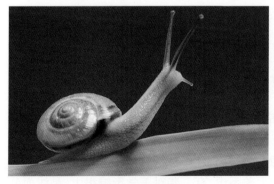

图 9-46　瞭望的蜗牛
(四川大学华西口腔医学院　于海洋供图)

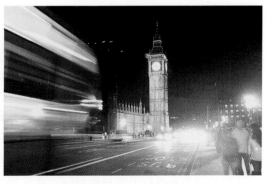

图 9-47　动与静的街道
(四川大学华西口腔医学院　于海洋供图)

口腔,也存在许多特色的面与线条,如红唇、粉龈、白齿,嘴唇与牙齿交界的微笑线、牙齿与牙龈交界的龈缘曲线、牙与牙交界的邻间隙与外展隙。将美学修复中的形态因素简单抽象为线与面,能帮助我们看清楚这些相关因素间的关系,并能从人面部整体上把握相关美学的线面关系,准确而快速地进行线面美学分析设计。而美学修复中对形态的设计,其实就是按照美学规律对相关线面关系的调整。因此,形态设计法则,其实质也就是"线面关系法则"。

二、线面关系分析设计的目的与思路

线面关系分析设计的目的是从整体上把握,并按照美学规律分析和设计牙齿、牙周组织的形态,让牙齿在患者面容中,在美学合适的位置以美学合适的形态和排列呈现。

作为口腔医师,牙齿与牙周组织是我们的主要干预区域。一般情况下,所有的美学处理都在这一区域中实施,所以线面分析设计也就集中在此。虽然我们改变的只是牙齿与牙周组织,但它们是面部组成的一部分,面容与口唇是它们的背景与舞台,如何让它们与整个面部和谐统一,提升患者的面部美观,是一个需要从整体上综合考虑的难题。所以,线面关系的分析设计虽只是针对牙齿与牙周组织,但也要包括对面容和口唇的分析。我们应该从面部到口唇到牙列到牙齿,由整体到局部,由局部到细节,进行线面的分析和设计。

1. 整体观 从整体入手,根据面部的线面关系找出牙列线面的参考系,再完成牙列的外形规划,确保牙列与面部五官整体保持协调一致。一般情况下,在牙或牙列的高宽厚三个参数中,宽度几乎不变,厚度的改变量很小,高度相比要大些。

2. 正面分析 确定牙或牙列的正面宽、高位置和数值范围。正面分析包括人脸横向和竖向两个方向的分析。从几乎不变的横向宽度方向上入手,以面中线或牙列的中线为参考系,以面部各部分的横向线面关系规律为依据,可定量地推导出牙及牙列的设计宽度位置和数值范围;竖向高度方向上,根据息止颌位和微笑时牙与牙龈的位置和暴露量、依据牙宽高比例关系等线面关系,可定量地推导出牙的正面高度位置和数值范围。

3. 侧面分析 确定牙及牙列的凸度和轴向。通过面部和口唇的侧面线面关系可以设计矢状面上前牙的突度与轴向,并根据其对鼻唇颏轮廓线的影响,选择相应的数值范围。

4. 分析牙弓殆方轮廓,辅助确定牙列的突度与轴向。

5. 通过牙齿的轮廓线和主副面等的分析调整完善牙齿外形设计。牙齿的外形设计也可以展现出个体的年龄、性别、气质等。最终按照美学线面关系完成正面的美观牙齿排列、牙与牙之间比例关系的设计。

6. 通过咬合等功能评估验证、调整设计方案。

本章我们将具体讲解正面和侧面的线面分析设计方法。

三、线面关系分析设计的核心因素

从整体到局部、从面部到牙列,有很多假想的线与面可以帮助我们进行美学分析,表9-1对这些线面关系进行了简单的归纳。在这些线面关系中,有一些对美学影响很大,是线面分析的核心因素,在表9-1中以红色标出。

日常生活中,我们通常保持在 0.5～1.5m 的社交距离与人交流。在这个距离对牙齿进行观察时,主要有以下三点影响牙齿的整体美观度:第一,牙列是否和面部五官在方向上协调;第二,各种面部表情下,特别是微笑时,牙龈、牙齿的露出程度;第三,牙列的整体形态与牙与牙之间的比例关系。表9-1中的核心线面就与这几点密切相关。

表9-1　美学修复中的线面因素

面部	口唇	牙龈	牙列
• 面中线 • 双瞳线 • 鼻翼线 • 口裂线 • 三庭五眼 • 面下1/3高度 • 面突角 • 鼻唇角 • 审美线	• 息止颌位上颌前牙暴露量 • 微笑线 • 下唇曲线 • 口角颊间隙	• 牙龈曲线 • 牙龈顶点 • 牙龈乳头	• 上颌牙列中线 • 下颌牙列中线 • 切缘曲线 • 上颌中切牙轮廓 • 上颌中切牙牙冠比例 • 上颌侧切牙轮廓 • 上颌尖牙轮廓 • 下颌前牙轮廓 • 上颌前牙正面投影形态 • 上颌前牙正面牙冠宽度比 • 接触点 • 外展隙 • 牙齿视觉主面与副面 • 上前牙唇面沟纹

下面我们将以前牙美学重建的过程,介绍线面关系分析设计的基本流程,主要包括正面、侧面及𬌗面的线面关系分析设计。

四、正面线面关系的分析设计方法

线面关系分析设计就是找出患者的美学问题在哪,并寻找解决问题方法。这些问题可能只涉及部分线面关系因素,也可能涉及全部的线面关系因素。前牙需要美学修复的患者,所有的因素都应该纳入分析之中。

(一) 建立颜齿参考系

医师应该站在患者正前方,患者自然平视前方,两者视线在同一水平上(通过患者的正面照,能更加方便地进行分析)。患者正面线面关系分析有两个方向的参考系:横向和竖向。连接患者的左右瞳孔,可以得到双瞳线,一般双瞳线与水平面是平行的,它是进行面部美学分析的理想的横向参考线。以下的几条线应该与双瞳线平行:眉弓线、唇裂线和鼻翼线(图9-48)。它们可以用来矫正切缘平面、咬合平面和牙龈曲线。面中线是一条假想的穿过眉间中点、鼻根点、人中、颏部中点的竖直线条(图9-49)。作为美学分析的竖向参考线,面中线与双瞳线越垂直,面部的整体和谐度越高。面中线可以作为中切牙间隙的参考点,也可以参考左右面部、口唇、牙列是否对称。

病例:患者有前牙烤瓷修复史,因为原来的修复体崩瓷以及不美观前来就诊(图9-50)。病例初步印象:①上颌前牙A3到B3烤瓷桥,B2绷瓷;②牙龈炎症严重,牙龈曲线形态差;③烤瓷冠外形矮胖。

对患者的面部参考系进行分析:通过面中线和双瞳线,可以看到患者的牙列在水平方向上基本与参考系平行,而竖向上,上颌牙列中线稍微右偏(图9-51)。患者牙列整体方向并无

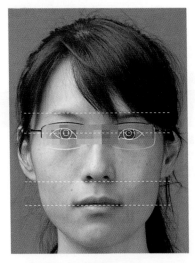

图 9-48　颜齿水平参考系
（四川大学华西口腔医学院　于海洋供图）

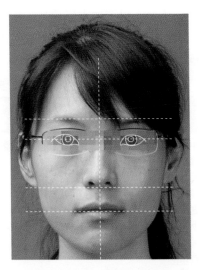

图 9-49　颜齿竖向参考系
（四川大学华西口腔医学院　于海洋供图）

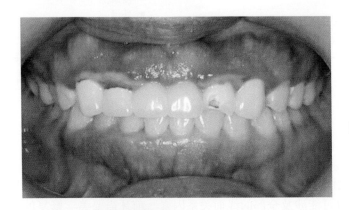

图 9-50　患者的口内情况
（四川大学华西口腔医学院
于海洋供图）

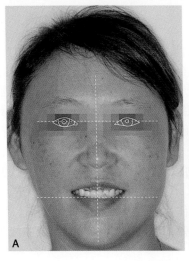
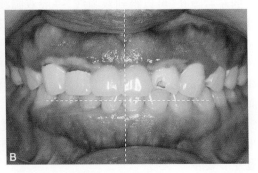

图 9-51　建立线面坐标系
（四川大学华西口腔医学院　于海洋供图）

大的问题,这是进一步分析和以后的美学重建工作的基础。

（二）根据竖向美学线面关系,分析确定牙列的横向空间轮廓框架及位置

适当的牙列横向空间安排能带来良好的视觉效果,关键点在于适当的牙冠宽度比。

从正面来看的牙列中的牙齿形态要比每个牙齿的实际形态对美学影响更大。牙冠宽度比就是基于正面牙列形态的比值。一般来说,正面来看,中切牙宽度要比侧切牙大,侧切牙宽度要比尖牙大。它们之间存在一个宽度的比值。经典美学理论认为,当牙冠宽度比(中切牙比侧切牙,侧切牙比尖牙)接近黄金分割,也就是1：0.618时,能达到最美的效果(图9-52)。实际上,自然牙列中能达到黄金分割的并不多,很多情况下,受牙弓形态的影响,我们也很难将牙冠宽度比设计到1：0.618。牙冠宽度比的要点就是,中切牙、侧切牙、尖牙的宽度间有一个对比,中切牙大,侧切牙小,尖牙看起来最窄。

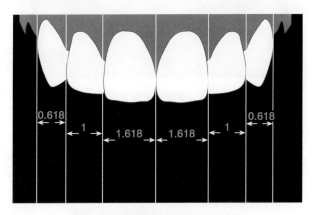

图9-52　牙冠宽度比中的黄金分割
（四川大学华西口腔医学院　于海洋供图）

这样的牙冠宽度比能够将中切牙、侧切牙以及尖牙的空间大小特点最好地展示出来。很多修复病例的美学失败,正是忽略了上颌前牙间空间大小特点的结果。

病例:在患者的正面牙列照片中进行了横向空间的分析。通过画线发现,患者的牙冠宽度比存在很大的问题,中切牙牙冠宽度只是侧切牙的1.09倍,而尖牙是0.95和0.88,和黄金分割的1.618和0.618相差较多(图9-53,图9-54)。这说明患者的中切牙过窄,上颌前牙间空间大小区分不明显。

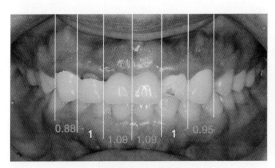

图9-53　患者的牙冠宽度比
（四川大学华西口腔医学院　于海洋供图）

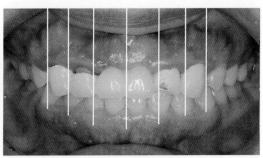

图9-54　应有的牙冠宽度比
（四川大学华西口腔医学院　于海洋供图）

（三）根据竖向美学线面关系，分析确定牙列竖向空间轮廓框架及位置

美观的竖向空间位置应有以下的特征：①保持息止颌位，口唇自然放松时，上颌中切牙下缘露出 2～4mm；②微笑时露出牙冠长度的全长，少露出牙龈；③微笑时中切牙切缘与尖牙牙尖连成的切缘曲线与下唇曲线平行，中切牙切缘与下唇轻接触（图9-55）。

竖向空间位置主要涉及两条关键线条：龈缘曲线与切缘曲线。它们的高度不协调会带来各种各样的美学问题（表9-2）（图9-56～图9-58）。

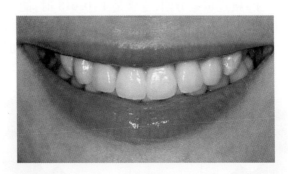

图9-55　美观的竖向空间位置
（四川大学华西口腔医学院　于海洋供图）

表9-2　龈缘、切缘曲线竖向位置不协调的表现

龈缘曲线	过高	• 低微笑线 • 上前牙牙冠长度增加
	过低	• 高微笑线、龈笑 • 上前牙牙冠长度过小
切缘曲线	过高	• 上前牙牙冠长度过小 • 息止颌位前牙暴露量过小 • 微笑时切缘曲线与下唇线距离增加
	过低	• 上前牙牙冠长度过大 • 息止颌位上前牙暴露量过大 • 微笑时上前牙抵住下唇

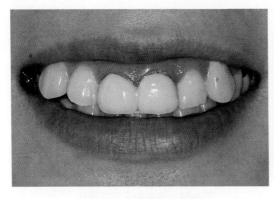

图9-56　龈缘曲线过低
（四川大学华西口腔医学院　于海洋供图）

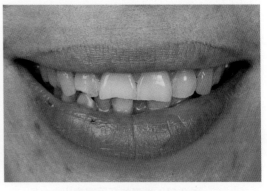

图9-57　切缘缘曲线过高
（四川大学华西口腔医学院　于海洋供图）

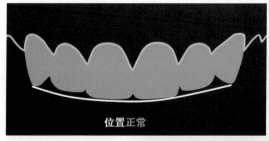
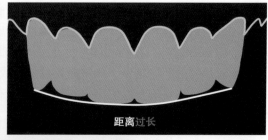

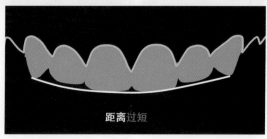

图 9-58　切缘曲线与龈缘曲线间距离对牙齿外形的影响（四川大学华西口腔医学院　于海洋供图）

　　根据相应的观察，我们能够确定出患者是龈缘曲线还是切缘曲线的高低出了问题。不过需要注意的是，老年人因为口唇的松弛，会出现低笑线和息止颌位前牙暴露量减少，在分析龈缘、切缘曲线高度时应该把这种情况考虑在内。

　　在确定了牙龈曲线和切缘曲线的整体位置的同时，应该注意一些细节上的问题：①上颌前牙间龈缘高度错落有致，中切牙比侧切牙高，尖牙与中切牙同样或比中切牙略高（图 9-59）；②龈缘高点的位置在牙齿中轴线远中（图 9-60）；③正面来看，切缘曲线略向上弯曲，侧切牙切缘在此曲线上方 0.5 ~ 1mm（图 9-61）。

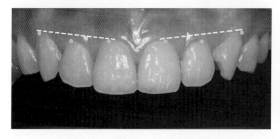
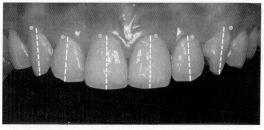

图 9-59　上颌前牙间龈缘高度对比
（四川大学华西口腔医学院　于海洋供图）

图 9-60　龈缘高点在中轴线远中
（四川大学华西口腔医学院　于海洋供图）

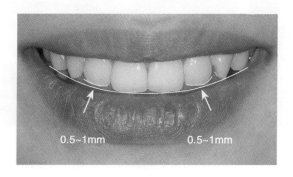

图 9-61　侧切牙切缘相对切缘曲线位置（四川大学华西口腔医学院　于海洋供图）

病例：我们可以发现患者的烤瓷牙形状矮胖，这可能有两种原因：①高度不够，切缘不够靠下，也就是切缘曲线高度过高；②牙龈曲线太低。进一步分析发现，患者的息止颌位前牙暴露量为2mm，在正常范围以内，也就是切缘曲线并不高。而患者微笑时暴露牙龈过多，这说明牙冠比例的问题是由于牙龈曲线过低造成的（图9-62，图9-63）。

为了改善患者的垂直向空间问题，我们进行了牙冠延长术，提高了龈缘曲线位置（图9-64～图9-67）。

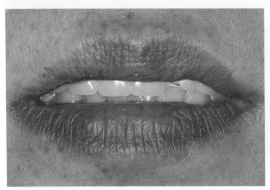

图9-62　患者息止颌位前牙暴露正常
（四川大学华西口腔医学院　于海洋供图）

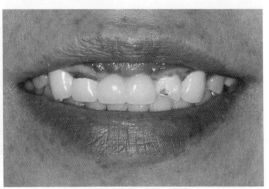

图9-63　患者微笑露龈
（四川大学华西口腔医学院　于海洋供图）

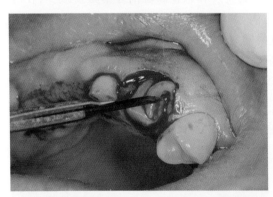

图9-64　牙冠延长术（1）
（四川大学华西口腔医学院　于海洋供图）

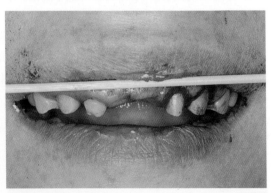

图9-65　牙冠延长术（2）
（四川大学华西口腔医学院　于海洋供图）

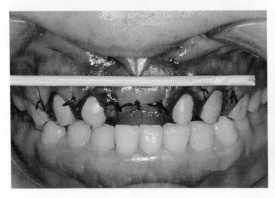

图9-66　牙冠延长术（3）
（四川大学华西口腔医学院　于海洋供图）

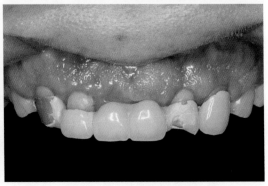

图9-67　术后3周复诊
（四川大学华西口腔医学院　于海洋供图）

（四）联合横、竖向空间牙列间的美学线面关系，初步确定牙的正面轮廓框架及位置

牙列的横竖向空间位置是相互联系的，起这一联系作用的就是中切牙牙冠宽度比。

以牙冠宽度除以牙冠长度，可以得到牙冠比例。中切牙的牙冠比例对美观有很大的影响。目前公认的最美观的中切牙牙冠比例应该接近80%，而在75%～85%的范围内，中切牙的形态可以被大多数人接受（图9-68）。当中切牙牙冠比例大于85%时，牙齿会显得过于"矮胖"，而当比例小于75%时，牙齿会显得过于"瘦长"（图9-69，图9-70）。

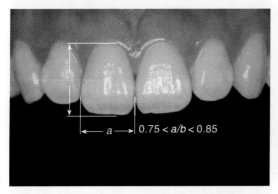

图9-68 正常的中切牙牙冠比例范围
（四川大学华西口腔医学院 于海洋供图）

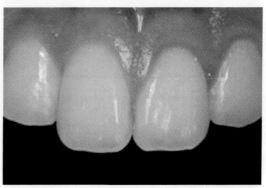

图9-69 牙冠比例过小，小于0.75
（四川大学华西口腔医学院 于海洋供图）

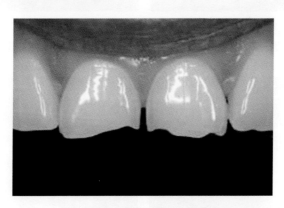

图9-70 牙冠比例过大，接近1
（四川大学华西口腔医学院 于海洋供图）

牙冠宽度比的意义在于，在已确定横向的牙冠宽度比和竖向的牙龈曲线位置的情况下，我们可以通过它确定切缘曲线的位置，为牙列的正向形态设计出一个框架。

病例：使用数码照片对患者的牙列进行了线面设计。由于患者侧切牙与尖牙距离中线位置近，中切牙横向空间不足，无法按照黄金分割进行理想的横向分割。但为了体现中切牙和侧切牙的横向空间特点，尽量加大了中切牙宽度（图9-71～图9-74）。

（五）轮廓的线面调整及沟纹、主副面设计

通过数码照片上的龈缘曲线标志点，将线面设计框架转移到了患者的模型上（图9-75，图9-76）。

在患者的模型上，设计牙齿的主副面以及牙齿表面沟纹。

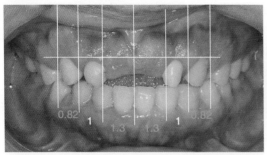

图 9-71 以双瞳线确定口内横向参考线通过牙冠宽度比分割横向空间（四川大学华西口腔医学院 于海洋供图）

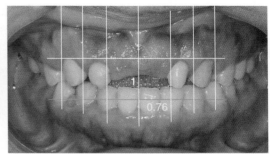

图 9-72 通过牙冠比例确定中切牙切端位置（四川大学华西口腔医学院 于海洋供图）

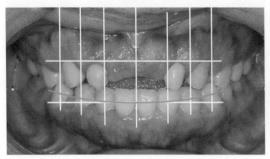

图 9-73 画出切缘曲线（四川大学华西口腔医学院 于海洋供图）

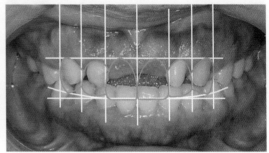

图 9-74 根据以上参考框架画出牙列轮廓（四川大学华西口腔医学院 于海洋供图）

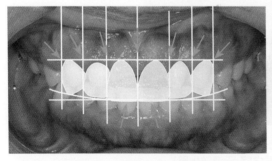

图 9-75 对比照片上的标志点（四川大学华西口腔医学院 于海洋供图）

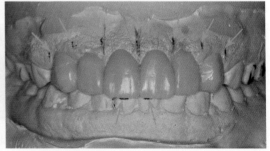

图 9-76 在模型对应位置画上标志点（四川大学华西口腔医学院 于海洋供图）

五、侧向线面关系分析设计

在正面线面关系分析设计中，我们确定了牙及牙列形态在宽高、横竖向位置、宽高数值范围及个性、年龄等个性形态和比例设计，而牙列的前后向位置形态和轴向等关系，将在侧向线面关系分析设计中确定。

面突角、审美线以及鼻唇角与人面部侧面形态的美观关系密切。从亚洲人的审美来看，美观的侧向线面关系应该有以下的特点：①直面型，面突角接近 170°；②上唇与审美线间水平距离约 4mm，下唇 2mm；③女性鼻唇角大小在 100°～105°之间，男性则在 90°～95°之间

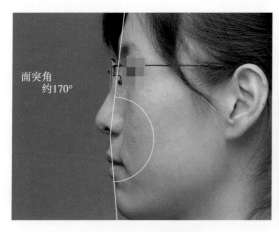

图 9-77 美观的面突角
（四川大学华西口腔医学院 于海洋供图）

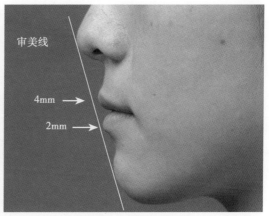

图 9-78 美观的审美线
（四川大学华西口腔医学院 于海洋供图）

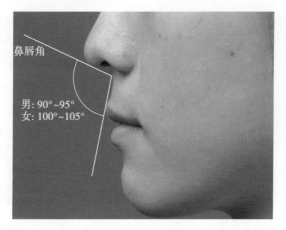

图 9-79 美观的鼻唇角
（四川大学华西口腔医学院 于海洋供图）

（图 9-77 ~ 图 9-79）。

以上三个侧向美学因素中，面突角是由上下颌骨的位置关系决定的，而审美线和鼻唇角除了与颌骨位置有关以外，还与牙齿特别是前牙的位置形态与轴向关系密切（图 9-80）。当前牙的位置过于前移，轴向过于前倾时，上下唇距离审美线距离变小，鼻唇角变小（图 9-81）；当前牙位置过于后移，轴向过于后倾时，相应地上下唇离审美线距离变大，鼻唇角也会变大（图 9-82）。

病例：侧向分析发现，患者的上下唇位置相对审美线角前突鼻唇角也过小。从前牙的侧貌可以看到，患者的上下颌切牙轴向倾斜并不大，而是上下牙整体前移（图 9-83，图 9-84）。这种情况通过

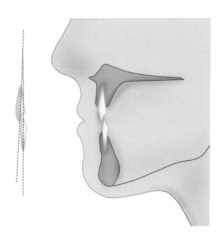

图 9-80 理想位置的前牙
（四川大学华西口腔医学院 于海洋供图）

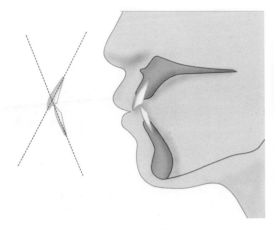

图 9-81　前牙前突
（四川大学华西口腔医学院　于海洋供图）

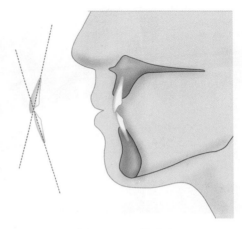

图 9-82　前牙后缩
（四川大学华西口腔医学院　于海洋供图）

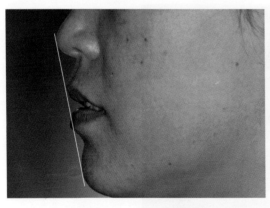

图 9-83　患者的审美线
（四川大学华西口腔医学院　于海洋供图）

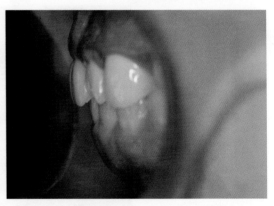

图 9-84　患者前牙侧貌
（四川大学华西口腔医学院　于海洋供图）

修复更改侧向空间十分困难，与患者沟通后决定不更改侧向弧度。

六、𬌗向线面关系分析设计

𬌗向的线面关系分析设计能够帮助我们辅助确定牙列正面形态。从上颌牙弓的𬌗方，将前牙的唇侧最凸点连接得到一条均匀的弧线。这条弧线是牙弓的前牙𬌗方轮廓线。在美观的前牙牙弓𬌗方轮廓线中，侧切牙的唇面应该在曲线的腭侧约 0.5mm 处（图 9-85）。

侧切牙相对于𬌗方轮廓线的位置，与正面观的侧切牙牙龈位置有较大关系。如果侧切牙位置偏向腭侧，从正面来看，其龈缘位置会相对靠下；若侧切牙位置偏向唇侧，其龈缘位置会相对靠上（图 9-86）。

病例：确定了患者的牙齿正向和侧向形态，在此基础上，通过轮廓线、主副面的设计，最终完成美观诊断蜡型（图 9-87～图 9-90）。

通过硅橡胶导板，我们以美观蜡型为底版，制作了暂时冠（图 9-91～图 9-94）。

通过暂时冠，我们可以将线面设计的结果直观地展示在患者口内，让患者对修复体的外

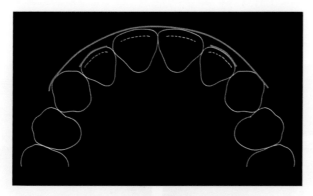

图 9-85 美观的前牙牙弓拾方轮廓线
（四川大学华西口腔医学院 于海洋供图）

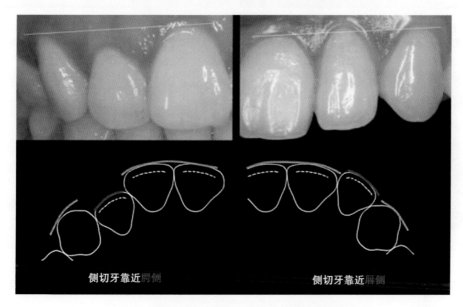

侧切牙靠近腭侧 　　　　　　　　侧切牙靠近唇侧

图 9-86 侧切牙在牙弓的位置对其龈缘高度的影响
（四川大学华西口腔医学院 于海洋供图）

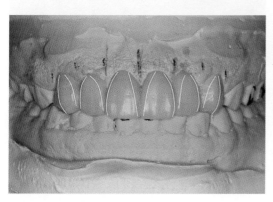
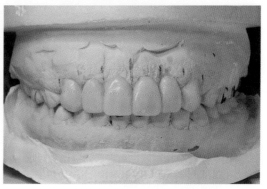

图 9-87 设计主副面 　　　　　　　**图 9-88 完成的诊断蜡型正面观**
（四川大学华西口腔医学院 于海洋供图）　　（四川大学华西口腔医学院 于海洋供图）

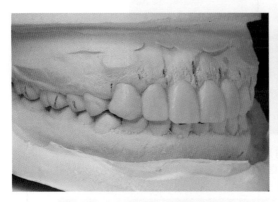

图 9-89　完成的诊断蜡型侧面观（1）
（四川大学华西口腔医学院　于海洋供图）

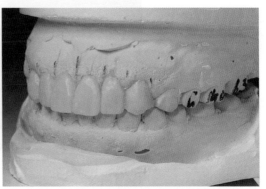

图 9-90　完成的诊断蜡型侧面观（2）
（四川大学华西口腔医学院　于海洋供图）

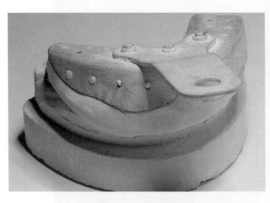

图 9-91　硅橡胶取模
（四川大学华西口腔医学院　于海洋供图）

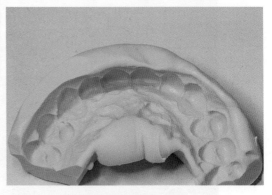

图 9-92　硅橡胶导板
（四川大学华西口腔医学院　于海洋供图）

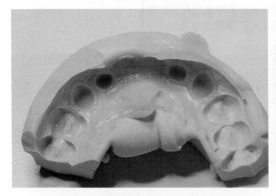

图 9-93　使用树脂在患者口内制作暂时冠
（四川大学华西口腔医学院　于海洋供图）

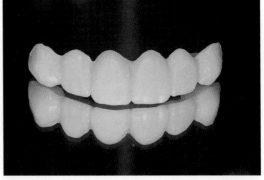

图 9-94　完成的暂时冠
（四川大学华西口腔医学院　于海洋供图）

形进行评价。戴上暂时冠的患者息止颌位前牙暴露量比原来增加了1mm,但还在4mm的可接受范围内(图9-95)。微笑时,牙龈露出量减少(图9-96,图9-97)。

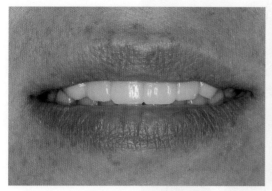

图9-95 息止颌位
(四川大学华西口腔医学院 于海洋供图)

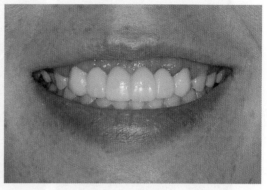

图9-96 微笑
(四川大学华西口腔医学院 于海洋供图)

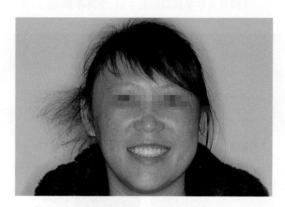

图9-97 面部
(四川大学华西口腔医学院 于海洋供图)

　　由于比原先的烤瓷牙美观,患者试戴暂时冠时很满意。但为了进一步搜集患者意见,建议患者先回家寻求家属和朋友意见,下次就诊时再根据这些意见调整线面。

七、修复中的线与面

(一)面部

　　面部的线面设计因素包括眉弓线、双瞳线、鼻翼线、口裂线、面中线、审美线、鼻唇角、面突角、三庭等(图9-98)。

　　1. 眉弓线　连接两侧眉弓上缘所得线条。

　　2. 双瞳线　患者正视前方时连接两侧瞳孔所得连线,是线面分析中重要的线条,应该与面中线垂直。

　　3. 鼻翼线　连接两侧鼻翼下点所得线条。

　　4. 口裂线　连接两侧口角所得线条。

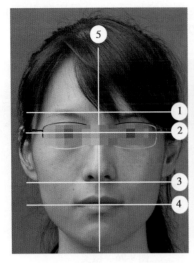
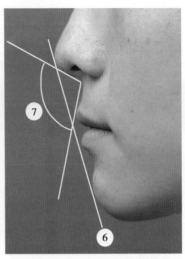

1. 眉弓线　6. 审美线
2. 双瞳线　7. 鼻唇角
3. 鼻翼线
4. 口裂线
5. 面中线

图 9-98　面部的部分线面设计因素
（四川大学华西口腔医学院　于海洋供图）

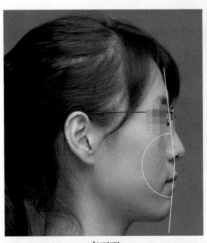

直面型

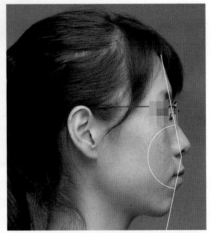

凸面型

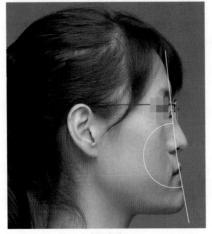

凹面型

图 9-99　直面型、凸面型与凹面型
（四川大学华西口腔医学院　于海洋
供图）

5. 面中线 眉间中点、鼻根点、人中、颏部中点的连线,它应该是一条平分左右面部的竖向直线,与双瞳线垂直。面中线还是参考唇部、牙列中线与对称性的重要线条。

6. 面突角 以鼻下点为顶点,连接鼻根点和颏前点可以得到面突角。面突角的大小反映了上颌骨的前后突度。直面型患者的面突角在170°左右。凸面型患者面突角显著小于170°,在面部前突的同时,患者颏前的软组织厚度会比较厚。凹面型患者面突角大于180°。西方人种的面型普遍为直面型和凹面型,东方人则普遍为凸面型和直面型。根据国内学者陈扬熙、于晓惠等的研究,中国正常面突度及美貌人群的面突角接近170°(图9-99)。

7. 审美线 连接患者的鼻尖和颏前点,就可以得到审美线。审美线是分析唇突度的指标,它对侧面美观有很大的影响。Rickett在研究中指出,正常的审美线应该在上唇前4mm,在下唇前2mm。需要注意的是审美线与上下唇的距离在不同的性别、种族中差异比较大。白种人的嘴唇位置倾向于后缩,黄种人相对位置靠前。出于美观的考虑,笔者建议应该尽量将患者的唇位置调整到审美线后方(见图9-78)。

8. 鼻唇角 从侧面来看,鼻唇角的顶点在鼻小柱根部,两边分别由鼻底和人中构成。上颌前牙的倾斜度对鼻唇角大小影响最大。一般来说,男性的鼻唇角大小范围在90°~95°之间,女性的鼻唇角大小在100°~105°之间(见图9-79)。

9. 面部比例与三庭 发际线、眉间线和鼻翼线将面部自上而下分成了三个区域:发际到眉间的面上三分之一,眉间到鼻翼的面中三分之一,鼻翼以下的三分之一。这三个区域的一致高度是面部比例协调的基础,它们也被称为大三庭。从眉间到眼裂的距离是面中高度的三分之一,鼻翼下到口裂的距离是面下高度的三分之一,这被称为小三庭。眼裂线到口裂线的距离又应等于面下1/3的高度。老年人常常由于牙齿的磨耗造成面下1/3高度,也就是垂直高度的降低(图9-100)。

(二)口唇

口唇部的线面有息止颌位前牙暴露、微笑线以及口角颊间隙。

1. 息止颌位前牙暴露 息止颌位时,人的上下牙通常并不接触,上下唇间也会自然显露一定的间隙。此时,上唇线为界面,上颌切牙牙冠被上唇覆盖,切端则会显露出来。此时

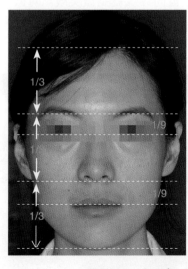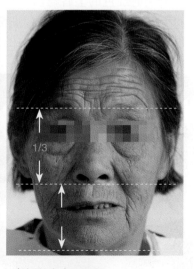

图9-100 大三庭、小三庭与垂直高度降低
(四川大学华西口腔医学院 于海洋供图)

的上颌切牙切端暴露量被称为息止颌位前牙暴露。这个暴露量一般在 1～5mm 之间,与患者的年龄和性别有 一定的相关性(图 9-101,图 9-102)。

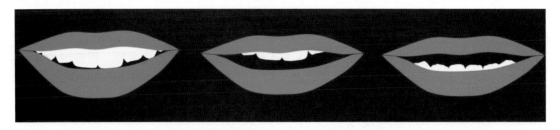

图 9-101　不同的息止颌位前牙暴露量示意图(四川大学华西口腔医学院　于海洋供图)

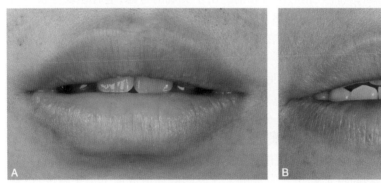
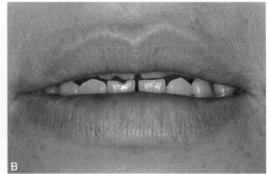

图 9-102　不同的息止颌位前牙暴露量(四川大学华西口腔医学院　于海洋供图)

据 Brundo 报道,息止颌位时,女性的前牙暴露量要大于男性,青年人要大于老年人。老年人息止颌位前牙暴露量减少有两个原因,第一是牙齿的磨耗,第二是口唇组织松弛使上唇下移。老年人口唇组织下垂的同时会使下颌前牙暴露增加。

2. 微笑线　微笑时红色的上唇与白色的牙齿间界线就是微笑线。对微笑线的分析就是对上颌前牙和牙龈的显露量的分析。根据微笑时上唇与牙齿位置关系的不同,微笑线可以分为低笑线、中笑线和高笑线三种(图 9-103)。

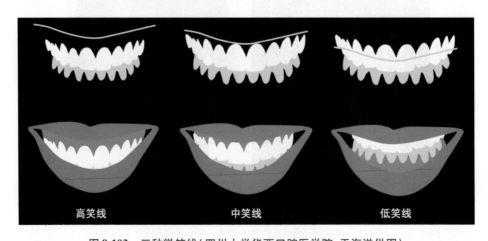

高笑线　　　　　　　中笑线　　　　　　　低笑线

图 9-103　三种微笑线(四川大学华西口腔医学院　于海洋供图)

（1）低笑线：微笑时上唇高度较低，上颌前牙暴露量少于 75%。

（2）中笑线：微笑时上颌前牙暴露了 75%～100% 的牙冠长度，同时有部分牙龈乳头的显露。

（3）高笑线：微笑时上颌前牙全部显露，同时有牙龈的暴露。

理想的微笑线可以定义为微笑时显露上颌前牙的全部牙冠长度，并尽量少暴露牙龈。对于大部分患者来说，牙龈暴露超过 2mm 都是不美观的。在高笑线的病例中，牙龈的暴露会使得龈缘曲线的不协调或者是牙冠边缘的瑕疵暴露无遗。这种病例对牙龈的美学设计和牙冠的边缘设计都很高。与此相对的，对于低笑线的病例，由于龈缘不会暴露，必要时可以折中处理牙龈形态和牙冠颈缘位置。

3. 口角颊间隙　微笑时，在两侧后牙颊面和颊黏膜间的间隙被称为口角颊间隙（图 9-104）。在这个间隙内，我们可以看到后牙有序地向后排列。由于口腔内部光线较少，后牙看起来颜色更暗，衬托了前牙的明亮；另外后牙的排列形成线条，引导观察者的视线到前牙区。正是这两个因素决定了牙列的空间深度感觉。一些义齿的宽度过宽，阻挡了颊间隙，从而导致空间深度感散失而显得"假"。

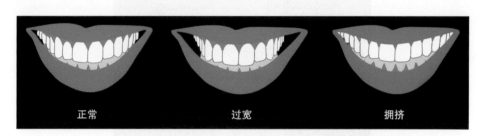

图 9-104　不同的口角颊间隙（四川大学华西口腔医学院　于海洋供图）

（三）牙龈

健康的牙龈是前牙美学修复的基础。正常情况下的牙龈呈现出粉红色，质地较结实，表面存在橘皮样的被称作"点彩"的微小凹点。很多修复患者在初诊的时候有或多或少的牙龈炎症或牙周炎，对于这种患者，修复同时进行牙周基础治疗是必需的（图 9-105）。

牙龈曲线（龈缘曲线）是牙齿与牙龈的交界线，也是我们评价牙龈形态的最直观线条。

牙龈曲线的美观特性包括：平行、对称、龈缘高点和牙龈乳头。

（1）平行：牙龈曲线在总体上应该与面部的参考平面（一般是双瞳线）平行。我们连接左右两侧同名牙的龈缘顶点得到直线，把它与参考平面进行比较。另外，尖牙、侧切牙、中切牙的线之间也应该保持平行（图 9-106）。

（2）对称：以上中切牙中缝为中线，左右牙弓的龈缘曲线应该对称，这包括曲线曲度、龈缘高点的位置以及牙龈乳头的长度（图 9-107）。

（3）龈缘高点：龈缘曲线适应于牙齿的颈部形态，它的形状并不是简单的半圆，而是有着一定的韵律。这种韵律来自于龈缘高点（也就是龈缘最远离冠方的一点）的位置。从正面来看，龈缘高点并不在龈缘的中间，或者是牙齿长轴指向的位置，而是略微偏向牙齿长轴的远中。正是这种细微的远中偏移，让牙龈曲线在总体上有一种倒向两侧的"势"，让牙龈形态显得自然（图 9-108）。

另外，龈缘高点的位置中，以尖牙最高，侧切牙龈缘高点在尖牙和中切牙连线下方（图 9-109）。

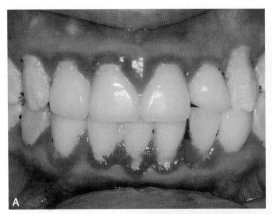
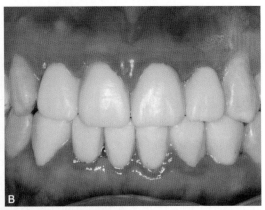
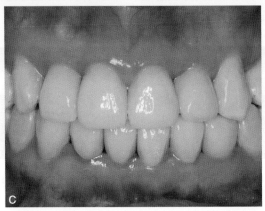

图 9-105 美学修复前需要首先治疗炎症状况下的牙龈（四川大学华西口腔医学院 于海洋供图）
A. 初诊时原修复体周围牙龈炎症严重 B. 牙周治疗并佩戴暂时冠后 3 周
C. 牙周治疗后 2 个月

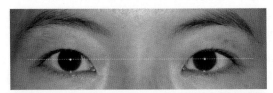
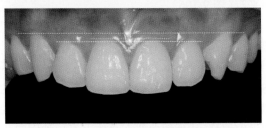

图 9-106 牙龈曲线应该与双瞳线相互平行
（四川大学华西口腔医学院 于海洋供图）

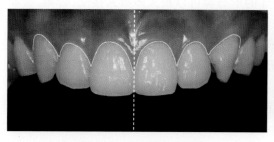

图 9-107　牙龈曲线的对称
（四川大学华西口腔医学院　于海洋供图）

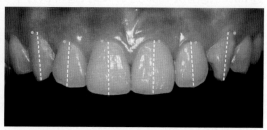

图 9-108　龈缘高点在牙齿长轴的远中
（四川大学华西口腔医学院　于海洋供图）

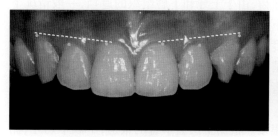

图 9-109　牙龈高点的相对位置
（四川大学华西口腔医学院　于海洋供图）

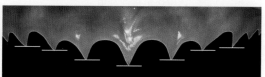

图 9-110　从中间向两侧，龈缘乳头的长度逐渐
变短（四川大学华西口腔医学院　于海洋供图）

（4）牙龈乳头：存在于相邻牙齿之间，在上颌前牙区，两个中切牙尖的牙龈乳头最靠近冠方，随着向远中移动，牙龈乳头越来越短（图 9-110）。牙龈乳头的长度与两牙在靠近龈缘处的间隙宽度有关。当这个间隙小于 0.3mm 时，常常导致牙间乳头缺失，这是因为过窄的间隙限制了牙间的牙槽骨嵴高度。在修复过程中，修复体的颈部设计对牙龈乳头影响很大。对于牙龈乳头正常的病例，修复体颈部外形应尽可能地与患者天然牙相近，以免改变牙龈乳头的位置。

（四）前牙及前牙列的美学特性

1. 上颌前牙的美学特性　中切牙可以说是美学修复中最重要的牙位。中切牙唇面的面积是前牙中最大的，其位置位于牙列的最前最凸点，在微笑中占据中心的位置。前牙与眼睛、嘴唇一样，是面部看得见的最重要的美学要素。从主要的线面关系来看，中切牙的形态包括：外形轮廓、对称性、牙冠比例关系。从唇面来看，中切牙的外形轮廓大致可以分为三种：尖圆形、卵圆形、方圆形。尖圆形的中切牙靠近颈部的 1/3 急剧缩窄，形成较窄的颈部；卵圆形的中切牙有着圆润的轮廓线，颈部 1/3 平缓收窄；方圆形的中切牙的近远中轮廓线较平行，因为颈部较宽而使整颗牙齿显得比较"方"。

左右中切牙间的对称性对整体美学效果是很重要的。首先，中切牙位于牙列的中心，两个中切牙间的中线与面中线在同一个位置，所以中切牙中缝也是参考牙列中的对称、牙列与面部对称的重要参考线。左右中切牙外形应该对称，并互成镜像。这里需要强调的是，这种对称并不需要达到完全对称：自然牙列中，只有 14% 的中切牙能达到完全对称。一般来说，当左右中切牙宽度差异在 0.2mm 以下、牙冠长度差异在 0.3mm 以下时，观察者并不会发现它们的差异。

对中切牙的视觉协调性影响最大的，莫过于它的牙冠比例。以中切牙的牙冠宽度除以牙冠长度，可以得到牙冠比例。如前文所述，目前比较公认的美观中切牙牙冠的比例应该接近80%,范围从75%到85%时,通常认为中切牙的形态都可以被大多数人接受,否则,会显得过于"矮胖"或"瘦长"。

侧切牙与中切牙外形相似。相比中切牙,侧切牙的牙冠要小很多:侧切牙切端应该在切缘曲线上方1mm左右,而龈缘位置应该在中切牙、尖牙的龈缘顶点连线下。侧切牙的远中切角也要比中切牙更加圆润。

尖牙位于微笑的侧缘,牙弓的转角处。从正面来看,尖牙的切端形态是V形的,与侧切牙的远中交会成一个较大的外展隙。

表9-3总结了上颌前牙的美学修复特征。

表9-3 上颌前牙的美学修复特征表

中切牙	1. 前牙中体积最大 2. 牙冠比例接近0.8 3. 远中切角接近直角 4. 远中切角圆润
侧切牙	1. 前牙中体积最小 2. 相比中切牙冠较细长 3. 远中切缘偏向根方 4. 远中切角比中切牙的更圆润 5. 形态变异较大
尖牙	1. 唇面有突出的唇轴嵴 2. 切端呈V形 3. 切端常有磨耗

2. 下颌前牙及牙列的美学特性 相比上颌牙齿,由于上牙和下唇组织的遮挡,一般情况下下颌牙齿显露较少,所以它们在美学中重要程度不高。在低笑线或者是老年人唇组织松弛的情况下,下颌牙齿会显露较多。对于这样的患者,则应多留意下颌牙齿的形态。

相比上颌切牙,下颌切牙的牙冠宽度要小很多。根据王惠芸学者的报道,下颌中切牙、侧切牙的平均牙冠宽度分别为5.4mm和6.1mm,而上颌中切牙、侧切牙的平均牙冠宽度则为8.6mm和7.6mm。下颌中切牙是牙列中牙冠最小的牙齿,并以自身中轴形态对称。下颌侧切牙冠明显比下中切牙要宽。下颌前牙的切缘高度较一致。在年长者中,下颌前牙的切端通常可见明显的磨耗。

3. 前牙牙冠宽度、高度的几种估算方法 牙齿宽度设计时变化量很小,因此设计时可先完成其数值估算后,再推算高度、凸度的数值范围。

(1)前牙牙冠宽度简易公式:前牙的牙冠大致宽度可以从以下的公式计算(图9-111)。上颌中切牙牙冠宽度比上颌侧切牙大2mm,比上颌尖牙大1mm。下颌侧切牙牙冠宽度比中切牙宽0.5mm,尖牙则是宽1mm。上颌中切牙牙冠宽度比下颌中切牙宽3mm。

(2)中切牙牙冠比例:牙冠比例是指临床牙冠的宽度与长度之比,协调的中切牙的牙冠比例在0.75~0.85之间。图中的患者双侧中切牙折断,这种对于这种患者,中切牙牙冠比例可以很方便地用来计算牙冠长度。患者的单颗中切牙宽度为8.7mm,根据0.75~0.85的牙冠比例,可以推算牙冠长度应在10.2~11.6mm的范围内(图9-112,图9-113)。

(3)牙列正面投影形态与上颌前牙间牙冠宽度比:由于唇颊组织的遮挡,只

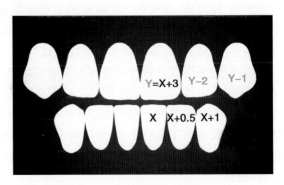

图9-111 前牙牙冠宽度简易公式
(四川大学华西口腔医学院 于海洋供图)

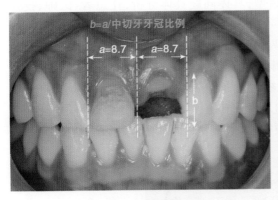

图9-112　计算牙冠长度
（四川大学华西口腔医学院　于海洋供图）

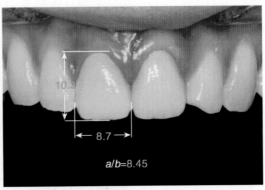

图9-113　通过计算出的牙冠长度范围制作修复体
（四川大学华西口腔医学院　于海洋供图）

有从正面，我们才能相对直观地观察到一个人的牙列形态。由于牙齿都排列在弯曲的牙弓当中，从中切牙到侧切牙再到尖牙，牙冠渐渐向远中方向扭转。这使得我们从正面观看时，侧切牙、尖牙的宽度都要比它们的实际宽度要小。这种从正面看到的牙列形态可以称为牙列正面投影形态（front view of dentition），它对美观的影响要比每颗牙的实际形态对美观的影响大得多（图9-114）。我们对牙列的美学分析，也要基于这个正面投影形态（通过牙列的正面数码照片，我们能有效地进行这一投影形态的分析）。

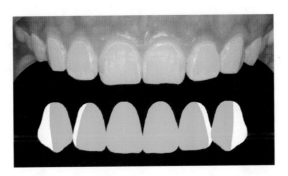

图9-114　牙列正面投影形态(上)与牙齿实际形态(下)
（四川大学华西口腔医学院　于海洋供图）

黄金分割(1:0.618)是自古以来公认的美学比例关系。艺术家们运用它来构建最和谐的比例关系，如古希腊的帕提农神庙正面的宽度与高度之比；在自然界中，黄金分割也广泛存在，如鹦鹉螺、向日葵种子排列形成的等角螺线。有学者认为，从正面来看，上颌牙齿的牙冠宽度满足黄金分割的时候能达到最好的美学效果。也就是说，在牙列正面投影形态中，中切牙牙冠宽度/侧切牙/尖牙应该达到1.618:1:0.618的比例。

黄金分割是否就能一劳永逸解决牙列的理想比例问题呢？实际上，许多研究指出，自然牙列中显示黄金分割的较少，而在一些情况下，黄金分割不一定能带来美观的效果。牙弓的形态对前牙的排列和牙冠正面投影有着很大的影响：方圆形牙弓会导致前牙正面投影宽度更接近实际宽度，这样的情况下使用黄金分割，会使整个前牙宽度过窄。所以在临床运用中，我们可以将黄金分割作为一个比例关系的参考，但最终的牙冠宽度比例（tooth to tooth proportion），还是需要通过美观诊断蜡型，具体问题具体分析，让患者、医师、技师共同确定。

4. 牙齿长轴（正面观）　以中线为参考，两侧前牙的轴向应该对称、协调地被安排。在重度牙周炎的患者口腔中我们常常能看到呈扇形排开的牙齿长轴，这样的长轴安排并不为人喜爱。在很多不美观的前牙中，我们可以观察到不协调的牙齿长轴走向。那么，怎样安排的牙齿长轴最为美观呢？首先，左右牙弓中的牙齿长轴应该是对称的；其次，上颌中切牙应该较正或稍向近中倾斜，上颌尖牙稍向近中倾斜，而侧切牙也向近中倾斜，且倾斜度相较尖牙更大（图9-115）。

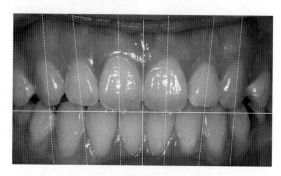

图9-115　上前牙牙齿长轴
（四川大学华西口腔医学院　于海洋供图）

5. 邻接点与外展隙　从牙列中线的邻接点（contact area）开始，越往远中走，上颌前牙的邻接点越高。这样平缓上升的邻接点也造成了上前牙外展隙（anterior teeth embrasure）的大小变化。从中切牙到侧切牙再到尖牙，外展隙逐渐增大（图9-116）。这种逐渐增大的外展隙是年轻的表现。在中老年牙列中，由于牙齿切端的磨耗，外展隙的大小变化逐渐消失（图9-117）。在修复前牙时注意塑造这样渐变的邻接点与外展隙，能让牙列显得年轻而有活力。

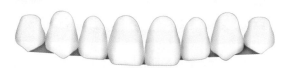

图9-116　年轻人的外展隙
（四川大学华西口腔医学院　于海洋供图）

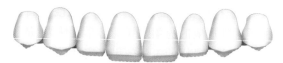

图9-117　老年人的外展隙
（四川大学华西口腔医学院　于海洋供图）

美学修复的线面设计，就是在纷杂的线面中找出线索，将修复体的外形设计与面部、唇部、牙龈的线面结合在一起，由整体到细节设计出适合于患者的修复体外形。

第四节　美学修复流程与预告转移技术

美学修复的临床过程均包括两个阶段:第一是分析设计阶段,第二是临床实施阶段(图9-118)。遗憾的是目前国内不少医师不重视第一阶段,亦缺少科学的方法和对策,专科医师常常忽视美学要素的分析设计,无论是时间投入,还是对应的临床分析设计技术的掌握和运用均不够,甚至与其他修复患者的临床过程差别不大,这为以后的各种医疗纠纷埋下了隐患。在分析设计阶段中,医师、技师、患者充分交流,收集资料,进行美学要素的分析、查找、设计和制订治疗计划,进行美学预告,这是一个创造性的过程;而在临床实施阶段则中,医技通过各种美学转移技术,进行临床治疗,并保证获得与设计一致的修复治疗效果。设计先于实施,思考先于操作。在这个理想临床路径中,美学分析设计是整个方案的核心,其最终领导整个美学修复的过程。

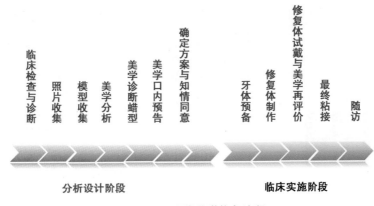

临床检查与诊断　照片收集　模型收集　美学分析　美学诊断蜡型　美学口内预告　确定方案与知情同意

牙体预备　修复体制作　修复体试戴与美学再评价　最终粘接　随访

分析设计阶段　　　　　　　　　　　　　　　　临床实施阶段

图 9-118　现代美学修复流程
(四川大学华西口腔医学院　于海洋供图)

一、临床分析设计阶段与美学预告技术

临床分析设计阶段是在有创操作前进行的,目的是让医技患达成共识,明确美学的合理目标,制订详尽具体的治疗计划,保证临床实施阶段有据可依。

临床分析设计阶段的核心工作是进行美学预告。美学预告是指在制作修复体前,预先将修复的效果通过图片、蜡型、口内临时修复体等方式展现出来,以验证美学设计,促进医患、医技交流。

美学预告按临床实施先后次序可分为四级预告:第一级数字美齿设计;第二级美观诊断蜡型;第三级诊断饰面;第四级临时修复体(表9-4)。在这四级预告中,一级预告到三级预告都是在有创修复前进行,预告的意义较大。而四级预告(临时修复体)往往是备牙后,后悔的余地很小,更改设计的范围小,类似国外的 travel smile。

分析设计阶段需要进行的工作有:①临床检查与诊断;②照片收集;③模型收集;④美学分析设计;⑤美学诊断蜡型;⑥美学口内预告;⑦确定方案与知情同意。

(一) 临床检查与诊断

虽然美学修复的患者的主诉通常都只是对牙齿美观的抱怨,但全面的口腔临床检查也是必需的,这能为实现美学目标打下坚实的基础(表9-5)。

表9-4 美学修复预告的四级内涵、优缺点及使用范围

美学修复预告分级	名称	内涵	适用范围	优点	缺点
一级 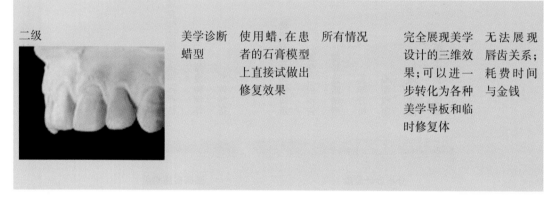	数字美齿设计	使用分析设计软件,在患者的照片或数字模型上进行2D或3D美学设计,输出图像设计结果	所有情况	成本低,速度快,直观,容易修改,医患共同参与	2D无法直接进行美学转移;3D还在完善中
二级 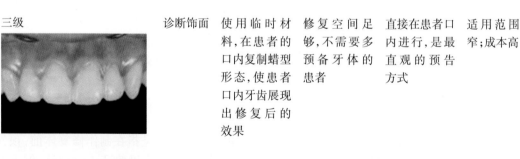	美学诊断蜡型	使用蜡,在患者的石膏模型上直接试做出修复效果	所有情况	完全展现美学设计的三维效果;可以进一步转化为各种美学导板和临时修复体	无法展现唇齿关系;耗费时间与金钱
三级 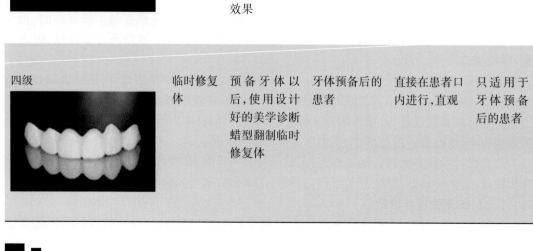	诊断饰面	使用临时材料,在患者的口内复制蜡型形态,使患者口内牙齿展现出修复后的效果	修复空间足够,不需要多预备牙体的患者	直接在患者口内进行,是最直观的预告方式	适用范围窄;成本高
四级	临时修复体	预备牙体以后,使用设计好的美学诊断蜡型翻制临时修复体	牙体预备后的患者	直接在患者口内进行,直观	只适用于牙体预备后的患者

表 9-5　临床检查诊断内容

项目	内　　容
基本信息	姓名、性别、年龄、住址、联系方式
主诉与期望	患者的主要目的是什么,希望达到怎样的美学效果,有无不切实际的幻想
全身情况	是否有影响修复的全身系统性疾病或疾病家族史,是否有传染性疾病,是否对局麻药过敏,是否有凝血障碍
口腔情况	牙周情况是否健康,是否需要进行牙周治疗 是否有龋坏,牙髓状态如何,是否需要根管治疗 咬合状况是否正常,是否有咬合紊乱,是否有磨牙症 颞下颌关节情况如何,发言情况如何
影像学检查	牙片、曲面体层片、CBCT

1. **主诉与期望**　医师应该营造一个轻松的氛围让患者叙述自己的主诉。通常,患者并不能准确地说出是什么让自己感到不满意。颜色不白、牙齿不整齐、过于前突、门牙有缝这些都是常见的主诉,但在这些原因背后,常常有不少表述不清的因素影响患者的美观感受。医师的工作就是以患者的主诉为基础,理清是哪些问题使得患者不满意,确定患者最迫切解决的主诉美学问题。

患者的期望对治疗计划的制订和最终的美学满意度有很大影响。医师应该正确地判断患者的期望高低。从最简单的修复缺牙、满足功能,进一步到改善部分影响美观的因素,甚至到对美观的严苛且很难满足的追求,患者的期望值高低不一。要满足越高的美学效果期望,治疗计划就可能越复杂;有的美学效果期望甚至超出了修复能做到的范围,需要联合牙体牙髓、正畸、正颌等的治疗,也需要患者投入更多的时间与金钱。

需要注意的是,由于对患者对美学修复的专业认识有限,临床最终的修复效果常不能实现患者的所有美学期望。作为医师,在正式治疗前我们应该让患者意识到什么样的修复效果是能够做到的。如果无论怎么沟通,患者都不能意识到自己的美学需求和期望是不可及的,医师最好考虑放弃,因为这样的病例很难成功。我们不是每次都有"上帝之手"!所有从某种意义上讲,知道什么样的病例要放弃也是美容修复中最重要的专业考量之一。

2. **全身情况**　严重的全身疾病应当在控制以后再进行修复治疗。为了保护医师自己和其他患者,医师应当询问患者的传染病史如乙肝、肺结核、HIV 等。考虑到修复过程中可能需要局部麻醉,医师应当询问患者的用药史、过敏史。在进行牙周、种植手术前,全血图、肝肾功能、凝血功能应当常规进行。

3. **口腔情况**　修复治疗的成功需要坚实的口腔健康基础。患者的牙周、牙体牙髓、咬合、颞下颌关节都应该进行系统的检查。发现问题及时治疗,或在修复过程中、修复完成后采取对应措施。

检查口腔情况时可以常规拍摄曲面体层片,让医师对患者的全牙列状态有个大局上的了解。对应问题的部分可以拍摄牙片、CBCT 等。

4. **美学修复的难度评价**　患者的心身情况、期望值、口腔美学条件以及美学参数的选择和提升可能等相关因素相互叠加作用,决定了病例的美学修复难度。在初次接诊患者时,医师需要客观评估病例的全面情况,尤其是预期美学修复效果,对美学修复的临床难度做出准确清醒的估算。根据评级结果,按美学修复临床技术级别选择相应技术水平的修复医师诊治,才能获得满意的效果,尤其是对于高难度的修复病例,医师应该根据自身的技术能力量力而行。

笔者根据患者的美学修复关键因素对美学修复的难度进行了分级,并制作了美学难度分级表(表9-6),可以帮助医师在接诊患者时快速准确地判断治疗难度,提高医患交流的效果,从技术难度和选择病例的角度,避免预后可能的医疗纠纷。

表9-6 前牙美学修复难度评价表

项目	低难度	中难度	高难度
患者心理及美学期望			
患者依从度	□合作	□焦虑但合作	□怀疑且有不良就医史
美学期望值	□咬合等功能为主,对美学无特殊要求和想法	□有一定的美观想法和要求	□对美观有苛刻的不切实际的追求
患者全身情况			
疾病状态	□无全身性疾病 □有全身疾病但不影响口腔诊疗	□有全身疾病,并影响口腔诊疗	□有传染性疾病如乙肝、HIV,治疗过程中需要做好特殊防护准备
张口度	□张口无受限	□张口轻度受限	□张口严重受限
修复空间种类			
可用修复空间种类	□空间足够	□空间稍欠	□空间不够
患者治疗前美学设计法则因素			
颜色法则			
颜色	□除修复牙以外的牙齿颜色正常 □全美学区牙修复	□除修复牙以外的牙齿颜色轻中度异常	□除修复牙以外牙齿颜色重度异常,且部分前牙美学修复
形态法则			
中线对称性	□口腔及面部对称性良好	□上下颌中线偏斜,但在可调整修复范围内	□上下颌中线严重偏斜,无法通过修复方式纠正
局部对称性	□修复牙位间隙与对侧同名牙宽度一致	□修复牙位间隙与对侧同名牙宽度差别在10%以内	□修复牙位间隙与对侧同名牙宽度差大于10%
面部比例	□面下1/3长度正常	□面下1/3稍短,不需要升高咬合	□面下1/3过短,需要咬合重建
牙龈线	□牙龈线为对称的波浪形	□不同牙位龈缘线不协调,但可以通过冠延长术或暂时冠挤压改正	□难以纠正严重的牙龈曲线不协调
符合覆盖	□前牙符合覆盖正常	□轻度深覆𬌗、深覆盖,可以通过修复纠正	□严重的深覆𬌗或深覆盖,无法单纯通过修复纠正 □开𬌗、反𬌗
切缘曲线	□切缘曲线整齐	□切缘曲线轻度不整齐,牙列轻度不齐,但可以通过修复纠正	□切缘曲线严重不协调,伴随严重牙列不齐

表9-6将患者的要求、全身状态、口腔局部状态、美学修复等方面的因素根据难度进行了归纳分析。医师应该在对患者进行专业检查、收集资料后勾选表格中对应的项目。通过勾选项目所在的难易程度汇总，最后将患者的总体美学修复难度分为三级：

（1）一级——低难度（所有因素都在低难度一列中）：一级的病例较容易完成，适合于绝大多数医师。

（2）二级——中等难度（至少有两项因素在中难度一列中）：难度分级为二级的患者情况较复杂，有经验的医师才能获得较好的美学修复效果。

（3）三级——困难（至少两项因素列在高难度这一列）：患者对美学要求高，情况极其复杂，有至少两项因素列在高难度这一列，这样的病例要达到较好效果，对于经验丰富的修复医师来说也是一件有挑战的事情，临床实战中很难取得满意的疗效。

因此，我们要认真分析患者的预期要求和基本美学修复条件，客观交流，认真准备方案，才能获得美学修复的成功。对于难度高的患者，无论是对医师还是患者，需明确有时候不做也是一种专业的选择。

（二）照片收集

口腔数码照片既是临床资料的一种常见保存形式，也是口腔疾病诊断、分析计划、修复设计及学术、教学数字化、医技患交流的重要手段载体，尤其是在美学修复费中，数码照片对患者美学信息的提取、保存、分析美学问题、设计方案、预后预告等十分重要。

美学照片的拍摄数目、构图、参数应该标准化，以便数据的保存和前后对比分析（图9-119）。

（三）模型收集

牙列模型是患者口腔情况的三维信息载体。它能给我们足够的时间去检视患者的牙列形态，进行模型测量，模拟预备和制作美观诊断蜡型。诊断用的模型至少应翻制收集2副，一副用做存档保留，记录患者的原始信息，另一副用做治疗设计与美观诊断蜡型制作（图9-120～图9-123）。

（四）美学分析设计

患者的容貌、口腔情况是美学分析的材料，数码照片以及患者的模型为我们记录了这些美学材料，但美学分析设计应该从与患者面对面的对话开始。从对话中，医师应该询问患者的美学期望，观察患者在说话、微笑等动态下的唇齿、面容情况。患者如能提供自己照片也能对美学分析提供帮助，因为在自己的照片中，患者的微笑最为自然也最接近他/她的生活状态。

根据实用的二因素美学理论，美学分析设计应该从颜色和形态这两个因素入手。比色板、电子比色仪以及技师的直接比色能够辅助颜色的分析设计；形态的分析设计则涉及患者的面容、微笑、牙齿间的协调性，以照片为材料，通过数字美齿设计能直观量化地进行线面设计，得出牙齿的位置与横竖向空间，塑造有良好整体协调性的牙齿轮廓及形态。

美学分析设计最好通过数字美齿设计（一级美学预告）来进行。数字美齿设计是指使用软件，在患者的数码照片或3D模型上进行美学设计。数字美齿设计实施简单快捷，并能为后续美学预告及临床实施提供指导。

面部照片收集

口唇照片收集

口内照片收集

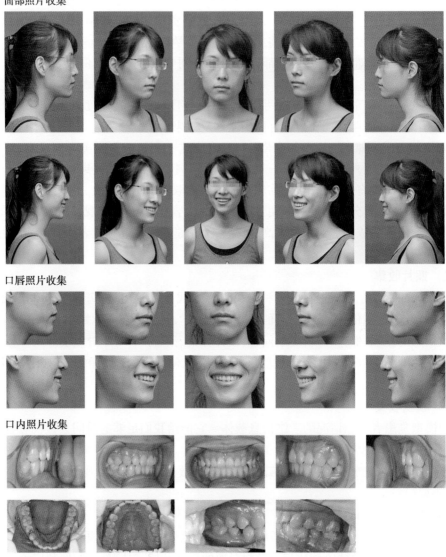

图 9-119　收集患者的照片一览图（四川大学华西口腔医学院　于海洋供图）

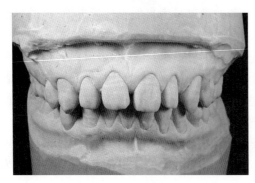

图 9-120　模型收集（1）
（四川大学华西口腔医学院　于海洋供图）

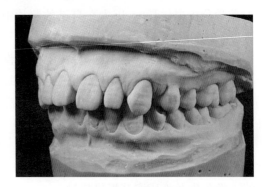

图 9-121　模型收集（2）
（四川大学华西口腔医学院　于海洋供图）

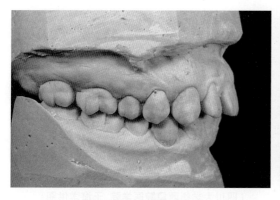

图9-122　模型收集(3)
(四川大学华西口腔医学院　于海洋供图)

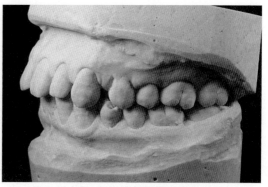

图9-123　模型收集(4)
(四川大学华西口腔医学院　于海洋供图)

(五)　美学诊断蜡型

美学诊断蜡型(esthetic diagnosis wax up)(二级美学预告)是修复治疗时用患者的石膏模型,按照美学分析和治疗目标制作的表现预期治疗效果的蜡型。它是美学分析设计的三维输出结果(图9-124~图9-126)。美学诊断蜡型在美学修复临床中有很多的作用:

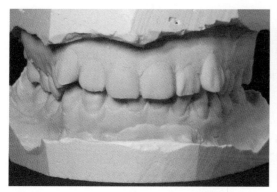

图9-124　美学修复前的石膏模型
(四川大学华西口腔医学院　于海洋供图)

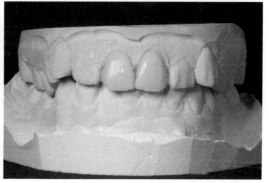

图9-125　美学诊断蜡型
(四川大学华西口腔医学院　于海洋供图)

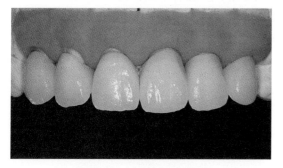

图9-126　美学诊断蜡型
(四川大学华西口腔医学院　于海洋供图)

1. 预告美学修复的修复体形态效果;

2. 翻制美学诊断树脂面罩和暂时冠,转移美学设计;

3. 制作硅橡胶美学导板,转移美学设计,指导牙体预备;

4. 可指导牙龈、牙槽骨的外科成形。

美学诊断蜡型对整个美学修复过程有重要的指导意义。

(六)　口内美学预告

口内美学预告是指使用口腔修复临时材料,在患者的口内制作树脂面罩或临时修复体,以反映美学设计结果的方式(图9-127,图9-128)。

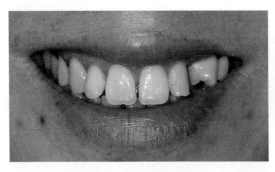

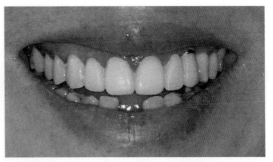

图 9-127　口内美学预告前
（四川大学华西口腔医学院　于海洋供图）

图 9-128　口内美学预告
（四川大学华西口腔医学院　于海洋供图）

在照片上的数字美学设计（一级预告）、在模型上制作的美学诊断蜡型（二级预告）、临时修复体（四级预告）等都能为我们预告美学修复的效果，但这些预告方式都无法取代在患者口内进行的美学预告，也就是诊断饰面（三级预告）。

口内美学预告的优势显而易见：美学设计的结果直接呈现在患者口内，患者能直接亲身体会到牙齿形态和颜色的改变，直观、可逆；对医师和技师来说，能够观察在患者动静态面容下的唇-修复体关系，同时，由于蜡型制作很难参考患者的面容的唇形，口内美学预告能够让技师检查蜡型制作是否有这方面的误差。

（七）确定治疗计划与知情同意

通过美学设计、制作美观蜡型以及口内美学预告，患者和医师对修复体的形态、颜色进行充分的沟通，对修复方案逐渐达成共识。在此基础上，医师应该为患者制订美学修复治疗计划并签署知情同意书。

治疗计划应该围绕患者的主诉，解决美学两要素分析中发现的问题，尽可能满足患者的期望。口腔美学修复的治疗就像装修"房子"，要想得到好的装修效果，需要患者的牙周、牙体牙髓的良好状态提供户型合理、质量优良的"房子"，这也意味着美学修复的治疗计划常常需要团队的合作。为了达到完美的美学效果，一个美学治疗修复计划很可能需要牙周、牙体牙髓、正畸，甚至是正颌医师的前期参与。患者对治疗计划的遵从能带来稳定的修复效果。这需要让患者充分、清晰地了解自己的治疗计划。

美学修复治疗目的明确，但初诊患者常常伴随美学修复治疗涵盖范围外的口腔问题。治疗计划应该包括对这些口腔问题的处理。完整的治疗计划包括：①对患者口腔不良习惯和口腔卫生习惯的改善；②修复治疗前准备如颞下颌关节治疗、牙周治疗、牙体牙髓治疗；③美学修复治疗计划包括修复方式、材料选择、修复过程；④保证修复后长期效果的措施并建立定期复诊。

治疗计划应该在与患者充分交流的前体下以书面形式制订，并签署知情同意书。

二、美学设计指导下的临床实施阶段

美学修复的临床实施阶段包括对修复前准备治疗以及临床修复过程，在此主要介绍临床修复过程。修复临床过程应当以美学目标为指导，按照美学预告决定的设计方式——对应地进行临床操作和修复体制作就是美学修复转移。怎样才能将美学设计准确"转移"成最终的修复效果呢？这需要美观蜡型以及通过它制作的各种导板。

（一）牙体预备的美学设计转移

为了在预备确定预留瓷层厚度，我们通常选择在牙体上打引导沟来做参考。这样的预备方法只适用于按照原来牙体形态修复的病例。在美学修复中，预备空间应该以美学预告的外形为基础预备出瓷层空间。美学病例中常涉及牙体形态的改变、扭转和改向，美学目标与原天然牙的空间差别较大，显然在这些情况下，仅在天然牙上打引导沟是无法作为修复参考的（图9-129，图9-130）。因此，我们需要下述的系列方法将美学设计出的空间转移到预备空间上。

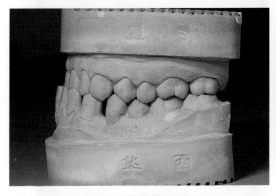

图9-129　患者的研究模型
（四川大学华西口腔医学院　于海洋供图）

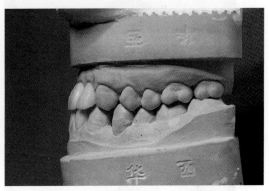

图9-130　美学设计改变了牙体空间
（四川大学华西口腔医学院　于海洋供图）

牙体预备的美学转移有两种方式：

1. 直接在树脂面罩上预备牙体　这种方式最为简单，直接在树脂面罩上打引导沟，就能确定转移后的空间位置。但由于适应证问题，只有部分患者能够采用这种方式。

2. 适用硅橡胶导板（图9-131，图9-132）　在预备前，使用硅橡胶翻制美观蜡型，可以获得硅橡胶导板。我们可以任意切割预备牙位的硅橡导板，使用不同截面来比较预备空间的大小。这种转移方式适应范围广，不过在使用过程中应该注意选择有一定硬度的硅橡胶或增加导板厚度来防止导板变形。

（二）临时修复体的美学设计转移

将美学设计转移成临时修复体的方法有以下几种：

1. 使用自凝暂时冠材料和硅橡胶导板在患者口内直接制作　这种方式能够简单快速地制作临时修复体。

2. 技工室制作　丙烯酸树脂临时修复体预备牙体后排龈取模，在技工室里使用蜡型翻制丙烯酸树脂暂时冠能够制作出边缘密合性好、抛光性好的临时修复体。对于要长期佩戴临时冠，或者要通过临时冠改善牙龈的病例，应该选择这种方式。

3. CAD/CAM制作　使用CAD/CAM能够快速地制作高精度的临时冠。暂时冠的外形可以由前期的DSD设计。这是最理想的临时冠制作方式，但花费高，在国内尚未普及。

4. 3D打印　应该说设计已经不成问题，主要是材料的美学有待提高。

（三）牙周手术的美学设计转移

对于需要进行切龈术、牙冠延长术的患者，美学设计转移能帮我们确定手术切口的位置。

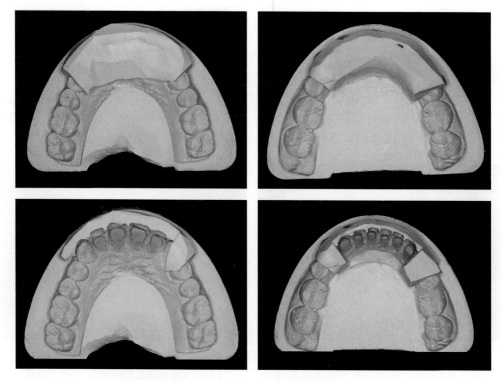

图9-131 切割硅橡胶导板（四川大学华西口腔医学院 于海洋供图）

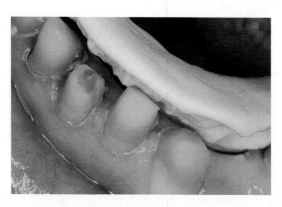

图9-132 使用硅橡胶导板观察备牙空间（可以看到一个预备体
的舌侧空间不足）（四川大学华西口腔医学院 于海洋供图）

在患者的美观诊断蜡型上设计新的龈缘曲线位置，翻制成石膏模型，压膜，我们可以得到透明的美学导板（图9-133）。这种导板可以引导牙周手术。

（四）修复体制作的美学设计转移

在制作修复体的过程中，技师也可以在美学修复导板的引导下进行瓷层堆塑、车瓷，以确保最终修复体外形与设计一致。使用CAD/CAM制作修复体则可以直接将DSD设计的牙形输出为修复体。

（五）种植手术的美学设计转移

种植手术应该以上部修复为引导。在进行种植手术前，我们应该制作美观诊断蜡型，确

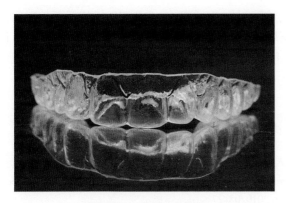

图9-133　牙周手术导板
（四川大学华西口腔医学院　于海洋供图）

定修复体的位置。一些软件能够将扫描进电脑的诊断蜡型与患者的CT结合,制作出符合诊断蜡型位置的种植导板。修复导板也能作为简易的种植导板引导种植体植入。

美学修复的预告转移技术是引导整个修复过程,把控美学质量的技术。帮助医技患交流,尤其是整个治疗开始前,让各种美学设计方案能够直观展示,接受患者等各方评价,也让医技有了可视交流、明确治疗方案的机会,这样才能让美学设计指导整个临床修复过程,最终达到美学修复效果的可预知、可转移与全程可控,即双向全程多点的可传可控,我们在临床中才能全面提升美学修复疗效(图9-134)。

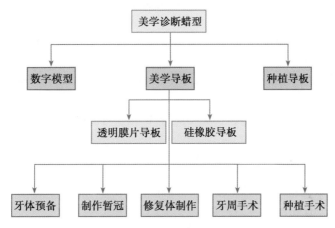

图9-134　美学修复转移一览
（四川大学华西口腔医学院　于海洋供图）

三、美学修复效果再评价

在各种直接或间接的修复体初步完成后,或后期调整前,最终粘接入患者口内之前,对其美学效果的"中评价"是十分有必要的。美学效果中评价应严格遵循美学二因素理论,按照美学风险分析表等,重点对两因素分析,使用前述相同的方法,由患者、医师及技师共同参与,检查修复体是否解决了患者的美学问题,美学提升是否满足了患者的期望。若患者对修复体的美学效果不满意,应该分析问题出在什么地方。对可进一步完善的病例,应对修复体进行修改,必要时返工。最后通过医技患三方的认真交流,最终获得理想的美学修复方案,得到满意的疗效,其美学修复效果的评价就是"后评价"。实践中医师往往重视"后评价",治疗过程中的美学指导做得不够细、时间用得不多,直接影响后评价。

一次治疗前后的美学效果评价都是即时评价,因此今后的长期的追踪评价的临床意义很大。通常时间节点选在半年、一年为短期追踪评价,还有 3 年、5 年、10 年甚至更长时间的追踪评价。这些临床资料的收集分析对今后美学修复有十分重要且不可替代的意义。同时,患者信息的储存、保管及使用的管理也十分重要,也要依法保守患者的知情权、隐私权等合法权益。

(于海洋)

参 考 文 献

1. 于海洋,胡荣党. 口腔医学美学. 第 3 版. 北京:人民卫生出版社,2014

2. Zhang R,Wu Y,Zhu ZL,et al. A study of labial groove-textures of upper central incisors by Shadow Moire technology. J Oral Rehabil,2010,37(7):501-508. Epub 2010/03/27

3. Vinothkumar TS,Kandaswamy D,Chanana P. CAD/CAM fabricated single-unit all-ceramic post-core-crown restoration. Journal of conservative dentistry:JCD,2011,14(1):86-89. Epub 2011/06/22

4. Torii Y,Itou K,Itota T,et al. Influence of filler content and gap dimension on wear resistance of resin composite luting cements around a CAD/CAM ceramic inlay restoration. Dental materials journal,1999,18(4):453-461. Epub 2000/04/29

5. Magne P,Magne M,Belser U. The Esthetic Width in Fixed Prosthodontics. Journal of Prosthodontics,1999,8(2):106-118

6. Lindemann HB,Knauer C,Pfeiffer P. Morphometric relationships between tooth and face shapes. J Oral Rehabi,2004,31(10):972-978. Epub 2004/09/25

7. Grajower R,Wozniak WT,Lindsay JM. Optical properties of composite resins. J Oral Rehabil,1982,9(5):389-399. Epub 1982/09/01

8. Goldstein RE. Study of need for esthetics in dentistry. The Journal of prosthetic dentistry,1969,21(6):589-598. Epub 1969/06/01

9. Aschheim KW,Dale BG. Esthetic Dentistry:A Clinical Approach to Techniques & Materials. Virginia:Mosby,2001

10. Landa LS. Practical guidelines for complete denture esthetics. Dental clinics of North America,1977,21(2):285-298. Epub 1977/04/01

11. Meyer E. Color and shape of natural anterior teeth in relation to age and implications for prosthetic care Dtsch Zahnarztl Z,1982,37(3):198-203

12. Snow SR. Esthetic smile analysis of maxillary anterior tooth width:the golden percentage. Journal of esthetic dentistry,1999,11(4):177-184. Epub 2000/05/29

13. Arnett GW,Bergman RT. Facial keys to orthodontic diagnosis and treatment planning. Part I. Am J Orthod Dentofacial Orthop,1993 ,103(4):299-312

14. Karlsen K. Gingival reactions to dental restorations. Acta Odontol Scand,1970 ,28(6):895-904

15. Chalifoux PR. Perception esthetics:factors that affect smile design. J Esthet Dent,1996,8(4):189-192

16. Peck S,Peck L. Selected aspects of the art and science of facial esthetics. Semin Orthod,1995 ,1(2):105-126

17. Crispin BJ. Soft-tissue maintenance techniques:optimal esthetics without periodontal plastic surgery. Compend Contin Educ Dent,2000 ,21(5):442-444,446-447

第十章 粘接固定修复技术

第一节 概　　述

口腔粘接技术是借助粘接剂在固体表面产生的结合力,通过粘接将同种或不同种材料牢固地结合在一起的技术。粘接修复是将各种材质的修复材料通过粘接材料固定到牙齿表面结构或其他修复材料上达到修复或治疗效果的技术。正确地选择粘接材料、准确地操作,对增进修复体的固位有着十分重要的作用。粘接材料起到填补并封闭修复体与牙体表面间隙和增加修复体对牙体表面的粘固力的作用,因而增加了两者的结合强度。从粘接固位的机制来看,通过封闭牙体与修复体间隙达到固位效果的粘接材料称为粘固剂(luting cement);通过与牙体组织表面形成混合层结构,直接与牙体组织结合的粘接材料则称为粘接剂(adhesive)。以酸蚀技术(etching technique)、牙本质粘接系统(dentin adhesive system)和复合树脂材料(composite resin)的开发和应用为基础,现代粘接牙科学获得了飞速发展,极大地促进了口腔修复学的发展,同时亦为口腔修复提供了新的手段。

目前,粘接修复技术不仅应用于釉质、牙本质直接粘接修复中,还广泛应用于牙体缺损和畸形牙修复、个别牙缺失的修复、间隙关闭、断牙再接、树脂贴面和全瓷贴面粘接、全瓷冠和纤维桩粘固等方面。口腔粘接技术的出现和广泛应用,丰富了传统的修复技术,也在一定程度上改变了原有的修复原则。因此,微创美容牙科(minimally invasive cosmetic dentistry,MICD)理念日益为大家接受和重视。

从固定修复的角度来看,修复体的最终戴入是以粘接固位为主要方式。如何处理牙体组织、修复体,如何选择合适的粘接材料从而能达到最佳的固位效果,这些是从事口腔固定修复工作的医师每天都必须面对的问题。因此,了解粘接固定的基本原理,掌握粘接材料的基本性能将有助于妥善分析和处理临床问题,从而提高修复质量及患者的满意度。

一、粘接固定修复的基本原理

(一) 粘接固定修复中的主体

从固定修复临床角度来看,粘接固定修复的主体包括牙体组织、粘接材料和修复体(图10-1)。在三个主体之间形成了牙体组织-粘接材料界面、粘接材料-修复体界面。不同粘接材料以及不同的修复体类型又形成了多种粘接的界面,这些界面的结合的好坏最终影响粘接固定修复的效果。

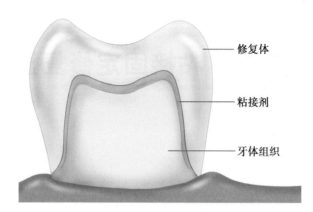

修复体

粘接剂

牙体组织

图10-1　粘固的主体（修复体、牙体组织和粘接材料层）
（武汉大学口腔医学院　黄翠、王亚珂供图）

1. 牙体组织

（1）釉质（enamel）：釉质主要组成成分为羟基磷灰石，占体积的95%，含有少量的有机基质成分，是人体最坚硬的组织。釉质的基本结构为釉柱，其直径约为5μm。釉质覆盖在牙冠表面，健康的釉质呈现高度光滑性，赋予了牙齿极佳的强度。但是羟基磷灰石可被酸溶解，从而形成釉质表面多孔状结构，为后续的粘接固定修复提供条件。

釉质以无机磷灰石晶体成分为主的特点决定了其结构强度大并且不易塌陷。目前釉质粘接固定的效果稳定，可以达到较高的粘接强度。

（2）牙本质（dentin）：牙本质位于釉质的下方，是牙体硬组织的主要组成部分。牙本质的主要组成包括：20%胶原纤维、70%磷灰石晶体以及10%的水分。与釉质相比，牙本质有机物含量较高，机械强度较低。牙本质中有牙本质小管贯穿，并与牙髓相通。牙本质小管直径为1~3μm，管内含有牙本质小管液，受刺激后可产生流动，从而将刺激传递给成牙本质细胞。

牙本质有机物含量高，具有复杂的牙本质小管结构，并且还有牙本质小管液的流动，这些都可能影响牙本质粘接固定修复的效果。作为固定修复中最常见的粘接界面，牙本质粘接效果易受多种因素影响，强度不如釉质粘接修复的强度。

牙本质受龋坏等各种因素影响会发生牙本质改性（dentin modification），例如龋坏感染牙本质（caries infected dentin）、龋坏影响牙本质（caries affected dentin）、硬化牙本质（sclerotic dentin）。口腔局部处理也可造成牙本质改性，例如脱矿牙本质（demineralized dentin）、脱蛋白牙本质（deproteinized dentin）等。牙本质改性后其结构特征发生改变，对最终粘接效果可能有不同程度的影响。另外，冠部牙本质（crown dentin）与根部牙本质（root dentin）具有不同的结构特点及粘接环境，在粘接固定修复中需要相应的处理以增强最终的粘接效果。

（3）牙骨质（cementum）：牙骨质覆盖于牙根牙本质的表面，可归为牙周组织，其表面由牙周纤维与牙槽骨相连。牙骨质不是间接修复体粘接固位的主体，临床上具有颈部缺损需要直接充填治疗时可涉及牙骨质的粘接。由于其处于较湿润的环境，与釉质和牙本质相比，其粘接修复效果最差。

2. 粘接材料　理想的粘接材料应具有以下特点：粘接力强，粘接剂自身强度高；不溶于唾液；对牙髓无刺激；流动性强，易于在修复体与预备过的牙体表面之间形成膜；修复体粘接后多余粘接剂易于去除；操作简单；价格合理。按照是否能与牙体组织作用形成混合层，常用的粘接材料分为传统粘固水门汀类材料、玻璃离子水门汀类材料、树脂水门汀类材料。

（1）传统粘固水门汀类材料

1）磷酸锌粘固剂（zinc phosphate cement）：磷酸锌是最早被使用的粘固材料，具有较高的抗压强度，粘固力较高，粘固时 pH 为 3.5，对牙髓有刺激，一般不用于活髓牙的粘固。

2）聚羧酸锌粘固剂（polycarboxylate cement）：聚羧酸锌粘固后抗张强度高，但抗压强度很低，粘固力较高。聚羧酸锌固化时 pH 值为 4.8，其含有聚丙烯酸大分子成分不会渗透到牙髓中，因此可用于活髓牙的粘固。

3）氧化锌丁香油酚水门汀（zinc oxide-engenol cement）：氧化锌丁香油酚水门汀压缩强度与拉伸强度都较低，导热系数与牙本质相似，可阻止热传导，同时具有一定的 X 线阻射性。粘接力主要来源于机械嵌合力，粘接强度较低，常用于临时修复体的粘接固定。

（2）玻璃离子类水门汀材料（glass ionomers cements，GICs）：玻璃离子水门汀由粉液双组分组成，其粉剂为含氟硅酸铝玻璃粉，液体为聚羧酸。粉剂与液体按照一定比例混合后通过酸碱反应固化。玻璃离子被认为是唯一可以与牙体组织表面形成自粘接的材料（图 10-2）。根据组分的不同，玻璃离子水门汀包括：传统型玻璃离子水门汀、树脂改良型玻璃离子水门汀、金属加强型玻璃离子水门汀等。

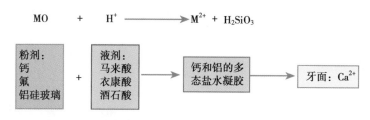

图 10-2　玻璃离子水门汀固化反应以及与牙面的粘接原理
（武汉大学口腔医学院　王亚珂供图）

（3）树脂水门汀（resin cement）：树脂水门汀类材料粘接强度高于传统水门汀类材料，不溶于水，结合了传统水门汀材料与复合树脂材料的优点。按照固化方式不同可以分为化学固化、光固化、双重固化 3 种类型。在进行瓷贴面及全瓷修复时，必须用树脂水门汀进行粘接固位，以达到最佳的粘接固定效果。

树脂水门汀发挥粘接作用必须依靠牙本质粘接系统。牙本质粘接系统的发展和进步促进了树脂水门汀在粘接固定修复中发挥越来越重要的作用。

牙本质粘接系统的基本组分由三部分组成：酸蚀剂（etchant）、底涂剂（primer）和粘接树脂（adhesive resin）。根据粘接策略和临床应用步骤，牙本质粘接系统可分为"酸蚀-冲洗"型粘接系统（etch-and-rinse adhesives）或称为全酸蚀粘接系统（total etch adhesives），以及自酸蚀粘接系统（self-etch adhesives）。全酸蚀粘接系统包含单独的酸蚀步骤，而自酸蚀粘接剂则是酸蚀与粘接步骤同步进行（图 10-3）。

根据各粘接系统的使用特点，又可分为第一代到第七代粘接系统。牙本质粘接系统从疏水型发展到亲水性，从全酸蚀发展到自酸蚀，从多步法发展到一步法。粘接系统的总体朝着简化步骤，方便临床应用的方向发展。但是，第四代到第七代粘接系统在临床上都在应用，并非是哪一代完全可以解决所有问题（图 10-4）。

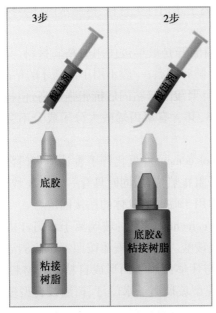

图10-3　粘接系统分类（根据 **Bart van Meerbeek** 的分类方法作图）
（武汉大学口腔医学院　王亚珂供图）

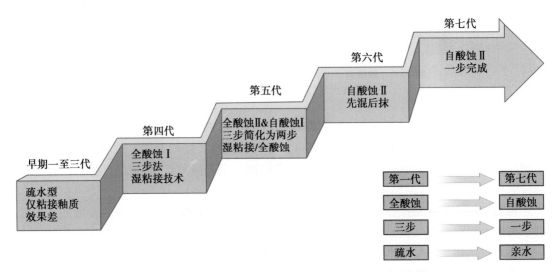

图10-4　牙本质粘接系统的发展与分代（武汉大学口腔医学院　黄翠供图）

3. 修复体材料

（1）复合树脂（composite resin）：复合树脂是由有机树脂基质与经过表面处理的无机填料和引发体系复合而成的修复材料。常用树脂基质单体包括2,2-双［（2-羟基-3-甲基丙烯酰基-丙氧基）对苯基］丙烷，俗称双酚 A 双甲基丙烯酸缩水甘油酯（bisphenol A glycidyldimethacrylate，Bis-GMA）。常用的稀释剂为双甲基丙烯酸二缩三乙二醇酯，俗称双甲基丙烯酸三油甘酯（trithylene glycol dimet-hacrylate，TEGDMA）等。

复合树脂多用于直接粘接充填修复,也有部分树脂经过改良填料成为嵌体的修复材料。

（2）金属类材料:固定修复临床上常见金属材料有镍铬合金、钴铬合金、金合金、银钯合金和钛合金等。它们可用于铸造金属全冠修复,或者作为烤瓷修复体的底冠。非贵金属,如镍铬合金表面容易形成氧化膜,易于与粘接材料形成稳定的粘接固位效果,是粘接固定桥的首选金属。贵金属表面不易形成氧化膜,常需要镀锡或者选用特殊偶联剂才能发挥较好粘接效果。钛合金表面极容易与氧、氮等元素产生化学反应,形成致密而反应性低的氧化膜或氮化膜,其粘接效果不确定。

（3）陶瓷类材料:陶瓷具有优良的美观性能和生物相容性,其弹性模量与釉质最为相近,常用于美学修复。可用于贴面、嵌体、全冠、桩核、种植基台等的修复。目前,商用全瓷产品种类繁多,常给临床医师造成困扰。不同全瓷材料的粘接要求不同,因此,掌握全瓷材料的种类,了解各种材料之间的差别是进行正确的粘接固定修复操作的基础。

修复用瓷材料可分为玻璃基全瓷材料（glass based ceramics）、氧化铝全瓷材料（alumina-based ceramics）、氧化锆全瓷材料（zirconia-based ceramics）和陶瓷树脂复合物（ceramic-polymer composites）。

1）玻璃基全瓷材料:透光性能好,美学性能最为突出,就位后色泽受邻牙影响,与邻牙融为一体。但其机械性能较弱,常用于全瓷贴面、铸瓷嵌体、单冠的制作。玻璃基全瓷材料可进一步细分为:①长石质瓷（feldspathicporcelains）,主要成分为 SiO_2-Al_2O_3-Na_2O-K_2O;②白榴石增强长石质瓷（leucite reinforced feldspathic ceramics）,主要成分为 SiO_2-Al_2O_3-K_2O;③二硅酸锂增强玻璃陶瓷（lithium disilicate reinforced glass ceramics）,主要成分为 SiO_2-LiO_2;④氧化锆加强型玻璃陶瓷（Zirconia-containing lithium silicate ceramics,ZLS）,将 10 wt% 的氧化锆颗粒添加到硅酸锂玻璃组分中。氧化锆颗粒作为成核因子处于玻璃基质溶液中,最终结晶成核后形成氧化锆加强的硅酸锂玻璃陶瓷,既具有一定的通透性,又具有卓越的物理性能。玻璃基全瓷材料制作的修复体在粘接修复时需要对表面进行特殊的处理,才能达到最佳的粘接效果。

2）氧化铝全瓷材料:透光性能介于玻璃基全瓷材料和氧化锆全瓷材料之间,机械强度亦介于两者之间,可用于嵌体、单冠、三单位前牙桥的制作。在进行粘接固定时,需要对修复体组织面进行预处理。

3）氧化锆全瓷材料:透光性能不如前两种材料,但具有高的强度,适用于单冠、多单位固定桥的制作。对于氧化锆全瓷修复体的粘接,组织面是否需要处理,采用何种方式的处理,目前尚无统一的认识。一般认为采用树脂水门汀粘接固定效果要强于传统的水门汀类和玻璃离子水门汀。

4）陶瓷树脂复合物（ceramic-polymer composites）:相互渗透相复合物（interpenetrating phase composite,IPC）是由两种独立的物相三维相互渗透的产物。陶瓷树脂复合物可以由瓷的多孔相与树脂液相相互渗透而成。陶瓷树脂复合物主要是为了牙科修复的美观需求而生的,此外,还方便用于 CAD/CAM 的加工制作。复合物结合了瓷和树脂的优点,具有耐磨、硬度低、形变反应类似釉质等特点,在新的牙科材料中成为热点。

（二）粘接固位的机制

1. 机械固位　牙体组织预备提供了基本的固位型,制作完成的修复体与基牙之间存在潜在的修复间隙。粘接固定后,粘接剂将这一潜在间隙封闭。粘接剂固化后具有一定的机械强度,从而使修复体与牙体组织之间产生机械固位。非树脂类粘接剂通常是通过这一机制来达到固位的效果,例如磷酸锌水门汀、聚羧酸水门汀、氧化锌粘固剂等粘接材料,其本身并不能与牙体组织或者修复体界面发生结合,其基本固位力为机械固位。

2. 微机械扣锁　树脂类粘接剂固化后除可以充填修复体与牙体之间的潜在间隙外,还可以与牙体组织之间产生微机械扣锁。以牙本质粘接系统(dentin bonding agents,DBA)为代表,粘接树脂与釉质或牙本质形成微机械扣锁结构,从而提供更为可靠的粘接效果(图 10-5)。

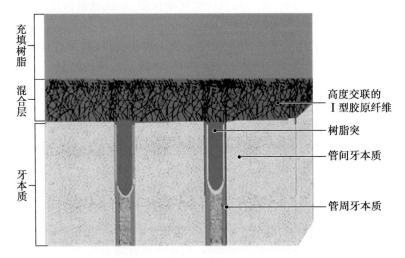

图 10-5　牙本质粘接的混合层结构及其微机械扣锁的原理(武汉大学口腔医学院　王亚珂供图)

3. 化学性结合

(1) 玻璃离子水门汀:粉液混合后发生酸碱中和反应,形成的水凝胶带有负电荷离子基团,可与牙体组织表面脱矿产生带正电荷的 Ca^{2+} 结合(见图 10-2)。

(2) 粘接单体中的功能性单体:目前市售的部分牙本质粘接系统中含有功能性单体成分 MDP 或者 4-META 等,从而与牙体组织相互作用中产生化学性结合,成为粘接力的重要补充(图 10-6)。

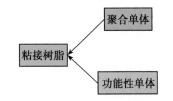

图 10-6　粘接树脂分子结构示意图(武汉大学口腔医学院　王亚珂供图)

二、粘接技术的发展

(一) 探索阶段——20 世纪 50 年代以前

20 世纪 50 年代以前,由于受科技发展的限制,人们对粘接理论及其机制的认识极为有限,因而在口腔医学领域中,粘接修复技术未能得到广泛应用。世界上最早使用的粘固剂材料为磷酸锌水门汀,在很长一段时间内成为粘接固定修复的主要材料,对固定修复方式的推动起到很大作用。1949 年,甲基丙烯酸甲酯单体液及其聚合物问世后,主要用于松牙固定和正畸附件的粘接等。此后,随着材料性能的不断改善,高分子类材料开始逐渐用于口腔粘接固定修复。

(二) 发展阶段——20 世纪 50 ~ 70 年代

这一时期,人们对口腔粘接机制的认识逐渐深化,并取得了一系列重大成就。1955 年,

Buonocore 首次采用磷酸水溶液对釉质表面进行预处理,使丙烯酸树脂与釉质的粘接力成倍提高,在临床上获得了前所未有的粘接效果,从而取得了口腔粘接技术的一个重大突破。这一方法经过不断完善后,成为临床粘接修复的常规技术,即酸蚀刻技术(acid etching technique)。

1962 年,Bowen 成功地合成了一种性能优良的功能性单体,即双酚 A 双甲基丙烯酸缩水甘油酯,简称为 Bis-GMA。同时,他还首先提出了对无机填料进行表面处理来增加树脂复合物强度的重要性。20 世纪 60 年代初,含 Bis-GMA 的室温化学固化粘接剂迅速用于临床粘接修复,特别是以 Bis-GMA 及其衍生物作基质、经硅烷处理的无机填料作为增强的化学固化复合材脂的问世,使口腔粘接又一次获得了飞跃的发展,显示出广阔的应用前景。但是,经过一段时间的应用后发现,化学固化粘接材料存在操作不便、色泽稳定性不足、贮存期短等缺点。20 世纪 60 年代末又研制成功了紫外线固化粘接材料,但临床试验结果发现,这类粘接材料的固化深度有限,而且紫外线对人体有损害,故又逐步被淘汰。直至 20 世纪 70 年代初,在前期工作基础上,才成功地开发出可见光固化粘接材料,获得了一类性能优良、对人体安全的粘接性修复材料。

1972 年,在磷酸锌和聚羧酸锌水门汀的基础上,聚丙烯酸水溶液和玻璃粉混合而成的玻璃离子水门汀被成功研制,从而开发了另一类独具特色的口腔高分子粘接材料。在这一时期,人们在不断开发新型粘接材料的同时,还对口腔粘接的基础理论进行了全面系统的研究,包括牙体表面形态、表面处理技术、粘接机制、粘接性能测试、临床粘接技术和粘接效果评价等方面的工作。

这一时期,可以认为是在酸蚀刻技术的基础上,以高分子粘接剂为代表的材料及应用技术使口腔修复治疗达到了一个崭新的阶段。这些材料和技术已逐渐成为以釉质粘接修复为主的常规治疗手段。但是牙本质的粘接还存在若干未解决的难题,无论在粘接材料还是在粘接技术方面都处于探索研究阶段,这为以后粘接材料和技术的发展奠定了重要的基础。

(三) 成熟阶段——20 世纪 80 年代以来

在酸蚀刻技术与粘接材料联合用于釉质粘接修复的推动下,人们对牙本质粘接材料和技术进行了更为广泛的研究。从基础和应用方面深入探讨如何提高粘接性能和使用寿命,同时减少技术敏感性和操作步骤,以及全面系统地建立评价粘接材料性能的体外实验项目等方法,使粘接修复进入了牙本质粘接修复的新时期。

1. 全酸蚀粘接理论　1980 年,Fusayama 等最先提出全酸蚀理论,即用酸蚀剂同时处理釉质和牙本质,完全去除玷污层,并在牙本质表面形成 3~5 μm 的脱矿层,然后涂布底胶,改善牙本质表面的润湿性,使粘接剂渗入脱矿的胶原纤维网架中,形成相互缠绕的混合层,成为连接修复树脂和牙本质的一层过渡结构。混合层与渗入牙本质小管的树脂突共同提供固位力,其

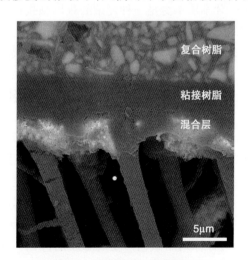

复合树脂

粘接树脂

混合层

5μm

图 10-7　牙本质粘接混合层结构
(武汉大学口腔医学院　黄翠供图)

中混合层起主要的固位作用(图 10-7)。

2. 湿粘接技术　1992 年,Kanca 提出"牙本质湿粘接"的理论,即水分有助于保持胶原纤维网的膨松状态,使其中的微孔开放,有利于树脂的渗透。扫描电镜下显示,过度干燥的牙本质表面会出现胶原纤维网皱缩和坍塌,不利于粘接性树脂单体的渗透,因而不能实现粘接所需的微机械固位。因此,存留的水量很关键,过度润湿或干燥均会引起粘接强度下降(图 10-8)。

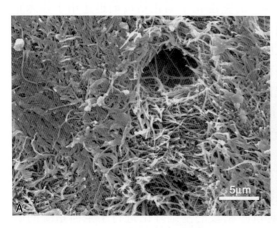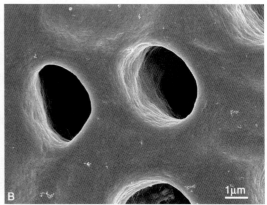

图 10-8　牙本质湿润与过度吹干条件下的超微结构特征(武汉大学口腔医学院　黄翠供图)

3. 自酸蚀粘接理论　自酸蚀粘接理论的核心是将酸蚀处理和底胶处理合为一步,省略了单独的酸蚀步骤。酸性功能成分溶解或者改性玷污层内的矿物质并使其及下层表浅的牙本质脱矿,但并不去除玷污层。玷污层的残余与渗入的树脂单体形成的混合层与渗入牙本质小管内的自酸蚀底胶混合结固,形成特殊的与树脂交杂的管塞,成为树脂突的一部分,从而达到树脂与牙本质粘接的目的。自酸蚀粘接剂具有操作简便、省时、技术敏感性低等优点。采用自酸蚀粘接技术,可以一定程度上保护牙髓不受刺激,减少术后敏感症状的发生。

牙本质本身是一种复杂的难以粘接的组织,以致目前开发的牙本质粘接材料和粘接技术的远期效果不如釉质粘接的效果。当前牙本质粘接研究的热点从基础向临床应用逐渐深入,主要目的是采取适当措施增强粘接修复的长期耐久性。

三、粘接固定修复的未来

材料学的迅猛发展给粘接固定修复带来了发展的春天,粘接步骤的精简和便利,粘接效果的肯定,使得更符合生物学原则的修复手段得以迅速发展,另外,新的技术手段、新的材料如全瓷系列的迅速发展也给粘接固定修复提出了更多更新的要求。

随着粘接理论、粘接材料和粘接技术的发展,粘接的稳定性使得人们传统的修复理念发生了重大变化,遵循"最小侵袭性"(minimally invasive)和"最小干预性"(minimum intervention)原则的微创修复观念逐渐深入人心,人们需要更符合生物学原则的微创修复手段。贴面、嵌体、高嵌体、粘接桥等对粘接依赖越来越高的治疗手段成为临床修复的重要选择。

未来的粘接可以更紧密地和材料科学、仿生科学、组织工程学等其他领域结合,以使粘接固定修复效果更加持久稳定,满足更多的临床需求。

第二节　粘接固定修复技术

粘接固定修复技术可涉及多种修复形式,本节选取瓷贴面、冠桥及纤维桩三种临床最具代表性的粘接固定技术,分别阐述釉质粘接、冠部牙本质粘接和根部牙本质粘接的粘接机制和要点。另外,粘接桥固定修复应视为一种相对独立的修复形式,故对其粘接固位设计、原理和要点加以系统讲述。

一、瓷贴面粘接技术

瓷贴面(porcelain veneer)修复技术对牙体组织磨耗少,并且有着良好美观效果,符合现在微创美学牙科的修复理念,在临床得到越来越多的应用。瓷贴面常用于釉质发育不良、四环素着色牙、氟斑牙、畸形牙、过小牙、牙间隙过大、邻面龋和切断缺损等的修复。在选择瓷贴面修复时,临床医师通常只需要对牙体唇面或颊侧组织进行少量预备,去除 0.5 ~ 0.8mm 釉质即可。目前,亦有无预备贴面、超薄贴面概念的提出,其核心理念为尽可能少预备甚至不预备牙体组织进行修复。瓷贴面本身不具有机械固位形,其固位力来源主要靠粘接固位。其粘接后与牙体组织形成整体,可获得长期稳定的修复效果。

(一) 瓷贴面粘接固定技术中的主体及处理

1. 牙体组织　瓷贴面修复中的牙体预备要求在釉质层内,尽量避免牙本质暴露从而造成粘接效果不佳。粘接前需要对釉质进行酸蚀处理,通常采用 35% 的磷酸酸蚀 20 秒,在釉质表层形成多孔状的结构,从而有利于粘接剂的渗入。因釉质含有高的无机成分,酸蚀后应将釉质表面充分吹干,肉眼观下釉质表面形成一层白垩色薄雾状处理层。在扫描电镜下观察,可见原本平正的釉质表面变得更加粗糙,从而为贴面的粘接创造条件(图 10-9)。

2. 修复体材料种类　根据全瓷材料的种类,可分为玻璃基瓷贴面(例如:IPS E-max)、氧化铝瓷粉烧结贴面(例如:Procera)和氧化锆瓷块切削贴面等。其中以热压铸瓷贴面应用最为常见,美观性能良好。铸瓷贴面具有半通透性、美观自然,可以与邻牙颜色相融合,达到最佳的修复效果。但是,铸瓷属于玻璃瓷的范畴,其强度较氧化铝和氧化锆全瓷低。应用氧化铝和氧化锆作为瓷贴面修复材料时,氧化铝和氧化锆表面需要上饰瓷,需要磨除更多的牙体组织,因此只用于基牙严重变色的情况。最近的系统分析表明,长石瓷制作的瓷贴面的 10 年累计生存率可以达到 95.7% ,而非长石瓷制作的瓷贴面的 5 年累计生存率高于 90% 。

以临床应用广泛的热压铸瓷贴面为例,在贴面粘接前需要用 9.5% 的氢氟酸处理瓷表面 90 秒,经氢氟酸处理后铸瓷表面被选择性酸蚀掉,瓷晶体结构暴露,形成多孔状结构,为粘接树脂的深入创造条件(图 10-10)。此外,铸瓷表面还可以进行喷砂处理和激光处理。有研究指出,喷砂和激光处理亦可有效使铸瓷表面粗糙,但是可能影响瓷贴面的通透性,而氢氟酸处理则不影响贴面的通透性。氢氟酸处理效果稳定,成为铸瓷贴面粘接修复中瓷表面处理的常规步骤。

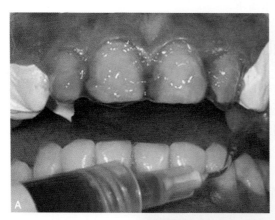
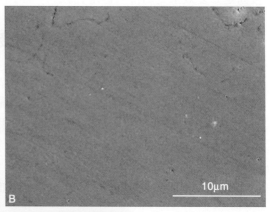
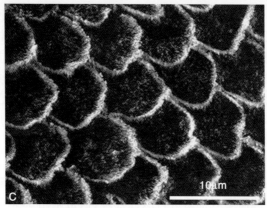

图 10-9　瓷贴面粘接中釉质表面的酸蚀处理（武汉大学口腔医学院　黄翠供图）
A. 应用 35% 磷酸酸蚀 30 秒　B. 正常釉质扫描电镜下可见表面平整　C. 经磷酸处理后可见表面呈现部分脱矿的粗糙面

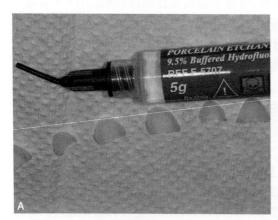
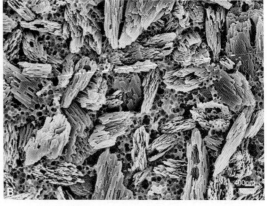

图 10-10　铸瓷贴面组织处理（武汉大学口腔医学院　黄翠供图）
A. 9.5% HF 酸蚀 90 秒　B. 扫描电镜下观察可见铸瓷表面晶体结构暴露，部分瓷层溶解成多孔状

3. 粘接材料的选择 贴面的粘接必须选用树脂粘水门汀类材料。树脂水门汀结合了树脂和水门汀的特点,具有较高的强度可对就位后贴面提供足够的支撑。与冠桥修复形式相比,瓷贴面的厚度较薄,通透性高,易透出基牙底色。因此,在选择树脂水门汀时还应该试色,通过试色糊剂确定合适的颜色,进而选择颜色匹配的树脂水门汀。用于瓷贴面的树脂水门汀常为光固化或双固化型,可以保证粘固剂的充分固化和粘接。对于厚度小于 2mm 的贴面,建议使用光固化树脂水门汀进行粘固;对于厚度大于 2mm 的贴面,建议使用双固化树脂水门汀进行粘固。双固化树脂的粘接力值优于光固化树脂,但双固化树脂含有过氧化物引发剂和胺类催化剂,可能造成粘接材料变色进而影响修复体的美观性。贴面牙体预备后的粘接底物主要为釉质,故在选择粘固系统时更推荐使用全酸蚀粘接系统,有利于形成良好的边缘封闭并维持修复体远期良好的粘接效果。

（二）瓷贴面粘接修复的步骤及要点

现以前牙区散在间隙需要行铸瓷贴面修复病例为主线讲述贴面粘接固位的步骤及要点（图 10-11）。

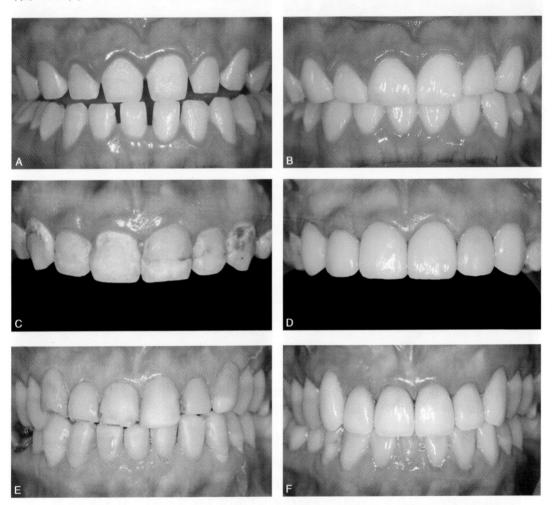

图 10-11 瓷贴面可用于关闭前牙散在间隙（A、B）,改善牙体着色（C、D）,与直接法复合树脂贴面相比（E）具有表面质地更好、色泽更加逼真等优点（F）（武汉大学口腔医学院 黄翠供图）

患者前牙区散在间隙影响美观,要求修复。从患者口内检查情况可见牙体组织完整、牙龈及咬合情况良好,故行铸瓷贴面关闭前牙区散在间隙。

　　1. 粘接系统选择　鉴于贴面厚度为 0.5～0.8mm,本病例选择光固化树脂水门汀为粘接材料,釉质表面选择全酸蚀粘接系统进行处理(图 10-12)。

　　2. 试戴与试色　瓷贴面在最终就位粘接前,应先行口内试戴与试色。首先应保证瓷贴面可以顺利就位。若有临时修复体,则应先用不含氟的浮石粉抛光清理牙面,去除残余的粘接剂。试戴时,选用试色糊剂进行口内试色,评价瓷贴面就位后的色泽、外形、邻接关系和舒适度。试戴过程中充分征求患者的意见,待患者满意后开始后续的粘接步骤。试色完毕后,用乙醇溶剂清理牙面,去除试色糊剂。鉴于瓷贴面粘接效果易受口内唾液的影响,因此在粘接前建议使用橡皮障隔湿,牙齿之间放置隔离片保护邻牙(图 10-13,图 10-14)。

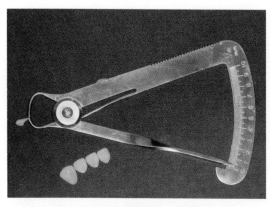

图 10-12　瓷贴面厚度较薄,透光性强
(武汉大学口腔医学院　黄翠供图)

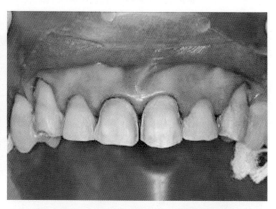

图 10-13　橡皮障隔湿条件下粘接贴面
(武汉大学口腔医学院　黄翠供图)

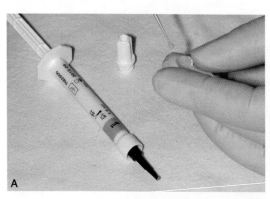

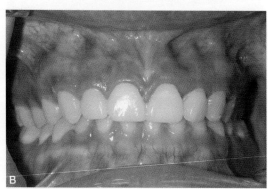

图 10-14　瓷贴面粘接的试戴与试色(武汉大学口腔医学院　黄翠供图)
A. 将试色糊剂均匀涂布于贴面的组织面　B. 口内试戴,检查试戴效果

　　3. 排龈并清理牙面　排龈的目的在于:①暴露牙体预备的边缘,便于判断瓷贴面就位情况;②排龈线在龈沟内占据空间,防止粘接树脂进入龈沟刺激牙龈;③粘接固化后取出龈线后带出残余粘接材料,防止材料残留在龈沟内。

　　排龈后清理牙面,保持牙面的清洁,方便酸蚀剂与釉质表面发生反应,保证酸蚀效果。需要注意的是,不要使用含氟的抛光膏进行牙面清理,避免形成氟磷灰石影响酸蚀效果(图 10-15)。

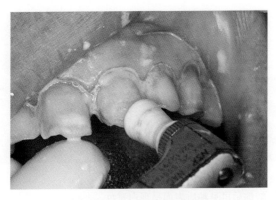

图 10-15　排龈及清理牙面
（武汉大学口腔医学院　黄翠供图）

4. 瓷贴面组织面处理　用 9.5% 的氢氟酸蚀刻贴面组织面 90 秒以增加瓷表面积，氢氟酸处理后用蒸馏水或离子水彻底冲洗 30 秒。需要注意的是由于氢氟酸为强酸，建议将冲洗溶液中和后再排入下水道（图 10-16）。

将氢氟酸处理后的贴面充分吹干，还需在表面涂布硅烷偶联剂，产生可与树脂粘接的表面。硅烷偶联剂为一类在分子中同时还有两种不同化学性质基团的有机硅化物。硅烷偶联剂的通用分子式可表示为 $YSiX_3$，其中 Y 表示非水解基团（主要为乙烯基），可与树脂发生反应；X 表示水解基团，常为氯基、甲氧基、乙氧基、甲氧基乙氧基、乙酰氧基等，这些基团水解时即生成硅醇 $[Si(OH)_3]$，而与无机物质结合，形成硅氧烷。硅烷偶联剂在无机基质与有机基质之间架起了分子桥梁，将瓷与粘接树脂结合在一起，增强最终的粘接性能（图 10-17）。

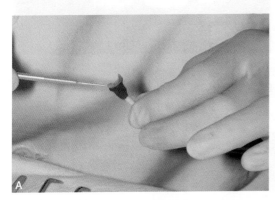

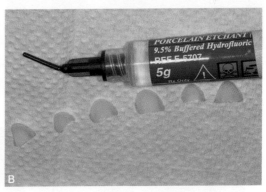

图 10-16　瓷贴面组织面的氢氟酸酸蚀处理（武汉大学口腔医学院　黄翠供图）
A. 可采用专用贴面持器进行操作　B. 9.5% 氢氟酸处理组织面 90 秒

5. 牙齿表面的酸蚀处理　通常瓷贴面预备应止于釉质层，釉质层表面通常应用 35% 或 37% 磷酸涂覆釉质面，约处理 30 秒后，用蒸馏水或离子水彻底冲洗 30 秒以上，再用不含油脂的温热空气干燥。此过程后应避免釉质面接触污物，氟斑牙的酸蚀过程可延长至 60 秒。处理后的釉质面呈无光泽的白垩色（图 10-18）。

图 10-17　硅烷偶联剂的作用机制
（武汉大学口腔医学院　王亚珂供图）

治疗时，如需使用临时性贴面修复，可于釉质面采取点酸蚀的方式（图 10-19）。

6. 釉质表面涂布粘接剂　在釉质表面均匀涂布粘接剂，放置 10 秒等待粘接剂渗入酸蚀后的釉质表面，然后用气枪轻吹釉质表面使釉质表面粘接剂分布更加均匀同时吹去多余的粘接剂。吹匀后用光固化灯光照 10 秒使粘接剂固化（图 10-20）。

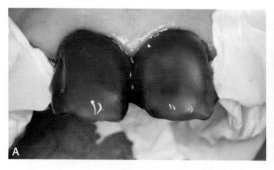
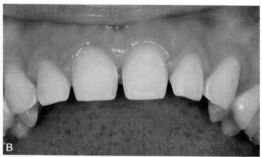

图 10-18 牙体表面酸蚀处理（武汉大学口腔医学院 黄翠供图）
A. 35% 磷酸酸蚀 30 秒　B. 酸蚀后可见釉质表面呈现白垩色

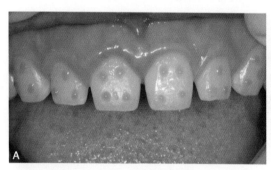
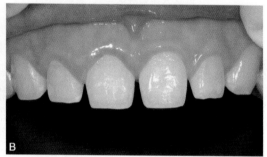

图 10-19 釉质表面点酸蚀（武汉大学口腔医学院 黄翠供图）
A. 35% 磷酸在釉质面点酸蚀 30 秒　B. 点酸蚀后可见被酸蚀区呈白垩色

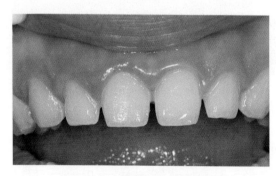

图 10-20 釉质表面涂布粘接剂
（武汉大学口腔医学院 黄翠供图）

7. 贴面粘接固位　选择与试色糊剂颜色相一致的粘接树脂进行贴面的最终粘接。粘固时，于瓷贴面的组织面上均匀涂布水门汀，将其轻柔地置于牙面上，并适当施压。光固化 5 秒后，去除边缘的多余粘固材料，并初步清理邻间隙的多余粘接材料。接着，从唇、腭侧各光照 90 秒以使粘固剂完全固化。临床操作中，为了隔绝氧气对树脂聚合的影响，可在边缘涂布一层甘油凝脂隔绝空气再行光固化。研究表明，未进行隔绝空气处理的粘接水门汀固化边缘易被降解。完全固化后才能进行边缘修整和咬合调整，并在粘固完成 1 周后复诊检查修复体边缘与咬合。粘接过程中可分区域进行，暂不操作的区域注意覆盖以行保护（图 10-21）。

8. 牙面抛光、清洗、涂布防护剂，完成贴面的粘接（图 10-22，图 10-23）。

（三）瓷贴面粘接固位技术小结

瓷贴面修复效果依赖最终粘接固位的效果，在进行瓷贴面粘接过程中，首先应该分清楚粘接的主体包括几个部分，每个部分需要进行怎样的处理。玻璃基全瓷贴面要求对瓷表面

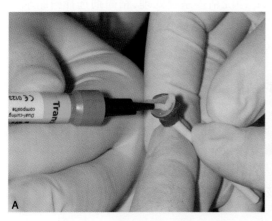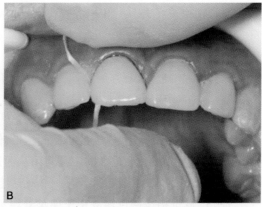

图 10-21 贴面的粘固与多余树脂水门汀材料的清除(武汉大学口腔医学院 黄翠供图)
A. 涂布树脂粘固剂于瓷贴面的组织面 B. 清除邻面残余的粘固剂

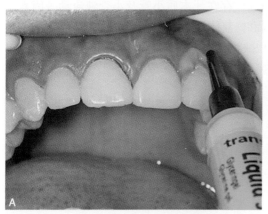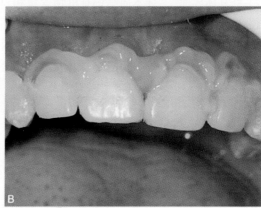

图 10-22 粘固后的边缘防护(武汉大学口腔医学院 黄翠供图)

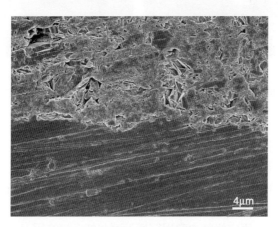

图 10-23 铸瓷-树脂水门汀粘接界面扫描电图
(武汉大学口腔医学院 黄翠供图)
可见树脂水门汀与铸瓷间形成了紧密连续的粘接界面

进行氢氟酸和硅烷偶联剂处理,对牙面进行酸蚀-冲洗粘接系统处理,粘固剂选择树脂水门汀时应提前试色。若是氧化铝或氧化锆用于贴面修复时,其自身底层具有不透明性,可对基牙进行部分遮色。

二、冠桥的粘接技术

全冠及固定桥修复是固定修复学中最常见的修复形式,其固位力包括约束力、摩擦力和粘接力。基牙预备形态提供重要的机械固位形,修复体与基牙之间的潜在间隙依靠粘接材料来封闭,待粘接材料固化后潜在间隙被封闭从而达到修复体粘接固位的目的。对冠桥的粘接固位是临床日常工作的必备步骤,掌握冠桥粘接技术仍要从冠桥粘接中的主体构成入手。

(一)冠桥粘接固位修复中主体及处理

1. 牙体组织 与贴面修复技术相比,冠桥修复的牙体预备量较大,外层釉质层基本被完全去除,预备后基牙表面主要为牙本质面,因此在冠桥粘接固定中主要的界面为“牙本质-粘接材料-修复体界面”。牙本质结构有机物含量相对较高、存在牙本质小管及小管液流动等因素使得牙本质粘接更为复杂(图10-24)。因粘接材料和修复体材料种类的不同,在冠桥粘接固位中的界面具体又分为多种类型。当牙体存在大面积缺损时,常常需要行桩核冠修复,此时牙体组织部分被桩核材料取代,粘接界面随之变为“金属桩核-粘接材料-修复体界面”。

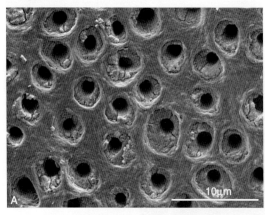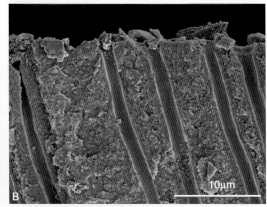

图10-24 牙本质结构扫描电镜照片(武汉大学口腔医学院 黄翠供图)
A. 横断面结构可见牙本质小管开口 B. 纵断面可见牙本质小管贯穿于牙本质层

总体来讲,冠桥粘接固位的效果取决于基牙的固位形以及粘接材料的性质。影响粘接力的因素有粘接面积、粘固剂的厚度、粘接面的粗糙度、粘接面的状况和粘固剂的调拌情况。在同样情况下,粘接面积越大,粘接力越强;粘固剂过厚时,粘接力反而小,要求粘接面尽量密合;粘接表面适当的粗糙度可加强机械的嵌合、扣锁;粘接面应保持清洁、干燥、无污染;粘固剂过稀或过稠都影响粘接力。

2. 冠桥修复体类型 固定修复中常用冠桥类型包括金属全冠/桥、烤瓷冠桥、全瓷冠桥、桩核冠桥。根据修复体的材料不同,参与粘接固位的界面分为“金属-粘接材料-牙本质界面”、“瓷-粘接材料-牙本质界面”。通常针对不同界面进行处理,从而增强粘接固位的效果。

3. 粘接材料的选择(图10-25) 冠桥修复中,粘接材料起到填补并封闭修复体与牙体表面间隙和增加修复体对牙体表面粘接力的作用。临床上用于冠桥修复体粘接固位的粘接材料包括传统水门汀粘固剂（磷酸锌和聚羧酸锌）、玻璃离子水门汀、树脂水门汀粘固剂。

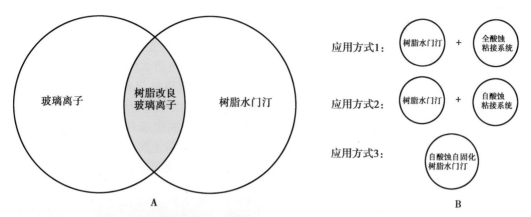

图 10-25　临床常用玻璃离子水门汀、树脂水门汀和树脂改良型玻璃离子之间的关系（A），以及树脂水门汀应用方式（B）：树脂水门汀可与全酸蚀粘接系统联合应用，也可以与自酸蚀粘接系统联合应用，而具有自酸蚀自粘接性能的树脂水门汀亦可单独应用于修复体的粘固
（武汉大学口腔医学院　黄翠供图）

传统磷酸锌和聚羧酸锌水门汀曾长期作为冠桥修复体粘接固位的主要材料使用，但由于其在口内唾液环境中存在明显的降解，已逐渐不作为冠桥修复体粘接的首选材料。

玻璃离子水门汀粘接强度高于传统粘固剂，其粘固强度与聚羧酸水门汀相当。玻璃离子主要优点在于其具有释放氟的特性，唾液环境中降解度低、固化过程中具有抑菌作用。玻璃离子水门汀材料目前成为临床冠桥修复体粘接固位的首选材料。特别是针对龋易感性高的患者，首选玻璃离子类材料进行粘接。玻璃离子水门汀为粉剂与液剂的包装，易进行材料的改性。在不影响玻璃离子原有机械性能的基础上，研究者们在其中加入氯己定、儿茶酚胺等抗菌剂赋予材料新的抗菌性能，使其在粘接固位的同时具有一定的治疗效应。由于玻璃离子固化中存在 pH 值降低的过程，可能激惹活髓牙导致术后敏感的问题，亦有研究者尝试在其中加入护髓剂以降低牙髓刺激。

树脂水门汀粘接强度高于传统水门汀粘固材料，具有溶解度低、固化后强度高的特点，成为临床冠桥修复体粘接固位的可靠粘接材料。目前多用于全瓷修复体的粘接固位。随着树脂粘固剂的不断发展，操作更简便，粘接效果更佳的自酸蚀-自粘接树脂水门汀也出现在临床实用中，远期效果待进一步观察。

（二）冠桥粘接固位的步骤与要点

1. 粘接要点

（1）金属-粘接材料-牙本质界面：一般采用玻璃离子水门汀或树脂改良玻璃离子水门汀。玻璃离子水门汀有氟释放性，粘固过程中仅发生化学固化，力学性能较差，对潮湿敏感，粘固时一般不需要额外的粘接处理。有时为增强玻璃离子与牙齿表面的结合，会用聚羧酸处理牙齿表面，去除玷污层。

树脂改良玻璃离子水门汀也具有氟释放性，粘接强度、美学效果、机械强度均优于玻璃离子水门汀。

（2）瓷-粘接材料-牙本质界面：传统陶瓷材料有质硬而脆的特点，在口腔复杂的环境下容易破坏。若陶瓷材料与牙体组织间具有良好的粘接界面，粘接层可以缓冲甚至抵御不良应力的影响,增加陶瓷材料的抗折裂能力。

1) 玻璃基陶瓷:这类陶瓷美观性能最高,但脆性大,粘固时可对瓷的组织面行硅烷偶联化预处理,建议使用全酸蚀粘接系统和树脂水门汀。其特点是瓷层薄,通透,建议使用光固化树脂水门汀。玻璃基全瓷冠的粘固与贴面的粘固处理类似,瓷表面经喷砂、氢氟酸酸蚀、硅烷偶联处理,牙表面经磷酸酸蚀、牙本质粘接剂处理,然后采用光固化树脂水门汀粘固。

2) 氧化铝全瓷:氧化铝增强陶瓷修复体粘固时,可使用树脂水门汀或者树脂改良型玻璃离子,树脂水门汀可使用自粘接的树脂水门汀。氧化铝难以被氢氟酸酸蚀,一般经历喷砂、专用偶联剂处理(如 AZ Primer),然后用化学固化或者双固化树脂水门汀粘固。

3) 氧化锆全瓷:氧化锆全瓷修复体粘固时,可选用化学固化或者光固化树脂水门汀进行粘固。事实上,由于氧化锆具有较高的强度和遮色效果,在基牙固位形良好的情况下选用玻璃离子水门汀甚至传统的磷酸锌水门汀皆可达到较好的粘接固位的效果。氧化锆表面处理目前并无统一的认识,因为氧化锆表面具有高度有序结晶的晶体结构,有研究认为喷砂处理会破坏氧化锆表面结构造成潜在的裂纹不利于修复体的粘固与使用(图 10-26)。与氧化铝全瓷类似,氧化锆表面不易被氢氟酸酸蚀。在粘固氧化锆全瓷修复体时,建议通过专用的偶联剂处理,可起到增强粘接效果的作用。最新的系统分析则指出氧化锆表面并非不可处理,事实上自氧化锆全瓷广泛应用于临床以来,不断有研究关注氧化锆表面处理问题。新的观点认为,氧化锆表面并非不可处理。分析认为,将机械

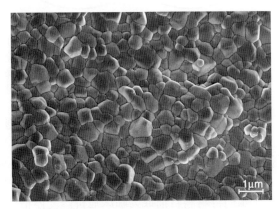

图 10-26 氧化锆表面超微结构显示排列规则致密的结构(武汉大学口腔医学院 黄翠供图)

处理(例如 Al_2O_3 喷砂)和化学处理结合起来预处理氧化锆表面可提高树脂水门汀的粘接耐久性;在进行氧化锆粘接固位时,选用何种树脂粘固剂对最终的粘接效果影响不大。

2. 冠桥粘接固位的步骤

(1) 基牙处理:可用浮石粉抛光清洁牙面,根据粘接的需要可进一步做酸蚀、粘接处理。冠桥戴入过程中对患牙周围进行隔湿,保持基牙周围的干燥(图 10-27)。

(2) 修复体组织面处理:用酒精棉球擦拭去除组织面污染物,组织面喷砂,边缘可涂抹凡士林以方便将来粘接材料的去除(图 10-28)。

(3) 放置粘接材料:将准备好的粘接材料用小毛刷或调拌刀均匀地涂抹在冠内壁(图 10-29)。

(4) 戴入修复体:后牙冠桥就位后让患者自然咬合,确认冠桥就位情况,然后在患牙与对𬌗牙之间放置棉球、塑料垫或者特制 crown seater 让患者紧咬合,待粘固剂固化后再次让患者自然咬合确认冠桥就位情况。前牙冠桥就位过程中应直接用手指垫着棉球沿牙体长轴方向压修复体直至粘固材料完全固化(图 10-30)。

(5) 多余粘接剂的去除:用探针检查冠桥就位后的边缘,保证修复体完全就位。在粘固剂完全固化后,用探针去除冠边缘多余粘接材料。邻面残留的粘接材料可用牙线清除。确保边缘残留材料完全清除干净,从而保证冠桥粘接固位后牙龈的健康(图 10-31)。

（三）冠桥粘接固位技术小结

冠桥粘接固位主要涉及修复体与牙本质之间的粘接。由于基牙固位形的存在，粘接材料的选择更加多样。应根据冠桥修复中牙本质-粘接材料-修复体之间的界面情况选择不同的粘接策略。

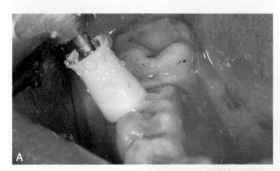
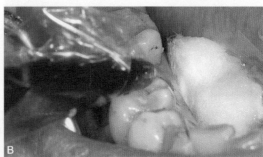
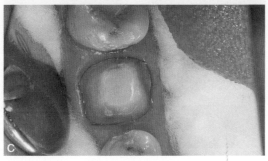

图 10-27　基牙处理（武汉大学口腔医学院　黄翠供图）
A. 浮石粉抛光清洁牙面　B. 气枪吹干牙面　C. 基牙隔湿

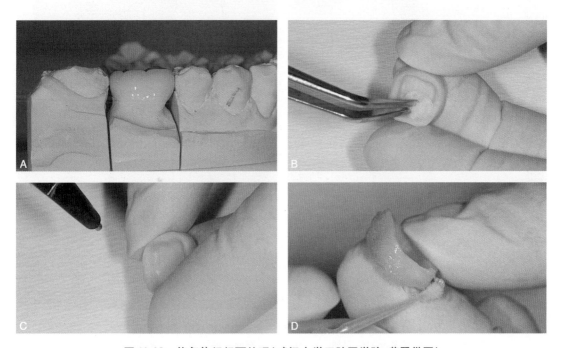

图 10-28　修复体组织面处理（武汉大学口腔医学院　黄翠供图）
A. 氧化锆全瓷冠模型观　B. 酒精棉球清洁组织面　C. 气枪吹干组织面　D. 冠边缘涂抹凡士林

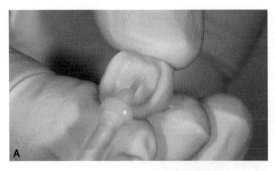
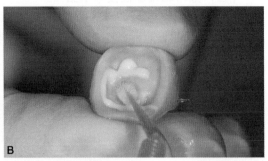

图 10-29 放置粘接材料（武汉大学口腔医学院 黄翠供图）
A. 放置树脂水门汀 B. 用小毛刷将粘固剂涂抹均匀

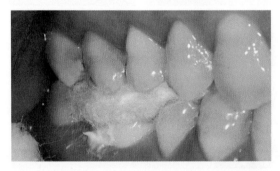

图 10-30 修复体戴入（武汉大学口腔医学院 黄翠供图）

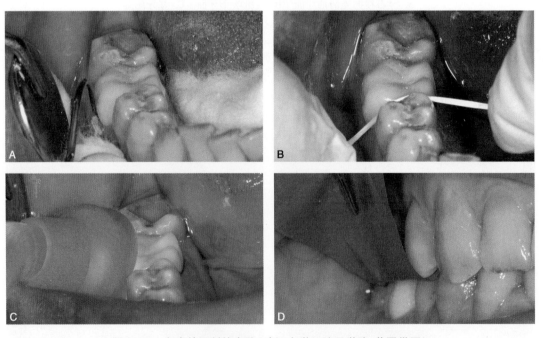

图 10-31 多余粘固剂的去除（武汉大学口腔医学院 黄翠供图）
A. 探针去除边缘多余的粘固剂 B. 牙线去除邻面的粘固剂 C. 光固化封闭边缘
D. 检查确认咬合关系

树脂粘固剂在冠桥粘接固位中有着广泛的应用,对于金属冠桥、烤瓷冠桥或者氧化铝、氧化锆全瓷冠桥,修复体本身具有遮光特性,可选择具有化学固化的树脂粘固剂进行粘固。对于玻璃基全瓷冠,修复体通透性强,则可选用光固化树脂粘固剂。无论采用何种粘接材料,在操作前都应该仔细阅读产品说明书,分清楚牙体组织、修复体粘接面具体需要哪些处理,以及粘接材料的类型及工作时间等信息。只有在冠桥粘接主体间界面明确,材料选择和应用正确的前提下,才能保证冠桥粘接固位的最佳效果。

三、纤维桩粘接固位技术

纤维桩可用于根管治疗后伴有大面积牙体缺损牙齿的修复。纤维桩是由各种类型连续、无序排列的纤维包埋于聚合物基质中,借助于"拉挤成型"的半自动化工业技术制作而成。

(一) 纤维桩粘接固位技术中的主体及处理

1. 牙体组织　纤维桩是粘固在根管内部的,因此与纤维桩形成粘接固位的牙体组织为根部牙本质。与冠部牙本质相比,根管内牙本质处于较封闭的环境中。根管内壁牙本质小管密度高于冠方,牙本质小管的走向与根管内壁垂直,有利于粘接树脂的渗入。根管壁内亦可能形成硬化牙本质,牙本质小管封闭、管周牙本质胶原发生变性从而影响粘接树脂渗入。

根管预备后,易在根管壁内产生厚的玷污层。在做纤维桩粘接固位时,根部牙本质的清理成为重要的步骤。通常采用多种根管内冲洗剂来清理根管,3% H_2O、17% EDTA、5.25%次氯酸钠、乙醇溶液、氯己定溶液均可用于根管冲洗。有研究指出对纤维桩粘固的根管预备应在根管治疗完成一周及以上后进行,此时根管充填的物质充分反应,不会在根管预备过程中因振荡而产生碎屑污染根管壁影响粘接。若根管治疗使用含有丁香油酚的根管糊剂,则建议在根管预备后粘桩前,用磷酸行根管清洁处理。在临床操作中,应采用纤维桩配套的不同型号车针对根管壁进行提拉切削成形,完全去除残留牙胶,彻底清洁根管糊剂污染的根部牙本质,并用纸尖吸干。

2. 纤维桩表面处理　纤维桩的化学构成使其可以和粘接性的水门汀形成微机械和化学结合。纤维桩粘接前通常可采用喷砂、硅烷偶联剂处理纤维桩表面。另外,在纤维桩的表层涂布粘接剂可作为增强粘接性能和封闭间隙的有效手段。

3. 粘接材料的选择　纤维桩的粘固一般采用双固化特点的树脂水门汀进行粘接固位。采用树脂水门汀粘接固位效果要明显优于采用玻璃离子水门汀粘接固位的效果。纤维桩粘接固位后形成"牙本质-粘接树脂-纤维桩"的界面,树脂水门汀与牙本质及纤维桩的粘接决定了最终纤维桩粘接固位的效果。

(二) 纤维桩粘接固位的要点与步骤

1. 纤维桩粘接固位要点(图 10-32)

(1) 牙本质-树脂水门汀界面:将全酸蚀粘接系统或自酸蚀粘接系统与树脂水门汀配套使用,能使树脂水门汀与牙本质形成混合层和树脂突,即微机械锁合和化学结合。近来,自粘接型树脂水门汀的引入简化了纤维桩粘固的操作步骤,其含有酸性化合物和功能性粘接单体,可直接与牙本质间形成微机械锁合,并发生化学结合。

(2) 树脂水门汀-纤维桩界面:纤维桩表面有大小不同的微孔隙结构,临床粘接操作时,粘接系统可快速渗入纤维桩表面的沟隙和微孔中,固化后形成微机械锁合,树脂水门汀可与

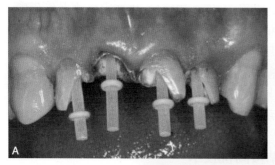
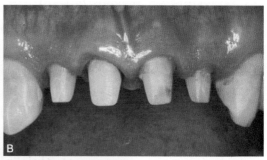
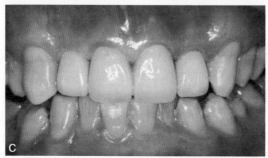

图 10-32　纤维桩的应用(武汉大学口腔医学院　黄翠供图)

粘接剂层形成牢固的化学结合。

2. 纤维桩粘接固位的步骤

(1) 根管预备与清理(图 10-33):纤维桩的稳定性受其长度、形态、表面特性等因素的影响,但其固位主要依靠粘固系统的应用,因此在预备根管上段的过程中需完全去除牙胶和根管壁的玷污层,以便于粘固系统更好地与根管壁作用形成粘接力。

有助于有效清洁根管壁的物质很多,学者们围绕它们开展了多种多样的研究。

粘接时,先使用酸蚀剂对牙本质面进行酸蚀处理,去除表面玷污层,使牙本质浅层脱矿,胶原纤维网络形成,牙本质小管暴露,一般采用 10% ~ 40% 磷酸。接着,对牙本质面进行底涂处理,改变牙本质面的化学性质,使其从亲水性变为疏水性,以利于下一步粘接剂的结合。粘接剂涂布于底涂处理后的牙本质时,一部分渗入牙本质的胶原纤维网和牙本质小管中,一部分存留于表面与成核的树脂水门汀形成共价聚合(图 10-34)。

(2) 纤维桩表面的处理:纤维桩表面处理的目的在于增加纤维桩与成核材料之间的化学和机械固位力,增强两种材料的结合,从而更好地传导力。纤维桩表面处理多用机械或化学方法,临床常用方法包括粗化处理、硅烷化处理等。粗化处理是采用喷砂或酸蚀的方法增强纤维桩表面的粗糙度,从而提高其与树脂水门汀的微机械锁合。硅烷化处理是应用含有双官能基团的硅烷偶联剂涂布纤维桩表面,硅烷偶联剂中的亲水性基团可与纤维桩表面的玻璃成分形成 Si-O-Si 键,疏水性基团可与粘接系统共聚结合,通过硅烷偶联剂的作用能使纤维桩表面与树脂水门汀间形成化学结合。

(3) 粘固剂的选择与放置:树脂水门汀粘固剂具有良好的润湿性,可以与纤维桩表面形成化学结合,可进入纤维桩材料微孔内形成机械锁扣作用,且其机械性能与牙本质和纤维桩匹配,形成"纤维桩-树脂水门汀粘固剂-根部牙本质"复合体。传统水门汀粘固剂与桩之间不会形成化学结合,而是利用机械作用和封闭作用产生固位力。

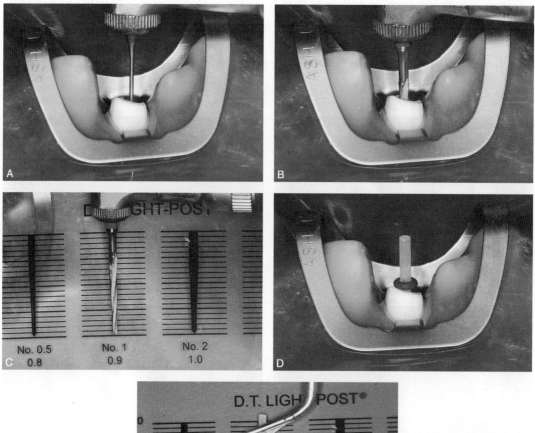

图 10-33　纤维桩的根管预备与试桩（武汉大学口腔医学院　黄翠供图）

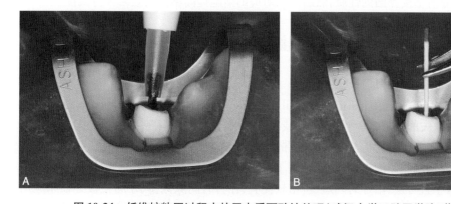

图 10-34　纤维桩粘固过程中的牙本质面酸蚀处理（武汉大学口腔医学院　黄翠供图）

在使用树脂水门汀时,选用全酸蚀系统前处理必须注意控制各步骤质量,避免差错产生;而自酸蚀系统相对简单,化学固化相对控制容易,注意每层次需用纸尖吸干多余成分。此外,粘接过程中使用延长头将树脂水门汀输入根管预备的底部,可减少气泡的产生,增加材料的边缘密合性。避免使用螺旋输送器,以免局部旋转产热,水门汀材料提前固化。选择粘接性能和机械性能良好的树脂粘固系统,是保证纤维桩粘接成功的关键因素(图 10-35)。

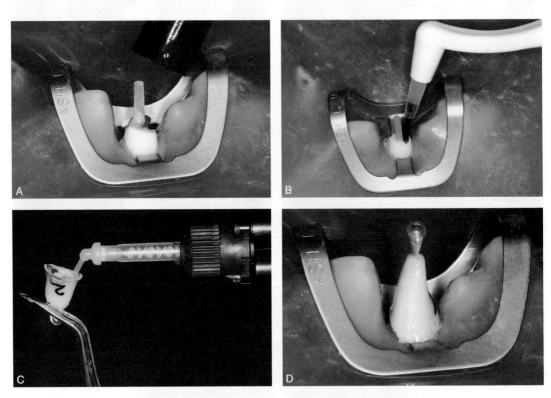

图 10-35　纤维桩成核(武汉大学口腔医学院　黄翠供图)

(三) 纤维桩粘接固位技术小结

纤维桩粘接固位时根管内牙本质需经过冲洗去除玷污层,纤维桩表面行硅烷偶联剂、涂布粘接剂处理,选用具有双固化性能的树脂水门汀进行粘接固位。纤维桩粘固易受多种因素影响,在粘接固位时分清粘接界面的性质,然后采取对应的措施提高粘接的效果和持久性。

四、粘接桥粘接固位修复技术

(一) 粘接桥修复技术概述

粘接固位固定义齿(resin-bond fixed partial dentures),又称粘接桥(resin-bonded bridge),常用于 1 或 2 颗牙缺失的修复,是一种少磨牙或基本不磨牙,主要利用粘接固位的固定义齿修复技术。1973 年,Rochette 用树脂粘接材料将带孔的金属翼板粘接在由于牙周病而松动的下前牙酸蚀后釉质上,以制作牙周夹板,从而开创了真正意义上的粘接桥修复。粘接桥的优点是对基牙造成的损害小且可逆、治疗时间短、价格较便宜,在暂时间隙保持、牙周夹板等临床应用上都发挥了较大的作用。在 20 世纪 80～90 年代,随着粘接技术和修复材料的不断发展及完善,粘接桥的应用越来越广泛。然而根据临床实践及系统综述来看,粘接桥的远期存活率仍远远低于传统固定义齿修复的存活率,用粘接桥恢复缺失牙的长期效果仍存在争议(图 10-36)。

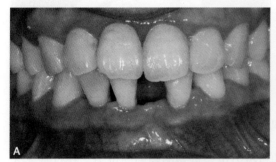
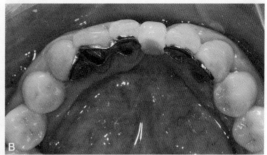
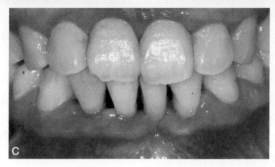

图 10-36　粘接桥的临床应用(武汉大学口腔医学院　黄翠供图)

目前,为了实现理想的长期修复效果,除了粘接固位,粘接桥仍需要一些机械固位结构以进行辅助固位,另外,选择没有动度的基牙、良好的牙体预备、合适的修复体材料及完善的粘接技术是提高粘接桥使用时限的关键所在,因此在粘接桥病例的选择上,要严谨,综合考虑多种因素:①需要与患者沟通良好,准确获得其期望值,告知患者可能存在的美观性不佳和长期存活率较低问题;②最为理想的基牙应该是健康、不松动、未曾或基本未行修补治疗、有合适的冠高度及宽度、无进展性龋病及牙周病;③缺失牙数不应超过 2 颗;④有足够的咬合间隙,没有咬合障碍;⑤尽量不要选择多基牙支持的粘接桥,因为各牙生理动度不同,易导致粘接桥失败率增高。

（二）　粘接桥的结构与固位原理

粘接桥由桥体和固位体组成(图 10-37)。桥体为人工牙,用来修复缺失牙以恢复美观及功能。桥体通常设计为改良盖嵴式以获得美观及便于清洁的效果,对于美观要求较高的患者,可以将桥体设计为卵圆形。在设计时还要考虑邻牙的龈缘水平。

固位体与基牙粘固并紧紧相贴,粘接桥借助固位体与基牙相连接并获得固位。金属合金刚性大,强度高,最薄可至 0.7mm 而不易出现挠曲变形,是粘接桥固位体的理想材料,因此 Ni-Cr 合金及 Ag-Pd-Cu-Au 合金常用于粘接桥的金属翼板制作。然而金属合金颜色不佳,影响美观,另外金属合金硬度大韧性小,两侧基牙生理性动度会给粘接界面施加持续的拉伸压缩应力,从而易造成金属面和牙面的脱粘接。纤维增强复合物弹性模量小,可塑性强,通常为透明色、可扩展至基牙唇/颊侧而不影响美观,具有可塑性,其粘接能力主要取决于纤维间的网状聚合物相交联,因此粘接强度大大增强,在临床上具有非常可观的应用前景。氧化锆具有极佳的机械性能、美观性能和生物相容性,挠曲强度和断裂韧度都较高,但全瓷易崩裂,目前尚未有对其长期存活率的观察结果。

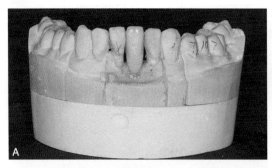
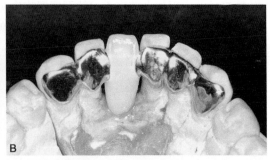

图10-37　粘接桥的结构(武汉大学口腔医学院 黄翠供图)

固位体与基牙间的摩擦力及固位形提供的机械力也是重要的辅助固位力。在行基牙牙体预备时,大多数学者建议仅预备至釉质甚至不预备,并尽量扩大表面积以提高粘接强度,但对于粘接桥基牙预备的设计,尚未达成一致的标准,在临床上常设计成180°包绕式的固位体,但同时还要考虑美观问题。

在进行前牙粘接桥的设计时,通常将修复体边缘设计为龈上边缘,并需要为固位体提供足够的咬合间隙,由于美观的问题,很少能预备成包绕式固位体,目前常预备至部分磨损面以尽量保留患者原有𬌗平面并使固位体更加稳固,这样对𬌗牙提供的力可以由固位体和釉质面共同承担,通过固位体传导至基牙而不会发生固位体和釉质面脱粘接的问题。另外,需在前牙舌腭侧制备沟或针洞状辅助固位形。

在进行后牙粘接桥的设计时,通常设计成固位体包绕舌腭侧牙尖和一部分的咬合面,如果遇到有临床牙冠较短的情况,可进行牙周翻瓣或电刀切除术以达到适当的冠延长的目的。L形固位体需覆盖1/2舌尖,并在远颊轴角和近舌轴角分别制备一沟状辅助固位形,以维持基牙更为稳定;D形固位体利用𬌗面沟和翼板形成围绕结构,这种设计在临床实践中很少会出现问题,在临床上的应用较受欢迎;还有部分学者报告将后牙制作成部分贴面式修复体,从而可以提供后牙完好的咬合功能,不处理咬合接触面以维持原有的咬合垂直高度。

除此之外,越来越多的学者开始报道一种新型粘接桥-悬臂式粘接桥,甚至有临床试验证明其成功率要高于双端粘接桥。这是因为双端粘接桥双侧基牙生理动度不同,在受力时会对固位体翼板形成剪切力,从而发生脱粘接,导致修复体失败。

(三) 粘接桥粘接固位修复中的主体及处理

1. 釉质面的处理　在粘接的临床实践中,注意对牙面严格地隔湿,最好使用橡皮障,再用水溶性碳酸氢钠抛光粉对牙面进行抛光,轻度打磨,37%磷酸酸蚀,冲洗,吹干。由于粘接桥的粘接需要较强粘接强度,因此建议2步或3步法含有10-MDP、4-META等可提高化学粘接强度的粘接系统。

2. 修复体表面的处理

(1) 金属面的处理:不同的金属合金与粘接剂之间的粘接强度不同,贱金属合金,尤其是镍铬铍合金表面可形成氧化膜,从而和粘接树脂的粘接性单体发生亲和反应,因此粘接强度比金合金的粘接强度更强。目前常用的金属表面处理方法包括:①金属偶联剂,这种偶联剂以VBATDT、10-MDP等为单体,单体分子一端有亲水性基团和金属发生粘接,另一端和树脂内单体发生共聚合,使金属表面改性;②金属面可用50μm氧化铝喷砂、激光/化学/电解蚀刻等方法,在金属表面形成微孔,增强机械嵌合作用,再用97%异丙醇超声冲洗(图10-

38）；③对于贵金属合金,可表面镀锡进行非贵金属化；或用氧化铝喷砂粗化、清洁、涂抹氧化硅涂层进行硅烷化处理。

（2）瓷面的处理:可用 50μm 氧化铝喷砂或氢氟酸以去除瓷表面污染物,并形成蜂窝状表面,增大粘接面积。再用硅烷偶联剂进行硅烷化处理。

造成粘接桥脱粘接的因素如下:粘接剂耐久性不佳或操作技术不正确、固位体设计不良、基牙有龋或不稳定的牙周炎、有咬合障碍等。

3. 粘接材料的选择　粘接桥主要依靠粘接固位,粘接材料及技术、可利用的

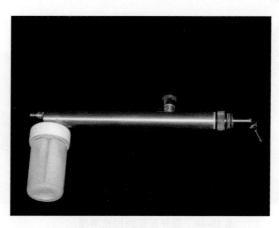

图 10-38　用于金属面处理的喷砂系统
（武汉大学口腔医学院　黄翠供图）

粘接面积在粘接桥的成功应用中起着举足轻重的作用。在粘接剂的选择上,需选择耐久粘接强度高的粘接剂,有的粘接剂因其含有 10-MDP 单体,其中的磷酸基团可以和金属固位体形成化学键,从而可提供较强粘接强度；而有的粘接剂含有 4-META/TBB 也可和金属表面形成化学结合,大大增强粘接强度,另外有的粘接剂韧性大,抗挠曲,可以分散应力,因而在粘接桥的应用中应用最为广泛。同时,粘接桥固位体的边缘常扩展到邻面和𬌗面,因此要充分预料到透明的粘接剂会使金属翼板的金属色透过形成不自然的青灰色,尽量选择带有遮色效果的美观性佳的粘接剂。为了避免多个基牙的动度产生的剪切力造成粘接桥失败,粘接剂要具有较强抗挠曲特性。在粘接过程中,要全面掌握粘接技术,严格按照说明进行操作,釉质或牙本质表面应无污染、经酸蚀。因此在操作中,应严格隔湿,必要的时候需用橡皮障。

（四）粘接桥粘接固位修复技术的要点与步骤

1. 粘接要点

（1）釉质面用酸蚀剂酸蚀处理后充分吹干,发挥釉质粘接的优点,保证最佳的粘接效果。

（2）粘接桥组织需要进行喷砂、偶联剂处理,为粘接固位修复提供易粘接的表面。

（3）粘接材料应选择含有功能型单体的粘接剂进行粘接,以保证修复体粘接固位后的效果。

2. 粘接步骤

（1）粘接系统选择:选择具有功能性单体的粘接系统作为粘接桥粘接固位的粘接材料（图 10-39）。

（2）清理牙面:用浮石粉对牙面进行清理抛光,保证粘接面的清洁（图 10-40）。

（3）釉质表面处理:用粘接系统中的激活剂处理釉质表面,并用气枪强吹干燥,保持釉质不受唾液污染（图 10-41）。

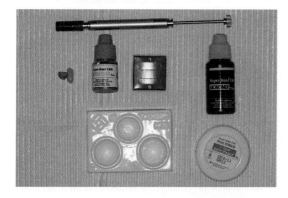

图 10-39　用于粘接桥粘接固位的粘接系统
（武汉大学口腔医学院　黄翠供图）

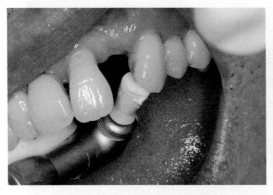

图 10-40　基牙牙面的抛光清理
（武汉大学口腔医学院　黄翠供图）

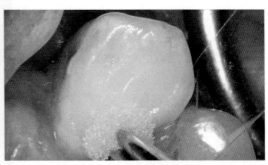

图 10-41　釉质表面处理
（武汉大学口腔医学院　黄翠供图）

（4）粘接桥组织面处理：用粘接系统中的功能性单体成分处理粘接桥粘接的组织面，使其在表面形成易与粘接树脂结合的功能面（图 10-42）。

（5）粘接剂涂布：将具有遮色性质的粘接剂均匀涂布于粘接面，粘接剂不宜涂布过多，保持粘接面粘接剂分布均匀一致。带遮色功能的粘接剂可遮挡金属翼板的底色，在前牙区修复时美观功能更佳（图 10-43）。

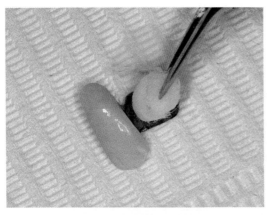

图 10-42　粘接桥组织面处理
（武汉大学口腔医学院　黄翠供图）

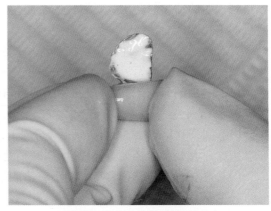

图 10-43　粘接剂的涂布
（武汉大学口腔医学院　黄翠供图）

（6）粘接桥粘接就位：将粘接桥在口内就位，并去除多余的粘接剂（图 10-44）。

（7）检查就位后咬合情况：粘接桥就位后仔细检查口内的咬合情况，消除咬合干扰，尽可能保证修复体在口内的长期效果（图 10-45）。

（8）完成：粘接桥修复完成后可见患者前牙区美观问题得到一定的改善（图 10-46）。

（五）粘接桥粘接固位修复小结

粘接桥作为一种保守的修复方式，可以在最大限度保存患者牙体组织前提下解决患者牙体缺失的问题。粘接桥粘接固位修复的效果取决于修复体的设计、缺牙区的位置及咬合情况、粘接剂的性能等因素。粘接系统的发展使得粘接桥的长期存活率有了很好的改善，然

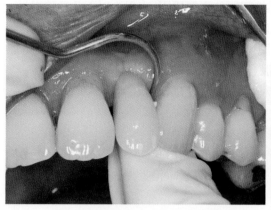

图 10-44　粘接桥口内粘接就位
（武汉大学口腔医学院　黄翠供图）

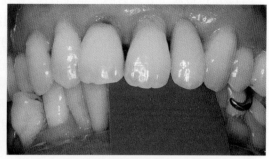

图 10-45　粘接桥就位后的咬合检查
（武汉大学口腔医学院　黄翠供图）

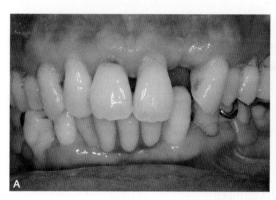

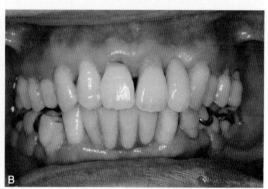

图 10-46　粘接桥修复前后效果（武汉大学口腔医学院　黄翠供图）

而与传统冠桥修复相比仍然存在长期持久性不足的问题。

在口腔种植修复技术广泛开展的背景下，粘接桥修复可作为一种过渡的修复形式，仍然可以体现其应用的价值。对于一些咬合状况尚可，不愿意接受活动义齿修复亦不愿意磨牙的患者来讲，粘接桥修复也是一个较好的修复方式。然而考虑美观及长期存活率的问题，提高粘接剂粘接强度的持久性、改良粘接技术、寻找美观性好而抗折裂能力强的修复材料、设计更有利于固位的机械固位方式等依然是提高粘接桥成功率方面亟待解决的举措。

第三节　粘接固定修复后出现的问题及处理

一、技术敏感性问题

目前的粘接系统可分为全酸蚀（total-etch）和自酸蚀（self-etch）粘接系统两大类，技术敏感性问题主要来自前者。全酸蚀粘接系统具有单独的酸蚀-冲洗（etch-and-rinse）步骤，酸蚀后要求牙本质表面保持湿润。另外，底胶（primer）涂布后既要保证其渗透到脱矿的牙本质胶原间隙中，又要轻吹除去多余的底胶，从而保证粘接的质量。

临床医师操作不当或错误是导致技术敏感性问题的主要原因,表现为以下几种情况:

(1) 酸蚀时间过长,导致牙体组织过度脱矿,修复后粘接强度不足。

(2) 过度吹干处理后的牙本质表面,导致脱矿后的牙本质胶原纤维坍塌,粘接树脂不能有效进入到脱矿后胶原纤维周的间隙中,影响混合层的形成和质量。

(3) 底胶涂布后马上用气枪吹,底胶中的粘接单体没有充分进入到牙本质基质中发挥底涂的作用。

(4) 过度吹干底胶,造成底胶挥发太快,影响底涂效果。

解决粘接修复中技术敏感性问题关键在于临床医师的操作每一步是否精确到位。无论选用何种粘接系统,建议严格按照厂家的说明书操作,勿随意简化步骤,并保证每一步都按照要求完成。具体可从几个方面来做:

(1) 掌握恰当的酸蚀时间,避免酸蚀不足或过度。釉质和牙本质应有不同的酸蚀时间,釉质酸蚀应不少于 15 秒,而牙本质的酸蚀应不多于 15 秒。活髓牙近髓时,可适当减少酸蚀时间,钙化或龋坏牙本质则可适当延长酸蚀时间。

(2) 酸蚀后,用气枪轻吹除去多余的水,同时保持牙面的湿润状态。

(3) 涂布底胶后应放置 10 秒,使底胶充分渗透到牙本质基质中,之后再用气枪距牙面约 1cm 的位置轻吹 10 秒,除去多余的底胶。薄而均匀的底胶有助于取得良好的粘接效果,而过多的底胶则易导致相分离,对粘接形成不利影响。另外,过度吹干底胶易导致粘接单体渗透不佳,亦影响最终的粘接效果。

(4) 选用自酸蚀粘接系统,因其简化了操作步骤,与全酸蚀粘接系统相比,技术敏感性更低,更加方便临床操作。

二、术后敏感问题

对于活髓牙来讲,无论是直接树脂修复,还是间接修复体的粘接固位,术后敏感是较常见的临床问题。牙本质敏感症的发病机制尚不完全清楚,目前大多数学者公认 Brannstrom 在 1963 年提出的流体动力学说。基于此理论,凡影响牙本质小管液体流动的因素均可能导致牙本质敏感症的发生。

在粘接修复中,导致术后敏感的可能原因有:

(1) 全酸蚀过程去除了玷污层和玷污栓,使牙本质小管暴露。

(2) 随着粘接剂溶剂的挥发,牙本质小管内液体缓慢渗透,在粘接剂界面形成水泡。

(3) 在咀嚼过程中形成泵的作用,造成牙本质小管内液体的快速流动刺激神经末梢。

(4) 酸蚀的面积和深度大于粘接面积和深度。

(5) 边缘密合性受损,存在微渗漏。

粘接修复术后敏感具有不可预知性,即使正确无误的操作也可能发生,甚至术前不敏感的牙齿,术后亦有可能发生敏感。术后敏感的处理以封闭暴露的牙本质小管减少牙本质小管液,以及降低牙髓的敏感性为主要解决方法。可采取多种措施,降低术后敏感,减轻患者痛苦:

(1) 使用脱敏剂预防敏感的发生。最常用的脱敏剂是 GLUMA (HeraeusKulzer, South-Bend, Ind.),此外 MicroPrime (Danville Materials, San Ramon, Calif.),Tubulicid (Global Dental

Products，NorthBellmore，NY.）和 HurriSeal（BeutlichPharmaceuticals，Waukegan，Ill.）等也有不错的脱敏效果。当然，术后敏感发生后，用脱敏剂尝试进行治疗也是可行的。

（2）巧用流动树脂降低术后敏感。用全酸蚀粘接系统时，常规进行酸蚀、底涂后，在固化的底胶层上用一薄层流动树脂可以起到封闭和缓冲的双重作用，减少术后敏感的发生。

（3）在深层牙本质粘接时采用自酸蚀粘接剂。

（4）树脂直接修复时建议使用"三明治"技术和树脂分层充填技术。

（5）术后使用再矿化液。

以上这些措施可根据情况综合使用，如果敏感症状加重，出现牙髓炎症状，则应考虑拆除修复体行牙髓治疗。

三、染色、着色和继发龋问题

粘接剂的封闭性和修复材料的边缘适合性对粘接修复的成功有重要影响。实际上，现有的粘接系统和修复材料由于受多种因素的影响，普遍存在微渗漏的问题。粘接材料与牙体组织之间一旦产生微间隙，则色素、细菌、液体进入其中，造成修复体被染色或着色，发生继发龋最终导致修复失败。单纯的染色或着色，特别是修复体位于前牙时，主要影响美观。但是，修复体边缘破坏和着色往往存在发生继发龋的可能性。

在粘接修复中，继发龋是临床医师常常碰到的问题。有学者将继发龋损害分成两个部分：一部分是位于牙齿表面靠近修复体的外层龋损，另一部分是当有渗漏发生时位于修复体下被遮盖的牙体组织上的内层龋损。前者直观，易于发现和诊断；后者隐蔽，无明显临床表现，难于诊断和处理（图10-47）。

处理此类问题，可从以下几个方面考虑：

（1）选用抗菌防龋型粘接剂。

（2）分层充填技术。

（3）明确诊断，分情况处理。判断边缘是不是完整，特别注意内层有无继发龋发生。如果外部龋损尚未成开放性损害，勿用尖锐的探针往深层探，因为用判断外部龋损的标准去判断内层龋损并不可行。

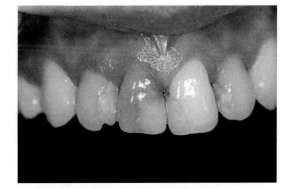

图10-47　修复体着色与继发龋

（4）树脂修复体去除再修复时，往往需要磨除更多的牙体组织，造成比之前更大的缺损。

四、粘接修复的持久性问题

经过几十年的不断改良和发展，牙本质粘接系统已经从第一代发展到第七代。现有的粘接系统以亲水性为主，并普遍采用湿粘接技术。De Munck 等对粘接的临床效果进行系统回顾后认为，对于亲水性牙本质粘接系统，无论采用何种粘接方法，即刻粘接效果都令人满意。但牙本质粘接的长期效果不佳。

粘接修复长期持久性不佳有多方面的原因。首先,口腔是一个复杂的环境,口腔中的细菌、唾液及多种蛋白酶对粘接树脂具有分解老化的作用。其次,粘接修复中微渗漏为细菌、唾液和蛋白酶的浸入提供了通道。最后,现有的粘接系统亲水性过强,随着时间的推移,牙本质胶原水解,混合层质量下降,最终导致粘接修复的失败(图10-48)。

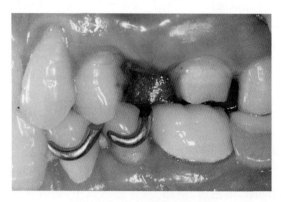

图10-48 单端桥修复体脱落

为增强牙本质粘接修复的持久性研究者们做了多方面的探索和改进,例如在粘接系统中引入膨胀单体,减少聚合收缩;粘接前除对牙体表面进行常规的酸蚀处理外,还用氯己定处理以增加牙本质胶原纤维的抗水解能力;改进现有的粘接技术,用乙醇润湿替代水润湿,用疏水性的粘接剂替代亲水性粘接剂,增强粘接的长期持久性。

临床医师对粘接修复,特别是直接粘接修复的远期效果要有总体的把握。van Dijke 等对酸蚀-冲洗型和自酸蚀粘接剂的长期持久性进行了临床研究,结果显示两类粘接系统13年的总体脱落率为53.0%。对于粘接修复长期持久性不佳的问题,在临床工作中应注意:

(1)与患者做好沟通,既要满足患者的要求,又要让患者明粘接修复的利与弊。

(2)正确选择适应证,严格操作,力争达到最好的复效果。

总之,目前的粘接修复技术为临床治疗提供了新的思路和方便,但尚存在一些问题有待解决。口腔医师应对粘接的基本理论和概念有清楚的认识,在临床实践中合理选择,严格操作,恰当处理可能出现的问题,从而使口腔粘接技术在临床工作中发挥出最大的效应。

(黄 翠)

参 考 文 献

1. Andrews P, Levine N, Milnes A, et al. Advances in the treatment of acquired and developmental defects of hard dental tissues. Curr Opin Dent, 1992, 2:66-71

2. Qureshi T. Minimally invasive cosmetic dentistry: alignment, bleaching and bonding (ABB). Dent Update, 2011, 38(9):586-588, 590-592

3. Prieto LT, Araujo CT, de Oliveira DC, et al. Minimally invasive cosmetic dentistry: smile reconstruction using direct resin bonding. Gen Dent, 2014, 62(1):e28-e31

4. Chai H. On the mechanical properties of tooth enamel under spherical indentation. Acta Biomater, 2014, 10(11):4852-4860

5. Swift EJ Jr, Perdigao J, Heymann HO. Bonding to enamel and dentin: a brief history and state of the art, 1995.

Quintessence Int,1995,26(2):95-110

6. Van Meerbeek B,De Munck J,Yoshida Y,et al. Buonocore memorial lecture. Adhesion to enamel and dentin: current status and future challenges. Oper Dent,2003,28(3):215-235

7. Hikita K,Van Meerbeek B,De Munck J,et al. Bonding effectiveness of adhesive luting agents to enamel and dentin. Dent Mater,2007,23(1):71-80

8. Xu C,Wang Y. Chemical composition and structure of peritubular and intertubular human dentine revisited. Arch Oral Biol,2012,57(4):383-391

9. Yoshiyama M,Tay FR,Doi J,et al. Bonding of self-etch and total-etch adhesives to carious dentin. J Dent Res, 2002,81(8):556-560

10. Hosoya Y,Tay FR. Hardness,elasticity,and ultrastructure of bonded sound and caries-affected primary tooth dentin. J Biomed Mater Res B Appl Biomater,2007,81(1):135-141

11. Joves GJ,Inoue G,Sadr A,et al. Nanoindentation hardness of intertubular dentin in sound,demineralized and natural caries-affected dentin. J Mech Behav Biomed Mater,2014,32:39-45

12. Kinney JH,Balooch M,Haupt DL Jr,et al. Mineral distribution and dimensional changes in human dentin during demineralization. J Dent Res,1995,74(5):1179-1184

13. Barbosa de Souza F,Silva CH,Guenka Palma Dibb R,et al. Bonding performance of different adhesive systems to deproteinized dentin: microtensile bond strength and scanning electron microscopy. J Biomed Mater Res B Appl Biomater,2005,75(1):158-167

14. Munksgaard EC. Wet or dry,normal or deproteinized dentin surfaces as substrate for dentin adhesives. Acta Odontol Scand,2002,60(1):60-64

15. 蒋婷. 实用口腔粘接修复技术. 北京:人民军医出版社,2008

16. Carel L. Davidson IAM. advances in glass ionomer cements. Chicago:Quitessence Publishing Co,Inc,1999

17. 赵铱民. 口腔修复学. 第7版. 北京:人民卫生出版社,2012

18. De Munck J,Van Landuyt K,Peumans M,et al. A critical review of the durability of adhesion to tooth tissue: methods and results. J Dent Res,2005,84(2):118-132

19. Denry I,Kelly JR. Emerging Ceramic-based Materials for Dentistry. J Dent Res,2014,93(12):1235-1242

20. Buonocore MG. A simple method of increasing the adhesion of acrylic filling materials to enamel surfaces. J Dent Res,1955,34(6):849-853

21. Bowen RL. Properties of a silica-reinforced polymer for dental restorations. J Am Dent Assoc,1963,66:57-64

22. Christensen GJ. Sorting out the confusing array of resin-based composites in dentistry. J Am Dent Assoc,1999, 130(2):275-277

23. Jacobsen T. Resin composites in minimally invasive dentistry. Oral Health Prev Dent,2004,2 Suppl 1:307-311

24. Peutzfeldt A. Resin composites in dentistry: the monomer systems. Eur J Oral Sci,1997,105(2):97-116

25. T F. New Concepts in Operative Dentistry. Chicago: Quintessence Publishing Co,Inc,1980

26. Kanca J 3rd. A method for bonding to tooth structure using phosphoric acid as a dentin-enamel conditioner. Quintessence Int,1991,22(4):285-290

27. Watt E,Conway DI. Review suggests high survival rates for veneers at five and ten years. Evid Based Dent, 2013,14(1):15-16

28. Layton DM,Clarke M. A systematic review and meta-analysis of the survival of non-feldspathic porcelain veneers over 5 and 10 years. Int J Prosthodont,2013,26(2):111-124

29. Turgut S,Bagis B,Ayaz EA,et al. How will surface treatments affect the translucency of porcelain laminate veneers? J Adv Prosthodont,2014,6(1):8-13

30. Pascal Magne,Urs Belser. 前牙瓷粘结性仿生修复. 王新知,译. 北京:人民军医出版社,2008

31. Inokoshi M,De Munck J,Minakuchi S,et al. Meta-analysis of bonding effectiveness to zirconia ceramics. J Dent Res,2014,93(4):329-334

第十一章　固定修复的功能考虑

第一节　前牙固定修复的功能考虑

前牙的固定修复中美学是一个需要主要考虑的问题,临床上医师往往从美学的角度设计前牙修复体的形态和排列,包括前牙切缘的位置、临床冠的宽长比例、龈缘的位置以及前牙唇舌向的突度等。但前牙的这些美学要素同样和口腔的功能运动密切相关,口腔的功能运动包括咬合和发音。前牙切缘的位置、临床冠的宽长比例、龈缘的位置、前牙的唇舌向突度等这些美学要素的改变会影响下颌前伸、侧方咬合功能运动以及发音等口腔功能。因此,在前牙的美学修复中要兼顾美学和功能,做到美学和功能的统一。

前牙的咬合主要与下颌的前伸运动相关。前牙在咀嚼食物时,首先是下颌前伸至上下颌前牙切缘相对,牙齿咬穿食物后前牙切缘对刃接触,然后下前牙切缘沿上切牙舌面滑动至牙尖交错位,这时上下后牙达到最大牙尖交错位,至此完成一个前牙的咬合运动循环。在这个前牙的咬合运动中,上下前牙切缘的位置、上前牙舌面形态是影响前牙咬合运动的主要因素,而其中上切牙的切缘位置的确定是最重要的,上前牙的切缘是前牙修复中美学和功能的交叉点。

1. 上中切牙切缘位置的确定　上中切牙切缘的位置可以从切龈向、唇舌向和近远中向三维的角度去确定:

(1) 上中切牙切缘切龈向位置的确定主要根据休息位是上中切牙的暴露量来确定(图11-1)。大量研究表明,休息位时上中切牙的暴露量一般为 2~4mm,女性大于男性,随着年龄的增大上中切牙的暴露量越来越小。这是由于上唇的长度男性平均为 22~24mm,而女性平均为 20~22mm,女性的上唇比男性平均短 2mm。有研究表明,40 岁以后,每 10 年上唇平均增长 1mm,所以随着年龄的增长,上唇长度越来越长,而上前牙在唇下的暴露量越来越少。

(2) 上中切牙切缘的唇舌向位置的确定主要根据上下前牙的覆𬌗覆盖关系确定。上中切牙的唇面一般与𬌗平面呈约80°交角。上中切牙过于唇倾或舌倾往往要通过正畸的方法先行矫正,然后再进行修复,只有微小范围的上前牙唇舌向倾斜可以直接采用修复体来改正。一味采用将牙齿去髓后桩核修复改变牙冠唇舌向角度的方法是极为错误的。

(3) 上中切牙的近远中位置的确定主要根据面部中线。两上中切牙之间的中线一般与面部中线一致,即与眉间点、鼻小柱、上唇唇珠一致。研究表明,上中切牙之间的中线在与面部中线平行的前提下,近远中方向偏斜 2mm 是普通人难以发现的(图 11-2)。

2. 上中切牙切缘与咬合的关系　以上谈到的上中切牙切缘位置主要是从美学的角度去考虑设计的。但上中切牙切缘的位置与前牙的咬合运动具有重要的影响,其主要影响前

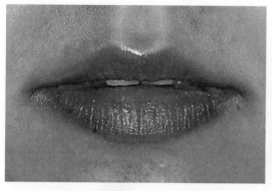

图 11-1 休息位时上中切牙暴露量
（北京大学口腔医学院 谭建国供图）

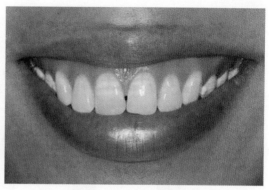

图 11-2 前牙中线偏斜
（北京大学口腔医学院 谭建国供图）

导和前牙功能范围。

（1）前导（anterior guidance）：前牙的咬合首先是下颌前伸至上下颌前牙切缘相对，然后下前牙切缘沿上切牙舌面形态滑动至牙尖交错位，即上下前牙的正中止位置。在前牙从切缘-切缘接触滑动至正中止位置的过程中后牙区不能有咬合接触，即要达到𬌗分离（disocclusion）。在一些口腔的副功能运动如磨牙症时，下前牙的切缘也可能从正中止的位置沿上下牙舌面形态滑动至上下前牙切缘相对位置，甚至下前牙切缘滑动至上前牙切缘以外的反𬌗的位置。这种上下前牙对下颌运动的引导作用称作前导。上中切牙切缘切龈向和唇舌向的位置的改变会影响前导，特别是会改变前导的斜度（图 11-3）。

改变上中切牙切缘的切龈向位置会改变前导的斜度，增加上中切牙切缘的长度会导致前导斜度增加。改变上中切牙唇舌向位置也会改变前导的斜度，上中切牙切缘向舌侧移动会增加前导斜度，与之相反上中切牙切缘向唇侧移动会减小前导斜度。前导斜度的变化会影响下颌的前伸运动。

前导斜度变大，前牙咬合运动中垂直向运动增加而水平向运动减小。前导斜度变小，前牙咬合运动中水平向运动增加而垂直向运动减小。前导斜度的变化会改变前牙的功能范围（envelope of function）。

（2）前牙的功能范围：是指下前牙在功能性的咬合运动中在垂直向和水平向的运动轨迹（图 11-4）。它和边缘运动不同，边缘运动是指下前牙运动的最大和极限范围。在磨牙症等口腔副功能运动中前牙的运动范围称为副功能范围（envelope of parafunction），这在前牙的修复中同样要考虑。

前牙的运动范围由两个因素决定。一是牙齿，在前牙区就是前导，前导斜度越大则前牙功能范围中水平向运动减小，以垂直向运动特征为主。前牙闭锁𬌗的患者前牙的功能范围只有上下垂直向运动。前导斜度减小则前牙功能范围中水平向运动范围增加。

前牙的运动范围的第二个决定因素是神经肌肉，即中枢神经和咀嚼肌决定了前牙功能范围。在前牙运动范围的决定因素中牙齿和神经肌肉可能是一个互为因果的关系，在长期的适应过程中牙齿决定的功能范围和神经肌肉决定的功能范围协调统一。因此，在前牙区的修复中一定要达到牙齿决定的运动范围和神经肌肉决定的运动范围协调一致。如果修复前前牙的功能范围是生理性的，颞下颌关节、咀嚼肌等无病理表现，则前牙修复体要尽可能

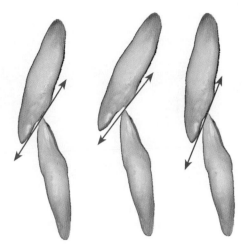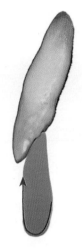

图 11-3　前导斜度的变化
（北京大学口腔医学院　谭建国供图）

图 11-4　前牙的功能范围
（北京大学口腔医学院　谭建国供图）

复制原有的功能范围。如果为了美学等原因不得不改变前牙运动范围，或者原有的前牙运动范围有病理性表现，则在最终修复前必须通过诊断饰面、临时修复体等诊断改变后的运动范围是否可行，经调改患者适应后，最终修复体再复制诊断饰面和临时修复体所设计的运动范围。如果前牙修复后牙齿决定的功能范围和原有神经肌肉决定的运动范围不能协调一致，则会导致前牙移位、修复体脱落、崩瓷、过度磨耗等问题。临床上可通过过在𬌗架上制作个性化切导盘的方法记录前牙的个性化的运动范围。

（3）个性化切导盘：修复前制取上下颌研究模型，面弓转移上𬌗架，通过前伸咬合记录和侧方咬合记录调整𬌗架上的前伸髁导斜度和侧方髁导斜度（Bennet 角），在切导盘上放置自凝树脂等材料，在自凝树脂材料未凝固可塑性时，移动上颌体，模拟患者口腔内的下颌运动轨迹，包括前伸运动和左右侧方运动，则切导针末端在自凝树脂内形成的轨迹即是前牙运动范围。自凝树脂凝固后完成个性化切导盘的制作（图 11-5）。

3. 前牙与发音的关系　发音是前牙的一个重要功能，改变上下前牙的切缘位置、上切牙的舌面形态等会影响发音。

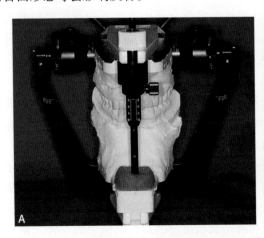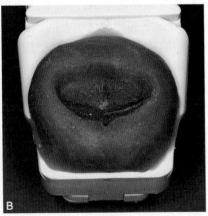

图 11-5　个性化切导盘（北京大学口腔医学院　谭建国供图）

前牙影响最大的发音是"F"音和"S"音。发"F"音时上切牙的切缘应与下唇的唇红缘干湿线接触(图11-6),因此改变上前牙切缘的位置会影响"F"音。

发"S"音时,70%的人群是上下前牙切缘相对,保留一个最小发音间隙(图11-7)。30%的人群是下前牙的切缘与上切牙舌窝相对,保留一个最小发音间隙(图11-8)。因此,改变上下前牙切缘的位置和上前牙舌面形态的改变,以及垂直距离的改变会影响发"S"音。

在前牙的修复时要通过诊断饰面和临时修复体确定发音的改变,调改直至发音正常,然后记录和复制调改后的前牙位置和形态。

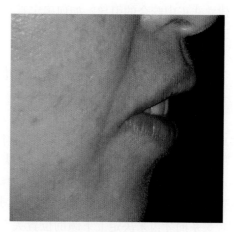

图11-6　"F"音
(北京大学口腔医学院　谭建国供图)

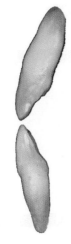

图11-7　"S"音(1)
(北京大学口腔医学院　谭建国供图)

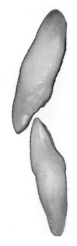

图11-8　"S"音(2)
(北京大学口腔医学院　谭建国供图)

第二节　咬 合 重 建

咬合重建是指采用各种修复体重新建立患者新的上下颌的咬合关系。广义上的咬合重建包括了采用全口义齿和可摘局部义齿进行的咬合重建。但全口义齿和可摘局部义齿的咬合重建容易调改,具有可逆性,相对于固定修复的咬合重建临床操作简单。因此,临床上的咬合重建一般特指采用固定修复体进行的咬合重建。

咬合重建是修复临床最为复杂、疑难的治疗之一,做好咬合重建不仅要熟练掌握修复临床的各种理论和操作技能,同时还要掌握颞下颌关节病、殆学等的理论和操作技能。咬合重建就是为患者建立一个新的上下颌咬合关系,而咬合关系的涵盖内容非常复杂,那么作为一个口腔修复医师在临床上如何做好咬合重建呢?

上下颌的咬合关系中最核心的内容可以归纳为以下三个要素:如何建立正中咬合?　如

何建立非正中咬合的引导？如何确定垂直距离？临床上要做好咬合重建首先就要做好对以上三个咬合要素的设计。

一、如何建立正中咬合

正中咬合即牙尖交错位，是上下颌牙齿之间尖窝最广泛的接触位置，是下颌咬合功能的起点和终点，是最重要的一个上下颌咬合位置关系（图11-9）。

关于临床如何建立正中咬合或者牙尖交错位有很多方法：依照正中关系位、肌力闭合道等。从临床操作来分，临床上正中咬合的建立可以分成两大策略：一是复制原有的正中咬合位置，二是重新建立新的正中咬合位置。复制原有的正中咬合就是利用上下颌余留的具有咬合关系的牙齿来决定上下颌的位置关系。复制原有的正中咬合必须满足以下前提：一是可以复制，上下颌的余留牙齿有稳定的上下颌咬合关系；二是原有的正中咬合是生理性的，不需改变。临床上采用蜡、硅橡胶等各种咬合关系记录材料来记录上下颌原有的正中咬合关系（图11-10），以此上𬤥架，将修复体建立在原有的正中咬合位置。

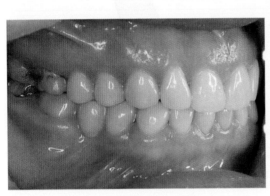

图11-9　牙尖交错位
（北京大学口腔医学院　谭建国供图）

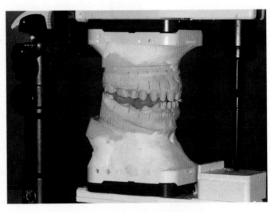

图11-10　正中咬合记录
（北京大学口腔医学院　谭建国供图）

但是当上下颌余留牙无法确定稳定的上下颌咬合关系，或者原有的咬合关系存在病理性问题，这时就要需重新建立新的正中咬合关系。那么新的正中咬合位置建在哪里呢？这时上下颌已经没有牙齿可以作为上下颌位置的确定指示，依照髁突与关节窝之间的正中关系位作为指示来建立正中咬合是临床上行之有效的一种方法。

1. 正中关系　正中关系是下颌对上颌的位置关系，是髁突在关节窝内的位置关系。当上下颌的牙齿不能确定稳定的上下颌关系时，上下颌之间唯一的一个可以利用的稳定连接位置就是髁突与关节窝的位置关系。因此，临床上可以用正中关系来建立正中咬合。那么到底髁突应该位于关节窝的什么位置呢？对于正中关系的定义很多，在 *The Glossary of Prosthodontic Terms* 中已经有7版定义。目前最新的对正中关系的定义是髁突位于关节窝的最上、最前位（图11-11）。

2. 临床确定正中关系的方法　确定正中关系的方法很多，临床上常用的有：

（1）双手操作法（bimanual manipulation）：此方法由 Dawson 提出，医师采用手法诱导下

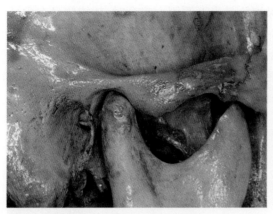

图 11-11　正中关系（最上、最前位）
（北京大学口腔医学院　谭建国供图）

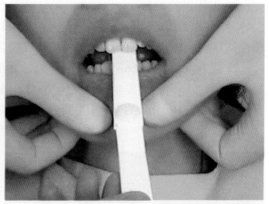

图 11-12　双手诱导法
（北京大学口腔医学院　谭建国供图）

颌至正中关系位（图 11-12）。

（2）Leaf Gauge 法：医师将不同数量的特制的塑料薄片放置在患者前牙之间，前牙咬合其上而后牙脱离𬌗接触，使咬合相关肌肉去程序化和翼外肌松弛。这时嘱患者紧咬升颌肌群收缩牵引髁突滑动至关节窝的最上、最前位，即正中关系位（图 11-13）。

（3）Lucia Jig 法：原理与 Leaf Gauge 相似。医师采用预成的或者采用自凝树脂等材料个别制作的前牙平面导板放置在上下前牙间，使后牙脱离咬合接触。咬合相关肌肉去程序化和翼外肌松弛后，患者紧咬升颌肌群收缩牵引髁突滑动至关节窝的最上、最前位，即正中关系位（图 11-14）。

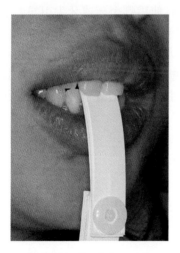

图 11-13　Leaf Gauge 法
（北京大学口腔医学院　谭建国供图）

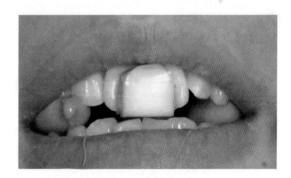

图 11-14　Lucia jig 法
（北京大学口腔医学院　谭建国供图）

二、如何建立非正中咬合的引导

非正中咬合包括前伸咬合和侧方咬合。前伸咬合的引导的建立上节中已经谈到，包括前导和前牙功能范围的设计，这里主要讲述侧方咬合的引导。侧方咬合的引导类型即𬌗型主要有以下两种：

1. 尖牙保护𬌗（canine guidance） 尖牙保护𬌗是当下颌侧方咬合时,功能侧只有尖牙引导,平衡侧无任何牙齿发生咬合接触（图 11-15）。尖牙保护𬌗是基于尖牙的生物反馈机制,可以降低咀嚼肌的肌电活性,从而降低咬合力。此𬌗型在年轻人群常见。

2. 组牙功能𬌗（group function） 组牙功能𬌗是当下颌侧方咬合时,功能侧有多个牙引导,平衡侧无任何牙齿发生咬合接触（图 11-16）。组牙功能𬌗是基于多牙引导,均匀分布咬合力,减少某一单个牙的受力。

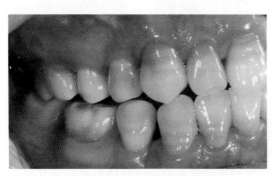
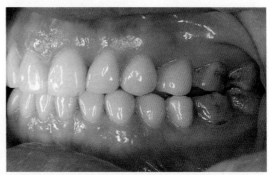

图 11-15 尖牙保护𬌗 图 11-16 组牙功能𬌗
（北京大学口腔医学院 谭建国供图） （北京大学口腔医学院 谭建国供图）

当然,在天然牙列中还存在平衡𬌗,虽然𬌗学理论将侧方咬合时平衡侧的牙齿𬌗定义为𬌗干扰,但临床上会见到患者是平衡𬌗,但没有任何病理症状。

无论何种𬌗型,侧方咬合的设计都要考虑两个重要问题:使用哪个牙或牙尖引导? 引导牙尖的引导斜度是多少? 多牙引导可以均分𬌗力,引导斜度越大则施加于引导牙齿上的侧向力越大。这两个参数是侧方咬合个性化的运动特征。侧方咬合的个性化运动特征也可以通过在𬌗架上制作个性化切导盘的方法记录下来,指导诊断蜡型的制作。当通过诊断饰面（mock-up）和临时修复体确定了最终修复的侧方咬合设计时,也可以通过个性化切导盘记录下来,交给技师用于指导最终修复体的制作。

三、如何确定垂直距离

在 *The Glossary of Prosthodontic Terms* 中,将垂直距离定义为:在最大牙尖交错位时,上颌任意一点相对于下颌任意一点之间的垂直距离,通常选取鼻根点和颏下点作为标志点。最大牙尖交错位的垂直距离也称咬合垂直距离。

垂直距离的确定是修复临床一个存在很多争议的命题,很多方法用于临床上垂直距离的确定,包括以下方法:①息止𬌗间隙法;②𬌗垫法;③肌肉松弛法;④前牙美学比例法。但以上方法都缺乏严格的科学依据。

息止𬌗间隙是指在下颌姿势位时上下颌之间没有咬合接触,上下颌之间的距离为息止𬌗间隙。一般认为正常的息止𬌗间隙在 2~3mm 范围内,如果临床上发现患者息止𬌗间隙大约 3mm 则表明有垂直距离降低,作为可以升高垂直距离的指征。但有研究表明,息止𬌗间隙可以在垂直距离改变治疗后 4 周内重新形成。运用息止𬌗间隙法来判断天然牙列是否需要改变垂直距离存在缺陷。

　　殆垫法就是采用活动殆垫尝试升高患者的垂直距离,一般殆垫戴用时间为 3 个月,在这期间观察患者是否可以耐受新的垂直距离。但研究表明,如果患者无颞下颌关节疾病,其在一定范围的垂直距离下都可以耐受而无不适反应。

　　肌肉松弛法就是采用肌松弛仪、TENS(transcutaneous electrical neural stimulation)等仪器帮助确定患者的下颌姿势位,结合息止殆间隙法来确定新的垂直距离。这种方法的缺陷在于不同患者对于神经肌肉调节的适应性。患者的肌肉休息位时的电生理活动同息止殆间隙一样,会在治疗后的 1 ~ 3 个月重新形成。

　　前牙美学比例法是指通过测量上下颌中切牙釉牙骨质界或者龈缘之间的距离来确定垂直距离。通过与Ⅰ类殆关系、未磨耗的牙列的 18 ~ 20mm 的平均值比较,从而决定是否需要改变垂直距离。如果说测量值小于 18mm,则表明垂直距离的丧失,需要重新抬高垂直距离。这种方法的主要缺陷在于,前牙并不是垂直距离的影响因素。垂直距离主要受到下颌升支的高度和后牙萌出高度的影响。测量上下中切牙釉牙骨质界或者龈缘之间的距离只能用于评估前牙的萌出量,而不能用于决定垂直距离的恢复。临床上存在很多上下中切牙釉牙骨质界之间距离变小而垂直距离没有发生改变的情况,常是由于前牙的重度磨耗同时伴有牙齿被动萌出。

　　因此,对一个特定的患者来讲,垂直距离可能是一个范围而不是一个唯一、确定的数值。临床上我们以修复为导向来确定患者的垂直距离,在前牙区满足美学要求,在后牙区满足修复空间的需要。当修复需要必须要改变垂直距离时,以能满足修复体的美学和功能所需的最小空间作为恢复垂直距离的原则,如果垂直距离必须要改变,那么改变的量越少越好。

　　由于患者的垂直距离是由可重复的升颌肌群的收缩长度决定,在临床上我们可以在正中关系位建立正中咬合,这时髁突位于关节窝的最上位,这种髁突向上移动的距离可以抵消咬合垂直距离升高所导致的升颌肌群的肌收缩长度的增加。后牙区垂直距离升高 1mm,前牙区就可以获得升高 3mm 的垂直距离,从而满足前牙的美学要求。

四、咬合重建临床实用技术

　　1. 面弓转移　面弓是一种确定上颌与颞下颌关节之间关系的装置。面弓转移就是使用面弓将患者的上颌与颞下颌关节之间关系即上颌与髁突铰链轴的关系转移到殆架上(图 11-17)。这样在殆架上就可以准确模拟患者口内的下颌开闭口轨迹。

　　2. 正中关系记录　采用双手操作法、Leaf Gauge、Lucia Jig 等方法获取患者的正中关系,后使用蜡、硅橡胶等各种咬合记录材料记录正中关系位(图 11-18)。

　　3. 上殆架　殆架是一种模拟人体上下颌和颞下颌关节的机械装置,可以模拟患者的下颌功能运动。根据对下颌运动模拟的程度,殆架可以分为铰链式殆架、平均值殆架、半可调殆架和全可调殆架。将患者的上下颌模型通过面弓转移和正中关系记录固定在殆架上就可以模拟患者的下颌功能运动,技师在殆架上制作修复体就类似在患者口内制作一样,减少咬合关系的误差(图 11-19)。

　　4. 个性化切导盘　修复前制取上下颌研究模型,面弓转移上殆架,通过前伸咬合记录

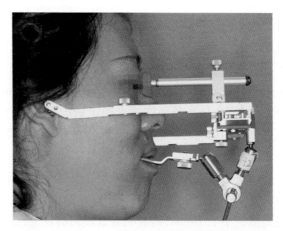

图 11-17　面弓转移 (北京大学口腔医学院　谭建国供图)

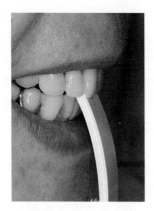

图 11-18　正中关系记录
(北京大学口腔医学院　谭建国供图)

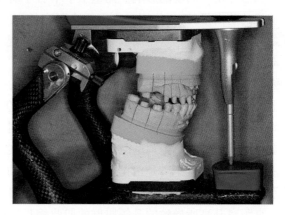

图 11-19　上𬌗架
(北京大学口腔医学院　谭建国供图)

和侧方咬合记录调整𬌗架上的前伸髁导斜度和侧方髁导斜度,在切导盘上放置自凝树脂或光固化树脂等材料,在自凝树脂材料未凝固可塑性时,移动上颌体,模拟患者口腔内的下颌运动轨迹,包括前伸运动和左右侧方运动,则切导针末端在自凝树脂内形成的轨迹即是前牙运动范围。树脂凝固后完成个性化切导盘的制作(见图 11-5)。

个性化切导盘用于记录和模拟患者个性化的下颌运动轨迹和特征,以更好地完成对患者非正中咬合(前伸咬合运动和侧方咬合运动)的设计。

5. 交叉上𬌗架(cross-mounting)　交叉上𬌗架就是将患者已经在口内适应确定的临时修复体的咬合关系转移至牙体预备后的工作模型上。交叉上𬌗架需要两副咬合记录,一是后牙工作模型与对颌临时修复体模型之间的咬合记录,一是上下颌工作模型之间的咬合记录(图 11-20,图 11-21)。

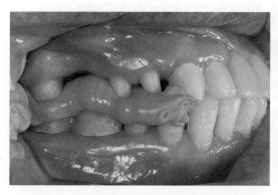

图 11-20　上颌预备体对下颌临时冠的咬合记录
（北京大学口腔医学院　谭建国供图）

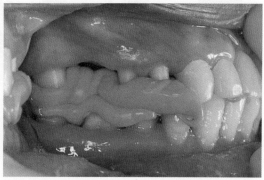

图 11-21　上颌预备体对下颌预备体的咬合记录
（北京大学口腔医学院　谭建国供图）

参 考 文 献

1. Gerard J. Chiche，Alain Pinault. Esthetics of Anterior Fixed Prosthodontics. Chicago：Quintessence，1994

2. Mauro Fradeani. Esthetic rehabilitation in fixed prosthodontics. Chicago：Quintessence，2004

3. The glossary of prosthodontic terms. J Prosthet Dent，2005，94：10-92

4. Frank M. Spear. Approaches to vertical dimension. Advanced Esthetics &Interdisciplinary Dentistry，2006，2：2-12

5. 徐军. 口腔固定修复的临床设计. 北京：人民卫生出版社，2006

6. Petwr E. Dawson. Functional occlusion：From TMJ to smile design. St. Louis：Mosby，2007

7. Williamson EH, Lundquist DO. Anterior guidance：its effect on electromyographic activity of the temporal and masseter muscles. J Prosthet Dent，1983 ，49：816-823

第十二章 种植体支持的固定修复

种植体支持的固定修复不损害天然牙、咀嚼效率高而且美观舒适,因此成为修复牙列缺损与缺失的理想方案。伴随现代口腔种植学的持续发展,牙种植修复已经日趋成为修复牙缺失的常规修复手段。本章节将针对种植体支持的固定修复详细讲述有关固定式种植修复的组成、分类与特点,种植修复的诊断与评估,种植修复的治疗程序与治疗原则,介绍相关计算机技术在口腔种植治疗中的应用,以及固定式种植修复的并发症及预防与处理办法。

第一节 口腔种植治疗概述

一、口腔种植治疗的发展进程

现代口腔种植学经过40余年的探索发展至今,主要经历了三个历史阶段。

20世纪80年代,以瑞典Brånemark教授的骨结合理论为基础,形成一系列口腔种植学的理论基础,包括:关于骨-种植体界面的研究,确定骨-种植体界面为骨结合;纯钛是理想的种植体材料,骨内种植体的理想形状为根形或柱状。种植体材料需满足理想的生物相容性和生物功能性的要求,具有化学稳定性、抗腐蚀性以及理想的物理机械性能,可以承受机体内复杂的静态和动态应力。在此阶段,种植时机是拔牙窝愈合后的延期种植为主,主要选择骨量和骨密度比较理想的患者;种植体的植入方式可以是潜入式或非潜入式种植体植入,种植体存留率可达90%。

20世纪80年代至21世纪初,牙种植治疗中的骨和软组织增量技术日益成熟,以扩大牙种植适应证及提高远期成功率并获得理想美学效果为目的的各种外科技术不断更新和进步,主要包括:引导骨再生(GBR)技术,建立了引导骨再生的理论体系和临床程序,应用引导骨再生技术修复种植区的骨缺损同期或分期植入种植体;各种骨增量技术包括块状自体骨移植技术、上颌窦底提升技术、牙槽嵴劈开技术、牵张成骨技术等可以实现垂直向和(或)水平向骨增量,解决了种植区可用骨量不足的问题,扩大了种植修复的适应范围,提高牙种植的远期成功率。

这段时期,种植体表面处理技术也不断更新和进步。从早期机械光滑种植体表面,转化到钛浆喷涂(TPS)和羟基磷灰石(HA)涂层的粗糙表面,而后过渡到微粗糙的大颗粒喷砂酸蚀(SLA)表面,种植体表面性能的改进增加了骨-种植体接触(BIC)面积和加快新骨沉积的速度,缩短种植体的骨愈合周期。

21 世纪初至今,形成了以临床询证医学证据为依据的种植治疗理念,逐步建立了"以修复为导向"的治疗程序和临床原则。建立了牙种植的美学风险评估体系,美学种植修复成为种植治疗的重要目标。基本建立美学种植治疗的原则和临床程序;将种植体植入时机分为即刻种植、早期种植和延期种植,将种植体负荷时机分为即刻负荷、早期负荷和常规负荷,明确种植体植入时机和负荷时机的选择原则和影响因素;形成"以修复为导向"的种植治疗理念,按照理想的修复体所要求的位置、方向、角度植入种植体,制订理想状态的修复体所需要的种植外科治疗方案,建立以修复为导向的治疗程序,实现预期的功能和美学效果,并获得长期的成功。

近年来计算机辅助设计与计算机辅助制作(CAD/CAM)技术应用于牙种植治疗,数字化的外科模板引导医师准确地植入种植体,避免手术并发症的发生,实现了口腔种植的微创治疗。CAD/CAM 技术应用于种植修复体的上部结构制作,通过计算机辅助设计、数控机床自动加工个性化种植基台或种植体支持的修复体,操作容易、加工精度高、有效地降低了技师的劳动强度,缩短了加工周期,并提高了修复体的精度。数字化口腔种植治疗融入种植治疗的诊断评估、外科和修复程序的所有阶段。

二、牙种植系统的组成及特点

牙种植系统是牙种植治疗获得成功的关键因素之一。目前口腔种植学中的"种植系统"为骨内种植系统的简称。骨内种植体包括根形种植体、叶片状种植体和盘状种植体等,后两种种植体已经被淘汰,这里所讲述的"牙种植体"均指根形种植体。广义的牙种植系统(dental implant system)是种植体、相关部件、操作器械和设备的总称。本章节牙种植体系统的概念,只包括种植体、基台、修复结构和与之相关的其他部件。

牙种植体(dental implant)锚固于骨内,并与周围骨组织发生骨结合,固位、支持基台和(或)修复体。

基台(abutment)安装在锚固于骨内的种植体平台上,并将其向口腔内延伸,用于连接、支持和(或)固位修复体或种植体上部结构。

种植辅助结构与配件包括印模帽、替代体、预成附着体等种植修复过程中使用的各种辅助相关结构和配件,具体组成及特点见图 12-1。

三、种植体支持的固定修复的概念及分类

(一) 种植体支持的固定修复的概念

种植体支持的固定修复是指种植修复体的上部结构用粘接剂或螺丝固定在种植体或基台上方,患者不能自由摘戴,完全由种植体提供支持作用的固定义齿。种植修复体承担的咬合力全部由种植体传递到牙槽骨,可以有效地减少牙槽骨的吸收,最大限度地恢复患者的咀嚼功能,使其接近天然牙,满足患者拥有固定牙齿的心理需求,并且感觉舒适。

(二) 种植体支持的固定修复的分类

1. 根据缺失牙齿的数目

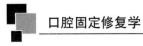

种植体/组件	模式图	模式图	备注
基台螺丝			
替代体			替代体根据作用不同可以分为基台替代体和种植体替代体
开窗式印模帽			特指带有中央固位螺丝的印模帽，通过拧紧中央螺丝将印模帽固位于种植体
非开窗式印模帽			也称为卡紧式印模帽，印模帽以卡紧的形式固位于种植体或基台上
种植体	骨水平种植体	软组织水平种植体	植入骨内，用于固位修复体。根据种植平台与牙槽顶的垂直向位置关系分为骨水平和软组织水平种植体

A

种植体/组件	模式图	模式图	备注
CAD/CAM基台			是指计算机辅助设计并制作的基台，也称为个性化基台
可研磨基台			是一种预成的可调改基台，可以根据种植体植入的具体位置、方向、局部软组织外形对基台进行调改以适应修复体的要求
解剖式基台			基台带有不同高度和形状的穿龈部分。基台肩台的高度与黏膜厚度相适应
可铸造基底			是修复体基底部分的替代物，分为塑料基底及带有预成金属部分的金基底
种植体	骨水平种植体	软组织水平种植体	

B

种植体/组件	模式图	模式图	备注
预成直基台			基台的长轴与种植体相同。根据与修复体的连接方式可分为粘接固位的基台和螺丝固位的基台
预成角度基台			基台长轴与种植体长轴不一致。用于种植体植入角度不理想时
愈合帽			种植体修复前安装于种植体。用于成形种植体周围软组织
封闭螺丝			种植体植入后封闭种植体平台。用于潜入式种植
种植体	骨水平种植体	软组织水平种植体	

C

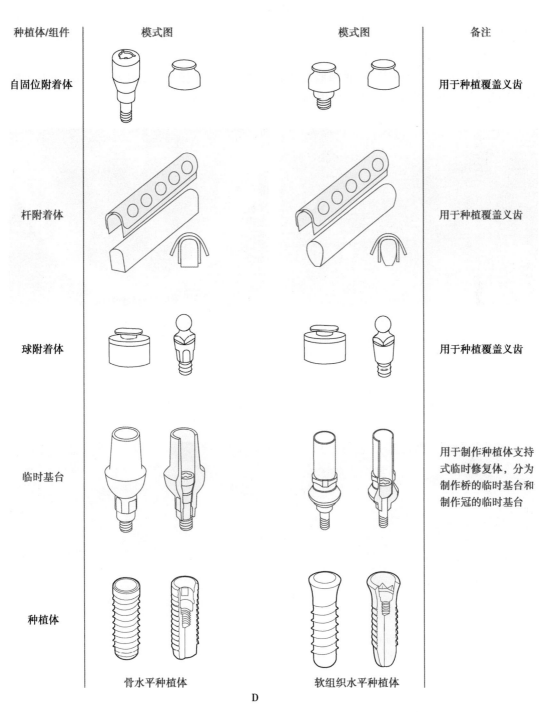

种植体/组件	模式图	模式图	备注
自固位附着体			用于种植覆盖义齿
杆附着体			用于种植覆盖义齿
球附着体			用于种植覆盖义齿
临时基台			用于制作种植体支持式临时修复体，分为制作桥的临时基台和制作冠的临时基台
种植体	骨水平种植体	软组织水平种植体	

D

图 12-1　种植体系统的基本构成（北京协和医院　宿玉成供图）
以骨水平种植体系统和软组织水平种植体为例的种植体系统的基本构成

（1）局部固定式种植修复：单颗牙或者多颗牙连续缺失患者的种植修复，是指种植体支持的单冠、联冠或固定桥。

（2）无牙颌固定式种植修复：是指牙列缺失患者的种植修复，修复体的上部结构用粘接剂或螺丝固定在种植体或基台上方，患者不能自行摘戴，完全由种植体提供支持作用。

2. 根据修复体的固位方式

（1）粘接固位式种植修复：种植修复体的上部结构用粘接剂固定在基台上方，患者不能自行摘戴，完全由种植体提供支持作用的固定义齿（图 12-2）。

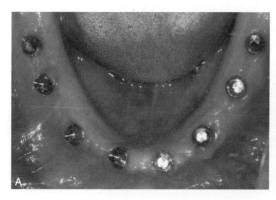
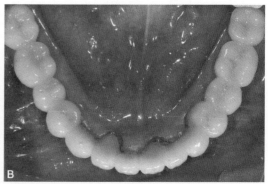

图 12-2　粘接固位式种植修复（首都医科大学口腔医学院　耿威供图）
A. 下颌𬌗面观，下颌植入 8 颗种植体，粘接固位的实心基台固定在种植体上方
B. 修复体用粘接剂固定于基台上方

（2）螺丝固位式种植修复：种植修复体的上部结构通过螺丝固定在种植体或基台上方，患者不能自行摘戴，完全由种植体提供支持作用的固定义齿（图 12-3）。

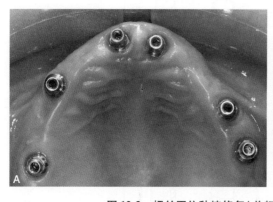
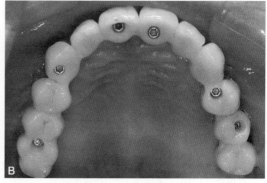

图 12-3　螺丝固位种植修复（首都医科大学口腔医学院　耿威供图）
A. 上颌𬌗面观，上颌植入 6 颗种植体，基台被固定在种植体上方　B. 上颌𬌗面观，修复体
通过螺丝固定在种植体基台上方

3. 根据修复体是否带有悬臂梁

（1）带有悬臂梁的种植体支持的固定修复：受局部解剖条件（上颌窦、下颌管）等的限制，种植体往往只能被植入颌弓的前段，在末端种植体的远中需要设计游离臂即悬臂，增加对义齿的固位和支持作用。此种修复方式的特点是末端种植体受杠杆力的作用容易发生应

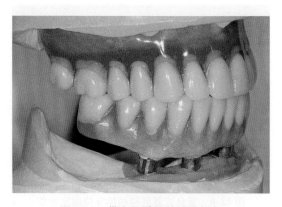

图 12-4 带有悬臂梁的种植修复
（首都医科大学口腔医学院 耿威供图）
工作模型侧面观，种植体植入下颌前部，
远中设计悬臂梁结构

力集中，必须合理设计悬臂梁的长度，防止机械并发症的发生（图 12-4）。

（2）不带有悬臂梁的种植体支持的固定修复：在颌弓后段磨牙区植入种植体，支持义齿的末端种植体远中不带有悬臂梁结构，采用这种修复方式种植体承受载荷较为均匀、咬合力分布合理，不容易产生应力集中和机械并发症。

4. 根据种植修复体上部结构特点

（1）传统式基底种植体支持的固定修复：类似于传统的固定义齿，如果患者的剩余骨量充足并且颌位关系正常，不需要带有粉红色龈瓷或树脂弥补牙龈组织和骨组织的缺陷，可选择传统金属或氧化锆基底烤瓷制作完成的固定修复体（图 12-5）。

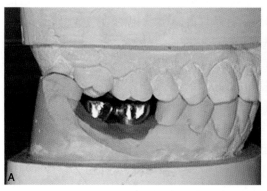
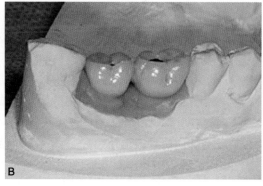

图 12-5 传统式基底种植体支持固定修复（首都医科大学口腔医学院 耿威供图）
A. 传统金属基底在石膏模型上颊面观 B. 烤瓷完成后石膏模型颊面观

（2）复合式基底种植体支持的固定修复：是指种植修复体的上部结构基底设计带有粉红色龈瓷或树脂，适用于存在大量的骨吸收，并且不采取外科重建外科方案，修复体的最终设计通常带有粉红色龈瓷或树脂复合式基底，拟恢复丧失的软组织和硬组织，避免美学缺陷（图 12-6）。

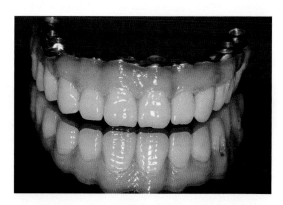

图 12-6 复合式基底种植体支持固定修复
（首都医科大学口腔医学院 耿威供图）
种植修复体上部结构的基底带有粉红色树脂，
恢复软硬组织缺损，弥补美学缺陷

第二节 种植体支持的固定修复的临床治疗程序

种植体支持的固定修复是复杂或高度复杂的种植治疗，按照以修复为导向的种植治疗理念，需要正确的诊断评估，完善的术前计划和精确的外科手术以及合理的修复体设计与制作。本节内容详细论述了种植体支持的固定修复的临床治疗程序。

一、种植治疗前的检查与评估程序

种植治疗前的诊断评估是进行牙种植治疗的第一步，修复医师需要了解患者对义齿的心理需求和期望值，根据患者的年龄、身体状况、颌骨条件及所能承担的治疗费用等进行术前评估，然后根据评估的结果进行诊断分析，选择最合适的种植治疗方案。

（一）口腔及颌面部检查与评估

1. 研究模型和诊断评估前期工作 在口腔种植修复治疗过程中，为了实现预期的功能和美学效果，满足生物力学要求获得长期的成功，应当按照理想状态的修复体所要求的位置、方向、角度植入种植体，制订理想状态的修复体所需的种植外科治疗方案，诊断模板是"以修复为导向的种植治疗"理念付诸实现的第一步。

（1）诊断蜡型与诊断模板：在诊断评估之前首先制取研究模型，然后转移上颌与下颌之间的位置关系，将模型以牙尖交错位固定于𬌗架上，在颌架上完成未来修复体的外形，这就是诊断模板。诊断模板（diagnostic template）在研究模型上完成，可以置于𬌗架上或戴入患者口内，是用以术前评估、诊断未来修复体的美学效果与功能，帮助确定最终修复方案的模板。诊断模板可以是诊断蜡型，也可以是由诊断蜡型翻制的树脂修复体（图 12-7）。在进行种植手术之前，首先通过预成的修复体（诊断模板）对患者进行评估，将获取的信息以外科模板的方式反馈给外科医师，从而引导医师进行种植手术。

诊断模板是非功能性的静态模板，临床医师无法从诊断模板上获得患者骨组织的信息，不能反映修复体下方口腔黏膜和黏膜下硬组织的情况，尤其是种植位点骨密度、重要的解剖

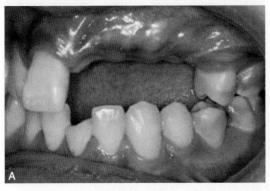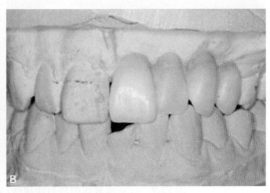

图 12-7 诊断蜡型与诊断模板(首都医科大学口腔医学院 耿威供图)
A. 患者初诊时口内像,可见21—24 缺失 B. 在石膏模型上根据咬合间隙制作修复体

结构(如下牙槽神经管、上颌窦等)的情况。因此,需要使用放射线模板。

(2)放射线诊断模板:放射线模板(radiographic template)是指在诊断模板内安放放射线阻射标记物材料,然后戴入患者口内进行放射线拍摄,用于评估种植位点软、硬组织状况,设计手术方案的模板。通过放射线模板,临床医师可以将诊断模板的信息整合到放射线影像信息中,根据未来修复体的位置和排列设计种植体的植入方案,包括种植体的尺寸、数目、植入位点及方向,实现"以修复为导向的种植外科"。放射线模板分为标记种植位点的放射线模板和标记修复体放射线模板。

1)标记种植位点的放射线模板:应用具备阻射性质的材料如牙胶、钢球、钢管、铅等标记种植位点。标准钢球(通常为直径 5.0mm 的钢球),除标记种植位点的位置,还可以计算标记位点处的图像放大率和扭曲程度。钢管、牙胶,除用于标记种植位点的位置,还可以显示未来种植体的轴向(图 12-8)。

2)标记修复体的放射线模板:通常又称之为硫酸钡阻射的放射线模板。使用含有硫酸钡的材料制作义齿,也可以直接翻制旧义齿,使义齿能够在放射线扫描时全部显影(图 12-9)。

2. 笑线和牙槽嵴丰满度评估 如果前牙区的牙齿缺失,我们需要先完成诊断蜡型并戴

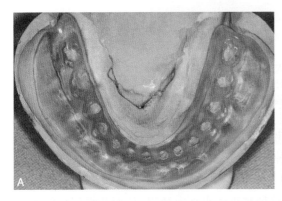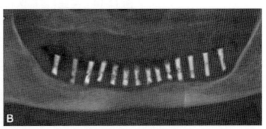

图 12-8 标记种植位点的放射线模板(首都医科大学口腔医学院 耿威供图)
A. 在树脂义齿上,沿牙齿长轴方向钻孔,填入牙胶标记种植位点 B. 患者佩戴放射线模板拍摄
放射线片的影像,可显示种植牙槽骨状况

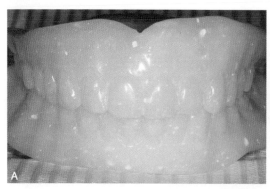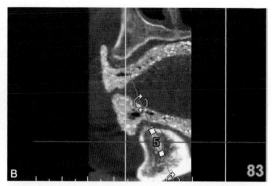

图 12-9 标记修复体的放射线模板（首都医科大学口腔医学院 耿威供图）
A. 用含放射线阻射物硫酸钡的树脂制作上下颌总义齿 B. 患者佩戴该放射线模板
进行放射线拍摄，可标记修复体

入患者口腔内才能进行评估。笑线的高低是指微笑时基于牙和牙龈的暴露程度，笑线有三种类型：低位笑线，暴露的前牙不超过 75%；中位笑线，暴露的前牙为 75%~100% 以及牙间乳头；高位笑线，暴露整个前牙，以及周围牙龈不同程度的暴露（图 12-10）。

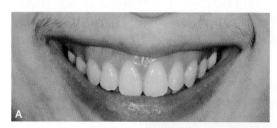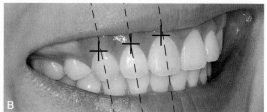

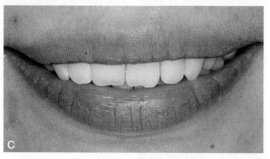

图 12-10 笑线（首都医科大学口腔医学院 耿威供图）
A. 微笑时暴露整个前牙，以及周围牙龈不同程度的暴露图 B. 暴露前牙全部或 75%，以及牙间乳头
C. 微笑时暴露整部分前牙

前牙区的多颗牙连续缺失后，如果伴随牙槽骨的大量吸收，牙槽嵴通常不能为上唇提供充分的支撑，尤其对于高位笑线的患者，设计种植体支持的固定修复体必须谨慎，这类患者将面临较高的美学风险，通常难以获得理想的美学及功能效果。在唇部支持不足的情况下进行固定修复，就需要通过大范围的软硬组织移植来重建水平向缺损，从而获得理想的种植体植入位置和软组织外形轮廓。如果不能进行软硬组织的重建，可能需要选择金属-树脂复合修复体，依靠龈瓷或龈色树脂降低美学风险。

3. 种植区牙龈组织评估 患者口腔内牙槽嵴黏膜的质量影响种植修复患者的舒适程度。宽而厚的角化组织易于重建种植体间软组织、刺激固定修复体的龈乳头增生（图 12-11）。如果种植体周围缺乏角化黏膜组织，游离的软组织在种植体和基台表面受到牵拉，会造成疼痛，并容易产生种植体周围黏膜炎和种植体周围炎。

种植区的牙龈组织状况的诊断和分析对于医师预测种植修复后的美学效果具有重要意义。种植治疗区的牙龈组织可以分成三种生物学类型：

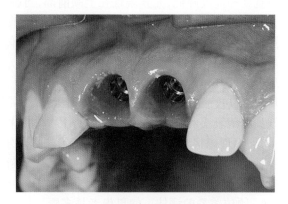

图 12-11 种植体周围宽而厚的角化龈
（首都医科大学口腔医学院 耿威供图）
采用种植体支持的临时修复体修复 3 个月后，可见
形成良好的穿龈轮廓及牙间乳头

（1）厚龈生物型（thick-gingiva biotype）：此类患者龈组织的特点是附着龈明显厚而宽，通常不易发生龈退缩，这种较厚的龈组织能有效地遮盖种植体和龈下金属结构的颜色，从而降低美学风险。

（2）中厚龈生物型（medium-gingiva biotype）：通常具有厚龈生物型较厚的附着龈，但是，也兼有薄龈生物型的特点，如具有细长和圆钝兼备的牙间乳头，中厚龈生物型患者的美学种植修复，远期美学效果可预期性较低。

（3）薄龈生物型（thin-gingiva biotype）：软组织薄而脆弱，薄龈生物型有助于形成并维持自然、可预期的牙间乳头，但是这种牙龈生物型龈容易发生牙龈退缩。

4. 相邻牙齿状况的评估 在美学区，缺失牙和邻牙的形状显著地影响种植修复的美学风险程度，方圆形牙齿（常常是厚龈生物型）虽然种植修复体难以获得细长、完美的龈乳头，但其通常与患者的天然状态协调一致，美学风险较低。而尖圆形牙如果牙周健康状态良好，通常具有一个较薄、高弧线形（high-scalloping type）的组织结构，这种牙齿一旦发生局部牙周组织缺损和牙间乳头丧失时，容易发生美学风险形成黑三角。此时通常用方圆形修复体和加大接触区来弥补牙间乳头的丧失，但影响了最终的美学形态（图 12-12）。

从修复角度来看，缺牙区的邻牙健康不会影响缺失牙种植修复的美学效果，但是，如果

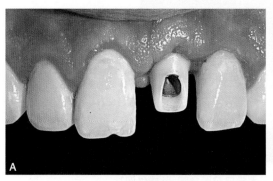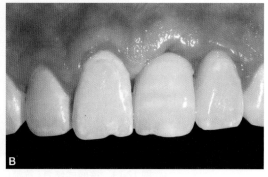

图 12-12 牙齿外形和龈乳头形状（首都医科大学口腔医学院 耿威供图）
A. 牙龈组织为厚龈生物型，邻牙为尖圆形，存在"黑三角"的美学风险 B. 最终修复体采
用方圆形牙冠，加大接触区以弥补牙间乳头的丧失

邻牙有修复体且边缘位于龈沟内,种植体植入后,有修复体的邻牙容易发生龈缘退缩,导致修复体边缘暴露引起的美学并发症。对此类患者,可能需要更换邻牙修复体,也可以改变手术切口以降低风险。

5. 剩余牙槽嵴状况的评估 牙齿拔除后牙槽骨常常发生快速而明显的吸收,余留的牙槽嵴宽度和高度降低,尤其表现在上颌前部,当剩余牙槽嵴植入合适直径的种植体骨量不足时,为获得正确的修复位置,可能需要进行同期或分期骨增量程序。当存在牙槽嵴吸收,但可用骨量仍然充足时,可以用修复手段弥补种植体植入位点丰满度的不足,避免复杂的骨增量。如果种植体植入位置过度偏向腭侧,需要固定修复体向唇侧悬出和盖嵴式设计,这会影响患者对修复体进行自我清洁和维护(图 12-13)。当存在垂直向牙槽嵴吸收时,天然的龈乳头形态和高度丧失,许多病例不能重建龈乳头,临床医师必须在修复体上添加龈瓷的翼来模拟缺失的龈乳头和软组织(图 12-14)。因此,临床医师需要全面评估剩余牙槽骨组织的形状与量,评估理想状态的修复体的形态位置与剩余牙槽嵴的位置关系,从而制订正确的外科与修复计划。为此,需要为患者制作诊断蜡型、诊断模板并佩戴放射线模板进行 CBCT 扫描,才能做出准确的诊断与制订治疗计划。

6. 颌位关系的评估 如果患者是多颗牙连续缺失或整个牙列缺失,往往会伴随垂直关系的丧失,进行种植治疗前,无论是单颌还是双颌,修复医师都必须确定上下颌的颌位关系,制取诊断模型,取颌位记录后,在𬌗架上对颌位关系、垂直距离进行测量分析,然后才能制订

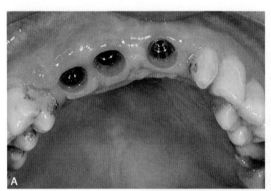
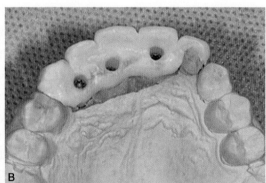
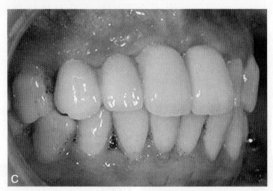

图 12-13 盖嵴式修复(首都医科大学口腔医学院 耿威供图)
A. 修复前口内𬌗面像,可见种植体植入位置偏舌侧图 B. 修复体蜡型在石膏模型上的舌面观,修复体龈面向唇侧悬出,覆盖在唇侧牙槽嵴上方 C. 最终修复体戴入口内后侧面像。盖嵴式修复可以获得理想的美学效果

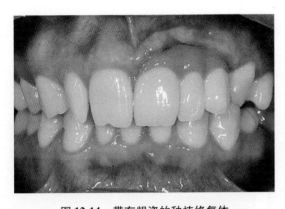

图 12-14 带有龈瓷的种植修复体
（首都医科大学口腔医学院 耿威供图）
剩余牙槽嵴存在垂直向和水平向软硬组织缺损，采用带有龈瓷的种植修复体以弥补和模拟丧失的龈乳头及牙龈组织

出完整的种植治疗计划。

（1）评估上颌骨与下颌骨的垂直位置关系：在𬌗架上通过诊断性排牙可以确定修复体的可用空间。不同的修复方案需要的空间不同，理想状态的金属烤瓷修复体需要最小颌间距离 6mm 的空间，种植体支持的金属-树脂复合修复体需要更多的垂直向距离容纳上部结构、支架、义齿饰面材料，修复肩台至对颌所需要的最小距离为 10mm 而对于牙列缺失患者牙槽骨丰满，颌间距离不足，不能获得上部结构所需要的最小空间（单颌间隙 7mm）；或者牙槽骨过度吸收，颌间距离增大，种植修复体难以获得合适的冠根比例，这两种情况均不适合设计固定修复，而应尽可能选择种植体固位的覆盖义齿。覆盖义齿中应用的附着体，杆卡设计所需要的空间最大，非夹板式连接的附着体（自固位附着体）需要的空间最小。另外当颌间距离不足时，也可以通过种植外科前的牙槽骨整形术来降低下颌骨的高度，为杆附着体或固定修复体提供足够的空间。对于单颗牙或少数牙齿缺失，缺牙区垂直间隙小于 6mm，则需要做成金属或氧化锆𬌗面，或者选择设计一体化基台冠，最大限度节约空间。

（2）评估上颌骨与下颌骨的水平位置关系

1）牙列缺失患者的上下颌位置呈Ⅰ类关系：这是上颌与下颌之间正常的位置关系，种植体可以沿牙槽骨轴向植入，上牙与下牙之间形成正常的覆𬌗和覆盖（图 12-15）。

2）上下颌位置呈Ⅱ类关系：与上颌相比下颌骨呈过度吸收，如果种植体沿牙槽骨轴向植入，正中咬合时前牙常常形成深覆盖，不能正常接触，修复医师将下颌前牙向唇向倾斜排列能够达到正常覆𬌗和覆盖关系，但是义齿在咬合状态下会对种植体产生杠杆力；外科医师改变种植体的植入方向使种植体颈部偏唇侧倾斜植入，但可能导致修复螺丝从义齿的唇侧穿出而影响美观，另外种植体在一定角度下承载负荷，同样增加对种植体的剪切力（图 12-16）。

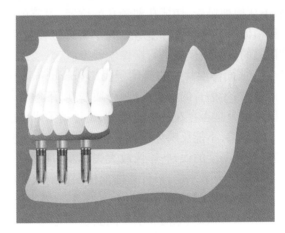

图 12-15 上下颌骨Ⅰ类关系
（首都医科大学口腔医学院 耿威供图）
种植体可以沿牙槽骨轴向植入，形成正常的覆𬌗和覆盖关系

3）上下颌位置呈Ⅲ类关系：与下颌相比，上颌骨呈过度吸收，如果将种植体沿牙槽骨轴向植入，义齿的前牙将形成反𬌗，将人工牙向唇侧突出排列或将种植体偏唇侧倾斜植入牙槽骨，可以达到正中咬合接触，但义齿在行使功能时，种植体将承受较大的杠杆力，并且可能导致螺丝从义齿的唇侧穿出（图 12-17）。

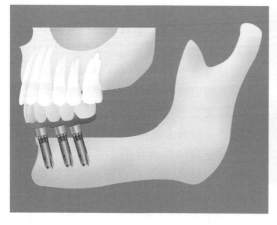

图 12-16　上下颌骨Ⅱ类关系
（首都医科大学口腔医学院　耿威供图）
下颌骨过度吸收，下颌前牙需向唇侧倾斜才
能达到正常的正常覆𬌗和覆盖关系

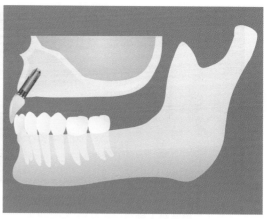

图 12-17　上下颌骨Ⅲ类关系
（首都医科大学口腔医学院　耿威供图）
上颌骨过度吸收，将修复体偏唇侧排列或种
植体偏唇侧倾斜植入牙槽骨，可达到正常咬
合接触

　　异常的上下颌位关系，如严重的安氏Ⅱ类或Ⅲ类错𬌗，以及颌间距离过小，这些异常均可以导致在修复阶段出现生物力学风险。对于严重的反𬌗、安氏Ⅱ类或Ⅲ类错𬌗的患者，需要选择可避免机械并发症的覆盖式种植修复方案，而不能设计固定修复体。必要时需要在种植体植入前进行正颌手术以矫正异常的颌位关系。

　　（二）影像学检查与评估

　　目前，应用于口腔医学领域的放射线检查技术主要有根尖片、体层摄影检查和锥形束CT检查。放射线检查的目的主要是针对种植区的余留牙槽骨的骨量及骨密度，评估上颌窦底、下牙槽神经管、切牙孔和颏孔的位置，以避免手术时伤及上述重要解剖结构，从而最终确定种植体的三维位置和型号。为了实现以修复为导向的种植治疗，患者需要佩戴带有修复体信息的放射线模板进行影像学检查。

　　1. 曲面体层片　曲面体层摄影（panoramic tomography）能够反映种植修复所需的大部分信息，如牙槽骨的垂直高度、骨质密度、下颌管和上颌窦底至牙槽嵴之间的距离、鼻底的位置以及颌骨是否存在其他病变等，是种植手术前的常规检查。然而，曲面体层放射线片仍然是二维影像，不能反映牙槽骨颊舌向的状态，由于颊舌侧软硬组织的重叠，可能产生对牙槽突骨量、骨密度的误判；影像放大失真及扭曲变形明显可达到20%。建议用放射线模板，例如金属球作为指示器，以计算曲面体层放射线片的放大率。

　　2. 锥形束CT（CBCT）扫描　CBCT扫描突破了传统放射线技术只能进行二维成像的局限，可以从矢状面、冠向和水平向获得断层图像。而且，CBCT可以将轴向、冠向和矢状面断层数据重组，进行多层横截面断层重建全景图像。CBCT的应用使牙槽骨骨量的测量和分析变得更加清晰准确而且容易，其测量结果可以精确到0.01mm。基于以上特点，CBCT成为目前口腔种植最理想的放射线检查技术。

　　牙种植术前为患者制作诊断蜡型、诊断模板、并佩戴放射线模板进行CBCT扫描，同时再现患者颌骨的影像信息和修复体的信息，利用锥形束CT软件中的种植设计程序，依据放射线模板所显示的修复体位置，三维度地确定种植体植入位置、数量、长度、直径和轴向，确定与下颌管、颏孔、上颌窦底和鼻底等特殊解剖结构的位置关系，才能做出准确的诊断与计划。

患者佩戴放射线模板进行 CBCT 扫描后可能有三种情况发生：

（1）修复体引导的种植体位置与牙槽嵴的剖面轮廓之间处于理想的关系：试排牙可以被理解为最终修复体，并依据阻射标记确定种植体轴向。在这种理想情况下，不需要骨增量技术，无须改变种植体轴向以代偿牙槽嵴的萎缩（图 12-18）。

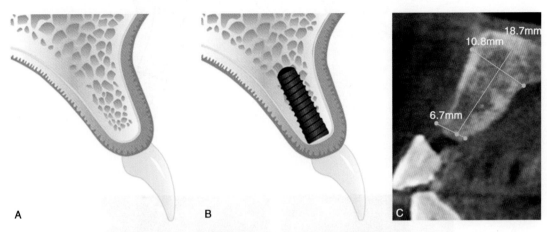

图 12-18 修复体引导的种植体位置与牙槽嵴关系理想
A. 剩余牙槽嵴无水平向和垂直向的骨缺损，修复体与牙槽嵴位置关系理想 B. 可以在理想的修复体位置的引导下，植入方向角度合适的种植体（北京协和医院 宿玉成供图） C. CBCT 显示牙槽嵴颊舌向宽度理想，不需要进行骨移植（首都医科大学口腔医学院 耿威供图）

（2）修复体引导的种植体位置与牙槽嵴的剖面轮廓之间存在轻度差异：可以计划植入种植体，但必须补偿一定程度的牙槽嵴萎缩，可能的解决方案包括：同期骨增量，纠正以修复为导向的种植体植入造成的种植体周围开窗式或裂开式骨缺损；按照可用的剩余骨量使用直径/长度减小的种植体，或适当调整种植体位置和轴向，使用角度基台或带有龈瓷的修复体（图 12-19）。

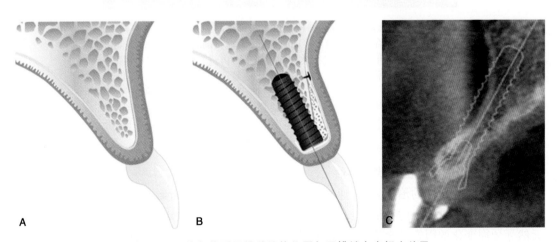

图 12-19 修复体引导的种植体位置与牙槽嵴存在轻度差异
A. 剩余牙槽嵴存在轻度的水平向骨缺损，无垂直向骨缺损 B. 理想修复体引导下植入种植体，可同期进行引导骨再生以弥补水平向骨缺损（北京协和医院 宿玉成供图） C. CBCT 显示剩余牙槽嵴颊舌向骨吸收，以修复体为导向植入种植体时，颊侧同期进行引导骨再生（首都医科大学口腔医学院 耿威供图）

（3）修复体引导的种植体位置与牙槽嵴的剖面轮廓之间存在严重差异：颌骨严重萎缩时影像学可见刀状牙槽嵴、下颌管和颏孔位置表浅以及上颌窦气化合并上颌骨垂直向吸收等，种植体植入前必须进行垂直或（和）水平向骨增量（图12-20）。

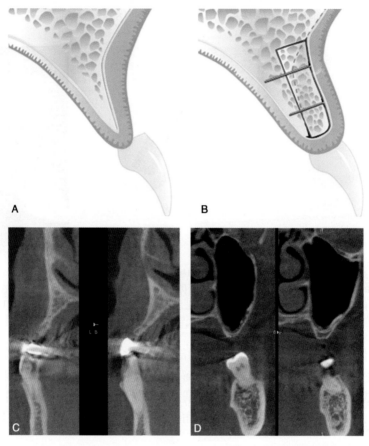

图12-20　修复体引导的种植体位置与牙槽嵴关系存在严重差异
A. 剩余牙槽嵴存在严重的水平向骨缺损，无垂直向骨缺损　B. 不能进行种植手术同期植骨，需先行水平向骨增量，再进行种植手术（北京协和医院　宿玉成供图）　C. CBCT 显示牙槽骨严重水平向吸收，不能进行种植手术同期植骨，需先行水平向骨增量，再进行种植手术　D. CBCT显示牙槽骨严重垂直向骨缺损，不能进行植骨同期的种植手术，先行垂直向骨增量，再进行种植手术（首都医科大学口腔医学院　耿威供图）

（三）患者的全身健康状况评估

牙种植是选择性的治疗方式，通常影响种植的全身因素是指影响创口愈合和骨重建能力以及对已发生骨结合的种植体长期维持产生负面影响的所有疾病和状态。凡是能够引起天然牙牙周变化的因素都会影响种植体周围的软硬组织，如果有牙周病易感因素，如糖尿病、使用皮质类固醇和化疗药物等时，种植治疗则具有风险。美国麻醉师协会将患者的总体医疗状况分类（表12-1）：

表 12-1 美国麻醉医师协会的分类

分 级	患 者 状 况
ASA1	健康,无系统性疾病
ASA2	轻度系统性疾病,可以治疗控制
ASA3	中度系统性疾病,可以部分治疗控制
ASA4	重度系统性疾病,对患者生命有威胁
ASA5	危重患者(濒死患者)

ASA1:没有系统性疾病的患者可以给予合适的种植治疗方法,包括外科手术;ASA2:较轻的系统性疾病的患者在经过患者的全科或专科医师会诊后可给予适当的治疗;ASA3、ASA4:中度至重度系统性疾病的患者一般不推荐牙种植治疗,因存在中度或重度的麻醉风险。最终的选择还需要进一步的医学检查。这些可以由口腔外科医师来完成或推荐给内科医师来完成。

(四)患者的期望值及经济状况的评估

在治疗前,医师应通过诊断模板以及临时修复等方法进行评估,清楚了解患者对诊疗效果的需求,固定式种植修复种植体数目多,外科手术及上部结构的制作相对复杂,相比覆盖式种植修复所需要的费用较高,医师必须根据患者的期望值和能够承受的费用做出合理的选择。如果患者有不切实际的期望,需反复讨论未来修复体的形态、功能和美学,得到患者的认同后才能开始种植治疗程序。

(五)吸烟与口腔副功能习惯

吸烟容易导致种植体周围感染,危及种植体骨结合和美学效果。对高美学风险的患者,应当劝患者戒烟。大量吸烟者(>10 支/日)应该被视为"高度美学风险"。

口腔副功能(oral parafunction),包括磨牙症(bruxism)、紧咬牙(clenching)和用牙撬动物品(如开启酒瓶等)等习惯,这些习惯显著增加种植体的机械应力,破坏骨结合。在确定种植治疗方案时,应当充分考量修复体类型,避免种植治疗的生物并发症、机械并发症。对于𬌗面磨耗严重者,应认真评估垂直向修复空间,必要时选择金属咬合面。

二、种植外科模板与种植外科程序

多颗牙连续缺失或牙列缺失的患者采用种植体支持的固定修复设计时,进入种植外科程序之前,需要制作引导外科医师进行种植体植入的装置,这种在种植外科手术过程中使用,引导医师植入种植体,用于准确定位和(或)确定种植体角度的装置称为种植外科模板。种植外科模板的应用提高了外科手术的精确度,减少手术并发症,保证义齿达到预期的修复效果。

根据制作方法不同可将外科模板分为以模型分析为基础的传统外科模板、基于颌骨三维物理模型的外科模板和基于 CT 数据分析和种植辅助规划软件的数字化外科模板。关于种植外科程序,这里不做讲述。

(一) 传统的外科模板

传统的外科模型是基于二维放射线影像和石膏模型进行术前评估、测量和设计,制订手术方案,可以根据原有旧义齿、临时义齿磨改而成,也可以在完成诊断蜡型后翻制石膏模型,然后用透明塑料压膜而成的外科模板,也可以用诊断模板改造完成(图 12-21)。

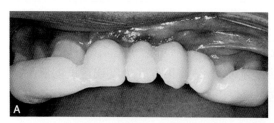
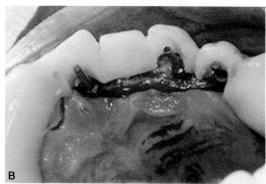

图 12-21 传统外科模板(首都医科大学口腔医学院 耿威供图)
A. 将树脂放射线模板经过磨改后变成外科模板,戴入患者口内的唇面像 B. 外科模板戴入患者口内,引导种植外科手术,植入种植体

(二) 基于颌骨三维物理模型的外科模板

以 CT 等医学图像信息为基础,通过建立三维的几何或物理模型模拟患者信息,在手术前利用预成修复体进行模拟手术或规划,预备出种植体的植入位点、方向和角度,固定相应直径的金属管完成外科模板。在手术进行过程中引导医师的操作,从而确保术前规划方案顺利实施的一种方法。

基于颌骨三维物理模型的外科模板制作方法为:将颌骨的 CT 扫描数据导入计算机软件,标记出重要的解剖结构(邻牙、上颌窦、下牙槽神经管等),再将数据导出,用快速成型的方法将颌骨"打印"出来。所得的颌骨模型不仅包含了真实的颌骨表面形态的信息,还包含了深部解剖结构的信息,使得临床医师可以预先在颌骨上直接模拟种植手术,并将植入的位点、深度、角度等信息记录在外科模板上,用以引导医师术中定位和定向(图 12-22)。

(三) 数字化外科模板

(见第三节)见本章第四节。

三、种植体支持的固定修复的基本临床程序

成功的种植修复治疗与合理的修复体设计、精确的印模技术和精准的工作模型以及高精密度的上部结构加工制作等密切相关。种植体支持的固定修复过程与常规固定义齿的修复过程相类似,包括制取印模、灌制工作模型、颌位记录、制作修复体、试戴和戴牙等过程,由于种植体提供固位、稳定和支持作用来恢复缺失牙的形态和功能,其修复过程存在很多独特之处。

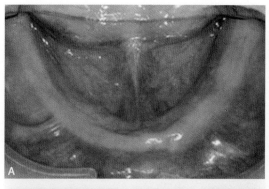

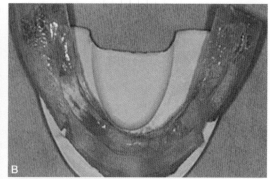

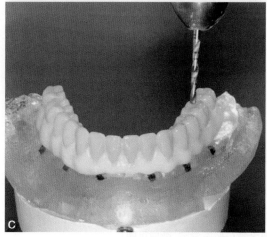

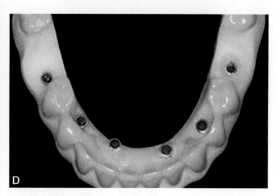

图 12-22 基于颌骨三维物理模型的外科模板(首都医科大学口腔医学院 耿威供图)
A. 患者术前下颌无牙颌殆面像 B. 根据术前 CT 扫描数据,获取下颌骨三维物理模型 C. 将树脂总义齿放入颌骨三维物理模型上,用平行研磨仪在颌骨物理模型上备孔,模拟种植手术 D. 制作完成的基于颌骨三维物理模型的外科模板的殆面观,金属引导管被固定在模板内

（一）种植修复印模程序

种植修复的印模过程与常规修复的印模方法有所不同,种植修复印模不仅要准确地反映口腔内剩余牙的解剖形态和周围软组织状况,同时需要在印模过程中使用相应的成品印模帽和替代体将种植体或基台在口腔内的位置、方向复制到模型上,然后在替代体上进行上部结构的制作。种植修复使用的印模材料主要有:加成型硅橡胶、聚醚橡胶等,普通藻酸盐类印模材不适合用于种植修复。

种植修复的印模方法有很多。根据使用的托盘是否开窗分为开窗式印模和非开窗式印模。根据印模目的分为基台水平印模和种植体水平印模。根据印模的方法分为皮卡(pick-up)印模、回插式(transfer)印模、卡抱式(snap-fit,press fit)印模。根据印模帽是否连接成整体分为夹板式印模和非夹板式印模。最后还有美学修复特殊应用的个性化印模。

1. 根据印模托盘是否开窗分类

（1）开窗式印模(open tray impression):开窗式印模是使用开窗托盘(通常为个性化托盘)和中央带有固定螺丝的印模帽制取的印模,印模帽可以和印模材作为一个整体取下的印模技术。去除愈合基台后,将螺丝固位的印模帽固定到种植体上,制取印模时固定螺丝从托盘的窗口穿出。印模材凝固后,从窗口拧松固定螺丝,螺丝固位的印模帽连同印模材一起被带出口腔外。随后,将种植体的替代体用螺丝固定在印模帽上,制作人工牙龈并灌制工作模型(图 12-23)。

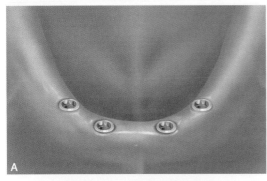
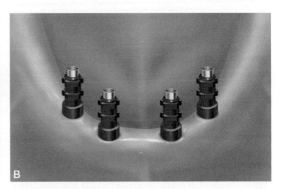
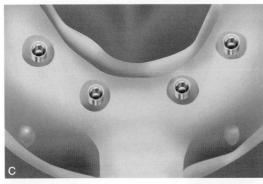
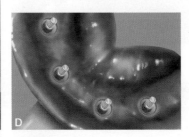

图 12-23　开窗式印模(首都医科大学口腔医学院　耿威供图)
A. 下颌无牙颌植入 4 颗种植体,修复阶段开始时,已取下愈合基台　B. 在种植体上方安装中央螺丝固位的印模帽,严密就位,拧紧螺丝　C. 将盛有印模材料的开窗式托盘在口内就位,保证印模帽的固位螺丝从开窗处穿出　D. 托盘从口内取出后的组织面观,可见螺丝固位印模帽包裹在印膜材料中

　　与非开窗式印模相比,开窗式印模精确度更高,但在磨牙区操作较困难,更多用于多颗牙缺失或种植体植入位置较深的种植修复印模。

　　(2) 非开窗式印模(closed tray impression):在种植体上安装种植体印模帽,印模帽的弹性结构可直接以卡紧形式固定于种植体肩台上,咔哒声为卡抱式印模帽就位,不需要固定螺丝固定。印模材凝固后,印模帽随印模托盘从口腔内取出。之后,将种植体的替代体以卡紧的形式固定在卡抱式印模帽上(图 12-24)。非开窗式印模操作相对简单,但印模精度低于开窗式印模,适用于个别牙缺失的简单种植修复或制取初印模。

　　2. 根据印模的目的分类

　　(1) 种植体水平印模(implant-level impression):取印模的目的是将种植体在口腔内的位置和方向复制到工作模型上,称为种植体水平印模。去除愈合基台后,直接在种植体上安装种植体的印模帽,完成印模后,将种植体的替代体安装于印模帽内,然后灌注石膏,获得带有种植体替代体的工作模型图(12-25)。这种方法可以由技工选择和调改基台,将基台安装在工作模型上完成上部结构的制作,由于可以通过调改基台或选择角度基台取得共同就位道,因而适用于多颗牙缺失的桥修复和需要使用角度基台等中央螺丝固位的空心基台时。

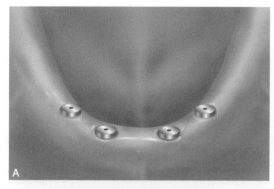

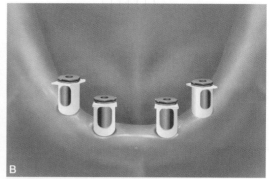

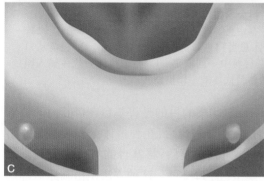

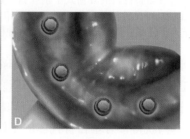

图12-24 非开窗式印模(首都医科大学口腔医学院 耿威供图)
A. 下颌无牙颌植入4颗种植体 B. 印模帽(白色)卡紧种植体,就位后,插入种植体定位柱(红色)
C. 盛有印模材的非开窗托盘,在患者口内 D. 托盘从口内取出的组织面观。印模帽及定位柱包裹
在印膜材料中被一同取出

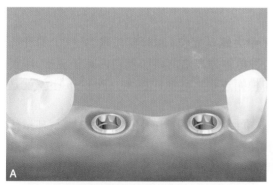

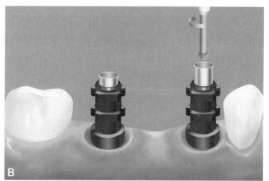

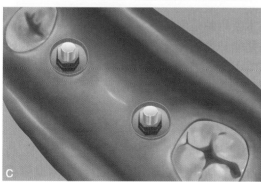

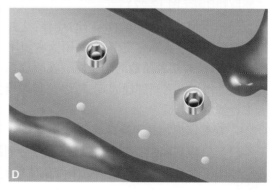

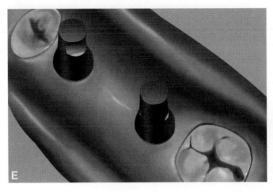
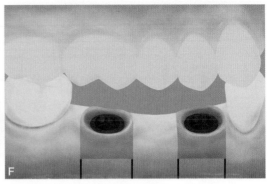

图 12-25 种植体水平印模（首都医科大学口腔医学院 耿威供图）
A. 下颌植入 2 颗种植体，已取下愈合基台　B. 将带有中央螺丝的印模帽戴入种植体，严密就位，拧紧螺丝　C. 将盛有印膜材料的开窗式个别托盘，放入患者口内，螺丝从开窗处穿出　D. 托盘从口内取出的组织面观，可见种植体印模帽被包裹至印模材料中一同取出　E. 将种植体替代体插入印模中　F. 制作人工牙龈并灌注石膏获取的带有种植体替代体的工作模型

（2）基台水平印模（abutment-level impression）：取印模的目的是将基台在口腔内的位置和方向复制到工作模型上，称为基台水平印模。去除愈合基台后，在种植体上安装基台并用专用扭矩扳手拧紧，然后在基台上安装基台印模帽，完成印模后，将基台的替代体安装于印模帽内。灌注石膏，获得带有基台替代体的工作模型（图 12-26）。这种方法是由临床医师选择基台，技工在基台的替代体上完成上部结构的制作。其优点是基台不进入上部结构的加工过程可以避免被磨损、破坏，保证种植体-基台间的精密吻合。但是由于技工不能调改难以保证多个基台有共同就位道，多颗牙缺失的种植固定桥修复时操作较困难，因而多适用于不需要调改基台的病例。

3. 根据种植系统成品印模帽的特点分类

（1）皮卡（pick-up）印模：使用方型印模帽（中央螺丝固位）和开窗托盘，托盘上的开孔可以暴露出印模帽冠方的螺丝，在口内印模帽与种植体分离之前将印模帽内螺丝旋松，印模材料、印模帽和托盘被一并取出。将替代体与印模帽连接之后灌注模型。Pick-up 印模就是开窗式印模。

（2）回插式（transfer）印模：使用锥形印模帽和非开窗托盘制取印模。印模帽与种植体连接，制取印模之后将托盘从口内取出，印模帽等转移部件留在患者口内。之后从口内摘除印模帽将其与替代体连接。然后将印模帽-替代体复合体回插入印模之后灌注模型，一般用于制取初印模（图 12-27）。

（3）卡抱式（snap-fit，press fit）印模：这种技术使用的是塑料质地 snap-fit（press fit）印模帽。这种印模技术不是皮卡印模，因为它使用的是非开窗的托盘。同时，又不属于回插式印模，因为取模时塑料质地的印模帽嵌在凝固后的印模材料内，印模材料、印模帽与托盘被一并取出。由于没有用螺丝固定，所以这种印模技术易于操作，节省时间，对于临床医师和患者来说都更为舒适。

4. 根据印模帽是否连接成整体分类

（1）夹板式印模：多颗牙连续缺失或牙列缺失患者进行种植体支持的跨牙弓修复时，将种植体印模帽用树脂材料连接成一个整体后制取印模，防止在制取印模的过程中印模帽移

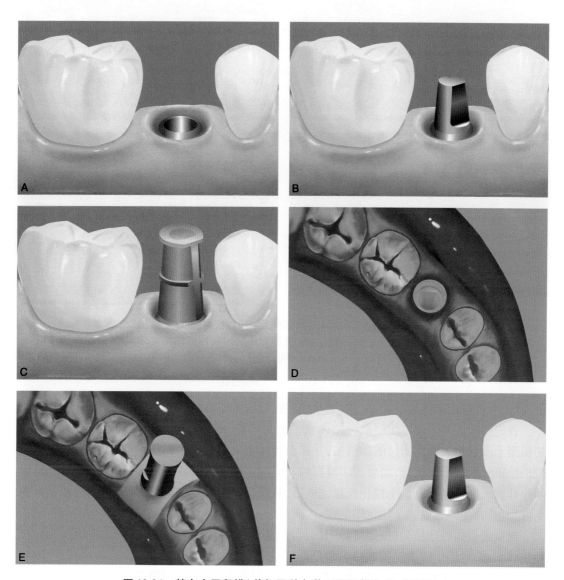

图 12-26 基台水平印模(首都医科大学口腔医学院 耿威供图)
A. 下颌植入 1 颗种植体,已取下愈合基台 B. 在种植体上安装修复基台 C. 在修复基台上方安装基台水平的印模帽 D. 将托盘从口内取出的组织面观,可见基台印模帽被包裹至印模材料 E. 将种植体替代体插入印模中 F. 带有基台替代体的工作模型

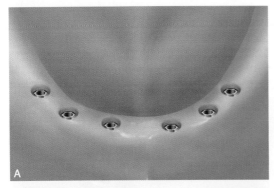
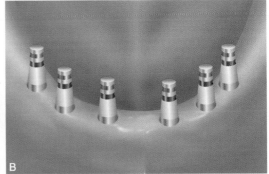
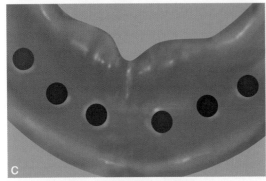
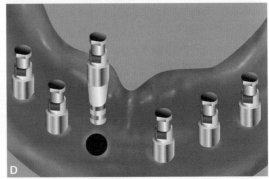

图 12-27　回插式印模（首都医科大学口腔医学院　耿威供图）
A. 下颌植入 6 颗种植体,已去除愈合基台　B. 将锥形印模帽与种植体扣紧,使印模帽与种植体相连　C. 用非开窗托盘制取印模的组织面观,印模帽仍保留在患者口内　D. 印模帽与种植体替代体连接成复合体之后,回插入印模材料中

位,从而有效保证印模的精度。一般推荐成型树脂连接印模帽(图 12-28)。

首先用常规非开窗方法制取种植体水平的初印模,灌制石膏后获得初始模型。然后在初模型上安装中央螺丝固位的印模帽,并在石膏模型上用成型塑料将印模帽连为一体,用阿拉伯数字分别标记以区分,而后在印模帽铺 2mm 左右的蜡片,以留出印模材料的空间,然后制作开窗式个性化托盘。个性化托盘完成后,从模型上取下连成整体的印模帽,用片切片截断成型树脂,得到独立的个性化印模帽。

制取夹板式终印模时,按照所标记的顺序,将印模帽戴入患者口内,按次序螺丝固定于种植体上方,然后用成型树脂在口内重新连接成一个整体,准备制取开窗式夹板式终印模。首先将印模材用注射器注射在连接印模帽的成型树脂下方,而后包绕整个印模帽,然后将盛有印模材的开窗式托盘在患者口腔内就位,就位时保证所有印模帽的固位螺丝从托盘的开孔处穿出,待印模材凝固后拧松全部螺丝,将托盘从口内取出。检查确认印模帽在印模内稳固无移位后安装替代体,灌注石膏获取最终的工作模型。

(2)非夹板式印模技术:制取印模时印模帽是独立的,用于牙列缺失患者初印模的制取或单颗牙缺失的印模。

5. 个性化印模　种植体支持的临时修复体完成软组织成形后,需要通过个性化印模帽把新形成的穿龈轮廓和软组织外形复制到最终工作模型上。应用临时修复体可将形成的种植体周围过渡带形态复制到工作模型上。个性化印模的方法可以分为直接法和间接法

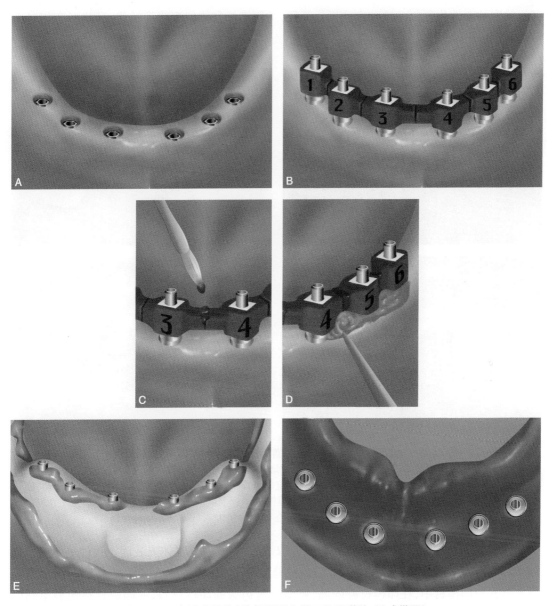

图 12-28　夹板式印模（首都医科大学口腔医学院　耿威供图）

A. 下颌植入 6 颗种植体，去除愈合基台后的口内像　B. 将独立的带有成型树脂的个性化印模帽按照所标记顺序，戴入患者口内　C. 在口内用成型树脂重新连接个性化印模帽，变为夹板式一体的印模帽　D. 将印膜材料注射入种植体周围，覆盖种植体周围及印模帽　E. 用开窗个性化托盘制取终印模，固位螺丝从开窗处穿出　F. 夹板式印模的组织面观。可见印模帽连同夹板被包裹在印膜材料中

两种。

（1）直接法：拆除种植体上方的临时修复体后，可见种植体周围形成的穿龈轮廓，医师在患者口内种植体上部安放带有中央螺丝的种植体印模帽，然后在印模帽与周围龈组织间隙内注入流动树脂等材料，即刻占据临时修复体的龈下空间，制作完成个性化印模帽，然后用硅橡胶或聚醚橡胶制取印模，待印模材硬固后，旋松螺丝，取出印模托盘，完成种植体周围

穿龈轮廓的个性化复制。这种方法操作简便,适用于修复体位于龈下较浅,穿龈形态相对简单的病例(图 12-29)。

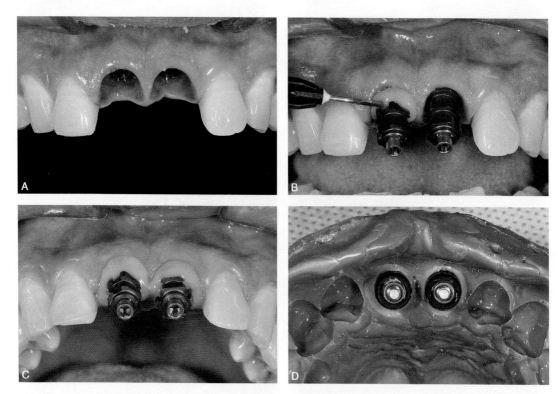

图 12-29 个性化印模——直接法(首都医科大学口腔医学院 耿威供图)
A. 上颌植入 2 颗种植体,佩戴种植体支持式临时修复体 3 个月后唇面像,可见软组织愈合良好,穿龈轮廓及牙间乳头形态良好 B. 将中央螺丝固位的开窗式印模帽安装至种植体上,将流动树脂注入印模帽与牙龈之间的空隙 C. 2 颗种植体印模帽周围注入流动树脂,获得个性化印模帽 D. 印模的组织面观,印模帽连同流动树脂一同被包裹在印膜材料中

(2)间接法:将患者口内的临时修复体取下后,将临时修复体安装固定在种植体的替代体上,在口外利用硅橡胶印模材料,制取临时修复体的阴模,将种植体替代体-临时牙复合体插入硅橡胶印模材中,在印模材凝固前,修整牙冠边缘的印模材料,使印膜材料包裹至临时修复体的外形高点水平,注意硅橡胶至少包绕临时修复体颈部 1/3。拆除临时修复体,在硅橡胶内的种植体替代体上安放带有中央螺丝的种植体印模帽,然后在印模帽与硅橡胶之间的缝隙注入流动树脂材料,占据剩余空间,制作完成个性化印模帽,再将个性化印模帽安放至患者口腔内的种植体上制取个性化印模(图 12-30)。

(二)制作人工牙龈并灌制工作模型

1. 制作人工牙龈 人工牙龈是一种黏度较高的硅橡胶类口腔修复材料,有一定弹性,用于在工作模型上复制种植体周围的牙龈组织。人工牙龈能准确反映种植体颈部周围牙龈组织的形态和位置,并可以从模型上反复取下和复位,有助于技师检查修复体是否与替代体严密吻合,确定修复体颈部金属圈的高度及边缘的位置,以保证修复体边缘位置的准确性,使其既美观又有利于清洁,提高修复体的加工精度,同时为技师操作提供方便。

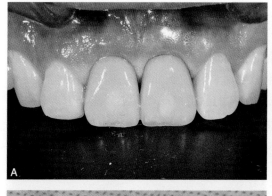

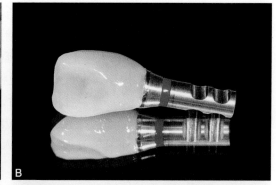

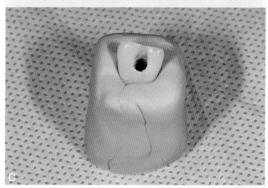

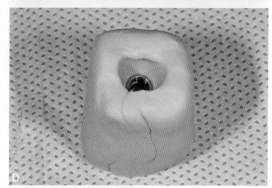

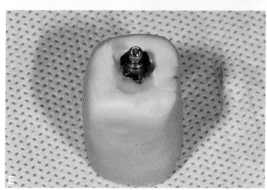

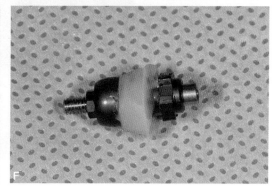

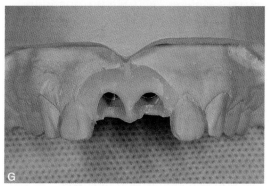

图 12-30　个性化印模——间接法
（首都医科大学口腔医学院　耿威供图）

A. 上颌植入 2 颗种植体，佩戴种植体支持式临时修复体 3 个月后唇面像　B. 将种植体支持式临时修复体从患者口内取下，安装在种植体替代体上　C. 将种植体替代体-临时牙复合体插入硅橡胶印模材中，使印模材料包裹至修复体外形高点　D. 待硅橡胶印模材料硬固后，取下临时修复体，可见留在硅橡胶印模材料上的牙齿穿龈轮廓　E. 将中央螺丝固位的印模帽安放于印模材中的种植体替代体上，在印模帽与硅橡胶之间的空隙注入流动树脂　F. 流动树脂凝固后，将带有流动树脂的印模帽从种植体替代体上取下，得到个性化印模帽　G. 个性化印模制取的工作模型人工牙龈的制作过程：检查印模是否清晰准确、有无脱模现象、有无气泡，确定印模帽无松动移位、替代体与印模帽间衔接紧密后开始制作人工牙龈。将人工牙龈材料用混配枪或手工调匀后，用注射器注射到替代体周围，注射高度需高出印模帽与替代体接缝处 2mm 左右，人工牙龈的厚度要适当，太厚不能保证石膏的强度和替代体在石膏内的固定，太薄则容易破裂。注射范围近远中向以邻牙为界，避免将人工牙龈注射到邻牙区，唇舌向覆盖牙槽嵴顶区，注意在边缘形成一定厚度。注射完成后，用饱和的酒精棉球在人工牙龈上方轻轻按压形成平面，然后用尖刀片修整边缘，在唇舌向边缘形成 45°斜面，以增加人工牙龈的稳定性，切削近远中面，形成上窄下宽的外形，以利于人工牙龈的取戴（图 12-31）。

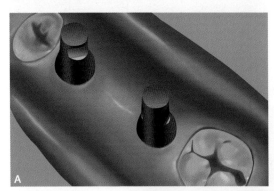 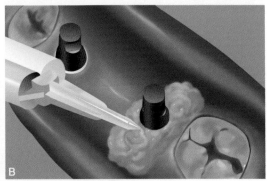

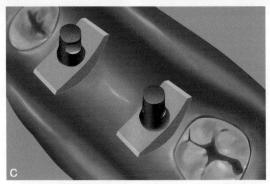

图 12-31 人工牙龈的制作（首都医科大学口腔医学院 耿威供图）
A. 印模组织面观，将种植体替代体卡抱到包裹在印膜材料中的印模帽　　B. 在替代体与印模帽周围注射入人工牙龈，注射高度应高出印模帽与替代体接缝处 2mm 左右　　C. 修整人工牙龈，唇舌边缘形成 45°斜面，近远中为上窄下宽的梯形

2. 灌注工作模型　选择低膨胀率的超硬石膏灌制工作模型。超硬石膏又称超硬人造石（dental stone，high strength），是一种改良的人造石，在使用中需严格控制混水率。石膏调拌最好在真空搅拌器内进行，调拌时间不应超过 50 秒。严格规范的操作可以保证获得精确的模型（图 12-32）。

（三）颌位记录与上𬌗架

准确地确定颌位关系并将其转移至𬌗架上，是种植修复获得长期成功的关键。需要进行面弓转移，用专用的𬌗记录硅橡胶获取上下颌的正中咬合、前伸𬌗、侧方𬌗记录，然后将上下颌模型转移并固定到半可调𬌗架上。

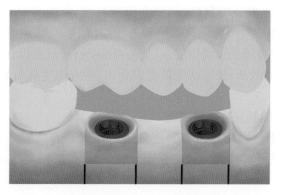

图 12-32　工作模型（首都医科大学口腔医学院　耿威供图）
灌注石膏模型，得到带有人工牙龈的工作模型

（四）制作修复体的美学蜡形并试戴

在𬭁架的工作模型上制作种植体支持的修复体美学蜡型。首先在工作模型上选择并安装基台，然后将与基台匹配的塑料基底固定到基台上（螺丝或卡抱固位），开始制作种植体支持的修复体的蜡型（图 12-33）。

完成修复体蜡型后需要在患者口腔内试戴。通过美学蜡型试戴可以检验印模的精确性；对于多数牙缺失或牙列缺失的病例，可进一步确定患者的颌位关系是否正确；可进行美

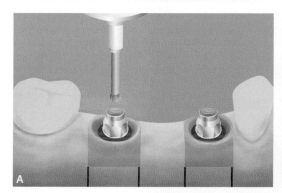

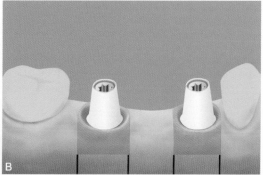

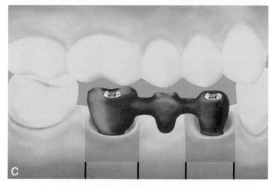

图 12-33　制作修复体蜡型（首都医科大学口腔医学院　耿威供图）
A. 将修复基台安装在工作模型上，拧紧螺丝图　B. 安装基台配套的塑料修复套，并截短至适宜的高度　C. 模型上𬭁架，根据咬合关系，制作金属基底蜡型

学效果评估,包括修复体本身的参数(例如临床冠长度、宽度和形态等)、在牙列中的参数(例如几何形状、对称性等)、口腔颌面部的其他参数(例如面型、中线、侧貌、微笑等);美学蜡型试戴有助于评估患者的美学期望值,以及是否接受所建议的设计方案,尤其是进行个性化美学设计时;评估语音效果;带有龈瓷蜡型设计时,检查龈瓷翼与软组织衔接以及与笑线的位置关系等。

(五) 制作修复体的基底支架并试戴

蜡型试戴合适后进行回切获得修复体金属基底支架的蜡型,一般情况下留出 1.5 ~ 2mm 的烤瓷空间。然后包埋铸造,获得金属基底支架,打磨抛光后在患者口腔内试戴(图 12-34)。

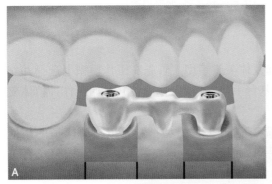
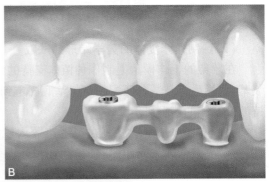
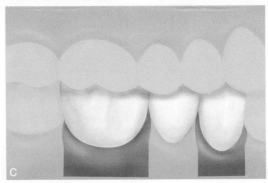

图 12-34 制作修复体支架(首都医科大学口腔医学院 耿威供图)
A. 包埋铸造得到金属基底支架,在工作模型上试戴,检查基底支架的边缘密合性 B. 金属支架口内试戴,检查支架是否被动就位、边缘密合情况以及是否有足够的烤瓷空间 C. 试戴支架无误,完成烤瓷后在工作模型上试戴

高精密度的修复体基底支架的制作是种植修复成功的关键。咬合力通过上部结构传递到种植体,上部结构与种植体间的被动适合状态将影响种植体周围骨组织的应力分布,只有具备良好的被动适合性,咬合力才能被均匀地传递到整个种植体并分散到种植体周围骨组织,保证种植修复的长期效果。上部结构的加工精度体现在上部结构金属(全瓷)支架就位时的变形程度和应力状态以及就位时结合界面间隙的大小。将结合界面间隙控制在 $10\mu m$ 左右,上部结构与种植体达到无应力连接是种植修复的理想状态。目前修复体基底支架的加工工艺包括传统铸造工艺、选择性激光烧结工艺和 CAD/CAM 切削工艺。对于种植修复,应用传统铸造工艺时推荐贵金属材料,选择纯钛、钛合金或钴铬合金材料时建议应用 CAD/

CAM切削工艺和选择性激光烧结工艺。

基底试戴是修复体制作过程中极其重要的环节,其目的包括:检验基底是否被动就位、判断其是否与种植体或基台精密吻合;检验修复体饰瓷空间;检验颌位关系及咬合情况。被动就位的标准如下:肉眼、探针或影像学检查,基底与种植体或基台的肩台精密吻合无缝隙。用手指按压任何一侧,支架不发生翘动。拧紧一颗螺丝时支架不会从其他基台移位。全部螺丝拧紧后,患者无胀痛和不适。

基底的不精确就位会引起负荷沿种植体传递不良,可能增加负荷向种植体颈部骨组织转移。同时,也可能增加种植体和基台之间间隙的微渗漏风险。螺丝固位基台的螺丝松动和折断多发生在非被动就位时。如果联冠或桥修复体基底没有获得被动就位,则需要重新制取模型制作基底支架。

(六) 完成最终修复体并试戴

基底支架试戴合适后,烤瓷、完成修复体制作。口外检查修复体的完整性之后,在患者口腔内试戴。试戴时首先要将基台戴入种植体,使用基台定位卡可帮助基台准确就位,使之与工作模型上的就位方向一致。然后在口内试戴修复体。确认被动就位,检查颌位关系与垂直距离是否正确;检查咬合接触是否良好,是否有早接触和𬌗干扰;检查是否正确恢复缺失牙外形,修复体的色泽、外形、邻接以及与邻牙和对𬌗牙是否协调;用牙线检查邻接关系,若牙线能通过接触区,但有明显阻力,说明接触关系良好;最后固定种植体支持的修复体(图12-35)。

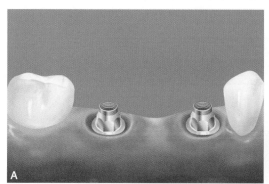
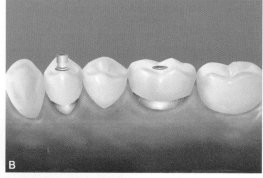
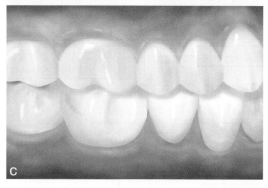

图12-35 口内戴入修复体(首都医科大学口腔医学院 耿威供图)
A. 将修复基台安装在口内的种植体上,拧紧螺丝至规定扭矩　B. 将修复体安装到基台上,拧紧修复螺丝,加力至厂家指导力矩　C. 戴入最终修复体后,检查咬合关系及修复体外形

1. 粘接固位　由于永久粘接后,就很难再进行拆卸和修理,所以一般情况下先使用临时粘接剂,观察使用一段时间,待医师与患者都满意后再进行永久粘接。临时粘接剂最好选用种植专用的树脂临时粘接剂,凝固快而且易于清除。永久粘接在义齿使用 2 周~1 个月以后进行,最好使用树脂类永久粘接剂,以形成良好的边缘封闭,减少微渗漏的发生。无论哪一种粘接方式,粘接后一定要将多余粘接剂完全清除。通常认为,修复边缘位于龈下 2.0mm以上时,粘接剂不易清除彻底。残余的溢出粘接剂是种植体周围黏膜炎和种植体周围炎的重要发病因素。

2. 螺丝固定　不同材料的螺丝要求使用的预紧力不同,每种种植系统对本系统螺丝的预紧力均有明确的要求,通常可以达到 15~35Ncm。螺丝固定后,先用牙胶、软树脂等暂封材料临时封闭螺丝孔,患者戴牙并行使功能一段时间,待复查后医师和患者对修复效果都感觉满意时再进行螺丝孔的永久封闭。螺丝固定一周之后需复诊,检查螺丝是否松动,如有松动,排除松动原因之后重新上紧螺丝,然后将牙胶或棉球置于螺丝孔底部保护螺丝、用甲基丙烯酸甲酯或光固化树脂封闭螺丝孔。

四、以修复为导向的固定种植修复的治疗流程

以修复为导向的口腔固定式种植修复过程包括诊断评估和设计程序、种植外科程序、种植修复程序以及种植修复体的牙周维护程序,具体治疗过程见图 12-36 所示。

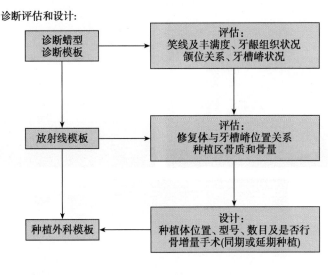

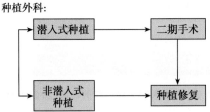

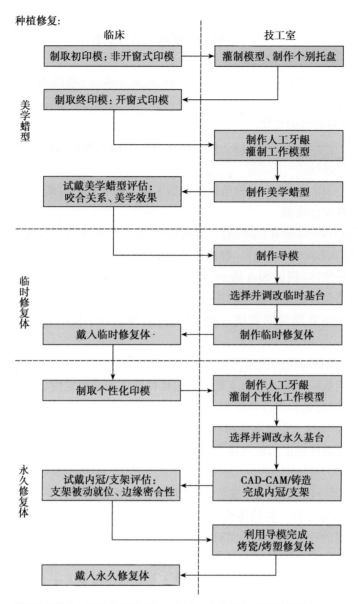

种植体周维护：种植修复后1周、3个月、6个月复查，之后每年复查。

图 12-36　以修复为导向的固定种植修复的治疗程序流程示意图
（首都医科大学口腔医学院　耿威供图）

第三节　种植体支持的固定修复的设计原则

合理的种植修复上部结构设计是种植体获得长期成功并获得理想美学效果的重要保证。医师需要根据种植体植入的三维位置、数目、分布特点以及患者口腔情况的具体特点做出正确的选择。合理的上部结构设计要求不损害口腔软组织和硬组织健康，要满足生物力学要求，且易于清洁和维护。

一、种植修复时机的选择

国际口腔种植学会 ITI(International Team for Implantology)第四届共识研讨会提出将种植体负荷时机分为四类。

（一）种植修复时机的分类

1. 即刻负荷(immediate loading)　种植体植入后 1 周之内戴入种植修复体,修复体与对颌存在功能性咬合接触。

2. 早期负荷(early loading)　种植体植入后 1 周~2 个月之间戴入种植修复体,修复体与对颌存在功能性咬合接触。

3. 常规负荷(conventional loading)　种植体植入后 3~6 个月之间戴入种植修复体。

4. 延期负荷(delayed loading)　种植体植入后 6 个月的愈合期之后戴入种植修复体。

对粗糙表面种植体(例如 SLA 或 SLActive 表面种植体)而言,通常经过 6~8 周愈合就能发生种植体骨结合并满足种植体的功能负荷要求,但这并非适用于所有患者,例如广泛的引导骨再生或上颌窦底提升同期植入种植体时,医师应对不同的临床条件应做出相应的调整。

（二）种植体负荷时机的决策因素

在临床中影响负荷方案决策的主要因素包括种植体初始稳定性、种植体表面特性、骨量和骨密度、对患者的益处和治疗难度等。

1. 种植体表面特性　在所有负荷状态下,粗糙表面种植体骨结合的成功率高于机械光滑表面种植体。目前所提出的种植体负荷时机是基于螺纹状、粗糙表面和 6~8 周即可实现骨愈合的种植体。

2. 骨密度　即刻和早期修复(或负荷)的种植位点骨密度限定为 Ⅰ~Ⅲ 类骨。

3. 种植体初始稳定性　种植体的初期稳定性是种植体即刻或早期负荷的关键因素,由初始稳定性所获得的种植体稳固锚固对愈合期获得成功的骨结合至关重要。种植体微动在 50~150μm 之间不会影响种植体的骨愈合,目前所提出的即刻或早期负荷方案是建立在良好初始稳定性的基础上,一般情况下,种植体植入最终扭矩需要大于 25Ncm。上部结构的修复方案影响即刻或早期负荷的成功,种植体夹板式连接成一个整体更有利于获得可预期的效果。

4. 种植体植入的外科因素　种植体植入过程的骨组织热损伤(需要延长种植体的愈合时间)和种植体的三维位置与轴向(影响咬合应力的分布)等影响负荷时机的选择,不理想的外科技术及操作需慎重选择即刻或早期修复。

5. 局部因素　颌位关系是否正常、修复可用空间是否合适,是否存在副功能咬合以及种植体植入的三维位置是否理想等都会影响即刻或早期负荷的成功。

6. 医师的水平与经验　即刻负荷是高风险治疗方案,无论是外科程序还是修复程序都需要有经验的医师完成。

二、种植修复体固位方式的选择

固定种植修复体的固位方式有螺丝固位和粘接固位两种,两者各有优缺点。

（一）两种固位方式优缺点的比较

1. 美观性　粘接固位的修复体的𬌗面无螺丝通道,不影响美观。螺丝固位修复体的固位螺丝通道位于𬌗面,影响𬌗面完整性和美观,多用于后牙。如果在前牙区使用螺丝固位方式,要求种植体植入位置偏腭侧,否则需使用角度基台或横向螺丝固位基台,但操作复杂、技术室要求高、临床操作困难。

2. 维修方便性　粘接固位的固定修复体难以取下修复体进行清洁维修,一旦需取下就要破坏种植修复体。螺丝固位的修复体便于取下修复体进行清洁维修,当发生崩瓷等并发症时,可进行补瓷修理、清洗或更换新的修复体。尤其对于多单位修复体,采用一体式设计,设计成螺丝固位的更有优势。

3. 固位力　粘接固位修复体的固位力受基台外形、表面积、粘接剂类型影响,当缺牙区垂直间隙过小,基台高度小于4mm时,难以获得理想的固位力。螺丝固位修复体依靠拧紧螺丝获得固位力,基台不可调改,对垂直高度要求较低,垂直修复间隙过小时,选用一体化基台冠螺丝固位也可以获得理想的固位力。

4. 被动就位　被动就位(passivity)指的是,任何一个结构与另一结构连接时(如基台与植体或牙冠与基台连接时),必须是不加外力的情况下达到紧密的就位结合,被动就位能减少加载在种植体和骨上的不良应力。由于印模和义齿制作过程中不可避免会产生误差,理想的完全被动就位状态很难在现实中真正获得。粘接固位修复体有约40μm的间隙供粘接剂存在,有缓冲作用。螺丝固位的修复体冠和基台之间靠螺丝拧紧,紧密接触,无间隙,无缓冲,相同制作精度下,粘接固位更容易获得被动就位。

5. 对种植体周围软组织和硬组织的影响　粘接固位修复体的粘接剂可以代偿非被动就位产生的应力,短期内粘接剂可封闭微间隙,但是粘接剂不易清除彻底,尤其是当修复边缘位于龈下3mm以上时。螺丝固位修复体不易达到完全被动就位,骨-种植体-修复体系统之间内部应力难以达到零,即无应力,修复体边缘与基台之间存在微间隙,为细菌聚集提供空间。

6. 咬合功能　粘接固位种植修复体与传统修复相似,可以获得理想、稳定的咬合。螺丝固位的修复体螺丝孔在磨牙占咬合面积的50%,前磨牙占75%,由于𬌗面螺丝孔的存在,螺丝固位咬合效率低于粘接固位,容易发生崩瓷。

7. 并发症　粘接固位的牙冠松动率一般低于螺丝固位,螺丝松动最常见于磨牙区单冠、游离端或者设计长悬臂的修复体。

（二）螺丝固位的适应证

1. 多颗牙连续缺失时建议选择螺丝固位,因为大、长桥或跨牙弓的种植修复体比短单位的种植修复体更容易出现并发症,选择螺丝固位便于修理和维护。

2. 咬合紧垂直修复距离小于4mm时,选择螺丝固位可以获得更好的固位效果。

3. 种植修复体上部结构设计成悬臂式或盖嵴式时,选择螺丝固位便于终生清洁维护。

4. 高美学风险区、高笑线、薄龈生物型患者,或者种植体植入位置较深、牙龈退缩风险较大的患者选择螺丝固位,便于出现美学并发症时取下及处理。

5. 种植体植入位置较深、最终龈沟深度大于 3mm,如果选择粘接固位,溢出的粘接剂难以被彻底清除,容易导致种植体周围炎,最好选择螺丝固位。

6. 患者的牙周健康状况较差时,生物学并发症风险较高,选择螺丝固位便于口腔卫生的清洁与维护。

(三) 粘接固位的适应证

1. 种植体支持的单冠或短桥体。

2. 因美观或咬合不稳定无法接受螺丝孔者。

3. 种植体植入角度不理想,倾斜过大,无法采用螺丝固位者。

4. 患者开口受限,后牙区不易操作的患者。

三、基台的分类与选择

基台(abutment)安装在骨内的种植体平台上,向口腔内延伸,用于连接、支持和(或)固位修复体或种植体上部结构。基台种类繁多、分类复杂,可以根据与种植体的连接方式、与修复体的连接方式、基台的结构、基台的制作方式、基台长轴、用途和材料等进行分类。

1. 按照修复体或上部结构与基台固位方式分类 按照修复体或上部结构与基台的固位方式,将基台分类为螺丝固位基台、粘接固位基台和附着体基台。

(1) 螺丝固位基台(abutment for screw retention):是修复体或上部结构用螺丝固定在基台上,包括𬌗向螺丝固位(transocclusal screw)(图 12-37)和横向螺丝固位(set screw)基台(图 12-38)。横向螺丝不影响咬合面,更有利于获得良好的美学效果,但加工精度要求高,操作困难。

(2) 粘接固位基台(abutment for cement retention):修复体或上部结构是用粘接剂粘接固位到基台上(图 12-39)。

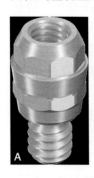
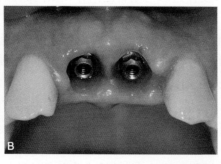
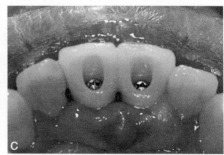

图 12-37 纵向螺丝固位基台
A. 螺丝通道平行于种植体长轴(Straumann 公司供图) B. 纵向螺丝固位基台被固定在种植体上方的唇面像 C. 将修复体戴入口内的舌面像,修复螺丝长轴与种植体长轴一致(首都医科大学口腔医学院 耿威供图)

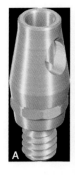
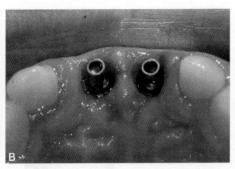
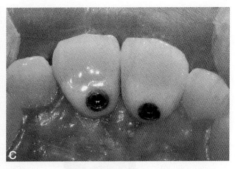

图 12-38 横向螺丝固位基台

A. 长轴垂直的螺丝通道用于横向螺丝固定修复体(Straumann 公司供图) B. 横向螺丝固位基台戴入口内的殆面像,连接修复体的螺丝通道方向与种植体长轴垂直 C. 将修复体戴入口内舌面像,修复螺丝从修复体的舌侧穿出,螺丝通道的方向垂直于种植体长轴(首都医科大学口腔医学院 耿威供图)

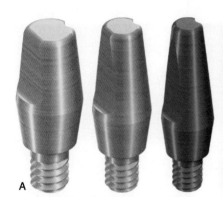
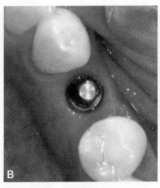
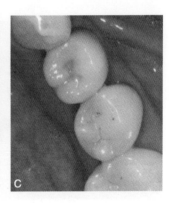

图 12-39 粘接固位基台

A. 3 种不同高度的粘接固位实心基台,可见基台上的抗旋转平面(Straumann 公司供图) B. 下颌植入 1 颗软组织水平种植体,将粘接固位实心基台戴入口内的殆面像 C. 修复体戴入口内的殆面像,修复体与基台之间用粘接剂粘固(首都医科大学口腔医学院 耿威供图)

2. 按照基台长轴和种植体长轴的位置关系分类 按照基台长轴和种植体长轴的位置关系可分为直基台和角度基台。

(1)直基台(straight abutment):为基台长轴与种植体长轴相一致。修复体与直基台的固位,可以螺丝或粘接固位。粘接固位的直基台通常为可调磨高度的预成可调改基台。基台设计需兼顾基台的抗旋转和修复体固位力以及修复体所需的空间,各种植体系统所提供的基台高度不同,所需的最低殆龈距离也不相同(图 12-40)。

(2)角度基台(angled abutment):基台长轴与种植体长轴不一致,基台角度通常设计为 10°~25°,用于改变种植修复体的长轴方向,改善种植修复体的功能和美学效果(图 12-41,图 12-42)。角度基台主要用于:补偿种植体轴向的不足,满足种植修复体的功能和美学效果;多颗相邻种植体获得共同就位道;上下颌位置关系不理想,矫正不良的颌位关系获得理想的咬合接触。角度基台只是直基台无法使用时的备选方案,从生物力学角度和固位力角度来说,角度基台不是最佳选择。

3. 根据基台是否带有肩台设计分类 根据基台是否带有肩台设计,分类为有肩基台和

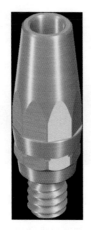

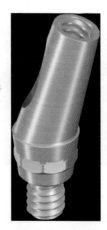

图 12-40　直基台(Straumann 公司供图)
基台的长轴与种植体长轴平行一致

图 12-41　角度基台(Straumann 公司供图)
基台的长轴与种植体长轴呈一定角度

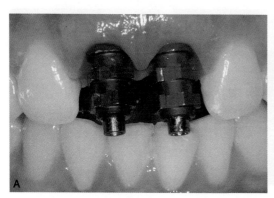

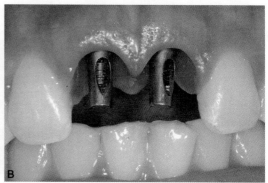

图 12-42　角度基台的应用(首都医科大学口腔医学院　耿威供图)
A. 上颌前部种植体上安装螺丝固位的印模帽唇面像,可见种植体植入角度偏唇侧　B. 戴入角度基台的唇面像,角度基台纠正了偏唇侧的种植体轴向

无肩基台。

软组织水平种植体的修复体的肩台位于种植体平台的边缘,骨水平种植体的修复体肩台则位于基台上。基台的肩台设计包括肩台的高度和肩台的形状,不同的肩台高度适用于不同黏膜厚度的患者,临床选择肩台位于龈缘根方 0.5~1mm 的基台。种植体系统一般设计出几种不同肩台形状和高度的预成基台,允许进行调改,以满足各种临床需求(图 12-43,图 12-44)。

4. 根据基台的材质分类　根据基台材料分类为钛基台(titanium abutment)、瓷基台(ceramic abutment)(图 12-45)、金基台(gold abutment)(图 12-46)、钴铬基台(Co-Cr abutment)等。与金合金基台相比较,钛基台和氧化锆基台与种植体周围软组织有更好的组织相容性,更利于维持基台周围软组织稳定。当黏膜厚度小于 3.0mm 时,钛基台可导致视觉上的颜色变化,氧化锆不能引起视觉上的颜色改变,氧化锆全瓷基台及全瓷修复体具有良好的美观性。黏膜厚度大于 3.0mm 时,用各种基台肉眼已无法辨别颜色的改变,基台材料的颜色无关紧要。目前文献报道使用瓷基台与金属基台的种植体存留率和并发症发生率相类似。但是,临床观察期均不超过 5 年,仍需要长期观察的临床研究和随机临床实验研

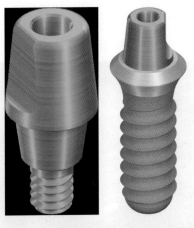

图 12-43　无肩基台（Straumann 公司供图）
无肩的基台旋入软组织水平种植体，修复体就
位后边缘与种植体肩台结合

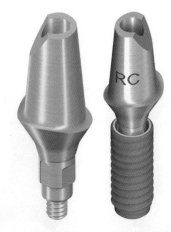

图 12-44　有肩基台（Straumann 公司供图）
基台的穿龈结构本身带有肩台，骨水平种
植体的修复体肩台则位于基台上

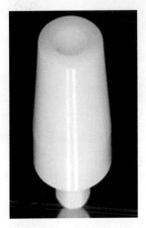

图 12-45　瓷基台（Straumann 公司供图）
氧化锆全瓷基台，需要根据患者具
体穿龈轮廓进行磨改

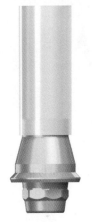

图 12-46　金基台（Straumann 公司供图）
金箔合金基台，可以个性化铸
造加工，并与瓷粉结合

究予以证实。

金基台一般由金铂合金制成，可以用来制作螺丝固位的基台一体化冠修复体，能够最大限度地节约修复空间，常用于缺牙间隙过小的患者（图 12-47）。

5. 根据基台的修复时机分类　各种种植体系统都专门设计了用于种植体支持的临时修复体的临时基台（temporary abutment）（图 12-48）。临时修复体的制作材料为丙烯酸树脂。因此，临时基台的形状能够调改并方便树脂的塑形与固位。临时修复体使用期间往往要有几次拆卸，在椅旁调改临时修复体的穿龈轮廓，引导龈缘和龈乳头成形，所以多选择螺丝固位基台。

6. 根据基台的加工来源分类　根据基台的加工来源分为预成基台和个性化基台。

（1）预成基台：一般是由种植系统厂家直接提供，可以直接应用。一般螺丝固位的基台不能进行任何调改，粘接基台可以做适当调改。

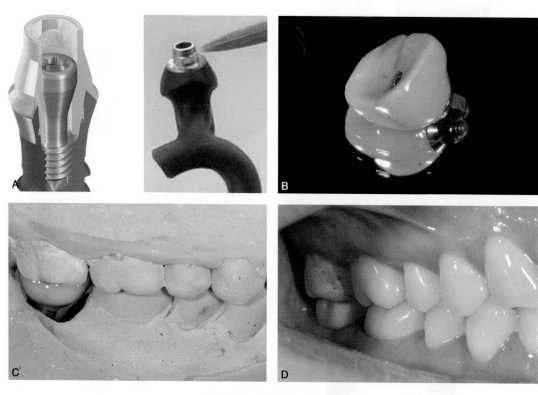

图 12-47 金基台一体化冠

A. 金箔合金基台可以根据需要直接堆蜡铸造形成冠基底,烤瓷后形成一体化基台冠(Straumann 公司供图) B. 直接在用金基台加工而成的基底表面烤瓷,基台螺丝从修复体𬌗面穿出 C. 工作模型的颊面观,垂直修复间隙过小,采用一体化基台冠在模型上就位 D. 一体化基台冠戴入患者口内侧面像,一体化基台冠可最大程度节省修复间隙(首都医科大学口腔医学院 耿威供图)

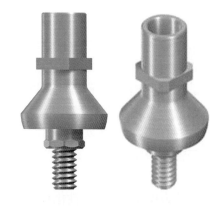

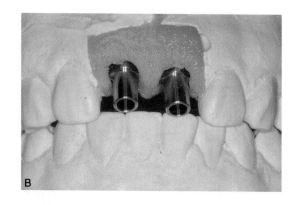

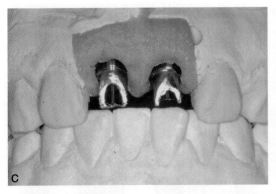
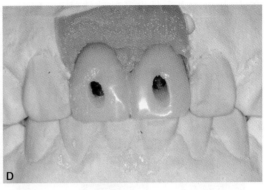

图 12-48　临时基台

A. 临时基台,与种植体连接处有八角结构用于冠修复,无抗旋转用于桥修复(Straumann 公司供图)　B. 上颌前部植入 2 颗软组织水平种植体,将临时基台安装在工作模型的唇面观　C. 在工作模型上调改临时基台的高度,以留出足够的树脂修复体空间　D. 工作模型的唇面观,将树脂材料成形于临时基台上获得种植体支持式临时修复体(首都医科大学口腔医学院　耿威供图)

（2）个性化基台:是适应不同个体需求,医师能依据临床情况进行专门的设计并而加工制作的基台。可以按理想的修复体形态要求调整形态、角度和粘接线位置。个性化设计的基台,可使饰面瓷获得最佳的支持。制造个性化基台的主要技术包括:①个性化铸造技术:由种植体系统厂商提供与种植体相吻合的预成基台领口(塑料或金属),技术室通过制作蜡型、包埋、铸造完成个性化基台;②研磨修改技术:对大体积的基台(如瓷或钛合金基台)进行外形机械研磨获得符合患者个性化要求的基台外形;③基台蜡型扫描-CAM 技术:技师在工作模型的种植体替代体上制作适合修复体的基台蜡型,基台蜡型具备理想穿龈轮廓、合适的外形并与对𬌗牙留出修复体空间;然后扫描基台蜡型,将得到的数据传递至 CAM 中心,经过数控机床研磨完成个性化基台制作;④CAD/CAM 技术:在数字化工作模型上,技师通过使用CAD 软件设计适合患者的基台,而后技师将可视化的基台设计方案经文件输出传递至 CAM研磨设备,选择适宜的基台材料研磨制作符合患者个性化需求的基台。

就粘接固位的修复体而言,无论采用预成或个性化基台,粘接线的位置不能超过黏膜下方 2.0mm。在非美学区,粘接线的位置可以与龈缘平齐,或位于龈缘冠方。

四、种植体支持的固定修复体的连接方式的选择

（一）种植体的分类

根据种植体平台与牙槽嵴顶的冠根向位置关系可以将种植体分为软组织水平种植体和骨水平种植体。

1. 软组织水平种植体　种植体穿黏膜颈部与种植体位于骨内的体部合为一体,为一体式种植体(one-piece implant)。种植体颈部位于软组织之内,平台可以位于牙槽嵴表面的软组织之内或软组织之外,因此也称之为软组织水平种植体(tissue level implant)(图 12-49)。

2. 骨水平种植体　种植体本身没有穿黏膜颈部,其穿黏膜部分为与种植体分离的另一部件,因此称为分体式种植体(two-piece implant)。在暴露种植体的二期手术时将穿黏膜的愈合帽安放到种植体平台上,实现软组织愈合。种植体平台位于牙槽嵴之内或与牙槽嵴平

齐,因此也称之为骨水平种植体(bone level implant)。此类种植体不带有向冠方延续的穿黏膜颈部,穿黏膜的结构位于基台上(图12-50)。

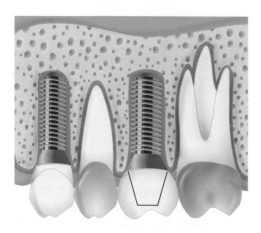

图12-49 软组织水平种植体
(北京协和医院 宿玉成供图)
种植体穿黏膜颈部与种植体位于骨内的体部合为一体,种植体平台位于牙槽嵴表面的软组织之内或之外,为一体式种植体

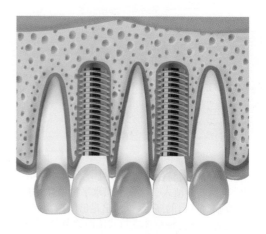

图12-50 骨水平种植体
(北京协和医院 宿玉成供图)
种植体本身没有穿黏膜颈部,平台位于牙槽嵴之内,穿黏膜部分位于基台上,为分体式种植体

(二)固定种植修复体的连接方式分类

基于以上种植体的分类,种植修复体的连接方式如下:

1. 修复体-基台连接 骨水平种植体传统的修复体连接方式,基台上有预成肩台,将修复体固定于基台上与基台的肩台相连(图12-51)。

2. 修复体-基台-种植体连接 软组织水平种植体经典的修复体连接方式,种植体平台上存在修复肩台(例如 Straumann 种植体),基台没有肩台,修复体与种植体肩台和基台同时存在连接,修复体为粘接或螺丝固位(图12-52)。

3. 修复体-种植体连接 修复体与基台为一个整体(实现于 UCLA 基底和 CAD/CAM 基台),将修复体用螺丝固定于种植体上,均适用于骨水平和软组织水平种植体(图12-53)。

(三)咬合设计原则

1. 种植修复体的咬合接触应尽量存在于中央窝,而中央窝应位于种植体的长轴。种植修复体的咬合面积不能以天然牙为参照,需要减小牙冠的颊舌径。降低牙尖的高度和斜度,以减少侧向运动时种植体受到的剪切力。

2. 前磨牙与磨牙区种植体最佳的咬合接触是轻咬时无接触。由于种植体周围的本体感受器微弱,在种植修复体与对𬌗牙有轻接触时,患者不会告诉医师种植修复体太高,需要用非常薄的咬合纸记录早接触点。在较大的咬合力量下进行调𬌗,使口内余留的所有天然牙均受压力。在全口较大的咬合压力下,任何重的咬合接触点都需要调磨。

3. 咬合关系的建立遵循以下原则:牙尖交错𬌗时与对𬌗牙形成 0.03mm 间隙;牙尖能在牙尖交错位和后退接触位之间作无障碍的滑动,后退接触位和牙尖交错位之间运动时无𬌗干扰;遵循正中自由域的原则,即创造一个大约 1mm² 的区域,使牙尖交错能够做约 1.0mm 的自由运动;侧方𬌗运动时没有工作侧和非工作侧的𬌗干扰,前伸运动无𬌗干扰。

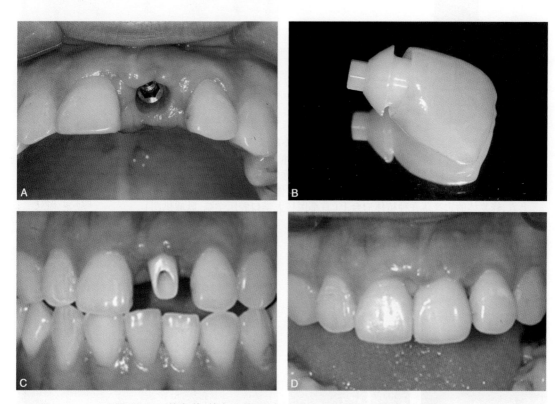

图 12-51 修复体-基台连接（首都医科大学口腔医学院 耿威供图）

A. 上颌前部植入 1 颗骨水平种植体,种植体内部呈内六方结构 B. 基台的外六方结构与种植体内六方结构相连接,修复体的边缘落在基台的肩台上 C. 个性化全瓷基台螺丝固定于种植体上的唇面像 D. 将全瓷修复体粘接固定于基台上方

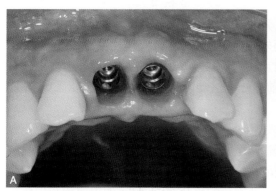
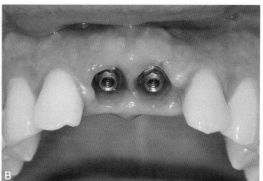

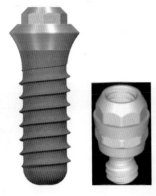

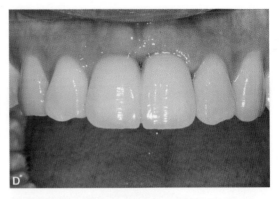

图 12-52 修复体-基台-种植体连接

A. 上颌前部植入 2 颗软组织水平种植体,可见种植体的肩台位于软组织内 B. 将内八角连接的修复基台戴入种植体的唇面像(首都医科大学口腔医学院 耿威供图) C. 无肩基台固定于带有肩台的种植体内(Straumann 公司供图) D. 戴入修复体的唇面像,全瓷修复体用螺丝固定于修复基台上方,修复体的边缘落在种植体肩台上(首都医科大学口腔医学院 耿威供图)

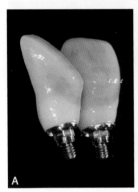

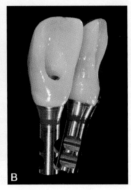

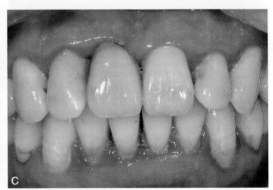

图 12-53 修复体-种植体连接(首都医科大学口腔医学院 耿威供图)

A. 修复体与预成的金属基台为一个整体,即一体化基台冠 B. 一体化基台冠连接在种植体替代体上,修复体与种植体直接连接 C. 将一体化基台冠戴入口内的唇面像,直接扭紧基台螺丝固定修复体

4. 为了在牙尖交错位时将咬合力均匀地分散到后牙区,当用力咬合时,上颌前部种植体支持式固定修复体应同下颌牙列轻接触,而轻咬时不能有任何咬合接触。如果在正中咬合和习惯性咬合之间存在正中滑动,在静态时就不存在咬合干扰。种植体支持式修复体有悬臂设计时,建议减少悬臂的长度,在侧方和前伸咬合运动时悬臂单位不能有接触,以降低机械并发症。

5. 对于种植体支持的全颌固定修复体的咬合设计还与对𬌗牙的状况有关,对颌为传统总义齿或种植体支持的覆盖义齿时设计为双侧平衡𬌗,对颌为天然牙或种植体支持的固定全颌义齿采用尖牙保护𬌗或组牙功能𬌗。种植体支持的带有悬臂结构的固定桥,设计为尖牙保护𬌗,主要目的是在下颌运动中减轻前磨牙及磨牙的负荷,在下颌运动中前牙和尖牙有接触而后牙无接触,在牙尖交错位时后牙接触而前牙和尖牙不接触。种植体支持的带有悬臂结构的固定桥,因为悬臂承担负荷的能力很小,下颌侧方运动时,工作侧及非工作侧的悬臂结构区的人工牙都要求短暂的无接触,可通过尖牙保护𬌗来实现,工作侧的接触也应尽可能远离悬臂结构。如果没有悬臂结构采用组牙𬌗,尽量避免在功能运动过程中单颗牙接触。

第四节　数字化口腔种植治疗的进程

一、数字化口腔种植治疗概述

随着计算机技术的发展和进步,数字化技术已经应用于口腔种植治疗的整个治疗过程,不仅仅体现在口腔种植治疗的诊断评估程序,在种植外科阶段和上部结构的设计制作过程也越来越多地应用数字化技术。

1. 数字化诊断和评估　伴随着 CBCT 等数字化影像技术的发展和激光扫描系统的更新和进步,CBCT 扫描得到的三维口腔解剖结构影像与激光扫描得到的数字化模型可以完美吻合,获得全信息的可视化的数字模型,全信息化模型可以包含患者口腔软硬组织信息和修复体的信息,这些信息经过可视化处理可以供临床医师进行更准确的诊断评估,从而为制订最准确可靠的设计方案提供保障。

2. 数字化设计与制作　即计算机辅助设计与计算机辅助制作(CAD/CAM)技术。包括数字化种植外科模板的设计制作、个性化种植基台的设计制作以及种植体支持的修复体的设计制作。

二、数字化种植外科模板

计算机辅助手术是计算机科学、医学、机械学、图形图像学等多学科交叉的又一个新的研究领域。20 世纪 80 年代末首先应用于神经外科手术,随后逐渐推广应用于其他领域。它是指以 CT 等医学图像信息为基础,通过建立人体三维和几何或物理模型模拟患者位置信息,在手术前利用计算机模拟或规划,在手术进行过程中利用高精度定位装置引导医师的操作,从而确保术前规划方案顺利实施的一种方法。

目前,计算机辅助种植外科主要分为两类:①计算机引导(静态引导)外科:术前拍摄 CT,在计算机内进行规划,制作外科模板。术中依据外科模板引导完成手术,不允许在术中改变种植体位置及手术方案。②计算机导航(动态引导)外科:术前拍摄 CT,同样在计算机内进行术前规划,但不制作模板,需要特殊导航设备在术中进行配准,然后手术中进行实时动态导航,允许术者在术中调整部分设计甚至是种植体的位置。

数字化种植外科模板是基于 CT 等医学图像和辅助规划软件的定位导向模板,是计算机引导(静态引导)的外科技术。

(一)数字化外科模板的概念和制作程序

1. 数字化外科模板的概念　数字化外科模板是种植外科手术中使用的高精度定位装置,可引导外科医师进行种植体的植入,从而确保术前所规划治疗方案顺利实施。数字化外科模板作为最终信息的载体,将种植医师的设计思路通过手术模板的精确定位和引导予以实现。

2. 数字化外科模板的制作程序(图 12-54)(表 12-2)

(1) 首先为患者制取研究模型。

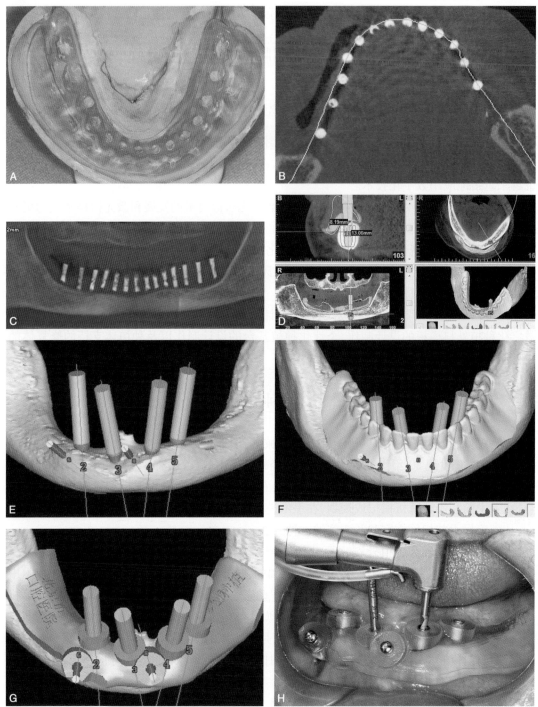

图 12-54　数字化外科模板的制作程序（首都医科大学口腔医学院　耿威供图）
A. 在树脂义齿上，沿牙体长轴钻孔，填入放射线阻射性材料，完成放射线模板　B. 患者佩戴放射线模板拍摄 CBCT 的冠状面截图，可见放射线阻射性标记物　C. 患者佩戴放射线模板拍摄 CBCT 的曲面断层重建图像，可见下颌标记的种植位点　D. 包含修复体信息、黏膜信息与颌骨解剖结构信息的全信息数字化模型　E. 观察种植体植入位置及其与解剖结构间的位置关系，颊侧设计 2 枚固位钉　F. 34、32、42、44 位点设计植入 4 颗种植体，可见种植体与修复体之间的关系　G. 设计完成的数字化种植外科模板　H. 患者戴入数字化外科模板引导不翻瓣种植外科手术

表 12-2　数字化外科模板的制作程序

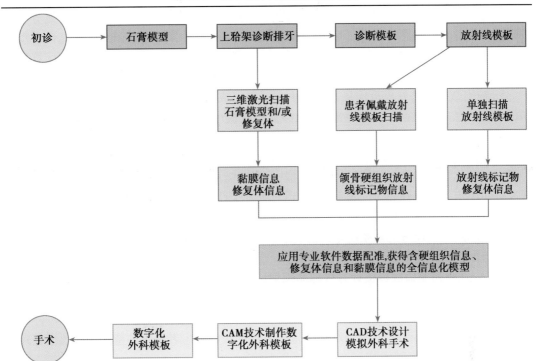

（2）在研究模型上制作诊断蜡型或诊断模板，试戴合适后，安放放射线阻射标记材料完成放射线模板。

（3）通过扫描技术获取数字化信息，包括利用激光扫描技术获取石膏模型的信息、CT扫描技术颌骨解剖学影像的数字信息、理想状态修复体（诊断模板）的影像信息。

（4）应用专用软件对数字化的影像信息进行配准，利用口腔种植辅助设计软件进行三维重建与可视化处理后获得全信息化模型。全信息数字化模型包括患者颌骨重要解剖结构的信息、黏膜的信息以及理想状态修复体的信息，为设计种植体的植入位点、方向提供参考。

（5）应用口腔种植辅助规划设计软件仿真手术模拟放置种植体。

（6）将缺牙区拟植入种植体的部位、数量、植入的方向角度和深度等信息参数转化为STL文件格式，应用数控机床或快速成型方法加工，完成数字化外科模板的制作。

（二）口腔种植辅助规划设计软件的特点

1. 三维信息重建　种植辅助规划设计软件可以重建三维立体模型，能将患者的解剖结构信息、修复体信息真实完整地再现于计算机中，构建全方位的种植手术模拟环境。

2. 可以做综合信息测量　可以精确测量种植部位的可用骨高度和宽度，以及与重要解剖结构的位置关系，例如种植体与下颌神经管或上颌窦底的距离，以此确定种植体放置的空间角度。

3. 拥有完整的种植体系统数据库　种植辅助规划设计软件系统可以提供世界上临床普遍应用的种植体系统库，包含种植体和基台的真实外形和尺寸，以供临床医师选择合适的种植体直径和长度，使设计方案与临床方案完全一致。同时种植体库能不断扩充更新，还支持用户添加自定义种植体。

4. 模拟规划种植手术　利用这些软件仿真手术模拟放置种植体,种植体之间的距离、种植体与牙体之间的距离、种植体与下牙槽神经的距离都是在放置种植体时需要充分考虑的因素。软件对这些距离设置了安全空间范围,一旦这些距离小于安全值,系统会自动提示,可避免设计疏漏。当种植手术需要骨增量时,系统可以按照植骨材料的类型,计算出所需植骨材料的量。

5. 输出数字化外科模板信息参数　手术规划完成之后种植体的部位、数量、方向、角度和深度等信息参数数据可以被导出,并能够被数控机床设备读取。通过数控机床最终完成个性化模板的制作。

计算机辅助的种植手术规划具有以下优越性:医师可以设计不同的手术方案,比较几种手术方法的优劣,然后进行仿真手术的模拟,放置所需的种植体,观察其植入方向、未来义齿修复空间及与对𬌗牙和邻牙的关系,以达到对患者个性化的最佳修复效果;治疗小组的每个医师都可以共同分享信息,清楚地了解不同协作科室的设计思路,以协调手术的设计方案;手术方案思路可以通过规划系统来向患者及其家属展示,建立与患者良好的沟通,获得最大的理解与配合。

（三）几种商业口腔种植计算机辅助规划设计软件

目前,计算机辅助牙种植技术已经有比较成熟的解决方案和应用实例,比较有影响的是瑞典的 Nobel Biocare 公司 Procera 口腔种植辅助规划设计软件和比利时 Materlise 公司的 Simplant 口腔种植辅助规划设计软件,为世界各地的医师和患者提供种植所需的数据处理服务、种植外科手术模板制作等。

（四）数字化外科模板的分类

数字化外科模板按照模板的支持方式分为牙支持式外科模板、黏膜支持式外科模板和骨支持式外科模板。按照手术中导航的方式可以分为全程导航的数字化外科模板和单程导航的数字化外科模板。

1. 全程导航的数字化外科模板　全程导航的数字化外科模板需要配合专门的外科手术器械使用(图12-55)。在种植手术过程中全程使用引导种植窝预备和种植体植入。这种模板需要全程配合专用的手术器械,种植窝预备时需要应用引导钥匙和固定深度的钻。全程导航的数字化外科模板可以更加精确地引导种植体的植入,但是由于模板的应用往往影响种植手术过程中冷水降温,当使用全程导航的模板时需要辅助增加降温措施,尤其是使用非内给水的种植手术器械时(图12-56)。

2. 单程导航的数字化外科模板　数字化外科模板的引导管直径只与一级种植外科扩孔钻匹配,在种植手术过程中只引导第一级扩孔钻预备种植窝,使用其他扩孔钻需要更换引导管直径与之匹配的外科模板(图12-57)。这种导航方式需要制作多个外科模板用于引导不同直径的扩孔钻预备种植窝以及种植体植入。由于模板的应用往往影响种植手术过程水冷却降温,这种外科模板常常只应用于先锋钻导航,可以避免全程使用外科模板导致种植窝内的骨热灼伤。另外在种植外科手术过程中数字化外科模板的应用往往受开口度限制,影响医师的操作,甚至无法操作,仅在先锋钻预备时使用可以降低外科手术的操作难度。

（五）数字化外科模板的优缺点

1. 口腔种植辅助规划设计软件通过 CT 等医学影像重建三维模型,将患者的解剖结构真实完整地再现在计算机中,如上颌窦、下牙槽神经管等部位的直观显示,构建全方位的种植手术模拟环境。

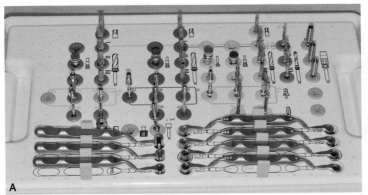
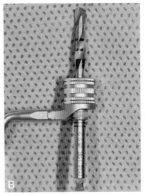
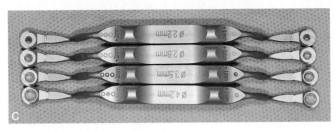

图 12-55 数字化外科模板专用手术器械（首都医科大学口腔医学院 耿威供图）

A. 数字化种植外科模板全程导航手术器械盒 B. 固定植入深度的先锋钻 C. 全程导航引导杆，分别对应不同直径的备孔钻头

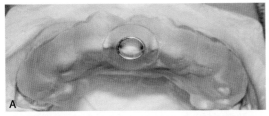
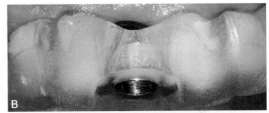
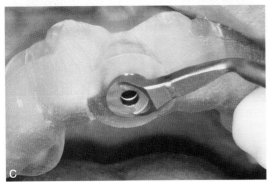
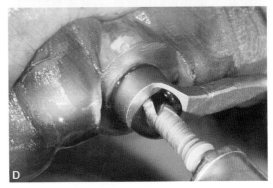

图 12-56 全程导航的数字化外科模板（首都医科大学口腔医学院 耿威供图）

A. 牙支持式数字化全程导航外科模板，戴入工作模型后的殆面观 B. 将全程导航的数字化外科模板戴入患者口内的唇面像，可见模板内的引导环 C. 固定好全程导航的数字化外科模板后，将引导杆插入模板内引导环中，引导种植窝的预备 D. 使用配套的备孔钻，在数字化外科模板和引导杆的引导下，预备种植窝

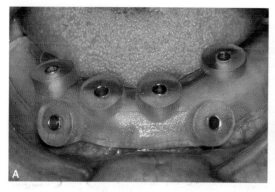
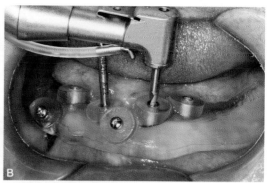

图12-57　单程导航的数字化外科模板(首都医科大学口腔医学院　耿威供图)
下颌无牙颌患者计划于下颌前部植入4颗种植体,数字化外科模板戴入引导先锋钻预备种植窝

2. 种植外科手术中利用数字化模板在黏膜上钻微孔就可以引导种植体的精确放置,实现微创手术,减少手术创伤。

3. 结合计算机辅助设计、计算机断层扫描、立体影像技术和患者口腔模型等多重信息于一体的外科模板使预先制作的暂时修复体即刻负荷成为可能。

4. 数字化外科模板的应用降低了手术的复杂性,提高手术的精确度,减少手术并发症的发生。

5. 口腔种植辅助规划设计软件提供的三维视图为包括种植外科医师、修复医师和技师在内的整个医疗团队提供了直观的交流工具,使沟通更加清晰;同时方便与患者的交流,使患者更容易理解和配合,提高种植成功率和患者满意度。

显然,数字化外科模板的应用可以获得理想的种植体植入位置,减少创伤,避免手术并发症的发生并有利于实现预期的修复效果。但是数字化外科模板的制作,通常要经过诊断模板、放射线模板、CBCT扫描、三维激光扫描、计算机辅助设计和计算机辅助制作等环节,任何一个环节的误差最后都会累积成为最终外科模板的误差。误差的来源包括:患者的CT扫描数据、诊断模板扫描数据、石膏模型扫描数据以及数据组合和转换过程中产生的误差;模板在患者口腔没有准确就位产生的误差;种植外科手术过程中种植窝预备扭力使模板变形产生的误差。

另外应用数字化外科模板还面临费用高、前期准备复杂、需购置特殊设备的问题,在使用过程中还要考虑患者的开口度(磨牙区位点)、手术视野及水冷却困难等问题,因此使用数字化外科模板仍需要有经验的医师操作完成。

三、数字化种植修复印模

牙科领域CAD/CAM技术起源于口内扫描获取数字图像的数字化印模技术,与传统的印模技术相比数字化印模技术可以避免患者制取印模的不适,无须灌制和修整石膏模型,不会因发生模型的损伤而影响精确度。同时这种数字印模更容易存储,因此受到广大医师的青睐。目前市场主要的可用于种植修复的数字印模口内扫描系统有德国Sirona公司的CEREC系统、美国3M公司的Lava C. O. S. 系统、美国Cadent/Straumann公司的itero系统等,这些系统获取印模的原理、方式和软件不同,各具优势。

（一）种植修复的数字印模系统

1. 德国 Sirona 公司的 CEREC 系统　CEREC 的蓝光操作系统通过集成高分辨率的蓝色发光二极管的 LED 光源及接收器,能够获得高精度、高质量的三维图像。该系统在扫描前需在口内喷上一薄层去除反光的粉末。2012 年 8 月,德国 Sirona 公司又发布了新一代口内扫描系统,这个系统采用连续立体摄影方式获取图像,可以获得精确的口腔软硬组织全彩三维数据。

CEREC 扫描系统是最早采用椅旁修复概念的完整系统,口内扫描系统可以为种植体支持的单冠或固定桥获取图像,适用于三单位以下的种植修复。对于种植体的上部结构,可以直接扫描预成的基底(base),或扫描连接在种植体上的光学取像部件获得数字化模型。无论预成的基底还是种植体上的光学取像部件都是来源于 Sirona 牙科系统内部。

2. 美国 Cadent/Straumann 公司的 itero 系统　itero 系统使用激光和可见光获取三维数据,用来获取牙齿和牙龈的表面形态,可以在不喷粉的条件下获取口内的所有信息。

itero 系统与 Straumann 公司合作开发了面向市场的个性化种植修复解决方案。在种植体上连接一个特殊的扫描配件,扫描获取种植体的数字印模,扫描配件表面有 3 个有特殊的表面结构的标记球体,用于种植体位置的确定。扫描的过程与扫描天然基牙的过程相同,而后期通过 Dental Wings 软件中用于种植体的特殊程序来进行基台和修复体的设计。itero 系统也是一个开放的系统,可以与多种软件以 STL 格式的文件对接,允许光学印模导入其他可兼容的软件进行后续的设计和制作。

3. 美国 3M 公司的 Lava C. O. S. 系统　Lava 椅旁口内扫描系统于 2008 年在密歇根由 3M 公司发布,该系统进行数字印模采制时与 CEREC 蓝光系统一样喷一层薄而均匀的防止变形的粉末,在扫描的过程中,脉冲式蓝光从取相手柄中发射,屏幕上的三维数字印模图像能够即刻显现。

Lava 系统内有特殊的软件针对种植体上部修复,可以与兼容的种植系统基台相适应。3M 公司协助该系统完成了种植体上扫描基台的设计,并与 3M 系统的种植体匹配。后期的种植修复体上部结构的设计和制作与 itero 相同,也是由 Dental Wings 软件来完成,Lava C. O. S. 系统是半开放的。

（二）种植修复数字印模的方法

种植修复的数字化印模分为直接法和间接法。

1. 间接法　是常规制取种植体水平印模并灌制石膏模型,然后在模型的种植体替代体上方安装扫描系统专用的种植体光学取像部件,也可以扫描种植体上的预成基台从而获取带有种植体信息或预成基台信息的光学模型。间接法是静态的扫描,获得数字化模型的精度主要取决于扫描设备的精度(图 12-58)。

2. 直接法　直接扫描患者口腔,如果是种植体水平的印模,需要在种植体上方安装与种植体系统匹配的种植体光学取像部件,也可以直接扫描预备好的基台。口内直接扫描受到口内软硬组织结构和唾液环境的影响,而且扫描过程是医师操作的动态过程,因此获取牙齿、种植体、基台边缘细节和种植体周围牙龈组织形态,有一定难度,对扫描设备要求更高(图 12-59)。

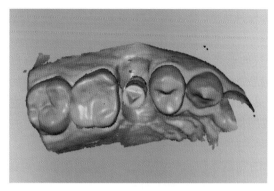

图 12-58　间接法数字化印模
（首都医科大学口腔医学院　耿威供图）
将光扫描杆戴入石膏模型的种植体替代体上，进
行三维激光扫描，获取的数字化模型

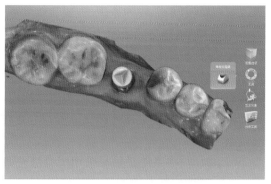

图 12-59　直接法数字化印模
（首都医科大学口腔医学院　耿威供图）
将配套的光扫描杆戴入患者口内种植体上，直接在
口内进行三维激光扫描后，获得的数字化模型

四、计算机辅助设计与计算机辅助制作的个性化基台

理想状态下，修复基台的外形应类似于我们预备后的天然牙，有一个良好的外形、形态和穿龈轮廓。个性化基台（custom abutment）即定制基台，是指根据种植体植入的三维位置、缺牙间隙的三维空间，通过研磨、铸造或 CAD/CAM 技术制作的基台。我们这里讨论的是计算机辅助设计与计算机辅助制作的个性化基台即 CAD/CAM 个性化基台。随着 CAD/CAM 技术在口腔领域应用的日益成熟，应用于种植修复的 CAD/CAM 系统也不断问世和更新，如德国 Sirona 公司的 CEREC 系统，美国 Nobel Biocare 公司的 Procera 系统、美国 Cadent/Straumann 公司的 itero 系统等。激光扫描系统、CAD 设计软件、CAM 软件、CAM 加工设备的更新进步以及种植系统的数据库的精确和完整必将促进口腔种植治疗数字化进程的快速发展。

（一）CAD/CAM 个性化基台的概念与特点

计算机辅助设计和制造（computer aided design/computer aided manufacturing, CAD/CAM）基台是利用计算机激光扫描采集获得种植体的数字化印模和模型，通过计算机设计基台的理想外形和倾斜度，然后应用数控机床进行机械切割加工制作的基台（图 12-60）。

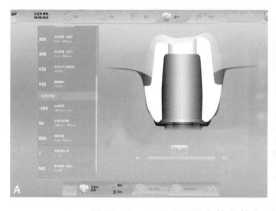
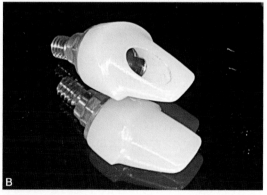

图 12-60　CAD/CAM 个性化基台（首都医科大学口腔医学院　耿威供图）
A. 用计算机辅助设计软件在数字化模型上设计个性化基台的穿龈轮廓　B. 用计算机辅助设计制作
获得的个性化基台，固定于钛 base 上

1. 个性化基台可以将种植体袖口进行完美的塑形,穿龈部分能与牙龈协调一致达到理想的解剖形态恢复,改善前牙黑三角问题。个性化基台角度可根据修复需要任意调节,种植体长轴方向不理想时也可以获得最大程度的美学效果。

2. CAD/CAM 技术制作个性化基台可用的材料主要有有纯钛、氧化锆陶瓷,这些材料强度高,生物相容性好,是临床医师所推崇的个性化基台材料。氧化锆基台生物相容性高,不会透出金属基台颜色,前牙牙龈较薄时,选择氧化锆基台可以避免透出金属色。

3. CAD/CAM 技术加工基台,通过计算机辅助设计、数控机床自动加工而成,操作容易,加工精度高,有效地降低了技师的劳动强度,缩短了加工周期,而且每一个加工结果都相当一致。

4. CAD/CAM 个性化基台可以避免传统制作方法中存在的蜡型、熔模铸造和模型产生的误差。CAM 加工后基台仅需少量抛光,避免了过度的打磨对基台造成损伤,特别是氧化锆表面的微裂纹可引起基台的折裂。

CAD/CAM 个性化基台也有一定的局限性,临床医师无法控制基台的长期效果;可选择的材料有限;只有某些种植体系统可以应用;颌间距离至少 6mm,种植体间的距离至少 2mm;多颗种植体的平行度欠佳,角度差大于 30°时不能应用 CAD/CAM 基台进行连冠修复;种植体周围软组织高度少于 1mm 时使用 CAD/CAM 基台没有实际临床意义。

(二) CAD/CAM 个性化基台的分类

CAD/CAM 加工的个性化基台包括基台的全部结构,有 CAD/CAM 技术切割完成的一体化预成基台和 CAD/CAM 切割的上部结构粘接在预成的钛基底(base)上加工而成的分体式个性化基台(图 12-61)。CAD/CAM 切割的一体化基台对切割精度要求高,要求误差小于 5μm,这对设备加工要求较高,需要使用大型高精度车床切割纯钛和硬质氧化锆加工而成,一般由种植体系统原厂加工。CAD/CAM 切割的上部结构粘接在预成的钛基底上获得的个性化基台容易操作,大部分数控车床均可加工,切割精度能达到 60μm,多加工软质氧化锆,还需要进一步烧结。烧结后可以直接饰瓷获得螺丝固位的一体化基台冠,也可以将个性化基台与牙冠分开制作。

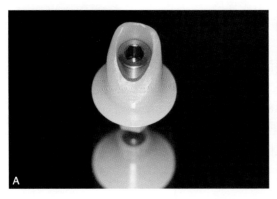
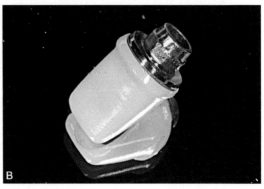

图 12-61　个性化基台(首都医科大学口腔医学院 耿威供图)
A. 一体式的个性化基台　B. 带有与种植体连接的钛 base 的分体式的个性化基台

种植体支持的修复体负荷时,种植体-基台连接面的适合程度将影响应力的分布,已有各种研究表明个性化基台与种植体的适合性欠佳会引起各种并发症,包括螺丝松动折裂、基台的折断、骨结合丧失、菌斑附着等,甚至最终导致种植修复的失败。就预成基台和个性化基台的适合性而言,预成基台的适合性优于个性化基台,这与个性化基台的加工工艺有关。虽然牙种植学中的 CAD/CAM 技术前景良好,但常规使用该技术的安全性和有效性还未能获得长期效果的临床证据。目前的主要信息对长期效果的文献证据未能提供充分的数据支持,因为 CAD/CAM 的技术进展要快于 CAD/CAM 种植体基台和基底的临床研究,临床医师和技术人员也应该意识到,目前是在以非循证的方式使用这些新材料和新技术。

第五节　种植修复并发症病因、预防及处理

随着牙种植体修复技术的广泛开展和普及,各种原因导致的并发症的发生率也显著上升,原因主要包括:开展种植体植入和修复的医师越来越多,其中包括各种不同知识水平、经验和技能的医师,很多未接受过正规或良好教育与培训的牙科医师,开展超出他们能力范围的治疗;种植体植入条件较差的位点(骨量不足或修复空间不足);种植体植入和负荷的激进方案增加,学术会议中的非循证医学技术的资讯可能产生误导;风险评估不足或对风险缺乏了解,种植手术过程中缺乏处理问题的经验等。本节内容主要讨论口腔种植成功的标准与成功的要素,种植修复的机械并发症、生物学并发症、美学并发症的病因与处理办法。

一、口腔种植成功的标准与成功的要素

(一) 口腔种植成功的标准

随着口腔种植修复技术的进步和种植材料的日新月异,口腔种植成功的判断标准也不断被调整和修改,由原始比较宽松和模糊的标准逐渐变为相对更加规范和具体。

1. 1986 年,瑞典学者 Albrektsson 和 Zarb 提出了更加严格具体的成功评价标准,内容如下:

(1) 临床检查单个种植体无任何动度。

(2) 放射学检查显示种植体周围无任何透射影像区。

(3) 戴入最终修复体第 1 年,种植体的垂直方向骨吸收小于或等于 1mm,此后在功能性负荷下每年骨吸收不超过 0.2mm。

(4) 种植后无下列持续性和(或)不可逆的症状及体征,如疼痛、感染、神经疾患、感觉异常及重要解剖结构损伤。

(5) 按照以上标准考核,5 年成功率达到 85% 以上,10 年成功率达到 80% 以上。

2. Karoussis 等提出了包括软组织评价的种植治疗成功标准。近些年来,随着医师和患者对种植修复后美学效果的逐渐重视,口腔种植的成功除了满足以上条件外,还应当达到以下要求:

(1) 无动度;

(2) 不存在任何主观能感受到的不适,如疼痛、异物感和(或)触痛;

(3) 无探诊深度>5mm 的种植体周围袋;

(4) 若探诊深度=5mm,则不伴有探诊出血;

(5) 种植体周围无连续性放射线透射影像;

（6）功能性负荷第 1 年,垂直向骨吸收不超过 0.2mm。

应当注意的是,种植体的存留率(survival rate)与成功率(success rate)是不同的概念,前者仅表示种植体仍然存留在颌骨中,并未包括其是否能够正常行使功能。因此,成功率较存留率更有实际意义。

3. 以上是国际学者提出的口腔种植成功标准,1995 年,《中华口腔医学杂志》编辑部在珠海召开第一届口腔种植工作研讨会,规范国内的口腔种植技术,提出我国的口腔种植成功标准,以促进口腔种植技术在国内的健康发展,具体内容如下:

（1）行使咀嚼功能,无麻木、疼痛等不适,自我感觉良好;

（2）种植体周围 X 线无透射区;

（3）水平向骨吸收不超过 1/3,种植体不松动;

（4）龈炎可控制,无与种植体相关的感染,对邻牙支持组织无损害;

（5）美观,咀嚼效率达 70% 以上;

（6）符合上述要求者 5 年成功率应达到 85% 以上;10 年成功率达 80% 以上。

（二）口腔种植成功的要素

影响口腔种植治疗获得成功的因素很多,归纳主要包括三大要素:医师因素、患者因素、口腔种植材料因素。

1. 医师因素 医师的能力和经验是种植治疗成功的关键因素。医师依据术前检查评估是患者否属于种植治疗指征以及是否存在并发症风险。严格把握适应证是获得高成功率的重要保证;医师选择生物材料(种植体系统和骨增量材料等),制订并实施治疗方案。治疗方案是否合理、治疗程序与步骤是否严谨、种植体系统及其他生物材料的可靠性,都会影响种植治疗的成功率。

2. 患者因素 患者自身的局部及全身健康状况是种植治疗获得成功的重要因素。患者因素包括如下方面:

（1）局部解剖学状态将决定种植体植入时机、负荷时机和修复方案等。局部骨组织及牙龈组织的缺损都是种植治疗获得成功的风险因素。

（2）全身健康状况:依据术前检查,决定是否属于种植治疗指征,任何影响种植体骨结合,导致骨结合失败并且不能纠正的因素都被视为种植治疗的高风险因素。例如全身系统性疾病、长期服用代谢类药物。

3. 生物材料因素 种植治疗的生物材料通常包括种植体、屏障膜和骨代用品。临床上,选择生物材料需要遵循的基本原则是:基于动物实验和临床试验的科学文献,以证实所选择的生物材料具备最低的并发症风险和最高的治疗成功率。降低生物材料的成本也是医师需要为患者考虑的重要方面,医师在满足选择生物材料的基本原则下要尽可能降低成本。

二、种植修复的机械并发症分类、病因与处理

种植修复机械并发症可发生于牙冠、基台、修复螺丝、种植体等部件,具体包括:牙冠崩瓷、基台螺丝松动与折断、修复螺丝松动与折断、种植体折断、附着体折断等。

（一）牙冠瓷层崩裂

1. 病因 引起崩瓷的原因主要有:咬合干扰;咬合力过大;磨牙症;咬合不良导致应力

集中；上下牙咬合过紧无法留出足够空间者；加工过程中金属与瓷选择不当，热胀冷缩比率不匹配等原因。

2. 预防及处理　一旦出现崩瓷，如果是螺丝固位的修复体，可以进行拆卸修补，如果是永久粘接的修复体，则很难完整取下，往往需要破坏后重新制作。需要针对出现崩瓷的原因对原修复设计方案做出相应的修改，可避免再次出现崩瓷。有磨牙症者，可做𬌗垫，夜间戴用。戴牙时按照调𬌗原则进行调𬌗，避免𬌗干扰局部𬌗力过大致瓷层崩裂。选择合适的修复材料例如金属或氧化锆𬌗面等设计方案。

（二）基台螺丝松动与折断

1. 病因　基台螺丝松动与折断的原因有不正确的预紧力、过度负荷以及螺丝材料等。螺丝折断更易发生于松动的螺丝以及侧向负荷过大的病例。

在很多种植体系统中，基台是通过基台螺丝固位于种植体上的。基台螺丝旋紧时产生的回弹力将基台"夹持"固定于种植体，这种回弹力叫作"预负荷"（preload）。预负荷越大，螺丝越稳定，越不容易松动。当界面所受的负荷超过预负荷时，螺丝就会松动。没有预负荷，螺丝需要独自承担施加在连接部分的力，螺丝的寿命就会大大缩短。因此，预负荷对螺丝具有保护作用。

额外的扭矩，只会增加螺丝形变而不会增大预负荷，因此，在临床上一定要遵循制造商提供的额定预紧扭矩。过大的扭矩不仅不会减少螺丝松动，反而会增加螺丝形变和滑丝风险。反复旋紧与旋松螺丝会导致最终修复后螺丝松动的可能性增加。因为反复旋紧与旋松的过程中，螺丝所能达到的预负荷会不断下降，最终导致在扭矩扳手所示的预紧力下，螺丝的预负荷较低，抗螺丝松动的能力也较低。

对于多数种植体系统，种植体和基台是通过固位螺丝来连接的，种植体和基台的连接处存在微间隙，细菌、龈沟液会乘虚而入，长期的微生物腐蚀、电化学腐蚀、微渗漏也是造成固位螺丝松动的原因之一。

螺丝松动与过度负荷、磨牙症、紧咬牙等相关，多数文献研究的结果认为，磨牙症患者修复后出现基台螺丝松动等机械并发症的风险更高。

2. 预防及处理　如果种植修复体的咬合面较窄，则基台螺丝松动的可能性较低。选择粗直径的种植体也能够降低基台螺丝的应力。某些种植体系统的扭矩扳手经过反复使用与消毒会有一定程度的不精确，应当定期进行再校准。

在临床和技工室修复体制作过程中，均应尽量减少不必要的螺丝反复旋入与旋出，以降低螺丝的松动率。一旦发生基台螺丝松动，根据病因选择是否更换螺丝，去除病因，并按照种植系统预紧力的要求旋紧。

基台螺丝松动与折断是种植治疗的机械并发症，其预防要比治疗更为重要，医师应尽量做到每一步骤都按照规范操作以降低其发生率。制订正确的治疗计划，选择合理的基台连接方式，保证基台螺丝被动就位，遵循额定的预紧扭矩，精确调𬌗，使修复体不受到过度的𬌗力，可将基台螺丝松动的发生率降到最低。

（三）基台折断

基台是种植系统中用于种植体连接、支持和固定固位体或修复体的部分，是传导𬌗力的主要结构，也是容易出现损坏的结构。基台没有准确就位、金属疲劳、缝隙腐蚀和过大的负荷，种植基台材料或工艺的缺陷都能造成基台的折断。发生基台折断后只能取出更换新的基台。

（四）修复螺丝滑丝、松动或折断

1. 病因 导致螺丝松动或折断的原因有预负荷丧失、金属疲劳、负荷过大、缝隙腐蚀等，修复体没有被动就位以及咬合力过大是修复螺丝松动或折断的主要因素。制作种植修复体过程中任何一个步骤的错误都会导致难以获得被动就位，如转移体未准确就位、印模制取不准确、灌注石膏模型的失误等。

被动就位是潜在影响预后的重要因素，非被动就位会产生静止负荷，从而导致种植体受到持续性的循环负荷。目前尚无明确的证据证明修复体非被动就位与种植体周围骨丧失之间有关，但是非被动就位与修复螺丝的松动与折断却关系密切。被动就位对种植体支持式修复体的长期成功非常重要。

咬合接触远离中央螺丝，侧方及前伸运动时的咬合干扰会产生非轴向负荷，增加螺丝松动、骨吸收以及饰面瓷崩裂的概率。因为正常的牙尖斜度会大大增加种植体的侧向力，从而引起螺丝松动、骨吸收并增加失败率。

2. 预防及处理 减小种植修复体的咬合面，减少牙尖高度和斜度，非美学区的种植修复体应尽量不制作解剖式的牙尖斜度，理想的修复形态是有一个宽的中央窝基本位于种植体的长轴上可以减少修复螺丝的应力。

增加基台的高度，增加种植体的直径，种植体直径越宽，应力分布越好，来减少修复螺丝所受的应力，可以使修复螺丝松动的可能性降低。

当扭矩扳手经过使用和消毒失去校准时，应当定期返回工厂进行再校准。

种植修复体的邻面接触过紧，导致修复体就位时受到邻面阻力，不能获得完全的被动就位，也容易出现修复螺丝松动。

修复螺丝加力紧固时扭矩过大，会导致螺丝的螺纹表面剥脱，出现滑丝。如果出现滑丝，可更换一个新的螺丝。

（五）种植体折断

1. 病因 种植体折断是最严重的并发症之一，折断在种植体的颈部和体部都有可能发生，临床可表现为种植体松动、咬合痛、咬合紊乱、断裂的冠方部分直接从口内脱落等，通常可以通过放射线检查发现断裂纹，且断裂位置周边有明显骨吸收（图 12-62）。常见原因有：①屈矩过大或应力集中：种植牙的牙根不像天然牙有生理动度，也不像天然牙牙根一样在其周围有牙周组织可以在受力时缓冲殆力。如果种植牙牙根承受压力时产生弯曲形变，那么冠根比例不协调时就易产生较人的屈矩导致种植体折断。②种植义齿使用时间过长导致金属疲劳。③种植体接口部位出现缝隙腐蚀现象。④种植体本身设计或加工精度有问题。⑤创伤也可以导致种植体折断。

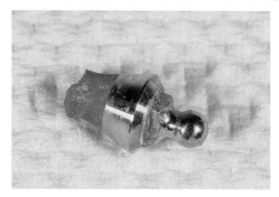

图 12-62 种植体折断
（首都医科大学口腔医学院 耿威供图）
球附着体固位种植覆盖义齿种植体从颈部折断

2. 预防及处理 种植体断裂于骨内的部分较难取出，只能用环形取骨钻钻骨，在尽量少破坏附近骨质的情况下连同种植体一起取出。需要注意在取出位于骨内的种植体断裂部分时,不可伤及邻近的解剖结构(上颌窦底、鼻底和下颌管等)。如果发生折断的种植位点不计划再次进行种植修复,也可以让断裂于骨内的部分保留于原位,但是必须保证其周围黏膜愈合后可将种植体完全包埋,以免残留的断裂种植体与口腔相通,造成周围的长期慢性炎症。折断的种植体可用中空钻手术取出后再植入新的种植体。

(六) 种植修复体支架折断

1. 病因　支架折断的常见原因有铸造件内有气泡杂质或焊接缺陷、过大的负荷、铸件的抗力型不足、未能完全被动就位、种植体的支持力不足、义齿戴入前有过多的弯折等(图12-63)。

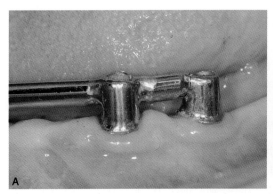
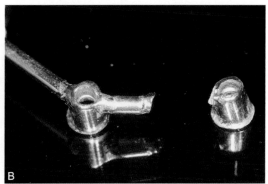

图 12-63　修复体支架折断(首都医科大学口腔医学院　耿威供图)
杆附着体固位中指覆盖义齿的连接杆折断

2. 预防及处理　发生支架折断后可根据具体原因采取相应的处理措施。如果是固定-可拆卸式支架,可将其拆下修理。如果是缺牙间隙𬌗龈距离不足,金属基底支架的厚度不足,那么应在临床上尽可能争取足够的修复空间,调改过度伸长的牙齿,根据种植体的数目和分布合理设计悬臂梁长度。还应检查金属基底的强度(厚度)和有无过度负荷情况(过长悬臂等),以避免修复支架折断。

三、种植修复的生物学并发症

(一) 种植体周围牙龈增生与退缩

1. 病因　种植修复体安装完成后,少数患者可能会出现种植体周围软组织充血、水肿、增生或形成肉芽组织等牙龈增生的表现,这主要是由于种植体植入区软组织过厚,修复体与黏膜接触的部件表面粗糙,引起菌斑沉积,长期刺激黏膜所致(12-64A)。牙龈退缩主要是由于种植体周围骨板较薄,加载后𬌗力容易引起骨吸收所致。口腔卫生状况差所致的种植体周围软组织炎症、附着龈不足等也可导致牙龈退缩(图12-64B)。

2. 处理办法　出现牙龈增生时,去除病因增生可能消除,如果不能消除进行外科手术切除修整即可,同时需抛光修复体与牙龈接触部分。术后一定要注意口腔卫生,做好口腔护理,定期复查维护。

牙龈退缩后在两邻牙间会形成一个"黑三角"区域,有的患者会出现食物嵌塞等不

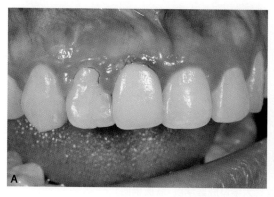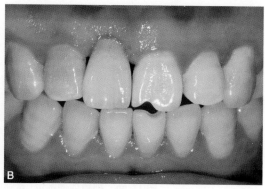

图 12-64　种植体周围牙龈增生（首都医科大学口腔医学院　耿威供图）
A. 11 为种植体支持单冠的近远中牙龈乳头增生明显，牙龈红肿、探针出血　B. 11 种植体支持单冠
唇侧牙龈退缩明显，近远中龈乳头退缩，形成"黑三角"

适。可利用牙线、牙缝刷、冲牙器等器具除去嵌塞的食物残渣，保持口腔卫生，预防种植体周围组织炎症的产生。症状严重者可以通过结缔组织移植、GBR、义龈修复等方法进行改善。

（二）种植体周围黏膜炎

1. 病因　表现为种植体周围牙龈组织充血、红肿、质地松软，轻轻触碰出血。主要原因是由于口腔卫生差，种植体周围清洁不良，种植修复体加工精度欠佳，修复体与种植体或基台不密合导致种植牙周围牙菌斑堆积，引起种植体周围组织的炎症（图 12-65）。

2. 预防及处理办法　对种植修复患者要常规进行口腔卫生宣教，教会患者使用牙线、牙缝刷、电动牙刷、冲牙器等专用口腔清洁器械清洁种植体周围组织，定期进行复诊、复查，由专业医师进行口腔卫生的维护，定期牙周洁治。如果是修复体加工精度欠佳，边缘密合性差，则需要重新制作修复体。

（三）种植体周围炎

种植体周围炎（peri-implantitio）是指已经形成骨结合并行使功能种植体的周围组织的感染性疾病，表现为种植体周围黏膜红肿，刷牙时出血甚至溢脓，有

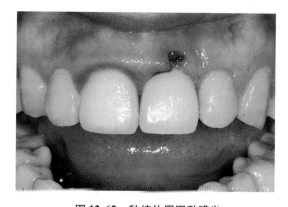

图 12-65　种植体周围黏膜炎
（首都医科大学口腔医学院　耿威供图）
11、21 种植体支持单冠周围牙龈红肿，探诊易出血

瘘管形成；支持骨组织吸收和种植体周围袋形成，伴有探诊出血，有时有自发性出血和溢脓；放射线片显示种植体边缘有骨吸收及低密度影，可以导致支持骨丧失，甚至骨结合失败（图 12-66）。

1. 病因

（1）细菌因素：大量的动物实验研究和临床研究证实菌斑生物膜的积聚是种植体周围炎发生和发展的主要病因。患者口腔卫生差，可以导致种植牙周围牙菌斑堆积，菌斑积聚增

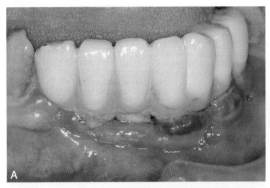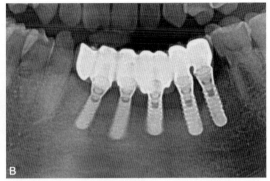

图 12-66 种植体周围炎(首都医科大学口腔医学院 耿威供图)
A. 种植体周围黏膜红肿,种植体周围袋形成,伴有探诊出血和溢脓 B. 放射线片显示种植体边缘
有骨吸收及低密度影

加可形成炎性浸润,最终的浸润范围与天然牙相似。对比健康和炎症状态的种植体,其周围菌群的数量和质量有显著性差异。菌斑积聚使种植体的牙龈指数和临床探诊深度有所增加,最终导致了种植体周围黏膜炎的发生。

(2) 种植体过载:种植体咬合负载过重会促进种植体周围炎的发展,种植体在牙槽骨内与骨直接接触,两者之间没有像天然牙那样的牙周膜结构,由于种植体周围无牙周膜,缺乏本体感受器,骨对受力和位移感觉较迟钝,因此缺少牙周膜对天然牙所起到的缓冲作用。咀嚼进餐时不能对过度的力量和方向不适的力量通过反射弧途径有效地进行自身保护,从而增加了创伤的机会。过度负荷能导致种植体颈部边缘骨的丧失。同时,在种植体周围有炎症存在的情况下,牙周组织本身支持力不足,不能胜任正常或者过大的咬合力,牙周组织进一步损伤,过度负荷加重了菌斑引起的骨吸收。

(3) 牙周炎:有牙周炎病史患者的种植体周围感染发生率明显增加,尤其是侵袭性牙周炎。种植体周围炎相关的细菌组成与牙周炎几乎无差别,纵向研究发现种植体周围的生理性微菌落可在短期内形成,研究显示牙周致病菌也可以从余留的天然牙转移至种植体。有慢性牙周炎病史的患者和牙周健康的患者,短期和长期的种植体存留无显著性差异。然而,慢性牙周炎病史与长期探诊深度增加、种植体周围边缘骨丧失以及种植体周围炎发生率显著相关。因此,有牙周炎病史的患者,在种植体植入之前需要进行系统性牙周治疗,种植体植入后进行系统的种植的牙周维护。

(4) 吸烟与饮酒:吸烟是导致种植体周围炎的重要原因之一。吸烟损害趋化作用、吞噬作用和多形性粒细胞,刺激促炎细胞因子,以及直接增强龈下厌氧环境,可以破坏种植体的早期骨愈合。在口腔卫生指数无显著差别的情况下,吸烟者在出血指数、平均种植体周围袋深度、种植体周围黏膜炎症程度和放射线片可辨别的种植体近远中骨吸收等方面的指数值都高于非吸烟者,已经证实吸烟者进行牙种植治疗后发生种植体周围炎的风险更高。

(5) 糖尿病:针对于糖尿病患者种植体周围黏膜炎和种植体周围炎发病率的研究表明,患有牙周炎、糖尿病且口腔卫生不良的种植患者,更易于感染种植体周围炎。

2. 预防及处理办法

（1）预防：预防种植体周围炎的发生，需要严格选择适应证，控制和降低风险因素，主要包括控制菌斑和防止过载两方面。合理的诊断设计，精确的种植体植入，高精密度的修复体加工制作，合理的咬合设计可以有效避免种植体周围炎的发生。种植修复后定期复诊复查，进行种植体周围的清洁维护，保持良好的口腔卫生，不吸烟，也能够预防种植体周围炎的发生。

（2）治疗方法：去除病因，清洁种植体。可采用龈上洁治、龈下刮治，局部上药（派丽奥、艾亚林、牙康等缓释或控释药物）和全身应用抗生素等手段来控制感染。注意在洁治和刮治时应选用塑料、树脂或纯钛的手用洁治器或碳纤维头的超声洁治器，也可使用损伤较小的气压喷磨装置。当种植体周围的骨吸收在修复后第一年超过1mm，以后每年超过0.2mm，放射线片上发现有种植牙周围骨组织水平高度的降低，或呈V形骨吸收，引导骨再生技术可以使吸收的骨组织再生。经过以上治疗，大部分种植体周围炎能够消退。但有研究表明，即使采用以上方法处理后，新生的骨组织难以和种植体发生新的骨结合（再次骨结合），而且治疗的效果不能确定。

当种植体周围出现无法控制的感染、种植体松动、放射线片见种植体周围透射影即可判断种植失败。对于失败的种植体，应及早取出。取出种植体后的骨窝内往往存留有大量肉芽组织，要贴骨壁仔细搔刮，暴露正常骨组织后用纱卷压迫伤口止血，必要时给予抗生素，如果骨组织愈合良好，在保证能够避免上次失败病因的情况下可以再次种植或选择其他修复方法。

四、种植修复后的美学并发症

具有良好美学效果的种植修复体周围软组织必须与周围健康的牙列协调一致，包括高度、量、颜色和轮廓。修复体也应当与天然牙的外观、颜色、形状、质地、大小和光学特征一致。种植修复后美学并发症主要表现在种植牙冠的形态、颜色以及在牙列中的位置与邻牙及同名牙不协调一致，以及种植体周围牙龈组织与邻牙不协调。

（一）病因

1. 种植体植入方式选择不合理　不翻瓣技术有严格的要求：计划非潜入式愈合、健康已愈合位点、黏膜健康、有足够的附着龈、龈乳头高度充足、无需GBR等。如果前牙区只为一时简单而盲目选择不翻瓣术式，则有可能引起种植体周围附着龈组织丧失导致的美学并发症（图12-67）。

2. 种植体植入的三维位置不合理　准确的种植体三维位置是获得美学种植效果的必要条件。通常以种植体平台位置表述种植体植入的三维位置，包括缺牙间隙的近远中向位置、冠根向位置、唇舌向位置和种植体之间的距离。Buser用安全带（comfort zone）和危险带（danger zone）界定种植体平台在每个维度上所处的位置。种植体平台应当位于安全带内，当侵犯危险带时将导致种植体周围骨吸收和软组织退缩，发生美学并发症（图12-68）。

（1）近远中向位置：种植体平台与邻牙牙根之间的距离应该超过2mm，最低也不能小于1.5mm。两者之间距离低于1.5mm时可引起邻面牙槽嵴吸收，高度降低。一旦发生邻面牙槽嵴吸收，就会导致牙间乳头高度的降低影响修复的美学效果（图12-69）。

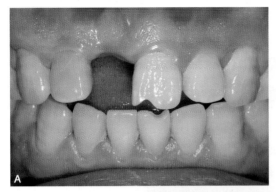

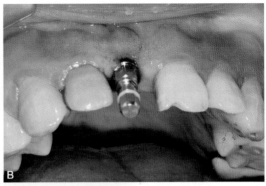

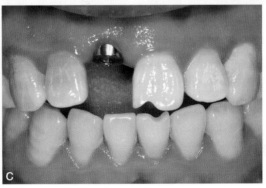

图 12-67　不翻瓣的种植体植入导致附着龈丧失（首都医科大学口腔医学院　耿威供图）
A. 患者 11 缺失，种植术前口内像，可见 11 龈缘水平基本平齐邻牙　B. 进行不翻瓣的种植外科手术，植入种植体后的𬌗面像　C. 种植术后，11 唇侧附着龈丧失导致龈缘与邻牙不协调

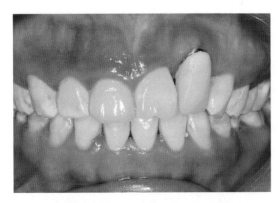

图 12-68　种植体植入位置不合理
（首都医科大学口腔医学院　耿威供图）

22 种植体植入位置过度偏唇侧导致唇侧骨组织及牙龈组织退缩，金属颈缘暴露，修复体颈部向唇侧过度突出

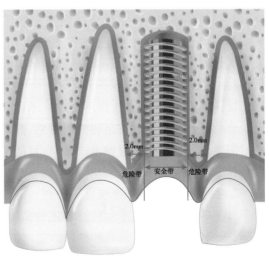

图 12-69　种植体植入的近远中位置
（北京协和医院　宿玉成供图）

种植体与近远中邻牙牙根的安全距离为2.0mm，当小于 1.5mm 时容易导致牙槽嵴吸收，牙龈退缩

（2）唇舌向位置：在唇舌向，种植体平台的唇侧边缘应该位于安全带内。安全带位于理想外形高点与邻牙外形高点连线的舌腭侧，宽度为 1.5 ~ 2mm，安全带的唇侧和舌腭侧均为危险带（图 12-70）。如果唇侧骨板厚度低于 2mm 且种植体平台超出邻牙外形高点之间的假想线，会导致唇侧牙槽嵴吸收，产生龈缘退缩和种植体颈部金属暴露。

（3）冠根向位置：种植体平台理想的冠根向位置应当是位于对侧同名牙釉质牙骨质界根方 1mm、唇侧龈缘黏膜中点根方 2mm 处，并且恰好与牙槽嵴顶平齐（图 12-71）。这样的平台位置为形成理想的穿龈轮廓创造了空间。

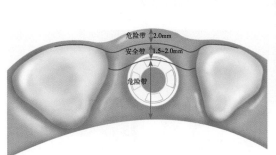

图 12-70　种植体植入的唇舌向位置
（北京协和医院　宿玉成供图）

种植体平台的唇侧边缘应位于安全带内，安全带位于理想外形高点与邻牙外形高点连线的腭侧，宽度为 1.5 ~ 2mm

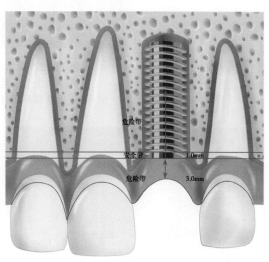

图 12-71　种植体植入的冠根向位置
（北京协和医院　宿玉成供图）

种植体平台理想的冠根向位置应当位于对侧同名牙釉质牙骨质界根方 1mm、唇侧龈缘黏膜中点根方 2mm 处，并且恰好与牙槽嵴顶平齐

3. 种植体类型与型号选择不合理　目前各个系统的种植体基本可分为两类：软组织水平种植体和骨水平种植体。软组织水平种植体适用于有充足、厚且角化良好的黏膜组织的患者，美学区种植的患者如果黏膜过薄，应用软组织水平的种植体就会从唇侧组织带透出种植体光滑颈部的灰色，影响美学效果；此时应该选用骨水平种植体。

种植体的型号选择也非常重要，在上颌侧切牙与下颌切牙位点，通常应该选用细种植体，如果植入常规直径种植体或粗种植体，会导致邻面保存骨量不足，而引发龈乳头退缩，影响美学效果。

4. 种植体的数目不合理　临床上需要根据缺牙区的位置与缺牙间隙的长度来确定种植体的植入数目，既要遵循美学修复的原则，又要符合种植的生物力学原则，当种植体数目过多时则可能会使局部种植体密集，不利于均匀分散力，有时还会影响种植体之间牙龈组织的健康。当种植体之间距离小于 3mm，将不利于牙龈乳头的形成和维持（图 12-72）。理想状态下，任何 2 颗种植体之间至少有一个桥体单位相间隔，在上颌前部，2 颗种植体最多支持 4 颗牙（图 12-73）。2 颗相邻牙缺失的区域常常更复杂，如果 2 颗中切牙缺失，植入 2 颗相邻的种植体，应该仔细确保种植体肩台之间有至少 3mm 的距离（图 12-74）。在包含 1 颗侧切牙缺失的区域，只在中切牙或尖牙位点植入 1 颗种植体，修复体是 1 个单冠带 1 个小悬臂单位（图 12-75）。

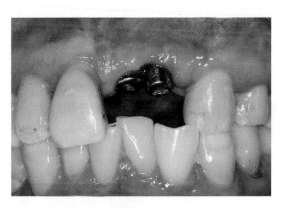

图 12-72 种植体之间距离过近
（首都医科大学口腔医学院 耿威供图）
21、22 缺失，植入 2 颗种植体之间距离过近，龈乳头丧失

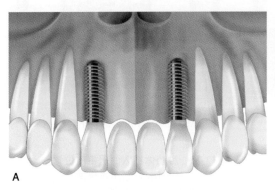

A

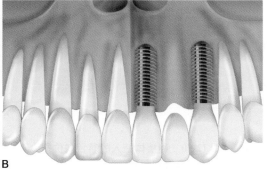

B

图 12-73 上颌前部种植体支持固定桥（北京协和医院 宿玉成供图）
A. 12—22 缺失，在 12、22 牙位植入种植体设计 2 颗种植体支持 4 单位固定桥　B. 11—13 缺失，
在 11、13 牙位植入种植体设计 2 颗种植体支持 3 单位固定桥

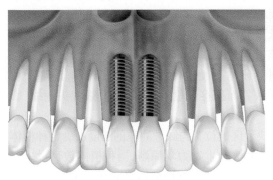

图 12-74 上颌前部相邻种植体支持单冠
（北京协和医院 宿玉成供图）
11、21 缺失，植入 2 颗种植体，
设计种植体支持单冠

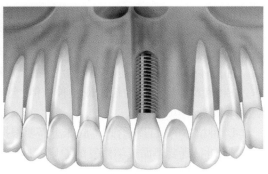

图 12-75 上颌前部种植体支持单端固定桥
（北京协和医院 宿玉成供图）
21、22 缺失，在 11 牙位植入种植
体，设计种植体支持的单端桥

5. 修复类型设计不合理　种植体选择粘接固位还是螺丝固位是修复设计的重要部分，某些情况如果上颌前部位点的种植体三维位置难以形成位于切缘舌侧的螺丝通道，或尽管能够形成位于切缘舌侧的螺丝通道但螺丝通道会影响表面饰瓷的光学特征时，就需要选择粘接固位，如果仍强行设计为螺丝固位，最终的美学效果就会大打折扣（图12-76）。

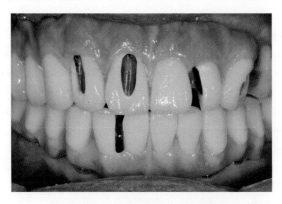

图12-76　上部结构设计不合理
（首都医科大学口腔医学院　耿威供图）
螺丝通道从唇侧穿出，影响美学效果

6. 修复体的材料　研究证实，修复材料的颜色会显著影响软组织的表面色泽。氧化锆表面饰瓷不会因黏膜的厚度不同而产生颜色变化，而金属材料则不同。因此，在美学区选择修复体的材料时，需考虑到最终的软组织美学效果。

（二）预防及处理办法

在近远中向、冠根和及颊舌向上，种植体肩台或平台必须位于正确的位置，不仅适用于单颗牙修复，也适用于连续多颗牙间隙的修复。使用外科模板可以为正确的种植体植入提供标志点，获得正确的种植体位置与排列。

对于由于种植体位置方向引起的美观问题，可以通过选择角度基台，磨改基台，使用个性化基台或增加瓷层厚度来解决。对于缺牙间隙过大或过小可以通过增加或减少人工牙数目或利用美学原理的视幻觉效果解决。连续多颗种植体植入后的修复，须考虑修复方式为单冠还是夹板相连。前牙区单冠修复易于形成牙龈乳头和口腔卫生维护，修复效果更容易接近于自然牙列；夹板相连修复可以分散𬌗力，但难以获得与天然牙相似的牙龈乳头。多颗牙缺失需要通过诊断性排牙预期修复效果，佩戴带有预成修复体信息的放射线模板拍摄CT，准确评估理想修复体所需要的软硬组织的量是否充足，必要时需要进行骨组织的增量和软组织的移植。在美学区选择修复体的材料时，不含金属的全瓷修复体有利于获得理想的软组织美学效果。

（耿　威）

参 考 文 献

1. 宿玉成. 现代口腔种植学. 北京：人民卫生出版社，2010

2. 宿玉成. 口腔种植学. 北京：人民卫生出版社，2014

3. 刘宝林，林野，李德华. 口腔种植学. 北京：人民卫生出版社，2011

4. 赵铱民,陈吉华. 口腔修复学. 北京:人民卫生出版社,2011

5. Ferreira SD,Silva GL,Cortelli JR,et al. Prevalence and risk variables for peri-implant disease in Brazilian subjects. J Clin Periodontol,2006,33(12):929-935

6. Behneke A,Behneke N,d'Hoedt B. A 5-year longitudinal study of the clinical effectiveness of ITI solid screw implants in the treatment of mandibular edentulism. Int J Oral Maxillofac Implants,2002,17(6):799-810

7. Roos-Jansaker AM,Renvert H,Lindahl C,et al. Nine-to fourteen-year follow-up of implant treatment. Part Ⅲ: factors associated with peri-implant lesions. J Clin Periodontol,2006,33(4):296-301

8. Buser D,Ingimarsson S,Dula K,et al. Long-term stability of osseointegrated implants in augmented bone: A 5-year prospective study in partially edentulous patients. Int J Periodontics Restorative Dent,2002,22(2):109-117

9. Wallace SS,Froum SJ. Effect of maxillary sinus augmentation on the survival of endosseous dental implants. A systematic review. Ann Periodontol,2003,8(1):328-343

10. Misch CE. Contemporary implant dentistry. 3rd ed. Louis:Mosby Elsevier,2008

11. Colella G,Cannavale R,Pentenero M,et al. Oral implant in radiated patients:a systematic review. Int J Oral-maxillofac Implants,2007,22(4):616-622

12. Apse P,El len RP,Overall CM,et al. Microbiota and crevicular fluid collagenase activity in the osseointegrated dental implant sulcus:a comparison of sites in edentulous and partially edentulous patients. J Periodontal Res,1989,24(2):96-105

13. Quirynen M,Listgarten MA. Distribution of bacterial morphotypes around natural teeth and titanium implants ad modum Brånemark. Clin Oral Implants Res,1990,1(1):8-12

14. Papaioannou W,Quirynen M,Van Steenberghe D. The influence of periodontitis on the subgingival flora around implants in partially edentulous patients. Clin Oral Implants Res,1996,7(4):405-409

15. Sumida S,Ishihara K,Kishi M,et al. Transmission of periodontal disease-associated bacteria from teeth to osseointegrated implant regions. Int J Oral Maxillofac Implants,2002,17(5):696-702

16. Van der Weijden GA,van Bemmel KM,Renvert S. Implant therapy in partially edentulous,periodontally compromised patients:a review. J Clin Periodontol,2005,32(5):506-511

17. Karoussis IK,Salvi GE,Heitz-Mayfield LJ,et al. Long-term implant prognosis in patients with and without a history of chronic periodontitis:a 10-year prospective cohort study of the ITI Dental Implant System. Clin Oral Implants Res,2003,14(3):329-339

18. Cardaropoli D,Re S,Corrente G,et al. Reconstruction of the maxillary midine papilla following a combined orthodontic-periodontic treatment in adult periodontal patients. J Clin Periodontol,2004,31(2):79-84

19. Kan JY,Rungcharassaeng K,Umezu K,et al. Dimensions of peri-implant mucosa:An evaluation of maxillary anterior single implants in the humans. J Periodontol,2003,74(4):557-562

20. Kois JC,Kan JY. Predictable peri-implant gingival aesthetics:surgical and prosthodontic rationales,Pract Proced Aesthet Dent,2001,13(9):691-698;quiz 700,721-722

21. Tarnow D,Elian N,Fletcher P,et al. Vertical distance from the crest of bone to the height of the interproximal papilla between adjacent implants. J Periodontol,2003,74(12):1785-1788

22. Choquet V,Hermans M,Adriaenssens P,et al. Clinical and radiographic evaluation of the papilla lebel adjacent to single-tooth dental implants. A retrospective study in the maxillary anterior region. J Periodontol,2001,72(10):1367-1371

23. Tarnow DP,Cho SC,Wallace SS. The effect of inter-implant distance on the height of inter-implant bone crest. J periodontol,2000,71(4):546-549

24. Ellegaard B,Baelum V,Karring T. Implant therapy in periodontally compromised patients. Clin Oral Implants

Res,1997,8(3):180-188

25. Belser UC,Bernard JP,Buser D. Implant-supported restorations in the anterior region: prosthetic considerations. Pract periodontics Aesthet dent,1996,8(9):857-883; quiz 884

26. Belser U,Buser D,Higginbottom F. Consensus statements and recommended clinical procedures regarding esthetics in implant dentistry. Int J Oral Maxillofac Implants,2004,19 Suppl:73-74

27. Buser D,Martin W,Belser UC. Optimizing esthetics for implant restorations in the anterior maxilla:anatomic and surgical considerations. Int J Oral Maxillofac Implants,2004,19 Suppl:43-61

28. Oates TW,West Jones J,Kaiser D,et al. Long-term changes in soft tissue height on the facial surface of dental implants. Implant Dent,2002,11(3):272-279

29. Small PN,Tarnow DP. Gingival recession around implants: a 1-year longitudinal prospective study. Int J Oral Maxillofac Implants,2000,15(4):527-532

30. Labban N,Song F,Al-Shibani N,et al. Effects of provisional acrylic resins on gingival fibroblast cytokine/growth factor expression. J Prosthet Dent,2008,100(5):390-397

31. Welander M,Abrahamsson I,Berglundh T. The mucosal barrier at implant abutments of different materials. Clin Oral Implants Res,2008,19(7):635-641

32. Kapos T,Ashy LM,Gallucci GO,et al. Computer-aided design and computer-assisted manufacturing in prosthetic implant dentistry. Int J Oral Maxillofac Implants,2009,24Suppl:110-117

33. Sailer I,Philipp A,Zembic A,et al. A systematic review of the performance of ceramic and metal implant abutments supporting fixed implant reconstructions. Clin Oral Implants Res,2009,20 suppl 4:4-31

34. Kelly J R,Benetti P. Ceramic materials in dentistry: historical evolution and current practice. Aust Dent J,2011,56 supp 1:84-96

35. Coachman C,Salama M,Garber D,et al. Prosthetic gingival reconstruction in a fixed partial restoration. Part 1: introduction to artificial gingiva as an alternative therapy. Int J Periodontics Restorative Dent,2009,29(5):471-477

36. Salama M,Coachman C,Garber D,et al. Prosthetic gingival reconstruction in the fixed partial restoration. Part 2: diagnosis and treatment planning. Int J Periodontics Restorative Dent,2009,29(6):573-581

37. Kreissl ME,Gerds T,Muche R,et al. Technical complications of implant-supported fixed partial dentures in partially edentulous cases after an average observation period of 5 years. Clin Oral Implants Res,2007,18(6):720-726

38. Salvi GE,Bragger U. Mechanical and technical risks in implant therapy. Int J Oral Maxillofac Implants,2009,24 Suppl:69-85

39. Carlsson GE. Critical review of some dogmas in prosthodontics. J Prosthodont Res,2009,53(1):3-10

40. 马绪臣. 口腔颌面锥形术 CT 的临床应用. 北京:人民卫生出版社,2011

41. Verstreken K,Van Cleynenbreugel J,Martens K,et al. An image-guided planning system for endosseous oral implants. IEEE Trans Med Imaging,1998,17(5):842-852

42. Voitik AJ. CT data and its CAD and CAM utility in implant planning: part Ⅰ. J Oral Implantol,2002,28(6):302-303

43. Lal K,White GS,Morea DN,et al. Use of stereolithographic templates for surgical and prosthodontic implant planning and placement. Part Ⅰ. The concept. J Prosthodont,2006,15(1):51-58

44. Van Assche N,Vercruyssen M,Coucke W,et al. Accuracy of computer-aided implant placement. Clin Oral Implants Res,2012,23 suppl6:112-123

45. Schneider J,Decker R ,Kalender WA. Accuracy in medicinal modelling. Phidias Nesletters,2002,8:5-14

46. Horwitz J,Zuabi O,Machtei EE. Accuracy of a computerized tomography-guided template-assisted implant

placement system: an in vitro study. Clin Oral Implants Res,2009,20(10):1156-1162

47. Verhamme LM, Meijer GJ, Boumans T, et al. A Clinically Relevant Accuracy Study of Computer-Planned Implant Placement in the Edentulous Maxilla Using Mucosa-Supported Surgical Templates. Clin Implant Dent Relat Res,2013,24. doi: 10. 1111/cid. 12112 [Epub ahead of print]

48. Fuster-Torres MA, Albalat-Estela S, Alcaniz-Raya M, et al. CAD/CAM dental systems in implant dentistry: update. Med Oral Patol Oral Cir Bucal,2009,14(3):E141-E145

49. Meijer HJ, Raghoebar GM, Van't Hof MA. Comparison of implant-retained mandibular overdentures and conventional complete dentures: a 10-year prospective study of clinical aspects and patient satisfaction. Int J Oral Maxillofac Implants,2003,18(6):879-885

50. Stoker GT, Wismeijer D, van Waas MA. An eight-year follow-up to a randomized clinical trial of aftercare and cost-analysis with three types of mandibular implant-retained overdentures. J Dent Res,2007,86(3):276-280

51. Goodacre CJ, Bernal G, Rungcharassaeng K, et al. Clinical complications with implants and implant prostheses. J Prosthet Dent,2003,90(2):121-132

52. Dong JK, Jin TH, Cho HW, et al. The esthetic of the smile: a review of some recent studies. Int J Prosthodont, 2002,15(1):9-13

53. van Waas MA, Denissen HW, de Koomen HA, et al. Dutch consensus on guidelines for superstructures on endosseous implants in the edentulous mandible. J Oral Implantol,1991,17(4):390-392

54. Mericske-Stern R. Clinical evaluation of overdenture restorations supported by osseointegrated titanium implants: a retrospective study. Int J Oral Maxillofac Implants,1990,5(4):375-383

55. den Dunnen AC, Slagter AP, de Baat C, et al. Adjustments and complications of mandibular overdentures retained by four implants. A comparison between superstructures with and without cantilever extensions. Int J Prosthodont,1998,11(4):307-311

56. Mericske-Stern RD, Zarb GA. Clinical protocol for treatment with implant-supported overdentures//Bolender CE, Zarb GA, Carlsson GE. Boucher's Prosthodontic Treatment for Edentulous Patients. St. Louis: Mosby,1997

57. Wittneben JG, Webe H. P. 美学区连续多颗牙缺失间隙的种植修复. 宿玉成,译. 北京:人民军医出版社,2014

58. Buser D, Belser U, Wismeijer D. 美学区种植治疗:单颗牙缺失的种植修复. 宿玉成,译. 北京:人民军医出版社,2008

59. Byrne D, Jacobs S, O'Connell B, et al. Preloads generated with repeated tightening in three types of screws used in dental implant assemblies. J Prosthodont,2006,15(3):164-171

60. Karabuda C, Tosun T, Ermis E, et al. Comparison of 2 retentive systems for implant-supported overdentures: soft tissue management and evaluation of patient satisfaction. J Periodontol,2002,73(9):1067-1070

61. Zitzmann NU, Berglundh T. Definition and prevalence of peri-implant diseases. J Clin Periodontol,2008,35(8 Suppl):286-291

62. Esposito M, Worthington HV, Loli V, et al. Interventions for replacing missing teeth: antibiotics at dental implant placement to prevent complications. Cochrane Database Syst Rev,2010,7(7):CD004152

第十三章　椅旁修复治疗技术

随着牙科计算机辅助设计/辅助制作系统(CAD/CAM)的发展,逐渐引出了椅旁修复的概念。椅旁修复多指患者只需一次就诊,借助椅旁的牙科 CAD/CAM 系统,就可以完成贴面、嵌体、冠、固定桥等修复体的全部制作,包括基牙预备、光学印模、修复体的设计、切削加工和口内试戴、粘固等一系列的过程,而无须二次就诊,极大地方便了患者,代表了口腔修复今后的发展方向。

此外,树脂直接修复技术、诊室内漂白、暂时修复体的制作大多只需一次就诊就能完成,因此也应归类到椅旁修复的范畴。本章将分别对这几项技术进行讲述。

第一节　诊室内牙齿漂白

各种因素引起的牙齿颜色异常在临床上极为常见,会影响患者的微笑并带来美学缺陷,甚至给患者心理及生活带来诸多不利的影响。牙齿漂白(tooth bleaching),指使用不同类型的脱色剂使颜色异常的牙体组织颜色减退,使之接近或达到正常牙体组织颜色。牙齿漂白技术不仅可以改善患牙的颜色,提升美学效果,而且具有无创、安全可靠的特点,目前已成为牙色异常美容治疗的常规方法,被大多数患者所接受。与贴面、冠等修复方法相比,漂白技术的优点在于无须进行牙体预备,更符合尽量保存健康牙体组织的治疗原则。根据漂白术的实施是否在诊室内进行,可将其分为家庭漂白和诊室内漂白。本节将主要围绕诊室内漂白进行论述。

一、牙齿颜色异常的原因和分类

(一) 外源性着色

有色物质吸附于牙齿表面所引起的牙齿颜色异常。长期食用红酒、咖啡、茶、巧克力等有色食品或吸烟是引起牙齿外源性着色的常见原因。外源性着色引起的牙齿颜色异常的治疗相对简单,消除外因后一般都可使牙齿颜色复原。部分着色不能去除的,也可通过漂白治疗。

(二) 内源性着色

内源性着色的病因相对复杂,通常是病变或药物的影响以及牙体组织的增龄性变化所引起的牙体组织(釉质、牙本质)染色,常伴有牙齿发育的异常。常见的有氟牙症、四环素牙、死髓牙变色、增龄性变色。内源性着色的治疗相对复杂,可根据着色程度的不同和患者的要求,选择牙齿漂白技术、贴面修复或全冠修复。内源性染色根据病因又可以进一步分为以下几个类别:

1. 代谢疾病引起的牙色异常 如黑酸尿症可导致恒牙列呈棕黄色,红细胞生成性原卟啉病患者牙齿可能呈现红色或紫棕色,而先天性血胆红素过多症则会由胆汁色素沉积于矿化的牙体组织引起牙齿的黄绿色染色。

2. 遗传性疾病引起的牙色异常 釉质发育不全患者因釉质发育异常而引起牙齿呈现黄棕色变色或由于釉质矿化不全导致牙齿呈现"雪顶"(snow-cap)表现。Ⅱ型牙本质发育不全患者乳牙呈乳光色。Ⅱ型牙本质发育不全患者乳牙牙色异常较恒牙更严重,常呈现重度磨耗,且牙色呈琥珀色、灰或蓝紫色。

3. 医源性颜色异常 孕妇、哺乳期妇女或12岁以下儿童服用四环素类药物可能引起四环素牙的发生,通常牙齿呈现黄色或棕灰色(图13-1)。牙齿萌出后服用米诺环素也可能引起牙色异常。氟牙症可能由生活于高氟地区或过量使用含氟漱口水、含氟药剂或含氟牙膏引起,通常釉质上有白垩色到褐色的斑块,严重者还并发有釉质的实质缺损(图13-2)。银汞充填的牙齿,充填体周围有时也会呈现黑色。此外,采用预成或铸造金属桩行桩冠修复时,微渗漏会导致金属桩腐蚀,腐蚀产物渗透到牙本质内也会引发牙齿变色。

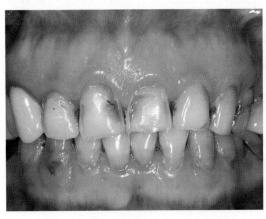

图13-1 四环素类药物导致的牙齿变色
(第四军医大学口腔医学院 马楚凡供图)

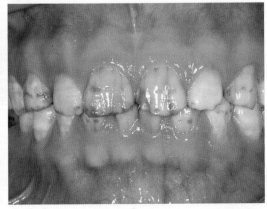

图13-2 氟牙症
(第四军医大学口腔医学院 马楚凡供图)

4. 外伤引起的牙色异常 外伤后牙髓出血坏死可导致血色素或血红蛋白渗透入牙本质中引起牙齿发黑(图13-3)。除此以外,外伤引起的髓腔内牙本质的异常过量沉积也可能使牙齿呈现黄色或棕黄色,这种情况下牙齿通常仍为活髓。

5. 特异原因引起的牙色异常 磨牙切牙矿化不全是一种由特异原因引起的严重矿化不全,通常影响磨牙及切牙。表现为非对称性的釉质矿化不全(仅影响一侧牙齿,对侧同名牙无异常或仅有轻微异常)。牙齿萌出后釉质通常会被快速磨耗,釉质缺损区

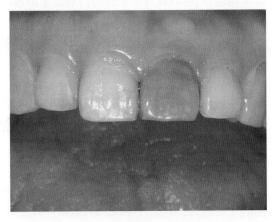

图13-3 外伤后牙髓坏死导致的牙齿变色
(第四军医大学口腔医学院 马楚凡供图)

域常呈现为白色、黄色或棕黄色。

6. 增龄性变化引起的牙色异常　随着年龄的增长牙齿会逐渐变暗、变黄且通透性下降。

二、牙齿漂白技术的发展历史回顾

有确凿文献记载的牙齿漂白已有 100 余年的历史。1877 年 Dr. Chapple 第一个使用了盐酸对牙齿进行漂白。1884 年,Harlan 首次报道了使用过氧化氢进行牙齿漂白的病例报告,从此过氧化氢成为了最主要的牙齿漂白剂。1895 年,Westlake 将 30% 过氧化氢和乙醛的混合物与电子升温技术配合使用,成功去除釉质中的氟斑。1918 年,Abbot 报道用强光照射过氧化氢促使其快速升温,可加速其化学反应过程,改善牙齿漂白效果。从 1930 年起,牙科诊所就开始使用过氧化氢进行牙齿漂白,其中包括使用 30%～35% 的过氧化氢溶液配合以光照。但是,这种利用光照加热促进牙齿漂白的方式产热量大,常常给患者带来不适。近年来冷光美白技术的发展解决了这一问题。冷光源是将发光二极管所发出管线中具有产热作用的光过滤以后,生成的一种不具有或具有很少发热效应的光源。将其照射到涂抹在牙齿表面的美白剂上,能够在短时间内使美白剂透过釉质和牙本质小管与沉积在牙齿表面及深层的色素产生氧化还原作用,加强美白效果。近年来,冷光美白技术已广泛被口腔医师和患者接受,成为最常用的牙齿漂白治疗方式。

根据患牙活力的有无,可将漂白术分为死髓牙漂白术和活髓牙漂白术。死髓牙漂白常采用内漂白(coronal bleaching)的方法,即对患牙进行完善根管治疗后,将漂白剂置于髓室中,直接漂白牙本质。活髓牙漂白则从牙齿表面进行,漂白剂通过与釉质接触进而与变色的牙体组织发生作用。经过多年的发展,目前活髓牙漂白术主要采用以下两种方法:①诊室内漂白(in-office bleaching,power bleaching);②家庭漂白(at home bleaching)。本节将主要对诊室内进行的内漂白和外漂白进行介绍。

三、诊室内牙齿漂白术的适应证与禁忌证

(一) 诊室内内漂白

主要适用个别变色死髓牙,及较重的四环素牙着色(即先去除牙髓,经根管治疗后做髓室内漂白,可取得较好效果,但对四环素着色牙采用此法绝大多数患者难以接受)。

(二) 诊室内外漂白

1. 适应证　抽烟、喝咖啡等引起的牙齿外源性染色,增龄性变化引起的牙齿发黄,遗传性黄牙,氟牙症、四环素牙、铅中毒等引起的牙齿变色,外伤后牙齿仍为活髓但因硬化牙本质形成引起牙齿变色者。

2. 禁忌证　16 岁以下人士、孕妇与严重的牙周病患者,烤瓷牙或行贴面修复以及做过根管治疗的牙齿,釉质严重发育不全的患者,术前患牙有敏感症状者。

四、诊室内内漂白的临床步骤

(一) 诊断和根管治疗

评估牙髓活力,对未行根管治疗或根管治疗不完善的患牙进行完善根管治疗。

（二）术前颜色评估

术前照相或比色记录漂白前颜色,为术后对比提供参考(图13-4)。

（三）放置隔障

为使漂白效果明显,同时防止牙根吸收,应使用球钻、扩孔锉或加热过的器械将根管充填物降低至根管口以下2mm左右,用磷酸锌水门汀、聚羧酸水门汀、玻璃离子水门汀或树脂水门汀封闭根管口,封闭材料厚度应达到2mm。

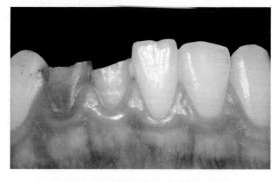

图13-4 内漂白前死髓牙颜色记录
（第四军医大学口腔医学院 马楚凡供图）

（四）应用漂白材料

漂白液一般为30%过氧化氢液,或30%过氧化氢液与硼酸调成糊剂,用其浸湿小棉球后直接置于髓室内。用一干棉球进行挤压,去除多余水分。

（五）暂封材料封闭

用暂封材料封闭洞口,为达到严密封闭,暂封材料厚度不应小于2mm。由于漂白材料发挥作用过程中可能产生压力导致暂封材料顶脱,可选择玻璃离子作为暂封材料。

（六）术后颜色评估

3~5天后复诊,照相或比色记录术后颜色(图13-5)。视病因和变色程度不同,可重复内漂白治疗3~5次,直到取得满意的临床效果。

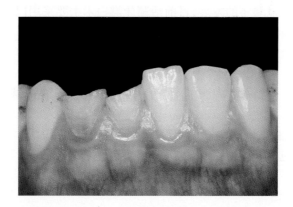

图13-5 内漂白后牙齿颜色记录（第四军医大学口腔医学院 马楚凡供图）

（七）最终修复

完成最后一次漂白后,最好再等待2周以上,以使牙齿颜色稳定,然后再进行进一步的修复治疗。

五、诊室内外漂白（冷光美白）的临床步骤

（一）检查和诊断

详细进行口腔检查,通过与患者交流,明确患者的需求并向患者解释治疗程序。16岁

以下人士、孕妇与严重的牙周病患者不适合这类美白。

（二）准备

术前应进行牙周基础治疗，消除牙龈炎症。记录美白前牙齿的颜色，可照相存档（图13-6）。为配合美白治疗更好地进行比色，可按如下方法将 VITA 比色板重新排列（表13-1）。涂抹护唇油，防止口唇干裂。将抛光沙加少量水调和，对牙齿表面彻底清洁，去除污染着色及菌斑，利于漂白剂穿透。对刚刚完成正畸治疗的患者应完全清除残留的粘接剂。

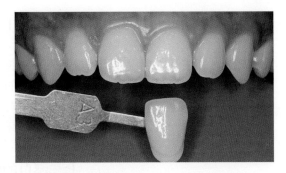

图 13-6 冷光漂白前比色记录牙齿颜色
（第四军医大学口腔医学院 马楚凡供图）

表 13-1 漂白前 VITA 标准比色板的排序

1	2	3	4	5	6	7	8	9	10	11	12	13	14	15	16
B1	A1	B2	D2	A2	C1	C2	D3	A3	D4	B3	A3.5	B4	C3	A4	C4

（三）隔离牙齿

选择合适的开口器，将其放入患者口内，确定患者无不适感。干燥黏膜，用牙龈保护剂封闭龈缘及龈下 0.5mm，光固化约 5 秒。

（四）应用漂白材料（主要成分为过氧化氢）

吹干牙面，将漂白材料均匀涂布在上下共 16 颗（上、下颌双侧切牙至第一前磨牙）或更多的牙齿表面，涂抹厚度为 2 ~ 3mm。

（五）光照激活

患者和操作人员戴上护目镜。调整冷光美白仪灯头，使其与牙齿表面垂直并刚好接触开口器。开启机器，开始第一个疗程。治疗过程中若患者有敏感或疼痛症状，应立即停止操作，必要时降低治疗强度。一个疗程结束后用吸唾器吸掉牙面的美白材料，如需要可用干棉球擦拭牙齿上残留的美白剂，此时不要用水冲洗。再次涂布美白材料，开始第二个疗程。同理进行第三个疗程。

（六）抛光

美白完成后，吸掉美白剂，小心取下牙龈保护剂，冲洗后对牙面进行抛光。

（七）术后评估

取下开口器及护目镜。对美白后的牙齿进行比色，可照相存档（图13-7）。

（八）医嘱

治疗后 24 小时之内，牙齿很容易再染上有色物质，必须避免饮用茶、咖啡、可乐、红酒、莓果类饮料，避免使用有色牙膏和漱口水，以及食用深色食物，尽量避免吸烟。

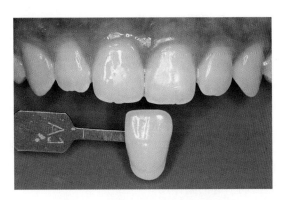

图 13-7 冷光漂白后牙齿颜色记录
（第四军医大学口腔医学院 马楚凡供图）

六、漂　白　原　理

造成牙齿着色的色素分子通常都是一些长链分子,例如碳环或双碳环化合物,一般呈现深色调。氧化还原反应是漂白过程中最基本的化学反应。漂白剂中的过氧化物自由基可穿透釉质,与牙本质中的色素基团发生化学反应,将长链的色素分子分解成浅色调的短链分子或小分子化合物,发散出牙齿表面,从而改变牙本质的颜色,达到漂白的目的。

七、漂白的临床评价

（一）视觉分析法

借助颜色标准(如比色板),采用目测的方法通过比较确定牙齿的颜色。这一方法操作简便,且可进行在体牙口腔内比色,但有一定的局限性。

（二）仪器测量法

具有快速、敏感、指标量化等特点,其测量方法基于牙齿的光学性能,重复性好,操作简便,可进行口内测量,无损伤作用,测量结果以 CIE 色度系统表达。

美国牙科学会(ADA)主张应该至少采取以下方法中的 2 种来对漂白效果进行综合评价:比色板比照、照片比照、色差仪测量和计算机数字化比色。

八、牙齿漂白的副作用和不利因素

（一）牙齿敏感

一般表现为对冷、热刺激过敏,在漂白的早期即可出现,通常在漂白终止 24 ~ 48 小时后消失,严重时可口服芬必得等止痛药缓解过敏症状。现在有些漂白剂中加入了一些降低牙敏感性的添加剂如硝酸钾和氟化钠,在临床应用中能明显降低牙齿的敏感性。

（二）牙龈刺激

主要是由于漂白剂进入漂白区龈缘所致,治疗中正确使用牙龈封闭剂保护牙龈可以避免或减少牙龈刺激的发生。

（三）牙根颈部外吸收

主要发生在死髓牙的内漂白治疗中。确切机制目前还不清楚。一般认为过氧化氢可能是吸收的始动因素,其能通过牙本质小管渗入牙周韧带,引起牙根外吸收。因此牙本质小管开口相对较大的年轻人以及在釉牙骨质界水平存在牙本质和釉质缺损的患者风险更大。为预防漂白材料渗入牙周组织,设立隔障非常重要。

（四）釉质和牙本质硬度和表面结构的变化

研究发现过氧化氢等漂白剂能够引起牙体硬组织化学组成的变化,改变其中有机物和无机物的比例,进而影响其硬度及表面结构。治疗结束后使用含氟制剂促进再矿化可能减少漂白剂引起的副作用。

（五）对已有修复体的影响

漂白剂对复合树脂及瓷修复体的颜色没有影响,因此最好在漂白治疗结束后再比色进行修复。除此以外,研究表明漂白剂对树脂、陶瓷、玻璃离子等材料的表面结构和强度均有不利影响。由于过氧化氢等漂白剂会引起粘接剂粘接力的下降,因此不能在漂白治疗后24小时内进行树脂充填治疗。

第二节　暂时修复体的椅旁制作

暂时修复体(provisional restorations)是在最终修复体完成前戴用的过渡性义齿,是按照最终修复体应该具有的形态和功能,从牙周治疗,咬合治疗、美学等各个方面进行观察后制作出的能够反映最终修复体形态和功能、适合于口腔情况、具有诊断和治疗价值的修复体。包括暂时冠、暂时桥、暂时贴面及暂时嵌体等,以暂时冠最为常见。

一、暂时修复体的分类

暂时修复体作为完整修复治疗计划的一部分,对获得长期理想的修复效果是不可或缺的。根据暂时修复体的使用目的和使用时间的不同,可将其分为两大类:

(一) 短期暂时修复体

用于常规冠、桥、嵌体等基牙预备后的暂时修复,使用时间多在一两周内,其主要目的是隔绝外界刺激,保护牙髓,维持咬合接触,保护和维持牙周健康(图13-8,图13-9)。

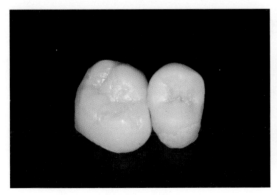
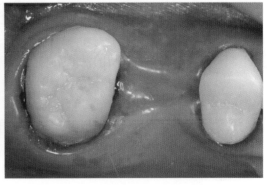

图13-8　暂时冠　　　　　　　　　　图13-9　使用暂时冠保护预备后的基牙
(第四军医大学口腔医学院　马楚凡供图)　　　　(第四军医大学口腔医学院　马楚凡供图)

(二) 长期暂时修复体

暂时修复体除了保护基牙、维持间隙外,还有很重要的协助诊断、软组织塑形以及咬合评估的作用,需要在口内使用较长时间,这些都可归类到长期暂时修复体的范畴。

二、暂时修复体的功能和作用

(一) 保护牙髓

活髓牙牙体预备后牙本质暴露,暂时修复体可以隔离各种机械、温度和化学刺激,保护牙髓。

（二）保护牙龈并进行软组织塑形

牙体预备后牙龈因各种刺激可能增生、损伤和移位，暂时修复体通过恢复正常的牙齿形态和突度，可以限制牙龈的不利生长，避免牙龈损伤和移位。制作精良的暂时修复体也可用于牙龈和桥体龈底部软组织形态的塑形，来获得良好的修复体穿龈形态。此外，暂时修复体也有利于牙周治疗后牙周组织的重建，有利于牙周组织恢复至稳定状态。

（三）保持修复间隙，稳定牙列

暂时修复体可以防止患牙和对𬌗牙伸长，从而保持修复间隙，保持咬合关系和稳定垂直距离；通过正确恢复邻接关系和牙齿轴面形态，可以防止患牙或邻牙移位；还可以起到固定松动牙的作用。

（四）恢复功能

暂时修复体可以提供一定的咀嚼、发音功能。能帮助患者克服发音和心理障碍，并能维持颞下颌关节的稳定与协调。

（五）改善美观

在前牙区，暂时修复体可以恢复正常的牙齿形态、恢复牙列的完整性，同时对软组织形成支持，维持唇颊组织正常的丰满度，因而有利于改善美观和微笑。

（六）诊断作用

具有预判最终修复体设计方案与美学效果的功能，为其提供诊断信息和治疗参考，有利于最终修复体达到最佳形态、位置和咬合关系，也是医患沟通与医技沟通的桥梁。

三、暂时修复体的材料选择

（一）暂时修复体材料的性能要求

为了能满足临床使用需要，暂时修复体材料应具备如下性能：

1. 有足够的机械强度和耐磨性，能承受正常范围的咀嚼力；
2. 生物相容性好，对牙髓以及其他软硬组织无物理化学刺激；
3. 能隔绝对牙髓不利的物理化学刺激；
4. 口内感觉舒适，容易保持清洁；
5. 颜色美观且稳定性好；
6. 便于操作，有足够的操作时间，易于成形、抛光和修补，固化前后尺寸较稳定；
7. 便于取下以及重新粘固；
8. 不引起局部过敏反应；
9. 与暂时粘接剂有化学相容性；
10. 材料费用不高，利于临床推广使用。

在临床使用中，对这些性能的要求根据具体需要又各有侧重，如前牙区域的暂时修复体对美观性能的要求就远大于后牙区域的暂时修复体；需佩戴较长时间的暂时修复体在材料耐磨性上的要求高于使用时间较短的修复体等。

（二）临床常用的暂时修复体材料

没有一种暂时修复体材料在所有方面都占绝对优势，因此，修复医师在选择时应该全面考虑各类材料的优缺点,根据临床需要或治疗方法来进行选择。目前常用的暂时修复体材料主要有3种:丙烯酸树脂、复合树脂材料以及预成的暂时修复体。此外,近年来还出现了新型的椅旁 CAD/CAM 暂时修复体材料,下面就对这几类材料分别进行介绍。

1. 聚甲基丙烯酸甲酯　聚甲基丙烯酸甲酯根据聚合方式不同,可分为热固化型、室温化学固化型和光固化型,一般可用后两者来制作暂时修复体。其中室温化学固化型又称为自凝塑料,由粉剂和液剂组成,其固化原理为粉剂中所含的引发剂与液剂中所含的促进剂在室温下发生氧化还原反应,分解出自由基,从而引发单体聚合。自凝塑料价格便宜,操作方便,因此在过去很长一段时间里广泛应用于临床。

自凝塑料的不足包括:①其液剂中含有的甲基丙烯酸甲酯有刺激性气味,在聚合反应中产热高且易形成气泡,让患者不适;②聚合时产生的气泡易造成暂时修复体的缺陷,导致强度降低;③表面不易抛光,不利于保持清洁;④聚合体积收缩较大,边缘适合性较差;⑤聚合时的单体转化率低,残留的单体对口腔黏膜有刺激性。

有研究比较了自凝塑料和一种预成暂时冠桥材料对牙龈组织愈合的影响,发现这两种材料均不影响牙龈愈合,但是佩戴自凝塑料暂时冠的基牙牙龈更易出现溃疡。此外,学者们发现自凝塑料聚合时的产热会导致髓腔温度升高,是正常饮热水时髓腔温度升高的5倍。还有研究比较了5种暂时冠桥材料的放热反应,结果提示自凝塑料的聚合放热最为剧烈。因此,临床上选择自凝塑料时,多采取间接法来制作暂时冠桥以避免牙髓受到热损伤。由于自凝塑料不易抛光,一般不建议用于对美观要求较高的前牙暂时冠桥的制作,多用于后牙。为改善自凝塑料机械强度低的缺点,有学者研究通过添加其他成分,如将二氧化钛和氧化锆的混合物加入丙烯酸树脂中,能显著提高其机械性能。

光固化型丙烯酸树脂是随着光固化技术的发展而产生的,其中含有光引发剂(多由樟脑醌加胺活化剂构成),经一定波长的光(可见光)照射后固化,一般为单糊剂型,固化前为可塑状面团样物。相比自凝塑料而言,光固化型丙烯酸树脂的硬度更高,脆性也更大。因其在光照固化之前一直保持可塑性,所以操作时间更为充裕。

2. 复合树脂类材料　复合树脂暂时修复体材料和复合树脂充填材料一样,都是由有机树脂基质和经过表面处理的无机填料以及引发体系等组成,根据引发体系不同分为化学固化型、可见光固化型、光化学固化型,常用的树脂基质单体有双酚 A 双甲基丙烯酸缩水甘油酯(bisphenol A glycidyldimethacrylate,Bis-GMA)、双甲基丙烯酸尿烷酯(urethane dimethacrylate,UDMA)等。Bis-GMA 具有较大的相对分子量和化学结构,挥发性低、聚合收缩小、反应较快、单体转化率高,并且形成的树脂质地结实、致密,再加上填料的加入,提高了材料的强度、硬度以及热膨胀系数等。相比丙烯酸树脂而言,Bis-GMA 复合树脂的机械强度显著提高。研究表明,在树脂基质中加入经过处理的环氧碳棒颗粒,可以改善树脂的机械性能。此外,把玻璃纤维加入复合树脂基质中也可以显著提高树脂的机械性能。有学者比较了几种材料的断裂强度,发现纤维加强型复合树脂在同等条件下断裂强度最大。通过比较研究发现,复合树脂在咬合、外形恢复、边缘适合性以及抛光性能方面都显著优于丙烯酸树脂。复合树脂还具有良好的美观性能且颜色稳定。但也有研究表明,复合树脂不易修补。修补后的复合树脂的横断强度较修补之前下降了85%,修补部分也更容易脱落。因此对于复合树脂制作的暂时冠桥而言,如出现破损或折断的情况,最好重新制作。

3. 预成暂时修复体　预成的暂时修复体是指预先已经制作好的具有牙体外形的成品外壳,多由塑料、聚碳酸酯树脂或金属制成,有不同大小(图 13-10)。一般先根据基牙选择大小外形匹配的成品预成修复体,在与基牙粘固之前内衬丙烯酸树脂,使之与基牙更密合。聚碳酸酯树脂预成冠相比普通塑料预成冠有很多优势,前者因为加有玻璃纤维,强度、硬度以及耐磨性更好,而且还能与内衬的丙烯酸树脂形成良好的粘接。

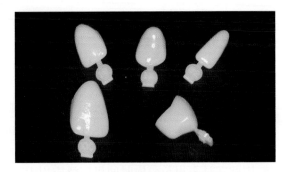

图 13-10　聚碳酸酯树脂预成冠
(第四军医大学口腔医学院　马楚凡供图)

金属预成冠因为颜色的问题,仅限于后牙区域的使用,一般由铝制成,质地较软且有良好的延展性,因此易于塑造外形,但同时也容易磨耗。后来又出现了锡银合金制作的符合 ISO 标准的预成冠,仍然有良好的延展性以及较柔软的质地,但耐磨性得到了显著提高。此外,还有不锈钢预成冠,其耐磨性很好,适于需长期使用的患者。但是比起前两者,调整其外形以适应基牙比较困难。使用预成冠的优点在于操作更加迅速,缺点在于边缘不够密合、外形以及咬合恢复不佳等。

4. 椅旁 CAD/CAM 暂时修复体材料　由有机树脂和无机填料非均相混合而成,是一种颗粒增强型聚合物基复合材料,具有质地均一、抗折性强、颜色稳定等优点,CAD/CAM 的工艺流程也避免了气泡和聚合收缩的产生。目前市场上可见的材料有以下几种:Vita CAD-Temp(Vident)、Telio® CAD (Ivoclar)、Paradigm MZ100 (3M)、C-Temp (KaVo)。Vita CAD-Temp(Vident)是一种高分子交联的丙烯酸酯聚合物块,抗弯强度为 80MPa,切削块长度可达 40mm 和 50mm,可以用于多单位暂时固定桥的制作,有四种颜色可供选择,能够满足前牙美学修复的需要。Telio® CAD(Ivoclar)是一种可切削高度均匀交联的聚甲基丙烯酸甲酯块,可以用于暂时冠桥的制作,有五种颜色可供选择。Paradigm MZ100 是 3M 公司生产的用于椅旁的可切削的暂时修复体材料。它是将超细二氧化硅陶瓷颗粒嵌在双酚 A-甲基丙烯酸缩水甘油酯中制成的一种复合树脂材料,抗弯强度为 150MPa,具有易抛光、耐磨和 X 线阻射的优点。C-Temp 为德国 KaVo 公司开发的高强度可切削树脂聚合物,抗弯强度达到 450MPa,可以制作六单位以内的临时冠桥。椅旁 CAD/CAM 暂时修复体材料主要用于制作需在口内长期戴用的暂时修复体。据研究报道,这些材料制作的暂时修复体可以在口内戴用 1 年以上。

四、暂时修复体的制作方法

临床上制作暂时修复体的方法主要分为直接法和间接法。

(一) 直接法

1. 口内直接塑形法　此方法在临床上沿用了很长时间,多使用聚甲基丙烯酸甲酯即自凝塑料在口腔内进行制作。方法如下:在牙体预备后,按一定粉液比调拌自凝塑料,待丝状后期取适量放在预备后的基牙上进行塑形。对于前牙,如想获得更为美观的效果,可将成品塑料牙面或成品牙片调改后放在自凝塑料的唇侧就位,塑形并去除多余的材料,等待初步硬化后取出,待材料完全凝固后进行修形、调𬌗、抛光,交付患者使用。制作时的注意事项如下:

（1）严格掌握好自凝塑料调拌的比例。粉液混合后用调拌刀沿着杯壁顺时针轻轻搅动。勿反复搅动，否则会带入空气，产生气泡，影响材料质量。

（2）由于自凝塑料的结固时间受温度的影响很大，温度越高，结固得越快，因此冬天时可用水浴对自凝塑料适当加热，但注意水浴温度不宜过高，以免产生气泡。夏天在制作过程中，速度要快，可于丝状初期开始操作。

（3）对多个前牙的制作，在牙体预备前应先参考患者牙齿的大小、位置，以便选择成品牙面并把牙面颈缘进行修整。

（4）暂时修复体的边缘要非常精确，边缘过长、过短、过厚、过薄都会影响永久修复体的修复效果。边缘过长，会压迫牙龈，导致牙龈退缩；边缘过短，则会导致与基牙肩台间不密合，出现术后的牙齿敏感。基牙间的龈乳头不能有压迫，应给龈乳头留有空间。

（5）为减少后期的修整时间，在自凝塑料的塑形期，应以邻牙和对侧同名牙为参照，尽量把牙齿的外展隙及形态勾塑出来，并形成良好的外形突度。颈缘的部位注意要压密合。

此种方法的优点是：简单方便，不用提前制取印模，适用于单个牙或少数牙的暂时修复体的制作。缺点在于：在患者口内操作时间较长；塑形困难；边缘密合性不佳；单体及催化剂是一种持续挥发性的液体，对牙髓和口腔黏膜具有刺激性，可能导致牙髓充血、牙龈炎、口腔黏膜溃烂、口周皮肤炎等，个别患者甚至会出现过敏现象；自凝塑料聚合时会大量产热，可能会刺激并诱发牙髓炎，因此目前临床上已经很少使用自凝塑料直接制作暂时修复体。

2. 印模制取法　基牙预备前，先使用硅橡胶或藻酸盐印模材料制取印模，记录牙体预备前的基牙原始情况（图 13-11）。对于存在牙体组织缺损、形态不完整或需要进行外形调整的基牙，可先进行初步的修形或牙体预备，然后用蜡恢复正确的牙齿形态，再制取印模留用。完成基牙预备，制取终印模后，选择合适颜色的专用于制作暂时修复体的双组分树脂材料，使用输送枪注入预留的印模记录中需制作暂时修复体的牙位，注入时注意从𬌗面向龈缘部分缓慢移动，从一个牙位逐渐移动到下一个牙位，以避免气泡的产生。然后将印模重新在口内完全复位，待树脂材料初步结固后取出印模，取出暂时修复体，修形、试戴、调𬌗、抛光后暂时粘固（图 13-12）。

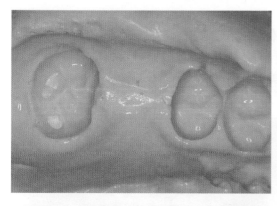

图 13-11　基牙预备前使用藻酸盐印模材料制取印模，记录基牙原始情况（第四军医大学口腔医学院　马楚凡供图）

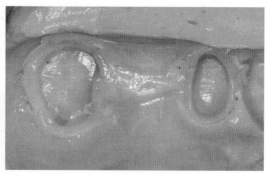

图 13-12　基牙预备后采用印模法制作的暂时冠（第四军医大学口腔医学院　马楚凡供图）

此方法的优点在于：操作简单，不需要花很长时间对修复体进行形态修整；材料聚合不产热，对牙髓刺激小；更为准确，收缩变形小，边缘密合性好；可同时完成多个暂时修复体的制作。因此目前已成为临床上主流的暂时修复体制作方法。

（二）间接法

是指在口外模型上完成暂时修复体的制作。适用于同时制作多个暂时修复体，特别适用于咬合重建治疗时的暂时修复体的制作。

基牙预备后，制取印模，灌注模型，转移颌位关系、上𬌗架，然后在模型上雕刻完成暂时修复体蜡型，注意边缘、外形和咬合的调整。用油泥状硅橡胶制取蜡型印模，取下蜡型后在模型上涂抹分离剂。将制作暂时修复体的树脂材料注入硅橡胶印模内，再将硅橡胶印模完全复位到工作模型上，待树脂聚合后，完成暂时修复体的边缘和外形精修，调整咬合，抛光后交临床试戴，口内进一步修整后暂时粘固。

此方法的优点在于：不受操作时间的限制，修复体质量较高；可以模拟最终修复体的修复效果；有利于𬌗重建的咬合调整。缺点是操作复杂，耗时长。

五、暂时修复体的粘接及粘接材料的选择

通常使用暂时水门汀将暂时修复体粘固于预备后的基牙上。氧化锌丁香油水门汀是临床上最常用的暂时水门汀，具有安抚、镇痛和一定的封闭作用，还可以防止暂时修复体难以取下的问题。氧化锌丁香油水门汀在口内的凝固时间约为2小时，故应叮嘱患者在这段时间内尽量避免进食。暂时修复体就位后，多余的粘固剂一定要仔细清除干净，以免引起牙龈炎症。但近年来一些研究认为，在使用复合树脂类材料进行粘接处理前，应尽量避免使用含有丁香油酚的暂时水门汀。原因在于丁香油酚对复合树脂有阻聚作用，基牙表面残留的丁香油酚会影响复合树脂的固化，从而影响最终的粘接强度。但是也有学者认为，在最终粘接前如果进行了完整的抛光、酸蚀和粘接处理过程，使用含丁香油酚的暂时水门汀则不会影响复合树脂材料与牙本质的粘接。鉴于在该问题上目前还存在争议，而不含丁香油酚的暂时水门汀对树脂类粘接材料的固化没有影响，因此当永久修复体的粘接材料选择树脂类粘接剂时，暂时修复体的粘固选择不含丁香油酚的暂时水门汀为宜。

六、暂时修复体的临床应用

（一）改善牙齿（尤其是前牙）形态，辅助美学传递

当牙齿的位置和形态需要改变时（图13-13），可以先期在模型上完成诊断蜡型的制作（图13-14），口内初步预备后，利用印模法复制诊断蜡型来制作暂时修复体。暂时修复体在口内就位后，可以直接反映修复后的效果，因而方便了与患者进行有效的沟通，来辅助确定最终修复的美学目标（图13-15），有助于减少美学修复中信息交流不完善引起的医疗纠纷，也有助于医师、患者、技师之间的相互沟通。

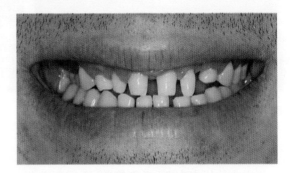

图13-13　术前正面照
（第四军医大学口腔医学院　马楚凡供图）

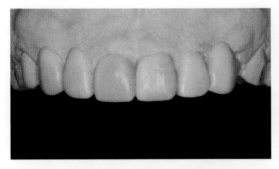

图13-14 美学诊断蜡型
（第四军医大学口腔医学院 马楚凡供图）

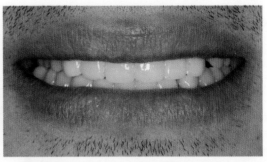

图13-15 使用印模法复制诊断蜡型，制作
完成的暂时修复体（第四军医大学口腔医
学院 马楚凡供图）

（二）软组织塑形

固定义齿及种植义齿修复时，特别是前牙区修复往往需要对牙龈形态、种植修复体及桥体的穿龈轮廓进行重新塑形，或者对邻面牙龈乳头起到一定的支持作用，来构建和谐的美学效果。通常通过调整临时修复体的边缘、外形及突度来诱导软组织的重塑。

（三）在牙周治疗中的应用

如要进行牙周治疗或旧义齿由于牙周问题需重新修复时，患者必须等待牙周治疗结束，才能明确最终修复体的边缘位置和形态，这时候就需要长期使用暂时修复体。而理想的修复体外形、良好的边缘适合性和表面抛光有利于控制菌斑和牙龈状态的恢复。牙周手术后，软组织完全愈合一般至少需要 6～8 周的时间，此后才可以进行最终的牙体预备和印模制取，这就需要长期戴用暂时修复体。

（四）在咬合重建中的应用

对于咬合重建的患者，需重新确定并转移颌位关系，在技工室完成诊断蜡型的制作。然后在临床上医师可以通过印模翻制的技术制作暂时修复体，将诊断蜡型的形态、咬合准确地复制到患者口内，让患者长期试戴暂时修复体以适应新的咬合关系，临床医师可以根据患者的适应情况进行相应的调整，来确定最适合患者的咬合关系。在此基础上，指导最终修复体的制作完成，最大限度减少患者治疗过程中的咬合不适。

第三节 椅旁树脂修复技术

一、树脂修复技术的发展与材料的选择

树脂修复技术是借助粘接技术使复合树脂与牙体组织牢固结合，用于修复牙体缺损或在一定程度上改善牙齿形态、纠正牙色异常的一种临床治疗技术，它具有美学效果好、微创治疗、操作便捷等特点。

树脂修复技术是伴随粘接系统和树脂材料的更新换代以及粘接技术的日益进步而不断发展的（图13-16，图13-17）。根据患牙的个体条件，选择合适的树脂材料和树脂粘接系统是取得最佳修复效果的必要前提。

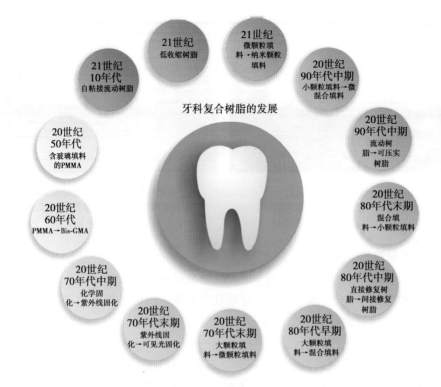

图 13-16　牙科树脂粘接系统的发展（第四军医大学口腔医学院　方明、马楚凡供图）
改编自 Ferracane JL. Resin composite--state of the art. Dent Mater,2011,27（1）:29-38.

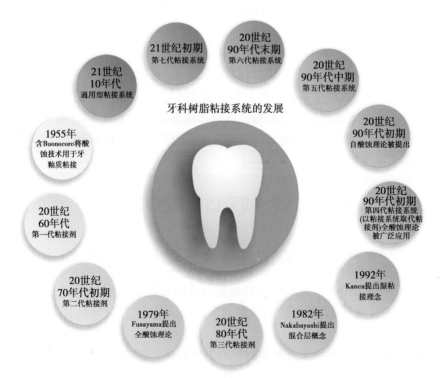

图 13-17　牙科复合树脂的发展历程（第四军医大学口腔医学院　方明、马楚凡供图）

（一）粘接系统的选择

目前牙科材料市场上可供选择的粘接系统主要包括两大类——酸蚀-冲洗粘接系统（etch & rinse adhesives，以前被称为全酸蚀粘接系统，即 total-etch adhesives）和自酸蚀粘接系统（self-etch adhesives）（图 13-18）。这两大类粘接系统的根本区别在于是否需要独立的酸蚀步骤。前者需要独立的酸蚀和水冲洗步骤；后者含有酸性相对较弱的可聚合功能单体，使牙齿表面脱矿与底涂剂处理（priming）同步进行，省略了独立的酸蚀和水冲洗步骤。两类系统各有优缺点。酸蚀-冲洗粘接系统的历史早于自酸蚀粘接系统，拥有大量的长期临床研究结果可供参考。它使用酸性较强的磷酸酸蚀剂，可以获得良好的釉质酸蚀效果，对釉质的粘接强度高于自酸蚀粘接系统；但当同时用于釉质和牙本质时，可能导致牙本质的过度酸蚀（除外硬化牙本质）。此外，它对牙本质的湿润程度敏感，牙本质经这类材料酸蚀处理、水冲洗、吹干后较难把握理想的干燥程度，因而技术敏感性较高，过度脱水或吹干不足都可能导致术后敏感和粘接不良。自酸蚀粘接系统临床操作更为简化，缩短了临床操作时间，减少了可能发生失误的概率。使用这种材料处理牙面在脱矿的同时树脂渗入，纳米渗漏减少。处理牙面后无须水冲洗，因而对牙本质的湿润程度不敏感，技术敏感性低。同时，处理后玷污层（smear layer）仅被改性，而并未去除，不暴露牙本质小管口，术后敏感的发生率显著降低。但有的自酸蚀类粘接系统影响化学固化复合树脂的聚合反应，因而与化学固化或双固化树脂材料合用时有时需要联用双固化催化剂。

临床操作步骤

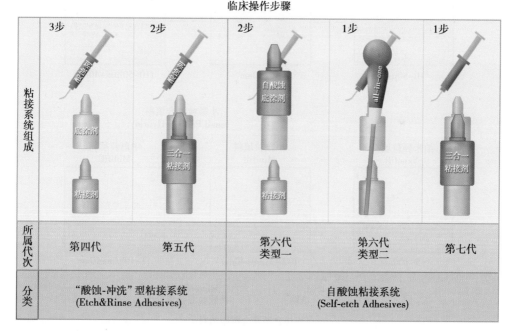

图 13-18 传统树脂粘接系统的组成及分类（第四军医大学口腔医学院 方明、马楚凡供图）

根据临床操作步骤的繁简，粘接系统可分为一步、两步、三步法三类（图 13-18）。其中，三步法粘接系统是最经典的酸蚀-冲洗粘接系统，由于各组分单独包装，因而粘接效果最为可靠，常在粘接材料实验研究中被认为是金标准而作为对照，但是由于临床步骤烦琐，目前临床使用很少。一步法粘接系统属于自酸蚀粘接系统，操作步骤最为简便，很受儿童牙科医师青睐。但由于这种材料尤其是一步法单瓶装的产品将亲水性的底涂剂和疏水性的粘接剂包装在一瓶中,极性不同的成分很容易发生相分离(phase separation),所以粘接效果并不稳定。目前,临床最为常用的还是两步法粘接系统,酸蚀-冲洗系统和自酸蚀系统均有,它在简化操作和保证粘接效果中取得了较好的平衡。

为了避免牙医在选择粘接系统时的困惑,近两年在牙科材料市场上又出现了一类功能更为强大的新型粘接系统,这类材料既含有酸蚀剂,又含有自酸蚀组分,可提供酸蚀-冲洗处理和自酸蚀处理两种方式备选,被称为"通用型"粘接系统(universal adhesives),医师更容易掌握使用。但是由于这类材料刚上市不久,其长期临床应用效果还有待于进一步观察。

(二) 树脂材料的选择

复合树脂是一类由有机树脂基质(resin matrix)和经过表面处理的无机填料(inorganic filler)以及引发体系等成分组合而成的牙体修复材料,国际标准化组织(ISO)将其命名为树脂基修复材料(resin-based restorative materials)。

根据填料粒度、固化方式、临床使用范围和操作性能等,复合树脂可以进行以下分类:

1. **根据填料粒度分类**(图 13-19) 除图 13-19 中包括的各种颗粒填料外,还有不少研究报道添加纤维、晶须,以增强树脂的韧性及其他机械性能。

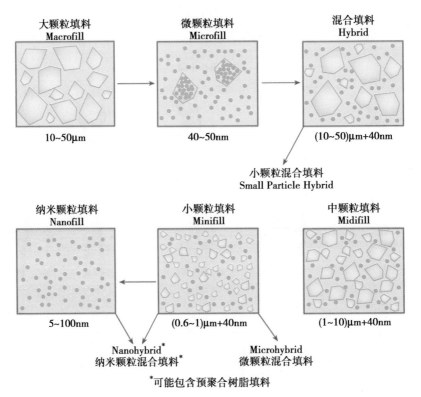

图 13-19 复合树脂根据填料粒度的分类及其发展过程
(第四军医大学口腔医学院 方明、马楚凡供图)
(引自 Ferracane JL. Resin composite--state of the art. Dent Mater,2011,27(1):29-38.)

填料粒度、粒度分布及含量是决定复合树脂耐磨性、抛光性和稳定性的主要因素。填料粒度越大,材料耐磨性等机械性能越好,但抛光性能会变差;而填料粒度越小,抛光性能越好,但机械性能减弱。因而,现在大多数复合树脂产品采用的是大小粒度相间的混合型填料,以吸取前述两类材料各自的优点。

2. 根据固化方式分类　可分为光固化复合树脂、化学固化复合树脂以及双固化复合树脂。目前充填用树脂多为光固化复合树脂,而其他两类主要是成核树脂。

3. 根据临床使用范围分类　可分为前牙用复合树脂、后牙用复合树脂、通用型复合树脂、成核树脂。

前牙用复合树脂多采用超微填料,抛光性能好,以满足较高的美学要求。近年来,将超微和纳米填料进行预处理,有效提高了前牙用复合树脂的填料量(重量比可达60%),机械性能显著提高,前牙用和通用复合树脂性能已经无明显差别。大多数厂家不再生产单纯前牙用复合树脂,配色齐全的通用树脂被推荐用于前牙美容修复。

后牙用复合树脂对机械强度和抗磨损性能要求高,多为高填料量混合填料型复合树脂。

通用型复合树脂为混合填料型复合树脂。近年来,随着填料技术的改进,填料粒度分布有向微小颗粒和纳米颗粒偏移的趋势,美学性能可以达到前牙美学修复要求,物理机械性能有较大提高,可用于前牙和后牙一般缺损,但是后牙缺损处需要承担较大咬合力时应慎用。

成核树脂多为双固化树脂,强调高韧性、低黏度。

4. 根据操作性能分类　常规树脂呈膏体状,为了满足不同临床需求,还有流动树脂(flowable composites)和可压实树脂(condensable/packable composites)。流动树脂填料含量低,树脂具有一定的流动性,弹性模量低,可以缓解收缩应力而用做垫底材料,还可用于微小洞形充填、窝沟封闭、颈部非磨损区充填,以及修复体边缘微隙的修补。可压树脂主要应用于后牙,填料含量高,有的无机填料呈多孔或短纤维状,使用时不粘器械,易于充填和雕刻外形,固化前保持一定外形,操作性能优于常规型复合树脂,邻面成形效果较好,但耐磨性能和机械性能并不显著优于常规型复合树脂。

二、树脂直接修复的适应证和禁忌证

(一) 适应证

1. 前牙Ⅰ、Ⅲ、Ⅳ和Ⅴ类洞的修复;

2. 前牙形态与色泽异常牙的美学修复,包括四环素牙、氟牙症、无髓变色牙、畸形牙、扭转牙等;

3. 前牙小间隙的关闭;

4. 制作桩核冠的桩核(树脂核);

5. 后牙Ⅰ、Ⅲ和Ⅴ类洞的修复;

6. 容易隔离、咬合接触不紧、修复体没有承受全部𬌗力的患牙;

7. 对原有金属修复体的更换;

8. 意向性修复。

(二) 禁忌证

1. 不易隔湿的患牙(隔湿困难、洞缘在龈下较深、不能用排龈法或冠延长术暴露洞缘的);

2. 后牙承力点完全在充填材料上(如𬌗面大面积缺损、功能性牙尖缺失等);

3. 咬合关系不良(对刃𬌗、反𬌗)、口腔卫生和咬合习惯不良;

4. 牙本质敏感症;

5. 夜磨牙症;

6. 对树脂类材料过敏的患者;

7. 不能耐受治疗过程的患者。

三、传统复合树脂修复技术

从20世纪90年代开始,复合树脂就因其微创性和美观性的显著优势,逐步取代了银汞充填材料,广泛应用于前后牙直接和间接修复,极大地满足了医患双方对美容修复的要求。

（一）复合树脂修复技术分类及特点概述

复合树脂材料种类繁多,其相应的修复技术也不尽相同。但大体而言,目前常用的分类方法有以下两种:①按修复体制作方法,分为直接修复技术和间接修复技术。前者多采用树脂材料在口内直接塑形、固化、抛光,完成牙体修复;而后者则需制取印模,由医师或技师在口外模型上制作修复体,完成后将其粘接到牙体组织上。②按使用材料的不同,分为传统树脂修复技术和新型美学树脂修复技术。前者多用于后牙充填及小面积前牙缺损修复,后者则在前牙美容修复方面具有非常显著的优势。

（二）传统树脂直接修复技术

传统复合树脂在牙体缺损修复中发挥着举足轻重的作用,目前多用于后牙区牙体硬组织缺损的修复,临床操作步骤及要点如下:

1. 清洁牙面　术前进行牙齿洁治,并用抛光膏清洁牙齿表面。这一步骤有助于颜色的选择。

2. 比色　根据患牙或邻牙颜色,在自然光下选择合适色度的颜色。

3. 去龋　去除龋坏牙体组织,对无明显细菌感染的龋病内层牙本质,可适当予以保留。

4. 备洞　窝洞预备基本要求:①尽量保存健康牙体组织;②窝洞点线角圆钝,倒凹呈圆弧形;③不直接承受𬌗力的部位,可适当保留无基釉;④洞缘釉质成斜面;⑤Ⅰ和Ⅱ类洞应尽量避免洞缘位于咬合接触处。

5. 牙面粘接处理　对牙面进行酸蚀和粘接处理,以封闭暴露的牙本质,并形成粘接混合层。就粘接系统而言,两步法自酸蚀粘接系统是牙本质粘接的首选。近年来最新的研究观点认为,复合树脂直接修复具有良好的粘接效果,可以有效防止微渗漏和继发龋,从而防止细菌入侵保护牙髓,因此,即使对于较深的窝洞,也无须进行氢氧化钙或玻璃离子垫底保护。为了减小充填树脂的聚合收缩力,可以在粘接步骤完成之后,用探针将流动树脂均匀的涂布在洞壁上形成薄层并光照固化。

6. 复合树脂充填　将复合树脂直接注入窝洞中,用充填器械将其压实。迅速去除多余树脂,修形并光固化。深度超过2mm的窝洞,应分层固化。Ⅱ类洞充填时,应注意选择成形片和楔子,以形成良好的固位形和邻接关系。

7. 抛光　用细金刚砂车针调整咬合并完成修形,在流水冷却下用硅橡胶磨头抛光。

四、新型美学树脂修复技术

尽管传统复合树脂修复已经能够获得比较理想的效果,但仍然存在以下问题:①传统复合树脂的相对折光率约为1.50,低于天然釉质(1.62),因而产生"玻璃效应",会降低修复体的明度,并在修复体与牙体组织交界处造成视觉灰线;②光线变化时,修复部位不能与天然牙一样发生色调的变化;③没有专门针对釉质的树脂,也无法实现颜色个性化;④人釉质随厚度增加,明度增加,而传统复合树脂随厚度增加导致灰度增加,因而容易出现颜色差异。近年来,以美塑树脂(ENA HRi)为代表的新型美学树脂问世并取得了长足的进步,在强调最大限度的保存健康牙体组织的同时,可以从色彩度、明度、乳光、白色强化和个性化五个维度逼真再现天然牙的美学效果,最大化的实现保存性树脂仿真修复。新型美塑树脂采用五维比色体系,强调解剖分层树脂充填技术,可用于前牙和后牙区域的直接和间接美学修复。

(一) 比色方法

传统的牙科比色系统一般遵循孟塞尔三维体系来对比颜色。这个体系包括三个要素:①色相(hue):即基础色。以 Vita 比色板为例,A 色系偏红,B 色系偏黄,C 色系偏绿,D 色系偏灰。②彩度(chroma):每个色系根据色彩饱和度分级,如 A3 和 A1 都属于 A 色系,但 A3 比 A1 颜色深 2 个等级。③明度(value):即色彩明亮的程度。

新型美塑树脂采用五维比色体系,包括色彩度(basic chromaticity,BC,色度+彩度)、明度(value,V)、白色强化(intensive,I)、乳光(opalescent,O)和个性化特征(characterization,C)五个指标,并配有专用的比色板和比色卡。各指标又有如下的详细分级:

色彩度分为 4 级:1~2 青少年;2~3 成年;3~4 老年。

明度分为 3 级:1 灰,老年,低明度;2 冷白,成年,中明度;3 牛奶白,青少年,高明度。

白色强化分为 4 种形状:1 点状;2 小云雾状;3 雪片状;4 水平条带状。

乳光效果分为 5 种形状:1 乳突状;2 分裂乳突状;3 梳子状;4 窗口状;5 染色状。

个性化特征分为 5 种形状:1 乳头状;2 条带状;3 边缘状;4 染色状;5 裂隙状。

为了获得准确的颜色,最好选择患牙或同名牙的中 1/3 进行比色,也可将色温恒定在 5000k 的光线下,采用数码摄影技术进行拍照,然后将图像传入计算机中进行辅助分析比色。

(二) 牙体预备的方法及要求

洞形预备无须特殊固位形,但应避免出现尖锐的边缘线角。首先在保存健康牙体组织的前提下,用球钻去除龋坏组织,清洁牙面,用双氧水或氯己定对牙面消毒。对于前牙及邻面缺损修复而言,为了获得最佳的美观效果或邻接关系,应最大程度保留健康牙体组织,对于只有少量牙本质支持的薄弱釉质壁也应尽量保存。

传统树脂具有较低的弹性模量(5GPa)和硬度(20MPa),不耐磨但韧性好,不易折裂。因此牙体预备时要求制备 45°洞缘斜面,边缘树脂可以很薄。美塑树脂填料颗粒更细,其弹性模量(10~20GPa)和硬度(100MPa)都较高,耐磨性得到很大改善。但当边缘树脂过薄时,则容易发生碎裂。因此在牙体预备时,应更接近全瓷修复体的预备要求。有限元分析表明,理想的洞缘预备要求是洞缘与釉柱方向成 50°夹角(图 13-20)。理想的洞缘预备形式有两种:浅凹型和 90°肩台型,分别采用球状金刚

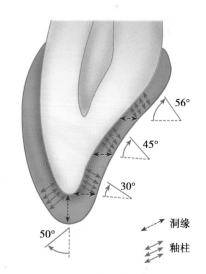

图 13-20　洞缘预备要求
（第四军医大学口腔医学院　马楚凡供图）
洞缘与釉柱方向成 50°夹角

砂车针和柱状肩台金刚砂车针进行预备(图 13-21)。洞缘预备完成后,必须使用橡胶尖对其进行抛光,以确保边缘光滑,利于粘接剂及树脂渗入,并减少气泡生成。针对浅凹型和90°洞缘的抛光方向不同(图 13-22)。

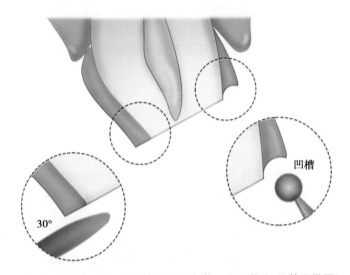

图 13-21　洞缘预备形式(第四军医大学口腔医学院　马楚凡供图)
有两种:浅凹型和90°肩台型,分别采用球状金刚砂车针和柱状肩台金刚砂车针进行预备

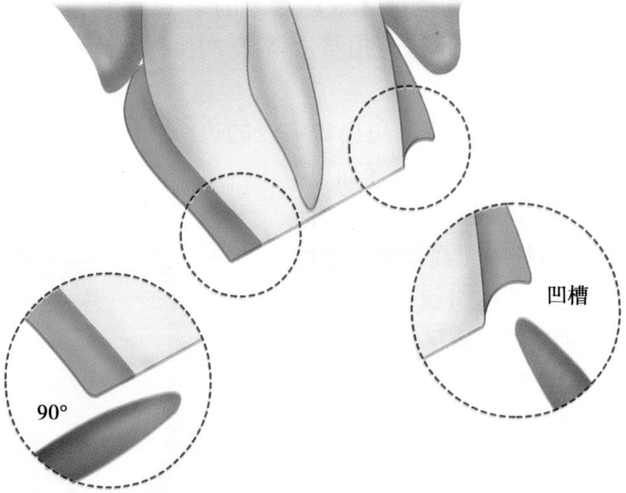

图 13-22　用橡胶尖的不同部位对浅凹型和90°洞缘进行抛光
(第四军医大学口腔医学院　马楚凡供图)

(三) 解剖分层树脂充填技术

由于这种技术借鉴了天然牙的解剖分层结构来对树脂进行分层充填,因而称为解剖分层树脂充填技术。根据天然牙的解剖结构,分别采用釉质树脂、Glass Connector、牙本质树脂来重现釉质、蛋白质层及牙本质分层结构,从而获得逼真的美学效果(图 13-23)。

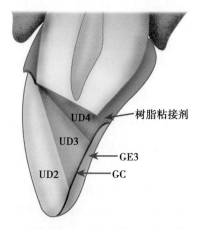

图 13-23　解剖分层树脂充填技术示意图
（第四军医大学口腔医学院　马楚凡供图）
GE3 为釉质树脂重现釉质层,GC 为 Glass connector 重现蛋白质层,UD2 ~ UD4 为不同色度的牙本质树脂重现牙本质层

五、研究热点及发展方向

仿生化、功能化是树脂类材料重要的发展趋势。在复合树脂及其粘接系统中加入抗菌剂和再矿化活性物质,以便更加微创地进行树脂修复,并减少树脂修复后继发龋的发生,促进脱矿牙本质的再矿化,来消除粘接界面中树脂渗透不全的脱矿牙本质"粘接缺陷带"。还有学者通过仿生技术研制刺激响应材料（stimuli responsive material）和自修复材料（self-repairingmaterial）,以期提高树脂基材料的耐久性。

"简化""通用"一直是学者们另一个不断探索、追求的目标,尽管操作简化的材料有时是以牺牲修复远期效果为前提的。今后的发展还将持续关注材料的"耐久性",在"耐久"与"简化""通用"中寻找平衡点,改善临床操作的便捷性,并提高修复后的远期效果。

第四节　椅旁 CAD/CAM 修复技术及应用

一、牙科 CAD/CAM 修复技术的发展现状

牙科 CAD/CAM 技术（computeraided design/computeraided manufacturing）,也就是牙科计算机辅助设计和计算机辅助制作技术,应用于牙科临床已有 30 余年,具有很多优势,例如可以直接采取高精度的口内光学印模,通过人机交互模式完成修复体的设计,随即可通过切削单元进行高速、高精度的加工,所有这些工作都可在椅旁一次完成。患者只需一次就诊即可完成修复治疗,因而是牙科领域一项革命性的变革。

自 20 世纪 80 年代起,牙科 CAD/CAM 系统取得了重要进展。先驱者 Duret 博士研发的 Sopha® 系统对牙科 CAD/CAM 系统的研究产生了深远的影响。之后,Moermann 开发的

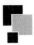
CEREC®系统和 Andersson 研发的 Procera®系统,可以被看做椅旁 CAD/CAM 系统和远程 CAD/CAM 加工系统的代表,在临床上获得了广泛的应用。

CAD/CAM 系统通常由三部分组成:①扫描系统:用以将空间形态转化成计算机可以处理的数据;②软件:用以处理数据,形成产品制作所需的数据包;③加工制作设备:将数据包转变为产品。

(一) 扫描系统

扫描系统通过数据采集工具测绘颌骨和牙齿组织的三维形态,来获得数据包。光学扫描和机械式扫描是目前最主要的两种扫描方式。

1. 光学扫描 这种扫描方式采集数据的基础是"三角测量方式"(triangulation procedure)。光源(或激光源)和接收单元相互间存在固定角度,通过该角度,计算机可以计算获得接收单元图像的三维数据。代表性的包括:Lava Scan ST (3M ESPE,白光投射),Everest Scan(KaVo,白光投射),es1 (etkon,激光束),Sirona AC Bluecam,(Sirona,蓝光系统),CEREC Omnicam(Sirona,立体摄影)。

2. 机械式扫描 Procera Scanner(Nobel Biocare)是这一类扫描仪的代表,利用红宝石机械探头逐行接触读取模型,获得三维结构数据。这种方式的优点包括:扫描精度高,红宝石探头的直径同小研磨头一致,保证所获得的数据可以被研磨切削。其缺点是设备昂贵,扫描时间长。

(二) 加工系统

计算机辅助设计获得的数据最终会输出到加工单元,控制研磨设备进行修复体制作。根据研磨轴的数目,加工单元可以分为:三轴研磨设备、四轴研磨设备、五轴研磨设备。

1. 三轴研磨设备 在三个空间方向上进行研磨运动,x、y、z 轴的量用以定义研磨路径,因此计算量最小。牙科领域的三轴研磨设备均可以将研磨元件翻转 180°,用以分别加工内外表面。这种设备的优势在于:原理简单、操作时间短,设备成本低。常用的三轴研磨设备有:inLab(Sirona),Lava (3M ESPE),Cercon brain(DeguDent)。

2. 四轴研磨设备 除具有三维空间轴,还具有可以旋转的 tension bridge。由此可将修复体合理设置于材料块中,节约材料和研磨时间。Zeno (Wieland-Imes)采用的就是这种研磨设备。

3. 五轴研磨设备 除具有三维空间轴及可以旋转的 tension bridge 外,铣刀轴也可以旋转。因而可以研磨几何形状更为复杂的修复体。目前应用该技术的有 Everest Engine (KaVo)和 HSC Milling Device(etkon)。

牙科 CAD/CAM 系统还可分为三类:椅旁系统,技工室系统,远程加工中心系统。目前市场上应用的绝大多数牙科 CAD/CAM 系统如 Cercon、Lava 和 Everest 等系统都属于技工室系统,主要应用于技工室加工制作修复体,而在诊室中椅旁应用的 CAD/CAM 系统主要有 CEREC 和 E4D 两种系统。

二、椅旁 CAD/CAM 系统简介

椅旁 CAD/CAM 系统的所有组成部件均设置在牙科诊所,通过口内相机直接采取光学印模代替传统印模,进行计算机辅助设计后即可在椅旁直接加工修复体,无须传统的技工室

制作环节,一次就诊就可完成修复治疗,因而极大地节约了患者的就诊时间。可加工玻璃陶瓷、氧化锆陶瓷等多种材料。随着牙科材料性能的大幅度改进,椅旁 CAD/CAM 系统可以加工出具有高度美学和高强度的修复体。以下对代表性的 CEREC® 系统(Sirona)和 E4D 系统做一简单介绍。

(一) CEREC 系统

自 1985 年 Sirona 牙科系统问世以来,CEREC 椅旁 CAD/CAM 系统逐渐获得了牙科医师的认可和青睐。该椅旁系统先后经历了 CEREC 1、CEREC 2、CEREC 3、CEREC AC 系统四代产品。CEREC AC 系统是 Sirona 公司 2009 年推出的第四代椅旁产品,即蓝光系统。该系统采用全新的短波蓝光取像方式代替传统的红外线取像方式,能获得更好的清晰度,口内扫描结果与静态的石膏扫描结果十分接近。该系统要求被扫描物体具有完全不反光的表面,因而取像前牙齿表面需要喷涂一层二氧化钛反光粉,并要求该非反光层薄而均一,以优化蓝色波长光的成像水平。蓝光系统集成了一个高分辨率的蓝色发光二极管 LED 光源,激发短波的蓝光,可以获得高精度、高质量、高效可靠的三维图像。蓝光的手柄可以离开牙面几毫米,也可以轻轻接触牙面。取像会在恰当的时候自动进行,医师仅需在目标区域规律地顺序移动,即可在 1 分钟内获得一个象限的口内数字模型,几秒钟内获得咬合信息。扫描手柄中内置防抖系统,以保证获取图像的质量。口内扫描系统可以为嵌体、单冠、固定桥以及种植体支持的固定桥采集图像。三维图像信息通过通用的 STL 形式输出,并可以使用任意 3D 设计软件和硬件进行后续设计和加工,是一个开放的系统。

CEREC Omnicam:2012 年 8 月 Sirona 公司发布了新一代的口内扫描系统,利用连续立体摄影的方式获取图像,通过强大的软件系统获得精确配准的口腔软硬组织全彩三维数据。其核心技术为摄影技术,扫描过程中无须喷粉,取像探头与被拍摄物体的最佳距离为 5mm,但在 0~15mm 的范围内均可获得高精度数据。

(二) E4D Dentist 系统

E4D Dentist 系统是由美国 E4D Technologies 公司于 2008 年推出的,是除 CEREC 系统外的另一种代表性的椅旁 CAD/CAM 系统。在常规牙体预备之后,医师可以根据需要在牙齿表面喷粉,而后进行口内取像。取像原理是基于光学相干断层成像和共聚焦显微技术。通过控制脚踏开关逐一获得多张图像后利用系统软件形成 3D 图像。经过计算机辅助设计后,利用专有的配套椅旁切削系统制作出修复体。该系统可以同时设计多达 16 个修复体,这是其最大特点。

三、椅旁 CAD/CAM 系统可加工的修复体种类和材料选择

(一) 可加工的修复体种类

1. 贴面;

2. 嵌体和高嵌体;

3. 全冠;

4. 固定桥;

5. 个性化种植基台;

6. 种植手术导板。

（二）材料选择

椅旁 CAD/CAM 系统可以加工的材料包括长石类可切削陶瓷、玻璃陶瓷、氧化锆陶瓷和复合树脂材料等，分述如下：

1. 长石类　可切削陶瓷是 CEREC 系统推荐使用的材料，具有类似于釉质的耐磨性能，易于抛光，具有不同颜色和通透性的瓷块以供选择。此外，在应用于全冠和部分冠时，使用模拟天然牙"牙本质-釉质"逐渐过渡的多彩瓷块，无须外染色，修复体更加逼真。该类陶瓷修复体具有极高的半透明特性，可实现显著的变色效果，与邻牙相适应。

长石质陶瓷是一种硼硅长石质玻璃，玻璃中含有分散的结晶成分。目前主要有Vitablocs 系列和 CEREC Blocs 系列。VITA 公司推出的 Vitablocs 系列主要由 Mark Ⅱ、ESTHETIC LINE 和 TriLuxe 三种构成。Vitablocs Mark 瓷块是由接近无孔的带微细晶体陶瓷的细颗粒粉末组成，颗粒直径约 4μm，具有更高的强度和更细的粒度，抛光后强度约为130MPa，上釉后可达 160MPa，是普通长石瓷的两倍。ESTHETIC LINE 为单色瓷块，具有高透明性，通常用于制作颜色正常牙齿的贴面和前牙冠。TriLuxe 为可产生三维层次结果的多色瓷块，具有良好的色彩梯度和光学效果，内 1/3 为深色的不透明底层、中 1/3 为中性色彩区域，外层具有高透明度，适用于 Vita Classic 和 3D Master 比色系统。Sirona 公司推出的CEREC Blocs 瓷块和 CEREC Blocs PC 瓷块性能类似于 Vitablocs Mark Ⅱ，具有良好的美学效果和接近天然牙齿的磨耗度。

2. 玻璃陶瓷　玻璃陶瓷是由适当组成的玻璃经受控晶化而获得的一种由微晶体和玻璃相组成的硅酸盐材料，主要有云母基玻璃陶瓷、白榴石基玻璃陶瓷、硅酸锂基玻璃陶瓷三类。

云母基玻璃陶瓷的代表是 Dicor MGC-D、MGC-L 和 MGC-F，都含有四氟硅云母晶体。云母晶体的片状结构使其具有良好的解离性和可切削性，但机械强度欠佳。

白榴石基玻璃陶瓷是一种含有细微白榴石晶体结构的玻璃陶瓷。主要产品有 IPS Empress CAD 和 IPS ProCAD。IPS Empress CAD 颗粒直径为 5～10μm，抗弯强度约 140MPa，上釉后强度可达 200MPa。同 IPS Empress 相比，IPS ProCAD 的抗弯强度为 160MPa，且具有更佳的色彩质感。

硅酸锂基玻璃陶瓷的主要产品为 IPS emax CAD，其中二硅酸锂晶体的加入可阻止微裂纹的扩展，提高了材料的强度和切削性能。IPS emaxCAD 的抗弯强度约为 150MPa，上釉后强度增加至 360MPa。

3. 氧化锆陶瓷　氧化锆陶瓷是指以 ZrO_2 为主要成分的生物惰性陶瓷材料，强度和断裂韧性高，是可切削陶瓷材料的重要组成部分。在常压和不同的温度下，氧化锆具有立方相、四方相和单斜相三种不同的结构，在不同温度下可以互相转化。室温下仅以单斜相形式存在。加热时单斜相转变成四方向，同时伴有体积收缩；冷却时四方相转变成单斜相，同时伴体积膨胀。四方相向单斜相转变过程中的体积变化是氧化锆陶瓷增韧的主要途径。氧化锆陶瓷要在常温下获得增韧，必须与合适的稳定剂结合，使四方相同时存在于室温状态。目前主要应用 3% 的氧化钇作为四方相氧化锆的稳定剂，可以使材料的弯曲强度大于 900MPa。氧化锆具有良好的机械性能和生物相容性，可用于后牙长跨度固定桥的制作。

4. 复合树脂材料　参见本章第二节的内容。

5. 混合物材料　近年来,VITA 公司推出了一种新型混合物材料 VITA ENAMIC,材料由占主体的陶瓷网络结构和增强型聚合物网络结构充分融合而成,兼具陶瓷的高强度和复合树脂良好的弹性性能。比传统的牙科陶瓷材料更具韧性,比现有的树脂材料耐磨性更强,综合性能接近天然牙釉质的特性。与现有的齿科陶瓷材料相比,其切削过程更加迅速并能减少切削工具的磨损,抛光和染色更为容易。

四、椅旁 CAD/CAM 修复的技术流程与制作要点

椅旁 CAD/CAM 修复技术,融合了光学、电子技术、计算机图像识别与处理、自动控制与自动化加工等多学科知识与技术。下面以 CEREC 系统为例介绍椅旁 CAD/CAM 修复的技术流程与制作要点。主要包括光学印模制取,数字化修复体的设计,计算机辅助制作及修复体的调磨粘接。

(一) 光学取模制取牙体预备完毕后,进行相应口腔环境控制

在电脑上输入患者姓名、年龄等相关资料,选择好牙位、修复体形式、及相应的材料(图13-24)。采用蓝光型照相机或真彩型口内摄像机进行光学印模制取。采用蓝光型口内扫描仪时,牙体预备之后,需向基牙表面或洞壁均匀喷涂一层 CEREC 反光粉,以获得一个不透明的无反光性的表面,保证光线被均匀的反射回扫描仪。因此做好隔湿是此步骤的关键。使用真彩型口内摄像机时,无须喷涂反光粉,可直接进行口内光学印模制取(图 13-25)。图像采集时摄像头需保持稳定,以获得最精确的光学印模。光学印模的制取范围应包括基牙及2~3 个邻牙、对殆牙及正中殆位咬合像。

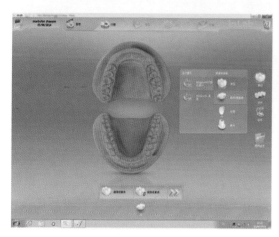

图 13-24　建立数字化档案
(第四军医大学口腔医学院　马楚凡供图)

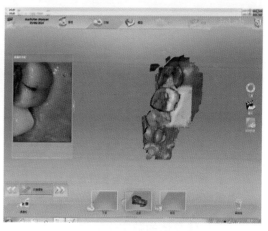

图 13-25　光学印模制备
(第四军医大学口腔医学院　马楚凡供图)

(二) 修复体的数字化设计

制取光学印模后,计算机可以自动模拟和重建口内三维图像,人工绘制修复体边缘线,设定修复体就位道方向(图 13-26);设定相应的修复体参数(图 13-27),包括修复体最低厚度,邻接松紧度(可以精确到 $50\mu m$)等。根据病例实际需要,可以选择不同的修复体计算方式(图 13-28),主要包括个性化设计、生物学复制及镜像翻制。其中生物学复制可使修复体

外形再现基牙预备前牙齿形态或美学诊断蜡型的形态。镜像复制为参考对侧同名牙形态进行镜像翻转以形成修复体外形。系统自动生成修复体外形后,医师可以根据需要对形态、咬合及邻接做进一步的精修调整(图13-29)。

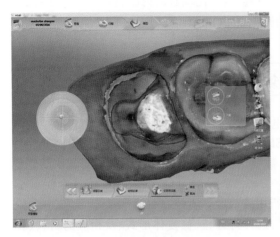

图13-26 设定修复体边缘线及就位道
(第四军医大学口腔医学院 马楚凡供图)

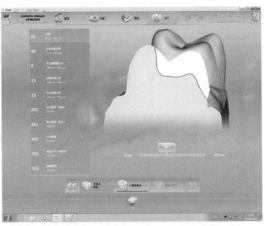

图13-27 设定修复体参数
(第四军医大学口腔医学院 马楚凡供图)

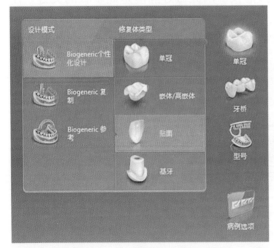

图13-28 选择修复体计算方式
(第四军医大学口腔医学院 马楚凡供图)

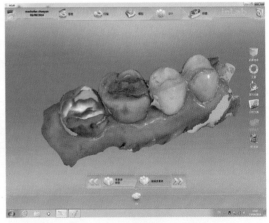

图13-29 数字化修复体的形成与调整
(第四军医大学口腔医学院 马楚凡供图)

(三)修复体的数字化加工

修复体设计完成后,系统自动将设计数据传输至切削单元,并推荐相应尺寸的瓷块(图13-30)。医师可据此选取一合适的瓷块,将其置入磨削室中。磨削程序便按照设计好的修复体形态开始进行加工。加工完毕后可从磨削室中取出制备好的修复体,打磨去除其上的连接部分。若选用长石质陶瓷,则直接进行表面抛光或染色上釉,即完成修复体的制作。若选用二硅酸锂玻璃陶瓷或氧化锆全瓷材料,则依照各自厂家说明,进行最终烧结后,即完成修复体的制作。图13-31和图13-32显示了采用CEREC系统设计制作的后牙全瓷冠修复体。图13-33至图13-36显示了采用CEREC系统设计制作的个性化种植基台一体冠。

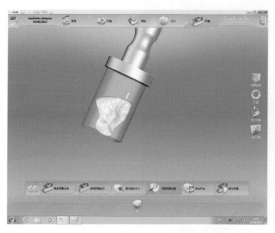

图 13-30 设置瓷块与修复体空间位置
（第四军医大学口腔医学院 马楚凡供图）

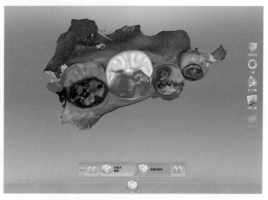

图 13-31 数字化设计的后牙全瓷冠
（第四军医大学口腔医学院 马楚凡供图）

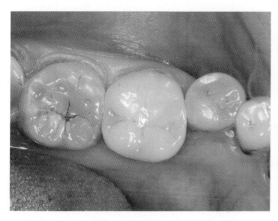

图 13-32 完成后的全瓷冠在口内就位后的照片
（第四军医大学口腔医学院 马楚凡供图）

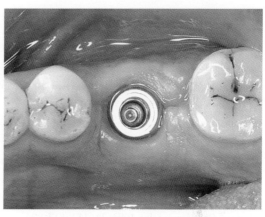

图 13-33 修复前种植体口内照片
（第四军医大学口腔医学院 马楚凡供图）

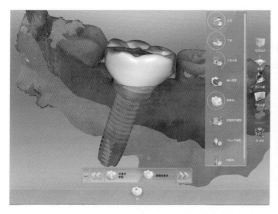

图 13-34 利用软件模拟修复体与种植体的位置关系
（第四军医大学口腔医学院 马楚凡供图）

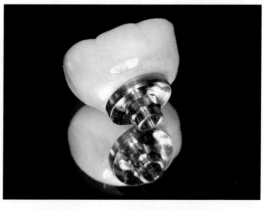

图 13-35 完成的基台一体冠
（第四军医大学口腔医学院 马楚凡供图）

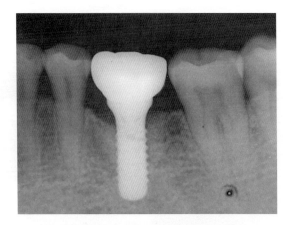

图 13-36　修复后的 X 线片
（第四军医大学口腔医学院　马楚凡供图）

（马楚凡）

参 考 文 献

1. Abbot CH. Bleaching discoloured teeth by means of 30 percent perhydrol and theelectric light rays. J Allied Dent Society,1918,13:259

2. Haywood VB. History,safety and effectiveness of current bleaching techniques and vital bleaching technique. Quintessence Int,1992,23(7):471-488

3. Nathanson D. Vital tooth bleaching:sensitivity and pulpal considerations. J Am Dent Assoc,1997,128Suppl: 41S-44S

4. MacIsaac AM,Hoen MM. Intracoronal bleaching:concerns and considerations. J Can Dent Assoc,1994,60(1): 57-64

5. Bitter NC,Sanders JL. The effect of four bleachingagentson the enamel surface:a scanning electron microscopic study. Quintessence Int,1993,24(11):817-824

6. Attin T,Hannig C,Wiegand A,et al. Effect of bleaching on restorative materials and restorations-a systematic review. Dent Mater,2004,20(9):852-861

7. 赵铱民,陈吉华. 口腔修复学. 第 7 版. 北京:人民卫生出版社,2012

8. 伊藤雄策. 暂时性修复体——对修复体功能和美观的要求. 姜婷,译. 北京:人民军医出版社,2010

9. 张婷,莫安春. 暂时冠桥修复材料的研究进展. 国际口腔医学杂志,2008,35 增刊:289-291

10. Leskinen K,Salo S,Suni J,et al. A practice-based study of the sealant treatment effectiveness in Finns. J Dent, 2007,35(4):338-342

11. Haselton DR,Diaz-Arnold AM,Vargas MA. Flexural strength of provisional crown and fixed partial denture resins. J Prosthet Dent,2002,87(2):225-228

12. Pfeiffer P,Grube L. Effect of pontic height on the fracture strength of reinforced interim fixed partial dentures. Dent Mater,2006,22(12):1093-1097

13. Hamza TA,Rosenstiel SF,Elhosary MM,et al. The effect of fiber reinforcement on the fracture toughness and flexural strength of provisional restorative resin. J Prosthet Dent,2004,91(3):258-264

14. Young HM,Smith CT,Morton D. Comparative in vitro evaluation of two provisional restorative materials. J Prosthet Dent,2001,85(2):129-132

15. Haselton DR, Diaz-Arnold AM, Dawson DV. Color stability of provisional crown and fixed partial denture

resins. J Prosthet Dent,2005,93(1):70-75

16. Koumjian JH,Nimmo A. Evaluation of fracture resistance of resins used for provisional restorations. J Prosthet Dent,1990,64(6):654- 657

17. 赵克,魏雅茹. 如何规避前牙美学修复的龈边缘暴露. 华西口腔医学杂志,2011,29(5):453-456

18. Balkenhol M,Ferger P,Mautner MC,et al. Provisional crown and fixed partial denture materials:Mechanical properties and degree of conversion. Dent Mater,2007,23(12):1574-1583

19. Plant CG,Jones DW,Darvell BW. The heat evolved and temperatures attained during setting of restorative materials. Br Dent J,1974,137(6):233-238

20. 苏剑生,俞懿强,张志升,等. 不同材料暂时冠戴用后牙龈组织中 Ki67、P53 蛋白的表达. 实用口腔医学杂志,2006,22(5):647-650

21. Fasbinder DJ. Materials for chairside CAD/CAM restorations. Compend Contin Educ Dent,2010,31(9):702-704,706,708-709

22. Vita machinable polymers:produn information. Vita Zahnfabrik 2010

23. Telio CS,Telio-CAD. Instructions for Use. IvoclarVivadent Technical,2009

24. Morrison EC,Lang NP,Loe H,et al. Effects of repeated scaling and root planing and/or controlled oral hygiene on the periodontal attachment level and pocketdepth in beagle dogs. I. Clinical findings. J Periodontal Res,1979,14(5):428-437

25. Wunderlich RC,Caffesse RG. Periodontal aspects of porcelain restorations. Dent Clin North Am,1985,29(4):693-703

26. 樊明文. 复合树脂多层美学修复——基础理论与临床. 北京:人民卫生出版社,2011

27. Ferracane JL. Resin composite--state of the art. Dent Mater,2011,27(1):29-38

28. 赵信义. 牙齿粘接基础理论与技术. 中国实用口腔科杂志,2012,5(1):1-4

29. 王晓燕,高学军. 复合树脂直接粘接修复 II. 粘接系统类型及临床选择. 中华口腔医学杂志,2008,43(5):314-6

30. 王晓燕,高学军. 复合树脂直接粘接修复 III. 复合树脂材料的选择与应用. 中华口腔医学杂志,2008,43(7):439-41

31. 赵信义. 复合树脂的种类、选择和应用. 牙体牙髓牙周病学杂志,2005,15(2):117-119

32. Muñoz MA,Luque I,Hass V,et al. Immediate bonding properties of universal adhesives to dentine. J Dent,2013,41(5):404-411

33. Malhotra N,Mala K,Acharya S. Resin-based composite as a direct esthetic restorative material. Compend Contin Educ Dent,2011,32(5):14-23

34. Chen L,Shen H,Suh BI. Bioactive dental restorative materials:a review. Am J Dent,2013,26(4):219-227

35. Jandt KD,Sigusch BW. Future perspectives of resin-based dental materials. Dent Mater,2009,25(8):1001-1006

36. 中华口腔医学会牙体牙髓病学专业委员会. 复合树脂粘接修复操作规范及评定标准(建议稿). 中华口腔医学杂志,2011,46(12):728-729

37. Fasbinder DJ. Clinical performance of chairside CAD/CAM restorations. J Am Dent Assoc,2006,137 Suppl:22S-31S

38. Giordano R. Materials for chairside CAD/CAM-produced restorations. J Am Dent Assoc,2006,137 Suppl:14S-21S

39. Mörmann WH. The evolution of the CEREC system. J Am Dent Assoc,2006,137 Suppl:7S-13S

40. Fasbinder DJ. THE CEREC system:25 years of chairside CAD/CAM dentistry. J Am Dent Assoc,2010,141Suppl 2:3S-4S

41. Li RW, Chow TW, Matinlinna JP. Ceramic dental biomaterials and CAD/CAM technology：state of the art. J Prosthodont Res, 2014, 58(4): 208-216

42. 王林虎, 郭家平. CEREC 椅旁 CAD/CAM 诊室技术 25 年的研究进展. 国际口腔医学杂志, 2012, 39(1): 124-127

43. 谭晓蕾, 张少锋, 郭航. 椅旁牙科 CAD/CAM 系统及临床应用进展. 口腔颌面修复学杂志, 2008, 9(3): 227-229

第十四章 数字化固定修复

第一节 概　　述

一、数字化修复技术的历史沿革

数字化技术是通过电子计算机、光缆、通信卫星等设备,运用0和1两个数字进行编码,完成对各种信息的传输、处理及表达的技术。通常,数字化技术包括数字编码、数字压缩、数字传输、数字调制等。自20世纪50年代起,随着数控机床的出现,数字化技术开始将工业的发展带入一个新纪元。数字化技术被引入口腔修复工作中,对口腔修复领域的发展具有革命性的意义。

口腔修复工作中,修复体的精准制作是决定修复成功的必要条件,修复体良好的功能及美观效果是评价治疗成功的重要指标。在诊疗过程中,如何精确、美观地完成各种修复体的设计与制作,缩短就诊次数以及降低患者的不适感是口腔修复工作者不断追求的目标。长久以来,人们大多使用传统修复技术进行牙体预备、制取印模,并由手工制作修复体。随着科技的进步、电子产业的发展,数字化制造技术得到了飞速的提升,对口腔修复患者的治疗方式逐渐向计算机辅助治疗的方向发展。与传统的修复工艺相比,数字化修复具有以下优势(表14-1)。

表14-1　数字化修复与传统修复方式比较

	数字化修复	传统工艺
步骤	少	多
周期	短	长
就诊次数	可一次就诊即可完成	多次
材料	树脂、陶瓷、部分金属	树脂、陶瓷、金属
人工成本	低	高

数字化制造技术种类繁多,如CAD/CAM技术、快速成型技术、逆向工程技术、虚拟制造技术和机器人技术等,根据其各自的技术特点适用于不同的领域。与口腔修复工作密切相关的主要是CAD/CAM技术和快速成型技术。

CAD/CAM 技术即计算机辅助设计与计算机辅助制作(computer aided design/computer aided manufacture),是指技术人员应用计算机对产品进行设计及制作生产。该技术起源于 20 世纪 70 年代,初期主要应用于工业自动化及航空航天领域。法国学者 Francois Duret 首先将这种技术应用到口腔修复领域。1973 年 Duret 发表了第一篇关于口腔修复体 CAD/CAM 的论文,1983 年由他主导制作的第一台 CAD/CAM 样机在法国诞生,1985 年 Duret 在法国国际牙科学术会议中使用该系统成功制作了一颗后牙全瓷冠,同年全世界首个椅旁 CAD/CAM 系统问世,Werner H. Mörmann 教授将该系统命名为 CEREC。1986 年,Sirona 公司推出了 CEREC1 系统,仅能制作嵌体。1994 年,CEREC 2 系统面世,因其更快的处理器及更高分辨率的摄像头可用于制作后牙全瓷基底冠以及具有殆面形态的全冠。2000 年,CEREC 3 诞生,该系统的操作界面更为人性化,其可移动的数据采集系统与研磨系统可各自独立工作。随着研究的不断深入,CEREC 3D 可以在三维方向上观察模型、设计修复体。2005 年,Biogenenic 生物再造设计推出,该软件可以快捷重建缺失牙形态和咬合面。2009 年推出的 CEREC AC,采用的短波蓝光图像采集系统可生成更为清晰的影像信息。

快速成型技术(rapid prototyping,RP)为当前较为热门的数字化技术,是一种基于离散堆积成型原理的新型制造方法,在计算机控制与管理下根据零件的 CAD 模型进行材料的精确堆积,从而制造出原型。作为一种高新制造技术,快速成型技术主要是在近 30 年得到了飞速的发展,目前已广泛应用于制造工业、航空航天、电子、国防、医疗等领域。1892 年,Blanthre 提出分层制造法制作三维地图模型。1902 年,Baese 提出用光敏聚合物材料制造塑料零件。1940 年,Perera 提出在硬纸板上切割出轮廓线,再粘接出三维地图模型。1986 年,Charles W. Hull 完成了用激光照射液态光敏树脂的分层制造三维实体装置,是 RP 技术的里程碑。1990 年,该技术开始应用于医学领域,用来进行手术的模拟和制作诊断模型。近年来,随着技术、材料和工艺的快速发展,该技术已经可以制作出直接应用的功能组件。在口腔修复领域,该技术基于其"离散堆积"的思想,可以快速、精准地完成修复体的制作,并能减少耗材,已得到越来越多口腔修复医师的认可。

二、数字化修复技术的现状

将数字化技术应用于口腔修复工作中,既为临床医师提供了更多的选择,也能协助医师高质量地完成诊疗过程,同时极大地丰富了口腔修复学的内容,推动了口腔医学的发展。

(一) CAD/CAM 技术和快速成型技术

CAD/CAM 作为当前最主要的技术之一正被广泛应用,以达到缩短制作周期、降低成本、提高修复体质量等目的。CAD/CAM 系统种类繁多,目前应用最多的主要有 CEREC、Everest、Procera、Cercon 系统等。如 CEREC AC 是一种椅旁系统,患者一次就诊就可完成整个治疗工作,它的蓝光摄像系统可以在图像稳定后自动取像,不仅适用于单冠,同时适用于多张图像的采集和多个单位桥的制作。Everest 是一种专为制作室设计的系统,它通常加工难以切削的陶瓷如氧化锆陶瓷,也可加工钛金属。该系统可以设计和制作全瓷修复体如嵌体、贴面、全冠、冠桥基底冠或支架,以及全瓷特殊连接体。Procera 采用的是独特的锥光偏振全息扫描技术及 Nobel Procera 3D 设计软件,它远端工作站集中加工的方式需要临床医师将数据上传,加工中心制作完成后再将修复体寄回,主要制造冠桥基底冠。Cercon 系统主要应用全瓷材料氧化锆,可以制作长桥,种植体上部结构以及精密附着体等。除此以外,还有 E4D Dentist、Digident、DCS、Duret 等系统也在临床上被使用。每个系统各有特点,医师可以根据不同的需求和个人习惯酌情考虑采用何种系统进行临床治疗。

快速成型技术主要是离散堆积成型,其成型能力不会因加工对象的形状复杂而受到制约,所以在制造复杂修复体方面更具优势。常用的主要有光固化成型技术(stereo lithography apparatus,SLA)、选择性激光烧结技术(selected lasersintering,SLS)、选择性激光熔化技术(selected lasermelting,SLM)、立体喷墨印刷(inkjet based system)、激光近形制造(laser engineered net shaping,LENS)等。SLA 以液态光固化树脂作为成型材料,加工精度高,主要用于制作临时冠桥、种植手术导板以及失蜡铸造的树脂熔模。SLS 对未烧结的粉末可重复使用,且无须中间模型的转换,不仅能制造塑料、蜡等材料的零件,而且在金属、陶瓷材料的成型方面独具优势,可制作金属及合金的基底冠桥,以及钛合金种植体。SLM 可将成型材料完全熔化,致密度高,材料加工适应性强,可以高质、高效、高精度制造复杂精密金属零件如冠、桥等固定修复体,形状复杂的可摘局部义齿支架,骨及可吸收骨替代物,生物植片等。立体喷墨印刷技术速度快,成本低,零件可进行着色,用于制造氧化铝和氧化锆材修复体、种植手术导板、正畸托槽导板等。LENS 是将激光涂覆和快速成型技术相结合的高新技术,该技术将材料直接熔化,烧结并成型,可完成复杂零件及异质同体零件的制造。

(二)修复材料

口腔医师在 18 世纪已开始使用陶瓷类材料制作义齿,1792 年法国人 De Chemat 获得了制作瓷牙的专利,19 世纪初瓷嵌体问世,19 世纪中期开始了一些与陶瓷和金箔相关的研究。1886 年美国牙医 Charles H Land 采用铂箔技术用长石瓷制作出第一个瓷甲冠并在 1887 年申请了专利,他所使用的长石质陶瓷很快被用于制作嵌体。1898 年,Charles H Land 制作出低熔金属烧附烤瓷冠。20 世纪 40 年代,纯钛和钛合金出现,树脂聚合体开始在修复体的制作中流行。随着发展,为使金属-陶瓷修复体中陶瓷的热膨胀系数与金属合金相匹配,出现了陶瓷中加入白榴石的修复材料。1965 年,McLean 和 Hughes 提出在长石质瓷中加入 Al_2O_3 从而研制出了氧化铝核瓷材料,1973 年玻璃陶瓷出现,1975 年单晶氧化铝陶瓷出现,1978 年羟基磷灰石陶瓷研制成功。20 世纪 80 年代,相继出现 Dicor 铸造玻璃陶瓷、IPS-Empress 热压铸玻璃陶瓷、In-Ceramic 等。氧化锆在 1969 年已开始应用于生物医学领域,但到 1988 年 Christel 才发表了氧化锆用于制作人工股骨头的文章。20 世纪 90 年代初,氧化锆材料逐步应用于口腔领域如桩核、固定桥、种植体、种植体基台及正畸托槽等。氧化锆强度高,但透光性不佳影响美观,研发者们正在将氧化锆与半透光的二硅酸锂材料综合研究,以期获得强度及美观方面的平衡。

(三)现阶段 CAD/CAM 系统存在的问题

1. 咬合问题　目前 CAD/CAM 系统在采集图像后对影像资料进行三维重建,并通过记录𬌗关系调整修复体与邻牙及对𬌗牙的接触情况,可对接近正中𬌗时的咬合平衡状态进行较精细的调整。虽然 CAD/CAM 系统中已出现数字化𬌗架,但尚不能精确模拟人的开闭口运动及前伸𬌗、侧方𬌗运动,故如何在各个功能颌位上建立平衡咬合需要进一步研究。

2. 加工精度　三维数据的获取和处理如扫描数据中的噪声点、孤岛点及倒凹区、预备体边缘线的提取等,以及精确的牙体预备和仔细的设计决定了 CAD/CAM 修复体的精度。利用口内扫描法获取数字化印模时,无法在单次扫描操作中获得多个预备体的表面形态和空间关系,从而制约了修复体的精度。虽然口内扫描仪开发出可对多次扫描数据进行"多视拼合"的软件,但其可靠性和精度尚不足以满足固定桥的制作。

3. 模型的快速自动重构　目前 CAD/CAM 的数据处理主要是通过调用系统内的数据库自动形成牙齿重构模型,即自动重构技术。由于调用的是标准牙模,故仍需对部分牙冠外形进行修改调整,并根据约束条件与标准牙冠数据自动匹配。对于如何建立更准确的数值算法,以便进行快速有效的模型自动重构,是一个值得研究的问题。

4. 光学性能及美学效果　氧化锆陶瓷材料机械力学性能优良,但光学性能较差。氧化锆晶体折射率较高,光的散射大,可见光透过率较低,不能完全满足修复体特别是前牙区修复的美学要求。为提高修复体的美观效果,临床上在底冠添加饰瓷来遮盖氧化锆陶瓷所呈现的白垩色。但是,饰瓷与氧化锆底层的折射率等光学性能不匹配,亦可造成修复体的美观性相对较差,如何改善饰瓷工艺及饰瓷的光学性能成为我们日益关注的问题。近来出现的在氧化锆底冠表面压铸玻璃陶瓷的技术,使其美观效果与结合强度得到了一定的提高。

5. 材料强度　氧化锆全瓷的抗折性与双层结构、制作工艺、修复体的结构设计和粘接材料等有关。氧化锆全瓷冠桥修复常采用的底层瓷和饰瓷之间主要为物理性结合,所以结合性较差。烧结时杂质的污染会降低两者的结合力,导致饰瓷易脱落。饰瓷与底层瓷的热膨胀系数相差较大,瓷层的厚度比例不当,粘接剂层过厚等,均可影响瓷层之间的结合力,降低全瓷修复体的抗折力。氧化锆陶瓷材料脆性较大,因此选择病例时,要特别注意综合考虑缺隙、𬌗龈距离、咀嚼习惯、咀嚼肌力等因素。

三、数字化修复技术的发展方向

数字化修复技术现阶段正处于一个高速发展的时期,从材料、操作系统、设计理念等多方面来看,该技术始终处于不断提高的状态。由最初的只能在二维上设计及制作嵌体,到现今可在三维上实现嵌体、高嵌体及全冠的模型重建以及修复体的分析制作(图 14-1),每一步的提高都有着十分重要的意义。

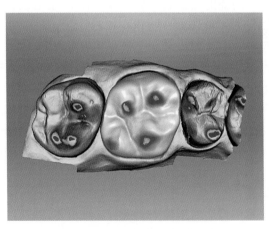

理想的全瓷修复体既要恢复牙冠的解剖生理形态又应恢复正常的咬合关系。然而目前并没有一个理想修复体的外形标准以及功能性𬌗标准,其轴面轮廓以及𬌗面形态大多是根据对侧同名牙及对𬌗牙的咬合关系来恢复。不同人员完成的修复体有所差异,这势必会降低修复体的精确度。有文献表明:模拟患

图 14-1　CAD/CAM 系统的彩色三维界面
(首都医科大学口腔医学院　刘星纲供图)

者原始牙冠形态制作的个性化全锆冠,可以既保留原始牙冠解剖形态,又恢复患者原有的咬合。希望将来可以建立个性化牙齿数据库,留下并存入患者牙列影像资料,这样可以在牙齿形态破坏时参照以前的影像来恢复最符合患者自身条件的修复体外形。另外,近些年来

CAD 软件主要是集中在传统修复领域的研究,而在下颌运动轨迹记录装置与虚拟殆架如何设计具有功能性殆面形态修复体这方面仍需要进一步的研究。

口内扫描技术能最大限度避免印模制取、石膏模型翻制及临时冠等这些中间环节带来的误差,临床意义较大。如果能优化口内扫描技术,例如在非常局限的口内空间准确而高效地完成多单位牙齿的扫描,抑或完全数学表达牙齿的细微解剖结构,并高程度地提取应用个性化特征信息,将会提高修复体的加工精度,使制作出的修复体更满足生理需要。

目前烤瓷修复体的饰瓷层需要技工手工完成。如能将牙齿颜色数字化测量分析软件与快速成型技术结合应用,从而使得多层陶瓷材料能够三维精确表达,那么对于口腔数字化修复技术的发展必定是意义深远。

在材料方面,仍需开发和寻找各方面性能俱佳的材料,使制成的修复体更适合口内条件,进而提高修复体的使用寿命,在美观和功能上都能够充分满足患者的需求。需要指出的是,氧化锆类全瓷材料因其良好的机械性能,已广泛应用于各种全瓷修复体,但是相关的长期研究报告较少。当氧化锆用于制作嵌体桥时,其嵌体固位体表面的饰瓷层较薄从而会影响美学效果,而且传统玻璃离子和聚羧酸锌水门汀几乎不能用于粘接氧化锆嵌体固定桥。

数字化修复技术除了在口腔固定修复当中应用广泛以外,近年来在活动义齿修复、固定可摘联合修复、口腔种植修复等方面也发挥着越来越重要的作用。展望未来,数字化修复技术将在口腔修复工作中占有越来越重要的地位,在这一方面的研究也会越来越多,且会向着更广、更深的领域发展。

(郑东翔)

第二节 固定修复体 CAD/CAM

计算机辅助设计与计算机辅助制造(computer aided design and computer aided manufacturing,CAD/CAM)技术最初应用于牙科就是用来制作固定修复体,目前 CAD/CAM 技术最主要的一个应用领域就是固定修复体的制作。CAD/CAM 系统通常由三个部分组成:数据采集系统、计算机辅助设计系统和计算机辅助制造系统。数据采集系统是通过对口腔软硬组织或石膏模型的扫描,生成口腔软硬组织的数字化模型;计算机辅助设计系统是应用软件平台分析、处理数字化模型并完成修复体的设计、调整与保存(图 14-2),数字化的存储方式大幅度减少了实体模型占用的物理空间;计算机辅助制造系统是在计算机控制下利用数控加工设备完成修复体的制作。

CAD/CAM 技术经过 30 余年的发展,制作精度不断提高,已经可以与传统工艺制作的精良修复体的精度相比较,良好地满足了口腔固定修复临床高精度的要求。CAD/CAM 系统的易用性也越来越好。操作界面日趋友好,一些系统采用彩色三维立体显示,比较形象。初学者经过简单的培训就可以开始制作一些简单的修复体。此外,一些"椅旁 CAD/CAM"系统能够减少患者诊疗的次数,可以很好地满足对于时间与复诊次数有特殊要求的患者。现在的 CAD/CAM 系统已经能够设计、制作诸如嵌体、高嵌体、贴面、部分冠、全冠、内冠、核桩、桩冠、固定桥等各种类型的固定修复体(图 14-3)。可加工的材料种类也日益丰富,包括全瓷、树脂、蜡、部分金属等几乎全部的传统修复工艺所用到的主要修复材料。而且氧化锆作为一

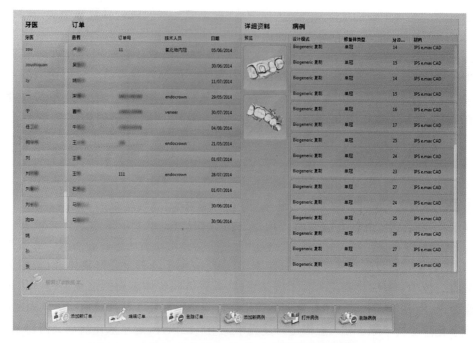

图 14-2　CAD/CAM 系统中数字化存储的模型与修复体信息
（首都医科大学口腔医学院　刘星纲供图）

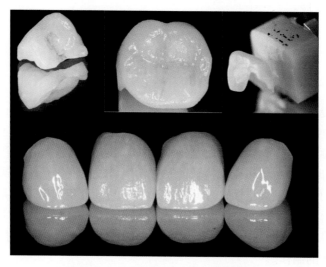

图 14-3　CAD/CAM 制作的各类修复体
（首都医科大学口腔医学院　刘星纲供图）

种重要的全瓷材料更是重要使用 CAD/CAM 技术加工。CAD/CAM 技术在口腔领域的应用简化了修复步骤，缩短了患者治疗周期，并且降低了劳动强度。从 1983 年法国 Duret 研制成功第一台牙科 CAD/CAM 系统样机至今，CAD/CAM 系统已经从固定修复方法中一个可有可无的"新奇技术"，发展、壮大成为一种不可或缺的重要手段。

　　但是，目前 CAD/CAM 系统多以切削为主，这不仅造成材料的浪费，也使制作的修复体种类受限。CAD/CAM 的发展方向是增材制造，这样既节约材料，也拓宽了 CAD/CAM 系统的应用范围。目前国内外已经有一些此类系统研发成功,但 CAD/CAM 系统本身涉及复杂的数学、计算机图像识别与处理、自动控制与自动化加工与材料学等多学科的知识与技术,完善此类系统还是具有相当难度的,因此这些系统的临床适用性尚需进一步改进。此外,诸如修复体寿命、密合性、磨耗,应用于复杂病例的可靠性与修复策略等临床相关问题的验证,仍有待更多的临床研究数据。

一、数据采集系统

CAD/CAM 的第一步是口腔软硬组织外形的数字化,数字化的过程即数字化印模的生成过程。具体方法是通过特定的测量设备和测量方法获取口腔软硬组织表面或石膏模型表面三维信息的过程。

(一) 数据采集系统原理

一般来说,数据采集方法可分为接触式测量和非接触式测量两大类。接触式测量是传统的测量方式,测量过程中测头与模型表面接触进行扫描测量,其典型代表是三坐标测量机。这种测量技术的发展比较成熟,其突出优点是测量精度较高(可达 $\pm 0.5\mu m$),被测物体的外形与颜色对测量影响不大,应用广泛。但这种方法要求必须与实物接触,要求较大的空间,因而不适合口内测量。由于其机械式测量结构存在的固有缺陷,难以实现快速测量。另外还存在如何校正接触球半径等问题。一般适用于石膏模型的表面形状测量。具体的测量方法有触发式、连续式、磁场法与超声波法等。非接触式测量的代表是光电式测量技术,这种测量技术的特点是测量过程中测头不接触被测表面,避免了测头或被测表面的损伤和测头半径的补偿,不仅测量速度极快,而且自动化程度高,适用于口内软硬组织的高速测量。缺点是测量精度较差、测量时容易受环境光源与被测物体表面反光的影响,难以对边缘、倒凹,以及不连续、起伏较大的形状进行测量。目前,非接触式测量方法主要有:光栅投影、结构光、激光扫描、激光三角形、三维视觉等方法。

数字化印模技术使用最广泛的方法是激光三角形法和光栅投影法。激光三角形法测量的基本原理是利用具有规则几何形状的测量光源投影到被测表面上,形成漫反射光带,并成像于空间某位置的图像传感器,根据三角形原理可测出被测表面各点的空间坐标。这种测量技术是目前最成熟,应用最广的光电式测量方法,但它在测量过程中存在着"阴影效应"问题。这个问题一般是采用多视角测量,再进行曲面的拼接技术来解决。光栅投影测量的基本原理是把光栅投影到被测模型表面上,光栅影线因被测模型表面的高度变化的调制而发生变形,解调变形的光栅影线,得到被测模型表面的高度信息。该方法测量速度很快,测量范围大,但精度较低。通过数据采集设备得到的原始数据是一系列杂乱无章的点,要得到我们需要的数字化模型,还需要将这些点按照一定算法连成线,拟合成面,将各个面拼接到一起才能是完整的数字化模型。因此,离散数据的拟合技术也是数字化印模技术的原理之一。目前,代表性的主要有三种曲面拟合方案:一是以 B-Spline 或 NUBRS 曲面为基础的曲面构造方案。这类曲面的拟合对型值数据有严格的要求:既要求数据以张量积形式分布,又要求型值数据变化不能太剧烈,否则曲面的光顺性得不到满足。二是以三角 Bezier 曲面为基础的曲面构造方案。三角 Bezier 曲面拟合以 Boehm 等提出的三角 Bezier 曲面为理论基础,具有构造灵活、适应性好等特点,因而在散乱数据点曲面拟合中应用较多。三是函数曲面拟合方法。函数曲面也是一种处理散乱数据的较为有效的方法,其特点是构造原理简单,但它对数据的规模适应性不强,数据太稀则拟合精度难以保证,数据量太大则对计算量及存储等都提出较高的要求。

目前主流数字化印模设备的原理各不相同,最早投入市场的口内数字化印模设备是德国 Sirona 公司的 CEREC 系统。CEREC 系统的基本原理是激光三角测量(triangulation of light)原理,采用短波蓝光作为光源,能使平行光线保证良好的景深。通过三条光线的交点确定空间的一个定点,并通过自动匹配,把几个图像整合到一起形成完整的光学印模(图 14-4)。Lava 椅旁口内印模扫描仪(Lava Chairside Oral Scanner,Lava C. O. S)是由 3M ESPE 公司生产,技术相对成熟的口内印模采集系统。该系统以激活波前采样(active wavefront sampling,AWS)为原理,通过改变轴向位置计算摄像机距离牙齿的距离,利用单镜头图像得到三维信息。Cadent 公司生产的 ITero 系统是基于平行共焦成像(parallel confocol imaging)原理来获取数字化印模。它利用激光进行光学扫描,可以在牙齿结构上以 $50\mu m$ 为间距的 300 个焦点深度捕捉到超过 10 万个光点,从而获得牙齿的图像。E4D 系统的工作原理是采用光学相干断层成像(optical coherence tomography)和共焦显微(confocal microscopy)技术。丹麦的 3Shape 公司于近年研发出的 TRIOS 口内扫描仪运用超快光学切割(ultrafast optical sectioning)技术和共焦显微技术每秒可捕捉超过 3000 幅二维图像,通过结合数百幅三维数字图像,实时地创建出三维数字印模。各系统特性比较详见表 14-2。

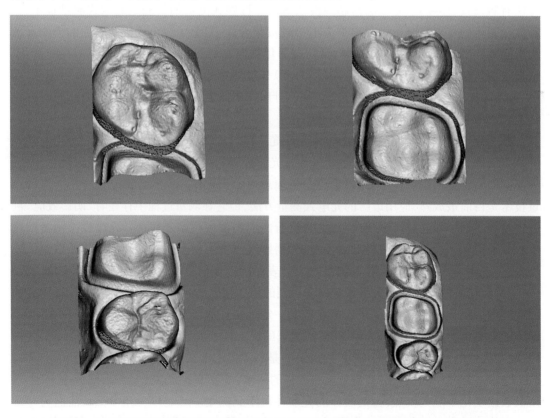

图 14-4 CAD/CAM 系统数字化印模的分段拼合(首都医科大学口腔医学院 刘星纲供图)

表 14-2　各系统特性的比较

口内扫描仪	公司	工作原理	光源	成像类型	喷粉	椅旁铣削机	输出格式
CEREC AC	SironaInc（Gm）	激光三角测量,光学显微镜检查	可见蓝光	多重图像	需要	有	专用
ITero	Cadent Inc（IL）	平行共聚焦成像	红色激光	多重图像	不需要	无	专用或STL格式
E4D	D4D Technologies,LLC（US）	光学相干断层成像	激光	多重图像	有时需要	有	专用
Lava C. O. S	3M ESPE（US）	激活波前取样	脉冲可见蓝光	单镜图像	需要	无	专用
IOS Fastscan	IOS Technologies,Inc（US）	激光三角测量和沙伊姆弗勒原理	激光	三重成像	需要	无	STL格式
MIA3D	DensysLtd（IL）	激活立体摄影测量	可见光	二重成像	需要	无	ASC2格式
DPI-3D	Dimensional Photonics International,Inc（US）	变频条纹投射	波长350~500nm	多重成像	不需要	无	STL格式
3D Progress	MHT Spa（IT）-MHT Optic Research AG（CH）	共焦显微测量和莫瑞效应	不详	三重成像	有时需要	无	STL格式
DirectScan	Hint-ElsGmbh（DE）	立体视图	不详	多重成像	不详	无	不详
TRIOS	3Shape A/S（DK）	共焦显微测量	不详	多重成像	不需要	无	专用或STL格式

数字化印模具有如下特点:

1. 精确性　作为固定修复体,预备体及其周围组织的印模被认为是做间接修复中要求最高的操作步骤之一。预备体印模获取的精度越高,最终修复体的精度就越高。就位后边缘及内部适合性是衡量修复体是否成功的重要指标,最初 CAD/CAM 修复体的密合性较差,甚至能达到 $270\mu m$ 的间隙。然而,现在的 CAD/CAM 系统的精度已能达到 $40\mu m$ 上下。

2. 重复性　数字化印模存在的重复性差异,一方面可能是源于喷雾涂敷(图 14-5);另一方面,医师在重复进行口内扫描时很难保证扫描仪的位置始终不变,扫描的图像在三维重建时就可能会产生差异。

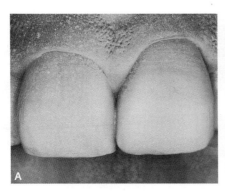
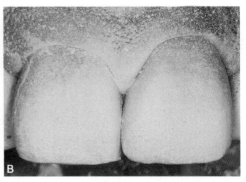

图 14-5　喷粉厚度的不同会影响数字印模的重复性（首都医科大学口腔医学院　刘星纲供图）

3. 效率　CAD/CAM 最大的优势在于能够在非常短的时间内完成预期的治疗。它可以使传统加工方式中的蜡型制作过程简化成简单的几下鼠标点击，可以使繁琐的如包埋、铸造、喷砂、切铸道、打磨等一系列过程转化成完全委托切削仪的切削。有更多的修复设计可以在当天全部完成，甚至是切削的种植基台及上部修复体的结构设计也能在非常短的时间内完成，节约患者的等待时间。

4. 储存　计算机技术的飞速发展为我们的工作带来了巨大变化，以往海量的实体模型可以通过数字印模技术用硬盘存储器保存起来，在任何需要实体模型的时候根据所要求的精度使用三维打印机打印出来即可使用，节约了大量的存储空间，寻找和传输也更加方便。

（二）分类

数字采集系统根据数字化印模获取方式的差别可以分为口内数字化扫描系统与口外数字化扫描系统两大类。口内扫描系统可以直接扫描口腔内软硬组织获得数字化印模，不需要制取传统的印模与石膏。口外扫描系统一般是通过扫描石膏模型获得数字化印模，通常是各种扫描仓型产品。

1. 口内数字化扫描系统　口内数字化扫描系统为适应口内取像，一般都具有一个较小的口内取像头（图 14-6）。其优点是精确度高、节省时间。可实时根据数字化印模检查牙体预备与印模质量。缺点是易受口内生理条件的影响，如张口度、舌的动度、唾液量等，而且占用椅位时间较长，一些需要喷粉的扫描系统喷粉质量会影响数字化印模精度，增加操作难度。

口内扫描系统的核心技术是光学成像系统，根据光学系统对拍摄对象反光性要求的不同，口内扫描系统可分为需要喷粉和不需要喷粉两大类。喷粉的目的是为了降低牙齿表面的反光性，在牙齿表面形成一个完全不反光的表面，非反光层需要非常薄且均一，以避免获取

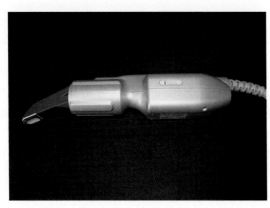

图 14-6　口内取像头
（首都医科大学口腔医学院　韩彦峰供图）

的图像数据变形而影响精确性。取相后,喷粉材料很容易用水清洗掉。喷粉类的系统技术敏感性高并且易受口内条件的影响。不需要喷粉的系统其光学成像系统对扫描对象的光顺性要求比较低,操作比较简便,受口内条件影响小,但是其印模精度略差。

(1) 需要喷粉的系统:比如 CEREC AC 系统(图 14-7),其特点是动态成像清晰度高,几乎与静态的石膏扫描相接近(图 14-8)。扫描头小巧,取相单元的最小尖端仅为 13.2mm 宽,接近于一把牙刷的宽度,适于口腔内操作。扫描速度快,达到每秒接近 20 张三维照片,可以在 1 分钟之内获得一个象限的口内数字模型,在几秒钟之内就可以获得咬合信息;数据通用性较好,有些系统可以将扫描获得的三维图像信息通过通用的 STL 的格式输出,有些则通过第三方设计软件输出。该类系统通常集成了高分辨率的蓝色发光二极管 LED 光源和接收器,能够快速获得高精度、高质量、可靠、高效的三维图像。这种优质的蓝色发光二极管 LED 光源可以激发出短波的蓝光,为狭小空间内精确数据的获得提供保证。扫描过程通常是将扫描手柄离开牙齿几毫米或轻轻接触牙面,取相可以在成像清晰的时候自动进行,医师只需要在需获取图像的区域规律地顺序移动。扫描时脉冲的蓝光从取相手柄中发射出来,屏幕上的三维数字印模数据能够即刻显现。扫描过程一般由后牙的咬合面开始,逐渐向前移动,然后转向颊侧和舌侧(图 14-9)。对颌的扫描也采取相同的方法。在患者牙尖交错位时颊侧喷粉,同时扫描上下颌牙齿,就可以在系统中得到带有咬合关系的模型(图 14-10)。扫描结束后,软件会对识别获取的图像进行编辑。内置的防抖系统安置在图像获取手柄中,用以保证获取较高的图像质量。口内扫描系统可以为单冠、固定桥以及种植体支持的固定桥获取图像。对于种植体的上部结构,可以直接扫描预备好的基台,或扫描连接种植体的光学取相部件。有些系统则有特殊的软件针对种植体上部修复,可以与兼容的种植系统基台相适应。这类系统目前市场上有代表性的还有 Lava C. O. S 系统等。

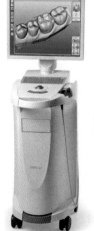
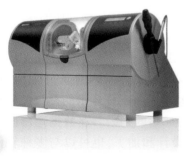
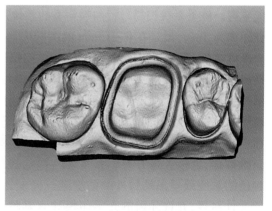

图 14-7 CEREC 设备图
(首都医科大学口腔医学院 韩彦峰供图)

图 14-8 扫描完成的模型
(首都医科大学口腔医学院 刘星纲供图)

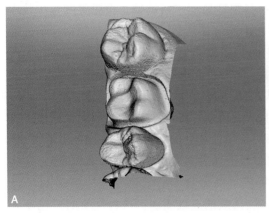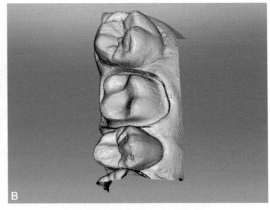

图 14-9　颊舌侧补充印模制取前后对比（首都医科大学口腔医学院　刘星纲供图）

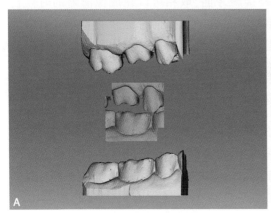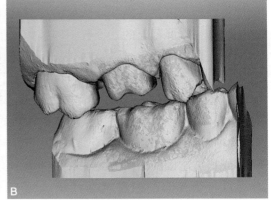

图 14-10　对齐模型前后对比（首都医科大学口腔医学院　刘星纲供图）

（2）不需要喷粉的系统：比如 CEREC Omnicam，该系统的特点是操作简便、口内条件对成像质量影响小，识别效率高；该类系统取相时口内不需要喷粉，使用人员经过简单培训就能掌握。该类系统扫描过程与喷粉类的系统基本相同。取相时取相探头与被拍摄物体的最佳距离为 5mm，但是在 0～15mm 的范围内均能得到较好的数据信息，启动后的系统可以自动准确对焦，实时获取数据，能够快速获得口腔内软、硬组织、预备体的咬合图像，并迅速转换成三维模型（图 14-11）。在进行数字扫描时，取相器需要放置在预备体的上方，有声音提示控制扫描的进行，当获得所有的预备体结构和边缘并经精确配准后，系统会提示已处于最理想的位置。当有抖动发生时，系统会在下一步操作之前要求重新扫描。在图像获取的过程中，操作者可以选择手动启动或脚控开关启动。有些系统显示的是口腔软硬组织的全彩三维数据，这极大地方便了修复体边缘选择与牙龈的判断。在数据通用性方面可以利用自己的系统或导出到另外的系统进行修复体设计和加工，也可以与多种软件以 STL 格式的文件对接，允许牙齿的光学印模导入其他可兼容的软件进行后续的设计与制作。目前此类产品还有 iTero 系统（图 14-12）、TRIOS 口内扫描仪、PLANMECA PLANSCAN™ 扫描系统（图 14-13）等。

2. 口外数字化扫描系统　口外数字化扫描系统可以在口外通过扫描石膏模型、印模或

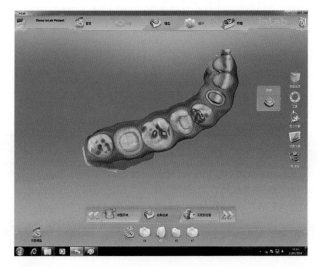

图 14-11　扫描完成的彩色三维模型（首都医科大学口腔医学院　韩彦峰供图）

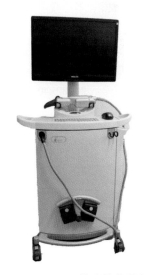

图 14-12　iTero 椅旁取像设备
（首都医科大学口腔医学院　韩彦峰供图）

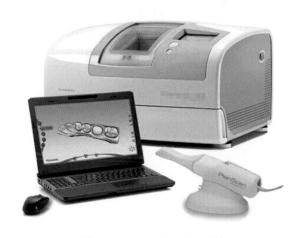

图 14-13　PLANMECA 系统
（首都医科大学口腔医学院　韩彦峰供图）

者蜡型等生成数字化印模，一般包括各种扫描仓。大都采用光学非接触式扫描原理。相比口内扫描技术，口外扫描不受口内条件的限制，口外扫描仪的扫描对象可以是单颌模型、咬合模型、硅橡胶模型或是安装在指定𬌗架的咬合模型，应用范围更广、效率更高、更节省医师的临床时间。

　　目前大多数口外扫描仪的扫描精度可达 $20 \sim 30\mu m$，个别的可达到 $10\mu m$。影响精度的因素除了石膏模型的误差外，系统误差主要包括发射光强的稳定度、光学系统的相差、光点大小和形状、光电检测器件固有的分辨率、噪声、光学系统的温度飘移等。目前主流扫描仪的扫描速度单冠需 $30 \sim 90$ 秒，全牙列 $2 \sim 10$ 分钟，有的扫描仪通过增加摄像头来提高速度，有的通过优化扫描识别程序来缩短时间，总体发展趋势是扫描速度越来越快，扫描精度越来越高。有些开放式的扫描仪其扫描数据可用于第三方设计软件，也可以用于开放 CAM 系统进行修复体进一步加工。而封闭式扫描仪的数据只能与本品牌的设计与 CAM 系统使用,与其他系统不兼容。

目前,口外扫描仪在口腔临床、制作室制作、口腔科研领域的应用越来越多,代表产品有 Smart optics Activity 系列、3Shape D800 系列、Nobel Procera 系列、Dental Wings7 系列、Sirona inEos 系列等。各种口外扫描仪技术参数比较详见表 14-3。

表 14-3　各种口外扫描仪技术参数比较

产品名称	公司名称	产地	原理和技术	扫描对象	扫描精度/μm	扫描速度	最大扫描范围/mm	数据接口
inEos X5	Sirona	德国	数字投影5轴	石膏模型、代型、印模	12	单冠10秒;全口2分钟	–	开放
Activity 102	Smart optics	德国	结构光,5轴	石膏模型	10	单冠60秒;全口10分钟	100×100×65	开放
D800	3Shape	丹麦	激光扫描,4轴	石膏模型、代型	15	单个代型25秒;3单位桥100秒;全口模型60秒	–	开放
TRIOS	3Shape	丹麦	超速光学切片技术	口内	20	单牙列25秒;全牙列2分钟	–	开放
Nobel Procera	Nobel biocare	以色列	激光锥光偏振全息技术	牙颌模型	20	单牙90秒;全口5分钟	80×80×40	封闭
Dental Wings 7	Dental Wings	德国	激光三角技术	牙颌模型	15	单冠60秒;全牙列5分钟	140×140×140	开放
Openscan 100	Laser-denta AG	德国	线激光,5轴	牙颌模型	20	单冠2分钟;全牙列15分钟	100×100×50	开放

二、CAD/CAM 系统

数字化模型导入计算机后就可以开始修复体的计算机辅助设计(CAD)过程。固定义齿 CAD 系统工作原理一般是采用调入标准冠桥数据库,参照患者余留牙齿做相应变形或人工修改完成。目前的各主要厂商的 CAD 软件都进行了针对性的优化,可以实现预备体边缘识别,分割代型(图 14-14)与设定修复体就位道(图 14-15)等操作,自动化大大提高,一般自动生成的修复体形态比较接近最终完成的状态(图 14-16)。操作者还可以使用 CAD 软件内置的编辑工具个性化调整修复体形态,邻接关系以及咬合等(图 14-17)。方便、高效地实现传统制作工艺中的蜡型工作。一些 CAD 系统已有数字化的计算机𬌗架,使得咬合调整转变成数据的数学计算,但是有文献表明全牙列数字化印模的精度较传统印模尚有一定差距,这种数字化𬌗架的实用性尚有待进一步完善。

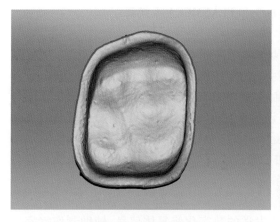

图 14-14　识别边缘与修整后的数字化工作代型
（首都医科大学口腔医学院　刘星纲供图）

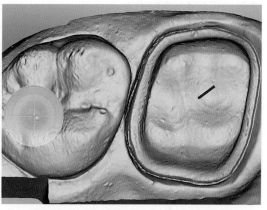

图 14-15　修复体就位道正确设定后
（首都医科大学口腔医学院　刘星纲供图）

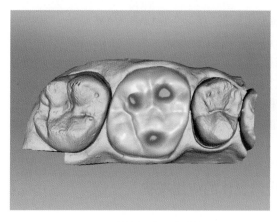

图 14-16　CAD 软件自动生成的初始修复体
（首都医科大学口腔医学院　刘星纲供图）

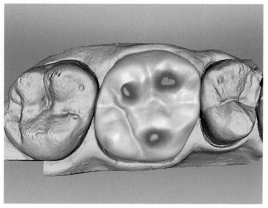

图 14-17　邻接与咬合调整后的修复体
（首都医科大学口腔医学院　刘星纲供图）

修复体的实体化过程依靠计算机辅助制造技术（CAM）实现。CAM 的加工方法主要有数控切削技术、电火花加工（electrical discharge machining，EDM）技术、金沉积技术和瓷沉积技术等。近年来激光技术与快速成型（rapid prototyping，RP）技术也发展很快。可以加工全瓷、树脂与部分金属。市场上销售的加工固定义齿的系统多以数控切削技术为主要加工方法。

CAD/CAM 系统根据使用场所的不同大致可分为诊室内椅旁系统、制作室加工系统和远程大型加工系统三类。

（一）诊室内椅旁 CAD/CAM 系统

诊室内椅旁 CAD/CAM 系统一般是指可以放置在诊室环境，并且可以不通过连接广域网完成整个修复体流程的 CAD/CAM 系统。一般均具备三个功能模块：口内制取数字化印模的扫描头、CAD 系统与数控研磨仪。它的软、硬件设计的特点是突出小型化与快速化。椅旁型 CAD/CAM 系统的一个突出特点就是可以实现一次就诊即可完成修复体，减少了患者的就诊次数。其缺点主要是占用医师的"椅旁时间"较多，尤其是复杂修复病例的设计部分耗时较多。目前此类系统可以加工的修复材料基本囊括了玻璃陶瓷（长石质瓷、白榴石增强与　硅酸钾玻璃陶瓷）、氧化锆、氧化铝等所有的全瓷种类，部分金属材质，以及树脂材料。

常见的系统有 CEREC 蓝光系统、CEREC 真彩系统和 PLANMECA 系统等。

（二） 制作室加工系统

制作室加工 CAD/CAM 系统的主要使用场所是在制作室，可以实现所谓的"数字化制作"，省略了实体的蜡型、包埋、铸造等繁琐而污染重的工序，大大简化了技工工艺流程，节省了时间，降低了工作强度，优化了工作环境。制作室加工 CAD/CAM 系统种类繁多，功能各有侧重。有的系统硬件设备小巧，占用空间可以与诊室内椅旁系统媲美，有些系统具有更加复杂的硬件配置，可以设计、加工更复杂的修复体类型。可以加工的修复体种类与空间尺寸也要优于诊室内椅旁系统，也可以为制作室加工如基底冠等部分。目前常见的该类系统有 Everest 系统、Cercon 系统、Procera 系统、Lava 系统等。

（三） 远程大型加工 CAD/CAM 系统

远程大型加工系统通过互联网接收制作室发送的数字化修复体信息，辅助制作室完成修复体的部分制作流程，比如加工内冠等。有的系统具有高度的自动化，使用工业化的大规模制作技术成批量的生产修复体。

此外，还有一类开放式系统，是近年来市场上出现的"组装"型 CAD/CAM 系统。其数据采集系统、CAD 系统、CAM 系统可由不同的公司制作后组装而成。根据使用需要可以灵活搭配三部分中的部分或全部功能模块，从而降低成本。此类产品既可以组装成类似于椅旁型系统，与前述单一厂家诊室内椅旁系统的区别主要是获取的数字印模一般要通过广域网上传到厂家指定的服务器上，生成开放性数字模型后再下载到本地 CAD 软件中。开放式系统也可以组装成制作室加工系统。目前常见的组合包括了 3Shape、AMANNGIRRBACH、威兰德以及一些国内厂商等的产品。

三、CAD/CAM 固定修复体的应用现状

目前，使用 CAD/CAM 系统可以实现各种主要固定修复体类型的制作。包括嵌体、高嵌体、贴面、部分冠、全冠、内冠、核桩、桩冠、固定桥等。可加工的材料种类包括全瓷、树脂、蜡、部分金属等传统修复工艺所用的主要修复材料。其中，全瓷材料可以制作上述所有固定修复体类型，因而成为 CAD/CAM 系统最主要的材料。

CAD/CAM 系统制作的全瓷修复体有独特的牙体预备要求，除了常规牙体预备需要的消除就位倒凹与开辟修复体空间要求外，还特别强调修复体外形应圆缓，内部不能有尖锐的线角，唯一锐利的部分只能是牙体预备的边缘处，此处不可制备短斜面。特别值得注意的是各个面之间的角度不能过小。这是由于研磨钻形状上的限制，不可能研磨出这样的修复体形状（图 14-18）。如果在牙体预备的边缘处有尖锐的小突起，研磨车针无法进入修复体相对应的狭小空间内磨除材料，会造成全瓷修复体最终的边缘密合度下降，甚至修复体的折裂。

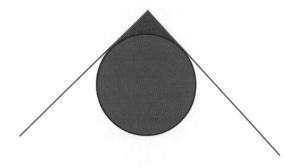

图 14-18　牙体预备后形成尖角导致车针无法进入窄隙研磨
（首都医科大学口腔医学院　刘星纲供图）

（一）可切削材料

前文提到，目前CAD/CAM加工方式仍然以切削为主，CAD/CAM系统的迅猛发展离不开可切削材料的不断丰富。目前临床上使用的可切削材料包括全瓷材料、树脂材料、陶瓷与树脂不同比例的混合材料与部分金属材料。全瓷类材料目前临床应用较为广泛，陶瓷与树脂混合类材料是新近应用于临床的可切削材料，有望改善全瓷材料脆性大的弱点。单独树脂或金属材质的也有使用，但适应证比较局限。

与经典的金属烤瓷修复体类似，CAD/CAM系统也可以制作金属加饰瓷结构的修复体，但是或者因为优点不突出，或者有较为明显的缺点，目前临床应用上不是主流。有文献报道，采用切削钛基底加饰面瓷的固定修复体的中期成功率不佳。

临床上大量使用的CAD/CAM系统制作的修复体主要是使用全瓷材料。CAD/CAM系统可加工的全瓷材料种类丰富，传统修复工艺可加工的长石瓷、白榴石增强玻璃陶瓷、二硅酸锂玻璃陶瓷、氧化铝陶瓷等，CAD/CAM系统目前都有对应的可切削产品。而强度最高的氧化锆全瓷材料则主要是使用CAD/CAM系统制作。

陶瓷材料属于脆性材料，对于缺陷十分敏感。可切削全瓷材料采用统一的工业化方式生成，相对于较传统的手工工艺制作的全瓷材料能够更好地控制内部结构的一致性，有助于减少内部结构缺陷对修复体强度的影响。

可切削全瓷材料的主要种类如下：

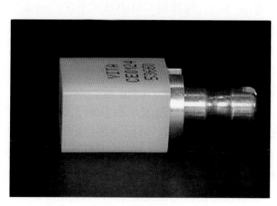

图14-19 长石质可切削瓷块
（首都医科大学口腔医学院 刘星纲供图）

1. 玻璃陶瓷 包括了传统的玻璃陶瓷材料与加强型的玻璃陶瓷材料。其中传统的玻璃陶瓷材料中最常见的是长石瓷类可切削产品，比如Vita Mark Ⅱ（图14-19）。它是1991年作为CEREC Ⅰ系统配套的切削瓷块而推出的，与上代产品Vita Mark Ⅰ相比，具有更好的强度与更细腻的颗粒。主要成分是SiO_2（60%~64%）和Al_2O_3（20%~23%），能够被氢氟酸酸蚀形成微机械固位型，从而与牙齿有很好的粘固力。该产品可以外染色、上釉或者抛光。同类产品也有多层色的产品可选。其作为使用时间最悠久的一类全瓷材料经过了较长时间的临床使用，主要用于嵌体、贴面等制作。此类材料具有非常好的透光效果，强度为80~120MPa，大于手工堆塑的长石质饰瓷强度。可以使用传统的烤瓷炉进行上釉、加瓷等操作。

另一类加强型的玻璃陶瓷材料是一种白榴石增强的玻璃陶瓷，包括ProCAD、IPS Empress CAD等。目前这种材料逐渐被新上市的二硅酸锂加强的玻璃陶瓷（图14-20）取代，新材料具有更高的机械强度，约360MPa。主要用于所有单牙修复体的制作，也有文献报道用于双牙的固定修复，但一般很少见用于三单位及以上固定修复体的制作。这种玻璃陶瓷也可以被氢氟酸酸蚀，与牙体组织具有良好的粘接强度。研磨后的修复体为蓝色，需要专用的烧结炉结晶、上釉，具有良好的美学效果。是目前美学修复中广泛使用的一种全瓷材料。

近年来出现了氧化锆加强的二硅酸锂玻璃陶瓷，添加了10%左右重量比的二氧化锆成分，未烧结前的产品呈琥珀色（图14-21）。其实验室机械强度较之前的同种玻璃陶瓷高，但是临床使用的效果尚有待进一步观察。

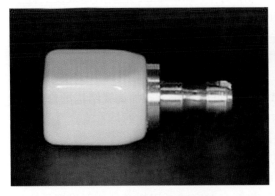

图 14-20　二硅酸锂可切削瓷块
（首都医科大学口腔医学院　刘星纲供图）

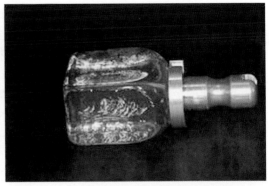

图 14-21　含 10% 氧化锆的二硅酸锂可切削瓷块
（首都医科大学口腔医学院　刘星纲供图）

2. 氧化铝陶瓷　氧化铝陶瓷的主要成分为三氧化二铝,其强度与透光性介于玻璃陶瓷与氧化锆全瓷之间。不同于传统的手工涂塑的产品,可切削的此类产品主要是致密烧结的氧化铝。主要产品有 In-Ceram AL、Synthoceram、Procera 等。其中,Procera 氧化铝全瓷修复体使用高纯度的氧化铝,采用的所谓的"致密烧结"技术,与其他 CAD/CAM 系统产品需要车床研磨生成最终修复体的方法不同。但是因为其采用了模型数字化,计算机辅助设计以及其他大量数字化的方式,也有学者认为是一种 CAD/CAM 系统种类。近年来,随着氧化锆材料的美学性能与玻璃陶瓷材料强度的大幅提升,氧化铝全瓷材料的优势越来越不突出,目前临床应用已经明显少于玻璃陶瓷与氧化锆全瓷材料。

3. 氧化锆陶瓷　氧化锆陶瓷是全瓷材料中强度最高、遮色效果相对最强的一种材料,也是目前修复临床与科研中的热点之一。氧化锆具有许多卓越特性,例如,在厚度较薄的情况下具备较好的半透性,颜色也非常明亮,而且具有很好的生物相容性。此外,其良好的抗裂性也是所有全瓷材料中最佳的。正因如此,这种材料广泛应用于修复领域。它良好的断裂韧性来源于氧化锆的相变强化(增韧)机制。氧化锆存在高温稳定态的四方相晶型与低温稳定态的斜方晶型。高温四方相晶体颗粒能够通过添加适当的成分,例如氧化钇,稳定至常温。在外加能量源,例如材料中裂纹生成或扩展时,局部区域的氧化锆颗粒会从四方晶型向其低温稳定态的斜方晶型的晶相转变。这种转变伴随着颗粒的膨胀,相变颗粒体积增加,在材料内部产生的压应力就阻止了裂纹的无限制性扩展,因此保证结构不发生断裂。这种相变增韧赋予了氧化锆裂纹受压扩展特性,之前仅在不锈钢材料中为人所知。这种特性也在氧化锆材料一些体外试验中表现出的长寿命现象中得到验证。

CAD/CAM 系统可以加工硬质氧化锆与软质氧化锆。硬质氧化锆难以加工,而且有文献证实研磨机械可以造成氧化锆修复体内部结构的损伤。这些微小的损伤可能导致将来修复体的折裂。软质氧化锆是厂商提供的一种粉笔状预烧结氧化锆瓷块(图 14-22),很好地解决了上述问题,是目前较常使用的一种氧化锆材料。其基本原理是使用这些多孔并且容易切割加工的预成瓷块,通过计算机辅助设计制作系统切削出体积放大的冠或桥架,烧结过程中收缩至正常大小。最终烧结后的氧化锆材料弯曲强度超过 900MPa。可以制作单冠、固定桥等修复体。氧化锆材料不能被氢氟酸酸蚀,与牙体组织的临床粘固力不如玻璃陶瓷可靠。

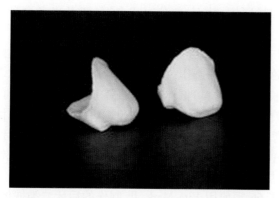

图 14-22　氧化锆预烧结瓷块切削成的内冠修复体
（首都医科大学口腔医学院　刘星纲供图）

随着粘接材料的进步，目前粘固力已有很大提高。氧化锆修复工艺上有全解剖氧化锆冠（图 14-23），很好地解决了后牙全瓷修复体崩瓷的问题，但是目前的美学效果要低于玻璃陶瓷，一般用于美学不敏感的后牙区域等。还有一种氧化锆内冠加玻璃陶瓷饰瓷技术（图 14-24），是一种广泛使用的氧化锆修复体制作技术，主要问题就是饰瓷的崩瓷。

4. 混合材料　是指一类被称为"混合陶瓷"的可切削产品。主要特点是将树脂与陶瓷有机结合，使其兼具两者的

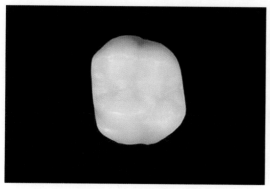

图 14-23　氧化锆全解剖冠
（首都医科大学口腔医学院　刘星纲供图）

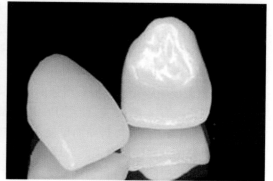

图 14-24　氧化锆内冠加饰瓷全冠
（首都医科大学口腔医学院　刘星纲供图）

优点，有望较好地解决传统陶瓷材料脆性大的弱点，在种植上部修复体中有较好地应用前景，但是目前相关的临床研究报道很少。

除了全瓷材料，树脂材料也是 CAD/CAM 系统可加工的一类材料。具有良好的美学效果，与牙体粘固强度大，可以用于美学的临时修复体以及嵌体修复等情况。其材料弹性大，被认为可以有效缓冲咬合力。但是机械强度较低，耐老化能力较瓷弱。近年来有些厂家将部分陶瓷材料加入到树脂材料中，获得了一些较好的实验数据，期望在种植上部结构中有较好的临床表现，但是其长期的临床应用情况尚有待更多的研究观察。

（二）CAD/CAM 系统制作的全瓷修复体的生存率

因为全瓷材料越来越好的强度，生物惰性以及优秀的美学性能，CAD/CAM 系统制作的固定修复体更多是使用全瓷材料。总体来说，随着全瓷材料性能的提升，其长期生存率越来越好。然而因瓷比较脆而易折的特性，其使用寿命也一直受到临床医师的关注。

根据现有的文献报道与临床经验，目前还没有任何一种单一的全瓷材料可以胜任所有的临床情况，全瓷修复体的成功依赖于临床医师根据具体的临床情况选择正确的修复体材料、良好的修复体设计与牙体预备质量、合格的加工质量与正确的粘接过程以及患者的正确使用与维护。同样，CAD/CAM 系统制作的全瓷修复体的生存率至少受到材料种类、修复体

长度(单牙、双牙或多牙修复体)、修复体类型(嵌体、贴面、部分冠或全冠)以及患者自身口腔条件等几方面因素的影响。

1. **长石质的玻璃陶瓷**　作为最先应用于临床的 CAD/CAM 系统材料,具有最为长久的临床使用经验。这类修复材料主要应用于嵌体、贴面的制作,也有用于全冠的制作。有学者报道了 1010 颗(其中 988 颗修复体使用了长石质的材料)嵌体(或高嵌体),经过 9~12 年的使用情况:共只有 81 颗修复体失败。经生存分析,10 年的生存率为 90%。修复失败的原因主要是瓷或牙齿的单独或者混合折裂,前磨牙好于磨牙,活髓牙的生存率明显高于死髓牙。修复体的大小与性状对于生存率没有影响;另有学者观察了 200 颗使用 CEREC Ⅰ 系统制作的 Vita Mark Ⅰ 嵌体,10 年的成功率超过 90%,失败的主要原因也是瓷或牙齿的折裂,其中三面修复体失败率最高。瑞典学者观察了 66 颗使用 Vita Mark Ⅱ 制作的后牙二类嵌体,10 年的生存率是 89%。观察期内需要更换的 7 个嵌体中 4 个是因为修复体折断,1 个是牙齿折断。2008 年的一篇研究回顾了使用 CEREC Ⅰ 系统制作的嵌体,其中有 180 颗使用 Vita Mark Ⅱ 材料,经统计分析,5 年的生存率超过 90%,10 年的生存率是 85.7%。目前来看,长石质的陶瓷材料应用于嵌体类的修复,尤其是活髓牙的修复,具有良好的长期疗效。失败的主要原因在于修复体的折断。使用椅旁系统制作的全瓷贴面也具有良好的长期临场生存率。有研究者使用椅旁系统制作了 715 颗全瓷贴面,经过 9 年的临床观察,生存率为 94%。其中,98% 的贴面状态属于临床合格。

2. **增强型玻璃陶瓷**　白榴石增强的玻璃陶瓷,比如 ProCAD,是曾经使用较多的一种高强度玻璃陶瓷。有文献报道,使用 ProCAD 制作的 40 个后牙部分冠,3 年的生存率达到 97%,只有一例因为修复体折断而更换,未见继发龋和牙髓症状。

强度更好的二硅酸锂增强的玻璃陶瓷,是近年来使用越来越广泛的全瓷材料。但因该切削型产品上市时间不长,目前尚缺乏较长时间的临床生存率文献。现有的临床观察文献也很少。有学者使用这种材料制作了 41 个单冠,经 4 年临床观察,生存率为 96.3%。失败的病例中只有一例是修复体的折断,另外 4 例是因为再发龋(非修复体边缘处龋坏)或出现牙髓症状。有文献报道使用 e. max 的压铸型与可切削型二硅酸锂增强玻璃陶瓷制作了 235 个单冠,其中 99 个后牙冠。3 年后仅有一例后牙冠折断,未见其他并发症。另有学者使用该材料制作了 62 个后牙冠,经过 2 年的临床观察,未见临床失败病例。

3. **二氧化锆陶瓷修复体**　是目前全瓷材料中强度最好的,总的生存率在 79%~100% 之间,文献报道的观察时间从 1 年到 9 年不等,修复体的形式有单冠和固定桥。氧化锆主要有两种临床应用形式,一种是基底加饰瓷的形式,具有较好的美观效果;另一种形式是全解剖冠形式,即修复体全部由氧化锆(一般是高透的氧化锆)制作,没有饰瓷部分,多用于后牙,具有很好的强度。

氧化锆基底加饰瓷这种形式的修复体虽有较好的美观效果,但已被发现有较高的饰瓷崩瓷的危险,尤其是在后牙。各个文献报道的饰瓷崩瓷率差异极大,0~88.9% 不等,多数研究报道的饰瓷崩瓷率低于 30%。而氧化锆内冠没出现任何损坏的情况。有学者进行了一个回顾性研究,总共纳入了 147 个氧化锆内冠的单冠和固定桥(包括种植体支持的修复体),最长观察时间 9 年,平均 41.5 个月。总的生存率是 93.2%,成功率 81.63%。9 年的生存分析(Kaplan-Meier)显示成功率仅为 52.66%。崩瓷率 15%,基底冠折断率为 2.7%。为了解决饰瓷崩瓷的问题,有学者提出使用二硅酸锂增强的玻璃陶瓷通过树脂粘接或者烧结的办法与二氧化锆基底结合,获得了较好的实验室数据,但尚待临床观察。氧化锆修复体的全解剖冠形式,因为取消了强度较弱的玻璃陶瓷饰瓷,较好地解决了后牙区氧化锆修复体饰瓷崩瓷的问题,目前取得了较好的实验室结果,但尚未见到较长期的临床生存率报道。

另外,氧化锆全瓷材料是最常用的多牙修复体,虽然二硅酸锂增强的玻璃陶瓷与氧化铝陶瓷材料也可以用于多牙修复体,但一般修复体较短,而且文献报道极少。数篇 4~7 年的临床观察文献,报道了使用二氧化锆制作的固定桥修复体的生存率在 76.5%~98.9% 之间,多在 80% 以上;失败原因多为饰瓷失败,很少发生氧化锆桥体折断。另有一个研究观察了57 例 3~5 单位的后牙氧化锆固定桥 5 年的临床效果,17 例失访,7 例因非修复体折断原因更换修复体,到 5 年时,总共有 12 例修复体被更换。生存率 73.9%,其中 21.7% 有继发龋,15.2% 有崩瓷,作者认为二氧化锆固定桥的精度有待提高。

综合文献报道,CAD/CAM 系统制作的全瓷类固定修复体,其临床的中期(5 年)生存率很高,长石质陶瓷在正确选择适应证的前提下,长期(10 年)生存率也比较理想。其他可切削全瓷材料的 10 年以上的临床生存率罕见报道,这可能与该类材料应用于临床的时间尚不够长久有关。最主要的临床并发症仍是修复体的折裂。值得注意的是此类修复材料主要的应用领域仍是单牙修复体,应用于多牙修复体的临床报道仍较少,其材料也主要局限于二氧化锆。慎重地选择适应证仍是该类修复体成功的关键因素之一。

(三) 修复体的边缘与内部适合性

修复体的边缘适合性是评价固定修复体质量与成功率的重要指标,也在一定程度上反映了 CAD/CAM 系统的加工精度。此外,牙体预备的设计形式与质量,数控研磨车床的轴数以及 CAD 软件的设置参数对于修复体的适合性也有着重要影响。

对于全瓷嵌体,其特殊的牙体预备要求,会造成最终修复体就位前,缺乏支撑的牙体组织有被破坏的可能。已经有文献证实,使用椅旁系统一次完成修复可以减少瓷嵌体预备后牙体边缘釉质的裂纹与破碎的产生。从而在一定程度上对嵌体的边缘适合性产生积极的影响。

总体来说,根据现有文献,采用 CAD/CAM 工艺制作的固定修复体的边缘适合性可以满足临床要求。早期的 CAD/CAM 系统的修复体,除少部分系统外,多数的边缘间隙虽然多在临床可接受范围内,但是相较传统的修复体,边缘缝隙仍比较大。随着 CAD/CAM 系统软硬件的迅猛发展,目前 CAD/CAM 系统制作的修复体边缘密合性已有较大的提升。近年来有些研究比较了口内直接制取的数字印模、石膏模型口外扫描的数字印模以及传统印模等几种技术制作的修复体的适合性的差异,几种方式的精度孰优孰劣在某些文献报道中开始出现争议(表 14-4)。这一方面证实 CAD/CAM 系统精度总体上已经比之前有很大的提高,另一方面也说明数字化印模方式也具有"技术敏感性",在临床使用中的适应证与方式、方法需要更深入的研究。

表 14-4　不同 CAD/CAM 系统修复体的适合性

研究者	发表年份	材料	CAD/CAM 系统	边缘适合性 ($\bar{x}\pm SD, \mu m$)	内部适合性 ($\bar{x}\pm SD, \mu m$)
Anadioti	2014	e. max CAD	Lava+E4D	84±21	
			E4D	88±24	
			Lava+E4D	74±26	
			E4D	76±23	
		e. max press		48±9	
				40±9	

续表

研究者	发表年份	材料	CAD/CAM 系统	边缘适合性 (×±SD,μm)	内部适合性 (×±SD,μm)
Bosch,G	2014	未知	inLab MC XL		61~96
			Arctica		41
Keul	2014	可切削非贵金属	iTreo	56.90±27.37	81.43±35.19(轴壁)
					198.10±78.81(殆面)
		氧化锆		127.23±66.87	96.08±35.04(轴壁)
					275.96±109.83(殆面)
Almeida	2014	氧化锆	Lava C.O.S	63.96	58.46
Aboushelib,M.N.	2012	Multichromatic blocks	CEREC 3D	509.9443±281.6729	230.9664±176.8251(水平间隙)
					545.8161±195.8031(垂直间隙)
Scotti	2011	氧化锆	Lava	48.65±29.45	112.25±55.54(轴壁)
					157.25±75.51(殆面)
Baig	2010	氧化锆	Cercon	66.4±42.2	
Syrek	2010	氧化锆	Lava C.O.S	49	
Stappert	2008	ProCAD	CEREC 3	75[59~94]	
Reich,S.	2005	Vita Inceram Zirkonia	Digident	75	
			CEREC Inlab	65	
		氧化锆	Lava	65	
Tinschert	2001	氧化铝和氧化锆(DC-Zirkon,In-Ceram Zirconia)	Precident DCS	42.9~46.3	42.0~58.8(水平间隙)
					20.9~48.0(垂直间隙)
May,K.B.	1998	氧化铝	Procera	56.0±21(前磨牙)	69±17(轴壁,前磨牙)
					36±7(殆面,前磨牙)
				63.0±13(磨牙)	49±3(轴壁,磨牙)
					74±29(殆面,磨牙)

需要注意的是,虽然现有 CAD/CAM 系统的精度已经与传统的修复体相当,但在某些情况下并不是最优的。比如主要成分均为二硅酸锂的玻璃陶瓷,采用铸压工艺制作的修复体,其粘固前的边缘密合性要优于 CAD/CAM 工艺制作的固定修复体。但是,因为此类玻璃陶瓷修复体在临床普遍采用树脂类粘接剂固定在牙齿上,有文献证实使用树脂类粘固剂粘固后最终的修复体边缘密合性没有显著性差异。

　　有些研究表明使用 CAD/CAM 系统制作的修复体有时内部的间隙会比较大,当这些较大的间隙出现在修复体的𬌗面下方时,对于粘接就提出较高的要求,提示不适当的粘接材料与不良的粘接效果有可能影响修复体在𬌗力作用下的长期寿命。

四、CAD/CAM 系统展望

　　三十余年的时间,使 CAD/CAM 系统在固定修复领域获得迅猛发展。目前近乎获得与修复传统工艺比肩的地位。随着科技的不断进步,未来的 CAD/CAM 系统将在以下几个方面获得更多的突破:

　　1. 更高的精度　目前 CAD/CAM 系统制作的修复体精度与传统工艺制作精良的修复体精度相比仍有一定差距,可能的原因在于数字化印模的精度与 CAM 加工的精度。目前的研究表明数字化印模的精度并不明显优于传统的加成硅橡胶类印模材料获取的石膏模型精度。但是,相信随着相关技术的不断改进,数字印模与数控设备的精度会不断提升。随着制作精度不断提高,CAD/CAM 系统将在固定修复体制作中占据越来越重要的地位。

　　2. 更好的易用性　因为成像方法的要求,有些口内扫描设备需要预先在扫描表面喷涂特制的遮光粉以获取理想的反光表面,这增加了实际操作中的难度。近年来相继研发出不需喷粉的口内扫描设备,比如 CEREC AC Omnicam、3Shape 等,降低了口内扫描的操作难度,加快了扫描速度。但是对于龈下的修复体边缘,口内直接制取数字印模难度仍然很大,目前仍需要借助传统的排龈等技术辅助显露龈下部分。此外,对于修复体边缘软组织渗出较多的情况,效果也不好。总体来说,口内制取数字化印模具有一定的技术难度。将来如果能够借助其他成像原理,良好区分软硬组织,将大大提高数据采集系统的易用性。另外,更智能化的修复体设计过程,更快速的研磨与烧结设备也将提高 CAD/CAM 系统的易用性。

　　3. 更优良的修复材料　目前,数字化设备主要使用的全瓷材料的临床生存率仍然没有超过传统的金属修复体。这在一定程度上限制了全瓷修复体的应用。将来材料科学方面的突破可能集中于以下两个方面:一方面集优良的机械性能与美学性能于一体,与牙体组织间有更好的结合强度的全瓷材料的研发。目前出现的“混合氧化锆”利用“梯度强度”设计原理,取得了较好的实验室研究数据,体现了该方面的一个新的进展。另一方面的突破可能在包括适合“增材制造”的更优异的美学材料的研发。

　　4. 更全能的加工工艺　目前的口腔 CAD/CAM 系统的工艺上存在一定局限性,修复体加工多采用数控铣削方式,本质上属于去材制作范畴,即“减法”,加工柔性受到限制。另外,也造成材料的浪费和加工效率的降低。这方面最可能的突破是“增材制造”的实用化,将实现比磨削技术更高的加工柔性与效率,并能够进一步扩大 CAD/CAM 系统的适应证。

　　综上所述,CAD/CAM 系统在固定修复体制作中取得了突飞猛进的发展,目前已经能够完成各种主要固定修复体的制作,大大简化了加工工序,减轻了劳动强度,今后,随着科技的

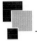

发展必将在修复领域中占有越来越重要的席位。

（郑东翔）

第三节　牙种植数字一体化系统

计算机辅助设计与计算机辅助制作技术的飞速发展同样促进了口腔种植临床工作流程的更新和进步。近期的临床研究已经证实,椅旁 CAD/CAM 技术也同样可以应用于种植体修复,锥形束 CT 的影像数据与椅旁 CAD/CAM 系统结合应用,可以成功完成牙种植的全程数字化治疗过程,包括诊断评估、治疗方案设计、外科模板、个性化基台以及最终种植体支持修复的设计制作。牙种植数字一体化系统应用于临床,牙种植医师可以在一次就诊过程中完成诊断评估、种植修复体的设计、研磨和戴入,用最短的时间实现可预期的种植治疗。

一、牙种植数字一体化系统概述

在牙种植治疗过程中,以修复为导向的种植治疗原则已经被广大牙种植医师所接受,种植医师需要评估种植区局部的解剖条件和生理学特点,根据预期的修复效果设计理想的外科手术方案,从而达到理想的修复效果。因此在种植修复之前,要设计出具有理想的美学、功能和符合生物力学要求的修复体。这种治疗过程的传统方法需要制取印模和诊断模型并转移咬合关系至𬬻架,技师在𬬻架上制作诊断蜡型。通过诊断蜡型,评估未来的修复效果,然后复制蜡型得到诊断模板和放射线模板。患者佩戴带有预期修复体信息的放射线模板进行放射线扫描获取带有颌骨影像和预成修复体信息的全信息模型后,制作传统的种植外科模板或数字化外科模板引导外科医师进行种植体植入。在这一系列过程中患者就诊次数多,技工室步骤繁多,操作过程复杂。而"牙种植数字一体化"的应用,可以使种植医师用更加简洁的方法,第一次进行种植体植入,第二次完成修复体制作,用最短的时间和就诊次数实现可预期的种植治疗。

（一）牙种植数字一体化系统的概念

"牙种植数字一体化"中的"数字"即指"CAD/CAM",即牙种植中的计算机辅助设计/计算机辅助制作。以计算机作为主要技术手段,处理各种数字信息与图形信息,辅助完成修复体设计和制造中的各项活动。在种植修复领域主要表现在数字化影像信息的采集,数字化种植外科模板的设计和制作、个性化基台、种植体支持临时修复体及永久修复体的设计制作等方面。"一体化"包括两层含义:

1. 在整个种植治疗的全程中应用 CAD/CAM 技术,包括种植治疗的诊断评估、治疗方案设计、修复体制作等各个阶段。

2. 种植治疗的各个阶段,从诊断评估、治疗方案设计到修复体制作等所应用的设备、辅助配件、软件均来自于同一公司系统,包括硬组织信息采集系统(CBCT)、牙及软组织信息采集系统(激光扫描系统)、椅旁 CAD/CAM 系统,以及辅助材料和配件。种植修复的各个环节在同一系统内部相互匹配实现了数字一体化的种植治疗。

（二）牙种植数字一体化系统的组成

以 Sirona Dental Systems 种植数字一体化系统为例,其组成包括如下部分:

1. 数据采集或扫描系统　扫描设备可获取患者口腔局部表面信息的三维数据,将实际的牙齿模型转化为可视的数字化模型。数字化模型文件以 . ssi 文件格式输出,这种文件可以被 Sirona 锥形束 CT 的 Galileos CEREC 软件识别读取,并与 CBCT 的影像复合获得全信息数字化模型。

2. 锥形束 CT　锥形束 CT(CBCT)扫描,可以获得患者解剖结构信息,包括牙齿、局部硬组织尺寸以及重要解剖结构,例如下牙槽神经和上颌窦底的位置。Sirona Dental Systems 锥形束 CT 的 Galileos CEREC 软件(一体化系统软件)可以完成患者的 CBCT 影像与患者口腔的数字化模型的配准复合获得全信息模型。应用 Galileos CEREC 软件(一体化系统软件)进行种植体三维位置的设计,获得引导种植体植入的钻孔体的信息,完成全程导航的数字化外科模板的设计。

3. 椅旁 CAD/CAM 系统

（1）CAD 系统:可在可视化窗口下完成个性化基台和种植修复体上部结构的设计。

（2）CAM 系统:这种椅旁的特定的数字化研磨制作设备可以进行个性化研磨加工制作。它可以识别种植外科模板钻孔体的数字化信息 . cmg 和 . dxd 文件,直接研磨 Sirona 系统专用的预成树脂块获得种植外科模板钻孔体。在种植修复体上部结构设计制作中,可以完成种植个性化基台和种植体支持的单冠或三单位以下固定桥的研磨制作。

4. 辅助材料　包括制作外科模板钻孔体的预成树脂块,制作个性化基台的预成氧化锆瓷块,种植体系统匹配的基台钛 Base。

二、牙种植数字一体化系统的应用流程

（一）采集患者口腔的数字化口内印模获得数字化模型,椅旁 CAD 设计虚拟修复体代替传统诊断蜡型（图 14-25 ~ 图 14-27）

应用 Sirona Dental Systems 的 CEREC 扫描系统采集患者口腔牙齿和牙龈表面的信息,利用采集的图像数据形成数字化模型。数字化模型包括分别获取缺牙区及对颌区域的图像信息。同时还需要采集患者最大牙尖交错咬合时的图像,以便直观地设计理想的修复体。根据预设的修复体,建立可视化修复体蜡型。

（二）应用 CEREC 一体化系统专用的基准体制作放射线模板（图 14-28 ~ 图 14-30）

制作放射线模板需要的材料也来自 CEREC 一体化系统,包括基准体和热敏树脂材料。CEREC 一体化系统基准体根据缺牙区近远中径宽度分为大、中、小三种型号,颜色以白、灰、黄区分,基准体中含有放射线阻射球。制作放射线模板还需要热敏树脂材料,这种材料在高温下变软,可以任意塑形,温度下降至常温时凝固变硬。在工作模型上使用热敏树脂将基准体按照预期的种植体植入位置方向固定在种植区,完成放射线模板的制作。

（三）CBCT 扫描获取三维影像信息数据（图 14-31）

患者佩戴 Sirona 系统专用的放射线模板应用 Sirona 锥形束 CT(CBCT)扫描,获得患者颌面部组织解剖结构的三维影像信息。评估解剖部位的放射线图像,一比一测量没有变形和放大,评估种植区的骨质和骨量,初步确定种植体型号、直径和长度。

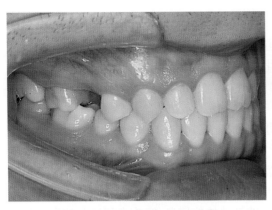

图 14-25 种植修复前口内侧面像
（首都医科大学口腔医学院 耿威供图）
患者右侧第二前磨牙缺失

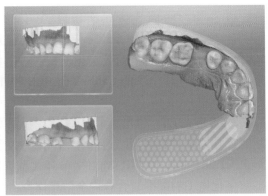

图 14-26 工作侧的数字化模型
（首都医科大学口腔医学院 耿威供图）
口内数据采集后获得数字化模型

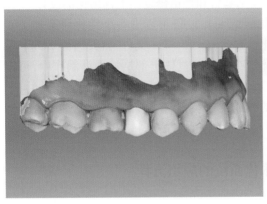

图 14-27 完成设计后工作模型侧面像
（首都医科大学口腔医学院 耿威供图）
椅旁 CAD 系统完成修复体设计

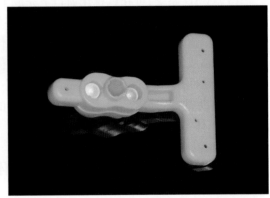

图 14-28 制作放射线模板的 S 号基准体
（首都医科大学口腔医学院 耿威供图）

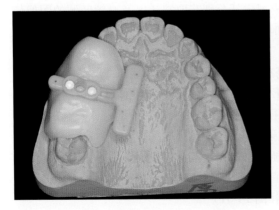

图 14-29 在模型上制作放射线模板
（首都医科大学口腔医学院 耿威供图）
用热敏树脂覆盖术区及邻牙，在其固化
之前，将基准体压入缺牙部位

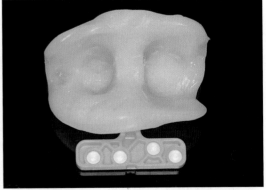

图 14-30 制作完成的放射线模板
（首都医科大学口腔医学院 耿威供图）

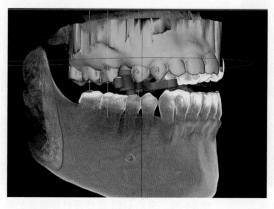

图 14-31　患者佩戴放射线模板拍摄 CBCT
（首都医科大学口腔医学院　耿威供图）

（四）应用 GCI 软件将 CBCT 影像与口腔数字化模型配准获得全信息模型（图 14-32～图 14-34）

Sirona 锥形束 CT 安装了 Galileos CEREC 一体化系统软件（GCI），应用 GCI 软件把 CBCT 影像数据与 CEREC 椅旁信息采集系统获取的数字化模型吻合成一个整体，经过系统内的数据配准获取全信息化模型。包括患者牙齿和黏膜表面解剖信息和内部颌骨解剖放射线数据，可以在可视状态下进行诊断设计。医生可以在种植位点，根据局部解剖学状况和邻牙状况设计种植外科和修复方案。软件中带有种植体库，里面有很多种类的种植体系统，可以根据修复和外科方案进行选择。

（五）应用 GCI 软件系统和椅旁 CAD/CAM 系统设计制作种植外科模板的钻孔体（图 14-35，图 14-36）

确定种植体型号、植入位点、方向和角度后，GCI 软件经过复杂精密的计算获得引导种植体植入的钻孔体（种植外科模板引导环）的信息，然后将钻孔体的数字化信息输出，这种文件格式可以直接被 Sirona 椅旁 CAD/CAM 系统的 CAM 软件识别打开，研磨 Sirona 系统专用的预成树脂块获得种植外科模板钻孔体。将放射线模板内的基准体取出，放入钻孔体，放射线模板转化为种植外科模板。

（六）应用数字化种植外科模板引导种植体植入

种植手术前，首先将外科模板带入患者口腔内，确认模板准确就位并保持稳定。应用与

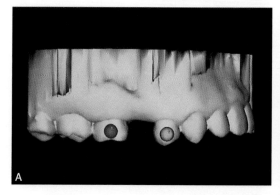
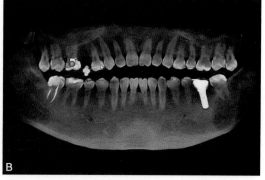

图 14-32　在 Galileos CEREC 软件中，将预先采集的口内信息根据邻牙位置与放射线信息吻合
（首都医科大学口腔医学院　耿威供图）

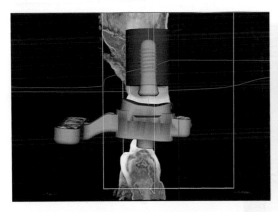

图 14-33　应用可视化的数字模型进行以修复为导向的治疗设计（首都医科大学口腔医学院　耿威供图）

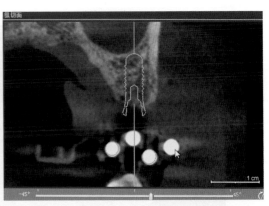

图 14-34　应用 GCI 软件设计种植体的植入位点和方向（首都医科大学口腔医学院　耿威供图）

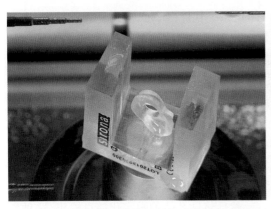

图 14-35　应用椅旁 CAD/CAM 系统加工研磨完成钻孔体的制作（首都医科大学口腔医学院　耿威供图）

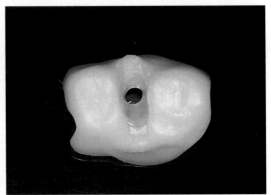

图 14-36　将钻孔体安放到放射线模板内获得种植外科模板（首都医科大学口腔医学院　耿威供图）

种植外科模板相应配套的引导钥匙（key）引导种植外科器械进行种植窝的预备，如果患者骨量充足可以进行不翻瓣的种植体植入，实现微创的种植外科治疗（图 14-37，图 14-38）。

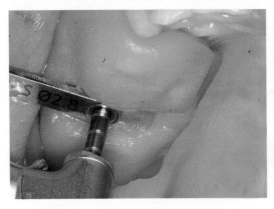

图 14-37　种植外科模板引导种植体植入（首都医科大学口腔医学院　耿威供图）

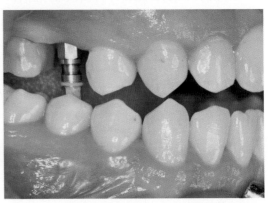

图 14-38　种植外科模板引导下种植体植入侧面像（首都医科大学口腔医学院　耿威供图）

（七）椅旁 CAD/CAM 系统制作种植体支持的上部结构（图 14-39 ~ 图 14-41）

种植体的骨愈合完成后开始制作种植体支持的上部结构，包括个性化基台和全瓷修复体。获取数字化模型有两种方法，直接口内扫描或石膏模型扫描，后者的精确度更高。医师将合适的钛基底安放在工作模型上的种植体上进行扫描，就可以获得数字化的模型。根据数字化模型的种植体穿龈轮廓和咬合信息，椅旁 CAD/CAM 系统设计个性化基台的穿龈外形，并进行数字化修整，以获得良好的美学效果。医师也可以使用最初诊断设计阶段所用到的修复体设计方案。完成个性化基台的设计后，技师选择 CAM 系统研磨系统内的预成氧化锆瓷块进行研磨，研磨成型后进行烧结。技师将切削好的氧化锆粘固于钛基底上，完成个性化基台。技师可以直接完成修复体制作，也可以将个性化基台安放于患者口内，检查个性化基台穿龈轮廓外形合适、修复体空间足够后，再进行口内扫描，应用椅旁 CAD/CAM 系统进行修复体制作。如果缺牙间隙的修复空间不足，也可以设计成一体化基台冠。

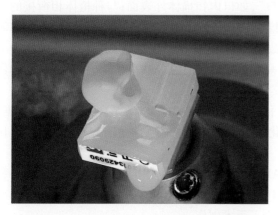

图 14-39 应用椅旁 CAD/CAM 系统加工研磨加工完成氧化锆修复体（首都医科大学口腔医学院 耿威供图）

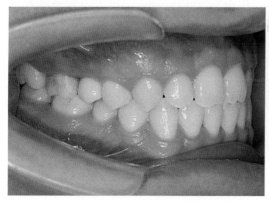

图 14-40 椅旁 CAD/CAM 系统加工完成的氧化锆修复体带入口内侧面像（首都医科大学口腔医学院 耿威供图）

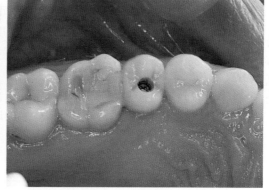

图 14-41 椅旁 CAD/CAM 系统加工完成的氧化锆修复体带入口内𬌗面像（首都医科大学口腔医学院 耿威供图）

三、牙种植数字一体化系统的应用前景

全程数字一体化的口腔种植治疗给种植医师提供一种全新的治疗方法，从虚拟的诊断设计、种植外科模板的设计制作，到椅旁 CAD/CAM 系统完成最终修复体，牙种植治疗实现了全程数字化过程，CAD/CAM 技术贯穿到整个种植治疗过程中，并且全程始终采用同一系统。全程数字化种植修复流程简单快捷，必将被越来越多的医师和患者所接受，具有良好的

应用前景。

（一）牙种植数字一体化系统的优点

1. 口内数据采集、CBCT扫描、计算机辅助设计与制作软件均为同一系统。在这套系统中，所有辅助配件都有相互匹配的预成"卡口"，如口内扫描体外表面；与种植体相衔接的部件钛Base表面；辅助配件中用于制作外科模板钻孔体的预成树脂块；制作个性化基台的氧化锆瓷块，均有预成的"卡口"相吻合，将"数字一体化"的概念贯穿到了整个治疗的每一个环节，最大程度地降低了系统误差，实现了高度可控的、高精度的、高预期的种植治疗，确保实现可预期的修复效果。

2. 通过使用口内表面扫描数据（数字化模型）设计虚拟修复体，结合CBCT影像数据，确定理想的种植外科方案外科极大地简化了程序和步骤，缩短种植治疗过程，提高工作效率。

3. 数字化种植外科模板（带有椅旁CAD/CAM系统设计制作的钻孔体）引导种植外科手术，手术方案与术前设计吻合，实现了"以修复为导向的种植治疗"的理念。

4. 外科模板引导的不翻瓣种植手术减少了手术创伤。

5. "种植数字一体化"的种植治疗过程中，每一步骤均可以通过椅旁设备由医师完成，减少了患者就诊次数，降低了技工室加工成本。使用椅旁设备，可将未来的修复效果直观地呈现在患者面前，帮助医师与患者轻松沟通，了解患者的需求以随时调整修复体状态。椅旁研磨机的使用可在短时间内将数字化信息转化为实物信息，使整个治疗过程变得简便快捷。

（二）牙种植数字一体化系统的局限性

1. 这种"Sirona Dental Systems"的种植数字一体化系统目前只适用于单颗牙缺失或小于3单位少数牙齿缺失，并且邻牙健康咬合关系正常的患者，无法完成大跨度的种植修复体。

2. 目前的切削陶瓷材料难以同时满足强度和美观的需求，无法保证椅旁CAD/CAM加工制作的全瓷种植修复获得长期成功，限制了椅旁CAD/CAM系统在种植修复方面的广泛应用。

3. 由于种植治疗的全程数字化治疗过程全部在系统内部完成，其他第三方的设备、软件、器械、材料无法兼容使用，限制了该技术的广泛开展。

（耿　威）

参 考 文 献

1. 韩科,吕培军.计算机图象图形技术在口腔医学领域中的应用.中国图象图形学报,1996,1(2):159-165

2. 吕培军,孙玉春.口腔修复计算机辅助设计/制作的过去、现在和将来.北京大学学报(医学版),2010,42(1):14-19

3. 吕培军.计算机辅助设计与计算机辅助制作在口腔医学中应用的过去、现在和将来.中华口腔医学杂志,2007,06:321-323

4. 高平,周晖,王雨生.CAD/CAM制作瓷全冠边缘适合性的评价.现代口腔医学杂志,2001,15(4):266-267

5. 李晓萌,高平.牙科CAD/CAM系统的主要技术构成及研究现状.口腔颌面修复学杂志,2005,6(4):299-301

6. Rekow D. Computer-aided design and manufacturing in dentistry: a review of the state of the art. J Prosthet Dent,1987,58(4):512-516

7. Duret F,Blouin JL,Duret B. CAD-CAM in dentistry. J Am Dent Assoc,1988,117(6):715-720

8. Hey J,Beuer F,Bensel T,et al. Metal-ceramic-fixed dental prosthesis with CAD/CAM-fabricated substructures: 6-year clinical results. Clin Oral Investig,2013,17(5):1447-1451

9. Hey J,Beuer F,Bensel T,et al. Single crowns with CAD/CAM-fabricated copings from titanium: 6-year clinical results. J Prosthet Dent,2014,112(2):150-154

10. Reiss B,Walther W. Clinical long-term results and 10-year Kaplan-Meier analysis of CEREC restorations. Int J Comput Dent,2000,3(1):9-23

11. Otto T,De Nisco S. Computer-aided direct ceramic restorations: a 10-year prospective clinical study of CEREC CAD/CAM inlays and onlays. Int J Prosthodont,2002,15(2):122-128

12. Sjogren G,Molin M,van Dijken JW. A 10-year prospective evaluation of CAD/CAM-manufactured (CEREC) ceramic inlays cemented with a chemically cured or dual-cured resin composite. Int J Prosthodont,2004,17(2):241-246

13. Zimmer S,Gohlich O,Ruttermann S,et al. Long-term survival of CEREC restorations: a 10-year study. Oper Dent,2008,33(5):484-487

14. Wiedhahn K,Kerschbaum T,Fasbinder DF. Clinical long-term results with 617 CEREC veneers: a nine-year report. Int J Comput Dent,2005,8(3):233-246

15. Guess PC,Strub JR,Steinhart N,et al. All-ceramic partial coverage restorations-midterm results of a 5-year prospective clinical splitmouth study. J Dent,2009,37(8):627-637

16. Reich S,Schierz O. Chair-side generated posterior lithium disilicate crowns after 4 years. Clin Oral Investig,2013,17(7):1765-1772

17. Cortellini D,Canale A. Bonding lithium disilicate ceramic to feather-edge tooth preparations: a minimally invasive treatment concept. J Adhes Dent,2012,14(1):7-10

18. Fasbinder DJ,Dennison JB,Heys D,et al. A clinical evaluation of chairside lithium disilicate CAD/CAM crowns: a two-year report. J Am Dent Assoc,2010,141 Suppl 2:10S-14S

19. Larsson C,Vult Von Steyern P. Implant-supported full-arch zirconia-based mandibular fixed dental prostheses. Eight-year results from a clinical pilot study. Acta Odontol Scand,2013,71(5):1118-1122

20. Zembic A,Bosch A,Jung RE,et al. Five-year results of a randomized controlled clinical trial comparing zirconia and titanium abutments supporting single-implant crowns in canine and posterior regions. Clin Oral Implants Res,2013,24(4):384-390

21. Gherlone E,Mandelli F,Cappare P,et al. A 3 years retrospective study of survival for zirconia-based single crowns fabricated from intraoral digital impressions. J Dent,2014,42(9):1151-1155

22. Koenig V,Vanheusden A J,Le Goff SO,et al. Clinical risk factors related to failures with zirconia-based restorations: An up to 9-year retrospective study. J Dent,2013,41(12):1164-1174

23. Schmitter M,Schweiger M,Mueller D,et al. Effect on in vitro fracture resistance of the technique used to attach lithium disilicate ceramic veneer to zirconia frameworks. Dent Mater,2014,30(2):122-130

24. Rinke S,Gersdorff N,Lange K,et al. Prospective evaluation of zirconia posterior fixed partial dentures: 7-year clinical results. Int J Prosthodont,2013,26(2):164-171

25. Salido MP,Martinez-Rus F,del Rio F,et al. Prospective clinical study of zirconia-based posterior four-unit fixed dental prostheses: four-year follow-up. Int J Prosthodont,2012,25(4):403-409

26. Roediger M,Gersdorff N,Huels A,et al. Prospective evaluation of zirconia posterior fixed partial dentures: four-year clinical results. Int J Prosthodont,2010,23(2):141-148

27. Pelaez J,Cogolludo P G,Serrano B,et al. A four-year prospective clinical evaluation of zirconia and metal-ceramic posterior fixed dental prostheses. Int J Prosthodont,2012,25(5):451-458

28. Sailer I,Feher A,Filser F,et al. Five-year clinical results of zirconia frameworks for posterior fixed partial den-

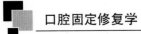

口腔固定修复学

tures. Int J Prosthodont,2007,20(4):383-388

29. Castillo Oyague R,Sanchez-Jorge MI,Sanchez Turrion A. Influence of CAD/CAM scanning method and tooth-preparation design on the vertical misfit of zirconia crown copings. Am J Dent,2010,23(6):341-346

30. Bindl A,Mormann WH. Marginal and internal fit of all-ceramic CAD/CAM crown-copings on chamfer preparations. J Oral Rehabil,2005,32(6):441-447

31. Aboushelib MN, Elmahy WA, Ghazy MH. Internal adaptation, marginal accuracy and microleakage of a pressable versus a machinable ceramic laminate veneers. J Dent,2012,40(8):670-677

第十五章 修复后的可能问题和处理方案

固定修复与其他医疗措施一样有可能出现各种各样的问题,因此修复前医师应该与患者充分沟通,首先要仔细询问患者的病史了解患者的需求,然后要认真做各种相关的检查,最后将患者的口腔情况、治疗方案、医疗风险等如实告知患者。问题一旦发生,应该采取积极措施以防止损害后果进一步扩大,必要时应该及时请求会诊、转诊。制订完整的修复计划有助于避免问题的发生,定期复查制度有助于避免问题的扩大。定期复查能够及时发现修复体的问题,保证修复体的远期疗效。定期复查还有利于医师收集资料,评估治疗效果,总结经验教训。通过复查可指导患者如何正确使用修复体及维持口腔卫生,有利于患者了解其口腔状况及修复体状况。与可摘义齿相比,固定义齿的修理较为困难,修复体一旦粘固除咬合可调整外,其他问题解决较为困难,故应认真规划,仔细操作。20 世纪 80 年代,口腔显微镜技术开始应用于临床,现在微观牙科学的概念已被口腔医学界广泛接受,在显微镜下操作便于医师精细备牙,评价修复体边缘的适合性。

第一节 疼 痛

一、牙髓源性疼痛

(一) 酸痛

1. 试戴和粘固过程中出现酸痛,多由于活髓牙制备后牙本质暴露。固定桥就位时的机械摩擦、冷热刺激、消毒剂刺激、粘固材料中游离酸的刺激都会引起过敏性疼痛。待粘固剂凝固后,疼痛一般几小时内消失,无须特殊处理。

2. 异种金属之间产生的微电流也可引起患者疼痛,需改用同种金属或采用非金属材料。

3. 基牙原有龋损未有效处理,出现冷热刺激痛。疼痛不能有效缓解,应摄 X 线片明确诊断,必要时拆除修复体进行治疗后重新修复。

4. 基牙发生继发龋,修复体使用一段时间后,基牙出现冷热刺激痛,探针结合 X 线片检查以明确诊断,一旦发现继发龋应该及时处理,必要时拆除修复体进行治疗后重新修复,否则会导致病情进一步发展。

病例 1:不良修复体导致基牙继发龋

27岁女性患者,因右下后牙冷热刺激痛2周而就诊。患者11年前因右下后牙缺失进行修复,2周前右下后牙吃冷热食物时疼痛,无自发痛。检查:右下第一磨牙固定修复,右下第三磨牙近中邻𬌗面边缘嵴处覆盖有𬌗支托样金属固位体,探针可探入修复体与牙体间的缝隙,患者有酸痛感,基牙不松动,牙龈无红肿。曲面体层片示46缺失,45、47、48根管内未见充填物,根尖周结构未见异常,48近中邻𬌗面修复体下方可见低密度影(图15-1)。

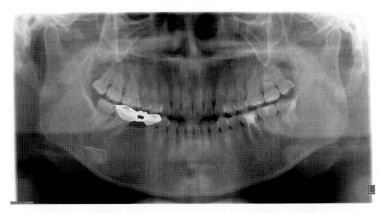

图15-1　曲面体层片(南京医科大学口腔医学院　张怀勤供图)
48近中邻𬌗面修复体下方低密度影

　　诊断:48继发龋;牙列缺损(46缺失);45、46、47、48不良修复体。
　　经与患者充分沟通后制订治疗计划:45、46、47、48不良修复体拆除;48充填治疗;46种植修复。
　　处理:拆除不良修复体(图15-2);48继发龋(图15-3)转牙体牙髓科治疗;46择期植入种植体(图15-4)。
　　不良修复体是牙龈炎症和基牙龋坏的常见原因,继发龋可进一步发展为牙髓炎及根尖周炎,严重时甚至导致失牙。该患者能够及时察觉问题并及时就诊,病情没有进一步扩大。对引起继发龋的不良修复体应及时拆除并重新评估重新治疗,可以选择固定义齿、可摘义齿和种植义齿修复,该患者选择了种植义齿修复。

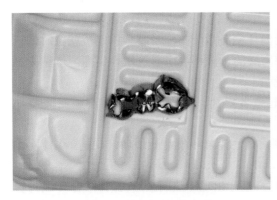

图15-2　拆下的不良修复体
(南京医科大学口腔医学院　张怀勤供图)

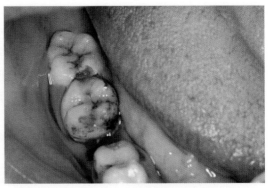

图15-3　48近中邻𬌗面龋
(南京医科大学口腔医学院　张怀勤供图)

（二）自发痛

1. 活髓牙在牙体预备后，牙本质暴露，对冷热刺激敏感，牙髓处于激惹状态，很容易引起牙髓炎，因此牙体预备后应该重视基牙保护。良好的牙体预备有助于提升美学效果，但牙体预备时要注意保护基牙牙髓及周围组织，不可片面追求美观而过量牙体预备。牙体预备时要注意喷水降温，压力不可过大。活髓牙在牙体预备后，应制作临时性修复体。临时性修复体边缘过长，会压迫牙龈，导致牙龈永久性退缩，边缘不光滑可引起牙龈水肿充血。临时修复体与邻牙应保持良好的邻接关系，过紧会使邻间隙增大，造成日后修复体邻接关系不准确，引起食物嵌塞。临时性粘固剂也很重要，既要保证临时修复体不脱落，对牙髓无刺激，又要便于取下。

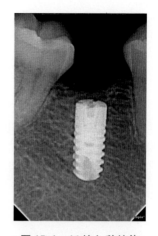

图 15-4　46 植入种植体
（南京医科大学口腔医学
院　张怀勤供图）

固定桥粘固后若出现自发性疼痛，应根据疼痛的临床特征，配合 X 线片明确诊断。牙髓炎可发生在修复后的近期或远期，初期可为冷、热、酸、甜刺激性疼痛，逐步发展为自发痛。牙髓炎一旦发生，应该在确定患牙后进行根管治疗，缓解症状。在根管治疗期间可以保留修复体，保持患者美观和功能的需求，根管治疗后充填开髓孔，必要时重新制作修复体。若牙髓炎没有得到有效治疗，发展为根尖周炎，表现为自发痛、咬合痛、叩痛，需要做根管治疗。

病例 2：活髓牙制备后出现根尖周炎

29 岁女性患者，2 年前在外地行全瓷冠修复，因左上前牙区咬合痛而就诊。检查发现：左上侧切牙有叩痛，根尖区肿胀。曲面体层片示左上侧切牙及左下尖牙根尖区低密度影（图 15-5）。

2. 牙髓炎、根尖炎治疗后复发（图 15-6）。根尖组织炎症较严重时，虽经根管治疗，仍然可能复发。一旦感冒、疲劳、精神压力大等造成身体抵抗力下降，潜在的病灶就会再次发作，当脓液突破牙槽骨集聚到骨膜下时，由于骨膜致密坚韧，此时患者疼痛达到高峰，脓液突破骨膜后疼痛会立即缓解，脓液流出形成瘘管，此时疼痛缓解甚至消失，患者因此而疏忽。发现牙髓炎、根尖炎治疗不彻底时，应重新做根管治疗。已做核桩修复的患牙，特别是置入位置较深的金属铸造桩，可采用根尖外科手术。

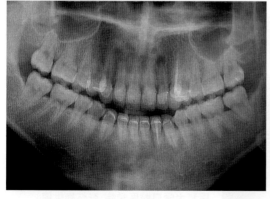

图 15-5　曲面体层片
（南京医科大学口腔医学院　张怀勤供图）
左上侧切牙及左下尖牙根尖区低密度影

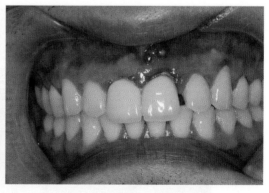

图 15-6　根尖炎治疗后复发，左上中
切牙唇侧瘘管（南京医科大学口腔医
学院　张怀勤供图）

病例3:修复后基牙出现瘘管

42岁男性患者,因前牙区反复肿痛而就诊。检查:两个上中切牙联冠修复,左上中切牙唇侧有瘘管,X线片示:左上中切牙根尖周大面积低密度影(图15-7)。

处理:分割联冠,拔除左上中切牙,可摘义齿暂修复,3个月以后再制订修复方案。

病例4:根尖阴影过大根管治疗后瘘管无法愈合

34岁女性患者,1个月前行根管治疗,现因前牙变色及牙齿排列不齐来修复科就诊。检查发现:21牙冠变色,不松动,叩诊有不适感,唇侧有瘘管口,有脓液溢出。11远中倾斜,12间隙不足、反𬌗,13近中倾斜。龈缘线不整齐,高笑线。X线片示:21已行根管治疗,根充密实到位,根尖阴影大(图15-8,图15-9)。诊断:21慢性根尖周炎;牙列不齐。

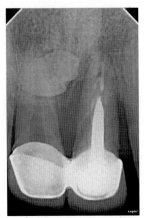

图15-7 左上中切牙X线片
(南京医科大学口腔医学院
张怀勤供图)
左上中切牙根尖周大
面积低密度影

21虽已行根管治疗且根管充填密实到位,但根尖阴影大瘘管无法愈合。因患者不愿意正畸治疗,经与患者反复商讨制订治疗方案如下:21行根尖手术同时行冠延长术;拔除12;11、13行根管治疗;21单冠修复,11、12、13固定桥修复(图15-10,图15-11)。

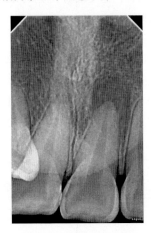

图15-8 根管治疗术前片
(南京医科大学口腔医学院 张怀勤供图)
21根尖阴影大

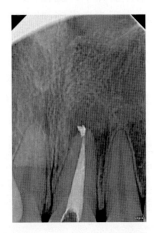

图15-9 根管治疗术后片
(南京医科大学口腔医学院 张怀勤供图)
根充密实到位

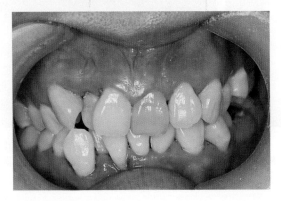

图15-10 根尖手术术前片(南京医科大学口腔医学院 张怀勤供图)
21牙冠变色唇侧有瘘管

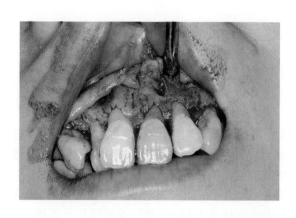

图 15-11　术中片（南京医科大学口
腔医学院　陈武供图）
21 行根尖手术同时行冠延长术

二、牙周源性疼痛

（一）共同就位道差
修复体勉强就位，损伤基牙牙周膜，轻者数日内消失，严重时应拆除重做。

（二）咬合创伤
固定桥粘固后短期内出现咬合痛，多为早接触点引起创伤性牙周膜炎，经调𬌗后，疼痛会很快消失。有时会因创伤而引起急性牙周膜炎，疼痛加剧。

近年来运用数字化技术可精确确定修复体咬合接触点，有助于减少或消除功能性𬌗干扰。通过光学方法获取口内功能性𬌗记录，参考预备体的扫描图像，能够反映出个性化参数及患者具体的情况。这样可以从静态和功能性记录的叠加中确定咬合接触点。虚拟颞下颌运动不仅可以优化计算，还能够通过个性化关节参数，对咬合面塑型进行分析。应用全自动方式执行颞下颌关节运动模式可以可靠地消除功能性𬌗干扰，并保持咬合面形态。对剩余的牙体组织少、𬌗关系发生改变、缺少尖牙引导𬌗的病例，需要通过对话框输入个性化的参数，并与选择的颞下颌关节运动模式相适应。

早接触点会引起下颌位置的改变，即下颌为了避开早接触点而移位，形成所谓的习惯性咬合，可能在一定时间后引起功能障碍。粘固前检查修复体咬合接触点是件细致的工作，清晰的咬合接触点可反映正中和侧方运动时的咬合接触情况。使用不合适的咬合纸时，会出现接触点不清晰、颜色脱落等现象。厚度为 200μm 和 100μm 的渗透性咬合纸，可进行正中咬合检查，显示出非常清晰的咬合接触点。这种咬合纸还有一个最大的优点，即颜色的梯度性，颜色稍深的点表示咬合压力较大，反之颜色较浅的点表明压力较小，这些信息有助于医师确定哪些点有可能是早接触点。接着选择一种红色的薄咬合纸，再让患者做咬合动作。厚咬合纸印染效果好，显现的是平滑的面，用薄咬合纸来进一步观察，能看到印染点中心稍发亮的点，这一点正是咬合力集中的点，这样可以确定咬合点的准确位置。在侧方运动时，可以使用薄且抗撕裂的咬合纸进行检查。

（三）基牙支持力不足
固定桥是以天然牙为主要支持的修复体，随着年龄增长，患者的全身健康、基牙状况都在发生退行性改变，牙周潜力下降，代偿功能降低。当咬合力超出基牙支持能力时将损伤基牙牙周组织。定期检查可尽早发现问题，及时拆除重新设计。根据具体情况，可采用可摘义齿、种植义齿或增加基牙重新制作固定义齿。如果处理不及时，可能导致基牙拔除。

（四）固位体边缘过长压迫牙龈

试戴时应注意调整,严重时应重做。

（五）桥体压迫牙龈

压迫较轻者数日内可消失,严重时应拆除重做。

（六）接触点过松导致食物嵌塞

扩大外展隙,必要时拆除重做。

正常情况下,邻牙之间有紧密的接触关系,完善而牢固的接触点能防止食物通过接触点进入牙间隙。良好的边缘嵴和窝沟形态以及牙的外形均能防止食物在咀嚼过程中被挤入两牙之间。根据嵌塞的方式不同,可分为垂直性及水平性食物嵌塞。①水平性嵌塞:水平嵌塞是牙龈乳头随年龄的增长或牙周炎而萎缩,致使牙根间出现空隙,咀嚼时一些食物碎渣被挤入空隙内,造成食物嵌塞。通常这些食物碎渣挤压力较小,漱口或使用冲牙器即可以去除。②垂直性嵌塞:来自对颌牙齿的咬合力或楔力将食物压向两牙之间。主要原因有:过度尖锐的牙尖将食物楔入两牙之间;牙齿倾斜造成食物嵌入两牙之间;牙齿磨损,食物外溢道消失,致使食物被挤入牙间隙。垂直性嵌塞物主要是一些蔬菜纤维或瘦肉纤维,能产生很大的挤压力量,嵌塞物不易取出,患者有胀疼感。食物嵌塞是导致局部牙周组织炎症的常见原因之一,嵌塞的机械作用加上细菌的作用,可引起牙龈发炎、出血,局部有臭味,牙齿咬合不适。食物嵌塞还可引起牙龈退缩、急性牙周膜炎、牙龈脓肿、牙槽骨吸收、邻面龋、根面龋等。

症状轻者可采用调磨法,通过加深排溢沟,扩大外展隙,调磨过锐牙尖,并指导患者掌握正确清除嵌塞食物的方法。对于固位体与邻牙之间有较大间隙而出现重度食物嵌塞时应拆除固定桥,重新制作。重新修复时,必须正确恢复邻牙接触点及解剖外形。

（七）牙根折裂

随着年龄增加,牙根抵抗外力能力下降,经根管治疗的患牙,牙根抵抗外力能力进一步降低。如果有早接触点或咬合力过大,牙根可能发生折裂。当牙根抵抗外力能力下降时,可以通过增加基牙分散咬合力,使基牙应力分布改善。另外设计固定桥时,应降低牙尖高度,减小颊舌径。

牙根折裂早期症状表现为咬合时在某一固定部位持续疼痛,随着时间的延长根折裂纹加深,出现牙槽骨吸收,牙周袋、牙周脓肿及牙松动。因牙根折裂较隐蔽,临床症状不典型,医师常常会按照根尖周炎或牙周炎进行治疗,从而导致患牙病情延误,不能在根折早期治疗最终导致患牙拔除。牙齿根折的 X 线片影像为牙根的一侧及根尖牙槽骨发生吸收。普通 X 线片是将三维的物体变成二维的图像,且当 X 射线束不平行时,所拍摄的影像为多个解剖结构的叠加,从而对牙齿纵折诊断的敏感度降低。而锥形束 CT 则可以通过矢状面、冠状面及水平面显示根折线,并通过角度旋转,可以更清晰地观察患牙是否存在根折。一旦确诊牙根折裂应立即拆除固定桥并重新设计修复体。

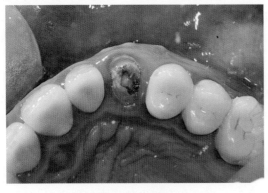

图 15-12 术前照片
（南京医科大学口腔医学院 倪杰供图）
23 冠根折,根管内龋坏

病例 5:微创拔除折裂牙并即刻种植（图 15-12 ~ 图 15-16）

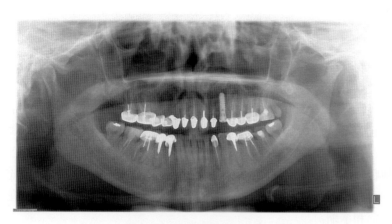

图 15-13　术后曲面体层片
（南京医科大学口腔医学院　张怀勤供图）
23 微创拔除并即刻种植

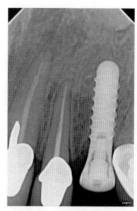

图 15-14　修复前 X 线片
（南京医科大学口腔医学院
张怀勤供图）

种植半年后,植体周围无阴影

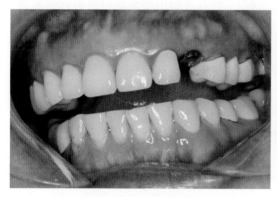

图 15-15　修复前照片
（南京医科大学口腔医学院　张怀勤供图）
植体稳固,牙龈色泽、质地、形态良好

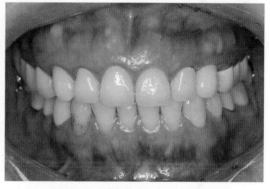

图 15-16　修复完成,23 修复体及牙龈达
到预期美学要求（南京医科大学口腔医
学院　张怀勤供图）

　　32 岁女性患者,4 年前在外地接受牙髓及修复治疗,因冠折而就诊。

　　检查:23 冠根折,断面至龈下,根管内有龋坏。牙周科医生会诊后,建议拔除患牙,行种植修复。经与患者沟通后,患者同意拔除折裂牙并接受即刻种植治疗。

　　处理:23 微创拔除,采用 30N·cm 扭力植入标准常规颈 4.1mm×12mm 软组织水平种植体一颗,置入骨粉盖膜,上愈合基台,并用愈合基台固定膜,植体初期稳定性良好。4 个月后牙龈健康,植体稳固,X 线片显示:植体周围无阴影,常规取模修复。

　　讨论:尖牙区受侧向力较大,虽然前期修复时,有足够的牙本质肩领,但基牙仍发生折断,因此修复尖牙时应考虑采用桩核以增加抗力,或增加基牙联冠修复,还应强调咬合调整,减轻基牙所受侧向力。此患者 8 个月后对侧尖牙也发生折断,因余留牙体组织较多,采用了桩核冠修复。基牙抗力型和固位型不足时,正畸牵引、牙冠延长术是常用的方法。牙根条件较差时,种植修复也不失为一种可取的方法,但应避免使用窄颈种植体。

三、咀嚼肌疼痛

修复体、颞下颌关节、咀嚼肌群共处于一个功能系统之中,彼此关联相互影响。无论是静止状态还是功能状态,修复体都应与颞下颌关节及咀嚼肌群相协调,以维持功能系统的生理平衡。咬合异常可破坏修复体与颞下颌关节及咀嚼肌之间形态及功能的协调。一些患者由于机体的代偿功能,未引起关节和肌肉的损伤,而另一些患者则可能引起咀嚼肌、颞下颌关节功能紊乱。垂直距离低,髁状突向后上移位,引起关节内压及其各部分负荷发生改变,肌肉功能平衡失调,若此种状态长期存在,则可能出现口颌系统功能紊乱并对关节和肌肉造成损害。咬合紊乱常造成偏侧咀嚼,两侧咀嚼肌的张力处于不平衡状态,长期神经肌肉功能异常则可导致肌肉紧张、痉挛和挛缩。

造成修复体咬合高点的原因有取模时印模脱模、印模上小气泡、对颌模型磨损、未戴临时冠导致基牙位移、蜡堤形变、颌位关系转移误差、未使用精密𬌗架、侧方咬合运动不正确等。患者戴有咬合高点的修复体,常常有不适感,多数患者在近几天就会就诊,这时医师应该耐心检查,仔细调整咬合。如果患者忽略,医师粗心,就有可能出现咀嚼时肌肉疼痛不适,甚至出现头痛等症状。在多牙修复时,因为修复体需要在下颌运动中提供引导作用,在咬合设计时要确保多个修复体共同行使引导功能,而不让某一个修复体单独成为引导牙。总之医师应精心采集患者咬合记录,技师应采用可调𬌗架模仿下颌运动,制作多个修复体共同引导下颌运动的咬合外形。

四、颞下颌关节疼痛

咬合曲线异常、早接触及低咬合使修复体与对𬌗牙之间不能形成良好的接触关系,会导致咀嚼时颞下颌关节负担增加。临床表现为关节弹响、疼痛、张口受限。咬合改变可导致髁状突在关节窝中的位置发生变化,垂直距离低可造成髁状突向后上移位及两侧髁状突在关节窝中的位置不对称。这种位置移动改变了颞下颌关节各部分之间的关系,对某一部分组织产生压迫,对另一些组织则造成牵拉。髁状突后上移位会压迫髁状突后的软组织,使翼外肌上头紧张,关节盘相对前移,在关节内产生微小创伤,关节内压增加。关节各部分负重功能改变会引起相应的组织学反应,有实验表明垂直距离降低可导致早期髁状突中间层细胞增多及排列不规则,扫描电镜下可见此层细胞有许多突起,胶原纤维排列紊乱;髁状突后移可使关节盘相对前移,关节盘纤维走行紊乱,负重区出现玻璃样变性及钙化;关节窝的软骨细胞钙化,关节窝表面的软骨出现局部坏死;关节后结节的前面出现骨吸收;颞下颌关节滑膜增生,形成不规则的肉芽组织。处理颞下颌关节疼痛方法有局部药物注射、调整咬合及𬌗垫治疗,必要时拆除现有修复体,重新设计、制作新修复体。

病例6:修复后张口受限颞下颌关节疼痛

患者5个月前于外地行上下颌全牙列固定冠桥修复,现因张口受限,颞下颌关节疼痛而就诊(图15-17)。

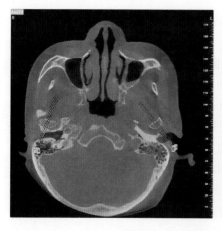
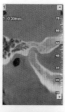
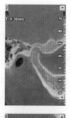
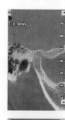
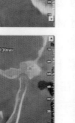
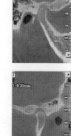
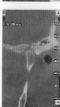

图 15-17　CBCT 片（南京医科大学口腔医学院　张怀勤供图）
双侧关节前间隙增宽

五、咬颊/舌

患者缺牙时间过久，两颊部向内凹陷，舌体变大；修复体过于偏向颊侧或舌侧；牙尖过高，过锐；偏侧咬合习惯均可造成修复后咬颊、咬舌。严重时颊侧咬出血泡，甚至引起感染和溃疡。调磨上颌后牙颊尖舌侧斜面和下后牙颊尖颊侧斜面，可有助于解决咬颊问题；调磨上颌后牙舌尖舌侧斜面和下后牙舌尖颊侧斜面，有助于解决咬舌问题。

第二节　牙周组织炎症

一、牙　龈　炎

边缘性龈炎又称单纯性龈炎，病变部位在龈缘部和牙间龈乳头处。牙龈轻度炎症表现为：牙龈色泽有轻度改变伴轻度水肿，探诊不出血；牙龈中度炎症：牙龈色红，水肿光亮，探诊出血；牙龈重度炎症：牙龈明显红肿或有溃疡，并有自动出血倾向。

与边缘性龈炎相关的因素有：

（1）修复体边缘过长，压迫牙龈组织，可造成牙龈组织苍白，患者有压痛感。如果修复体尚未粘固，应仔细调改，否则应该重做。

（2）固位体边缘不密合，用探针可发现冠与牙体组织之间有间隙，容易形成菌斑、牙石沉积，从而刺激牙龈组织出现慢性牙龈炎，修复体应考虑重做。

（3）修复体边缘过厚，高出基牙牙颈部，会影响龈沟的生理状态，导致牙龈增生或牙龈炎症。粘固前应对修复体边缘修整，使修复体边缘与基牙牙颈部外形一致。

（4）固位体及桥体的轴面外形不正确，不利于口腔自洁和对牙龈的按摩作用。粘固前应认真检查，及时调整。

（5）邻牙接触点恢复不当，导致食物嵌塞压迫牙龈。调整修复体外形便于自洁，必要时重新制作。

（6）溢出的粘固剂未去除干净而刺激牙龈组织。粘固剂凝固后，应将溢出的粘固剂去除干净，在可能的情况下，考虑采用龈上修复体边缘。

（7）口腔卫生维护差。应加强口腔卫生宣教，养成良好的卫生习惯。

全冠是目前最常用的固位体，依据冠边缘位置不同可分为龈下边缘、龈上边缘和齐龈边缘三种。边缘位于龈缘上方时，预备牙体不易伤及牙龈，不用排龈即可很容易获得清晰的边缘线，临时冠边缘也不易刺激到牙龈，试戴时便于检查冠边缘是否密合，粘固剂也易于清理，从而有利于牙龈组织的健康。龈上边缘的缺点是不美观，故龈上边缘多应用于后牙，但全瓷修复体具有优越的美学效果，在前牙也可根据具体情况设计龈上边缘。龈下边缘进入龈沟内，边缘为牙龈所遮盖，常用于美观要求高的前牙及牙冠高度不足的基牙。但备牙时应细致，取印模时需要排龈，试戴时认真检查边缘密合度，否则容易造成牙龈炎症和牙龈退缩。

造成修复体边缘不准确有以下原因：

（1）备牙不够精细，造成基牙牙颈缘粗糙。为了防止车针损伤牙龈组织，备牙前先用排龈线将牙龈排开，再用肩台专用车针精细制备，完成龈下颈缘的牙体预备，最后用细砂车针精修整个预备体。如果条件允许，在口腔显微镜下操作更好。

（2）排龈不当，备牙后牙龈出血及龈沟液流到牙体上，对印模的精度产生影响，临床上为了获得牙颈部和游离龈缘的精确印模，取模前必须用排龈线将牙龈排开。否则技师无法在工作模上分辨软硬组织界限，常常修改代型时误留过多肩台，产生修复体边缘悬突，引发牙龈萎缩。反之若去除过多肩台，导致修复体边缘缺欠，牙龈海绵状增生，引起牙龈炎、牙龈出血。

（3）没有用硅橡胶等高精度印模材料取模，导致印模不清晰。

（4）模型石膏精度不够，或使用模型石膏时水粉比不正确。

（5）取印模时托盘移位。

（6）灌模时基牙颈缘有气泡，颈缘修整不准确；切割代型时损伤了颈缘；间隙涂料过厚；蜡型制作、包埋误差。

生物学宽度（biologic width）：指的是牙龈龈沟底至牙槽骨顶部的距离，正常情况下，该距离是恒定的，包括结合上皮和牙槽嵴顶冠方附着于根面的结缔组织，宽度平均为2.04mm。生物学宽度的作用是使牙槽骨与外界分隔，使细菌无法侵入龈沟下组织。侵犯了生物学宽度可造成牙龈、牙周问题。龈下牙结石、牙周脓肿、不良修复体、食物嵌塞等都可能破坏生物学宽度。肩台破坏、肩台预备过深、排龈不当、修复体边缘过长均会导致生物学宽度破坏。

当生物学宽度遭到破坏后，应该进行系列牙周治疗，牙冠延长术可恢复正常的生物学宽度。一般采用翻瓣术，多数需要结合牙槽骨修整，而不是简单的牙龈切除。骨嵴高度与相邻骨嵴逐渐移行，有利于术后获得良好的龈缘外形。牙冠延长术后修复时机的确定取决于牙周组织的充分愈合及重建。有学者认为上皮附着水平在牙冠延长术后6周不再变化。但也有研究表明，术后6周至6个月期间，龈缘位置仍有小于1mm的变化。建议在手术后3周先戴临时性修复体，美学区永久性修复最好在牙冠延长术后6个月开始。

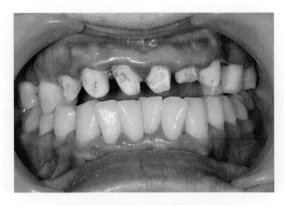

图 15-18 治疗前照片
（南京医科大学口腔医学院 张怀勤供图）
牙龈色红，水肿光亮，探诊出血

病例 7：牙周基础治疗及冠延长术后全瓷修复

患者因牙龈肿痛到牙周科就诊（图15-18），X 线片示：右上第二前磨牙、右上尖牙至左上第一前磨牙冠桥修复，右上中切牙及左上侧切牙可见牙胶尖充填物（图 15-19）。患者从牙周科转到修复科拆除冠桥修复体，根据患者要求完成所有基牙的根管治疗及再治疗（图 15-20）。同期进行牙周治疗，牙周治疗包括基础治疗及牙冠延长术，通过牙周系列治疗恢复了正常的生物学宽度（图 15-21）。手术后 6 个月，龈缘位置稳定，开始重新牙体预备，全瓷冠桥修复，口腔卫生宣教，定期复查（图 15-22，图 15-23）。

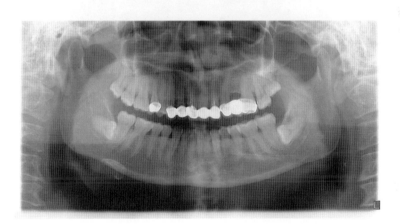

图 15-19 治疗前曲面体层片（南京医科大学口腔医学院 张怀勤供图）
右上中切牙及左上侧切牙可见牙胶尖充填物

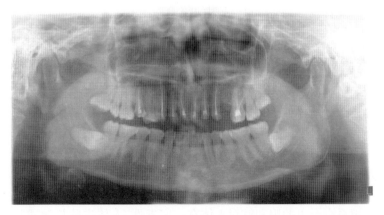

图 15-20 根管治疗后曲面体层片（南京医科大学口腔医学院 张怀勤供图）
所有根管充填密实到位

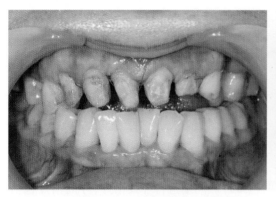

图 15-21　手术后照片
（南京医科大学口腔医学院　倪杰供图）
牙龈色泽正常,水肿消失

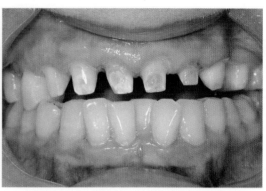

图 15-22　手术后 6 个月,龈缘位置稳定后
重新牙体制备（南京医科大学口腔医学院
张怀勤供图）

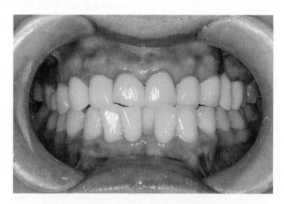

图 15-23　完成二氧化锆全瓷修复,修复体
达到患者美学要求且牙龈健康（南京医科
大学口腔医学院　张怀勤供图）

二、牙 周 炎

　　用标准的牙周探针探诊,通常健康牙龈的龈沟深度不超过 2～3mm。有炎症时探针会超过结合上皮,进入炎症区达健康结缔组织冠方。经治疗后,结缔组织中炎症细胞消失,胶原纤维新生,使结缔组织对探诊的抵抗力增强,探针不再穿透结缔组织,而是中止在结合上皮内。附着水平指袋（沟）底至釉质牙骨质界的距离,也称临床附着水平。附着水平是反映牙周组织破坏程度的重要指标之一,有无附着丧失是区分牙周炎与牙龈炎的重要指标。正常的牙龈附着于釉质牙骨质界处,不能探到釉质牙骨质界,即无附着丧失;牙龈炎患者牙龈附着的位置不变,仍在釉质牙骨质界处,即使因牙龈肿胀而导致探诊深度增加,临床上同样不能探到釉质牙骨质界,无附着丧失。牙周炎患者因有附着丧失,能探到釉质牙骨质界。附着水平对制订治疗计划、确定手术与否及手术方案、估计预后及疗效均有重要意义。

　　造成边缘性龈炎的因素,如果没有得到有效控制,进一步发展则导致附着丧失形成牙周炎。有学者认为镍系合金中的镍和铍对人体有一定毒性,人体皮肤接触试验结果表明 20% 左右的受试者对镍过敏,镍可直接损伤牙周组织。牙周炎早期无明显的自觉症状,但常有牙龈出血,可见菌斑、牙结石积聚。牙周炎的治疗包括消除刺激因素及药物治疗。常用3%过氧化氢溶液冲洗,1%碘甘油局部涂抹,漱口液漱口。必要时拆除修复体,龈下刮治、牙周手术治疗后,再重新修复。

第三节　松　动

一、基牙松动

当基牙出现牙周病时,基牙会发生松动。造成基牙松动的另一个重要原因是基牙负担过重。基牙牙槽骨吸收时,支持力下降,牙周组织应力增大。当基牙牙槽骨吸收达根长的1/2时,牙周组织的应力增加明显,应该谨慎选作基牙。基牙牙槽骨吸收时,可以通过增加基牙分散咬合力,使基牙应力分布改善。固定桥受到垂直向载荷时,基牙牙周组织以压应力为主。受到斜向载荷及水平向载荷时,牙周组织同时受到拉应力和压应力。基牙承受水平、斜向载荷的能力较弱,因此设计固定桥桥体时,应降低牙尖高度,减小颊舌径。固定桥设计不当、桥体过长、基牙条件差、或基牙数量不足均可造成基牙负担过重,应立即拆除固定桥重新设计修复体。

病例8:基牙及修复体松动(图15-24 ~ 图15-27)

47岁女性患者,5年前曾行上前牙固定桥修复,因固定桥松动来我院就诊。

检查:左上尖牙至右上尖牙固定桥松动,12唇侧颈部探针可探入,左唇侧可见瘘管,14残根,根面至龈下约1mm且龋坏,22、27缺失。左下单端固定桥,以第二前磨牙为基牙修复第一、第二磨牙;44、45联冠,45远中见精密附着体结构,46、47缺失。X线片显示:13、12、11、21、23根管内未见充填物,根尖周有阴影。

处理:拆除左下单端固定桥桥体,保留固位体;拆除右下精密附着体附件,保留固位体;拆除上颌固定桥,发现13、12、11、23残根,根面至龈下约1mm,且根面龋坏,13、12、11、21、23松动Ⅱ°~ Ⅲ°。经患者同意,拔除14、13、12、11、21、23。3个月后行种植体植入术,分别在23、21、11、13处植入4.0mm×12mm、3.6mm×12mm、4.0mm×12mm、4.5mm×12mm骨水平种植体共4颗。3个月后常规二期手术,取模,制作上部全瓷修复体。

讨论:冠桥修复后,患者应定期复查,及时发现继发龋或修复体松动,以免基牙受到进一步损害,导致基牙拔除。虽然本病例患者的主诉为上前牙,但检查发现左下颌不良修复体,以35为基牙的单端固定桥,为了防止基牙受到进一步损害,建议患者拆除不良修复体,重新设计。

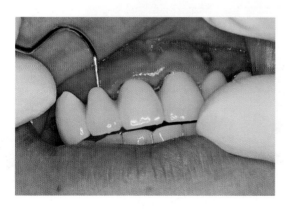

图 15-24　治疗前照片
(南京医科大学口腔医学院　张怀勤供图)
上前牙修复体边缘不密合,基牙及修复体
松动,唇侧瘘管

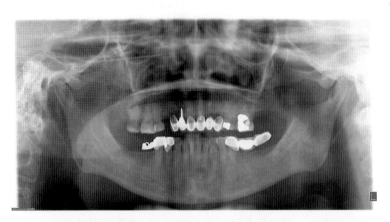

图 15-25 治疗前曲面体层片（南京医科大学口腔医学院 张怀勤供图）
上前牙冠桥修复；35、36、37 单端固定桥；44、45 烤瓷冠及相连的附着体

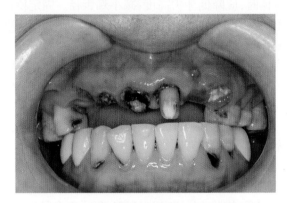

图 15-26 修复体拆除后，基牙龋坏且松动 Ⅱ°～Ⅲ°
（南京医科大学口腔医学院 张怀勤供图）

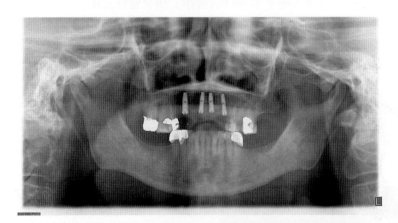

图 15-27 术后片（南京医科大学口腔医学院 张怀勤供图）
拔牙后 3 个月上前牙行种植体植入术

二、修复体松动

导致固定桥松动、脱落的原因有：

1. 基牙过短，基牙预备轴面聚合度过大，导致固位体固位力不足。

2. 两侧固位体的固位力相差悬殊。

3. 备牙不精细有支点引起修复体翘动。

4. 制作过程有形变，固位体未完全就位，导致固位体与基牙不密合，降低了固位体的固位力。

5. 修复材料强度不够，耐磨性差，固位体穿孔粘固剂溶解。

6. 咬合不平衡，有早接触点或侧向力过大。

7. 粘固剂溶解。

8. 基牙发生继发龋。

9. 脱位力过大。

10. 无牙本质肩领，或牙本质肩领不足。

如果固位力不足或两端固位力相差较大，应重新预备牙体，或增加基牙。固定桥一旦因固位体穿孔、修复体翘动、固位体与基牙不密合、粘固剂溶解、继发龋而松动只能拆除。当固定桥一侧固位体出现松动，而另一侧固位体未出现松动时，往往为患者所忽略，此时定期复查就显得尤其重要。发现这种情况应及时拆除固定桥，否则会引起基牙龋坏，严重时甚至导致基牙拔除。

病例9：牙本质肩领不足导致修复体松动（图15-28～图15-32）

48岁女性患者，4年前行上前牙桩核冠修复，现修复体脱落，要求重新修复。

检查：11、21残根，根面至龈下约0.5mm，叩（-），无松动，X线片显示：11、21根管充填完善。

计划：11、21行牙冠延长术后桩核冠修复。

处理：11、21行牙冠延长术，术后3周行纤维桩核及暂时冠修复，6个月后行全瓷联冠修复。

讨论：牙本质肩领不足的情况下，即使采用联冠修复也难以获得满意的远期效果；美学区修复应在牙冠延长术后至少6个月后进行。

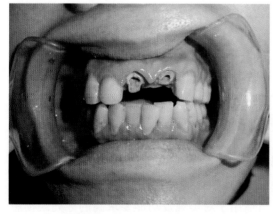

图15-28　11、21牙本质肩领不足
（南京医科大学口腔医学院　张怀勤供图）

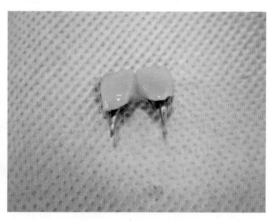

图15-29　11、21联冠松脱
（南京医科大学口腔医学院　张怀勤供图）

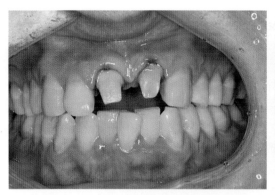

图 15-30　牙冠延长术 3 周后纤维桩修复
（南京医科大学口腔医学院　张怀勤供图）

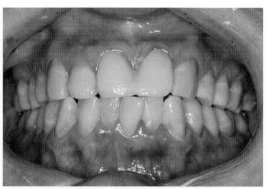

图 15-31　先戴临时性修复体
（南京医科大学口腔医学院　张怀勤供图）

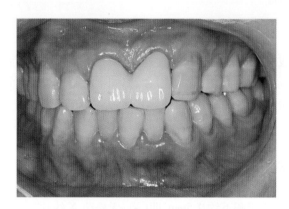

图 15-32　牙冠延长术 6 个月后全瓷冠修复
（南京医科大学口腔医学院　张怀勤供图）

病例 10：活动-固定义齿松脱后再修复

69 岁男性患者于 4 年前接受义齿修复，现因义齿无法使用而就诊。检查发现活动-固定义齿中固定部分脱落，导致可摘部分无法固位（图 15-33）。右上侧切牙折断，断面位于龈缘上。左上侧切牙曾金属核桩修复，现桩核脱落伴基牙冠根折，唇侧断面至龈下 1mm。两颗基牙均不松动。

基于患者年龄相对较大，对美观要求不高，并已适应可摘义齿，经与患者沟通，放弃种植修复及再次制作附着体义齿，改为固定桥合并普通可摘义齿修复。右上侧切牙经根管治疗后纤维桩修复，左上侧切牙经牙冠延长术后纤维桩修复（图 15-34）。常规制作固定桥及普通可摘义齿，可摘义齿固位体设计为冷弯卡环（图 15-35 ～图 15-38）。修复 1 个月后，患者诉义齿佩戴舒适，固位良好，咀嚼有力，摘戴方便。

附着体义齿是一类以附着体为主要固位形式的活动-固定义齿，由阴性和阳性两部分连接结构组成，附着体的一部分与基牙结合，另一部分与可摘义齿结合，实现连接和固位，从而为可摘义齿提供良好的固位及稳定。附着体义齿适用于对美观及功能要求高的牙列缺损患者，但附着体义齿对基牙条件及制作精度要求高，价格相对也较高。患者在使用时，不可仅从一侧取戴义齿，否则会对基牙产生扭力，另外佩戴义齿后应定期检查义齿组织面是否贴

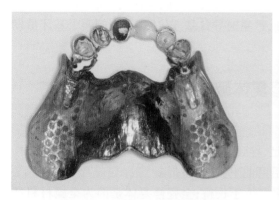

图15-33　脱落的活动-固定义齿
（南京医科大学口腔医学院　张怀勤供图）

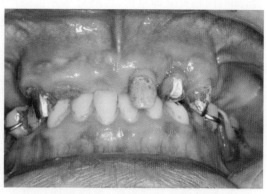

图15-34　左上侧切牙冠延长后
（南京医科大学口腔医学院　张怀勤供图）

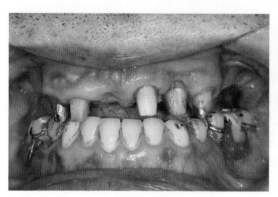

图15-35　牙体预备后
（南京医科大学口腔医学院　张怀勤供图）

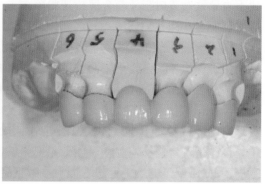

图15-36　重新制作的固定义齿
（南京医科大学口腔医学院　张怀勤供图）

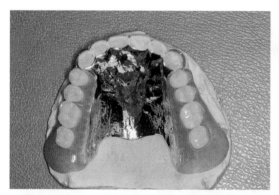

图15-37　重新制作的可摘义齿
（南京医科大学口腔医学院　张怀勤供图）

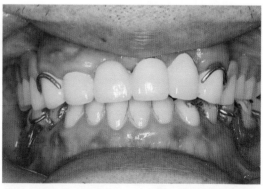

图15-38　修复完成，前牙固定修复及后
牙可摘义齿修复（南京医科大学口腔医
学院　张怀勤供图）

合,如有问题要立即重衬,否则对基牙也会产生不适当的扭力。附着体义齿制作、使用不当会导致修复体的固定部分脱落,基牙松动、折断,严重时导致基牙拔除,本病例两个基牙虽发生折断但不松动而得以保存。

第四节　修复体破损

导致固定桥破损可能有下列几种因素:

1. 固位体咬合面由于牙体预备的空间不足,导致厚度不足,表面穿孔、修复体折断。

2. 桥体过长,未采用桥架增强措施,受力后弯曲下沉,甚至折断。

3. 连接体脱焊或折断,金属整体铸桥架多发生于长桥;全瓷修复体是因为全瓷材料选择不当及连接体设计不合理。

4. 树脂材料磨损,树脂咬合面与对𬌗牙失去接触。金属桥架与树脂粘接面的固位形设计不当导致人造树脂牙与金属桥架脱落。

5. 崩瓷

(1) 金属桥架强度不足,受力后而引起桥架变形;桥架表面存在锐角、尖嵴;前牙金瓷交界处位于对𬌗牙咬合力集中部位;承受咬合力部位无金属基底支持。

(2) 瓷层过厚过薄或厚薄不均、气孔率高都会降低瓷的强度。

(3) 早接触及咬合不平衡导致应力集中,患者使用不当都有可能引起崩瓷。

固定桥出现损坏,应查找原因采取不同处理方法。对于树脂变色、磨损可在口内用光固化复合树脂直接修补。美学区崩瓷只要影响美观,最佳方案是拆除修复体重新制作;非美学区崩瓷,如果不影响功能经患者同意调磨崩瓷断面,可保留修复体;如果非美学区崩瓷影响与邻牙之间紧密的接触关系,造成食物嵌塞,则应该考虑拆除修复体重新制作。连接体、加载点附近是固定桥应力集中区,设计固定桥时,应予以重视。在应力集中处,应该相应加强固定桥,防止应力集中导致固定桥破损。修复体出现咬合面破损、连接体折断一般都需拆除后重做。

病例11:连接体折断

68岁男性患者,3年前曾行烤瓷固定桥修复,现因固定桥损坏而就诊。

检查:右上尖牙至左上第一磨牙烤瓷固定桥,23、24之间连接体折断(图15-39,图15-40)。

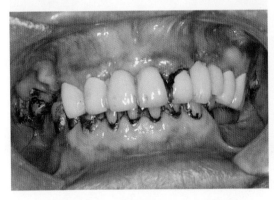

图15-39　固定桥修复,13到26固定桥
(南京医科大学口腔医学院　张怀勤供图)

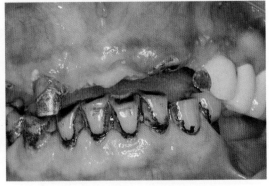

图15-40　连接体折断,使用3年后23与24之间连接体折断(南京医科大学口腔医学院　张怀勤供图)

建议:可摘义齿修复。

讨论:慎重使用长桥,连接体要有足够的强度。此病例在行固定桥修复时,建议患者修复其余缺失牙,以分散咬合力,避免咬合力过于集中于某一区域,导致修复失败。

病例12:氧化锆单端固定桥折裂

患者美学需求及金属材料生物相容性的问题,推动了全瓷材料的应用。近年来陶瓷材料机械性能不断提高,进一步扩大了全瓷修复体的适应范围,但全瓷单端固定桥能否应用于游离端缺失的修复一直存有争议。

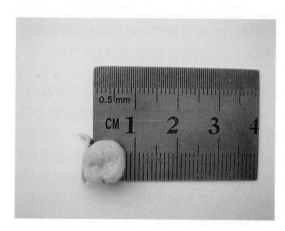

图15-41 单端全瓷固定桥折断,断裂线位于末端固位体远中壁,桥体近远中径约为8mm(南京医科大学口腔医学院 张怀勤供图)

63岁男性患者于3个月前采用全瓷固定桥修复右上后牙,因全瓷固定桥折断而就诊。检查发现17缺失,13、14、15、16全瓷冠固位体残留,桥体脱落。断裂线位于末端固位体的远中壁,末端固位体内冠咬合面厚度约0.7mm,轴面约0.5mm,末端固位体与桥体的连接体的表面积约18mm^2,桥体的近远中径约为8mm(图15-41)。X线片显示14、15残根,已行完善的根管治疗和纤维桩修复,患者否认有磨牙症,建议患者改用金属烤瓷固定桥或种植修复。

当患者不愿意佩戴可摘义齿,又无种植条件时,单端固定桥可以用来修复游离端缺失牙。一项18年的纵向研究表明单端固定桥的成功率约为70%。在选择单端固定桥时,医师需要考虑对颌牙的咬合力的大小、基牙数量、基牙牙体的高度、基牙倾斜情况、冠根比以及悬臂的长度。基牙的数目是单端固定义齿成功的重要因素,此病例采用了4个基牙,足以承担桥体应力。连接体连接基牙和桥体,必须要有足够的强度来抵抗咬合力,连接体的大小是另一个影响修复体成败的重要因素,有学者提出氧化锆单端固定桥连接体的最小尺寸为高3mm及宽3mm。不同于一般设想,在这个病例中断裂线是在末端基牙的远中壁,而不是连接体,因为连接体的表面积达18mm^2,已足够抵抗咬合负载。Ohlmann等其他学者也有同样的结果,即当连接体面积足够时,单端固定桥的薄弱点位于末端基牙固位体。过长的悬臂可造成基牙及修复体受到过大扭力,此病例桥体近远中径为8mm,是全瓷单端固定桥断裂的另一重要原因。

第五节　颜　色　问　题

一、原　因　分　析

在前牙美学修复中,除了要获得协调的形态外,还要尽可能与邻牙的颜色相协调。金属烤瓷冠桥修复后常常会出现基牙颈部牙龈发黑的问题。其解释有:金属离子游离沉积在牙龈上,致使牙龈染色;金属离子游离至牙根,变色的牙根透过牙龈使牙龈显得发暗;牙龈发暗来自于光线的反复折射,因此只要是金属烤瓷就会有牙龈黑线;还有一种观点认为牙龈变色是一种过敏反应。镍铬合金烤瓷冠桥边缘密合度差,边缘容易出现青灰色,且对人体细胞有毒性。由于烤瓷冠的基底是金属,光线不能传导,影响了修复体的透光性,使烤瓷冠没有天然牙那种活力。金属基底的不足促进了全瓷冠的研究和发展,1886年第一个瓷甲冠问世,但抗弯强度低,收缩大,边缘适合性差,限制了全瓷冠的使用。多年来相继开发了多种全瓷冠材料,按不同技术可分为:常规粉浆陶瓷、渗透陶瓷、铸造玻璃陶瓷、热压铸陶瓷、可切削陶瓷。目前我们所用的全瓷材料具有良好的生物相容性、耐腐蚀性和耐磨损性,热传导性低,且光通透性与天然牙接近。美学区修复尽可能采用纤维桩及全瓷修复体,在牙体制备时尽可能把发黑的牙体组织去除。

即使美学区修复采用了全瓷修复体,未必就一定能取得满意的美学效果,修复体与邻牙颜色相协调至今仍然是个难题。固定修复体与邻牙颜色不协调与临床医师比色误差,医技沟通,技师调色及制作工艺等有关。天然牙颜色分布复杂,颈1/3、切1/3及邻间隙颜色的变化尤其值得注意。VITA-3D分步比色,结合分区比色,便于技师获取颜色信息。然而牙色千差万别,并且每个特征性的颜色位于不同层次。可能来自釉质、牙本质或者釉质牙本质交界处,也可能在釉质表面。珠光状白色条纹常在釉质表面,但位于切端的橘红色层次不好确定,天然牙的各个层次的颜色应该在不同瓷层中得以体现。

二、解决方案

预防金属烤瓷修复体基牙牙龈发黑的方法有:在基牙预备时保证龈缘肩台有合理的宽度和外形,以保证修复体颈部瓷层厚度,还可采用全瓷颈缘,在美学区尽量采用全瓷修复体。当基牙颈部边缘出现青灰色甚至发黑时,如果说话及微笑时基牙颈部不暴露,患者对美学要求不高时可不进行处理。否则应该拆除金属烤瓷修复体,有金属桩能拆尽量拆,已染色的牙本质能去除尽量去除,换成全瓷修复体。

医师与技师之间应建立良好的交流关系,在比色时,最好同时拍摄相邻天然牙照片,并传送给技师作为辅助手段观察牙齿颜色、形态及表面特征。能在比色板上找出相应色片的比色方法称为比色板直接比色法。比色板色片有9~25种颜色,而天然牙的颜色有800多种,所以多数情况,需配色比色或染色比色。配色比色是利用色彩学原理,将不同颜色瓷粉混合产生新的颜色,从色调、色度和明度上调整色彩。染色比色是在原有的颜色上涂上另一种色彩,获得新的色彩效果,常用于表现一些细微的色彩特征。

病例13:基牙颈部牙龈发黑(图15-42~图15-44)

26岁女性患者,上前牙5年前曾行冠修复,现因上前牙牙龈发黑前来就诊。

检查:11、21贱金属烤瓷冠修复,边缘密合,唇侧龈缘呈青灰色,叩(-),无松动,X线片显示:11、21根充完善。

处理:拆除11、21烤瓷冠,发现11、21唇侧牙龈轻度染色,重新牙体预备后,取模,制作临时冠,1周后试戴全瓷冠,美观有所改善。

讨论:造成金属烤瓷冠龈缘发黑有多种原因,更换全瓷冠前要向患者交待清楚,以免患者预期过高。

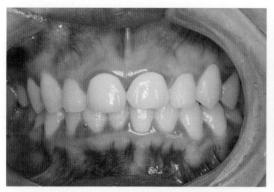

图 15-42 11、21 金属烤瓷冠修复,金属
烤瓷冠边缘出现青灰色(南京医科大学
口腔医学院 张怀勤供图)

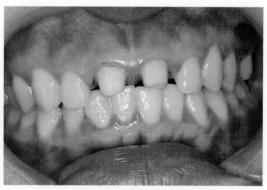

图 15-43 拆除金属烤瓷冠,牙龈仍
然呈现轻度染色(南京医科大学口腔
医学院 张怀勤供图)

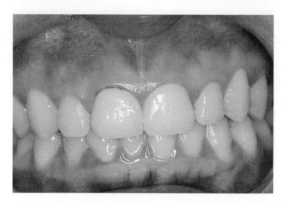

图 15-44 氧化锆全瓷冠修复,基牙颈部牙龈色泽有所改善
(南京医科大学口腔医学院 张怀勤供图)

病例 14:通过远程医技沟通获得更好的美学效果(图 15-45 ～ 图 15-49)

45 岁女性患者,因左上前牙充填物反复脱落,要求冠修复。

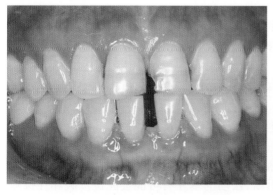

图 15-45 充填体反复脱落,患者要求
全瓷冠修复(南京医科大学口腔医学
院 张怀勤供图)

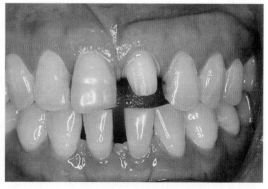

图 15-46 完成备牙
(南京医科大学口腔医学院 张怀勤供图)

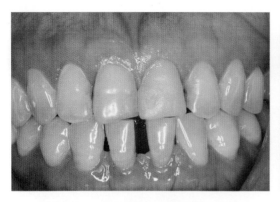

图 15-47　暂时冠修复,比色时因牙黄(接近 A3)患者要求美白(南京医科大学口腔医学院　张怀勤供图)

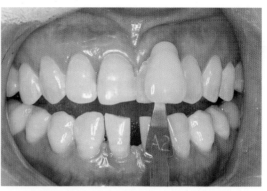

图 15-48　美白后(接近 A2),拍照并传送(南京医科大学口腔医学院　张怀勤供图)

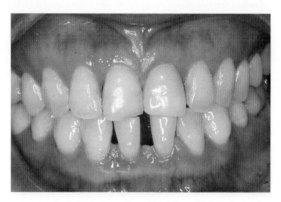

图 15-49　修复后,颜色形态逼真,下前牙后期修复(南京医科大学口腔医学院　张怀勤供图)

　　检查:21 近中缺损,牙龈正常,无松动。

　　处理:21 牙体预备后,常规取模,比色时患者感觉牙齿较黄(A3),要求美白。应患者要求,对上下前牙进行美白治疗,重新比色(A2),拍照并将照片传送给技师,试戴时修复体颜色逼真,患者满意。

　　讨论:虽然全瓷修复体的美学效果已有很大改善,但颜色与邻牙的协调仍不能令人满意,比色时拍照并将照片传送给技师是比较有效的方法。

第六节　拆冠的方法

　　固定冠桥修复后,因根尖、牙周病变及修复体损坏常需要拆除,拆冠的方法有:

(一)手工去冠法

　　可用于拆除已松动或暂时粘固的冠,而对粘牢后的修复体只能采用破坏性拆冠法,薄弱的切牙和前磨牙在拆除过程中较易发生牙冠折断,松动的基牙有可能会脱位。破坏性拆冠首先要用车针切穿修复体,然后撬松冠边缘,再用去冠器轻轻震动取下。使用去冠器时应注意用力的大小及方向,防止基牙折裂、牙周组织损伤,并且要注意防止患者误吞修复体。有一种拆冠器由一个直头及另一个 90°弯头组成,先用车针切穿牙冠,再用拆冠器工作尖两个凹痕卡牢牙冠,旋转工作尖撑开牙冠,同时破坏粘固剂密封。使用这种拆冠器可减小对牙齿的压力,因此能有效减少对牙体及牙周组织的损伤。除了拆冠外临床上常常还要拆桩,取成品桩相对比较方便,先磨除桩周围的粘固剂,将取桩钳夹紧冠桩的根外段,慢慢转动并向外拔出。取铸造桩难度较大,当桩进入根管较深时,可放弃取桩,改根尖手术治疗根尖周炎。

(二) 机械去冠法

将去冠器与牙科治疗台上低速手机接口相连,通过高频振荡使冠内粘固剂震碎分离,达到完整拆冠的目的。机械式去冠器的优点在于振荡力量均匀,持续性好,减轻医师的劳动强度,减少对基牙的损伤,采用这种方法可完整取下烤瓷牙,完整的烤瓷牙有可能再利用,这样可减轻患者的经济负担。

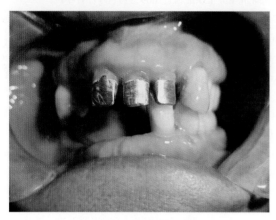

图 15-50　口腔内的铸造桩
(南京医科大学口腔医学院　张怀勤供图)
11、21、22 修复体已拆除,铸造桩仍存留

(三) 超声振荡法

除了使用上述方法外,还可以通过超声振荡方法拆除全冠及桩冠,将超声工作头放在修复体的不同部位振荡,松动后用去冠器拆除修复体。

病例 15:铸造桩拆除

65 岁女性患者,5 年前在外地行前牙固定修复,近两周前牙区疼痛不适,在当地拆除了烤瓷冠,但未拆铸造桩,来院就诊。检查发现 11、21、22 修复体已拆除,基牙稳固(图 15-50)。X 线片显示:21、22 根尖有阴影,铸造桩深达根中 1/3(图 15-51)。建议患者考虑采用根尖手术治疗根尖周炎,患者不愿意手术治疗,

坚决要求拆除铸造桩(图 15-52)。

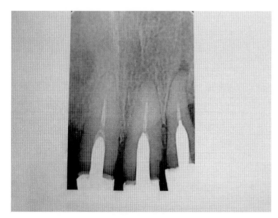

图 15-51　X 线片
(南京医科大学口腔医学院　张怀勤供图)
21、22 根尖有阴影,铸造桩深达根中 1/3

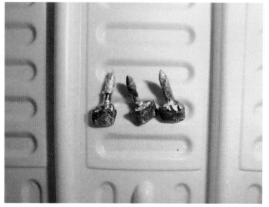

图 15-52　离体的铸造桩
(南京医科大学口腔医学院　张怀勤供图)
11、21、22 铸造桩拆除,牙根进行根管再治疗

(张怀勤)

参 考 文 献

1. 巢永烈. 口腔修复学. 北京:人民卫生出版社,2011

2. 赵铱民. 口腔修复学. 第7版. 北京:人民卫生出版社,2012

3. 易新竹. 骀学. 北京:人民卫生出版社,2012

4. 王美青. 现代骀学. 北京:人民卫生出版社,2006

5. Decock V,De Nayer K,De Boever JA,et al. 18-year longitudinal study of cantilevered fixed restorations. Int J Prosthodont,1996,9(4):331-340

6. Wolfart S,Harder S,Eschbach S,et al. Four-year clinical results of fixed dental prostheses with zirconia substructures (Cercon):end abutments vs. cantilever design. Eur J Oral Sci,2009,117(6):741-749

7. Eraslan O,Sevimay M,Usumez A,et al. Effects of cantilever design and material on stress distribution in fixed partial dentures-a finite element analysis. J Oral Rehabil,2005,32(4):273-278

8. Veríssimo C,Simamoto Júnior PC,Soares CJ,et al. Effect of the crown,post,and remaining coronal dentin on the biomechanical behavior of endodontically treated maxillary central incisors. J Prosthet Dent,2014,111(3):234-246

9. Hassan B,Metska ME,Ozok AR,et al. Comparison of five cone beam computed tomography systems for the detection of vertical root fractures. J Endod,2010,36(1):126-129

10. Fayad MI,Ashkenaz PJ,Johnson BR. Different representations of vertical root fractures detected by cone-beam volumetric tomography:a case series report. J Endod,2012,38(10):1435-1442

11. Arora R,Narula SC,Sharma RK,et al. Evaluation of supracrestal gingival tissue after surgical crown lengthening:a 6-month clinical study. J Periodontol,2013,84(7):934-940

12. Samran A,El Bahra S,Kern M. The influence of substance loss and ferrule height on the fracture resistance of endodontically treated premolars. An in vitro study. Dent Mater,2013,29(12):1280-1286

13. Singh S,Thareja P. Fracture resistance of endodontically treated maxillary central incisors with varying ferrule heights and configurations:In vitro study. J Conserv Dent,2014,17(2):115-118

第十六章 医-患-技交流与仿真固定修复

第一节 医-患-技交流

口腔修复治疗是修复医师、患者、技师共同参与的过程;因此,成功的修复治疗,即达到令患者满意的修复效果、恢复患者的功能和美观,甚至仿真修复,依赖于医师、患者、技师三者间的良好配合,这需要医师、患者、技师在治疗前、治疗中、治疗后充分地交流。医-患-技交流,即在诊疗过程中,医师、患者、技师三方针对患者病情的相关信息进行沟通,医师根据个人的医学知识和经验,将自己对病情的观点及诊疗过程的要求等信息传递给患者,将对修复体制作的具体要求传递给技师;患者将自身对医疗信息的理解、诊疗过程中的生理反应、心理感受反馈给医师,积极配合技师采集记录与修复体制作相关的个人特征并向技师表达自身对修复体制作的主观需求;技师根据医师的具体要求、患者的主观需求结合患者实际情况,及时将自身对修复体制作的理解以及制作中遇到的问题与医师、患者进行沟通。医-患-技交流,这种信息传递与感受反馈循环贯穿于整个医疗活动过程,是保证修复成功的重要前提。良好的医-患-技交流体现了诊疗中人与人之间的平等,避免了医-患-技关系的唯技术化和功利性,最大限度满足了患者的自主要求。美国学者萨斯和荷伦德依据医师和患者的地位、主动性大小将医患关系划分为主动-被动型、指导-合作型和共同参与型三种模式。主动-被动型医患关系忽视了患者在治疗中的重要作用;指导-合作型医患双方在医疗活动中都是主动的,作用是相互的,患者以主动配合医师、执行医师的意志为前提,医师根据患者的口腔条件并参考患者提供的信息来确定大致的治疗方案,并指导患者理解和接受,医师仍具有权威性;共同参与型医患关系中,医师和患者具有平等的权利和地位,共同参与修复治疗方案的决定和实施。

一、医-患-技交流的历史

在口腔修复发展的早期,由于社会经济发展不足,口腔修复材料和技术水平有限,甚至都鲜有专门的技师,常由医师兼任技师的工作;医师所能提供的也只是单一简陋的修复方法和材料,牙体、牙列缺损的患者只能得到粗糙的功能恢复,美观恢复常常难以顾及。因此几乎不存在医-患-技间的交流,只是简单的"患者缺牙-医师镶牙"的医患关系,即医师与患者的关系模式是主动-被动型。

二、医-患-技交流的现状

近年来,随着材料科学、生物工程、制造技术的高速发展,口腔修复新材料、新技术不断出现并很快应用于口腔修复的临床实践;同时,我国社会经济、文化的全面提升使人们较以往任何时候都更加关注自身健康,对修复治疗的需求从最初的以功能恢复为主向兼顾功能与美观,甚至以美观为主的方向发展。医师不仅可以通过单纯的言语,还可以通过模型、图片、视频、口腔内镜技术等更为形象直观的立体化媒介使患者了解自身口腔情况,了解修复的材料和方法,患者在医师的指导建议下选择治疗方案,并配合医师的诊疗活动。与此同时,医师还可通过义齿加工制作单、模型、咬合记录关系、椅旁制作完成的暂时修复体、与患者牙齿和面容相关的口腔数码照片、视频等向技师传达更多、更详细的修复信息。由此医-患-技之间建立了更广泛的交流。

虽然有诸多交流的手段和方法,但是医-患的交流要么仅仅停留在"修复方法与材料的选择"上,忽略了患者在诊疗过程中对修复信息的理解和需求;要么在目前医患关系紧张的社会大环境下,面对患者的要求,尤其是有些患者的"不合理"要求没有及时沟通解释,而一味迁就造成最终修复失败,甚至由此引发医患纠纷。此时的医师与患者的关系模式是指导-合作型。医师与技师之间属于医师为主导、技师配合的工作关系,技师机械地根据医师的要求完成修复体制作,缺乏从总体功能角度考量修复体的制作,技师与患者间的沟通仅仅是修复体的比色或染色等。

总而言之,当前的医-患-技交流尚缺乏系统性、一致性的标准,多因医师、技师水平、经验不同,沟通的水平、程度亦不同,缺乏定性定量的指标或要求,降低了口腔修复治疗的规范性,从而难以达到理想的修复效果。

三、医-患-技交流的展望

随着社会文明的进步,医学模式将从传统的生物医学模式(biomedical model)向生物-心理-社会医学模式(biopsychosocial model)转变,即对疾病和患者生理、心理、社会等致病因素的全面关注,尊重患者意愿、让患者参与诊疗计划、建立正确的医患关系模式成为必然趋势。口腔修复由于其专业性和特殊性,诊疗过程中除了医师、患者的充分交流,还必须有技师的参与。因此,为实现高水平的口腔修复服务,医-患-技三者的交流非常重要,在整个修复诊疗过程中,包括治疗计划制订、分步实施、后期维护等方面(表16-1),只有依靠三方共同参与、相互协作才能获得理想的修复治疗效果,即医-患-技的关系模型为共同参与型。

为了实现共同参与型的医-患-技的关系,医师、患者、技师之间必须进行良好的协作,正如美国牙科协会(American Dental Association,ADA)发布的临床工作指南中指出的"良好协作关系的基石就是各自完成自己的职责,并对对方的能力和贡献有足够的尊重和理解",即在修复诊疗过程中医师、患者与技师必须严格执行各自的职责。

表 16-1　理想固定修复治疗计划安排表

医师-患者	医师-技师	技师-患者
1. 初诊　临床检查,了解患者个人诉求,填写患者个人及口腔情况登记表;拍摄照片,取上下颌印模,确定颌位关系,面弓转移上颌骨相对于颞下颌关节位置;约定下次就诊时间	2. 将模型转移至𬌗架上,通过照片,请技师制作诊断性蜡型,医师与技师讨论各种修复方案预后效果,以及双方应注意的临床操作或工作细节	
3. 第一次复诊　医师向患者展示诊断性蜡型,解释可行的修复方案的优缺点、修复步骤、时间表以及费用等,重点解释患者存在疑虑或担心的问题。必要时可在患者口中制作 mock-up 使患者更加直观地了解修复效果		4. 患者可能对诊断性蜡型的外形存在个人意见与建议,技师可与患者讨论并进行修改最终达成一致意见;技师向患者详细介绍选用工艺技术的效果,并比对颜色和形态
5. 复诊　牙体预备,制取印模;按诊断性蜡型制作暂时修复体	6. 医师将患者戴用暂时修复体后的意见及时反馈给技师	7. 技师综合各种信息完成修复体
8. 复诊　试戴修复体,调整邻接、检查边缘适合性、调改咬合,以及颜色外形是否与邻牙协调	9. 试戴修复体后,医师将患者意见反馈给技师,技师根据意见进行修复体颜色外形的调改	10. 特殊病例,可由技师与患者当面交流,调整使患者满意
11. 修复体调整后临床试戴,患者满意,永久粘固,拍摄照片;医师向患者说明使用方法、注意事项、定期复诊,并作保修等承诺		
12. 定期复诊　医师与患者沟通修复体使用情况,并检查修复体邻接、边缘、咬合、松动度等情况,定期拍摄 X 线片了解牙根情况;再次向患者交代使用方法、注意事项、定期复诊等医嘱		

（一）医师职责

1. 医师有责任向技师提供有关修复体制作的书面指示,包括所要求实施工作的细节和要求使用的材料,书面指示应表达清晰、用词精准、无歧义、易于理解。此书面指示需留复印件并保留适当时间以备法律需要的情况下使用。

2. 医师应向技师提供精确的印模、模型、咬合记录和（或）上到𬌗架的模型。这些材料应标注患者姓名等相关信息。

3. 医师应以适当的方式标明修复体的设计方案。

4. 医师应在书面指示中提供关于修复体的色彩、外形、材料等信息,除了文字描述外,还可采用照片、图解等形式。

5. 在技师对上述 2～4 项所提供的指示提出疑问时,医师应以口头或书面形式加以澄清,以便修复体的制作步骤得以按原计划进行,或是对书面指示做必要的修改。

6. 医师向技师递送的所有物件都应依据控制感染的规则要求,进行相应的消毒处理。在传递过程中,这些物件应放置在适当的容器中以防止损坏和保持精确。

7. 如果医师认为修复体不能完全就位或颜色不正确,应将模型、咬合记录、修复体或其他装置全部退回。

（二）患者职责

1. 在就诊过程中,应充分尊重医务人员及其劳动,积极主动配合医务人员的诊疗。

2. 在就诊过程中,应遵守医院各项规章制度。

3. 应如实告知医务人员自己就医的目的和要求,对自己同意的治疗,应真诚合作、密切配合。

4. 应坦率真诚地回答医务人员的提问,不得隐瞒相关病史,对医务人员的解释存在疑虑时,应积极主动沟通。

5. 应根据医嘱,按时就医,如不能按时如约就诊必须事先联系相关医务人员。

6. 应自觉按照相关规定缴纳诊疗费用。

7. 在就诊过程中,应尊重其他患者。

8. 在口腔修复过程中,积极主动参与修复体的颜色、形态等的设计,对医师、技师提供的修复体满意时应予以积极的赞赏,对不符合心理预期之处积极、主动与医师、技师沟通,对确属于因自身因素无法完全制作理想修复体时,应充分理解、体谅。

（三）技师职责

1. 技师应按照医师的书面指示制作修复体,达到在医师提供的模型和𬬭架上完好就位的状态。医师书面指示的原件应保留一段时间以备可能的法律需要。义齿加工制作企业一般备有义齿加工制作单,义齿加工制作单上应印有义齿加工制作企业的名称和地址,并留有足够的空间供医师书写医疗机构名称、患者姓名、性别、修复体完成送件的时间、修复体设计的说明、医师的签名等,义齿加工制作单上也应留有其他法律要求信息的书写空间。

2. 如果技师对咬合记录的准确性、模型的准确性、义齿的设计可行性等有疑问,应及时采用多种形式同医师沟通、确认。

3. 技师应按照书面指示原件上描述的修复体色泽要求制作修复体颜色。

4. 如果因为某种原因不能继续实施修复体制作步骤,技师应及时通知医师。如果需要对书面指示有任何改动或增加,必须取得医师的同意,并在修复体制作完成递送医师时,将修改的记录一并送往。

5. 技师应按照通行的控制感染方法将修复体或其他装置做消毒处置,以便保护从业人员的健康。如发现移交的任何材料有破损应立即报告。

6. 在必要的情况下,技师应通知医师该病例使用材料的特性,并就怎样正确操作调整这些材料提出建议。

7. 技师应对接收的物件（如印模、咬合记录、修复体等）按照通行的控制感染方法做消毒处置,并做妥善的包装和传递,避免损坏。

8. 如果医师所委托的工作被部分或全部转包给其他的义齿加工制作企业,从医师那里接收该病例工作的技师需要将书面委托书附在医师原始的书面指示上。

9. 除非法律允许的情况,技师不得直接向患者收费。技师也不能向患者谈论或泄露义齿加工制作企业与医师之间的商业安排。

良好的医-患-技沟通,其形式主要是言语沟通及非言语沟通。①言语沟通:医师或技师要使用文明用语,恰当地使用劝导、安慰性语言,积极的暗示有利治疗,伤害性言词可能造成医源性伤害;要互动、真诚、中性化,防止冷淡或过于热情,以免造成患者的疑虑和不信任感;要正确引导患者的交谈内容,做直接或间接提问、开放式谈话。②非语言沟通也称副语言沟通:是通过语调强弱、速度快慢等表达不同的重点;观察患者的面部表情以了解患者的感受以及内心活动,判断患者疼痛、不适等感受或关注、质疑等态度;观察肢体动作以判断患者的意向及程度;目光接触既能显示出个性特征,又能表达和传递情感,具有重要的信息交换功能。医师或技师与患者通过语言或非语言的沟通,增进医师或技师与患者间的相互信任,构建良好的医-患-技关系,增强患者主观能动性,保证医疗活动的顺利进行。

此外,由于口腔固定修复的专业性和特殊性,医师和技师在诊疗活动中不但要遵守一般的医学伦理学原则,还要遵循医学美学原则,注意事项如下:

1. 拓宽知识范围,加强美学修养。现代口腔修复是口腔医学与美容学的有机结合。修复医师除了要具备良好的口腔医学知识和技能,还必须具备美容学、心理学等知识,拥有较高的审美能力和审美品位;能够根据不同患者各自的特点,如性别、年龄、职业、肤色、面部特征等,选择合适的修复方法,适当的修复体形态及颜色,达到最佳的功能及美学效果。

2. 全面认真检查,充分了解患者需求。医师要对患者进行严格的口腔检查,确定牙体或牙列缺损、相邻牙齿、软硬组织以及面部外形等的情况,详细了解口腔疾病的病史,尤其是与修复治疗相关的现病史,如患者既往是否有过修复治疗、既往治疗的情况、治疗经历和修复效果带给患者的主观感受等。对于要实施麻醉、手术操作的患者还有针对性地进行全身检查,如糖尿病、心血管病、哮喘等,以免意外事故的发生。

在对患者进行全面仔细地检查之外,尽可能详细地了解患者此次就诊的目的,有着怎样的需求或预期,重点想要解决的问题是什么,是咀嚼、发音还是美观;患者担心或者恐惧甚至不能接受的是什么,是外观、就诊时间、就诊次数、所需费用还是疼痛;医师可以通过系统的表格形式来详细检查患者的口腔颌面部情况,同时全面细致地了解患者需求。

值得注意的是受传统观念的影响,一些患者在向医师表达主诉时往往羞于直接表达改善美观的意愿,而以某些功能受影响为主诉前来就诊,若医师在治疗中未充分考虑患者的美学需求,而仅从功能修复角度为患者制作修复体,一旦修复体完成后难以达到患者对修复体美学效果的期望值时,患者即对修复体产生排斥感,此时又常常表现为从其他角度挑剔修复体的不足,导致医师耗费大量时间调改修复体后仍无法使患者满意。因此,医师在接诊患者时应注意分析患者的心理诉求,充分了解患者对修复效果的具体要求。

3. 适当定位患者的期望值。医师在充分了解患者对修复治疗及效果的需求后,应根据患者的实际口腔、面部情况,评估患者的需求是否合理。如果合理,医师应评估自身的临床经验、技能及现有的条件能否达到患者的要求,在条件允许的情况下,尽量满足患者的要求;如果不能满足患者的某些要求时,要耐心细致地解释清楚,帮助患者认识到存在的问题和困难,说服患者放弃或者降低不合理的要求,正确定位期望值,并在愉快的气氛中接受诊疗;对于某些患者不切实际的过高期望值,也应充分沟通使患者理解,重视患者需要得到的基本关心和情感沟通。

4. 认真制订治疗方案,做到知情同意。知情同意原则(principle of informed consent)是临床上处理医患关系的基本伦理准则之一,也称知情承诺原则。其基本内容是:临床医师在为患者做出诊断和治疗方案后,必须向患者提供包括诊断结论、治疗决策、病情预后及诊治费用等方面真实、充分的信息,尤其是诊疗方案的性质、作用、依据、损伤、风险、不可预测的意外及其他可供选择的诊疗方案及其利弊等信息,使患者或家属经深思熟虑自主做出选择,并以相应方式表达其接受或拒绝此种诊疗方案的意愿和承诺;在得到患者明确承诺后,才可最终确定和实施由其确认的诊治方案。

根据问诊、检查结果等具体情况,初步制订几种合适的治疗方案,充分尊重患者的知情同意权为前提,向患者详细说明各种修复方案的利弊,包括材料、适应证、基本步骤、治疗周期、就诊次数、治疗费用、修复效果,以及可能出现的问题等,利用口腔修复学及美容学知识,以及以往的修复经验进行正确引导,提出合理化建议,最后让患者在充分理解的基础上,权衡自己的经济状况,自己选定治疗方案。医师不能为了提高经济效益,而随意扩大适应证、夸大治疗效果,应该从患者的利益出发,科学地选择合适的治疗方法,以降低失败率、减少患者的痛苦和经济负担、维护良好的医患关系。

医师与患者就治疗方案沟通过程中可以通过为患者展示模型、诊断性蜡型、照片,甚至视频、多媒体等数字化手段,为患者提供修复治疗更加直观的认识。数字化医患沟通手段(计算机辅助设计软件、三维重建、数字化技术)第一是让患者感受到医师对其病情的重视和关注,提升患者满意度,起到事半功倍的作用。第二是提升患者对医师专业技术水平的信心;第三是让患者直观准确地认识到自身的解剖状况和局限性,避免因为预期过高而为医患纠纷下隐患;第四是让患者对修复材料的结构和费用建立直观的印象;第五是让患者在治疗开始前就能看到最终修复的效果,坚定患者接受复杂治疗的信心。

例如,数码美学设计(digital esthetic design,DED),是前牙美学分析和修复设计的有效手段,在美学分析诊断的基础上,借助计算机进行可视化的精确牙齿美学修复设计,之后通过诊断蜡型(wax-up)、诊断饰面(mock-up)将设计结果表达,甚至呈现于患者口腔内,使患者能够直观地看到自己微笑的改变及模拟修复效果,并提出修改意见,参与到治疗的过程中来,利于医-患-技沟通;此外,DED还能有效指导技师进行诊断蜡型及最终修复体的制作。

5. 强化法律意识,完善病历书写及存档。随着我国卫生法规体系的不断完善,医患关系已不仅涉及伦理、道德、制度等,还演变成一种契约、合同及法律关系。医师采取什么样的治疗方案,在严格遵循"知情同意"取得患者及家属同意后实施的同时,还应完善相关医疗文书的书写,某些情况下还应详细记录医患沟通的情况及结果,以保护医患双方的权益,同时避免产生不必要的医疗纠纷。口腔固定修复由于其特殊性,相关的照片、模型、旧义齿等都是需要妥善保管的资料。

6. 严格操作规程、保证治疗效果。固定修复诊疗独立性和操作性强,过程较复杂,需要的步骤较多,就诊时间长,因而在诊疗过程中,要严格地按操作规程进行,切忌操之过急、随意省略操作步骤或减少时间间隔。医师在进行下一步操作前,应当预先告知患者接下来该进行哪些操作,会有哪些不适,怎样去预防等,通过良好的医患沟通,减轻患者的恐惧,缓解紧张心理,争取患者的理解和配合。有学者研究发现患者会由于修复口内操作而精神紧张导致唾液分泌加快。可见患者精神紧张不仅是不能轻松配合医师操作,其机体相应的反应,如唾液分泌的加快、咀嚼肌肌力亢进、恶心等可直接影响到操作的顺利进行。在诊疗操作过程中动作轻柔,尽量做到无痛治疗。制订详细的治疗计划,保证每一次的就诊治疗无误达到预期效果,这样易于增强患者信心和对医师的信任感,为最终的修复效果奠定良好的基础。良好的治疗效果才是医患沟通的前提,没有好的治疗效果再好的沟通也难以解决问题。

7. 三级医师责任制。遇到患者病情较为复杂、情况较为特殊或者难以沟通的,下级医师应及时向上级医师汇报和请示,请上级医师提供指导意见甚至诊疗帮助。

8. 宣传口腔卫生知识,改善口腔修复体的维护。口腔卫生维护是保证修复体长期良好的必要条件,因此,医师有责任和义务向患者提供口腔健康教育和指导,使患者掌握正确的修复体维护方法,建立良好的口腔卫生习惯,维护口腔健康。

9. 重视医-技信息传递通道。口腔修复医师和技师的关系已经由过去的主从合作型转变为新的并列互补型关系,即临床治疗和技工室制作两者以平等的地位构成口腔修复治疗的整体过程。医师提出设计信息,技师反馈制作信息,从而为患者提供理想的修复体。

医师和技师的沟通通道即信息传递的渠道,有语言通道、模型通道、书面通道和其他通道。语言通道是最简单最直接的方式。模型通道是医技沟通最重要的间接通道之一,也是决定修复体制作是否成功的关键因素。书面通道,即义齿加工单,至少包括三部分:患者的基本情况,义齿设计平面图,颜色信息的转达。在修复过程中,此环节是至关重要的一个部分,一份项目清晰、规范合理的设计单可以将医师及患者的信息准确无误地传递给技师,技师同样可以通过一份详尽的设计单获得所需要的信息。其他通道:数码相片可以让技师直接看见牙齿的一些不易描述的颜色和细微结构特征,但相片信息作为参考,不能完全按照相片提供的信息,因为相片也可能会存在不同程度的失真,还可以通过测色仪数据、视频等其他形式的通道经计算机网络传递信息。

10. 重视医院感染控制。医-技交流的内容除了患者一般信息、修复体制作信息之外,还应该包括关于感染控制相关信息的沟通,其中最基本的就是印模或模型的消毒处理情况。因为未经消毒的印模或模型可以成为 HIV、HBV、HCV 等多种病原微生物的传播载体,所以在印模或模型传递过程中相关人员均有被感染的潜在危险。因此,医师有义务告知技师有临床传递至制作室的印模或模型是否已消毒,以及所采取的消毒方法。这种沟通是对治疗团队其他成员的保护和尊重,应该得到医技双方的重视。

一个精确的修复体,离不开医师、患者、技师的共同努力,三者良好的沟通与合作是修复体制作成功的重要保证。医师应具有全面的理论知识、综合分析能力和临床操作技能,不仅对口腔修复体的主要制作步骤了如指掌,还应深入了解技师的工作,掌握各种技术和材料的优缺点,不仅有助于制订更好的临床治疗方案,也使医师在考虑材料技术限制、生物因素以及美观因素的同时达到最佳的修复效果。技师是修复体的制作者,不仅要有较强的实践操作能力,也要具备一定的文化素养及理解能力,更应该具备相应的美学常识。在正确理解医师及患者意图的基础上,在口腔工艺技术理论的指导下,运用美学常识,根据医师提供的义齿加工单、印模、模型、数码照片及各种记录制作修复体;遇到问题应及时向医师提出,以便临床医师再次核对;技师应收集各种反馈信息,做好记录,定期分析数据,向临床医师回馈义齿加工过程中遇到的问题,并根据结果做相应的工艺调整。医师和技师应不断学习,努力提高自身的专业技能、文化素养和人文素质,才能更好地进行医-患-技交流,以达到理想的口腔固定修复效果。

第二节　仿真固定修复

人体美通常以五官端正——耳、目、口、鼻、身的整体美来概括。由此可见,"口"在人的整体美中占有重要地位。现代口腔修复以仿真、复制天然牙的本质特性为美的标准。在对患者进行口腔颌面部美学修复时,应该遵照仿生、仿真的原则,即在保护健康组织的前提下,尽可能恢复患者软硬组织的生物性能、机械性能和外观。仿生要求修复材料的生物安全性良好并且可以模仿缺失或缺损的软硬组织的各种特性。应当承认的是,目前的口腔修复材料与牙体硬组织存在本质上的差异,修复时很难达到仿生的要求。仿真则要求修复体的形态、外观、颜色与缺失或缺损的口腔颌面组织无限接近。近年来,随着物质生活水平及审美能力的大幅度提高,患者对修复体的美观要求显著提高。在这种条件下,仿真修复得到广泛应用,并受到越来越多的关注。仿真固定修复是运用现代口腔修复技术,为牙体缺损、牙列缺损的患者制作仿真的、符合患者个性特征的固定修复体的过程。客观说来,仿真修复促使口腔修复医务工作者把美学的规律和原理应用到口腔修复医疗实践中,是口腔修复的最高境界,也是广大口腔修复医务工作者追求的终极目标。仿真修复对应的工艺过程则被称作仿真制作,后者以天然牙及周围软组织的全面剖析为基础,通过各种仿真技术,模仿天然牙及周围软组织的外形、色彩、质地、纹理等,使修复体达到模拟缺失、缺损的软硬组织的整体效果。

从20世纪80年代开始,金属烤瓷修复技术在我国得到了广泛的应用。金属烤瓷修复体的出现,填补了牙齿美学修复技术的空白,也使口腔医师摆脱了在前牙修复时需要使用3/4冠、开面冠,甚至金属冠的窘境。尽管金属烤瓷修复体仍是国内临床上使用最普遍的修复体,但在临床应用中金属烤瓷修复体存在着美学效果一般、龈缘染色、金属生物毒性较大等问题。时至今日,全瓷修复体代表了现代口腔修复的趋势,受到患者及医师的青睐并逐渐普及。从金属修复体到金属烤瓷修复体再到全瓷修复体,这个演变过程不仅仅体现了物质文化水平的提高,更说明了人们对仿真修复的不懈追求。有学者指出在当今提倡的"生物-心理-社会医学模式"下,仿真修复体更能满足患者的审美心理和社交需求。

众所周知,口腔修复学的主要内容和任务与口腔修复体的设计、制作和使用密切相关,医师应该把口腔修复体视作一个人工器官,不仅使用修复体恢复缺损部位的形态和功能,而且还要使修复体与口腔的生理状态和患者的心理状态相协调,维护患者的身心健康。一方面口腔修复体向仿生和仿真的要求发展,另一方面,口腔修复医师、技师要携手完成患者的生理和心理治疗。

一、口腔颌面部软硬组织的美学特征

随着人们的生活水平和审美能力的提高,传统工厂流水线式的修复产品已经很难满足医师和患者对美学效果和个性特征的追求。单纯按照常规步骤制作出的修复体就像是同一条生产线上做出的产品,可以达到很"标准",甚至很"完美",但太"完美"必定会显得不真实、不自然,缺失了患者的个性元素。只有掌握口腔颌面部软硬组织、不同类型瓷修复体的美学特征及传递这些美学特征的方法,才能选择合适的仿真制作技术制作修复体,最终达到仿真修复的目的。

正常的人体结构为对称体,口腔颌面部的对称体现得更加突出,对称的颌面部给人以稳定、端庄的感觉。仿真修复的目标是赋予修复体与天然软硬组织相协调、自然的仿真效果。进行仿真修复时,常规以对称作为修复原则,尽量表现和模仿天然牙个性化特征,达到协调美观。当邻牙存在排列或形态问题时,修复医师可根据患者的实际情况制订不对称但均衡的治疗方案。

(一)天然牙的美学特征

1. 牙齿的光学特征　在完整地恢复天然牙外形的基础上,准确地还原牙齿的色彩,是仿真修复的关键步骤。色彩属多维空间,根据孟塞尔色彩系统,可以使用明度(value/lightness)、饱和度(chroma/saturation)、色相(hue)三个要素定义一种颜色。人视网膜上视杆及视锥细胞的分布规律决定了人眼对色彩三要素的敏感度是不一样的。视杆细胞对明度有很高的敏感性,但缺乏对色相、饱和度的分辨能力,可在低照度下形成单色的、缺乏立体感的视觉。视锥细胞对色相、饱和度具有分辨能力,但对明度的敏感性显著低于视杆细胞,在正常照度感知光线的波长(色相)和强度(明度及饱和度),两种视细胞协调工作使人眼能同时分辨明度、色相及饱和度。视锥细胞数目少,主要在视网膜黄斑区附近很小的范围内密集分布。而视杆细胞在视网膜周边大部分区域均有分布,数目也远大于视锥细胞。这种规律就决定了人眼对明度差异的敏感度显著高于同等程度的色相差异或饱和度差异。一般情况下,修复体在明度上出现很小的偏差就很容易被察觉。在近距离良好照度条件的情况下,人眼对饱和度变化的敏感性仅次于明度,而在牙齿的橙黄色调范围之内,人眼对色调的鉴别能力相对低。因此,现代观点认为在牙齿的色彩中,明度是最具有影响力的一个特性,其次分别为饱和度及色相。

(1)明度:又称亮度,指物体色彩的明暗程度。色彩学对明度的描述要用固有明度(去除色相因素)的方法。固有明度使用由白到黑的一系列梯度变化来表示,明度最高的是白色,明度最低的则是黑色。对牙齿进行明度评估时需要参考无色彩时的固有明度梯度,如果色彩中色相杂乱繁多时,可以通过数码手段去除色相的干扰,在黑白色的数码照片中确认明度。相同色相的物体,明度与透明度成反比。另外牙齿的明度与表面形态显著相关,年轻人的牙齿表面形态特征较多,明度较高,老年人的牙齿表面特征少,明度也相对比较低。

(2)色相:又称色调,是不同色彩彼此区分的本质特性,它取决于色彩对应光的波长所属的色彩区段,是各种色彩间的本质差异。对于牙齿和口腔材料来说,色相指的是反射光的波长对应的色相,而不是光源的色相。传统的比色板大多将色相作为首先对比的因素,如

VITA 公司的 16 色比色板(Vita Classical/Lumin Vaccum) 就将色标按照色相分为橙黄色（A）、红黄色(B)、灰黄色(C)及红棕色(D)四组。

（3）饱和度：又称浓度，指物体色彩的浓淡。在以视觉为基础的色彩立体空间中，每种色相最低饱和度均为中性灰色。饱和度与明度呈反相关，颜色饱和度增加时明度下降。Vita Classical 16 色比色板上同一英文标号(同一色相)内数字的变化表示饱和度的增加，而在 Vita 3D-Master 比色板上纵行色标由上至下饱和度递增。

（4）乳光效应(opalescence)：是釉质的视觉特征，指釉质透射红橙色光波和反射蓝紫色光波的能力，这种效应基于光的散射作用和材料的透光性能。釉质内的羟基磷灰石晶体的尺寸正好在可见光波长范围之内。对于波长小于釉质微观结构尺寸的蓝紫色光，可在羟基磷灰石表面发生反射；而波长大于微观结构尺寸的黄红色光，会发生衍射而透过釉质结构。因此在前牙冠部切端和近远中边缘嵴接触区处的釉质，在直射光下，较短波长的蓝色光被反射，形成浅蓝色的透明效果。在进行仿真制作的实际工作中，可以使用具有透明效果的切端瓷来模拟天然牙的乳光效应，有中性色、浅白色、浅蓝色乳光效果的切端瓷供仿真制作使用。

（5）透明性(translucency)：是指物体被光线穿透的性质。透明性的强弱由透射光波所占的比率决定，这个比率与透明性的高低成正比。天然牙的透射性能处于完全透明和完全遮盖之间，一般被称为半透明性。半透明性通常在前牙的切端体现得较为明显，可以透过釉质看到牙本质生长叶的形态。每个个体切牙的半透明区域面积差异较大，切端半透的颜色也各不相同：包括中性灰、偏蓝紫色的冷透以及琥珀色的暖透三种。在进行仿真修复时，医师要尽量捕捉到这些特征，并将其准确地传递给技师。

（6）荧光效应(fluorescence)：也是牙齿光学特征的一个重要参数，荧光是一种光致发光的冷发光形式，天然牙中羟基磷灰石等矿物质复合物和有机物质在经过某种波长的入射光(通常是紫外线或者 X 射线)照射后，吸收能量后进入激发态，并立即退激发并以发光的形式释放出较长波长的出射光，这使天然牙具有发光的能力。但是一旦停止入射光，发光现象随之立即消失。天然牙在紫外光照射下可发出蓝色荧光。此外，牙本质荧光比釉质荧光要强很多，可使牙体成为一个"内发光体"。荧光效果也是仿真修复的必要手段。在进行仿真修复时要应用具有荧光效应的瓷粉(一般添加铈、镱等稀有元素)进行瓷修复体的制作。

2. 牙冠的表面形态特征　传统理论认为上颌前牙的长宽比应符合黄金分割理论，即长/宽比值为 1∶0.618。上颌前牙的宽度比例也与黄金分割比例一致，即上颌尖牙、侧切牙与中切牙的宽度比为 0.618∶1∶1.618。然而根据这一比例制作出来的前牙在美观上往往不令人满意。如果患者多颗前牙缺失，在进行仿真修复设计时可以参考患者缺失或缺损牙齿前的照片等相关资料，按照一定的比例来确定前牙的长、宽。现代观点认为中切牙宽长比例为 0.66~0.80 时，是较协调的轮廓范围，其中 0.78 被认为是最美观的宽长比例。

在仿真修复学中，义齿表面的细微结构影响义齿的逼真程度和美观程度，从而在一定程度上影响仿真修复的成败和患者的满意度。牙冠表面形态包括牙冠水平方向和垂直方向的细微结构。水平纹理是釉质生长线在牙齿表面的表现，也叫作釉面横纹。垂直纹理是由牙齿不同生长叶融合在冠表面残留的痕迹。发育沟是牙齿在生长发育时，两生长叶相连所形成的明显而有规则的浅沟。在进行仿真修复时应特别注意恢复上颌中切牙的发育沟。据统计，上颌中切牙近远中发育沟之间形态对称性较好，一般从切缘始发，基本平行于牙体长轴。在制作上颌中切牙义齿时，技师可以根据残冠的发育沟形态制作缺牙的发育沟，以取得较高的仿真度。值得注意的是，牙齿表面形态特征和患者年龄明显相关：年轻人的釉质横纹及垂直纹理比较明显，数量也较多，随着年龄增长，牙齿磨耗，牙冠表面结构逐渐减少，变得光滑明亮。在制作义齿时，显著的水平纹理可使牙齿显得宽大，显著的垂直纹理可使牙齿显得细长。

　　另外需要注意的是牙冠表面还有一些特殊形态特征：如斑点、裂纹、磨耗、磨损等，需要医师的细心观察和记录。表面形态特征一般很难以描绘的方式传递给技师，常需要配合数码影像进行信息传递。

　　3. 牙齿的排列及形态　　从牙列的𬌗面观，成年人上颌前牙排列可分为三个类型：尖圆形、椭圆形、方圆形。在进行上颌前牙的仿真修复时，必须参考患者原有的牙齿排列情况。在进行牙列形态重建时可以参考 SPA 原则：侧切牙代表性别（sex，S），男性侧切牙颈部较宽，切端较直，整体形态接近方形；女性侧切牙颈部较窄，切端圆滑，形态近似卵圆形。尖牙代表个性（personality，P），尖牙牙尖长而锐者，在男性中表现为高大强壮，而在女性中则表现为机灵活泼，牙尖短而钝者，可表现出男性的憨厚老实和女性的温柔贤惠。中切牙代表年龄（age，A），年轻人的中切牙磨耗程度轻，形态饱满，随着年龄增长，切端开始出现上切牙斜向内上方，下切牙斜向外下方的磨耗面。

　　4. 上颌前牙的切缘曲线　　上颌前牙的切缘曲线为上颌前牙的切缘连线，可反映患者的性格、年龄等。上颌前牙的切缘曲线可分为四种形式：①波浪形：年轻人的牙齿磨耗较少，前牙切缘曲线呈长-短-长的波浪形变化；②U 形：前牙形成一条连续的凸向下的切缘曲线；③平直形：由于经过一定程度的磨耗，上颌前牙呈现一条平坦的切缘曲线；④反 U 形：由于牙齿严重磨耗，上颌前牙形成一条凹向下的切缘曲线，在这种情况下，上颌前牙切缘曲线与下唇曲线间不平行，在微笑时会出现黑色间隙。一般情况下，年轻患者的切缘曲线呈波浪形或 U 形，中老年患者的切缘曲线呈直线或反 U 形。在仿真制作中，医师和技师可以通过改变切缘曲线塑造"青春样微笑"或"老龄化微笑"。但是必须注意的是，患者的心理年龄与生理年龄往往存在差距。仿真修复在重建患者上颌前牙切缘曲线时除了考虑患者的年龄与个性外，还应该征求患者的意见。最终修复后形成的切缘曲线还要照顾到龈缘曲线（详见颌面部软组织的美学特征），达到两者的和谐一致。另外，切缘曲线实现的同时必须注意咬合问题，否则必将导致修复失败。

（二）颌面部软组织的美学特征

　　口腔颌面部的美学重建不只局限于牙齿，面部软组织形态同样是决定仿真修复是否成功的重要因素。由于软组织的创伤或者骨、牙齿等硬组织的缺失，可能使软组织丧失支撑而变形。要完成仿真制作，还需要了解颌面部软组织的美学特征，为临床工作提供参考。

　　1. 正面观　　面部水平结构比例有"三庭"的说法，"大三庭"是以通过眉间点、鼻下点的水平线将面部分为三个等份，前额部至眉间点为面上 1/3，眉间点至鼻下点为面中 1/3，鼻下点至颏下点为面下 1/3。"小三庭"是指鼻下点至口裂点、口裂点至颏上点、颏上点至颏下点将面下 1/3 分为三个等份。另外还有以下面部分析的参考指标：①瞳孔连线：指穿过两眼球中点的假想直线，健康人端坐时，这条线通常与水平线平行，此线稳定，是比较理想的参考标志；②眉间线：指两眉弓顶点的连线；③鼻翼线：两鼻翼根部点连线；④口角连线：连接两口角的假想直线。这四条连线是根据面部较稳定的组织结构点连成，用于分析面部水平关系，是恢复前牙切缘曲线、龈缘曲线常用的参考线。理想状态下四条直线互相平行。

面部垂直方向的中线为健康人端坐时，通过眉间点、鼻尖点、左右上颌中切牙接触点、颏下点的假想直线。理想状态下，面部中线与水平线垂直。中线与瞳孔连线越接近垂直，面部越显得协调。

2. 侧面观　同面部正面观一样，面部侧面观也有"三庭"的说法。"侧三庭"指的是以耳屏中心为顶点，分别向发际中点、眉间点、鼻尖点、颏前点做连线，形成三个基本相同的夹角。正常情况下，其夹角差应小于 10°。

3. 牙龈的美学特征　健康牙龈色泽粉红，菲薄而紧贴牙面，致密而坚韧，探诊不出血，表面通常可以见到橘皮样的凹陷（点彩）。点彩是牙槽嵴上纤维在牙龈上皮层附着的部位，一般在牙周组织厚的部位牙龈点彩比较明显，出现牙周疾病时点彩减少或者消失。

（1）牙龈缘曲线：理想的上颌前牙牙龈曲线，应与牙冠切缘和下唇线保持平行，而且还要与𬌗平面保持平行。协调的牙龈缘高度是构成迷人微笑的一个重要部分，一般上颌侧切牙牙龈缘比上颌中切牙牙龈缘偏𬌗方 1mm，上颌尖牙的牙龈缘与上颌中切牙牙龈缘平齐。

（2）牙龈缘高点：牙龈缘高点是指牙龈缘上最靠近根尖侧的部位，该点在上颌前牙通常位于牙冠中线稍偏远中的部位，在下颌前牙通常位于牙齿的中线上。

二、口腔陶瓷、树脂等美学修复材料的美学特征

（一）口腔陶瓷材料

陶瓷材料用于口腔修复的最大优势在于它能高度模拟天然牙的釉质与牙本质的光学特性，使修复体与天然牙达到视觉效果上的一致。早期的陶瓷修复体色彩范围有限，现代口腔修复陶瓷材料色彩覆盖范围广，可以精确地再现天然牙的颜色，达到仿真的水平。

目前临床上应用于修复体制作的陶瓷材料根据化学成分不同，其机械性能和光学性能也有所差异，具体可以参考口腔材料学的相关内容。本章节主要对常用陶瓷材料的美学特征作一阐述：

1. 玻璃陶瓷（glass ceramic）　一般作为饰面瓷用于金属烤瓷修复体和全瓷修复体的最外层，烧结后挠曲强度在 100MPa 左右。按照陶瓷的作用不同还可以分为遮色瓷、体层瓷、透明瓷、特殊效果瓷等。饰面瓷表面可以涂布釉质液模拟天然牙的表面光泽度，并降低对𬌗牙的磨耗。在饰面瓷表面涂布染色液则可以对修复体的最终色彩进行微调。相比于其他陶瓷材料，玻璃陶瓷的物理性能最差，透明性最佳。

2. 多晶陶瓷（polycrystalline ceramic）　为非硅酸盐类的高强度陶瓷，主要包括氧化铝陶瓷和氧化锆陶瓷，是目前物理性能最佳的一类陶瓷，但是透明性最差。

3. 增韧玻璃陶瓷（reinforced glass ceramic）　一般使用白榴石或二硅酸锂作为填料对玻璃陶瓷进行增韧，以增加其物理性能。目前最新产品的挠曲强度可达 400MPa。其透明性介

于玻璃陶瓷和多晶陶瓷之间。

(二) 口腔树脂材料

相对于使用陶瓷材料进行间接固定修复,使用复合树脂材料(composite resin)进行直接固定修复可以最大限度地保存牙体组织。特别是 Dietschi 提出依据牙体解剖层次分层修复的理念后,应用复合树脂模仿釉质、牙本质颜色特征进行树脂分层修复(layering techniques),也能够达到仿真修复的效果。

应用复合树脂进行仿真固定修复的关键是颜色的识别与再现。一般说来,可以选用带有遮色效果的复合树脂(opaque 色或者 dentin 色)来模仿牙本质的颜色,选用透明度较高的复合树脂(translucent 色或者 enamel 色)来模仿釉质的颜色。另外还可以应用特殊修饰性材料置于不同层次的复合树脂之间,模仿天然牙的染色现象。

三、软硬组织美学特征的传递和医技合作

全面捕捉并传递颌面软硬组织美学特征,是达到仿真修复的重要前提。如果不能很好地做到这一点,制作出的修复体就是一个"标准"的义齿。由高水平的技师直接观察患者牙齿,记录牙齿表面特征、光学特征等,是进行美学特征传递的最简单、直接的手段,但很多时候无法实现由技师直接进行颌面软硬组织美学特征的记录。因此在临床工作中,修复医师可以使用以下几种方法,传递颌面软硬组织的美学信息,帮助技师完成仿真制作。

(一) 使用比色板传递牙冠颜色信息

运用比色板传递牙冠颜色信息,确定修复体颜色重建方案,是一种传统的医技交流方法,尽管简单,但在大多数情况下是有效的。然而天然牙的颜色并不是均匀一致的,仅用一个牙科比色板的色号表达的牙齿的颜色,技师只能按照最基本的方式构建瓷层结构,修复体就会失去个性,不能和口腔内的天然牙和谐地融合在一起。因此在仿真修复中要根据个体情况记录牙齿的颜色。传统的方法是根据牙齿的外形轮廓,将表面分为若干个区域,如九分法,三分法等。现代的观点是将唇面分为 4 个区域:中央的基色区、颈部的高饱和度区、切端的高透明区、边缘嵴接触区。另外对于一些特殊光学效果的牙齿,除了将色彩分区还要对其分层,分别获取牙齿的表面色和预备完成后的基牙色,以达到更高的美学效果。必须注意的是,无论哪种分区方法都不是机械地把牙齿分成几部分进行比色。天然牙的颜色分布情况多种多样,这些分区的理论都是为了指导人们更好地认识天然牙齿。在分区理论的指导下观察天然牙,按照颜色分布绘制牙科比色图,可以更全面地描述天然牙的颜色。

牙科比色板主要包括标准比色板和特殊效果比色板。标准比色板是由不同色系中选出的常用颜色组成的。标准比色板一般用于牙齿整体或体部主色,而对于牙颈部、切端的特殊效果的选色则需要使用特殊效果比色板。

VITA Classical 比色板:1983 年由 VITA 公司投入应用的一种标准比色板,也是目前国内外应用最为广泛的比色板,共有 16 个色标。该比色板以色相分为 A、B、C、D 四组颜色。A 组的色调为橙黄,B 组的色调为红黄,C 组的色调为灰黄色,D 组的色调为红棕色。每组色标中又按照饱和度的大小分为 3~5 个具体色标。

Ivoclar Chromascope 比色板:是由 Ivoclar Vivadent 公司推出的比色板,共有 20 个色标。

和 Vita Classical 比色板类似,都是以色相进行色标的划分。主要用于 Ivoclar Vivadent 公司的树脂、陶瓷材料的比色。

Shofu Vintage Halo 比色板:由 Shofu 公司在 Vita Classical 比色板的基础上增加 3 种根面色色标后形成(rootA 色、rootB 色、rootC 色),共有 19 个色标。另外由于 Vita Classical 比色板缺少偏红的色标,该系列还有一种偏红比色板(vintage halo red shift),共有 10 个色标。另外该系列比色板还带有牙龈色比色板。

VITA 3D-Master 比色板:1998 年由 VITA 公司推出的新型比色板,共有 26 个色标。该比色板色标科学地按照明度、饱和度、色相排列,将牙冠颜色坐标立体空间明度、色调和饱和度等距离划分。在比色的时候按照明度、饱和度、色调的顺序进行色标选择。针对进行漂白后的牙齿,还有专门的漂白色比色板(bleached shade guide)可供使用。

特殊效果瓷比色板:由 VITA 公司推出,包括釉质效果瓷色板、牙本质效果瓷色板、荧光效果瓷色板、乳光效果瓷色板、珠光效果瓷色板、边缘效果瓷色板、生长叶效果瓷色板、牙龈效果瓷色板等。在实际临床工作中,可以应用特殊效果瓷比色板直接对牙颈部、切端的特殊效果进行比对,准确直观,可以获得良好的美学效果。但要求修复医师和技师对特殊效果瓷粉的种类、特性有深入的了解,医技之间的沟通也非常关键。

需要注意的是,比色时对光源的要求非常高,只有在具有适宜色温(5500～6500K)、足够显色指数(CRI>90)、适宜照度(1000～1500lx)的光源照射下,才能正确感知色彩。一般说来,在进行明度匹配的时候应该在低照度情况下进行,而进行色相和饱和度匹配时应在高照度下进行。

用于制作瓷修复体的主要原料——"瓷粉"是非标准化产品,各个生产厂商采用各自的技术和颜色体系,造成了目前临床上客观存在的比色领域的技术瓶颈。采用与所用瓷粉对应品牌的比色板进行比色对保证修复体和比色片颜色的一致性极为关键。因此临床上不存在最好的比色板,只有最适合的比色板,保证参照标准的一致性是保证最终颜色再现效果的基础。

(二) 使用比色仪器传递牙体颜色信息

传统的视觉比色使用标准的比色板进行,由于比色环境难以控制且比色时容易受到主观因素的影响,比色结果容易出现偏差。对于色彩的感知和判断包含三个要素:光源、观察者和被观察物,任何一个因素都会影响最终色彩的感知。色彩的生理过程是指光源照射到物体后,反射光及透射光通过瞳孔进入人眼,形成视觉神经冲动,并传递到大脑的视觉中枢形成视觉。这个过程受主观因素影响较大,可能受到年龄、性格、经历、教育等多种因素的影响,导致不同的人对同一色彩有着不同的理解。因此在口腔修复工作中,对于天然牙与陶瓷色彩的认识可能会遇到患者、医师、技师三者间的不一致。这时良好的医-患-技沟通便显得尤为重要,在开始修复前便纠正患者不切实际的想法(如"牙齿是越白越好看"这样的观念等)是仿真修复成功的关键。

为克服比色时主观因素的影响,在进行牙齿仿真修复时还可以使用比色仪器进行比色。比色仪通过限定光源、电脑分析反射光线,能够精确地定位目标牙颜色在色彩三维空间中的位置并将测得的色度值转换成比色板的色标,能有效提高比色的准确性。常用的比色仪一般基于色度计或分光光度计原理,可以对牙体的颜色进行精确测量。根据测色范围划分,牙科比色仪还可以分为单点测色式和全牙测色式两种。单点测色式牙科比色仪是目前较常用的牙科测色仪器，其基本功能是提供测量点（区域）的色相、明度、饱和度等色彩信息，并可以自动转换成不同牙科比色板中的色标。目前常用的牙科比色仪有 Easyshade（Vita）、ShadeEye NCC（Shofu）。

（三）　使用数码影像传递牙冠颜色、表面形态特征等信息

无论是使用视觉比色还是使用牙科比色仪进行仪器比色，得到的比色结果都是基于现有的牙科比色板。目前牙科比色板通常仅有20～30个色标，而一个能描述所有口腔内牙齿颜色的系统需要700种以上的颜色。另外牙齿的颜色信息是非常复杂的，很少有牙齿的颜色像比色板那样均一过渡、分布均匀。因此在进行牙冠颜色信息传递时还需要借助口腔数码摄影。规范的、高分辨率的口腔数码影像可以很好地指导技师在修复体制作中进行准确的模仿，达到仿真制作。但是必须注意的是：数码影像表现颜色信息有可能存在偏差，显示颜色的显示器也可能对颜色再现产生影响。因此在进行数码影像资料记录时，应该将选定的色标和目标牙同时作为拍摄主体，并使用灰色背景避免口腔内软组织的红色对辨色产生影响。为尽可能使技师所看到的图像与医师设计的图像一致，还应事先对医师和技师使用的计算机显示器进行校准。目前比较常用于显示设备颜色校准的仪器有 i1 Display Pro（X-rite）和 Spyder 4 Elite（Datacolor）。

除了传递颜色信息外，数码影像还可以很好地反映牙齿的表面结构和切端半透明性。需要注意的是，在拍摄反映切端半透明性的影像时，需要使用黑色背景，并通过改变相机的投射角度，来减少影像上反射光斑的影响。黑背景下采用比正常曝光低2挡左右的曝光量，可以记录半透明区的位置和厚度；采用低1～2挡曝光摄影，还可以突出表现和记录明度的差异和表面白垩色的分布及特征；而侧向45°拍摄则可以记录切端及唇面近远中边缘嵴区釉质的乳光效果、釉质层厚度等信息。数码照片通过图片处理软件进行后期处理，例如加大对比度、降低亮度、黑白化等，则可以获得更深层次的个性化信息，这样的信息对于技师进行仿真修复将是非常有意义的。

（四）　利用印模传递软硬组织表面形态特征

在进行牙齿预备前使用藻酸盐或者橡胶类印模材制备包含目标牙、对侧同名牙的准确研究模型，也可以很好地记录软硬组织表面特征，帮助技师完成仿真制作。必要时可以将模型上𬌗架检查，𬌗架上的模型消除了由于神经肌肉保护性反射而产生的干扰，使得医师和技师可以在没有干扰的条件下观察牙齿及上下颌骨间静态和动态的关系。

综上所述，软硬组织美学特征传递以及医师、技师之间信息的交流可以通过义齿加工单、数码影像技术和印模等完成。随着科技的发展和修复理念的进步，修复医师和技师还可以运用计算机图像处理技术对修复体进行美学设计，并对仿真修复的效果进行预测，并借此达到良好的医-技-患沟通。

四、仿真制作技术

仿真修复是修复医师在患者的积极配合下与技师共同完成的，如何制作出恢复患者功能和美观的修复体是整个仿真修复中的关键环节。仅仅技师掌握仿真制作的技术是远远不够的，在口腔修复过程中居于主导地位的医师不仅要掌握全面的理论知识和高超的临床诊疗能力，还应对口腔修复的主要工艺技术有一定的经验和了解。由于本书的受众主要是口

腔修复专业医师和研究生,本章节仅对仿真制作技术作简要介绍。

(一) 仿真烤瓷堆瓷技术

烤瓷堆瓷的基本过程是:先在金属基底表面涂布遮色瓷,形成金属烤瓷修复体的底色层;再在遮色瓷表面堆筑体瓷,填压至完成时的形状;而后根据需要削去部分体瓷,完成"回切";最后依次堆筑釉质瓷层、透明瓷层及特殊色瓷层。仿真烤瓷的构筑方法很多,各种瓷粉系统的工艺理论基础也有所不同。值得注意的是,即便是同一颜色的瓷粉,牙本质瓷层和具有半透性的釉质瓷层的厚度比例发生变化,最终修复体的颜色、半透明性、层次感会出现显著不同。

(二) 仿真全瓷堆瓷技术

全瓷和金属烤瓷的仿真堆瓷技法从原理上基本相同,不同的是全瓷的仿真堆瓷法一般无需涂布遮色瓷。由于具有对光线一定的透过性,因此全瓷类修复体与同样颜色的金瓷修复体相比,将显示出丰富的层次和结构的深度感。全瓷修复体的整体半透明程度(即有底层冠支撑的区域的半透明性)是由底层材料的性质决定的。临床上应该根据天然牙半透明性高低和基牙的底色来综合选择不同透光性的全瓷底层材料,以获得与天然牙颜色和半透明性的协调。目前市面上有多种全瓷系统,其堆瓷技术也有所区别。

二硅酸锂增强的玻璃陶瓷由于其制作方法类似于金属铸造,又称为铸瓷。这种陶瓷修复体的特点是透明度较高,美学效果佳。要注意的是,此种陶瓷材料不能用于牙体严重变色的患牙,否则修复体颈部或者体部可能透出患牙的颜色。与铸瓷系统相匹配的有具有乳光效果的饰面瓷以及染色上釉剂。在进行仿真制作时,可以运用"回切技术",在铸瓷材料的切1/3到牙体瓷发育叶结构进行回切,然后个性化染色(如发育叶),最终完全用切端材料完成修复体。

氧化锆陶瓷和氧化铝陶瓷,目前主要使用计算机辅助设计与制作(computer-aided design and computer-aided manufacturing,CAD/CAM)方法制作,内冠有白色和浅黄色等多种颜色。此种陶瓷的特点是透明性较差,内冠颜色较白,如果牙体预备不足,容易出现修复体透白的情况。氧化锆陶瓷和氧化铝陶瓷也有配套的仿真效果瓷,可以同其他烤瓷系统一样制作各种仿真效果。

五、仿真修复中需要注意的问题

现代口腔修复治疗的成功很大程度依赖于医师和技师间的相互交流和通力合作。而要真正做到仿真修复,除了掌握上述内容,还需要口腔修复医师注意以下几个方面。

(一) 修复前处理

开始修复前的医-技-患沟通是仿真修复的关键内容,医师和技师一方面要了解患者的要求,另一方面要根据自身能力及患者实际情况对患者的主观愿望与客观条件进行协调,为患者制订一个详细的治疗计划。医师不可以毫无原则地按照患者的要求进行修复,更不应该迎合患者病态的求美动机。因此为达到仿真修复,在修复前进行治疗效果的预测是一个不可或缺的步骤。在这个阶段中,一般需要制作诊断蜡型(diagnostic wax-up)。诊断蜡型是指在修复治疗开始前,对研究模型进行预备并按照治疗设计利用特殊效果蜡制作的修复体蜡型。诊断蜡型的应用一方面可以丰富临床医师的治疗设计思路,另一方面可以使患者更好地理解治疗过程和所能到的效果。诊断蜡型的制作过程可反映出修复医师和技师均会遇到和必须解决的问题,医师和技师可以借助诊断蜡型判断固定修复体形态和位置是否理想,是否需要牙体、正畸等其他专业的联合治疗。必要时可用面弓将上下颌牙齿的咬合关系转移到𬌗架上进行模型分析。对于复杂的美学修复患者,还可以在口内直接采用复合树脂材料制作树脂罩面(mock-up),在对患者无创的前提下,让医师和患者更加直观地对治疗方案进行综合分析和沟通,并取得患者的理解。

目前在前牙仿真修复中都应该采取诊断蜡型或应用临时修复体等方法进行美学效果预测与诊断,但是这些方法仍存在缺陷,其中最重要的是这种美学预测只能提供参考,而最终的修复体与预测的美观效果往往存在偏差,若偏差较大可能导致修复体返工或造成医患纠纷。近年来,随着计算机技术的发展,口腔医疗设备和技术发生了巨大的变革,数字化技术已经在口腔医学领域广泛应用。目前,商业化CAD/CAM系统可以制作的修复体几乎涵盖了全部口腔固定修复领域。国内外已有学者通过数字化技术实现了前牙修复体的设计、美学预测和计算机辅助制作一体化,制作出与预测效果完全相同的修复体,满足患者个性化的需求,同时,这样的修复体制作过程可以省略传统修复技术中的取牙列印模、灌注模型、雕刻修复体蜡型以及包埋铸造等过程,极大地节约了资源并且避免了环境污染。

(二) 多学科联合治疗

所有口腔疾病的治疗,都应该是一个多专业医师参与的团队协作工作,以期达到标本兼治的目的。许多患者就诊时,口腔中表现的疾病往往不是单一的问题,甚至有些患者龋病、牙周病、牙列缺损、错𬌗畸形等多种口腔疾病同时存在。为了达到修复治疗的完整性和系统性,常常需要应用多学科联合治疗。除进行常规的术前牙体牙髓治疗外,进行仿真修复时还应特别注意患牙的牙周状况和错𬌗畸形情况。牙龈形态是构成微笑的重要组成部分,上颌前牙的龈缘曲线是在进行仿真修复时容易忽视的环节。上颌前牙的龈缘曲线指上颌前牙对应牙龈缘顶点的连线。与中切牙和尖牙相比,侧切牙的牙龈缘应该稍向冠方。另外临床上遇到的牙体缺损或者牙列缺失的患者多伴随有牙龈组织的破坏,牙周疾病和不良修复体的刺激也是破坏龈缘形态的主要原因。为了修复治疗牙龈严重畸形的病例,必须使用牙周手术的方法来优化牙龈外形。

(三) 规范专业的临床操作

要想达到仿真修复的目标,精确的牙体预备必不可少。医师应根据仿真蜡型及选择的修复体类型进行精确牙体的磨切。牙体预备必须提供各类固定修复体所必需的最小间隙。如果牙体预备不足,即使是掌握仿真制作技术的技师也无法使修复体达到仿真的效果。牙体预备不足是临床上常见的问题,对于咬合紧的活髓牙,如果预备完全可能造成穿髓,这种问题要求在治疗计划的制订阶段就应该考虑到并妥善解决,必要时可以先进行根管治疗。

另外印模不精确、咬合记录不正确、表达的牙色信息不准确等错误,都将直接影响到修复体的功能和美观,进而影响到修复治疗的最终效果。

(四) 仿真修复体的调色

在临床操作中,仅靠几种标准色号的瓷粉往往无法达到完美再现天然牙颜色的要求。尤其是牙冠一些局部的颜色特征,必须要靠修复体试戴时的颜色调整过程来再现。颜色调整的方法主要有内染法、外染法和插入法。

1. 内染法　是指将颜料和瓷粉按照一定的比例调和后堆塑于瓷层的内部,外面再堆塑其他瓷层,这种处理的效果比较接近天然牙。烧结后的颜色比较自然,但是该方法难度较大,且只有烧结完成后才能看出效果。

2. 外染法 在上釉完成前或者上釉同时进行的调色。在冠桥试戴的过程中,如果颜色与天然牙的颜色有些微差异,可以通过外染法进行颜色的微调。但是外染法可能产生"同物异色"现象。另外,外染法只能让修复体颜色变深,但是无法使修复体颜色变淡。

3. 插入法 用于表面釉质裂纹等特殊颜色和形态的模拟。

修复体制作完成后,需要对修复体的颜色进行检查。首先应在柔和的光线下检查明度的匹配,但检查色相、饱和度的匹配应在几种不同光源下进行,这与"同色异谱""同物异色"两种色彩学现象相关。"同物异色"指一种物体在不同光源下进行观察可显示出不同的颜色;"同色异谱"指在同一种光源下两种物体具有相同的颜色,但有着不同的光谱组成。牙科比色也是这样的情况。由于制作修复体的瓷粉与天然牙的成分、结构都不同,所以修复体与天然牙之间必然存在"同色异谱"问题。颜色再现准确的修复体与天然牙在太阳光下或者标准光源下能达到完美的颜色匹配,但光源转换后光谱改变,由于"同物异色"现象造成修复体和天然牙的颜色都可能发生不同程度的改变,因此导致修复体与天然牙有可能在某些光线条件下颜色不匹配。

患者会处在各种各样的光环境中,为了最大限度避免"同色异谱"带来的问题,在进行修复体颜色匹配的检查时,应该在几种不同的光源下分别检查,以及时发现此类问题,通过对修复体的调整尽量予以弥补。需要强调的是,这类问题在牙科比色时在一定程度上是不能完全避免的,很大程度上取决于所用瓷粉的成分及性能。

(程 辉)

参 考 文 献

1. 隋磊,高平,周敏,等. 固定修复中的医技交流质量评估. 中华口腔医学研究杂志(电子版),2008,2(5):513-518

2. 黄道庆,杨瑟飞,姜向东,等. 全口义齿修复中的医患关系初探. 中华老年口腔医学杂志,2004,2(3):170-172

3. 熊宇,周继祥,马哲. 口腔修复学临床教学中医学实习生医患沟通能力的培养. 山西医科大学学报(基础医学教育版),2008,10(6):724-726

4. 贺刚,陈峰,陈治清. 数字化医患沟通在复杂种植病例中的应用. 中国口腔种植学杂志,2012,17(3):120-123

5. 陈德凤. 口腔修复工作中的医学伦理探讨. 中国医学伦理学,2005,18(2):64-65

6. 王昆润. 义齿修复口内操作引起患者精神紧张和唾液分泌加快的定量分析. 国外医学口腔医学分册,2000,27(1):60-61

7. 于海洋. 口腔固定修复工艺学. 第2版. 北京:人民卫生出版社,2014

8. 韩科. 口腔修复工艺学. 北京:北京大学医学出版社,2009

9. 王贻宁. 口腔固定修复学. 武汉:湖北科学技术出版社,2004

10. 刘峰. 口腔数码摄影. 北京:人民卫生出版社,2007

11. 孟玉坤. 牙齿个性化美学修复颜色信息的获取与传递. 国际口腔医学杂志,2012,39(6):703-709

12. Yu H,Zheng M,Chen R,et al. Proper selection of contemporary dental cements. Oral Health Dent Manag,2014,13(1):54-59

13. 夏良伟. 浅谈患者义务与文明就医. 中国医院,2008,12(2):66-69

第十七章　口腔固定修复学重要研究方向

第一节　口腔固定修复中的循证医学

一、概　　述

（一）循证医学概念

循证医学(evidence-based medicine, EBM)是 20 世纪 90 年代在国际医学领域发展起来的一种新的临床医学模式,意为遵循科学证据的临床医学。循证医学的核心思想是:任何临床医疗决策都应基于现有的最好的临床科学研究依据,同时重视结合个人的临床经验,最终为患者做出最佳的诊治决策。

口腔循证医学是指口腔临床医务人员在防治口腔疾病的医疗活动中,应用相关的最佳科学证据指导实践,结合自身临床经验,针对患者的局部及全身情况,总结患者治疗需要和其喜好做出最合适、最准确的临床决策。

口腔循证医学是口腔临床医学的重要基础学科之一,是解决临床难题,为患者制订合理诊治方案,为医疗行政部门做好卫生决策、减少资源浪费,提高医疗卫生水平的犀利武器。在口腔固定修复的发展过程中,循证医学为许多临床问题的解决提供了重要的依据,为判断治疗方法的合理性提供了必要的手段。循证医学在我国口腔医学领域尚处于起始阶段,口腔医务人员应该学习和掌握这门学科,积极进行循证医学实践,解决口腔固定修复中的疑难问题。

（二）口腔循证医学实践基本步骤

实践循证口腔医学包括 4 个步骤。

第一步:"聚焦"临床相关问题。这里所指的问题,是指口腔临床医师在诊断治疗患者过程中感到不清楚、没有把握及需要新证据的问题。

第二步:利用现有的检索手段查全、查准文献。应充分利用现代信息手段进行文献检索,查全、查准文献。

第三步:评价证据。临床证据的评价主要包括两方面的内容:证据的真实性和临床重要性。

第四步:将最佳证据整合于临床实践。这是循证医学中最重要的一步,其原则是在考察证据科学性、重要性及可行性的基础上,结合个人经验积累和患者的治疗需求与喜好做出最佳临床决策。

（三）循证医学与 Cochrane 协作网

循证医学的核心思想：一是创造和获取证据；二是使用证据和再评价证据、不断完善和更新证据。Cochrane 协作网是为循证医学实践寻找、创造、评价和提供证据的非盈利学术机构，成为推行和实践循证医学不可缺少的技术支持。

Cochrane 协作网提供的证据使健康服务或医疗决策得到正确导向，有利于提高医疗质量，最终造福于患者。同时，还能促使临床科学研究方法学的规范化，减少无效或效能不高的研究，提高研究质量，避免重复已有结论的研究，促使广大医师建立以证据为基础的医疗行为模式。这种行为模式将成为 21 世纪高级临床医师职业素质的特征。此外，有利于合理利用卫生资源，提高医疗服务的效果成本比，改善目前医疗费用上涨失控的局面，让有限的经费用在经过循证医学验证有效的"刀刃"上。

二、口腔固定修复临床科研切入点的选择

口腔修复学是以基础医学、口腔基础医学、口腔临床医学、材料学、工艺学、生物力学、工程技术学以及美学等为基础的专门科学。口腔修复工作者只有牢固地掌握有关基础和相关学科知识，并具有一定的临床和修复体制作技能，才能对各类畸形与缺损做出正确的诊断，合理地设计并正确地制作各种修复体，为患者提供良好的修复治疗。

（一）口腔固定修复相关医学科技的突破性进展

现代口腔修复学始于 20 世纪初。失蜡铸造技术的广泛应用是现代口腔固定修复学的第一个里程碑，它将工业铸造技术应用于口腔固定修复体制作，并逐步发展为精密铸造，成为至今仍被广泛应用的口腔固定修复常规技术之一。20 世纪 30 年代问世的丙烯酸塑料给现代口腔修复学带来革命性的变化，用它制作的人工牙和基托具有诸多优点，一经问世就在短时间内得到了广泛的应用。20 世纪 50 年代出现的陶瓷熔附金属（金属烤瓷）修复技术，将金属与陶瓷的优点结合在一起，解决了修复体的功能与美观问题，成为口腔固定修复学发展的另一项标志性技术。20 世纪 60 年代至 70 年代出现的酸蚀-复合树脂粘接技术，将传统的口腔修复方法拓展到了一个新的领域，为口腔修复提供了新的手段。20 世纪 60 年代起步的种植义齿，经过几十年的研究和完善，已经发展成为口腔修复尤其是固定修复的重要手段，被誉为"人类的第三副牙齿"，也被认为是 20 世纪口腔医学最重要的进展。随着计算机技术的广泛应用，20 世纪 80 年代出现了计算机辅助设计和制作（CAD/CAM）技术，这项技术的出现，根本改变了传统口腔固定修复体设计制作的理念与方法，带给口腔固定修复学和口腔工艺学革命性的变化。

这些突破性成果之所以能成功应用于口腔固定修复临床，主要还是归功于研究者能够将其新颖的科研构思与长期的临床实践完美结合，并且能够及时获取最新信息，遵循最新科研证据，紧跟时代步伐，为口腔固定修复医学做出巨大贡献。因此，在循证医学理论的指导下，进行固定修复科研和临床实践，口腔固定修复学今后必将产生更多突破性进展。

（二）口腔固定修复临床科研选题

科研选题是综合相关各种主客观因素，反复比较不同方案，从而确定最佳方案的过程。因此，对于口腔固定修复临床科研选题，应首先从临床角度发现需要解决的问题，再运用循证方法搜索相关资料，对其可行性进行分析。

口腔修复学领域中存在着许多问题,需要运用循证医学的原则,寻求最佳证据来解决。在种植固定修复中,种植体松动、脱落是导致治疗失败的主要原因,准确分析其失败的原因并加以控制,对于提高种植固定修复的成功率非常重要。Esposito 等应用循证研究模式及分析方法,对检索到的文献进行了系统评价,总结出与种植体失败有关的因素包括:患者的健康状况、吸烟、骨的质量、植骨与否、放疗、术者经验、手术创伤度、细菌感染、术前未用抗生素、即刻负荷、无埋植过程、种植体数目、种植体表面特征及设计等。其中,术中的过度创伤、愈合功能不全、过早负荷及感染是造成种植体早期失败的最常见原因;种植体周围炎、超负荷及宿主的健康状况,则是引起种植体远期失败的最主要原因。另外,不同表面设计的种植体,应有其各自适用的解剖结构及宿主条件。这一研究为开展口腔种植固定修复治疗提供了指导。

口腔修复材料的更新,一直是推动口腔固定修复学发展的重要动力。近年来口腔修复新材料层出不穷,而临床医师要想在成百上千种材料中正确挑选出最适合患者的材料非常困难。依据循证医学原则对某类型材料的相关研究进行系统评价,则可以作为临床医师在口腔固定修复治疗中选择修复材料的参考指南。Wataha 曾对口腔修复铸造合金生物安全性方面的文献进行系统评价,分析表明材料腐蚀性是与生物安全性关系最密切的因素:①铸造合金修复体要存在于口腔之中很多年,一些全身或局部性毒素、致敏原、致癌物都是通过腐蚀过程释放于口腔中,由于材料直接与周围组织接触,局部中毒反应的报道多于全身性中毒反应;②镍、钴等元素有相对较强的致敏性,但含有这些元素的合金的真正危险性仍未确定,应尽量避免使用;③在选择铸造合金时,从生物安全性方面考虑,应选用低腐蚀性的合金如贵金属或其合金。由此可见,在修复材料的选用方面,虽然有商家的说明书可以参考,但仍需基于循证实践的综合评价结果,才最为科学可靠。

三、口腔循证医学的基本方法

(一) 提出临床问题

口腔临床工作者日常工作就是结合自己的知识和可靠的证据解决一个又一个不同的临床问题,同时进行新的研究,为同行提供新的证据。作为证据使用者和提供者的临床研究人员在进行临床实践和研究时,首先必须具有提出临床问题的能力。提出一个恰当的问题十分重要,一个好的问题可以帮助口腔医师缩短检索时间,快速找到恰当的答案,并且易于评价和应用。作为临床医师可考虑从以下几个方面提出问题:

1. 病因　发病原因及危险因素是什么? 是否医源性因素所致?
2. 诊断　检查手段和结果是否准确可靠? 是否安全? 费用如何?
3. 治疗　哪一种措施是最有效、最安全同时又是可行的? 应该最优先考虑使用哪一种材料或治疗方法?
4. 预后　患者的病情会经历什么样的过程? 是否会有并发症发生? 其最终结局如何?

(二) 口腔医学文献的检索

进行口腔循证医学实践时,需要将临床经验与高质量的研究证据相结合。对循证医学实践者而言,熟练地进行文献检索、寻找并评价相关研究证据是一项基本技能。随着现代信息网络的高速发展,有越来越多的医学电子数据库出现,并且易于查询,使文献检索变得更加方便快捷。正确选择数据库(如 MEDLINE、Cochrane 临床试验中心数据库、EMBASE)和检索资源中心(如 PubMed、Cochrane Library、OVID、Silver Platter),对于建立恰当合理的检索策略是十分重要的。

选择何种数据库进行检索在一定程度上会受到所研究问题和获得检索资源难易的影响。查全、查准是文献检索的关键,而单纯依赖一个数据库是无法检索到全部证据的,因而需要检索多个数据库。全面的文献检索通常首先查询 MEDLINE(美国国立医学图书馆制作)或 EMBASE(荷兰 Elsevier 制作)数据库。

(三) 文献的严格评价

为确保临床实践是基于可获得的最佳研究证据,需要对检索到的相关文献进行严格评价,即通过系统分析文献的真实性、结果以及与自己临床实践的相关性,来评估和解释研究证据。

(四) 系统评价

系统评价是一个"从科学研究中寻找、评价和合成证据以便为待研问题提供确切的有经验依据的答案"的过程。这使我们能够应对急速增加的已发表及未发表的文献,抓住重点文献,为我所用。

许多口腔医学杂志和电子数据库都收录有系统评价,但最好是检索循证医学图书馆 Cochrane Library,其中含有两个数据库可供查询系统评价方面的文章。对系统评价的质量及其外部真实性进行评估,是判断一个系统评价的结论是否可行的前提。然而,并不是所有已发表的系统评价都是高质量的。因此,在运用某一系统评价结果前,应对其质量进行严格的评价。应用严格定义的清晰的系统的方法制作系统评价,可使偏倚(系统误差)和随机误差降至最低。

(五) 聚类(meta)分析及系统评价中的统计学问题

聚类(meta)分析是将多个具有相同研究题目的研究进行综合分析的一系列过程,其中包括提出问题、检索相关研究文献、制订文献纳入和排除标准、描述基本信息及定量综合分析等。系统评价可分为定性和定量评价两种,如果系统评价过程中纳入的研究缺乏有效数据或者异质性过大,就无法进行 meta 分析,只有符合定量分析的条件下,方可考虑使用 meta 分析。事实上,由于纳入的研究质量、设计类型、资料类型以及方法学上的限制,只有部分的系统评价可以进行定量的 meta 分析。

meta 分析主要包括以下 8 个步骤:选题与立题,检索研究文献,制订文献的纳入和排除标准,逐一严格评价每个纳入研究,提取及汇总每个纳入研究的信息与数据,估计合并效应量及可信区间,异质性检验,敏感性分析。目前最为成熟的 meta 分析方法只能处理两种数据类型的资料,即两组比较的二分类变量资料以及定量变量资料。

meta 分析过程中常常会受到发表性偏倚困扰,如何制定周密的检索策略、严格评价原始研究、设立合理的文献纳入与排除标准,以减少发表性偏倚的影响,是确保 meta 分析成功的一个重要环节。

四、口腔固定修复循证医学应用实例

(一) 关于短牙弓的再思考:基于 GRADE 途径证据得到的治疗建议

1. 研究背景 短牙弓已经得到了广泛的研究,已有多种可以接受的治疗策略。虽然已经发表了很多关于短牙弓概念的综述,但这些综述都缺乏一个系统性的评价方法(比如研究问题、文字搜索关键词、纳入和排除标准),这导致了所得到的结果很可能有偏倚存在。这些综述中大部分研究都采用横断面研究设计,这给判断短牙弓及其潜在的风险造成了一定的困难。目前尚无明确的短牙弓研究证据用于指导临床实践。在这方面提出合理的建议,将有助于口腔临床医师在修复治疗中合理地应用短牙弓的概念。

建议评估、开发和评估分级(the grading of recommendations assessment, development and evaluation, GRADE)方法是一个在临床决策制订过程中做出明确判断的系统的、明确的工具。GRADE 系统明确地将证据的质量和推荐力度进行了分类,并且考虑了证据以外的其他因素,从而给出推荐的治疗方法。这一评估系统已被多个医学组织推荐及使用,并且仍在不断开发和完善中。

2. 研究目的 本研究的目的有三个方面:①系统评估纵向研究中短牙弓病例治疗与非治疗的结果;②评估短牙弓不同修复方法之间效果是否存在差别;③评估运用 GRADE 系统中检索到的证据质量和推荐力度,目的是为临床医师提供治疗建议。

3. 研究方法

(1) 人数、干扰手段、对照、结果途径(PICO)

P:患者数量;

I:义齿修复;

C:不治疗;

O:生活质量,咀嚼功能,美学效果,颞下颌关节紊乱,咬合问题,牙齿缺失。

以 PICO 途径来构建两个研究问题:①在成年患者短牙弓治疗中,修复与不修复之间是否存在数量和性质上的差别? ②在成年患者短牙弓治疗中,不同修复方式间是否存在数量和性质上的差别?

(2) 文献检索

1) 检索时间:2010 年 11 月 17 日;

2) 数据库:PubMed,LILACS(拉丁美洲和加勒比健康科学信息),OpenSIGLE(非正式出版的灰色文献)电子数据库;

3) 搜索词:短牙弓(shortened dental arch)。

(3) 结果测量

1) 质量:生活质量、咀嚼功能和美学效果;

2) 数量:颞下颌关节疾病、咬合问题和牙缺失。

(4) 纳入标准和排除标准

1) 纳入标准:纵向研究(随机对照试验、对照试验);

2) 排除标准:横断面研究、调查性研究、病例报告、综述等。

(5) GRADE 系统:GRADE 系统评估了随机对照试验中的所有证据,将结果根据证据质量高低进行排列。但是当考虑其他因素时,整体的证据可信度将降低。同样,如果同时考虑其他变量,设计较不完善者(如对照试验)的研究结果可信度将升高。GRADE 系统的第二部分是决定建议力度,即在何种程度上我们可以相信,干预的预期作用大于副作用(表 17-1)。GRADE 系统中推荐力度将二等分为弱或强,当判断一项意见是弱还是强时,证据质量是唯一评估的变量。

表 17-1 运用 GRADE 系统决定建议力度

建议力度	决定力度的因素	基本原理
定义:可以在多大程度上相信坚持建议将利大于弊。根据强弱分类	证据的质量；治疗效果与副作用间平衡的不确定性；患者接受治疗的价值观和偏好的不确定性；治疗成本有效性的不确定性	区分建议强弱的关键因素是比较变量优缺点时的不确定性。不确定性越多,弱的建议也越多(变量优缺点越不确定,我们的建议力度越弱)

（6）评估的基本原理:从文献检索中得到的证据是在研究设计的基础上进行总结的,它的质量依赖于研究的强弱。证据质量的评估也考虑到其他变量,比如证据的不一致性、间接性和不精确性。在评估的第二阶段,证据的质量将和其他三个因素(治疗效果和副作用之间平衡的不确定性、患者接受治疗的价值观和偏好的不确定性和治疗成本效益的不确定性)一起考虑。基本原理是区分建议强弱的关键因素是比较变量优缺点时的不确定性。不确定性越多,薄弱的建议也越多(变量优缺点越不确定,我们的建议力度越弱)。不同的临床情况是决定建议强弱的基础。

4. 研究结果

（1）研究选择:最初在 PubMed 上查阅了 133 项研究,最后选定 9 项纵向研究进行质量评估(图 17-1)。

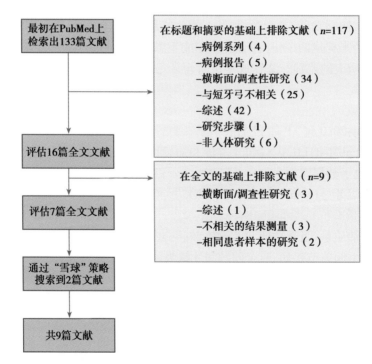

图 17-1 文献检索过程和排除原因(上海交通大学口腔医学院 胥春供图)

（2）研究类型和对比:随机对照研究 4 项,对照研究 5 项。在短牙弓中有 10 多项不同的节点用来评估治疗的有效性。3 项研究对比了可摘局部义齿与全口修复,短牙弓和全口修复;2 项研究对比可摘局部义齿与短牙弓,固定义齿和可摘局部义齿;2 项研究只对比短牙弓和全口修复;2 项研究只对比固定义齿和可摘局部义齿。

（3）研究问题:对问题①,修复和不修复之间并无明显差别。问题②,有两项研究表明短牙弓患者中固定义齿修复比可摘局部义齿修复有更多的优势。患者对固定义齿更为满意,且更少发生颞下颌关节紊乱症。

（4）证据质量:随机对照试验的结果是根据高质量证据进行分类的(随机对照试验得到的结果被归类于高质量证据中)。在其他四个变量(偏倚风险、不一致、间接性和不精确性)的基础上,证据的质量下降。5 个对照试验的结果并没有上升到高水平,因为"大幅度的效果"这类可以加强证据质量的特征不存在。

（5）建议:通过其他三个组分来给建议分级,对所检索的研究质量进行评估。设置两个不同的临床条件以对比这些变量来评估一项建议是强还是弱。在第一个场景里,患者对短牙弓的"不积极"治疗的潜在美学限制并不做考虑。治疗费用在决定治疗方案时也起着重要的作用。不治疗较治疗更有成本效益。因此,从某些原因上考虑,更推荐不对短牙弓进行治疗。在第二个场景里,非治疗手段被认为是一项不佳的建议。固定义齿比可摘局部义齿治疗更有效。

（二）剩余冠部牙本质与纤维增强复合树脂桩修复失败风险的关系:meta 分析

1. 研究背景　根管治疗后的牙齿常伴有较多牙体组织的缺失,临床上常采用桩核冠来修复此类牙冠。纤维增强复合树脂桩(FRC)自 20 世纪 90 年代引入口腔固定修复后就受到了极大的欢迎。FRC 具有类似牙本质的力学性能,可以将咀嚼压力均匀地分散到牙根,降低牙根断裂的可能性,但 FRC 会将增加牙本质颈缘及修复体的边缘应力集中。一些临床试验报道过根管治疗后牙体修复的不同失败率,认为牙冠部剩余牙本质的量关系着无髓牙治疗后的存活率。体外实验研究表明牙本质肩领可有效降低基牙牙折的发生。但剩余冠部牙本质与纤维增强复合树脂桩修复失败风险的关系之前未见报道。

2. 研究目的　分析冠部牙本质丧失的量是否会影响 FRC 修复的失败风险。

3. 研究方法

（1）文献检索及纳入标准

1）检索数据库:PubMed,Cochrane Library,Embase,CNKI。

2）检索时间:2014 年 4 月。

3）检索关键词:纤维、桩、牙齿/牙冠、重建、牙本质肩领、成功、失败、存活。

4）纳入标准:①调查在冠部剩余牙质量以及有无牙本质肩领情况下 FRC 修复的失败率;②队列研究,随机对照研究,及使用冠牙本质作为控制变量的非随机对照临床试验研究;③所检索文献提供每组的详细数据和子群。

5）排除标准:①体外研究;②不采用 FRC 桩核;③与牙本质肩领效应无关;④没有详细的数据和子群;⑤病例报告、综述和摘要。

（2）数据分析:由两位评阅者独自选取包含以下内容的数据:第一作者姓名、出版时间、位置、研究设计、患者和修复的数量、患者的性别和年龄、失败数量、牙齿类型、重建类型与随访时间。Newcastle-Ottawa Scale (NOS)量表应用于评估纳入研究的质量。

（3）meta 分析:meta 分析采用 Cochrane 集团提供的 Revman 5.2.6 软件进行。I^2 统计数据用来定量检测研究间的不一致性。采用 Mantel 和 Haenszel 法估计风险比(RR)和 95% 可信区间(CI)。在异质性 I^2（>50%）存在时,采用随机效应模型(SEM)和 95% 可信区间。创建图谱,显示效果估计、每项研究的变化水平评估,以及在整体评估下,meta分析中的各项研究被赋予的权重。统计显著性水平设定为0.05%。以漏斗图显示发表偏倚,采用STATA软件(12.0版本)的Begg和Egger未加权的回归测试来评估发表偏倚。

4. 研究结果

(1) 纳入的研究:从检索到的705篇文献中,通过阅读题目与摘要选取18篇文献。再通过阅读全文,最终选定5篇文献(图17-2)。

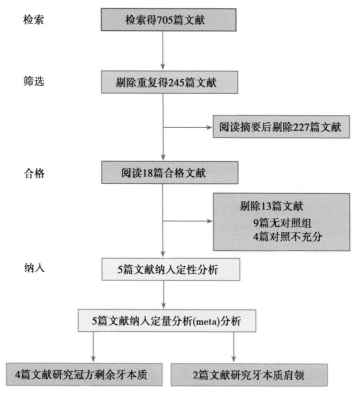

图17-2　meta分析中纳入文献的选择流程(上海交通大学口腔医学院　胥春供图)

(2) 研究特征:这些研究均发表于2009—2012年,有3篇队列研究,2篇随机对照研究。有3篇文献分析牙冠部剩余牙本质量的影响,1篇分析牙本质肩领的影响,另1篇则对两者都进行分析。表17-2是评估这些研究的NOS得分。

表17-2　NOS得分

研究	选择	可比较性	结果	总分
Ferrari et al 2012	3	0	3	6
Signore et al 2011	4	0	3	7
Naumann et al 2012	4	0	3	7
Bitter et al 2009	4	0	3	7
Mancebo et al 2010	4	0	3	7

（3）牙冠部剩余牙本质量与 FRC 修复失败风险：分析 4 项研究中 573 个 FRC 桩核冠的冠部剩余牙本质量与修复失败风险的关系。这 4 项研究之间具有异质性，采用 REM 来整合研究结果。统计分析表明无冠部剩余牙本质的 FRC 修复失败风险明显高于有冠部剩余牙本质的情况（图 17-3）。

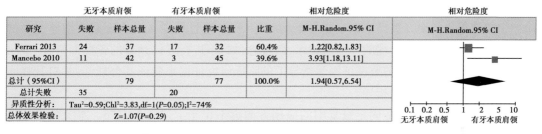

图 17-3　冠轴壁与修复失败风险的森林图（上海交通大学口腔医学院　胥春供图）

（4）牙本质肩领与 FRC 修复失败风险：分析 2 项研究中 156 个 FRC 桩核冠的牙本质肩领与修复失败风险的关系。由于这 2 项研究间具有异质性，采用 REM 来整合研究结果。统计分析表明有无牙本质肩领情况下 FRC 修复失败率没有显著差异（图 17-4）。

（5）发表偏倚：漏斗图基本对称，结合 Begg's 和 Egger's 检测结果，提示没有明显的发表偏倚（图 17-5）。

研究	无牙本质肩领		有牙本质肩领		比重	相对危险度 M-H.Random.95% CI	相对危险度 M-H.Random.95% CI
	失败	样本总量	失败	样本总量			
Ferrari 2013	24	37	17	32	60.4%	1.22[0.82,1.83]	
Mancebo 2010	11	42	3	45	39.6%	3.93[1.18,13.11]	
总计（95%CI）		79		77	100.0%	1.94[0.57,6.54]	
总计失败	35		20				
异质性分析：Tau²=0.59;Chl²=3.83,df=1(P=0.05);I²=74%							
总体效果检验：Z=1.07(P=0.29)							

图 17-4　牙本质肩领与修复失败风险的森林图（上海交通大学口腔医学院　胥春供图）

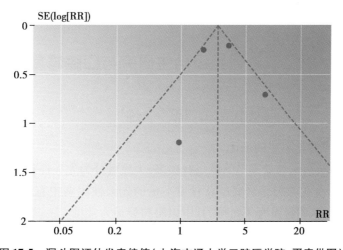

图 17-5　漏斗图评估发表偏倚（上海交通大学口腔医学院　胥春供图）

5. 研究结论　冠部剩余牙本质的缺失可能增加 FRC 修复失败的风险,但牙本质肩领的有无对 FRC 修复的成败并无显著影响。

五、口腔固定修复循证医学科研方向和选题

循证医学在临床医学决策中发挥了重要的作用,并且得到了愈加广泛的关注。口腔固定修复学中目前还存在一些问题尚未有定论,需要运用循证医学的原则对这些问题进行研究,为这些问题寻求最佳证据,从而使这些问题得以解决。

桩核冠修复中强调牙本质肩领的重要性,但这一观点目前主要依据的是体外实验研究的证据,直接的临床研究证据仍然很少,需要开展更多的循证医学指导下的前瞻性临床研究,为牙本质肩领的重要性提供更多、更直接的证据。

在种植固定修复中,对种植体与天然牙联合支持式固定桥这种修复方式的合理性始终存在争议,三维有限元等体外实验研究能够提供一些证据,但仍然需要高质量的临床研究证据来支持。因此,运用循证医学的原则,开展更多高质量的临床研究,并通过 Meta 分析等评价手段,得出对于种植体与天然牙联合固定修复方式的最佳证据,这将是今后一个重要研究方向。近年来出现了一些新型表面设计的种植体,这些不同表面设计的种植体在临床应用中的效果也需要循证医学指导下的临床研究证据来支持。

近年来新型口腔固定修复材料(如混合瓷、新型树脂等)层出不穷,而这些新材料在临床应用中的效果也需要开展循证医学指导下的临床研究,通过循证医学的证据来指导这些材料的临床应用。近年来出现的一些新技术、新理念,如:不进行牙体预备的瓷贴面修复、单层结构的全瓷修复体等,也需要循证医学指导下的临床研究证据来验证其合理性,并对其临床合理应用提供必要的理论指导。

当然,循证医学在口腔固定修复中的应用方向远不止于上述几个方向。本节的目的是使本书读者能运用循证医学的原则和方法,结合自己的知识和可靠的证据,解决在口腔临床工作中发现的临床问题。

(蒋欣泉　胥春)

第二节　骨组织再生研究与口腔修复

一、概　述

(一) 骨缺损或骨量不足的原因

造成颌面部骨缺损或骨量不足的原因有很多,大致可分为先天性和后天性两大类。

1. 先天性因素　在颌面部骨缺损及骨量不足的先天性因素中有唇腭裂、牙槽突裂(图17-6)、半侧颜面萎缩、颌骨发育不足等,其中以唇腭裂最为常见。

2. 后天性因素

(1) 肿瘤:肿瘤已成为近年来造成颌面部骨缺损的主要原因之一。如颌骨囊肿、牙源性

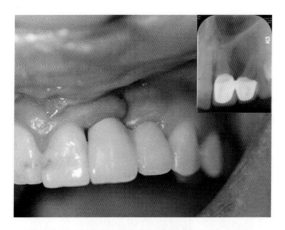

图 17-6　牙槽突裂形成的骨缺损（上海交通大学口腔医学院　蒋欣泉供图）

肿瘤等良性肿瘤,可因肿瘤的发展压迫等因素造成颌骨的缺损。对于恶性肿瘤,则多数由于手术治疗后而导致不同程度的缺损。

（2）炎症:由于牙周病、根尖周炎等炎症导致牙齿缺失后,也极易并发颌骨及牙槽骨的缺损或骨量不足。此外,由于骨质坏死、溶解或分离排出,常可造成不同程度的颌骨缺损或畸形,如颌骨骨髓炎等。

（3）外伤:车祸、爆炸、火灾、跌落、摔倒等均可造成颌骨骨组织缺损。由于外伤引起的颌面部骨缺损往往面积较大,边缘不整齐,情况也较复杂,因此修复时也较困难。

（二）骨缺损或骨量不足对口腔修复的影响

颌面部骨组织是构成人体面部外形的重要组织器官,具有一定的容貌特征,并且担负着重要的生理功能,如咀嚼、吞咽、言语、呼吸、吮吸等。因此,颌面部骨缺损或骨量不足给患者带来的影响将十分巨大,其中在口腔修复方面的影响主要表现在以下几个方面:

1. 咀嚼功能方面　颌面部骨缺损,通常伴随有多颗牙的缺失,牙列的不完整将导致咀嚼功能的减退。特别是当下颌骨有缺损时,由于口底瘢痕组织的牵拉,下颌骨往往向缺损侧偏移,常使上下颌牙列失去正常的咬合关系。有时仅仅是部分下颌骨及牙列缺损,却使咀嚼功能丧失殆尽。

2. 吞咽功能方面　当上颌骨、腭部骨组织缺损有穿孔时,由于口鼻腔贯通或口内外穿通,食团难以形成,即使部分形成也不能沿着正常的途径进入咽部,往往通过缺损处进入鼻腔或流向口外,使患者难以下咽或只能咽下部分食物。特别是当饮水时,患者必须将头部后仰,依靠重力作用才能使水进入咽部后才能下咽,否则水将从腭部缺损处经鼻腔流出鼻孔,引起喷呛。

3. 言语功能方面　颌面部骨组织发生缺损时,口腔器官的特有结构也随之发生改变,共鸣腔遭到破坏,所发的声音也随之改变,音色可能变得模糊不清,难以理解。上颌骨或腭部缺损时,口腔和鼻腔就完全相通,原有的封闭性丧失,使发出的元音带有浓厚的鼻音。下颌骨缺损者,由于缺损部位颊部组织失去硬组织的支撑作用,向内塌陷,极大地缩小了口腔的范围,使舌的正常功能受到阻碍,也会影响言语功能。

4. 吮吸功能方面　上颌骨、腭部、面颊或唇部有缺损致穿孔时,口腔不能形成一个完全封闭的环境,当吸气时,口腔内不易产生负压,从而影响吮吸功能,缺损范围较大时,吮吸功能可能会完全丧失。

5. 面部外形方面　颌面部骨组织的正常结构和外形是维持容貌的基本因素。颌面部骨组织缺损后,由于失去硬组织支持,缺损处相应面、颊、唇部等组织也相继塌陷,面部外形即遭到不同程度的破坏,失去正常的对称性。下颌骨缺损较大者,可引起下颌唇颊部等组织的塌陷,给口腔修复的实施带来一定的限制。

（三）骨缺损或骨量不足与固定修复

颌骨骨缺损或骨量不足区缺失牙的修复是义齿修复中较为困难的一种,因为不仅要解决修复最基本的咀嚼功能,还应兼顾义齿修复的美观性,以及义齿修复后口腔清洁卫生的维护问题。颌骨缺损的首选方案是采用骨移植、皮瓣移植的方式修复缺损、恢复颌骨外形,再以种植牙的方式重建咀嚼功能。颌骨骨量不足伴牙缺失可以用可摘义齿、固定义齿、固定-活动联合修复进行修复,与可摘义齿相比,固定义齿因其固位作用、支持作用、稳定作用良好,美观,无明显异物感等优点而得到广泛认可。但是,将固定修复的牙种植术和固定桥修复术应用于严重骨缺损或骨量不足的缺牙患者还较为困难,因为前者涉及种植区骨量不足问题,后者主要是修复后义齿形态欠佳。

人们对牙列缺损、缺失的就诊要求,与其知识水平、生活水平有着密不可分的关系。牙列前部缺损因影响美观,尤其是对高位笑线的患者来说,其就医愿望一般会比较急切,对修复效果也有较高要求。不同原因导致的前牙区颌骨缺损或骨量不足的程度不同,前牙区牙槽嵴缺损或吸收较少时,可以将固定桥桥体牙的颈部上牙龈色瓷,使之与邻牙的颈缘相协调;前牙区牙槽嵴缺损或吸收较多时,固定桥修复时桥体牙龈端至牙槽嵴顶通常留有间隙,影响美观,虽然可通过可摘式基托关闭此间隙,但有时仍为要求高的患者所不能接受。对骨量要求高的牙种植体植入术,通常会因为前牙区软硬组织量不足造成种植体植入困难,或者种植体植入后附着龈缺乏、龈乳头塌陷等美学失败,达不到理想效果。

牙列后部缺损在缺牙数目少、时间短时并无不适,患者通常没有就医愿望。但是,后牙承担着牙齿咀嚼食物的大部分功能,长时间的后牙缺损缺失,将会致使邻牙的倾斜、对殆牙的伸长、牙周组织的破坏、殆紊乱、殆干扰的产生等。后牙区牙槽嵴缺损或吸收相对较少时,由于对美观影响较小,固定桥修复时可以设计非接触式桥体,或者设计接触面积较小的桥体;后牙区牙槽嵴缺损或吸收较多时,后牙区种植骨量不足,无法直接进行种植固定修复。

颌骨骨缺损或骨量不足除了影响固定义齿的功能形态和美观外,对患者修复后口腔清洁卫生的维护也有一定的影响。颌骨骨缺损或骨量不足的患者进行固定修复时,固定桥桥体通常要设计成悬空式桥体或者接触面积较小的桥体,其维护和保养基本与自然牙相似,除了常规正确刷牙及使用牙线外,还可能需要使用牙间刷,以便有效地清洁固位体或固位体与桥体之间的邻接区域,否则容易产生牙龈炎、牙周炎、种植体周围炎等牙周疾病,影响固定修复的远期效果。

因此,颌骨骨缺损或骨量不足的患者若想得到较为理想的固定修复,通常需进行修复前的外科骨增量手术。

二、口腔修复骨量不足临床处理策略

（一）骨移植

骨移植用于临床已经 3 个多世纪,分为自体骨移植、同种异体骨移植和异种骨移植三种。

长期以来,自体骨移植因其与拟修复部位有相同的骨性支架,保留有成骨细胞、生长因子等活性物质,成骨迅速,是国际公认的骨移植"金标准",也是临床常用的、成功率较高的口腔颌面部骨缺损修复方法。目前,自体骨的供骨主要有两大类:一是全身取材,如髂骨、肋骨、胫骨、腓骨等,对于大面积颌面部骨缺损,行带血管蒂骨块移植可明显提高移植骨的成活率;二是局部取骨,如下颌骨升支、下颌骨颏部、磨牙后区、上颌隆突等,局部取骨量有限且容易吸收,故现提倡在邻近术区的局部少量取骨,与作为支架材料的骨代用品复合,为其提供种子细胞(成骨细胞)及活性物质(细胞因子等),加快成骨。但是自体骨移植也有一定的缺点,如供骨量有限,术后伤口疼痛麻木,供区感染、遗留瘢痕等。Cheung 等以血管化腓骨重建肿瘤手术后下颌骨外形,随后牵张成骨术增加下颌骨高度,种植体植入修复缺失牙,成功恢复患者咬合关系,取得良好的美观效果。

目前应用的同种异体骨主要是新鲜冷冻骨、冻干骨和脱矿冻干骨,来源于关节置换、非炎性及非肿瘤截肢和健康尸体捐献等。同种异体骨可以作为结构支撑维持骨缺损,同时提供有一定骨诱导能力的骨传导基质。同种异体骨来源丰富、不受形态、大小限制,且具有一定生物活性,临床应用日益增多。同种异体骨移植的安全性和有效性一直备受关注,目前在北美大约有 1/3 的骨移植为异体骨移植,疾病传播仍是其最大风险之一。同种异体骨移植存在的另外一些问题主要是术后感染、免疫排斥、成骨速度缓慢等。文献报道移植术后感染的发生率为 11% ~ 15% 。

目前可见的市场化异种骨有 Bio-Oss 骨、Oswestry 骨、Kiel 骨,主要为牛骨来源。常用的异种骨处理方法包括:深低温冷冻、反复冻融、脱蛋白、煅烧、辐照等,或多种方法联合运用,处理方法将影响异种骨的生物力学性能。异种骨移植的优势在于其材料来源不受限制,可大量获取,解决自体骨移植取材量有限、同种异体骨移植供体来源不足的问题。异种骨移植面临的主要问题是如何降低其免疫原性,降低植骨后受体患者的免疫排斥反应。

(二) 人工骨

人工骨移植材料主要包括高分子有机材料和无机材料,该类材料基本上没有免疫原性,但是,其理化性质、生物力学性能、骨修复能力总体上不及生物骨,降解速率和新骨形成不匹配将会阻碍爬行替代或失去骨传导及支撑作用。

无机材料包括羟基磷灰石、磷酸三钙、生物活性玻璃、磷酸钙骨水泥、硫酸钙等。羟基磷灰石和磷酸三钙均由钙磷构成,在成分上与人骨相似,可与宿主骨发生化学性结合,有良好的组织相容性和骨传导性。羟基磷灰石抗压强度好,但抗剪切及扭曲能力较弱。磷酸三钙的可溶性及降解吸收速度均较羟基磷灰石高,多孔结构有助成骨细胞和营养物质的运输及快速血管化。

生物活性玻璃有良好的生物相容性和骨传导性,但是不能提供力学支撑作用,难以应用在承重部位。磷酸钙骨水泥由粉体和固化液两部分调和后为膏状,常温下数分钟固化成碳磷灰石,固化后抗压强度与松质骨相似。磷酸钙骨水泥的不透光、可塑形、可注射性使得磷酸钙骨水泥可在 X 线透视监视下修复骨缺损。硫酸钙是一种生物相容性良好的可吸收骨移植材料,结构致密,可以阻止软组织长入其中,并可以提供钙离子促进骨的矿化。硫酸钙在新骨形成前,完全吸收。但是由于缺乏足够的力学强度,也不适用于承重部位。

目前使用的有机高分子材料可分为天然聚合物和合成聚合物。天然高分子聚合物包括纤维蛋白、胶原、藻酸盐、丝蛋白、透明质酸、甲壳素及其衍生物等;人工高分子聚合物包括聚乳酸(polylactic acid,PLA)、聚羟基乙酸(polyglycolic acid,PGA)、聚乳酸-聚羟基乙酸共聚物(poly lactic-glycolic acid,PLGA)、聚 ε-己内酯、聚丙烯延胡索酸盐、聚碳酸酯、聚偶磷氮、聚羟基丁酸酯、聚乙烯醇等。

PLA、PGA 具有良好的生物相容性、可降解性和可吸收性,在体内以水解方式降解并产生天然代谢产物排出体外,FDA 已批准用于临床。

(三) 牵张成骨术

牵张成骨术(distraction osteogenesis,DO)是指在骨缝处或骨截开处,将骨段用牵张装置按一定的速度和频率牵开,促进骨间隙中形成新骨,从而达到使骨延长或增宽以及软组织延长的目的。牵张成骨技术改变了传统外科治疗思路,充分利用机体生物组织的生长潜能,让机体对缺陷进行自我修复,达到生物学修复的理想境界。

牵张成骨术分为 3 期:静止期、牵引期、巩固期。静止期是指骨切开手术后与开始牵引之间的阶段,一般借助牵张器的固定装置将切开的两骨段在原位固定 5 ~ 7 天;牵引期是指开始牵引至结束牵引的阶段,每天牵引 2 ~ 4 次,每日总量约 1mm,连续牵引 10 ~ 25 天;巩固期是牵引结束至拆除牵张器的阶段,此期内应注意将骨段固定于矫正位,以使新骨形成,完成改建及骨化,此期一般为 90 天。

牵张成骨技术的进步,在很大程度上依赖于牵张器的发展。临床上根据牵张器的安装部位的不同可将骨牵张器分为口外型牵张器和口内型牵张器两大类。口外型因牵张器因易引起感染、面神经损伤、皮肤瘢痕等缺点而较少使用,临床常用的主要是口内型牵张器;口内型牵张器可分为两大类:一类是安装于牙槽嵴颊侧骨外型牵张器,另一类是置于牙槽骨内的骨内型牵张器。随着牵张器的改进,牵引方向从单向牵引到多向、三维牵引,可同时增宽和增高牙槽嵴。

牵张成骨技术在短期内可形成天然骨,成骨量大,在延长骨组织的同时也延长周围软组织,减少骨吸收,避免另开手术区、输血等并发症,较传统增加骨量方法更具优势、效果更好。Yamauchi 等在文献中回顾,牙槽骨垂直向牵引成骨后植入种植体,在 3 ~ 8 年的随访中,牙槽骨高度增加 1.1 ~ 5.6mm,35 枚种植体的存活率是 100%,成功率是 94.2%。

但是,牵张成骨术仍然存在一些不足,例如,需二次手术取出牵张器,两骨块牵张拉开过程中往往会引起疼痛,可能引起基骨骨折、骨生长方向偏斜,以及骨量形成不足、牵引间隙的回缩等。

(四) 引导骨组织再生术

引导骨组织再生术(guided bone regeneration,GBR),是使用引导骨再生膜作为物理屏障,将骨缺损区与周围组织隔离,防止成纤维细胞进入缺损区,仅邻近的骨端具有骨再生潜能的骨原细胞可进入该区域,并建立和维持骨再生空间,引导骨重建过程。引导骨组织再生术成功的关键因素包括屏障膜的稳定支持及骨移植材料的骨再生作用。2006 年,Taskonak 等采用 GBR 技术,应用脱钙冻干同种异体骨和可吸收膜屏障膜增加患者的侧切牙区的唇舌侧骨量,改善颌骨外形,6 个月后,全瓷固定桥修复缺失的侧切牙,取得了理想的功能恢复和美学效果。

屏障膜在引导骨再生中起着关键作用,不仅要能够有效维持膜下成骨空间,在骨生成之前保证骨生长不受上皮结缔组织的干扰,同时又要确保骨生长形成后没有残余而影响成骨量。根据屏障膜能否被吸收,可分为可吸收膜和不可吸收膜。可吸收膜主要包括胶原膜(collagen membrane)、聚乳酸膜(polylaticacid membrane)等生物膜。不可吸收膜主要包括聚四氟乙烯膜(ePTFE)、钛膜、微孔滤膜、纤维素膜等。

胶原膜具有良好的生物相容性好和较低的抗原性,其缺点是机械性能较差,不利于临床操作;膜材料的降解速度过快,与新骨形成速度不匹配。目前应用较多的成品胶原膜有 Bio-Gide、Biomend、BiomendExtend、Periogen、ParaGuid 等。Bio-Gide 膜是研究和应用最多的一种胶原膜,引导骨再生的效果显著。Gielkens 等设计用 Bio-Gide 膜及自体骨移植,治疗种植体周围各种骨缺损,共治疗了 17 例患者,术后均达到了理想的引导骨再生效果。聚乳酸膜具有良好的生物相容性,较强的机械性能及易成形等优点,但与细胞结合能力不强,降解过程中的酸致效应等缺点,使其应用受到了限制。

聚四氟乙烯膜和钛膜是动物实验和临床应用最多且有肯定效果的屏障膜,但是需二次手术取出,增加了感染的风险和患者的痛苦。且不可吸收膜易导致软组织瓣裂开、膜早期暴露,影响新骨生成量。

引导骨组织再生术的成功与骨移植材料的性能密切相关,理想的骨移植材料具有良好的生物相容性,较强的骨诱导能力,较小免疫原性,且吸收相对缓慢可以有效维持膜下空间。有关骨移植材料的特点及性能在本节前部已有介绍。Bio-oss 骨粉具有高度的引导骨形成特性,理化性质与人体的骨组织基质非常相近,是目前引导骨组织再生术中应用最广泛的骨移植材料。

引导骨组织再生术也有一定的局限性,多数学者认为,引导骨组织再生术适用于牙槽骨少量缺损的修复,多用于解决牙槽骨宽度不足问题。在牙槽骨垂直高度的增量上,其增加高度一般不超过 5~6mm,限制了其临床应用。软组织瓣早期裂开和穿孔是引导骨组织再生术常见的并发症。

三、再生医学与口腔修复

(一) 再生医学概念

再生医学是指利用生物学及工程学的理论方法,促进机体自我修复与再生,或构建新的组织与器官,以修复、再生和替代受损的组织和器官的医学技术。其研究的主要内容是干细胞如何发育成组织,并应用干细胞的这种潜能进行组织替代疗法,从而恢复受损组织的正常结构和功能。目前认为再生医学包括三大研究方向:一是人体组织工程,利用细胞在体内或体外重新构建组织或器官,用于人体移植,目前尚难解决组织结构等问题;二是干细胞移植,将组织干细胞或前体细胞移植于与组织损伤处;第三种为药物/基因疗法,指通过抑制因子的药物抑制作用或能刺激再生的支持因子的作用诱导再生。再生医学涵盖了组织工程、细胞工程和基因工程的内容,是生物医学工程的主要部分。

1. 细胞　细胞在骨组织工程中起着重要的作用,目前,组织工程中种子细胞主要包括组织细胞和各类干细胞。

(1) 组织细胞:组织工程的研究早期采用的是组织细胞。很多成熟的组织细胞已经用于组织工程研究,比如软骨细胞、软骨膜细胞、骨膜细胞均可用于软骨组织工程,成骨细胞可用于骨组织工程,内皮细胞用于血管组织工程。组织细胞不需要诱导分化培养,但是细胞增殖能力低,难以获得大量的细胞,体外培养扩增容易发生去分化而失去原有的表型。

在骨组织再生的研究中,成骨细胞来源有限而使其应用受到限制。Wang 等人研究了冻存骨来源的成骨细胞的增殖分化能力和成骨活性,研究发现,冻存骨来源的成骨细胞在体外培养过程中其成骨表型能够得到很好的维持,与支架材料复合后在裸鼠体内实验模型中可以促进新骨形成,在犬种植模型中能够促进种植体骨结合,证实冻存骨来源成骨细胞具有良好的成骨活性,从而拓宽了组织工程种子细胞的来源。

(2)干细胞:干细胞是指具有自我复制和多向分化潜能的细胞,它存在于人体或动物个体发育的各个阶段的组织器官中,是各种分化细胞或特化细胞的初始来源。干细胞主要包括胚胎干细胞、成体干细胞和重组干细胞等。

1)胚胎干细胞:胚胎干细胞(embryonic stem cells,ESCs)是囊胚内细胞团中的未分化细胞,经体外分化抑制培养筛选出的细胞,它具有体外培养无限增殖、自我更新和多向分化的特性。胚胎干细胞可分化为各种类型的细胞,如成骨细胞、脂肪细胞、星形胶质细胞、软骨细胞、内皮细胞等。但因其致瘤性、免疫排斥反应、来源受限,尤其是伦理道德的问题,限制了它在临床上的应用。

2)成体干细胞:在胎儿、儿童和成人组织中存在的多潜能干细胞统称"成体干细胞"。目前,已成功从骨髓、骨膜、滑膜、肌肉、脂肪、皮肤、乳牙、牙周膜、牙髓等组织中分离出成体干细胞。该类细胞也具有自我复制和多向分化的潜能,可分化成其来源组织中的细胞成分或者其他组织中的细胞成分,如分化为成骨细胞、软骨细胞、脂肪细胞、成纤维细胞等多种细胞。

在骨组织工程种子细胞的选择中,骨髓基质干细胞和脂肪来源干细胞研究最为广泛。Zhang 等人在犬上颌窦底提升模型中比较脂肪干细胞和骨髓基质干细胞促成骨能力,体外检测发现,与脂肪来源干细胞相比较,骨髓基质干细胞的增殖能力、成骨分化能力较强(图 17-7);两种细胞分别复合 CPC 材料植入裸鼠皮下,4 周后仅骨髓基质干细胞复合材料组有新生骨形成,其较强的促成骨能力在犬上颌窦提升模型中也得到证实,提示与脂肪来源干细胞相比,骨髓基质干细胞更适合于上颌窦提升同期种植体植入。

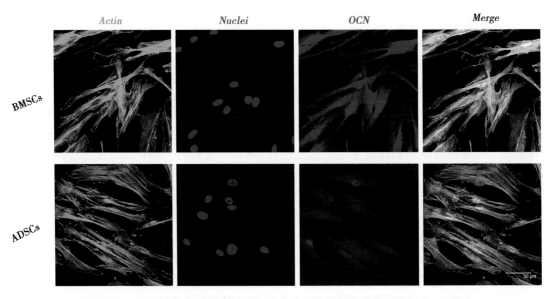

图 17-7 脂肪干细胞和骨髓基质干细胞成骨诱导 7 天免疫荧光检测 OCN 表达
(上海交通大学口腔医学院 蒋欣泉供图)

成体干细胞数量稀少,其主要的生理意义在于维持机体功能的稳定,即提供稳定的内环境;成体干细胞在组织结构中的位置相对固定,处于具有调控其更新、分化的微环境;相对于胚胎干细胞,成体干细胞取材方便,来源广泛,较少涉及伦理学问题,且无免疫排斥反应。但成体干细胞在组织中含量较少,较难分离和纯化,且数量随年龄增长而降低,这些潜在的缺点也在一定程度上限制了成体干细胞的应用。

3）诱导性多能干细胞:在干细胞研究方面,最近进展是关于诱导性多能干细胞(induced pluripotent stem cells,iPSCs)的研究。这种细胞在细胞形态、增殖、表面抗原、基因表达模式等诸多方面与胚胎干细胞有相似的特性。诱导性多能干细胞的产生需要细胞和基因技术的结合。诱导性多能干细胞可以从患者自身的体细胞制备,无免疫排斥,同时诱导性多能干细胞可避开胚胎干细胞的伦理问题,具有广泛的应用前景。但是,有关诱导性多能干细胞的使用仍有一些问题,如人原代细胞重新编程的效率有限,很难产生特异性的细胞;病毒转基因可能会整合到成体细胞,有诱发肿瘤发生的潜在可能;以及诱导性多能干细胞致畸胎瘤形成等。因此使用诱导性多能干细胞的安全性问题有待解决。

2. 生物材料　支架材料作为细胞黏附和生长的三维支架,为细胞增殖、分化、营养交换等提供合适的外环境,而且还起到模板作用,引导组织再生和控制组织结构。理想的支架材料应当具备以下基本特征:良好的生物相容性;优越的生物机械性能;高度的骨诱导特性;合适的离子缓释效率;与骨形成速率匹配的降解速率;三维多孔立体结构等。

用于组织工程的支架材料可分为天然生物可降解材料和人工合成生物可降解材料两大类。

天然生物可降解材料是指由动、植物中提取的高分子可降解材料。主要包括胶原、纤维蛋白、藻酸盐、壳聚糖、丝蛋白、透明质酸等。该类材料具有良好的生物相容性及生物活性,可降解性,且原料来源广泛,含有一些有助于细胞黏附、迁移和增殖的生物功能基团,但缺点是它们的降解会抑制细胞的某些功能,并且不容易控制降解速率。此外,天然高分子的力学性能通常较差。

人工合成生物可降解材料包括无机材料、人工合成高分子材料、金属支架材料。无机材料主要是指生物活性陶瓷类材料,常见的有羟基磷灰石、β-磷酸三钙、生物活性陶瓷如硅酸盐和磷酸盐体系的羟基磷灰石、生物活性玻璃、磷酸钙骨水泥,或者不同材料形成的复合支架,例如生物活性陶瓷和多聚物等。这些材料具有良好的生物相容性和骨传导性,无毒无排斥反应,但是其降解速率太慢,部分降解后的产物吸收困难,柔韧性差,质脆易碎,从而给控制离子以必要的浓度和方式释放到生理环境中带来困难。

与天然材料相比,人工合成高分子材料其化学多样性和加工性主要是由材料的特性和结构所决定。目前,组织工程中常用的人工合成可降解材料主要有:聚 α-羟基酸,如聚乳酸、聚羟基乙酸及两者共聚物;聚 ε-己内酯;聚丙烯延胡索酸盐、聚碳酸酯、聚偶磷氮;聚羟基丁酸酯、聚乙烯醇等。其中,PLA 和 PGA 在组织工程中应用最为广泛。

除此之外,金属支架材料因其拥有良好的抗压强度和耐疲劳性而受到国内外学者的广泛关注。多孔的金属支架材料主要由钛制成。钛表面有着不同的结构,例如纳米棒状结构,锯齿状纳米结构,纳米微球、纳米管或微纳结构等。

3. 生长因子/诱导因子　骨组织再生是一个非常复杂的过程,大量的生物活性因子参与其调控。许多参与骨组织愈合自然过程的生长因子和细胞因子被认为是潜在的促骨组织再生候选因子。在骨组织再生医学中研究最为普遍的生长因子是骨形态发生蛋白(bone morphogenetic proteins,BMPs)。在骨不连、骨缺损和脊柱融合的临床前研究和临床研究中骨形成蛋白得到广泛的研究。目前市售的能够应用于临床的两种重组人骨形态发生蛋白分别为 BMP-2 和 BMP-7。此两种 BMP 蛋白作为自体髂嵴骨瓣的替代物或与自体髂嵴骨瓣联合应用于骨缺损的修复。

除了骨形态发生蛋白以外的一些其他种类的生长因子目前常用临床前研究,最常见的生长因子包括血小板衍生生长因子(platelet-derived growth factor,PDGF),血管内皮生长因子(vascular endothelial growth factor,VEGF)和成纤维细胞生长因子(fibroblast growth factor,FGF)等。PDGF 目前可以重组蛋白形式用于牙周骨缺陷的治疗,临床前研究证实 PDGF 能促进骨祖细胞有丝分裂,增强血管形成,加速骨折愈合和骨组织再生。2005 年,rhPDGF-BB 经 FDA 批准用于临床。

基础实验研究表明,VEGF 是血管内皮细胞特异的丝裂原,能够提高血管通透性,而且 VEGF 可调节成骨细胞活性,增加骨基质分泌,是强效的促血管生成和促成骨分化因子,在骨组织再生过程中非常关键。已有研究证实,BMP-2 及 VEGF 协同可明显促进新骨形成和血管化的发生。

FGF 是一类多肽类物质,FGF 家族生理功能较为广泛,包括促进细胞有丝分裂、趋化与血管形成等,FGF 作为细胞间信号分子在成骨分化过程中也起到关键作用。多种动物实验研究均证实 FGF-2 在骨组织再生中的积极作用,最近的一项 Kawaguchi 等人开展的以安慰剂为对照的前瞻性随机性临床试验研究结果提示 FGF-2 是一种具有良好临床应用前景的促进骨组织再生生长因子。

(二)口腔颌面部骨组织再生研究进展

1. 颌骨缺损骨再生　随着材料科学和再生医学的发展,应用组织工程骨的方法修复颌骨缺损实验研究和临床研究也不断发展。Zhao 等人将腺病毒介导过表达 BMP-2 的大鼠骨髓基质干细胞复合 β-TCP 材料用于修复大鼠颌骨临界骨缺损获得良好的效果。Wang 等探索了冻存骨来源成骨细胞构建的组织工程骨修复犬下颌骨节段缺损的效果,结果显示,冻存骨来源的成骨细胞具有良好的生物活性和成骨活性,复合 β-TCP 材料后能够显著地促进新骨形成,并且能够修复犬下颌骨节段性缺损。

在一项随机对照临床 I / II 期试验中,Kaigler 等人将可吸收明胶海绵复合骨髓基质干细胞构建组织工程骨用于修复牙槽骨缺损。此次临床研究中共有 24 名受试者随机进行引导骨组织再生修复或细胞/材料构建组织工程骨修复牙槽骨缺损,术后 1 年对牙槽骨缺损部位进行评估。通过临床检查,影像学检查,DSA 体层摄影数字减影血管造影,组织学检查等方面分析,结果显示,与引导骨组织再生治疗相比,组织工程骨构建促进了缺损部位牙槽骨组织再生;大大减少了在骨开窗条件下种植体植入所需的二次骨移植量。总之,组织工程骨的构建能够安全有效地修复牙槽骨缺损,从而利于种植体的植入。

颌骨大块骨缺损的修复一直是一种挑战,也是再生医学的重要内容之一。Sándor 等用 hADSCs 复合生物陶瓷和 rhBMP-2 修复一名 55 岁男性患者下颌骨成釉细胞瘤切除后大块骨缺损的病例,其生成的骨量足够进行后期的种植手术,为快速功能性修复下颌骨大块骨缺损提供了一种新的思路和方法。Wolff 等应用 CAD/CAM 快速成形技术设计 3 例下颌成釉细胞瘤患者的功能重建模板,将自体脂肪干细胞复合 rhBMP-2 和 β-TCP 颗粒构建的组织工程复合物植入手术切除骨缺损区,术后 10 个月和术后 14 个月,3 例患者中的 2 例植入了种植体,并最终完成了上部修复。Zamiri 等应用骨组织工程方法研究了 3 例临床患者下颌骨连续性缺损的修复,以异体骨作为支架材料,以自体骨髓间充质干细胞为种子细胞,将构建的组织工程骨植入手术骨缺损部位。骨闪烁显像结果示,2 例患者组织工程骨发生了血管化。术后 6 个月,螺旋 CT 检测结果示,这 2 例患者无明显的骨吸收;但是这 2 例患者的宿主骨周围无骨整合的形成,髓质骨和皮质骨密度虽然在参考值范围内,但还是低于对侧正常骨。术后的定期曲面断层片检测结果显示,未形成血管化骨的 1 例患者则发生了移植物的进行性吸收。3 个病例中失败 1 例,结果不尽如人意,也证实了大块骨缺损修复的挑战性。虽然颌骨大块骨缺损的再生修复在动物模型和初步的临床试验已有了较大进展,但是组织工程骨的临床应用、产业化开发还有一段很长的路要实践。

2. 牙槽嵴位点保存及牙槽嵴提升　拔牙后牙槽嵴的高度、宽度以及周围软组织的保存对于缺牙部位进行种植修复有着非常重要的意义。牙齿拔除后,拔牙窝内新生骨组织一般无法达到原有牙槽嵴的水平,唇颊侧骨板的吸收尤为明显,造成种植体植入时骨量不足。有效地保存剩余牙槽嵴的高度、宽度以及相应软组织量,为随后的种植手术和修复提供足够的骨量和美学基础。

(1) 牙槽嵴位点保存:牙槽嵴位点保存是指拔牙后软硬组织量的保存,包括牙槽窝和牙槽嵴的保存,前者拔牙窝骨壁较完整,未有牙槽窝骨壁缺损,后者常有单侧或多侧骨壁缺损据文献报道,拔牙术后拔牙创自然愈合的情况下,拔牙后 6 个月,牙槽嵴的宽度颊舌向平均减少 3.8mm,牙槽嵴的高度垂直向平均下降 1.24mm。在牙槽嵴位点保存技术提出之前,对于常规拔牙术后造成的骨缺损的修复方式有骨挤压技术、骨劈开术、引导骨再生术、牵张成骨术、Onlay 植骨术等,还有即刻种植、即刻过渡义齿等。临床上,凡能够防止或减轻牙槽骨吸收及牙龈萎缩的方法都可以被视为牙槽嵴位点的保存方法。

国内外对牙槽嵴位点保存的研究较多地集中在骨移植/骨替代材料移植,引导骨组织再生和生物活性材料等三个方面的研究。Lasella 等将冻干骨皮瓣联合胶原生物屏障膜应用于牙槽嵴位点保存,Barone 等评价了异体骨和胶原屏障膜联合应用的效果,上述方法虽然均能够减少拔牙后造成的牙槽嵴吸收,然而并不能避免这种现象的产生。在以往的研究中牙槽嵴位点保存技术通常能够减少牙槽嵴的水平吸收,然而这种方法能否保持远期有效,且哪一种材料能够达到最佳效果仍然需要进一步探索。

通过再生医学的方法进行牙槽嵴位点的保存在实验和临床研究方面也有一定的进展。2005 年,Marei 等应用兔下颌左侧中切牙模型,将支架材料聚乳酸羟基乙酸复合骨髓基质细胞构建的组织工程骨植入新鲜拔牙窝中;De 等应用犬下颌前磨牙模型,将 HA/TCP 与骨髓基质细胞复合物植入拔牙窝,都取得了较为理想的成骨效果,因而,组织工程骨用于牙槽嵴位点保存是一个可行的方法。

在临床研究中,McAllister 等则应用异种骨或-TCP 复合 rhPDGF-BB 保存前磨牙拔牙后的牙槽位点,随后植入的种植体获得了 100% 的成功。Nevins 等也研究了异体骨复合 rhPDGF-BB 构建组织工程骨在牙槽嵴位点保存中的作用。PDGF 能促进骨祖细胞有丝分裂,加速骨基质速率,是牙槽嵴位点保存的理想生长因子之一。

d'Aquino 等用组织工程骨的方法研究了 7 例因第三磨牙影响第二磨牙远中牙槽骨吸收患者的牙槽嵴位点保存,以自体拔除的第三磨牙的牙髓干细胞复合明胶海绵填塞第三磨牙拔牙窝,术后 3 个月,患者第二磨牙远中的牙周组织完全恢复,拔牙位点骨的高度恢复。Kaigler 等则以自体骨髓基质干细胞复合明胶海绵填塞无法保留牙的拔牙位点,6 周后结果显示有明显的血管化的矿化新骨形成。因而,应用再生医学的方法进行牙槽嵴位点的保存是可行的。

（2）牙槽嵴提升:牙周病是口腔两个主要疾病之一,牙周病造成的缺牙区牙槽嵴吸收严重,以致牙槽嵴过分低平或呈刀刃状,难以承担义齿基托的负荷,义齿稳定性差;剩余骨量不足以支持骨内种植体,不宜做常规种植义齿修复。因而,通过适当的方法来增高增宽牙槽嵴是义齿修复前的一项重要内容,也是各国学者研究的一项热点。

传统的增高牙槽嵴是采用外科手术的方法,Mtras 将牙槽嵴增高分为相对增高法和绝对增高法。相对增高法主要指唇颊沟加深术,改变黏膜及肌肉的附着位置,相对增高牙槽嵴的高度,该方法要求牙槽嵴有一定的高度,其在临床上的应用受到一定的限制;绝对增高法是增高牙槽嵴的实际高度,其主要方法有骨移植、引导骨再生术两类。自体骨移植是采用较早的方法,牙槽嵴萎缩治疗多采用游离自体骨移植法,近几年采用自体松质骨或自体皮质骨颗粒与引导膜或钛加强网联合增高萎缩的牙槽嵴,重建效果理想,也降低了供区并发症的发生率。

生物材料的开发与研制弥补了自然骨的缺陷,使牙槽嵴重建再生得到了长足发展,大量的支架材料被应用于牙槽嵴提升。无机材料中的钙磷陶瓷是应用最广的骨支架材料,羟基磷灰石、磷酸三钙与骨的主要成分一致,有良好的生物相容性,易于降解,可塑性强,具有一定的骨引导活性。Wang 等人通过 β-TCP 材料复合成骨细胞构建组织工程骨用于犬垂直牙槽嵴提升,以单纯 β-TCP 材料作为阴性对照组,以自体髂骨移植作为阳性对照,结果表明骨髓基质干细胞/β-TCP 复合组织工程骨促进新生骨形成,提高牙槽嵴高度和厚度与自体髂骨效果一致,提示骨髓基质干细胞/β-TCP 复合组织工程骨具有应用于临床牙槽嵴提升的潜力。2010 年,Schuckert 等报道一 75 岁老年女性重度上颌牙槽骨吸收的牙槽嵴增高病例,作者应用 TCP 复合 rhBMP-2 和富血小板血浆增高患者牙槽骨,术后 4 个月,植入 6 枚种植体。种植体植入后 3 个月上部结构固定修复,显著改善了患者的生活质量。

临床研究方面,Nagata 等用患者自体的骨膜细胞复合自体骨颗粒和富血小板血浆增高 15 个位点牙槽骨,即使在重度吸收的牙槽骨上也取得了满意的骨再生效果,因而,通过骨组织工程的方法可以减少术后等待时间,扩展牙种植的适应证,提高骨整合。

3. 上颌窦底提升　上颌牙齿缺失后,通常会伴有牙槽突骨高度的不足,很大程度上是由于上颌后牙区上颌窦的存在造成的。除废用性因素、病理性因素可致牙槽骨吸收萎缩外,后牙长期缺失上颌窦气腔化也是造成上颌后牙区剩余牙槽骨骨量不足的重要原因。上颌后牙区曾一度被视为种植牙禁区。

Tatum 等人报道采用上颌窦根治手术入路,在保护上颌窦黏膜完整的前提下在上颌窦前外侧壁开窗,剥离、抬升窦黏膜,同时进行自体骨移植来增加上颌窦区牙槽骨的高度,并完成种植牙手术,该方法初步奠定了上颌窦底外提升植骨技术的雏形。随后的数年里,上颌窦提升技术被广泛应用,并得到进一步的完善和提高。利用自体骨、骨替代物或自体骨/骨替代物混合物作为充填材料进行上颌窦提升能够解决上颌后牙缺牙区牙槽骨高度不够的问题。

目前为止,自体骨移植仍然是上颌窦提升的金标准,自体骨具有良好的成骨分化能力以及骨引导、骨诱导性能,富含大量活性细胞以及生物活性因子。然而自体骨来源有限,对供区造成一定损伤的缺点限制了它在临床上的应用。传统的钙磷材料因其与骨组织成分一致被认为是骨组织良好替代材料,但其体内降解速度与骨组织新生速率的不匹配,制约了其在临床中的应用。Zeng 等人将镁元素掺入到钙磷材料中制备出新型的含镁磷酸钙骨水泥,将其复合骨髓基质干细胞构建组织工程骨用于兔上颌窦提升,动物实验研究表明含镁的磷酸钙骨水泥降解速率与新骨形成速率相匹配,且具有良好的促新骨形成能力,性能优于传统的钙磷材料。

传统的上颌窦提升手术具有一定的创伤性,且上颌窦往往为不规则的骨腔,这一解剖结构特异性制约的常规骨替代材料的应用,Zhang 等人制备了超声诱导的可注射型丝蛋白凝胶支架材料,通过注射器将包裹 VEGF 和 BMP-2 蛋白的丝蛋白凝胶支架材料复合注入上颌窦腔观察其促成骨能力。新型的可注射型丝蛋白凝胶大幅减小了传统上颌窦提升手术所造成的手术创伤,且负载 VEGF 和 BMP-2 的丝蛋白凝胶较对照组更好地促进了上颌窦提升。

然而人工合成的骨组织替代材料用于上颌窦提升,术后需要较长的时间才能植入种植体,且很难实现临床大面积上颌窦底骨组织重建。Rickert 等人利用骨髓基质干细胞和 BioOss 复合构建组织工程骨为实验组,以 30% 自体骨与 70% BioOss 混合设置为对照度,进行随机、对照临床研究应用于上颌窦提升,术后 13 ~ 16 周行种植体植入。结果显示,上颌窦提升术后,实验组的新生骨组织较多;上颌窦提升术后实验组和对照组植入的种植体均具有良好的初期稳定性,结合 Yildirim 等学者的研究,提示与单纯的自体骨移植或自体骨与 BioOss 混合物相比,骨髓基质干细胞复合 BioOss 用于上颌窦提升能够为后期种植体植入提供足够的新生骨组织,此种技术有望取代自体骨移植应用于临床。

4. 牙周骨缺损与骨再生　成人牙周炎常常伴有周围骨组织的缺损而致牙齿松动,是中老年人失牙的主要原因。传统的牙周治疗常常不能有效地改善由于牙周骨缺损导致的食物嵌塞和美观问题。牙周组织再生是指牙周支持组织的再生,包括牙骨质、牙周膜和牙槽骨的再生,其主要目标是新生牙骨质通过牙周膜纤维与牙槽骨相连。目前用于牙周组织再生的方法包括:生物屏障膜、骨替代材料、生长因子以及上述方法的联合应用。

近年来,国内外学者尝试用引导牙周组织再生术、釉质基质蛋白诱导、生长因子诱导及骨移植等方法来修饰缺失的牙周组织,但由于大面积牙周骨缺损,因病损部位再生细胞量少而修复有限。组织工程技术为牙周缺损的修复重建提供了新思路,组织工程生物材料的发展促进了牙周骨再生的研究。

Tsumanuma 等人构建犬严重牙周骨缺损模型,通过三种不同组织来源的间充质干细胞用于修复犬单壁牙周骨缺损。以单纯 β-TCP/胶原的混合物充填单壁骨缺损为对照,以牙周膜来源、牙槽骨骨膜来源、髂骨骨髓来源间充质干细胞分别复合 β-TCP/胶原充填到裸露的牙根表面为实验组,骨缺损充填修复术后 8 周对其骨缺损修复能力进行评估,牙周膜来源间充质干细胞组牙骨质形成最佳,新生的牙周膜具有良好的方向性,且在新生组织中可发现有神经纤维的形成,其新生骨组织量较其他三组无显著性差异。由此提示牙周膜来源间充质干细胞在牙周骨缺损修复中具有良好的前景。

5. 牙齿再生　牙齿缺失后,无论是通过可摘义齿修复、固定局部义齿修复,还是种植义齿修复,其修复的最终作品还是"假牙",是非生物性的,尚不能满足人们的需要。将来能否在缺牙区的颌骨内,植入牙胚,重新长出新牙,实现真正意义上的"种"牙,一直是人们的梦想。

牙齿是人体的一个重要器官,主要由多个硬组织包括釉质、牙本质和牙骨质组成,并通过牙周膜组织依附于牙槽骨上。在牙齿形成完成后,含有神经血管的牙髓组织被包被在矿化牙本质中。近年来随着组织工程学和干细胞技术发展,建立在再生医学基础上的牙再生越来越受到关注,并且取得了可喜进展。

目前对于牙再生研究主要集中在2个方面:①完整性生理学牙齿再生;②部分牙体组织再生,包括釉质、牙本质、牙髓以及牙本质/牙髓复合体等再生。从发育学的角度看牙齿的发育,牙齿形成主要包括上皮来源的釉质的形成和间充质来源的牙本质、牙骨质和牙髓的形成。因此,完整牙齿再生过程需要口腔上皮来源细胞和神经嵴来源的间充质细胞共同参与、相互作用而完成。Ikeda 等研究报道,在大鼠动物模型中,胚胎牙胚来源上皮干细胞和间充质干细胞可在拔牙创中形成包括牙冠和牙根完整的牙齿结构;Oshima 等进一步研究发现重组 E14.5 小鼠牙胚细胞可进一步形成具有与天然牙相似的机械强度的复杂的牙齿器官结构,并且牙齿萌出后可形成类似牙周膜组织。尽管未发育完成的牙胚在出生后仍然在继续生长,包括人类为了减轻或者防止牙周感染而拔除的智齿,但是目前来说这些成体干细胞/前体细胞在没有细胞重编程的情况下尚无法形成完整的生理学牙齿。同种异体胚胎牙胚细胞尚存在伦理学上争议,且可能导致免疫排斥和病原体的传播。而异种非人类胚胎的牙胚细胞可能导致免疫排斥和牙齿畸形(如基因型冠根形态、异常牙齿数目及非人类牙齿尺寸),因此,完整性生理牙齿再生实现临床应用尚需要漫长的探索和研究。

近年来部分牙体组织再生领域方面逐渐成为研究热点,借助牙来源干细胞与特定生物材料复合,并在特定生长因子刺激作用下可修复受损牙齿特定组织结构如牙冠/牙根,而该类构建体易于临床转化,用于替代牙种植体、冠修复体及牙科修复材料。如首都医科大学将根尖牙乳头干细胞复合羟基磷灰石/磷酸三钙,在小型猪动物模型中实现生理学牙根再生,辅以成熟的人工牙冠修复技术,成为在大动物体内生物性牙根再生的首次成功尝试。Xia 等借助基因治疗技术,将腺病毒介导 Shh 基因转染牙髓干细胞复合磷酸钙骨水泥裸鼠皮下可形成牙本质-牙髓复合体类似结构。此外,Zhang 等发现慢病毒转染血小板衍生因子牙髓干细胞可促进细胞迁移及募集,并在体内可促进牙本质-牙髓复合体类似结构形成。以上研究提示在牙再生研究及转化方面需要分步循序渐进实施,首先可实现单个或复合牙体组织结构如牙本质、牙髓及牙本质/牙髓复合体临床转化,为临床牙体组织缺损提供天然替代材料;此外,实现借助牙周膜组织与牙槽骨紧密联系的生理性牙根再生,并借助冠修复体实现功能重建,可望成为第一代牙再生治疗策略。随着研究不断深入和发展,借助临床可用的细胞和方法实现牙再生终极目标即包括釉质、牙骨质、牙本质、牙髓及牙周膜的完整性生理学牙齿再生。

(三) 颌面部骨组织再生功能修复的研究热点

颌面骨组织再生,由体外构建和体内构建组成,基本技术为在体外构筑支架材料-种子细胞-生长因子复合物然后移植到颌面骨组织缺损处,经过材料的吸收和骨组织的增生,从而实现自身骨组织的再生,最终实现骨的形态和功能上的修复。目前通过相关技术已制造出具有一定功能的简单组织结构,可以促进颌面部骨组织的骨生成及修复,为骨再生的临床应用奠定了基础,但在成骨的速度、质量及安全性方面,尚需进一步研究和提高。

1. 支架材料 既往已有研究通过对种子细胞负载在理化性能改良后的支架材料来进行颌面骨组织功能修复,但几乎没有可以真正能模拟胚胎时期骨发育和骨愈合的微环境(包括生物化学组分、生长因子、力学刺激和低氧条件构成的微生态环境)的材料。骨再生支架材料微孔的孔径大小对骨再生功能恢复的影响,支架材料如何最大程度适合仿生的要求,如何控制预构骨瓣内材料的体内降解速度,如何改进材料的结构性能等问题都亟待解决。目前研究更多地关注新型生物活性材料的研发如新型的纳米材料及生物活性离子掺杂材料,旨在获得一批具有良好的生物学性能,还具有容易操作和设计的优点,能够更加容易地根据需要进行成分及形状的设计的支架材料。

Zhang 等以 α-TCP 为前体通过水热反应调节制作而成高度互联的带有纳米片、纳米棒和微纳米棒组合结构(微米棒和纳米棒组合结构)表面形貌的微孔羟基磷灰石支架材料,研究兼具微米和纳米形貌的双级孔表面微结构的二级材料对 BMSCs 的黏附、增殖和成骨分化以及相关的机制。发现细胞在纳米形貌表面在早期能够很好地黏附、增殖。体内,使用纳米片、纳米棒及微纳米棒组合结构修饰三维介孔 HA 材料修复大鼠颅骨标准缺损模型,体内证实纳米结构修饰大孔 HA 生物陶瓷可以更好地促进骨形成和矿化,微纳米棒组合结构修饰材料能够达到最好的修复效果。本研究表明多级微纳米棒结构形貌优于单一的纳米片或纳米棒结构形貌,对于提升生物陶瓷的临床生物学性能具有巨大前景,可进一步应用于颌骨缺损的再生修复。

另外,掺杂生物活性离子的支架材料对细胞的增殖分化有一定作用。Xia 等发现,镁黄长石生物陶瓷对牙周膜干细胞的增殖和成骨分化具有强烈的促进作用,这与其释放的大量钙、镁和硅离子密切相关。其中掺杂镁离子可以促进细胞的黏附,硅离子可影响骨的形成和平衡,硅缺乏可直接导致骨发育异常、胶原形成减少和发育迟缓。体内研究证实,掺杂镁离子的 CMPC(calcium-magnesium phosphate cement,CMPC)材料,其较单纯的 CPC 材料有较好的骨诱导能力和降解性能。

2. 血管化研究 传统的骨组织工程复合物由于缺乏血供,常导致植入物存活率较低及构建的组织工程骨中心区域坏死,所以临床上常常辅以带蒂血管、血管预购、筋膜瓣包裹以及动脉环建立等外科辅助方法来改善骨移植的血管化。应用组织工程技术进行颌面部骨组织再生的过程中,在新骨形成之前建立血管网是至关重要的。组织工程骨血管化是颌面骨组织再生功能修复的一个重要衡量指标,也是学者们研究的重要方向之一。

VEGF 为最重要的成血管因子之一,能够提高血管通透性,同时可调节成骨细胞活性,从而促进骨生成。Zhang 等构建丝蛋白凝胶了负载 VEGF 与 BMP-2 的双因子局部缓释系统,并在体内将该缓释系统通过注射应用于兔上颌窦提升模型。结果发现,VEGF 的引入,血管的形成增加,促进组织长入材料,加速了材料降解,为新生组织提供足够的空间。

缺氧诱导因子 1α(hypoxia inducible factor-1α,HIF-1α)也可促进血管化骨组织再生,HIF-1α 作为一种当外界在低氧水平下表达增高的核蛋白,其通过与低氧反应原件(hypoxic-response element,HRE)结合,一方面可以提高 VEGF 受体表达升高促进成血管,另一方面,可以激活下游的调控因子促进成骨细胞的募集与分化,直接或间接地促进成骨。Zou 等在体外利用 HIF-1α 的慢病毒系统转染 BMSCs,通过体内外一系列检测,发现其具有良好的成血管能力,对成骨也有促进作用。

作为组织工程的核心要素之一的生物材料,从单纯的支持细胞生长的骨引导性,发展至骨诱导性以及促进血管化,对支架材料仿生学改性一直都是其研究的热点。已有研究表明:纳米羟基磷灰石与多孔支架结合进行结构改性,在体内异位成骨实验中,可保持局部 VEGF 表达的高水平,表明该纳米结构改性促使了成骨过程中血管化的参与。有学者将 10% 质量分数的纳米结构生物玻璃颗粒加入到 I 型胶原膜/生物支架以使其表面纳米化,同样发现其植入体内后能够促进早期血管化。目前,Xia 等新近研究的微纳米棒(纳米棒和微米棒)组合结构修饰 HA 陶瓷在促进脂肪干细胞增殖、成骨分化同时可促进其血管生长因子表达,从而有利于体内成骨/血管化。此外,Xia 等通过对支架材料离子成分进行调控,从而促进新骨血管化。研究发现,硅酸钙陶瓷(calcium silicate,CS)支架材料具有良好的生物学活性,材料释放出的硅离子在促进骨质疏松人鼠 BMSCs 成骨分化的同时，也利于人脐静脉内皮细（human umbilical vein endo-thelial cells，HUVECs）的增殖和成血管分化。在骨质疏松大鼠颅骨标准骨缺损模型的体内试验中，相对单纯 CS 组，SrCS 显著提升了早期骨修复的能力，并且增加了新生血管的面积。表明 SrCS 通过改善血管化来增强骨缺损修复的能力，可作为骨质疏松患者骨缺损修复的一种潜在的骨移植物。

3. 种植体表面改性与骨结合　种植体与宿主骨要达到良好的结合，除了需要良好的稳定度还需要快速的骨整合，即种植体与周围骨组织直接接触，无任何纤维组织介于其间的一种现象。大量研究表明，具有粗糙微观表面的种植体可以降低种植术后早期纤维包裹的发生率并提高种植体-骨界面的结合强度，加快骨整合的速度。不仅如此，种植体表面的形态(粗糙度、形状、特殊设计等)，表面理化特性均会影响骨组织对种植体的生物学反应。所以，对钛种植体表面进行改性，促进钛种植体在体内早期、快速的诱导界面的骨整合能力，是目前该研究领域的一个热点方向。

在提高种植体和骨组织结合能力方面，Zhang 等利用过氧化氢溶液在一定条件下处理种植体钛表面分别获得了仿生微/纳米锯齿形貌结构和微/纳米棒状结构，仿生化微/纳米锯齿形貌结构能够促进大鼠骨髓基质干细胞的黏附、增殖和成骨分化能力，微/纳米棒状结构提高其表面骨髓基质干细胞的黏附能力和成骨分化能力，为种植体钛的表面改性提供理论和实验基础。在最近的一项研究中，Zhang 等在种植体钛表面掺入钙、硅、锌、锶等元素涂层对种植体钛表面进行表面成分改性，与经典的钛表面羟基磷灰石涂层改性相比，其具有更加良好的促骨髓基质干细胞分化能力，在动物实验中显示出更好的促骨结合能力，并且验证了表面结构促进细胞黏附，离子成分促进细胞成骨分化这一实验结果(图 17-8)。

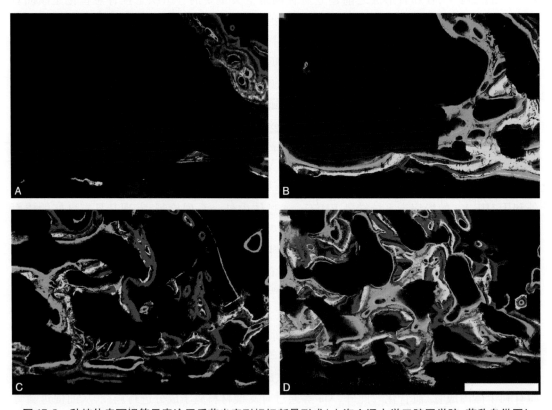

图 17-8　种植体表面锶等元素涂层后荧光序列标记新骨形成(上海交通大学口腔医学院　蒋欣泉供图)

目前,将新型药物(例如双磷酸盐)、细胞、生长因子(TGFs、BMPs、PDGF 等)、功能性蛋白/肽段等固化于种植体表面并维持有效剂量的缓释的研究也是一个热点。有待为更好地促进临床骨整合提供更好的依据和理论基础。

4. 培养构建与相关技术的优化　目前,种子细胞在支架材料上的植入主要依靠提高支架材料的孔隙率及连通率,以及利用各种生物力学反应器等方法,这些方法虽然一定程度上提高了种子细胞的黏附和长入,但仍未解决种子细胞在支架材料内部均匀长入的问题。如何探索新的更有效的使种子细胞均匀黏附、长入支架内部的方法和技术,还需进一步研究。并且,细胞联合移植时需培养和植入两种细胞,体内植入后,可能会发生两种细胞对营养物质的竞争性摄取,这在一定程度上将会影响种子细胞的存活、分化和成骨能力。如何在联合移植时保持种子细胞的增殖和分化能力,这也是需要长期研究的问题。

颌面部骨组织再生功能修复需要满足个性化和精细化的要求,这对于恢复患者面部容貌外形、口颌系统功能的行使以及后续修复体的制作等至关重要。由于骨组织的非均质空间结构及其组成成分的复杂性,临床上体内骨组织缺损的形态往往复杂多变,如何研制精确的符合缺损骨三维解剖外形的支架材料,目前尚没有可供参考的统一构建方法,因此成为目前亟待解决的难题。

计算机辅助技术与先进材料的出现为颌面骨组织再生与功能修复的发展创造了新的契机。"快速成型与快速制造"(rapid prototyping,RP)得到了迅速发展并广泛应用于各个领域当中,快速成型技术以全新的"添加"理念为基本思路摆脱了传统制造业的"去除"成型法。相关研究发现,通过数字医学系统和相关技术,可实现颅颌面骨形态结构生物材料的三维仿真,为骨缺损的精确修复打下基础。其中,三维打印就是其中可圈可点的一项技术,通过借助 CT 和 MRI 等非侵入影像学技术,可获得颌面部骨缺损区及其周围组织的数字化信息,经过处理后进行三维重建,可迅速制造出任意形态和空间内部结构的支架材料,具有可控性好、制作精度高等优点。三维打印经过大量影像学数字化资料的收集、比对及分析处理,可建立相关的骨组织的数字化平台,达到相当高的水平:预定的内外部形态,有序、可控的孔径;高孔隙率和三个轴向上相互交联的孔隙结构;成分添加和配比可控;高的细胞接种率,细胞均匀分布等(图 17-9)。

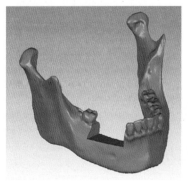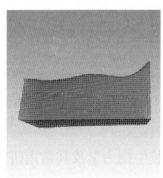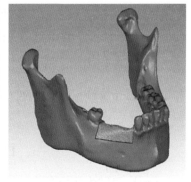

图 17-9　3D 打印支架材料修复下颌骨缺损模式图(上海交通大学口腔医学院　蒋欣泉供图)

相信随着颌面骨组织再生功能修复机制基础研究的深入,支架材料的仿生设计,再生骨组织的血管化,生长因子的控释及其协同作用能力的提高,种子细胞的优选和培养,构建技术的发展等这一系列未来临床转化研究的关键和热点的展开,以及细胞学、分子生物学、免疫学、材料科学和临床医学学者们的共同努力,颌面骨骨组织再生及功能修复将具有日益广阔的前景。

四、颌面部骨组织再生功能修复科研方向和选题

颌面部骨组织再生是骨量不足的牙列缺损、缺失患者进行固定修复的基础,为促进骨组织再生的实验研究与临床应用,及骨组织再生功能修复的发展,科研工作者可以尝试从以下几个方面努力和选题。

种子细胞是再生医学骨组织工程的三要素之一,干细胞募集,向成骨细胞诱导分化的调节,及成骨细胞的体外保存、培养和扩增等问题,需要进一步研究。

颌面部骨组织再生支架材料是生长因子或种子细胞的载体,且提供新骨生成的空间,在骨再生中具有重要的作用。支架材料的生物相容性、化学成分、表面结构、孔隙率、机械强度、降解速度的优化,及新型生物活性材料的研发,包括表界面结构(纳米锯齿结构、微纳结构)和化学成分(钙、镁、硅离子掺入)的改进,是颌面部骨组织再生材料研究的热点。

颌面部骨组织再生的最终目标是重建颌面部骨组织精确复杂的三维结构,实现形态和功能恢复的生理性骨再生,并实现固定义齿或牙种植的功能重建。因此,在对骨组织再生支架材料的成分、性能深入研究的基础上,也需要注重对材料外形、结构的改进。利用计算机辅助设计、快速成型制造技术等能够制作特定孔径、个体化形状的材料,并精确恢复缺损区骨组织的大体解剖形态,因此,数字化医学的结合也是重要的研究方向。

颌面部小块骨缺损在组织工程骨植入体内后,可以依靠组织液的渗透获得营养;而大块骨缺损组织工程骨修复后,核心部位往往发生缺血坏死,主要原因在于未能很好地解决组织工程骨的血管化问题。血管化是颌面部再生骨组织进行功能修复的重要基础,是骨组织功能性再生的重点。

种植义齿是目前颌面部骨组织再生后口腔功能重建的可行方法,种植体的骨结合是种植义齿获得长期成功的重要条件。研究种植体的表面改性、组织工程骨与种植体的骨结合,将为种植修复恢复口腔功能重建的临床应用提供理论和实验依据。而随着牙再生研究的推进,希望将来能够在骨组织再生的基础上,利用再生的牙齿来恢复口腔的功能。

(蒋欣泉)

第三节　口腔固定修复中的生物力学

一、口腔生物力学及其常用研究方法

(一) 口腔生物力学

1. 力学、生物力学、口腔生物力学的概念　力学是研究物质运动规律的科学,在医学、

生物学、工程学等领域都有重要意义。生物力学(biomechanics)是近年来迅速发展起来的新兴学科,是一门借助力学研究生命现象和生命活动的综合性学科,致力于用力学原理来解释、解决生命和健康领域的各种问题,是力学与医学、生物学、生理学等学科相互结合、相互渗透、融合而形成的一门交叉学科。随着科学技术发展,生物力学逐渐被应用到临床医学、口腔医学等领域。

生物力学与口腔医学的交叉、融合,形成了口腔生物力学。它用生物力学的概念、方法和手段研究口腔医学中的有关基础科学问题,解决口腔医学中的临床实际问题,发展口腔临床技术手段。在口腔正畸学、口腔修复学、种植学及口腔颌面外科学等口腔医学领域均存在着大量的生物力学问题。口腔生物力学已成为口腔医学的重要基础和应用基础学科之一。

口腔修复学中生物力学研究涉及的领域非常广泛,包括固定修复和可摘局部义齿修复基牙及牙周组织的生物力学特性研究;𬌗与颞下颌关节的生物力学研究;牙颌面畸形矫治的生物力学研究;应力应变下成骨细胞、软骨细胞、牙周膜细胞等在骨组织、软骨组织、牙周组织改建中的细胞、分子机制的细胞力学研究;口腔修复体,如桩核冠、桥、附着体、种植体的生物力学研究等。

2. 口腔生物力学发展简史 20世纪50年代西方学者就测量出了牙齿、牙槽骨的抗压强度、抗拉强度、弹性模量及泊松比等参数。之后有学者用结构力学计算出了固定义齿受力后在其基牙上的支反力分配比值。20世纪80年代之后,口腔生物力学的研究逐步由定性分析进入到定量分析。

我国口腔生物力学研究起步较晚,直到20世纪80年代,我国才开始研究中国人牙体组织的力学性能,测量中国人牙齿、牙槽骨、牙周膜等的基本力学性能参数。20世纪80年代初,周书敏发表了论文《弹性力学在口腔医学中的应用》,开始将弹性力学应用到口腔医学领域,用弹性理论计算揭示牙齿的应力分布状况。冯丹等用激光散斑照相法测得中国人新鲜牙本质及其支持组织的弹性模量,徐军等用电测法测得上前牙牙本质纵向拉伸及压缩弹性模量,陈新民等用激光全息双曝光法测得新鲜人体下颌骨皮质沿牙轴向的泊松比,叶德临等用电测法测得牙本质轴向弹性模量及釉质的弹性模量。这些工作为我国口腔生物力学研究提供了符合我国实际的基本数据,使研究工作建立在可靠的基础上。目前全国多所高校都已开展了口腔生物力学方面的研究,并取得了丰硕的研究成果,口腔生物力学研究方兴未艾。

3. 口腔生物力学在口腔固定修复中的研究内容 口腔固定修复包括对牙体缺损或牙列缺损的修复,如何进行修复设计和修复体制作以获得理想的修复效果,是每一位修复科医师必须考虑的内容。了解在咀嚼过程中,𬌗力如何作用在牙齿或修复体上,又如何传导和分布至牙槽骨、颌骨等部位,对修复的成功具有重要意义,而这些都是口腔固定修复中生物力学研究的内容。

(1)牙体、牙周组织的生物力学:在咀嚼过程中,牙体和牙周组织直接受到𬌗力的作用,是口腔发挥咀嚼功能的基本器官。口腔生物力学研究必须首先了解口腔组织器官,如牙体组织、牙周膜、牙槽骨与颌骨的结构特征和基本力学性能。

(2)𬌗与颞下颌关节生物力学:颞下颌关节是人体唯一的联动关节,它的形态和功能与𬌗关系的建立和稳定有着密切的关系。稳定、符合生理的𬌗关系,对固定修复后牙齿、牙周组织的长期健康有着重要意义。𬌗力作用于牙齿和牙周组织中，咀嚼肌群受到牵拉，颞下颌关节发挥其联动作用，使下颌骨发生上下、左右、前后方向上的三维运动。此过程中存在着许多力学问题，是口腔生物力学研究的重要内容。

（3）修复体设计中的生物力学：固定修复体类型多样，不同类型的修复体设计要点各不相同。固定修复治疗中，根据修复设计的基本原则，在尽可能保存机体组织、正确恢复患牙形态和功能的基础上，如何合理选择和设计固定修复体获得良好的抗力形和固位形，是固定修复生物力学研究的重点内容。

（二）口腔生物力学常用研究方法

口腔生物力学的研究方法与一般生物力学类似，但口腔颌面部解剖结构、器官功能与人体其他组织器官存在许多不同点，有其特殊性，因此其研究方法也有所差异。

口腔生物力学研究的方法很多，主要分为实验力学分析法和理论力学分析法。

1. 实验力学分析法　实验力学分析法是由基础理论与工程技术相结合，利用物理模型或实物对构件进行应力、应变和位移的分析。实验力学分析法包括电测法，即电阻应变测量；光测法，包括光弹性法、全息干涉法、激光散斑干涉法等；此外，还有脆性涂层法等。

（1）电阻应变测量：电阻应变测量技术（简称电测法）是用电阻丝、片测量试件的表面应变，根据应力-应变关系式确定试件表面应力状态的一种应力分析方法。试件受力变形，引起粘贴在试件表面上的电阻应变片电阻值变化，通过其电阻值的变化即可反映试件表面应变的变化（图 17-10）。

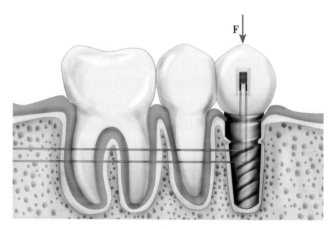

图 17-10　电阻应变片粘贴于试件表面（上海交通大
学口腔医学院　胥春供图）

（2）光弹性法：光弹性应力分析法（photoelastic stress analysis，PSA）是将由光弹性材料制成的与原始试件几何外形相似的模型置于偏振光场，使模型承受与原始试件相似的载荷，可直观地看到模型上产生干涉条纹图形，这些条纹指示了模型边界和内部的各点应力情况，通过计算和分析能确定应力大小和方向等（图 17-11）。

（3）全息干涉法：全息干涉技术是利用全息照相术，将形变前后的物体光波波前相互干涉，并记录在同一全息图中，再用同一束参考光照射，对两种状态下产生的明暗相间的干涉条纹进行分析，透过全息干涉图测量干涉条纹间距来测量试件的形变，得到物体的形变量，在力学形变测试中有着广泛的应用。

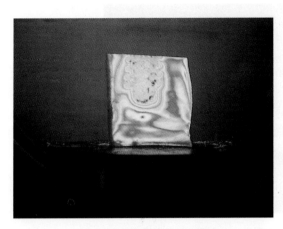

图 17-11　光弹模型加载后产生干涉条纹（上海交通大学口腔医学院　黄庆丰供图）

（4）激光散斑干涉法：当激光照射到一个表面光学粗糙的物体时，由表面反射出来的光互相发生干涉，在物体前面的空间就产生了无数随机分布的明暗相间的斑点，这些斑点称为散斑（speckle）。用同一张底片对物体变形前、后进行二次曝光即可得到两组互相叠加的散斑图，这种散斑图包含了物体表面位移的信息，通过对散斑图进行分析能计算出各点位移大小及方向。

（5）脆性涂层法：应用脆性涂料做实验应力分析的方法，称作脆性涂层法。它的基本原理是：将脆性涂料喷涂于试件表面，干燥后试件表面会形成一层脆性薄膜，这层薄膜会随着试件的形变而发生形变，当形变达到脆性薄膜的临界值，涂层会出现开裂，根据涂层的开裂情况，判断试件内部的应力分布状态，确定各点的主应力方向，估算应变数值，并据此预测试件的危险区。

2. 理论力学分析法　理论力学分析法涉及一些基本物理学法则和基本公式的运用，用材料力学和弹性理论求得应力分布的理论解答，如应力-应变的关系等。理论力学分析法可分为有限元应力分析法（finite element stress analysis）和无限元应力分析法。理论力学分析需要进行大量复杂数据的处理，因此常借助计算机的辅助。

（1）有限元法：有限元法（finite element method，FEM）是一种从工程结构分析发展起来的求解连续介质力学问题的一种理论力学分析法。有限元法把一个连续的整体结构分割成有限个单元，各个单元由节点联系在一起，再逐一对每个单元的性质进行研究，将每个单元对整体的影响和贡献转化到各自单元的节点上。选择一个简单的函数方程近似地表示每个节点的位移分布或变化，将各个节点的方程结合起来，按照给定的位移边界条件修改这些方程，建立线性方程组，就可以求得物体内部各点所要求的各种物理量。由于有限元法以大范围全过程的数字分析作为出发点，能较好地模拟真实结构的几何形状和力学行为，能计算出模型内任意处的应力值和位移值，并能绘出应力图，高速计算机的使用使其计算较为准确、快捷，因而对于固定修复体的应力研究是一种非常有效的方法（图 17-12）。20 世纪 80 年代以来，FEM 在口腔生物力学，特别是口腔修复学力学分析研究中得到了广泛的应用，现已成为口腔生物力学研究的重要手段之一。

（2）无限元应力分析法：在有限元应力分析中，某些应力集中或形变剧烈的区域，力学量的变化梯度过大，无法进行太细的有限元法剖分，无法计算或计算不准确。此时，无限元法就是一个很好的替代。无限元应力分析法是基于有限元法的理论基础，运用无限剖分的思想与有限元法相结合，允许在应力集中、形变剧烈的区域使用无限多个单位元，按一定的比例常数进行无限相似的网格剖分。通过所剖分每一层形成的组合刚度矩阵，叠加成总刚度矩阵而求解代数方程组，因此，无限元方法的核心问题是如何求解无穷多个单元。计算中通过改变比例常数来调整剖分和计算精度，从而计算所选部位任一点的应力、应变值，并且可以计算反映同种材料或不同材料界面之间断裂难易程度的应力强度因子，计算速度快、效率高。

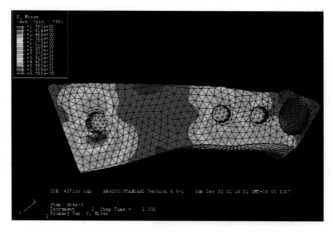

图 17-12　三维有限元模型应力分布图（上海交通大学口腔医学院　黄庆丰供图）

二、牙体缺损修复中的生物力学

（一）嵌体、贴面修复中的生物力学

1. 嵌体　嵌体（inlay）是一种使用不同材料制作的、嵌入牙体内部的、用以恢复缺损牙体的解剖形态和生理功能的修复体。对于牙体缺损较大、直接充填治疗效果不佳的患牙，特别是需要通过治疗恢复牙尖高度或咬合高度时，使用嵌体修复可以保留牙体组织并最大限度地恢复其形态、功能与美观，并获得良好的邻接关系。嵌体修复要求修复体和患牙均必须具有良好的抗力形和固位形，以保证修复治疗的成功。为了使修复体和剩余牙体组织获得良好的生物力学性能，需要综合考虑嵌体的类型和设计、修复材料的性能、洞形设计等方面的因素。

（1）嵌体的类型和设计：嵌体按不同方式分类不同，按覆盖牙面可分为：单面嵌体、双面嵌体和多面嵌体。按部位可分为：殆面嵌体、颊面嵌体、邻殆嵌体等。双面嵌体又可分为：近中殆嵌体（MO 嵌体）、远中殆嵌体（DO 嵌体）、颊殆嵌体（BO 嵌体）、舌殆嵌体（LO 嵌体）等。多面嵌体则包括近中-殆-远中嵌体（MOD 嵌体）等。根据嵌体与牙体位置的关系又可分为洞内嵌体（inlay）和高嵌体（onlay）两类。洞内嵌体嵌入牙体内部，而高嵌体覆盖患牙殆面，可恢复患牙的殆面高度和咬合关系。此外，临床上还采用钉固位以增加嵌体的固位力，这种类型的嵌体称为钉嵌体（pinlay）。覆盖牙冠大部分或全部的称为嵌体冠。

生物力学分析发现嵌体在殆力的作用下会对剩余牙体组织产生楔效应，可能造成修复体和牙体的折裂，使修复失败。对于殆面嵌体或邻殆嵌体等单双面嵌体，尚有部分完整的边缘嵴保留下来，因此能抵抗一定的楔效应。但对于近中-殆-远中嵌体（MOD 嵌体）等多面嵌体，牙体组织缺损较大，楔效应会在剩余牙体组织内产生张应力，易造成牙体的折裂（图 17-13）。另外，牙体

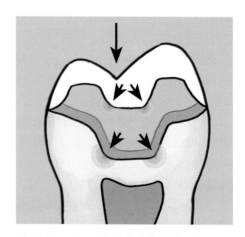

图 17-13　MOD 嵌体产生楔效应示意图（上海交通大学口腔医学院　胥春供图）

和嵌体应力过度集中同样也是造成嵌体修复失败不可忽视的重要原因。应力分析结果发现:当邻𬌗邻嵌体受正中𬌗力时,颊髓轴线角及舌髓轴线角处产生高应力集中,鸠尾峡处亦可见应力集中。

多项研究均发现,采用高嵌体修复可降低嵌体在𬌗力作用下的楔效应并减少应力集中。由于高嵌体覆盖了剩余牙体组织的𬌗面,因而能更有效地分布𬌗力至剩余牙体组织,能更好地保护剩余牙体组织,其本身也能承担一部分𬌗力,避免应力集中从而减少牙体折裂的可能。王慧媛等创建𬌗面Ⅰ类洞的右侧下颌第一磨牙三维有限元模型,分别设计三种牙体预备形式,即覆盖全部牙尖、覆盖全部功能尖和覆盖部分功能尖的高嵌体修复,有限元法应力分析结果显示:覆盖全部牙尖的高嵌体更有利于牙体硬组织的受力,可以更好地对釉质起到保护作用。此外,在实验条件下,高嵌体修复 MOD 洞形对剩余牙体组织产生的应力最小。对根管治疗后的 MOD 洞形患牙,应慎用洞内嵌体修复,以减少牙折的发生。

(2) 修复材料的性能:嵌体按制作材料不同可以分为合金嵌体、树脂嵌体和瓷嵌体。不同材料各具特点,合金嵌体具有良好的机械性能,特别是金合金嵌体,其化学性质最为稳定,生物相容性也较好,同时还具有适宜的延展性,能与洞壁形成更紧密的结合。但合金嵌体也存在许多缺点,如镍铬合金弹性模量远远大于釉质和牙本质,修复后牙体组织应力增大,易造成牙体折裂,此外,合金嵌体因其金属色泽美观性欠佳,一般仅用于后牙修复。树脂嵌体和瓷嵌体相比合金嵌体更美观,在临床上也得到了广泛的运用。

不同嵌体制作材料的弹性模量不同,修复体和牙体组织中所产生的应力水平也不同,弹性模量越接近牙体组织,材料对牙体组织应力分布的影响越小(表 17-3)。

表 17-3　牙体组织及修复材料弹性模量

材料	弹性模量(GPa)	材料	弹性模量(GPa)
釉质	84.10	金合金	89.50
牙本质	18.60	复合树脂	13.00
镍铬合金	205.00	瓷	70.00

树脂的弹性模量与牙本质接近,树脂嵌体修复后剩余牙体组织中产生的应力最小,镍铬合金嵌体修复后的应力最大,陶瓷嵌体略小。有研究表明,树脂嵌体修复后牙体组织受力分布与完整牙体组织相似,能提高剩余牙体的抗力性。树脂嵌体与瓷嵌体修复后牙牙体缺损的三年临床治疗效果比较,显示硬质树脂嵌体抗折性优于瓷嵌体。瓷嵌体修复牙的强度低于树脂嵌体修复牙的强度。Dejak 研究认为瓷嵌体修复后牙体折裂的可能性比树脂嵌体修复高出近 3 倍。但是瓷嵌体与牙体之间粘接剂的断裂可能性是树脂嵌体粘接剂的 1/4 ~ 1/2。与此同时,瓷嵌体其粘接剂和牙面间粘接界面中的拉伸应力和剪切应力也比树脂嵌体低。

瓷嵌体按材料可分为玻璃陶瓷嵌体和氧化锆嵌体等;按加工方式可分为铸瓷嵌体和 CAD/CAM 嵌体等。Pascal 认为在口腔功能咬合状态下,不同材料的瓷嵌体折断的可能性也存在差异。近年来,一些长期的临床跟踪研究结果显示 CEREC 嵌体/高嵌体有着较高的临床成功率,Reiss 和 Tobias 报道两者 10 年成功率分别为 91.6% 和 90.4%。国内学者对 CEREC CAD/CAM 嵌体和高嵌体的临床研究发现其 3 ~ 4 年的成功率为 93%,远优于银汞合金和树脂充填,与金合金修复体成功率相当。

（3）洞形设计：直接充填和嵌体修复在操作步骤和洞形预备等方面具有不少的共同点，在预备洞形之前均要求去净腐质，去除无基釉；充填体的外形线和嵌体的边缘位置都应避开殆接触点；两者外形线均应为圆缓的曲线，以减少应力集中。然而，嵌体修复的应力分析结果显示充填体洞形预备的要求无法完全适用于嵌体，充填体和嵌体存在许多差异。为了获得良好的固位形与抗力形，充填体洞形预备要求底平壁直，点线角清楚，具有一定的洞形深度，并可利用倒凹固位。而嵌体是口外制作后戴入，因此嵌体洞形不能存在任何倒凹。除此之外，嵌体修复的洞形预备还需要满足以下几点生物力学的要求：

1）点线角圆钝：修复体在承受殆力时，圆钝的点线角可明显减轻应力集中，增强牙体组织和修复体本身的强度。有限元法研究上颌第二前磨牙嵌体洞形优化设计，显示洞形线角处是应力集中的主要区域，高嵌体应力集中区域多位于修复体本身，因此，采用圆钝的线角形式能获得合理的应力分布，降低牙体和修复体折裂风险。

2）适当的窝洞深度：窝洞越深，轴壁聚合度越大，嵌体的楔效应就越明显。在正常牙体组织中，轴向载荷主要产生压应力，但对于深而宽的洞形，其髓壁可产生张应力，相比压缩应力，张应力更易破坏剩余牙体组织。因此，窝洞越深，牙本质中的应力值越高，修复后牙体折裂的可能性越大。一般认为，修复体厚度达到2mm即能满足临床使用要求，高嵌体预备时应沿咬合面外形均匀降低1.5mm距离，工作牙尖部分可磨除2mm间隙。要获得良好的嵌体修复效果，适当的窝洞深度十分重要，如仅从固位力的角度考虑，当然是洞形越深固位力越好，但比获得良好的固位力更重要的是尽可能地保护剩余牙体组织。若因修复体固位力差导致修复体的脱落，再修复较易，但若剩余牙体组织因过高的应力而造成牙体缺损甚至破坏折裂，就会增加再修复的难度。

3）峡部宽度：目前较多学者认为，嵌体洞形峡部的宽度对牙体组织强度的影响并无统计学意义。Blaser等发现MOD洞形鸠尾的宽度并不会降低修复牙的强度，但如果窝洞深度增加，即使洞形宽度很窄，亦会明显降低剩余牙体组织的强度。有学者运用有限元法研究后指出，不同宽度嵌体修复后牙本质应力分布趋势相似，主张洞形宽度的预备应因势就形。但也有学者提出了不同的观点，Arnetzl等主张瓷嵌体的洞形预备应采用最简单的形式，以增强抗力性能。

4）龈壁和髓壁：龈壁和髓壁以及两者间的距离关系影响着邻殆嵌体洞形设计。张丹等发现，不论是嵌体、釉质还是粘接剂层，其最大主应力的集中部位都位于龈壁附近。Lin等也提出，龈壁宽度增加，牙体组织所承受的最大主应力也随之增加。还有研究指出，髓壁高度也是导致牙尖折裂的重要因素之一，随着髓壁高度的增加，釉质最大主应力增加，牙体折裂的风险也增大。因此，减小龈壁部位的应力集中，对保证嵌体修复的远期效果有着重要的意义。目前认为：髓壁与龈壁之间的距离一般以1.5mm左右为宜，既能保证修复体的强度，又能获得较好的应力分布。

2. 贴面　氟牙症、四环素牙、釉质发育不全、过小牙、牙间隙、前牙切端缺损等患牙，严重影响患者美观，在治疗此类患牙时，相比全冠修复需要磨除大量的牙体组织，贴面无疑是更好的选择。

在进行贴面修复之前，一般需要进行适当的牙体预备。牙体预备能为贴面提供一定的厚度，保证贴面的强度，而且对于变色牙，贴面至少要达到0.5mm厚度才能遮盖变色的天然牙。

目前常见的贴面预备基本类型有：开窗型、对接型、包绕型和贴面冠型。开窗型仅在基牙唇面预备至切端，不降低切嵴高度；对接型在基牙唇面预备至切端，降低切嵴高度，但不涉及腭侧或舌侧的预备；包绕型在对接型的基础上制备腭侧或舌侧斜面；贴面冠型的腭侧斜面延伸至颈 2/3。也有命名为 I 型、L 型、U 型和 360°型分别对应上述四种类型的分类方式。还有根据切缘预备方式分为四类：开窗型（window）、羽状型（feather）、斜面型（bevel）、切端覆盖型（incisal overlap），其中前两者不制备切缘。

正中拾加载时，开窗型、对接型和包绕型的应力分布情况相似，瓷贴面的应力主要集中于瓷贴面唇面颈 1/3 区，最高应力值出现在颈部中份并逐渐向切缘减小；粘接剂层中最大应力出现在唇面颈部中份很小区域；牙体中应力主要集中在冠舌侧加载区、冠根交界区和根尖区。前伸拾加载时，瓷贴面应力主要集中于加载区、切缘区以及发育沟处，颈部中份也可见应力集中区，最大应力值对接型＞包绕型＞开窗型。粘接剂层的应力主要集中在加载区和发育沟，最大应力值包绕型＞对接型＞开窗型。包绕型贴面由于覆盖切缘和部分舌侧区域，粘接面积大，使得其粘接剂层应力值增高明显。另外，前伸拾时，牙体应力集中现象明显，主要集中在加载区和近加载区、根尖区，最大应力值对接型＞开窗型＞包绕型。包绕型贴面由于包绕切缘，其牙体受力最小。

关于不同类型的贴面切缘预备形态，国内外的许多学者做了大量的研究。目前学者们多倾向于不磨除切缘的开窗型，大量研究表明其强度接近未预备的天然牙。制作贴面时，牙体预备的量越少，牙体组织承载能力就越大。切端覆盖型贴面应力大部分由贴面承受，而未制备或开窗型的应力可以得到牙体组织分散，因此能承担更大载荷。切缘制备时即便磨除大量牙体组织，也并不能增加修复体的强度。另外，切端覆盖型贴面的微渗漏也较不制备切缘者明显。因此，除非是已存在切缘牙体缺损、需要修整牙体形态或者调整就位道等特殊情况，否则应尽量避免制备切缘。

若患牙为过小牙，或切嵴缺损需要通过修复增加牙体高度，则必须对患牙进行切端预备。牙体预备时要求磨平切缘，增加釉质宽度；要求点线角圆钝，避免在唇面和舌面形成尖锐线角，这样不仅增加粘接面积，还能防止应力集中和瓷贴面内部裂纹的扩展。

选择何种切缘预备形式，还与贴面材料有关。有研究显示，对于瓷贴面，腭侧斜面的设计能获得更好的应力分布状态，而对于树脂贴面，设计成对接型，在前伸运动中能获得更好的应力分布状态。

贴面粘接剂层的厚度也是影响其应力分布的重要因素之一。粘接剂层的破坏是导致临床上瓷贴面脱落的重要原因。于海洋等研究发现随着粘接剂厚度的增加，开窗型和包绕型瓷贴面应力分布无明显变化，但对接型瓷贴面应力值增加明显；随着粘接剂层的弹性模量增加，瓷贴面粘接剂层的应力值增加明显，其余部分应力变化不大。因此，临床上提高瓷贴面的密合度，降低粘接剂厚度，并避免使用过高弹性模量的粘接剂材料，可以有效保护瓷贴面，提高远期保存率。

此外，研究发现不同厚度的贴面在加载咬合力后，贴面与牙体组织中的应力值差异明显。Öztürk 等对 135 颗人上颌中切牙进行实验，将瓷贴面的粘接界面分别预备至釉质、牙本质、釉质牙本质界，测试发现贴面粘接界面在牙体组织中的位置影响瓷贴面的抗剪切强度。瓷贴面牙体预备的部位应放在健康的釉质处，保留尽可能多的健康釉质，从而最大限度地保证贴面的抗剪切强度。Chun 也认为贴面的边缘线应放在釉质内，从而减少对牙体强度的影响。于海洋等通过三维有限元分析也发现瓷贴面厚度的变化影响贴面应力分布,尤其对包绕型贴面的应力分布影响较大,厚型比薄型瓷贴面的应力值高出44%,粘接剂层应力值高出薄贴面近1倍,从生物力学角度分析,瓷贴面不宜太厚。

在咀嚼或言语过程中,下颌会发生前伸、后退、侧方运动,这些功能运动可能在贴面和牙体的交界处形成剪切力,导致贴面脱落、断裂等问题。因此在牙体预备时,贴面的边缘位置应尽量避开咬合功能区域。

(二) 全冠修复中的生物力学

全冠是使用不同材料和修复工艺制作的,覆盖在全部牙冠表面的修复体。全冠修复体与患者的天然牙结合固定成一个整体,不发生与患牙间的相对运动,能恢复患牙绝大部分的咀嚼效能。

1. 固位力

(1) 预备体牙冠高度:全冠预备体牙冠高度是指牙体预备后后牙𬌗面或前牙切缘至牙颈部龈缘的距离,即𬌗龈高度或切龈高度。在全冠修复体受到非轴向脱位力时,𬌗龈高度高者较𬌗龈高度低者非脱位道方向约束力更大,阻力区范围大,更能获得阻止脱位的摩擦力,旋转脱位的可能性更小。因此,预备体的牙冠高度与全冠修复体的固位力成正比,𬌗龈高度或切龈高度越大,固位力越大,反之则固位力越小(图17-14)。研究表明,全冠预备体的最低高度至少要达到3mm,才能保证足够的全冠固位力。由于磨牙制备聚合度往往大于前牙,且承受咀嚼力大,所以其预备体高度应尽可能达到4mm。当无法达到这一最小值时,应增加沟、洞等辅助固位型。

(2) 轴壁聚合度:轴壁聚合度(total occlusal convergence,TOC)的大小对于全冠固位力有重要意义。轴壁聚合度是指牙体预备后,从𬌗面观相对的两个轴面间夹角。一般来说轴壁聚合度(TOC)与全冠固位力成反比,随着轴壁聚合度的增加,固位力急剧下降(图17-15)。目前认为理想的轴壁聚合度应为2°~5°。但在实际的临床操作中,5°以内的聚合度是很难达到的。统计资料表明,临床上全冠牙体预备后轴壁聚合度通常在6°~15°范围内,平均轴壁聚合度在9.5°左右。考虑到临床可操作性,目前认为全冠牙体预备时临界TOC值是10°~20°,超过此值后全冠固位力不足。

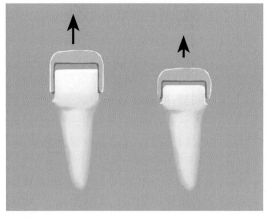

图17-14 预备体牙冠高度与全冠修复体固位力关系示意图(上海交通大学口腔医学院 胥春供图)

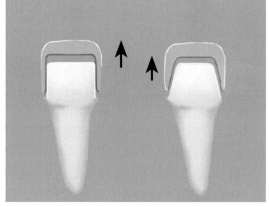

图17-15 预备体轴壁聚合度与全冠修复体固位力关系示意图(上海交通大学口腔医学院 胥春供图)

（3）修复体与牙面的密合度：全冠修复体在粘接后，与牙体组织之间越密合，两者之间的摩擦力越大，固位力也就越大。影响修复体与牙面密合度的因素有很多，包括修复体的适合性、修复体材料、粘接剂的厚度等。牙冠的边缘适合性与密合度有密切关系。若全冠修复体的边缘适合性不佳，密合度差，其边缘会发生微渗漏，修复体与牙面之间的吸附力消失，并使粘接力下降，导致固位力降低。不同的修复体材料获得的密合性也不相同，有研究表明，金合金修复体的密合度较其他材料更好。此外，粘接全冠修复体时，将一薄层粘固剂均匀涂于修复体组织面，所获得的密合性好于将粘接剂充满冠内的方式。预留一定的粘接剂缓冲间隙也能有效提高修复体与牙面的密合性。因此，在制作过程中，常在制备体上涂布 1～2 层间隙剂，便于粘接剂的流动，有利于牙冠的就位，从而可以增加修复体粘接后的密合性。

（4）辅助固位形：当患牙经牙体预备后牙冠高度较低，尤其是小于 3mm，或者是轴壁聚合度过大、但减小聚合度又需要磨除过多牙体组织时，可在患牙上制备辅助固位形以增加修复体的固位力。辅助固位形常见的有沟状固位形、箱状固位形、钉洞固位形等。刘蔚等对 64 例 81 颗临床牙冠短于 5mm 的全冠修复体跟踪调查，发现钉洞固位能明显增加全冠固位力，术后 1 年的成功率在 97.5% 以上。

2. 应力分析　全冠的设计包括制备体形态的设计与修复体形态的设计。不同的制备体与修复体形态设计，对𬌗力作用下修复体内及剩余牙体组织内的应力分布产生不同的影响。

（1）制备体形态对应力分布的影响

1）𬌗面形态：制备体𬌗面的牙尖形态可分为解剖式牙尖和非解剖式牙尖。解剖式牙尖牙尖斜度较大，能较好的恢复缺损牙体的咀嚼功能，但易产生杠杆作用，形成侧向力，增大修复体的剪切应力和张应力；非解剖式牙尖牙尖斜度小，Oyar 等对比了解剖式和非解剖式牙尖的制备体，发现非解剖式更有利于保护修复体；Shahrbaf 等也认为平坦的𬌗面牙体预备能产生较安全的应力分布。因此，在全冠牙体预备时应避免𬌗面牙尖斜度过大或过陡。

2）轴壁聚合度：预备体聚合度越小，全冠固位力越好，修复体内所受应力也越小。研究发现，在修复体受载时，冠边缘区粘接剂内将产生张应力，制备体轴壁聚合度越大，粘接剂内的张应力也会随之增高。过去建议全冠预备体轴壁聚合度在 2°～5°，固位力最佳，但考虑到制作因素，临床上 5° 以内的聚合度肉眼无法辨别，有学者比较了聚合度分别为 10°、16°、22° 的磨牙全冠预备体，发现 10° 与 16° 预备体的固位力无显著差异，认为临床上聚合度小于 16° 的预备体都能符合全冠修复体固位稳定的要求。也有学者建议聚合度为 8° 较合适。总的来说，在临床操作中，医师应该综合考虑患牙的具体情况，严格控制预备体轴壁聚合角度，确保全冠修复体能够获得足够的固位和抗力。

（2）全冠设计对应力分布的影响

1）邻面设计：正确的邻接关系对延长修复体寿命，保护牙周组织和牙体组织的健康有着重要意义。恢复良好的邻面接触能在咀嚼过程中将𬌗力传递并分散至邻牙，维持咬合关系和牙齿排列的稳定。若邻面接触区位置不正确，偏向颊侧或偏向舌侧，则易产生非轴向力，造成修复体的破坏甚至牙齿的移动。

2）冠边缘设计：全冠的边缘线形式有多种：羽状、肩台、斜面肩台、凹面型等。边缘线的设计应使修复体具有良好的边缘封闭性，防止继发龋的发生。良好的边缘线还能改善全冠修复体的应力分布，使𬌗力通过边缘传导并扩散至剩余牙体组织，减小边缘区的应力集中。此外，足够的边缘厚度，还可以有效减小边缘区粘接剂内的张应力，延长修复体寿命。应力分析发现,圆钝内线角的肩台和凹面型边缘应力集中最小,牙体和全冠的应力分布最均匀。

　　总的来说,理想的全冠边缘线应符合以下几点生物力学要求:①厚度适当,其厚度取决于材料的选择,全瓷冠的厚度略高于烤瓷冠;②与牙体组织连接处成一光滑曲面,无台阶;③线角圆钝,避免应力集中。

　　3. 烤瓷冠应力分析　烤瓷熔附金属(porcelain-fused-to-metal,PFM)全冠也称金属烤瓷全冠,是一种由低熔烤瓷在真空条件下熔附到铸造金属基底冠上的金-瓷复合结构修复体。对于金-瓷修复体来讲,金-瓷能否很好地结合在一起,是决定其修复体能否成功的关键。

　　(1)金-瓷结合机制:烤瓷合金和瓷之间的结合力主要有四种:化学结合力、机械结合力、压缩结合力和范德华力。

　　1)化学结合力:烤瓷合金中含有多种金属氧化物,与瓷中的氧化物发生氧化还原反应,形成同种氧化物的过渡层,产生很强的化学结合力,是金-瓷结合力的主要组成部分(约占52.5%)。

　　2)机械结合力:机械结合力是由于金-瓷间的相互交错结合,形成相互嵌合而产生的结合力,属于物理结合(约占金-瓷结合力的22%)。金属表面经过打磨或喷砂处理后,会产生凹凸不平的粗糙面,可大大增加机械结合力。

　　3)压缩结合力:压缩结合力是由瓷粉与金属之间热膨胀系数的差异造成的(约占金-瓷结合力的25.5%),当温度变化小于0.1%,金瓷热膨胀系数差距在$1.0 \times 10^{6}/℃$以内,要求瓷的热膨胀率略小于金属,则可获得压缩结合力。

　　4)范德华力:范德华力是两种极化的分子或原子在一定范围内相互交错而产生静电吸引力。金属与瓷之间熔融结合后,会产生紧密贴合后的分子间的范德华力(约占金-瓷结合力的3%)。

　　(2)残余应力:残余应力(residual stress)是指由于烤瓷合金与瓷材料的热膨胀系数不同而在烤瓷炉内烧结后冷却到室温时永久保留在材料内部及界面上的应力。残余应力对瓷层会产生破坏作用,因此,选择热膨胀系数较匹配的金属和瓷材料是十分必要的。

　　4. 全瓷冠应力分析　全瓷冠是指用陶瓷材料制作加工而成的全冠修复体。陶瓷具有良好的生物相容性,耐腐蚀性和耐磨损性强,特别是其与釉质的透明度和折射率相近,颜色逼真,可获得极佳的美学效果。因此,全瓷冠也越来越受到患者和口腔医师的青睐,在临床得到了广泛的应用。在口腔中,全瓷冠可能受到各个方向上的外力,而陶瓷材料的脆性又较大,0.1%的应变就可能会出现断裂,因此,研究全瓷冠的生物力学特点,了解其受力状况和应力分布规律,对更好地进行全瓷冠的设计和制作,提高全瓷冠的修复效果有着重要意义。

　　对于全瓷冠的应力分布的特点,国内外学者做了大量研究,发现全瓷冠应力分布存在一定的规律:

　　(1)最大应力值位于修复体内,越接近加载处,应力值越高,并由受载区逐渐向周围传递,由全瓷冠表面向内部到预备体逐渐减少,牙本质内应力较低,且分布较均匀(图17-16)。

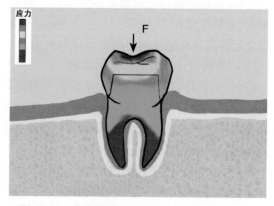

图17-16　全瓷冠修复体及基牙牙体内应力分布示意图(上海交通大学口腔医学院　胥春供图)

（2）全瓷冠同时受到压应力、张应力和剪切应力的作用。不同加载方式，不同位置所产生的应力形式和大小均不相同。

（3）全瓷冠应力分布受到多种因素的影响：全瓷冠的厚度、陶瓷材料、牙体预备形式、粘接剂类型、载荷加载方式和全瓷冠结构。

1）全瓷冠厚度：在一定范围内，随着厚度的增加，全瓷冠抗折能力相应增强。Lawn认为全瓷冠的临界载荷值与陶瓷厚度的平方成正比。全瓷冠殆面咬合接触区和冠边缘为应力集中区，修复体在这些位置应有足够的强度，否则易发生崩瓷或折裂。赵云凤等研究发现殆面厚度为1.5mm和2.0mm的全瓷冠应力值明显小于殆面厚度为1.0mm者，建议全瓷冠的殆面厚度不应少于1.5mm。

2）陶瓷材料：不同陶瓷材料按弹性模量大小排序为：氧化锆>氧化铝>硅酸锂>白榴石。Lawn和Rekow等研究认为弹性模量越高的陶瓷最大应力值越小，越能保护其内部的预备体。

3）边缘设计形式：目前全瓷冠制作中主要采用两种边缘线形式：肩台型（shoulder）和凹面型（chamfer）。之前国内外学者研究发现肩台型边缘在应力分布上较凹面型更有优势。赵云凤等研究发现肩台型边缘设计的全瓷冠应力值略低于凹面型边缘设计，但差距微小。然而，近年来更多的学者通过临床和实验研究显示，凹面形的边缘设计具有更好的密合性和抗折强度。Proos等发现凹面形边缘设计应力分布优于肩台型，而且凹面越浅，其张应力越小。Sjögren等也发现凹面形边缘设计的全瓷冠其折裂临界载荷是肩台型边缘设计的3倍。

4）载荷加载方式：载荷的加载方式对全瓷冠应力分布的影响是所有影响因素中最重要的。载荷的大小、部位、面积及方向均能导致应力极值和应力分布的巨大变化。

载荷越大，全瓷冠受到的应力值越大，对修复体和基牙牙根产生的破坏作用也就越大，可能导致全瓷冠崩瓷、碎裂，甚至牙根的折裂，因此全瓷冠修复后应嘱患者勿咬核桃、骨头等过硬的食物。

加载部位是全瓷冠的应力集中区，越接近加载处，应力值越高，并由受载区逐渐向周围传递。因此，受载部位最易受到损害，应增加此处的瓷层厚度，减少崩瓷和折裂的可能。

增加加载面积可以最大限度地分散应力，减少局部的应力集中。Liu运用三维有限元法发现，多点加载比集中加载产生的应力小。因此，在进行全瓷冠咬合设计时，咬合点应多而均匀，呈多点接触式。

正常的前牙在正中颌位时，下前牙切缘咬合在上前牙的舌侧切1/3与中1/3交界处，并与上中切牙体长轴成一定角度，因此，上前牙承受的力是非轴向力（非垂直向力）。在这种非轴向力的作用下，上前牙应力分布与后牙相比具有一定的区别。对全瓷冠的破坏应力主要是张应力和剪切应力，由于上前牙受力为非轴向力，故会产生较大的张应力和剪切应力，全瓷冠的唇侧颈缘张应力集中，剪切应力相对较小。后牙主要负责捣碎和研磨食物，当垂直向载荷加载于后牙全瓷冠时，全瓷冠中主要产生压应力，并以殆龈向为最大，剪切应力和张应力较小，由于殆龈向的压应力可顺着牙齿长轴传至牙根而分散，对全瓷冠的破坏力小，因此，这种垂直向力对全冠的稳定和固位是有利的。

当水平向加载时，全瓷冠有明显的压应力、张应力集中，剪切应力值也较高。剪切应力以颊舌向为最大，在受载侧的轴壁和颈缘产生较大的张应力。与牙体组织一样，全瓷冠更耐受轴向殆力，而非轴向力极易导致应力值升高，特别是张应力和剪切应力的增加，而张应力和剪切应力对全瓷冠修复体的破坏最大。因此,在进行全瓷冠设计时,应适当降低牙尖斜度,适当调节𬌗面接触点的位置,并采取其他必要的措施减小侧向𬌗力,以减少全瓷冠张应力和剪切应力的集中。

5)粘接剂类型与厚度:粘接剂是将应力由修复体向基牙传导与分散的中间介质,不同类型的粘接剂,以及粘接剂厚度和弹性模量对于全瓷冠的应力分布有着极为重要的影响。目前大量研究发现,树脂粘接剂对全瓷冠应力分布明显优于玻璃离子粘接剂;粘接剂的厚度越小,全瓷冠对𬌗力的传导分散能力越强,全瓷冠中的应力值也就越小;粘接剂弹性模量越大,越有助于改善全瓷冠的应力分布。

6)全瓷冠结构:全瓷冠的制作分为两种类型:单层瓷和双层瓷,其中双层瓷包括饰面瓷和核瓷。过去认为,双层瓷中两种瓷层的弹性模量和热膨胀系数等不同可能会导致两者界面的应力残余,因此认为单层瓷的效果优于双层瓷。但近年来的研究结果对此观点提出了不同看法。三维有限元法研究发现后牙全瓷冠咬合面饰瓷厚度增加后,其抗折强度随之增大,而轴面饰瓷厚度对抗折强度无显著影响。但双层瓷是否能够改善应力分布、减小最大应力值,或饰瓷和核瓷厚度比例如何分配才能最大限度地提高全瓷冠强度等问题,还需进一步研究。

(三)桩核冠修复中的生物力学

桩核冠是利用桩插入根管内以获得固位的一种全冠修复体。当患牙有大面积牙体缺损时,单独使用全冠难以获得足够的固位。为了增加固位力,将修复体的一部分插入根管内以固位,这部分修复体称为桩。而固定于桩之上,与患牙剩余的牙体组织共同形成最终预备体的这部分修复体称为核。

1. 桩核冠的固位力

(1)桩的长度:桩的长度对于桩核冠固位力有重要意义。桩进入根管的长度越长,固位力越强。但桩的长度需符合一定的要求:根尖不少于4mm的根尖封闭;桩的长度大于等于临床牙冠的长度;桩在牙槽骨内的长度大于根在牙槽骨内总长度的1/2。

(2)桩的直径:桩的直径直接影响桩的固位力。桩的直径越大,桩与根管内壁的接触面积就越大,因此固位力也就越大。但桩的直径是受到根管直径限制的,考虑到对根管壁组织的保护,桩的直径在根径的1/4~1/3范围内较为合适。

(3)桩的形态

1)形状:桩按形状可分为平行桩、锥形桩等。平行桩聚合度小,因此固位力强;锥形状聚合度大,固位力较平行桩弱,但它的外形更接近根管形态,对根管的预备量较小,可用于牙根较细小,根管壁较薄弱的患牙;而末端为锥形的平行桩则结合了前两者的优点,既能提供良好的固位力,同时避免磨除过多牙体组织。

2)表面形态:桩按表面形态又可分为光滑桩、锯齿状桩、螺纹状桩等。锯齿、螺纹等表面结构能为桩提供固位形,从而增加桩的固位力。

(4)粘接剂:粘接剂的种类对桩核的粘接固位力有着重要影响,而不同材料的桩核所适用的粘接剂种类也有所不同。对于金属桩核而言,使用磷酸锌类粘接剂所获得的粘接强度显著高于树脂粘接剂;对于瓷桩核而言,使用树脂类粘接剂所获得的粘接强度显著高于玻璃离子类粘接剂;复合树脂桩核通常都会使用树脂类粘接剂,其中全酸蚀粘接系统或双组分自酸蚀粘接系统所获得的粘接强度显著高于单组分自酸蚀粘接系统。

粘接剂层的厚度也会影响桩核的粘接强度。理想的粘接剂层应该是薄而均匀的,厚度在 0.1～0.3mm 之间,过厚、过薄或有缺陷的粘接剂层都会使桩核固位力降低。

2. 桩核冠的应力分析

(1) 桩核的材料:桩核的材料主要分为金属(如不锈钢、金合金、钛等)、复合树脂(如碳纤维复合树脂、玻璃纤维复合树脂、石英纤维复合树脂)和瓷(如氧化锆)几类。其中金属和瓷的强度和弹性模量较高;而复合树脂的强度和弹性模量较前两者为低。

牙本质的弹性模量约为 18GPa。若桩核材料的弹性模量远高于牙本质的弹性模量,就会在桩核与根管内壁牙本质接触的界面上产生集中的拉应力和切应力;若桩核材料的弹性模量与牙本质相近,则可减少根管内壁上的应力集中,但同时增加了在牙颈部的桩核与牙本质接触界面上的应力集中。

(2) 桩核的方向

1) 桩与核的角度:临床中为纠正前牙排列不齐有时会采用桩核冠修复的方式,通过在桩核连接处形成一定的角度来改变冠的方向。该角度对牙体和牙周组织的应力分布有重要影响。当牙冠与牙根长轴一致,即桩与核的角度为 0° 时,牙周组织中的应力主要集中于根尖部位;随着桩与核的角度增大,牙周组织中的应力明显向牙颈部区域集中,而牙根中的应力主要集中在牙颈部与桩核接触的部位,根尖部位受力较小。研究显示,桩与核的角度为 30° 和 20° 时牙根应力大小有显著差异,因此建议前牙桩核冠修复中桩与核夹角角度应限制在 20° 以下。

2) 桩核与外力的角度:咬合力的方向对桩核冠修复的应力分布有着重要影响。有研究表明,当外力加载方向垂直于切缘时,应力集中在根尖封闭区;当外力水平加载于唇面时,应力集中在牙周皮质骨和桩所在的区域;当外力倾斜加载于舌面时,应力分布较分散,无明显应力集中区。

(3) 桩的长度和直径:关于桩的长度和直径对桩核冠修复体应力分布的影响,不同研究得出了不同的结果。有研究表明,桩的长度和直径越大,在根管内产生的应力就越低;而另一些研究则表明,桩的长度和直径对应力分布无明显影响。但无论如何,桩的长度和直径始终需受到根管形态的限制,临床中需根据患牙牙根的长度和直径进行适当的预备。

(4) 桩的形态:在比较平行桩和锥形桩的研究中,结果显示平行桩的应力分布更均匀,而锥形桩在根尖部牙体组织上产生较大的应力集中。

(5) 桩核与冠和根面的关系:牙本质肩领(ferrule)是指位于冠边缘以上、核边缘以下,被冠包绕的高约 2mm 的牙体组织。桩核冠修复后牙颈部往往会受到较大的应力,牙本质肩领的存在能增加牙颈部的抗力,并显著降低牙体组织和桩核中的应力(图 17-17)。

(6) 粘接剂:粘接系统的使用会在桩核和牙本质之间产生更多的界面,如桩-粘接剂界面、牙本质-粘接剂界面等。

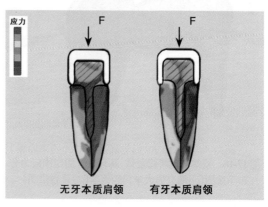

图 17-17 牙本质肩领对桩核冠修复后基牙应力分布影响示意图(上海交通大学口腔医学院 胥春供图)

研究表明,粘接层中的界面越多,在牙根中产生的应力就越高。因此,使用能与牙本质或桩形成一个整体的粘接剂(monoblock),对于降低牙体组织所受的应力是非常重要的。

三、牙列缺损固定义齿修复中的生物力学

(一) 固定义齿修复的生物力学基础

固定义齿修复作为临床上牙列缺损常用的修复方式,主要是通过特定的固位装置将义齿固定在基牙上,基牙将所受到的咀嚼力传递到牙周组织以达到恢复一定咀嚼功能的目的。所以对于固定义齿进行生物力学分析有助于更加合理地设计固定义齿,以保证其能行使正常功能并且保护基牙及牙周组织健康。

1. 固定义齿修复的生理基础

(1) 牙周潜力:在咀嚼运动时,牙周组织承受的力量称为𬌗力。资料显示正常𬌗力仅为牙周组织可承受能力的一半,可见正常的牙周组织储备着一定的承受能力,称之为牙周潜力。固定义齿修复的生理基础就是利用基牙的牙周潜力来分担桥体所受的𬌗力。

(2) 牙周潜力影响因素:基牙牙周潜力的大小取决于其牙周组织的面积。临床上常用牙周膜面积来选择基牙并确定基牙数目。牙周膜面积随增龄性生理变化和牙周组织的病理变化而减少。𬌗力通过牙周膜传递至牙槽骨,牙槽骨对𬌗力具有一定的承担能力。健康的牙槽骨 X 线示骨小梁排列整齐,骨质致密,承受𬌗力能力强,牙周潜力大;非健康的牙槽骨 X 线示骨小梁排列不齐,骨质疏松,承受𬌗力能力相应减弱,牙周潜力弱。

2. 固定义齿的结构力学 固定义齿按照结构的不同可分为双端固定桥、单端固定桥和半固定桥。在义齿行使功能过程中,不同结构的固定义齿其力学特征也不同。

(1) 双端固定桥:双端固定桥桥体两端均有基牙且连接体为固定连接。双端固定桥组成了一个新的功能整体,所能支持的咬合力最大,基牙应力分布较均匀,是固定修复中较理想的修复方式,临床上最为常见(图 17-18)。

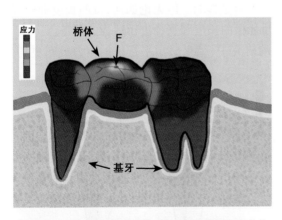

图 17-18 双端固定桥修复体、基牙及牙周组织应力分布示意图(上海交通大学口腔医学院 胥春供图)

临床选择基牙时,应特别注意其牙周状况,必要时可适当增加基牙数目。当增加基牙的数量后,修复体及其支持组织的变形会减少,但修复体内的应力也会相应增加,基牙数目的增加也不会使牙周组织内的应力相应减少。另外,当桥体的跨度增加后,除了增加基牙的数目外,修复体桥体和连接体的材料应选择硬度大、抗屈曲变形能力强者。对于牙周支持组织的丧失以及冠根比例失调对修复体的影响,生物力学研究显示,牙槽骨的降低会使修复体受载时的应力增加;也有学者认为冠根比例的轻度失调虽然会使修复体的应力和变形有所增加,但与正常支持组织的修复体并无明显的不同,修复体咬合设计与调整是促进牙周组织健康的重要条件。采用有限元法对牙槽骨降低情况下

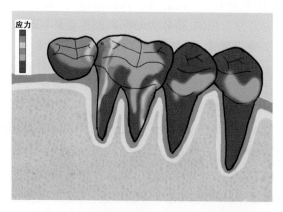

图17-19　单端固定桥修复体、基牙及牙周组织应力分布示意图（上海交通大学口腔医学院　胥春供图）

以前磨牙和磨牙为两端基牙的固定桥进行应力分析，发现修复体非轴向承载使前磨牙支持骨骨皮质的应力大于磨牙，轴向加载对固定桥基牙支持组织的健康更为有利。

（2）单端固定桥：单端固定桥的桥体仅一侧有基牙和固定连接的固位体，殆力仅由一侧的基牙承担。单端固定桥修复对基牙及其牙周组织条件要求更高。对下颌后牙单端固定桥进行垂直加载会通过桥体使基牙产生垂直向与水平向应力，紧邻缺隙侧基牙几乎承担50%的咬合力，主要表现为压应力，集中于牙根和牙槽骨周围，而远缺隙侧基牙在根部和牙槽骨周围产生拉应力，且略小于紧邻缺隙侧基牙（图17-19）。有限元分析显示，对单端固定桥游离端桥体进行点加载时，基牙牙周膜内应力明显增加，如果增加基牙数目，基牙牙周膜内应力峰值降低，并可限制修复体的旋转运动。

（3）半固定桥：半固定桥的桥体两端的连接方式不同，一侧为固定连接一侧为半固定连接。半固定桥将殆力传到半固定连接体处得到缓冲，而固定连接的基牙则受到较大的殆力，故又称应力中断式固定桥（图17-20）。半固定连接体多为栓道式结构，一些学者认为其适用于一侧基牙倾斜度大或两侧基牙很难取得共同就位道的情况；也有一些学者认为这种设计会对基牙产生损伤。有学者通过激光全息干涉照相发现半固定桥桥体正中受到垂直负载时殆力分布与完全固定桥相似；也有学者通过光弹研究发现垂直负载下完全固定桥应力分布比半固定桥更优越。现阶段大部分研究均支持口腔固定桥修复临床选择完全固定修复，更益于基牙以及牙周健康，延长修复体使用寿命。

3. 固定义齿的应力分布

（1）殆力作用部位、大小、方向：固定桥受载后应力应变的大小以及应变方向与外力作用的部位和大小密切相关。研究显示加载力越大，固定桥表面应变越大；离加载点越远应变越小。加载点的位置变化也极大影响着固定桥的应力分布。当加载点靠近支持力较差的基牙时，则固定桥的形变和压力较大。

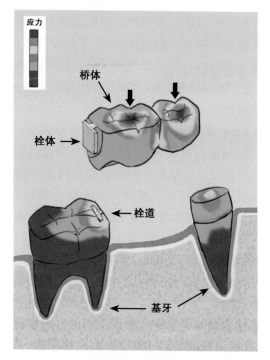

图17-20　半固定桥修复体、基牙及牙周组织应力分布示意图（上海交通大学口腔医学院　胥春供图）

（2）修复体材料、桥体跨度：Magne 等发现 6 种材料（黄金、铝、氧化锆陶瓷、玻璃瓷、复合树脂和纤维增强复合树脂）制作的固定桥应力分布相似：桥体盖嵴部以及连接体区出现拉应力集中。复合树脂桥具有一定弹性，有利于应力传递，故其粘接面拉应力低于全瓷桥，但复合树脂桥强度差，临床应用少。当固定义齿桥体加长时，修复体受载后的应力分布情况并未发生明显改变，但最大应力相应增加。桥体跨度超过约三个前磨牙宽度时有可能会对修复体造成损害。

（3）连接体：对不同连接体形式下颌后牙固定桥的三维有限元研究显示，在垂直载荷作用下，连接体受力与连接体横截面积成反比，面积越大，受力越小；当面积相等时圆形截面连接体比椭圆形截面受力小；当两侧连接体面积不等时，应力最大值出现在连接体横截面积较小的一侧，且出现应力集中现象。固定义齿连接体横截面积应尽可能增大，连接体横截面形状宜设计成圆形，各连接体之间横截面积大小应相近。

4. 固定义齿基牙牙体及牙周组织中的应力　在同一载荷下，固定义齿基牙牙根数目多、牙根长、根径大，牙槽骨吸收少者，其牙根和牙周组织的应力值较低，应力分布亦较均匀。不同加载部位对基牙应力分布的影响较小，但咬合力多点平均加载更有助于基牙的健康。加载方向也影响固定桥基牙支持组织应力分布。固定桥受垂直载荷时基牙牙周支持组织的应力分布集中在根尖部位，以压应力为主。斜向载荷使基牙支持组织应力增加且分布不均匀，颈部应力增加较多。三维有限元分析显示侧向力作用下，应力集中在基牙颈部唇、舌侧牙槽嵴顶，易于导致基牙唇舌侧牙槽嵴吸收；随着牙槽骨吸收程度增加，侧向力产生的应力集中明显大于垂直向力，因此固定桥修复时应避免受到过大的侧向载荷，固定桥制作时应尽量减小义齿侧向受力，避免咬合早接触，尤其注意减轻弱基牙侧受力。基牙牙周支持组织吸收情况也影响基牙及牙周组织的应力分布。对下颌第一磨牙缺失的固定义齿进行应力分析发现：发生牙槽骨吸收的基牙牙根和牙周组织中更易出现应力集中。下前牙固定桥双侧基牙牙槽骨吸收较单侧基牙牙槽骨吸收的基牙牙周组织应力增大。因此，选作固定桥基牙的牙齿其牙槽骨应无明显吸收，否则应根据牙齿牙槽骨吸收情况改变修复设计。

（二）全瓷固定义齿修复中的生物力学

1. 全瓷固定义齿的应力分析　全瓷材料具有优异的美学特征和良好的生物相容性，在口腔固定义齿修复中得到了越来越多的应用。随着近年来全瓷固定义齿修复的增加，对其应力分析研究发现其具有不同于烤瓷固定义齿修复的特点。双层瓷结构全瓷固定义齿修复体中，饰瓷层对全瓷桥的应力分布具有直接影响。有限元研究发现在任何加载点加载，全瓷桥中拉应力均集中于连接体处，增加连接体的面积可降低其拉应力。Pospieth 等在 In-ceram 三单位全瓷桥上施以斜向载荷，发现小截面积的连接体和大外展隙设计会使连接体处应力增加，建议全瓷桥连接体应至少保证有 4mm 高度，外展隙内角应圆钝。

2. 全瓷固定义齿松动、折裂分析　Fischer 等对 4 种全瓷材料（Empress Ⅰ、Empress Ⅱ、In-Ceram Alumina、3Y-PSZ Zirconia）制作的后牙三单位固定桥进行加载疲劳实验，发现 4 种材料固定桥的应力分布特征相似，最大应力均出现于桥体与连接体区域的下半部分。正是由于全瓷固定桥具有上述应力分布特点，临床所见全瓷固定桥折裂多发生于连接体处，折裂起始于连接体的下部边缘并逐渐向加载点方向扩展,直至完全贯通全瓷固定桥(图17-21)。

全瓷固定桥中,氧化锆全瓷桥具有很高的持久可靠性,根据上述全瓷固定桥的应力分布特点,改善连接体区域的设计可以减少修复体的失败,延长全瓷固定桥的寿命。对氧化锆陶瓷材料循环加载研究发现只要连接体设计合理,3~5个单位的后牙氧化锆全瓷桥寿命能超过20年。目前全瓷固定修复体多为双层瓷结构,即基底瓷与表面的饰瓷形成的复合结构。与其他材料固定桥相比,氧化锆固定桥发生饰瓷崩瓷现象更为常见,饰瓷较易从两种陶瓷结合界面处崩裂。3~5个单位氧化锆固定桥的2年崩瓷率

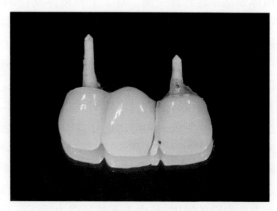

图17-21 折裂的全瓷固定桥照片(上海交通大学口腔医学院 胥春供图)

为2.6%~15.0%,3~5年崩瓷率为3.7%~25.0%。对后牙全瓷桥中残余应力分布研究发现,在冠边缘、连接体等部位,残余应力分布较大,这也与临床常见的全瓷桥饰瓷脱落崩瓷的部位一致,主要原因可能是这些部位饰瓷分布较薄,形态变化较大,烧结冷却后这些部位材料的变形和膨胀收缩变形较大所致。这提示在全瓷桥制作时,饰瓷与基底瓷的热膨胀系数要在一定范围内匹配,以减小结合界面形成的残余应力,同时尽量保证在冠边缘、连接体等残余应力较大部位的饰瓷具有一定的厚度,利于延长全瓷固定桥的使用寿命。

(三)种植体支持固定义齿的应力分析

1. 种植体支持固定义齿的应力分布

(1)固位方式:种植体支持固定义齿的固位方式有螺钉固位和粘接固位两种,两者均能提供足够的固位力。螺钉固位较粘接固位更易出现修复体松动的并发症。在两种固定方式中,螺钉固位应力主要集中在固位螺钉处,粘接固位的应力主要集中在种植体颈部。粘接固位中封闭介质的类型对种植体表面应力分布的影响没有显著差别,但玻璃离子粘接剂较磷酸锌粘接剂的抗疲劳能力更强,更适合用于粘接固位种植义齿;封闭介质的厚度对种植体表面应力分布的影响也没有显著差别,但在保证封闭介质的粘接强度和较低的溶解性前提下,厚的封闭介质的抗微折性能较薄的封闭介质更强。

(2)基台:种植体基台主要分为全瓷基台、钛基台。使用全瓷基台时,全瓷冠、种植体和骨组织内部应力较小,但基台内部应力高于钛基台。采用种植体支持全瓷冠修复时,选择全瓷基台较为有利,因为此时全瓷冠、种植体和骨组织内部应力较小,避免种植体及其周围骨组织受到过大的应力对于种植修复的成功至关重要。对直基台、15°、20°弯角基台进行光弹应力分析发现,在20°范围内,随着基台角度的增加,种植体周围骨组织的应力值显著升高,但对骨组织而言仍在其生理耐受范围内,不会对种植体产生不良影响。

2. 悬臂梁式种植固定义齿 悬臂梁式种植固定义齿理论上会改变种植体的受力方式,增加种植体受到的侧向载荷和旋转载荷,不利于种植体与周围骨结合。但是临床研究证实悬臂梁式种植固定义齿在适应证选取恰当情况下也具有一定可行性,获得可靠的临床效果。悬臂梁式种植固定义齿应力分布具有特殊性。在种植体支持部分以外的悬臂上施加载荷

时,近悬臂端种植体颈部的应力较远悬臂端种植体颈部应力大,应力最大的部位是近悬臂端种植体颈部靠近悬臂一侧。对2个种植体支持的悬臂梁固定桥的应力分析显示,种植体应力明显增加,且应力值随载荷、悬臂长度的增大而增大。因此悬臂梁式种植固定义齿设计时必须控制悬臂的长度,并适当减小悬臂所受咬合力。

3. 种植体与天然牙联合支持式固定桥(tooth-implant supported bridge,TISB)　当受到失牙部位解剖条件的限制,不能完全由种植体获得支持时,有时会考虑使用种植体与天然牙联合支持的修复体设计。这种修复方式由于种植体与天然牙受力后的差异反应而存在争议。天然牙基牙在受到咬合力时由于牙周膜的存在,会发生一定程度的下沉,从而可能给种植体带来不良的侧向力。但临床观察与实验研究显示种植体与天然牙联合支持式固定桥成功率与临床效果比较理想,比较其与单纯种植体支持的固定桥修复存活率和并发症显示其具有一定的临床可行性。有学者分析种植体与天然牙联合支持式固定桥并未因天然牙受力后下沉而发生失败的原因,是由于天然牙受力后下沉量有限,与种植体受力后的反应相近。种植体与天然牙联合支持式固定桥修复能否取得成功也与多个因素有关。

(1) 载荷条件:载荷条件在种植体、牙槽骨、桥体应力分布中发挥着重要影响。侧方载荷比垂直载荷产生的应力更大。载荷持续时间比载荷强度对种植体和基牙周围骨组织应力影响更大。天然牙-种植体联合支持固定桥的应力集中于种植体的颈部。分散垂直加载时,增加天然基牙数目能降低天然牙-种植体联合桥中种植体颈部及其周围骨组织的应力值;分散斜向加载时,增加天然基牙数目,反而使种植体颈部及其周围骨组织的应力值增加。说明加载方向是影响应力分布的重要因素,增加天然基牙数目能改善联合桥种植体侧的应力分布,但必须要避免或最大限度地减小侧向力。

(2) 连接方式:研究发现在进行种植体与天然牙联合支持式固定桥修复时,固定连接式固定义齿设计可能损伤种植体基牙,刚性栓道式固定义齿设计对种植体基牙损伤最大,而缓冲式固定义齿设计有利于保护种植体基牙(刚性栓道:贯通式;缓冲式:栓道下加软衬)。与非刚性连接相比,刚性连接产生的应力更大,而且采用刚性连接时种植体应力大于天然基牙。

(3) 固定桥长度:对于天然基牙数目对应力的影响,目前仍存争议。有研究发现连接3颗天然基牙较连接1或2颗天然基牙时,种植体周牙槽骨应力会变小。但也有学者通过有限元研究发现天然基牙数目对种植体周应力影响极微。

四、口腔固定修复生物力学科研方向和选题

生物力学的研究日新月异,新的生物力学研究手段不断涌现,对现有的研究手段进行优化,并开发和应用新的研究手段,从而更真实地模拟修复体在机体内使用的力学环境,使研究结果更加接近真实情况,将是今后口腔固定修复生物力学研究中的重要工作。以往对于修复体应力分析的研究中,多是对修复体静止状态时的受力分析,而对于在咀嚼功能运动情况下修复体的生物力学研究尚鲜有涉及,因此今后的研究中,对修复体在功能状态下的生物力学研究将是一个重要的发展方向。近年来新型口腔固定修复材料(如混合瓷、新型树脂等)不断涌现,对于这些新材料进行必要的生物力学研究也是一个必不可少的研究内容。近年来出现的一些新技术、新理念,如不进行牙体预备的瓷贴面修复、单层结构的全瓷修复体

等,也需要通过生物力学研究对其力学特性、治疗的耐久性以及对机体组织力学特性的影响等进行深入研究,对其临床合理应用提供必要的理论指导。

(胥　春)

第四节　口腔固定修复材料的腐蚀性能研究

一、口腔固定修复材料的腐蚀类型及研究手段

(一) 口腔固定修复金属材料腐蚀的类型

1. **口腔固定修复金属材料的腐蚀现象**　用于牙体缺损和牙列缺损的含金属固定修复体,在体内使用一段时间后,可能会出现牙龈的发炎、退缩、发黑和过敏等现象,其中原因之一是金属固定修复体在口腔环境中发生了腐蚀现象,导致金属离子的析出,从而引发一系列软硬组织的变化,对修复体的使用产生不良的影响。金属材料在周围介质的作用下(主要是液体和气体),由于化学、电化学或物理溶解对材料产生的破坏现象,称为金属材料的腐蚀(corrosion)。主要表现为金属的色泽和结构性质的改变。金属腐蚀分为干腐蚀和湿腐蚀,干腐蚀一般是指无水状态高温下的金属腐蚀,湿腐蚀一般是指有水存在下的电化学腐蚀。不同电位的金属与电解质接触时,会发生原电池反应,电位低的金属失去电子被氧化,称为电化学腐蚀。口腔金属材料所处的口腔是潮湿环境,唾液为弱电解质,并且口腔金属材料为了改善材料性能常常含有不同电位的多种金属,因此口腔金属材料在口腔内的腐蚀主要是电化学腐蚀。口腔金属材料所处的口腔环境非常复杂(图 17-22)。首先大多数口腔金属均与口腔唾液接触,口腔唾液中不仅含有氯化钠、氯化钾、碳酸氢钠、氯化钙等无机盐成分和溶菌酶等有机蛋白成分,并且这些成分可能随着宿主身体状态和饮食情况等发生改变。另外,有的口腔金属材料不仅与口腔唾液接触,还与牙槽骨部分的体液接触,如种植体的骨内部分,种植体能够接触血液中的各种无机离子和血浆蛋白,甚至种植体周围的成骨细胞、炎症细胞及其分泌的因子等。其次口腔环境中存在各种微生物的定植,各种微生物本身及其代谢产物都可能在局部形成富含电解质的微环境。再次,金属材料制作的修复体在口腔中行使功能时,势必会受到咀嚼应力的作用,这种应力的持续存在,可能会影响金属材料的结构性质。最后,各种碳酸饮料和含氟牙科保健品出现,使口腔金属材料所处的环境更为复杂。不同电位的金属材料处于口腔这个复杂的环境中,容易发生电化学为主的腐蚀现象,这种腐蚀的持续存在,可能导致金属离子的析出,引起修复体周围牙龈的炎症、过敏和退缩等不良反应,最终影响修复体的使用寿命。因此,金属材料在口腔环境中的抗腐蚀性能是金属材料应用于口腔中的重要指标。

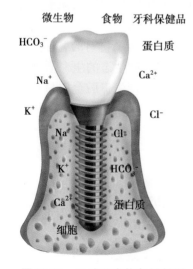

图 17-22　口腔固定修复材料所处微环境的示意图(上海交通大学口腔医学院　于卫强供图)

2. **腐蚀类型**　口腔金属材料因所处的微环境不同,能够产生不同的腐蚀类型,主要包

括：全面腐蚀、电偶腐蚀、缝隙腐蚀、点蚀、磨损腐蚀、应力腐蚀和微生物腐蚀。

全面腐蚀是分布在整个口腔金属材料的表面，可以是均匀的，也可以是不均匀的，它使一定量的金属离子析出，几乎口腔金属材料在口腔微环境中都会发生全面腐蚀。

电偶腐蚀是异种口腔金属在同一介质中接触，由于电偶电流的流动，接触区发生局部的腐蚀，腐蚀电位低的金属发腐蚀速度加快，而腐蚀电位高的金属腐蚀速度降低。临床中，当钛基体的种植体与贵金属的冠修复体接触时，钛种植材料的腐蚀速率加快，而贵金属的冠修复材料腐蚀速率降低。

缝隙腐蚀是口腔金属材料在口腔微环境中，由于金属与金属或金属与非金属之间形成非常小的缝隙，缝隙内电解质积聚，使缝隙内的金属腐蚀速率加快。口腔固定修复金属材料进入龈沟内部分和种植体与螺丝形成的缝隙区多发生这种腐蚀。

点蚀是口腔金属材料表面钝化膜局部破坏，金属表面局部出现腐蚀速率较快的小孔，其他地方不腐蚀或腐蚀速率较慢。当口腔金属材料达到一定的疲劳极限时，容易在材料表面形成腐蚀小孔，从而发生点蚀。

磨损腐蚀是口腔金属材料与金属材料或金属材料与口腔介质在相对滑动的过程中，金属材料与周围介质产生的电化学反应，并伴有机械作用引起的金属材料损失现象。口腔金属材料在行使咀嚼功能时，金属材料与食物、对𬌗牙和其他修复体均会产生一定的磨损，在这种情况下就可能发生磨损腐蚀行为。

应力腐蚀是口腔金属材料在拉应力或压应力和腐蚀介质共同存在下发生的腐蚀行为，应力导致口腔金属材料表面产生应力形变，形变部位与未形变部位形成原电池，发生腐蚀现象。口腔金属材料在行使咀嚼功能时，咀嚼应力使金属材料的受力点产生应变，未受力点未产生金属材料形变，形变区与未形变区发生应力腐蚀行为。

微生物腐蚀是介质中存在着的微生物本身及其代谢产物对口腔金属材料的腐蚀过程加速或减慢的现象。口腔微环境中存在一个复杂的口腔微生态，整个微生态的生命活动直接或间接影响口腔微环境中的氧浓度、盐浓度和 pH 等介质参数，从而产生口腔金属材料的微生物腐蚀（图 17-23）。

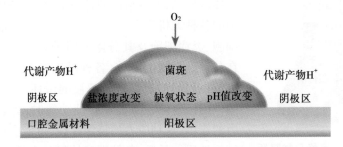

图 17-23　口腔固定修复材料微生物腐蚀示意图（上海交通大学口腔医学院　于卫强供图）

（二）口腔固定修复金属材料腐蚀的研究手段

1. 口腔金属离子的释放及检测手段　口腔金属材料在口腔微环境中发生腐蚀时，最终会导致各种金属离子的析出，由此学者们可以通过检测金属离子的析出程度研究金属材料的抗腐蚀性能。早期采用的失重法，因周期过长，现已很少采用。目前最常用的检测技术手段是采用电感耦合等离子体原子发射光谱（inductively coupled plasma atomic emission spec-

troscopy，ICP-AES）对释放的金属离子进行定量分析。ICP-AES 是是以等离子体为激发光源的原子发射光谱分析方法，可进行多元素的同时测定。样品由载气（氩气）引入雾化系统进行雾化后，以气溶胶形式进入等离子体的轴向通道，在高温和惰性气氛中被充分蒸发、原子化、电离和激发，发射出所含元素的特征谱线。根据特征谱线的存在与否，鉴别样品中是否含有某种元素（定性分析）；根据特征谱线强度，检测样品中相应元素的含量（定量分析）。该方法几乎可以检测所有元素，并且灵敏度非常高，检测样品可达到微克级。近年来在口腔金属材料离子释放研究中较为常用。临床研究证实口腔金属材料释放的离子不仅造成金属离子的局部增高，而且这些离子可能会影响金属材料周围的软硬组织，如导致牙龈炎、牙龈退缩，甚至骨吸收。由此学者们将一定量的金属离子与口腔组织细胞联合培养，研究金属离子对口腔软硬组织的影响，现有的研究显示金属离子确实能够影响到口腔组织细胞的正常代谢活动，但具体的影响机制仍需大量研究。

2. 电化学研究方法　包括极化曲线、电化学阻抗谱。口腔金属材料在口腔微环境发生的腐蚀反应是电化学反应。因此我们可以用电化学的研究方法分析金属材料的腐蚀性能。电化学测量技术是以腐蚀体系的极化动力学方程式作为理论依据，对腐蚀体系通过外加电流，测量体系的相应行为。极化曲线方法是电化学测量技术中最常用的方法之一，它是研究金属材料电化学腐蚀和保护中最为经典的手段。极化曲线（polarization curve）是表征腐蚀原电池反应的推动力电位与反应速度电流之间的函数关系的曲线，一般横坐标为电极上通过的电流，纵坐标为电极电位。实验获得的极化曲线一般分为四个区：活性溶解区、过渡钝化区、稳定钝化区和过钝化区。通过腐蚀软件分析曲线各区可以获得各种腐蚀参数，通过腐蚀参数可以定量对比研究口腔金属材料的腐蚀机制，测定腐蚀速度，判断材料的耐腐蚀性能等临床应用。极化曲线的测量分为恒定电压法和恒定电流法。它们分别将电压或电流控制在某个数值，然后观察相应电流或电压的变化。其中恒定电压法又分为静态法和动态法。静态法：将电极电位维持在某一恒定值，测量电流随时间的变化，直至电流值基本达到某一稳定值。静态法测量所需时间相对较长。动态法是将电极电势以较慢的速度连续扫描，测量对应电位下的电流值，获得极化曲线，动态法因其可以自动测绘，扫描速度可控，测量结果重复性好，在口腔金属材料的腐蚀性能研究中得到广泛应用。

虽然该极化曲线的方法为金属修复材料腐蚀过程的动力学研究提供了很多信息，但该方法存在一定不足：极化曲线需要使用对体系扰动较大的信号进行测量，被测体系可能受到测试信号的干扰（电极表面状态受到测量信号的干扰而发生改变）。而电化学阻抗法（electiochemical impedance spectroscopy，EIS）可以在一定程度上克服该缺点，它是以小幅值的正弦波对称地围绕稳定电位极化，由于交变电流在同一电极上交替地出现阳极过程和阴极过程，即使测量信号长时间地作用于电解池，也不会导致极化现象的累积性发展，所以交流阻抗测量是一种"准稳态"的方法。电化学阻抗法是将整个电化学系统看作一个等效电路，这个等效电路有电阻、电容和电感等基本元件按一定的串联和并联组成，通过选取合适的等效电路将实验所测的数据通过专门的电化学交流阻抗软件处理，可以得到电化学阻抗谱。电化学阻抗谱在金属腐蚀过程的研究中起着非常重要的作用。常用的阻抗谱有 Nyquist 图（横轴表示阻抗的实部，纵轴表示阻抗的虚部）和 Bode 图（横轴表示频率，纵轴表示阻抗或相位角）。利用这些谱图和元件所代表的电化学含义，来分析整个电化学系统的结构和电极过程。由于它是准稳态下的测试并且包含更多的动力学信息和电极界面结构信息，因此近年来电化学阻抗法在口腔金属材料腐蚀性能研究中受到广泛关注。

3. 表面结构研究方法　X线光电子能谱(X-ray photoelectron spectroscopy,XPS)是表面成分研究的重要手段。它的基本原理是光电效应。一定量的X线照射在样品表面,使待测样品的电子脱离原子成为自由电子,通过对自由电子进行能量分析,可以了解样品中的元素组成。元素所处的化学环境不同,其结合能会有微小的差别即化学移位。化学移位的大小可以确定元素的化合价和存在形式。因此XPS可以分析样品表面的化学成分及其各元素的存在的形式。但XPS对样品的检测深度仅为3~5nm,如果结合离子剥离技术,可以对样品的整体进行分析。XPS可以检测固体样品除氢和氦之外的所有元素的分析。在口腔金属材料的腐蚀性能研究中,XPS可以分析合金表面钝化膜的元素组成和存在的价态形式,从而揭示口腔金属材料的腐蚀机制。

俄歇电子能谱(auger electron spectroscopy,AES)的基本机制是:入射电子束使原子内层能级电子电离,产生无辐射俄歇跃迁,用电子能谱仪在真空中对它们进行探测。俄歇电子能谱法是用一定能量的电子束(或X射线)激发样品俄歇效应,通过检测俄歇电子的能量和强度,从而获得材料表面化学成分和结构信息的方法。AES不仅可以分析样品表面的化学成分和存在形式,还可以对样品进行深度剖面分析。通过深度剖面分析可以研究口腔金属材料表面钝化膜和钝化膜内层的生长情况,揭示口腔金属材料钝化膜的形成机制。

扫描电镜(scanning electron microscopy,SEM)是利用二次电子信号成像来观察样品的表面形态,即用电子束扫描样品,通过电子束与样品的相互作用产生二次电子发射。通过二次电子以逐点成像的方式获得样品表面放大的形貌像。因此,扫描电镜可将合金表面放大成像,观察腐蚀的部位、范围、形态及腐蚀类型,使原位观察电化学反应过程及反应后的腐蚀界面形貌、结构成为可能,从而为牙科合金的腐蚀行为研究提供了直观的微观表征。扫描电镜景深长、图像富有立体感,放大倍数一般为15~200 000倍,且分辨率最高可达0.5nm,故可用于金属表面纳米修饰的腐蚀行为研究,如钛表面修饰TiO_2纳米管的腐蚀研究。此外,扫描电镜常与能谱(energy dispersive spectroscopy,EDS)配接,即通过发射电子束至样品,激发出元素的特征X射线,采集分析X射线的能量特征和强度,可获知样品的元素种类和含量。EDS可以对微米范围(一般为几微米)的特定区域进行元素的半定量分析,在口腔金属材料腐蚀性能研究中,可以采用SEM进行样品表面特定部位的寻找,如腐蚀破坏区,然后采用EDS对该区域进行元素的半定量分析,获得腐蚀破坏区金属样品化学成分的改变,综合分析口腔金属材料的腐蚀性能。

(三) 口腔固定修复非金属材料的老化现象及研究现状

固定修复材料中的老化现象主要发生在树脂粘接类材料和陶瓷类材料。主要是指树脂粘接材料和陶瓷材料在口腔行使功能的过程中,长期承受口腔微环境中各种食物、温度、pH、微生物及应力等的变化过程,导致其外观、物理性能、化学性能和力学性能发生不可逆改变的现象。这类材料的老化具有发生的长期性和改变不可逆的特性。为了获得口腔非金属材料在口腔微环境中的老化性能,学者一般通过体外模拟微环境的方法来研究各种材料的老化性能。目前最常用的是长期水储存和冷热循环测试。长期水储存的时间从几天到几个月不等,甚至有报道长达18个月,能够测试材料在单纯口腔湿环境中的长期性能改变。口腔中不但是湿环境,而且要承受0~60℃温度的变化,冷热循环测试也是最常用的研究方法,一般采用5~55℃的冷热循环来模拟口腔内温度的变化进行研究分析。这两种方法因设计简单、可控性强和不需复杂设备等优点,在固定修复材料的老化性能研究中广泛应用。大量体外研究也证实,水储存和冷热循环确实可以改变口腔固定修复材料的性能,如树脂类粘接剂经过一定时间的冷热循环后,其粘接强度等性能都可能发生改变。最近钇稳定四方晶氧化锆陶瓷因其优异的机械性能和生物相容性受到口腔修复医师的关注。但氧化锆在 0 ～ 250℃附近相对较低的温度下能够自发的发生四方晶相向单斜晶相的转变,这种现象称为低温时效。低温时效会产生一些强度较低的单斜晶相氧化锆,并且水和应力可以诱发氧化锆的低温时效性能。全氧化锆修复体在口腔湿环境中承受咀嚼应力,可能发生低温时效。当前研究氧化锆修复体低温时效性能的人工老化处理是在高压灭菌器内温度为134℃,附加压力 0.22MPa,作用几个小时。初步研究证实低温时效对氧化锆修复体的性能有一定的影响。口腔是一个复杂的微环境,当前研究主要集中在湿环境和温度环境对口腔修复材料的老化性能的影响,咀嚼应力和口腔微生物等特殊环境下的老化性能需进行系统的研究,为口腔固定修复材料的应用提供更接近临床的参考。

二、口腔微环境中的腐蚀性能

(一) 口腔正常生理环境下的腐蚀性能

1. 唾液环境下的腐蚀研究　口腔固定修复材料在口腔微环境中,一定会与唾液成分相接触。为了研究口腔金属材料在口腔环境中的腐蚀性能,学者们常常采用各种电解质在体外模拟口腔中的唾液微环境。学者们采用较多的电解质是人工唾液,其中经典的配方是Fusayama人工唾液,具体成分为:0.4g/L NaCl、0.4g/L KCl、0.795g/L CaCl$_2$·2H$_2$O、0.690g/L NaH$_2$PO$_4$·H$_2$O、0.005g/L Na$_2$S·9H$_2$O、1.0g/L 尿素。Fusayama 人工唾液在37℃条件下 pH 为 5.0。人工唾液在口腔金属材料腐蚀性能研究中提供了很多有用的信息,但人工唾液仅仅是模拟了口腔唾液中的无机成分。唾液中除了无机会成分还有各种有机蛋白成分,它们都可能会影响到口腔固定修复材料在口腔微环境中的腐蚀性能。有学者在人工唾液中加入溶菌酶和免疫球蛋白 A,来模拟唾液中的有机成分,结果显示有机成分的加入可能有利于加快纯钛表面的钝化膜的形成,增加其抗腐蚀性能,而 Ni-Cr-Mo 合金在单纯人工唾液中和含有机蛋白组中均具有较低的抗腐蚀性能。提示唾液中含量较少的有机蛋白对口腔金属材料腐蚀性能具有一定的影响。唾液中的其他成分对口腔金属材料腐蚀性能的影响需进一步研究。

2. 血液环境下的腐蚀研究　口腔固定修复材料不仅处于口腔的唾液环境中,而且还有部分口腔固定金属材料处于机体的血液环境中,如种植体在牙槽骨部分,学者们为了研究种植材料在牙槽骨内的抗腐蚀性能,采用较多的电解质主要有生理体液、PBS 液和 Hank's 液等。其中 Hank's 液的配方是 NaCl 8g、KCl 0.4g、Na$_2$HPO$_4$·H$_2$O 0.06g、KH$_2$PO$_4$ 0.06g、NaHCO$_3$ 0.35g溶于 1000ml 双蒸水。这些电解质大多为平衡盐溶液,但仅仅模拟种植体周围的环境中的无机盐成分。当种植体植入牙槽骨后,血液中的成分特别是各种血浆蛋白,如脂蛋白和多肽等,这些蛋白都可能影响到种植材料的腐蚀性能。为了使电解质更接近临床实际情况,有学者研究了钛种植材料在血浆中的腐蚀性能变化。结果显示钛材料在血浆中较在生理体液中有更高的腐蚀倾向,但具体血清蛋白中的哪种蛋白发挥重要作用需进一步研究。另外,种植体在机体中表面还会吸附各种细胞,如成骨细胞、骨髓基质细胞和淋巴细胞等,有学者研究了钛合金种植材料在有淋巴细胞存在下的电解质下的腐蚀性能,结果淋巴细胞在一定程度上降低了钛合金材料的抗腐蚀性能,提示机体的细胞成分同样在口腔金属材料的腐蚀性能研究中发挥重要作用,种植体周围细胞及其代谢产物对其腐蚀性能的确切作用需进一步研究。

(二) 口腔异常环境下的腐蚀性能

1. 唾液异常环境下的腐蚀研究 口腔是一个复杂的微环境,它不仅每天要接触各种食物,而且会接触各种牙膏、漱口液等口腔保健品。这些口腔保健品中常常添加氟离子(NaF 或 Na_2FPO_4),用来防止龋病的发生或降低牙齿的敏感性,氟离子的含量一般为 $0.1\% \sim 2\%$,氟离子可能在口腔保健的使用过程中,进入口腔微环境的缝隙部位,如不能被彻底清除干净,氟离子在口腔微环境局部累积可能会破坏口腔金属材料的氧化膜,从而改变口腔金属材料的腐蚀性能。大量文献已经证明 F 离子的存在可以降低钛基金属在口腔微环境中的腐蚀性能,并且有学者体外模拟刷牙动作,发现刷牙可以加重氟对钛基金属腐蚀性能的影响。同时口腔微环境中 pH 随着食物、机体和菌斑等情况变化发生变化,口腔金属处于较低 pH 的口腔微环境中时,其抗腐蚀性能要降低。口腔微环境中的各种因素对腐蚀性能可以产生一定的协同作用,当钛基金属材料处于 pH 较低的含氟环境中时,F^- 就会形成 HF,最终导致钛修复材料表面氧化膜的破坏,该反应的基本原理是 HF 可以与钛表面的氧化物发生反应生成可溶性的钛氟化合物(图 17-24),反应式可以简单表示为:$Ti_2O_3 + 6HF—2TiF_3 + 3H_2O$;$TiO_2 + 4HF—TiF_4 + 2H_2O$;$TiO_2 + 2HF—TiOF_2 + H_2O$。而当钛基金属材料处于含蛋白的氟离子环境中时,蛋白会缓解氟离子对钛基金属材料腐蚀性能的影响,分析认为是蛋白沉积在钛基金属材料表面,对钝化膜起到了保护作用。口腔微环境是一个复杂的环境,各因素对金属材料的腐蚀性能的影响有所不同,各因素对金属材料腐蚀性能的协同影响机制需进一步研究。

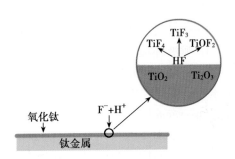

图 17-24 氟离子对钛金属腐蚀的基本原理示意图(上海交通大学口腔医学院 于卫强供图)

2. 血液异常环境下的腐蚀研究 口腔金属材料特别是种植材料在种植手术愈合过程中或种植体周围发生炎症时,各种炎症细胞会聚集在种植材料的周围,并且释放各种炎症物质,这些都会影响到口腔金属材料的腐蚀性能。其中巨噬细胞在炎症反应过程中,可以释放 NO、H_2O_2、O_2,这些炎症物质可以进一步氧化金属材料的钝化膜,从而提高材料的抗腐蚀性能和降低离子的释放速率。患者的全身健康状况同样会影响到口腔金属材料的腐蚀性能。骨质疏松的患者其骨组织的微环境会发生改变,放化疗的患者其血液的微环境会发生改变,糖尿病患者的体液微环境都会发生改变,这些改变均可能影响到口腔金属材料的腐蚀性能。研究显示高糖环境下,加重部分炎性物质对纯钛材料抗腐蚀性能的降低,提示全身情况会影响到金属材料的腐蚀性能,这部分研究目前较少,今后应加强血液各种异常因素对口腔金属材料腐蚀性能的影响的研究。

3. 口腔环境中特殊的腐蚀性能 口腔固定修复材料在口腔微环境中行使功能时,可能会受到对殆牙、邻牙、对殆的修复体以及牙刷等的磨损,这种磨损一定程度上会影响口腔金属材料表面钝化膜的完整性,从而影响金属材料的抗腐蚀性能。学者一般通过体外构建磨损模型来模拟口腔材料所处的磨损微环境,该模型主要由放置口腔材料的旋转盘和可调节压力的磨损探头组成,并且将该装置直接与电化学分析仪相连,结果显示磨损可以降低口腔金属材料的抗腐蚀性能,在扫描电镜下显示磨损后材料表面会出现很多划痕,划痕可能引发金属点蚀的发生从而降低了口腔材料的腐蚀性能。以往研究往往单纯研究磨损对金属材料的腐蚀性能,对于异常因素与磨损因素对口腔金属材料的腐蚀性能影响的协同作用需进一步研究。

口腔微环境是一个充满口腔微生物的环境,微生物本身及其代谢产物可能会影响到口腔金属材料的腐蚀性能。一般认为口腔微生物本身对口腔固定修复金属材料的腐蚀性能影响有限,口腔微生物的各种代谢产物,如硫酸、乳酸等,创造腐蚀条件,并且微生物在口腔金属材料表面形成的菌斑生物膜,会在金属局部改变氧的浓度、盐浓度和 pH 等,从而形成原电池,发生腐蚀。当前研究主要集中在各种微生物的代谢产物对口腔金属的腐蚀性能的影响,研究发现微生物的代谢产物有机酸确实可以降低口腔金属材料的腐蚀性能;细菌的内毒素脂多糖也会影响的到口腔金属材料的腐蚀性能。另外,最近有研究显示某些细菌可能会影响到树脂类粘接剂与牙体组织的粘接性能,提示细菌可能在树脂类粘接剂的老化性能中发挥一定的作用。各种微生物代谢产物对口腔固定修复材料的腐蚀及老化性能影响的作用及相互作用需进一步研究。

三、口腔固定修复材料及表面涂层对腐蚀性能的影响

(一) 口腔固定修复材料本身的腐蚀性能

1. 合金的化学组成的影响　　口腔金属材料中金合金、银钯合金、金钯合金和金铂合金统称为贵金属。其中金合金分为高金合金和中、低金合金。贵金属含量(金+铂族铂、铑)大于 75% 的合金一般称为高金合金。贵金属含量小于 75% 的合金,有两种分类方法,一种是将贵金属含量 40%~75% 的合金称为中金合金,含量 40% 以下的合金称为低金合金;另一种是将 75% 以下合金统称为低金合金。高金合金的贵金属含量大于 75%,其中的贵金属元素的化学性能非常稳定,因此高金合金的抗腐蚀性能非常好。为了降低合金的价格,目前,常采用含量超过 75% 的金钯合金作为高金合金的代替品应用于口腔固定修复。研究发现金钯合金在口腔生理环境中和异常口腔微环境中具有与高金合金相似的抗腐蚀性能。但也有研究发现金钯合金的不同热处理工艺和组成成分都会影响到金钯合金的抗腐蚀性能,甚至有部分金钯合金的抗腐蚀性能要低于高金合金。

口腔金属材料的非贵金属主要是指 Ni-Cr 和 Co-Cr。这两种合金因价格低廉、出色的机械性能和铸造性能在口腔金属材料中得到广泛应用。非贵金属元素 Ni、Be、Co、Cu、Ga 等属于热力学上不稳定的金属元素,这类元素构成合金元素易析出,因此它们在口腔微环境中的耐腐蚀性能成为学者们研究的热点。Ni-Cr 和 Co Cr 合金在体外和口腔内均表现出良好的抗腐蚀性能,当合金中含有更多的 Cr 和 Mo 元素时,钝化膜阻抗值更高,相应的稳定性能更佳,提高了 Ni-Cr 和 Co-Cr 合金的抗腐蚀性能。钛及钛基合金是另外一种重要的非贵口腔金属材料,它因良好的机械性能和极佳的骨组织相容性,在口腔修复中特别是种植修复中得到广泛的应用。钛元素是化学性能非常活泼的金属,在空气中会很快与氧发生氧化还原反应,生成稳定性极佳的氧化膜。这个氧化膜决定了钛及钛基合金在口腔微环境中良好的抗

腐蚀性能。

2. 制作和处理工艺影响　口腔合金材料的结构组成影响其抗腐蚀性能，一般认为单相的合金较稳定，多相合金稳定性较差。镍铬合金中加入铍元素，可以增加合金的铸造性能和金瓷结合力，但新形成的 Ni-Be 相会降低合金的耐腐蚀性能。合金的成型工艺同样会影响到材料的抗腐蚀性能，常规的合金采用失蜡铸造法制作，而近年来新推出的选择性激光熔化（selective laser melting，SLM）技术制作的口腔合金材料，展现出优于传统方法的性能。SLM是一项计算机快速成型技术（RP）。其核心理念是将粉末材料（钴铬、纯钛、氧化锆、半贵、低贵等材料）通过激光逐层溶化堆积得到复杂三维实体，由于 SLM 使用的激光器为光纤激光器，所形成的激光束直径更小，熔附后的材料致密度几乎达到 100%，在扫描电镜 10 000 倍下可以看到蜂窝状 $1\mu m$ 结构，形成非晶体结构。研究发现其在口腔模拟环境中的抗腐蚀性能优于同类铸造合金的腐蚀性能；烤瓷修复体在制作过程中，需要进行遮色瓷、体瓷和釉瓷等高温处理过程，并且合金还要经过化学或机械抛光等程序，这些都会对合金表面的钝化膜产生影响，从而影响口腔金属材料的抗腐蚀性能。不同的口腔金属材料对这些处理工艺的影响有不同的反应。研究发现烤瓷烧结程序会一定程度上提高钯基合金的腐蚀电流密度，降低材料的抗腐蚀性能。但对于某些镍铬合金的腐蚀性能却无明显影响。由于原材料价格的上涨，特别是一些口腔贵金属合金，铸造后的底座、铸道和报废铸件重新铸造再利用的修复体增多。一般认为反复铸造的合金材料不仅影响合金的机械性能，还会降低合金在口腔微环境中的抗腐蚀性能，提示我们口腔合金材料尽量不要反复铸造。

另外，最近有研究显示烧结温度和烧结次数会影响到氧化锆陶瓷的低温时效性能，提示陶瓷的烧结工艺会可能会影响到氧化锆的老化性能。对于氧化锆低温时效性能的影响机制需进一步研究。

（二）口腔固定修复材料表面涂层对腐蚀性能的影响

1. 材料表面微米级结构对腐蚀性能的影响　一些口腔固定修复金属材料为了提高材料的生物相容性或骨组织相容性，常需要对材料表面进行涂层修饰改性，这些涂层会影响到材料表面的钝化膜的性能，从而影响到材料的抗腐蚀性能。早期钛基种植材料常采用等离子喷涂 HA 的方法修饰种植体，研究发现这种微米级的 HA 涂层虽然能够提高钛基种植体的骨整合效果，但与未进行涂层修饰的钛基金属相比，其抗腐蚀性能有所降低，主要是由于 HA 涂层表面有许多微孔，这些微孔内部的氧浓度要低于涂层表面的氧浓度，产生的氧浓度差造成的。喷砂是种植体表面处理经典的方法之一，研究发现钛基种植体喷砂后的抗腐蚀性要低于未喷砂组，主要是由于喷砂后材料的表面积增加，并且喷砂后材料表面可能存在一定的残余应力，这些均会降低材料的耐腐蚀性能。无论是等离子喷涂 HA 涂层还是喷砂修饰的种植材料其抗腐蚀性均在临床可以接受的范围。近年来，微弧氧化技术因其特有的优点在种植体表面改性中引起重视。微弧氧化（microarc oxidation，MAO）是通过电解液与相应电参数的组合，在铝、镁、钛及其合金表面依靠弧光放电产生的瞬时高温高压作用，生长出以基体金属氧化物为主的陶瓷膜层。研究发现微弧氧化可以在钛基种植体表面形成微孔结构，这种结构可以促进种植体骨整合效果，并且这种微弧氧化膜层与基体结合牢固，结构致密，韧性高，因此可以提高钛基种植材料在口腔微环境中的抗腐蚀性能。表面微结构和化学成分是种植体表面修饰的两种手段，以往腐蚀研究大多集中在微结构对材料抗腐蚀性能的影响，对于化学成分对种植材料腐蚀性能的影响需进一步研究。

2. 材料表面纳米级结构对腐蚀性能的影响　近年来,学者们基于机体骨组织的无机成分和有机成分均在纳米尺度范围内,开始在种植体表面通过纳米修饰来提高钛基种植体的骨整合。纳米微结构可以提高种植材料的比表面积,从而提高骨组织的相容性,但更大的比表面积可以使更多的体液与钛基底接触,最终影响了种植材料的抗腐蚀性能。研究显示种植体表面采用不同的纳米修饰方法其抗腐蚀性能的改变有所不同,钛合金表面采用电解沉积纳米 TiO_2 的微结构,可以提高钛合金的抗腐蚀性能。而钛种植体表面采用静液力挤压的纳米微结构,一定程度上降低了钛材料的抗腐蚀性能。最近,钛表面阳极氧化制备的 TiO_2 纳米管阵列引起种植材料专家的广泛关注。TiO_2 纳米管阵列具有极高的有序结构和极低的团聚程度,同时有很高的量子效应、更大的比表面积和更强的吸附能力,可能产生特异的纳米效应,具有极大的应用潜力。体内外研究显示该材料具有促进骨组织生长的作用,并且具有药物缓释的作用,在种植材料领域具有良好的应用前景。在腐蚀性能方面,TiO_2 纳米管在生理体液和人工唾液中都表现出优于光滑钛的抗腐蚀性能,虽然 TiO_2 纳米管的比表面较大,提高了电解质与其接触的面积,但 TiO_2 纳米管下方会形成一层致密的氧化膜,从而提高了材料的抗腐蚀性能。金属表面新型纳米结构对腐蚀性能的影响机制研究较少,需进一步系统研究。

四、口腔固定修复材料腐蚀性能科研方向和选题

对口腔固定修复材料的腐蚀性能研究以往主要集中在固定金属材料的腐蚀性能研究,而近年来非金属材料的老化性能逐渐引起学者重视。口腔微环境的模拟往往考虑单一因素对固定修复材料腐蚀性能的影响,对于微环境中各因素对固定修复材料的腐蚀性能影响的共同作用需进一步系统研究。固定修复材料特殊腐蚀如应力腐蚀和微生物腐蚀等的腐蚀机制仍不清楚,需进一步优化实验设计,模拟出更接近临床实际情况的体外微环境,为口腔固定修复材料提供更准确的性能预期。

（蒋欣泉　胥春）

第五节　口腔固定修复中的微生态学

一、口腔微生态及其常用研究方法

（一）口腔微生态及决定因素

口腔正常情况下聚集着各种微生物,它们相互共聚、竞争和拮抗,在种群、数量或功能上保持一个动态平衡的生物系统,进行着营养交换、物质循环、能量流动和信息交流。根据口腔结构和理化性质的差异划分口腔微生态分为软组织黏膜、硬组织牙齿和唾液三个生态系统,它们密切相关,其中以硬组织牙齿的龈上和龈下菌斑生态系统与口腔修复关系最为密切。固定桥修复之后,固位体、桥体及连接体因表面理化性质和结构不同于正常牙,在一定程度上影响口腔微生物定植种类、数量和分布,局部菌群组成发生改变。

1. 物理化学因素　口腔环境的物理化学特征包括温度、氧张力、营养物质的可利用性。口腔内微生物对温度变化都具有一定的适应能力,口腔细菌大多属嗜温微生物,宜在 37℃环

境中生长,但局部环境的温度并不完全相同,人工修复的牙冠上,尤其是黏膜表面和龈上菌斑中的细菌在短时间内能够经受-5~60℃的温度变化,而不影响其生存。细菌适应变化需要大量能量,而能量的获得主要是通过细菌对糖等营养物质的氧化分解,但氧化分解所需的氧在口腔各部位的浓度有很大差别,如舌背和颊黏膜主要为有氧环境,牙周袋内为乏氧环境。氧张力不同,氧化还原电势也不同,其上附着微生物的种类与数量也就各异。大多数口腔细菌都生长在pH等于7的中性环境里,而口腔可提供一个相对恒定的pH环境,这就为细菌的定植提供了良好的基础,但口腔环境会随外源性物质的不同、唾液缓冲系统的改变及细菌本身的发酵作用发生变化,从而改变口腔环境的pH,影响细菌在口腔内的定植。

2. 细菌因素　细菌在口腔各部位定植的先决条件是要能抵抗宿主防御系统对它们的干扰,如唾液的流动、肌肉运动、咀嚼力的冲击等。同时需要对其所附着的组织面及修复材料的表面有足够的亲和力,形成口腔生物膜,细菌不直接与义齿表面接触,而是黏附于生物膜的最外层。唾液流动能清除口内食物残渣,干扰细菌定植,阻止口内生物膜在牙齿表面的形成,从而增强抗微生物能力。但口腔常驻细菌的黏附和聚集可使某些对口腔黏膜或牙表面及修复材料表面无亲和力或亲和力较少的有害细菌进入口腔正常菌丛或牙菌斑中,从而打破口腔微生态平衡。

3. 宿主因素　宿主的全身状况和口腔各部位的解剖形态及组织结构均对口腔微生态系有一定影响,如婴幼儿口腔内寄居的菌属与成年人不同,在6周~1岁婴儿口腔内酵母菌的检出率达46.5%,而成年人则很少。细菌在口腔黏膜光滑面上定植比在牙表面沟裂中困难得多。宿主的生理变化、内分泌、全身疾病、唾液分泌、药物、免疫及口腔疾病等因素均可影响口腔微生物的组成、定植和相互作用。

4. 宿主可控因素　不同的饮食习惯和口腔卫生,对口腔微生态系的动态平衡会产生显著影响,因此良好的口腔卫生可以阻止细菌定植和菌斑发育,从而有利于口腔健康的维持。

(二) 口腔微生态学常用研究方法

口腔微生态学的研究方法与人体另外4大生态系统(呼吸道、胃肠道、泌尿道和皮肤)类似,但是口腔环境更为复杂,软硬组织及唾液环境各自形成独立的亚生态小环境,在复杂的口腔生态环境中约50%的口腔细菌是难培养甚至是不能培养的。分子生物学技术解决了以上难题,以微生物的核酸序列信息为依据,通过分析环境样品中核酸分子的种类和数量来反映其微生物群落中各种群的种类和数量,从而对微生物的群落结构得到一个比较客观全面的认知。

1. 16S rDNA克隆文库分析　16S rDNA是目前微生物生态学研究中使用最广泛的标记基因,16S rRNA基因文库不仅可以分析微生物群落中细菌的组成,而且可以评估样品中的微生物多样性以及定量每种类型在整个文库中的相对丰度。16S rRNA基因已成为细菌遗传学分类的"金标准",它的发现和使用一改我们过去由于采用不稳定表现型作为分类依据所带来的重复命名和分类的混乱局面。在比较16S rRNA基因的基础上将口腔链球菌分为变形链球菌、唾液链球菌、口腔链球菌和咽峡炎链球菌等4组。Tanner等则进一步在总结前人工作的基础上,将已知的口腔细菌利用此方法进行了更为详尽的分类,直接描绘出一幅口腔细菌的种系发生关系图。

在分析口腔标本中核酸分子的种类和数量时,由于直接提取的核酸分子数量很少,不能用于直接分析,通过 PCR 扩增和构建克隆文库的方法进行研究。但是 PCR 扩增和克隆联系在一起,其固有的问题就是如何确保所反映群落多样性的真实性。有变量的和无变量的方法被不同的人用来校正物种在样品中的丰度,比较不同环境中的多样性。对于极度复杂的生态系统,这种技术不仅显得费时费力,而且昂贵。因此这种技术不适宜用于研究微生物群落随时间和空间位置的演替。

2. 变性/温度梯度凝胶电泳　变性/温度梯度凝胶电泳(denaturing/temperature gradient gel electrophoresis,DGGE/TGGE)技术研究微生物群落多样性、复杂微生物群落结构演替规律、微生物种群动态性、重要基因定位、表达及调控的评价分析;目前多用于口腔龈下菌斑和牙根管内微生物群落方面的研究。这两种技术能够对微生物多样性进行定性和半定量研究。DGGE/TGGE 图谱能够快速而直观地确定优势物种。这一技术的最大优点就在于能够通过切割回收特定的条带,通过扩增、克隆和测序后得到相关分类信息;也可以利用种属特异的寡核苷酸探针进行杂交分析得到相关分类信息。应用 DGGE 技术分析了龈下菌斑的微生物群落时揭示了菌斑的主要菌种,同时认为该技术虽然在敏感性上略逊色于原有的 PCR 方法,但还是能有效地显示菌斑中的细菌组成。有学者分析了 9 名牙周炎患者治疗前后 3 个月的牙周袋内细菌动态变化情况,发现治疗后 3 个月的菌群中有 33% ~ 47% 的细菌组成不同于治疗前。在根管微生物学的研究方面,学者们证实根管内菌群因牙而异,慢性根尖周炎和急性根尖周脓肿的根管内微生物组成明显不同,而粪肠球菌虽然在根管治疗失败的根管内检出率很高,但在图谱中并非表现为优势菌。最近 Li 等将 PCR-DGGE 技术用于龋病易感性研究,通过图谱分析无龋和高龋个体的唾液标本中可培养细菌的组成,结果发现无龋个体的口腔微生物多样性明显高于高龋组,提示高龋个体的口腔微生物群落中可能缺少部分细菌,或部分细菌受到抑制或取代。

大多数 DGGE/TGGE 研究是根据不同条带的数量来估计群落种类的多样性程度,还有极少数研究将条带亮度也作为依据来估计相应微生物类群在群落中的丰度。DGGE/TGGE 技术在其他领域也有着广泛应用,比如对于皮肤、肠道、胃及感染伤口等部位的细菌、真菌和真核微生物群落组成方面。尽管 DGGE 和 TGGE 技术能够再现微生物群落多样性,获得微生物在时间和空间上的动态信息,但在技术应用方面仍有局限性,比如 DGGE 不能对样品中所有的 DNA 片段进行分离,只能对微生物群落中数量上大于 1% 的优势种群进行分析;而且不同的实验条件很可能导致不同的带型图谱,无疑会影响分析结果。

3. 末端限制性酶切长度片段多态性　末端限制性片段长度多态性(terminal restriction fragment length polymorphism,T-RFLP),是一种基于对末端带有荧光标记的 PCR 产物进行限制性酶切的群落指纹图谱分析技术,能够对群落中特定基因进行定性和定量分析。这种技术的优点在于能够检测到微生物群落中极其稀少的成员,还能够利用网络资源根据末端限制性片段的大小进行预测与其相对应的已知细菌并构建系统进化关系。T-RFLP 技术被广泛应用到菌种鉴定、群落对比分析、群落中系统发育种群多样性的评估等领域。

T-RFLP 也开始用于口腔微生物群落的分析研究。Rolph 等比较了培养法和 T-RFLP 技术的根管内细菌检出率的差别,结果证实 T-RFLP 技术不仅检出率高于培养法,而且检测到的菌群更具多样性,还能检测到先前未鉴定或未能培养的细菌。不仅如此,T-RFLP 的研究结果还发现根充后的根管内同样存在多种细菌,这一结论与传统培养技术报道的结果相悖。将 T-RFLP 技术用于牙周病患者的菌群分析,结果证实 T-RFLP 分析可以有效地评估口腔菌群的多样性,快速比较牙周炎患者和无牙周炎个体的菌群结构,也能用于评价牙周炎的疗效。又有学者采用限制性片段长度多态性分析技术,用限制性内切酶 Hpa Ⅱ 和 Hae Ⅲ 对变形链球菌的 16S rRNA 基因产物进行酶切,根据电泳后酶切片段长度的变化进行多态性分析,从而对变形链球菌进行分型。这项技术的局限和缺陷在于“假的”末端限制性片段的产生会高估微生物的多样性。而引物和限制性内切酶种类的选择是对准确客观地评价微生物的多样性起着至关重要的作用。但某些研究结果显示 T-RFLP 技术对复杂度较低的群落多样性研究比较适用,对复杂度较高的微生物群落研究不太合适。

4. 单链构象多态性分析技术　单链构象多态性分析技术(single strand conformation polymorphism,SSCP)是依据具有相同片段长度而碱基序列不同的 DNA 片段变性后,经中性聚丙烯酰胺凝胶电泳分离将产生不同构象的单链谱带从而具有构象多态性,分析的灵敏度可达一个碱基差别,这种技术通常是对序列不同的通过 PCR 扩增得到的 16S rRNA 基因序列进行分析。SSCP 技术已经广泛应用于自然界微生物群落多样性的研究,近年来应用于分析消化道疾病伴复发性口腔溃疡患者的唾液和胃黏膜幽门螺杆菌的菌株差异性,发现口腔与胃内 82.76% 幽门螺杆菌呈现相同的单链构象,同一个体唾液和胃黏膜的幽门螺杆菌菌株基本相似,认为口腔内的唾液、菌斑、牙周袋内的幽门螺杆菌是胃内再感染的来源。关于 SSCP 分析技术在口腔微生物多样性的研究仅仅在种植体表面菌群方面有初步的报道。由于 SSCP 是依据点突变引起单链 DNA 分子立体构象的改变来实现电泳分离的,这样就可能会出现当某些位置的点突变对单链 DNA 分子立体构象的改变不起作用或作用很小时,再加上其他条件的影响,使聚丙烯酰胺凝胶电泳无法分辨造成漏检。

5. 荧光原位杂交技术　荧光原位杂交技术(fluorescence in situ hybridization,FISH)根据已知微生物不同分类级别上种群特异的 DNA 序列,利用荧光标记的特异寡聚核苷酸片段作为探针,与环境基因组中 DNA 分子杂交,检测特异微生物种群的存在与丰度。以 rRNA 目标片段作为荧光探针的荧光原位杂交技术广泛应用于微生物学中对细菌群落总体分类组成的研究。有学者用 FISH 检测牙周炎患者龈下菌斑中的革兰阴性厌氧菌后认为,FISH 是研究牙周微生物生态学的有用方法。龋病学方面,使用 FISH 检测了龋病患者牙本质内的总菌群后,认为 FISH 有助于进一步确定龋坏牙本质内全部细菌的分布、丰度和生存能力,更好地理解龋病的病理过程。

FISH 结合激光共聚焦扫描电镜(confocal laser scanning microscope,CLSM)分析牙周炎患者的龈下菌斑结构特点和优势病原菌。在根管细菌的研究中采用 FISH 和 CLSM,能直接观察和鉴定根尖周病损中的微生物。为了研究菌斑生物膜的空间结构,将 FISH 技术和激光共聚焦扫描显微镜相结合,经连续断层扫描和计算机三维重建,得到单个细胞不同层面的精细图像以及完整菌斑的立体结构图像,实现细菌的定位研究。

FISH 方法研究微生物群落有着许多优点,但是会出现假阳性和假阴性的结果。方法上的问题和环境因素都能够影响 FISH 的结果、探针和荧光染料的选择、杂交条件的严格度、杂交温度,有些微生物有自发荧光,生态类型和目标微生物的生理状态这些因素都对这一技术的效率有着极为重要的影响。

6. 元基因组文库分析　元基因组(meta genome)是指一个群落中的微生物基因组的总和,也可称为群落基因组(community genome)、环境基因组(environmental genome)。通过直接提取环境样品总 DNA,并用合适的限制性内切酶对进行切割,获得大片段的环境样品

DNA 后直接与载体连接构建克隆文库。再用和微生物系统进化相关的基因标记,如 *16S rRNA* 基因、*recA* 基因等从文库中筛选特定系统进化地位的微生物基因组片段或对随机挑选的克隆直接测序以获取序列信息。这些大片段的基因组 DNA 序列能够提供给我们不能培养微生物的生理生化、遗传、生态和功能多样性方面的大量的信息。和 *16S rRNA* 基因文库相比,元基因组文库分析得到的信息量更大,可以找到更多的进化标记用于评估一个系统中微生物的遗传多样性。同时元基因组文库选用的是能容纳大片段的载体,如 BAC 载体可以保证大于 100kb 的 DNA 片段在大肠埃希菌中不丢失。正是由于插入片段大小的提高,加之在原核细胞中,多数基因及其调控因子成簇排列在染色体上,这就可以通过克隆大片段 DNA 的策略,直接捕获编码酶、蛋白等的基因或基因簇,借助外源启动子使其在宿主中表达。

元基因组文库中有大量有用的可供开发的基因资源,如果用合适的方法加以筛选,就可以发现新的基因和新的代谢途径及产物等。有学者利用元基因组学方法,对口腔细菌群体中耐药基因进行了分析,结果证明用元基因组学方法进行耐药情况调查和研究是可行的。元基因组文库构建技术将使人们对自然环境中的微生物有全新的认识。该技术的缺点在于成本高、工作量大,在得到大量的序列数据后,如何进行正确地拼接从而组建完整基因或完整基因组,这往往需要大量的计算和分析。而对于微生物组成复杂的生态系统来说,将大量的序列信息正确地装配成每个成员的基因组全序列是一个比较大的难题。另外如何有效地对文库进行筛选从而获得目的克隆也是难点之一。但随着测序技术和生物信息学技术的发展,该技术的应用必将为揭示复杂微生物群落的结构和功能提供新思路和新发现。

二、口腔固定修复体对微生态的影响

(一)口腔微生态功能群和关键物种

健康人口腔常共有菌属有链球菌属、韦荣菌属、颗粒链菌属、伯克菌属、小杆菌属、奈氏菌属、嗜血杆菌属、放线菌属、乏养菌属和梭形杆菌属,约占环境中数量的百分比为 78.6%,推测它们是口腔细菌中的功能群。口腔微生态环境中生物多样性与生物群落结构和功能的关系需要用功能群来解释,细菌功能群是具有相似的结构或功能的物种的集合,这些物种对生物群落具有相似的作用,其成员相互取代后对生物群落过程具有较小的影响。将生物群落中的物种分成不同的功能群的意义表现在:①使复杂的生物群落简化,有利于认识系统的结构和功能;②弱化了物种的个别作用,从而强调了物种的集体作用。因此,研究口腔菌群首先要了解优势菌属,这样才能使复杂的生物群落简化,从而更好认识口腔菌群的结构和其功能作用。

口腔中有 700 多种微生物存在,但目前不可培养的微生物仍占总量的一半以上。庞大的微生物群体中,要了解关键物种。口腔中的关键物种,影响着口腔的健康和疾病状态下微生物的生态环境。我们知道物种多样性即生物群落中的不同物种,其作用是有差别的,其中有一些物种的作用是至关重要的,它们的存在与否会影响到整个生物群落的结构和功能,这样的物种即称为关键种(keystone species)或关键种组(keystone group)。对于优势菌种在口腔微生态系统功能中的作用,亦需要关键种(keystone species)的假设来解释。Pearce 在海洋生态系统中对捕食生物用了关键种的概念,认为关键种是指一些物种由于它们的丰度和作用对维持生态系统的完整性和稳定性具有重要作用。关键种的丢失,可能导致生态系统发生重大变化,以至破坏。关键种假设已受到很多学者重视。他们对关键种进行了分类,在医学领域主要是病原体生物关键种、竞争生物关键种、互惠共生生物关键种,对维持各种生态过程有重要影响的关键种,是维持生态系统功能的关键。关键种假设提出后,不少学者认为对生物多样性保护,首先要着重于关键种的保护。滥用漱口水或抗生素,很容易破坏口腔菌群中的关键物种,打破菌群平衡,引起口腔中条件致病菌过度繁殖,从而造成口腔疾病。

(二) 口腔微生态平衡与口腔健康的关系

正常生理状态下,正常微生物与宿主处于生态平衡的统一体,保持密切的共生关系。正常生理状况下微生物群体不导致疾病,但是当生态平衡被破坏后,菌群的优势菌群和菌种发生变化,某些条件致病菌数量异常增加、易位或定植环境的变化,其致病的毒性因子代谢活跃,宿主即存在发病的可能性。

在外环境影响下,由生理性组合转变为病理性组合的状态。在口腔生物膜形成的初始阶段,菌斑中不同种属的细菌间处于一种动态平衡,共同保护宿主,防御外来细菌的入侵;口腔修复体的戴入可能打破这个平衡,不同细菌之间就会发生复杂的相互作用,导致疾病的发生,引起牙齿龋病、牙周炎、义齿性口炎,义齿修复过程中由于义齿的介入影响了局部微生态环境平衡状态,包括形成新的滞留区以及局部氧含量从而影响菌群的组成,为致病菌增殖创造了有利的条件。

(三) 固定桥的设计

固定义齿应依据其功能、美观和易清洁来进行设计,消除不必要的外展隙,防止食物残渣、菌斑和牙结石的集聚。固定桥外形过突,会影响咀嚼时食物的冲击作用,导致该区的自洁作用下降,使细菌的黏附增加。

1. 修复体边缘的位置对微生态的影响 固定桥粘固于口腔后,固位体边缘位置、密合性、表面粗糙度及微渗漏、修复体材料理化性能等都可以引起局部微生态菌群的变化。固位体的边缘位置有边缘位于龈上、平齐龈缘及位于龈沟内三种。通过对冠边缘置于不同位置对牙龈影响的比较研究,发现冠边缘位于龈沟内,牙龈出血的风险是龈上边缘的2倍。全瓷冠边缘处于不同水平时龈沟液内酶活性的变化,发现冠位于龈下,酶活性提高,平龈缘酶活性则无变化,酶活性越高,冠边缘对牙龈刺激越大,导致龈沟液增多,改变了龈沟内正常的微生态环境。冠边缘如果存在悬突、密合性差及微漏过大都可以引起菌斑聚集,引起慢性龈炎,而牙龈的炎症水肿都会影响到局部微生态结构。

2. 连接体对微生态的影响 连接体的设计关系着固定桥的强度,同时还影响着患者的发音、美观、自洁等,连接体的邻间隙容易滞留食物、牙垢和菌斑。邻间隙的乳头区直接与牙龈乳头接触,如果不能使邻间隙恢复正常的解剖形态,唾液流率会发生变化,自洁作用降低,该处的微生态环境将受到直接影响,导致炎症的发生。固定义齿的连接体部位应根据邻间隙的正常形态设计,前牙应以美观和发音为主;后牙则主要考虑自洁作用。

3. 桥体形态对微生态的影响 桥体也只固定桥设计中至关重要的方面之一,特别是桥体的类型、形态、组织面材料及与牙嵴顶黏膜的关系。桥体目前主要有鞍式桥体、盖嵴型桥体、改良盖嵴型桥体及舟底型桥体。鞍式桥体虽具良好的外形,但龈端接触面积较大,易滞留食物残渣,使局部唾液流速减慢,流量减少,逐渐形成一个半密闭的腔隙,导致氧化还原电势和氧张力发生改变,为上述专性厌氧菌或兼性厌氧菌的生长繁殖提供了有利条件,从而影响组织的健康；盖嵴型桥体的自洁作用在鞍式桥体的基础上虽得以改善，可卫生的维持仍受牙槽嵴形态的限制；改良盖嵴型桥体的自洁作用较盖嵴型桥体有了进一步提高，然而其舌侧嵌塞食物通过漱口等方式不易清除；舟底型桥体不仅具有良好的形态而且自洁作用较好，细菌难以附着利于维护组织健康。

通过对桥体下黏膜致病菌的研究认为，桥体的材料、设计和与牙槽嵴黏膜的适合性对桥体下黏膜炎症的出现及加重有关。通过改善口腔卫生来消除细菌在桥体表面的附着可防止黏膜炎症的发生，而且桥体材料不同、桥体与黏膜接触面积不同，桥体下菌斑的组成与数量也各异。桥体龈端与牙嵴顶黏膜之间存在微小间隙，易滞留食物，使该区的唾液流速减慢，流量减少，氧化还原电势和氧张力发生改变，口腔微生态平衡失调，微生物的种类和数量发生变化，从而导致口腔局部组织炎症。对后牙固定桥进行远期疗效调查分析认为，不同类型的桥体，修复效果不一样，龈端接触面积越小，越不易滞留食物，牙龈炎症较轻，失败率低。因此桥体设计时要考虑到桥体戴入后是否干扰了桥体组织面与牙槽嵴顶黏膜之间原有的微生态平衡。

（四）修复体表面性状对微生态环境的影响

一些研究结果表明，固定桥的材料选择与固定桥制作是否精良直接关系修复体的远期疗效。固定义齿表面制作时若出现气泡、气孔、缺陷等，既影响修复体的使用寿命，又给细菌的定植创造了条件，使细菌更易附着。一些学者通过对几种不同材料的固定义齿表面引起菌斑形成的细菌进行比较，认为材料表面的粗糙度可以影响菌斑的聚集，不同材料表面的光滑度不同，光滑表面的菌斑附着少。这与材料的物理化学性能有关，树脂化学性能不稳定，有单体残留，表面极易形成气孔和缺陷而变得粗糙；瓷材料不仅密度较高，还具有很高的抗腐蚀性和抗溶解性，故表面光滑；金属材料易被腐蚀和溶解，且能与口腔中的某些成分形成络合物，加速金属的腐蚀，使表面变得较粗糙，而且其腐蚀的产物能与牙垢、菌斑、细菌及其产生的毒素共同作用，导致口腔局部黏膜炎症用肉眼和电镜观察了不同材料制作的修复体，发现树脂和金属表面有一层厚厚的菌斑附着，不容易除去，而瓷表面菌斑附着少。因此临床应多采用瓷修复体。患者口腔卫生的维护合格的修复体完成后戴入口内，口腔卫生维护必不可少，而控制菌斑是口腔卫生维护的核心。

（五）修复体材料析出的金属离子对口腔微生态环境的影响

随着合金烤瓷全冠的广泛使用，冠边缘的牙龈常伴有不同程度的红肿、灰色的着色，降低了修复的美观效果，并且影响了牙龈健康。金属烤瓷冠修复后的龈周环境复杂，有来源于血清的蛋白质分子、酶、微生物、组织细胞等，还有一些产酸的细菌黏附于烤瓷冠边缘金属表面，形成致密的生物膜，造成更为复杂的微环境——酸性 pH、细菌的代谢产物等对牙科金属来说往往是"致命伤"，合金在如此复杂的电解质环境易发生腐蚀、析出镍离子，与游离于龈沟液中的牙周致病菌共同侵蚀着牙龈"上皮防御屏障"，引起牙龈炎症，危害着牙周健康。目前的研究表明伴放线放线杆菌对纯钛、钛合金（包括钝化和非钝化的常用合金）的腐蚀失泽有显著影响，而链球菌能降低镍铬合金和金合金抗腐蚀性能。腐蚀了的牙科合金不同程度地释放金属离子至龈沟液中与牙龈上皮细胞直接接触，有报道在变色的牙龈中检测到了硒、硫等元素，但也有研究发现，变色、增生的牙龈组织中镍、铬含量并没有异常。因此，金属腐蚀释放的金属离子是引起牙龈炎症的主要直接原因并没有定论。

牙科合金在口腔内行使功能时，处于非常复杂的电解质环境，会发生各种形式的腐蚀。

口腔中的金属腐蚀主要包括化学腐蚀和电化学腐蚀两种类型,其中电化学腐蚀又有三种形式:微生物腐蚀、电偶腐蚀、应力腐蚀破裂。口腔微生物可造成金属修复体的腐蚀及色泽改变,因此受到了学者的重视,细菌改变牙科合金存在的环境,主要通过以下途径:一是直接影响 pH 变化及介质组成变化,使金属表面形成局部腐蚀电流;二是分泌黏液,聚集软垢影响牙科合金氧化膜;三是新陈代谢产物和生命活动影响电极的动力过程,造成腐蚀条件。这些影响可能是单一的,亦可能是累加的。

细菌在冠修复体金属表面的黏附定植是其进一步发挥腐蚀作用的首要条件。在唾液中,细菌会通过非特异性的静电作用向牙科金属表面移动,并且黏附其表面,形成菌斑。菌斑生物膜微环境中,当 pH 降低、氢离子浓度增高时,金属材料表面的氧化膜不易形成,钝化速度减慢。即使生成了氧化膜也易被溶解,成为溶解度较大的金属盐。生物膜中,微生物处于固着状态,其密度远高于悬浮状态,一些细菌具有喜氧的特性,在金属表面分裂和新陈代谢时,常形成氧浓差或其他浓度差电池,金属表面则形成阳极区及阴极区,造成局部腐蚀。此外,由于细菌的喜氧特性,会导致生物膜变成无氧环境,创造了硫酸盐还原菌生存与分裂的环境,进而导致混合性细菌腐蚀。细菌腐蚀后的金属表面粗糙度增加,而粗糙的金属表面利于更多的细菌黏附,并产生屏蔽效应,使细菌免受唾液流动、咀嚼、吞咽及一些口腔清洁措施的影响。

(六) 种植体对口腔微生物形成的影响

无牙颌患者新植入的种植体周很快形成唾液获得性蛋白膜并聚集菌斑,与天然牙近似其龈下菌群有较高比例的革兰氏阴性厌氧杆菌、兼性厌氧杆菌,并且在种植体周围炎的种植体龈下菌斑有牙龈卟啉单胞菌、螺旋体等致病菌种。而牙列缺损患者种植体周围的菌群构成比随时间变化的程度比无牙颌患者明显增多,且伴放线放线杆菌、中间普氏菌与产黑色素杆菌的比例增高,并且与余留牙牙周菌斑内菌群组成相似,因而认为余留牙牙周微生物群可作为细菌库,其内的微生物不断移到新植入的种植体周,因此牙周病对种植体周微生物有极大的影响。

种植体周围炎龈下菌群中血链球菌和小韦荣菌显著减少,而厌氧菌和微需氧菌比例增多,一些牙周可疑致病菌中间普氏菌、伴放线放线杆菌、具核梭杆菌、牙龈卟啉单胞菌和螺旋体等的检出率比较高。种植体周围炎所检出的龈下厌氧菌均存在于健康人口腔中,即条件致病菌,种植体植入后因其表面理化性质、粗糙度以及后期口腔卫生护理等因素均能造成局部菌群组成的改变。因此种植体周围炎是种植后细菌再定植过程中的一种菌群失调症,球菌构成比下降,杆菌、螺旋体比例上升。

理想的种植体要求种植体-牙龈结合界面有类似天然牙上皮附着的结构,形成紧密的上皮"袖口",成为一种功能性生物封闭屏障。在种植体感染中,细菌在种植体表面的黏附定植是其进一步发挥致病性的首要条件。"表面竞争理论",即上皮细胞和口腔致病菌竞争性地在种植体表面附着。如果上皮细胞首先在种植体表面附着,则形成半桥粒-基底板亚结构组成的附着复合体,成为种植体周良好的生物封闭;如果细菌首先在种植体表面附着,则会引起感染,而且一旦细菌黏附发生后,细胞将很难取代细菌与种植体表面结合。菌斑微生物及其毒性产物的侵袭使种植体周上皮分离、产生种植体周袋,菌体的表面物质、酶、毒素及其代谢产物引发宿主的免疫反应和炎症反应,从而引发种植体周围炎,导致支持骨的丧失和种植失败。

三、口腔固定修复中的微生态学科研方向和选题

口腔是个营养丰富、结构复杂且开放于外界环境的特殊器官,其结构的改变,新生儿无牙颌到乳牙、恒牙的萌出以及牙齿的缺损缺失都影响着口腔菌群组成的变化。义齿的植入使口腔局部解剖结构发生了改变,形成了新的生态环境和滞留区改变了细菌的定植位点,细菌组成也发生一定的改变。而健康人口腔微生物菌种的多样性程度,以及固定义齿修复前后桥体组织面与黏膜之间的微生态环境更适合哪类菌种定植,其中哪些是口腔致病菌种尚不明确。因此需要分析牙列缺损前后口腔微生物群落组成多样性,对口腔未知细菌进行分类鉴定,有效反映细菌种系发生学关系,即遗传学关系和亲缘关系,从而为研究固定桥修复后患者龈周菌群组成特点打下良好基础。针对固定桥修复后出现牙周疾病的患者一些相关致病菌研究其致病机制、为下一步提高材料的抗菌性能奠定理论基础。

总之,在口腔这一微生态系中,众多的微生物与其宿主以及微生物种群之间始终保持着动态的平衡,这一平衡是人体健康的一个重要标志,在平衡失调时,将引起一系列口腔疾病,直至建立新的平衡时康复。了解口腔中微生物的多样性,微生物的变化及影响变化的因素等,对于人为控制口腔微生物与其宿主和微生物种群之间的平衡,保持人类口腔的健康,防治各种口腔疾病十分必要,并应加强这些方面的研究。

（蒋欣泉　胥春）

第六节　口腔固定修复学中的摩擦学

一、口腔生物摩擦学概念及常用的研究方法

生物摩擦学(biotribology)指研究与生物系统相关的所有摩擦学问题,也是将摩擦学的原理运用到医学和生物学上的一门科学,由英国利兹大学的 Douncan Dowson 教授在 1970 年提出。作为一门相对年轻且跨多学科交叉的一个研究方向,生物摩擦学是摩擦学领域最近几年发展最迅猛的一个分支,尤其是随着纳米技术的进步,生物系统微观的摩擦磨损行为及损伤机制也逐渐被揭示。在摩擦学领域,磨损机制可以分为 5 种:磨粒磨损、粘着磨损、疲劳磨损、冲蚀和腐蚀。大多数情况下,两种或两种以上的磨损机制共同作用,最终导致材料的磨损失效。在口腔医学领域,牙齿的磨损则通常根据其形成的原因分为三种类型:磨耗(tooth attrition,生理性咀嚼磨损)、磨损(tooth abrasion,病理性非咀嚼磨损)和酸蚀(erosion)。临床上所见到的牙齿的磨损通常是这三种类型共同作用的结果。

磨耗是指牙齿在咀嚼过程中牙面与牙面之间或牙面与食物之间的摩擦,导致牙体硬组织发生的少量而渐进的磨损的生理现象。它是牙齿对于持续性咀嚼压力的一种自身调节,多发生在牙齿的咬合面、切嵴及邻面。咀嚼过程中牙齿的微动造成的牙体组织的轻微的丧失可发生于邻面的接触点。牙齿的磨耗与𬌗接触存在一定的关系。传统上将𬌗接触分为尖牙保护𬌗和组牙功能𬌗。前者,功能性接触被限制在尖牙之间,其余牙齿的磨损被缩减到最小;在组牙功能𬌗系统中观察到多个咬合接触部位常发生较多的磨损。适度的磨耗使上下颌牙咬合面广泛接触,有助于建立咬合平衡。同时人的适应功能及补偿机制使天然牙不断

萌出及生理性前移位,补偿了牙齿咬合面和邻面的生理磨耗,从而确保咀嚼系统终生维持功能。Lambrechts 等报道釉质正常磨耗的速度是 $15 \sim 29\mu m/$年;也有研究报道釉质的正常磨耗速度是 $10 \sim 40\mu m/$年。报道结果的差异与选择的人群密切相关,也与所选人群的咀嚼方式密切相关。研究表明:研磨型的咀嚼方式其磨损量较捣切型的咀嚼方式的磨损量大。古代人牙齿的磨耗程度远大于现代人类。许多学者认为古代人牙齿磨损严重是食物粗糙和长时间咀嚼的结果。这两个因素一方面刺激了颌骨的发育,另一方面则使牙齿的磨耗量增加。研究还将古代人牙列的咬合方式归为磨耗性咬合。同时对古代人的牙列观察也表明,其牙齿邻面的过度磨损,后牙的"近中漂移",使整个牙弓的长度减少。这些现象在现代人的牙列中却很少见到。对磨耗性咬合的情况来讲,已证实存在以下三种生理性的牙齿移位:后牙的近中漂移,所有牙齿的持续萌出及前牙的舌倾。

病理性磨损指除正常咀嚼过程外其他机械摩擦所引起的牙体组织损耗,多见于个别牙或少数牙,其主要原因有以下几点:磨牙症、不良刷牙习惯、环境因素(粉尘)、不良修复体等。其中磨牙症是病理性磨损的很重要的一个原因。有研究表明,在 6 个月的时间里,夜磨牙比功能正常者牙齿组织的磨损多 4 倍。

酸蚀是指不包括细菌作用的化学过程所导致的牙齿表面丧失。其根本原因是牙齿暴露于外源性或内源性的多种酸。典型的酸蚀通常表现为双侧洞状缺损,同时没有由脱矿形成的白垩色或粗糙感。口腔内牙齿的酸蚀常见于碳酸饮料摄入量过大或胃反酸(反胃)的患者。酸蚀引起牙齿组织的杯状或沟槽形损害。与咀嚼磨耗损伤不同,破坏区域的基底部位与对𬌗牙无接触。由于薄弱组织的折断和较软的牙本质的不同步的丧失,周边釉质常呈现出不规则的外形。胃返酸的患者对牙齿酸蚀的表现最常见的是牙冠硬组织的破坏,即酸蚀损害上颌牙齿的腭面。其形成原因是在随意反胃准备呕吐期间,舌头引导胃中的食物向前,舌的伸展保护了下颌牙齿,但上颌前牙的腭侧却没有保护,从而引起该处出现明显的酸蚀。

Mannerberg 描述了两种不同的酸蚀性损害:一种是活动性损害,受损的釉柱末端低于周围组织的水平面,导致一个"凹面";另一种是釉柱形态不清晰的隐而不显的损害。在牙本质中,弱酸引起管间牙本质表面的脱钙,较强的无机酸影响钙化程度高的管周牙本质,从而导致"漏斗状"的牙本质小管。

天然牙的磨损从摩擦学的角度可以分为以下四种:两体磨损、三体磨损、疲劳磨损和化学酸蚀磨损。

两体磨损指相对应的牙齿或牙齿与对磨件直接接触,接触区的牙体组织晶体在相对运动过程中变形或脆断,造成牙齿组织的丢失,其磨损机制通常是磨粒磨损。这种磨损常见于牙齿非咀嚼性的相对运动,包括磨牙症。在咀嚼过程中牙齿穿通食物之后的直接接触造成的磨损也是两体磨损,同时也包括咀嚼过程中牙齿邻面在微动过程中造成的牙齿邻面触点区的磨损。牙刷直接刷牙也属于两体磨损,研究表明:单独的牙刷刷牙需要用 2500 年才能去除约 1mm 厚的釉质。

三体磨损指的是相对应的两个表面被磨粒颗粒或磨屑层所隔开,常见于咀嚼过程中两个表面中间被食物所隔开的情况,另外,刷牙时牙刷与牙齿之间有时被牙膏所隔开,也属于这种磨损类型。在这个过程中,隔开牙齿的第三体常作为磨料来磨损牙面,造成牙体组织的丢失。研究表明,牙刷加上牙膏大约需要 100 年的时间才能磨损约 1mm 厚的釉质。

疲劳磨损指牙齿在应力作用下,表面分子的运动转移到了表层下,并导致分子之间键的断裂,及表面分子下区域的破坏。最终在表层下形成微裂纹,微裂纹在应力作用下扩展,当微裂纹扩展到牙齿表面时,就造成了牙齿的断裂,引起牙体组织的丢失。这种情况常见于体外实验中应力环境造成的颈部牙体组织的缺损,也见于临床观察到的部分楔状缺损。

化学酸蚀磨损指的是因化学因素导致牙齿构成分子之间的链变弱,使牙齿表面耐磨损性能降低,从而加速两体磨损和三体磨损。两体磨损、三体磨损及化学酸蚀磨损三者常相互作用,互相影响。最有利的实验证明就是酸蚀后的牙齿在磨损实验过程中较正常的牙齿的磨损量大。研究表明:牙膏加牙刷再加上酸的共同作用,仅用 2 年就可以磨除 1mm 厚的釉质。也有研究表明,酸蚀的牙齿在人工唾液或再矿化液中浸泡一定的时间之后再刷牙,其磨损量明显低于酸蚀后直接刷牙的磨损量。

综上所述,天然牙的摩擦磨损涉及两个学科领域:口腔医学和摩擦学。两个学科领域对天然牙摩擦磨损的不同分类从两个不同的角度对牙齿的磨损进行研究,体现了各自关注重点的不同。口腔医学的关注重点是磨损量,无论是生理性的磨耗还是病理性的磨损,其根本区别在于磨损量是否在正常范围内,其对应的磨损机制并没有明显的区别。而摩擦学则是从磨损机制出发,磨损量的差异只是不同磨损机制作用时间的具体体现。两种分类方法比较而言,口腔医学的分类方法涉及的因素更为复杂,部分表现形式在临床上较难区别,其适用范围也仅限于天然牙;摩擦学角度的分类方法则适用范围更广,除了可以应用到天然牙,还可以应用到所有的口腔材料,实现天然牙与不同口腔材料摩擦学行为的对比。

除了这些常规的分类之外,2006 年 Lambrechts 在综述中还提到了牙齿的磨损区分咬合接触区和咬合非接触区,这两个不同的区域,其磨损不同。咬合非接触区的咬合力(早期接触)为 10~20N,其磨损机制为三体磨损,主要由食物颗粒引起的磨损;接触区的咬合力(晚期接触)为 50~150N,其磨损机制为两体磨损,也称为磨耗。咬合接触区比非接触区磨损量多 2.5 倍,接触区釉质磨损平均为 39μm,但磨损速度为非线性。因为随着天然牙的磨损,接触面积发生变化,咬合应力变小。但天然釉质由表层及深层硬度值也有所变化,其耐磨损性能的变化(降低)与咬合应力的变小,最终导致磨损速度如何改变还有待于进一步的研究。

口腔生物摩擦学的特点在于摩擦副由口腔内软硬组织或修复体构成,在口腔唾液环境及不同食物介质环境中产生摩擦学行为。摩擦副大多通过牙根与牙周膜相连,因此具有一定的感知能力,牙本质内部又有血管、神经和细胞的存在,受摩擦力的作用,细胞产生一定的反应,由此可能产生继发性牙本质等。同时,摩擦磨损行为产生的磨屑被人体吸收反过来对人体有一定的影响,尤其是对磨副中含有金属成分的时候。口腔生物摩擦学还涉及嘴唇、舌头、咽喉及牙齿等部位的摩擦与润滑,牙齿的生物摩擦学体现在天然牙的磨损、人工牙的磨损、牙齿在唾液中的生物润滑行为等。

目前口腔生物摩擦学常用的研究方法有三大类:体内的临床观察研究、体外实验研究和体内外联合实验研究。体内观察研究的主要优点是能够获得真实口腔环境下的摩擦学行为,但却不能考察单一因素及变参数对磨损行为的影响。体内实验还受患者依从性及个人咀嚼和生活习惯的影响,常导致实验结果的不可信。同时体内试验耗时较长,对结果的观察测量较困难,大多数为定性研究。体外实验则可以对实验参数更好的控制,因此可以用做磨损机制的研究。但体外实验只能考察口腔因素中较重要的一个或几个,不能完全模拟口腔环境。但目前体外实验还存在的一个重要问题是体外磨损实验并没有统一的参数来规范,对磨擦、测试环境及方法的不同常造成目前很多体外实验的结果之间可比性差。休内外联合实验指的是体内实验-体外观察(原位测试),这种实验方式结合了体内实验和体外实验的优点,通过将待测标本放在义齿上,戴入口内,进行实验,实验结束后将标本取出,进行体外观察和测量。它既可以考察真实的口腔环境的影响,又可以借助体外先进的观测方法进行研究。但同样存在体内实验测试周期长,受被测者依从性及其他习惯的影响等问题。

在以上三类实验方法中,尽管体外实验存在一系列的缺点,但其优点也较为突出,因此体外实验一直以来都是研究的热点。未来体外磨损测试研究应该旨在理解其最基本最根本的摩擦磨损机制,这才能对修复材料在口腔内失效的原因有深刻的理解。如何在体外模拟口腔内的磨损也一直被学者们所关注。目前的体外磨损实验分为两大类,刷牙磨损(牙齿和牙刷之间)和模拟口腔运动的磨损(包括牙齿与牙齿、牙齿与修复材料、或修复材料与修复材料之间的磨损)。

刷牙磨损常用的实验仪器就是自动模拟刷牙机,通常用来考察修复材料耐刷牙磨损的情况,评价口腔保健产品(如牙刷刷毛的形状、刷毛的硬度、不同摩擦剂的牙膏及含有不同微量元素的牙膏等)、刷牙方式(包括刷牙的力量、方向、时间)等因素对牙齿磨损的影响,来对口腔保健产品进行测评。刷牙实验的实验方式比较简单,因此此类实验的标准较容易统一,对于相同条件下进行的实验,重复性好,其结果较具可比性。

目前较常用的模拟口腔运动磨损的宏观实验方法包括销-盘试验、球面接触(或面面接触)的往复滑动试验,单向滑动试验等。这些试验机通过添加不同的介质可以实现两体磨损、三体磨损或者是酸蚀磨损的测试。除了这些简化的实验方式之外,还有更为复杂的模拟口腔真实运动的实验机的出现,这些实验机除了可以模拟口腔内的往复运动之外,还可以模拟口腔内天然牙的循环受力。通过调节运动幅值和特殊的程序系统从而可以控制载荷模式。因为模拟口腔运动磨损的实验涉及的控制因素较为复杂(包括对磨材料、所受载荷、接触方式、运动方式、介质环境、循环次数、咀嚼频率、接触时间、滑动速度、待测材料的不同结构等),目前此类测试方法的应用不太普遍。即便是针对简化实验而言,不同的课题组在进行实验时所研究的对象不同,考察的实验条件不同,因此所选取的实验参数往往不太一样。而实验参数对天然牙的耐磨损性能的影响较为显著,因此造成不同课题组之间实验结果的可比性差。除了宏观的摩擦磨损实验以外,近几年也出现了微观的摩擦磨损测试,选用纳米划痕的实验方法,测试变载下牙齿的微观磨损行为及损伤机制,研究不同结构特征对天然牙磨损行为的影响。这方面的研究目前主要集中在天然牙,对口腔材料的研究应用还比较少。但随着纳米技术的进步,该测试方法大量应用到口腔材料的研究中来也将成为趋势。

二、固定修复中的生物摩擦学的研究内容

对于固定修复学来讲,生物摩擦学涉及的领域包括以下几个方面:①固定修复体可能与天然牙相接触并产生摩擦磨损,因此修复体希望获得与天然牙相似的摩擦学性能,针对此方面展开的研究为仿生摩擦学。②口腔系统的特殊环境温度及酸碱酶细菌等的作用,对固定修复体和天然牙本身的摩擦学特性产生影响,加剧或减缓其磨损。明确这些因素对修复体磨损行为的影响,并进一步指导临床修复体的材料选择和制作,也是口腔生物摩擦学研究的重要内容。③固定修复体还可能与不同品种的人工牙或口腔材料发生接触,产生摩擦磨损,不同材料之间的相互作用及腐蚀磨损产生的磨屑或腐蚀出现的金属离子会进入人体,通过

消化道或黏膜吸收,从而对人体产生影响。固定修复学中的摩擦学也包括如何降低这些因素的相互作用,并减少对人体组织的影响。④口腔固定修复中有时会涉及咬合重建,咬合重建后颞下颌关节在新位置上的进行运动,关节软骨和关节盘承受的力相应发生改变。新受力情况下关节的摩擦磨损也是固定修复摩擦学要研究的内容。⑤唇、齿、舌在发音时产生的气流会与前牙的固定修复体发生摩擦,如何使完成的修复体不影响发音,获得气流与天然牙相同的摩擦力也是固定修复摩擦学的主要研究内容。同时修复体的部分表面会与舌及口腔黏膜相接触,表面的粗糙度等会影响接触区软组织的触感,什么样的表面粗糙度可以使软组织与修复体接触时产生较小的摩擦力,使患者产生良好的口感也是固定修复学的部分研究内容。

与固定修复学中涉及的生物摩擦学问题相比而言,现阶段开展的研究仍非常局限。固定修复学中研究摩擦行为的最主要目的是寻找与天然牙摩擦磨损行为相匹配的材料,减少对天然牙的磨损,同时延长固定修复体的使用寿命。因此目前进行的与固定修复学相关的摩擦磨损研究主要集中在天然牙和修复材料上。

(一) 天然牙的磨损

天然牙的磨损从摩擦学角度可以分为两体磨损和三体磨损两类。牙齿的直接接触引起两体磨损,食物中的颗粒或牙膏则引起三体磨损。口腔内牙齿表面的磨损可能由其中的一种类型引起,也可能是两种类型共同作用的结果。在口腔天然牙的磨损表面有时也会产生微裂纹,这些微裂纹的出现往往和过大的应力相关,但在天然牙的后续磨损中,这些微裂纹则可能参与到磨损过程中,导致材料的剥脱。

口腔天然牙的磨损面分为咬合面磨损和非咬合面磨损。一般情况下,咬合面上的磨损量大于非咬合面上的磨损量,但部分人的口腔内也有天然牙非咬合面的磨损大于咬合面上的磨损的情况,这通常和个体生活习惯和饮食习惯相关。对天然牙进行的宏观摩擦磨损行为研究可以采用微动实验台上利用钛球作为对摩件模拟天然牙摩擦副的往复式的摩擦磨损实验,也可以使用销盘实验研究其磨损行为,但研究均表明正常天然牙釉质的耐磨性明显高于牙本质。天然釉质还表现出了各向异性的磨损特性,釉柱不同结构在摩擦磨损中的耐磨损特性不同,同时不同断面的釉质也表现出了不同的磨损特征,表面釉质较深层釉质耐磨,横断面的釉质的耐磨损性能优于纵断面的釉质。天然牙的摩擦磨损行为还与年龄密切相关,青少年和中年人的恒牙的摩擦磨损行为相似,磨损表面主要呈现轻微擦伤迹象,中期恒牙的抗磨性能最佳;乳牙及老年恒牙的摩擦系数变化波动较大,抗磨性能不佳,磨损表面主要呈现严重的犁削和剥落特征。

除了正常的天然牙以外,临床实践中还涉及天然牙的表面处理。如釉质的激光防龋、早期釉质龋的再矿化治疗及根管牙本质的 EDTA 处理等。这些临床处理前牙牙齿摩擦学行为的改变的研究主要采用了纳米划痕的研究方法,其特点在于可以获取持续变载下的摩擦破坏形貌特征,可以用于较小尺寸标本的摩擦学性能的测试,省时,获得实验数据准确,解决了小样品、小区域的摩擦学测试问题。但研究结果表明激光防龋处理的激光能量密度与处理后的牙齿的耐磨损行为相关。激光处理后的釉质表面的耐磨损特性较差,且其耐磨损性能随激光能量密度的增加而降低;激光处理后的釉质在纳米划痕过程中的主要破坏机制是裂纹的形成和脆性剥层。早期釉质龋再矿化后,其纳米划痕的摩擦系数增加,耐磨损性能降低。损伤机制由再矿化前的塑性变形和粘着磨损转变为了裂纹的萌生和扩展及组织的剥层。EDTA 糊剂处理牙本质后,其耐磨损性能降低,EDTA 浓度越高,牙本质对纳米划痕破坏的抵抗能力越差,磨损量越大。这些研究也提示目前的临床处理方式从摩擦学角度来看依然不够完美,临床角度的评价方式并不能反应其摩擦学行为。既能满足临床处理需要,又不影响其摩擦学行为的处理方式仍有待进一步研究。

(二) 牙科陶瓷的磨损

牙科陶瓷是目前口腔固定修复中应用最为广泛的材料,它具有硬度大、耐腐蚀、耐高温、耐磨损、美学性能好等优点。但陶瓷材料在口腔固定修复中的应用的一个最大的问题就是其磨损行为与天然牙不匹配,在行使功能的过程中往往会造成天然牙的过度磨损。目前的研究除了单纯研究其耐磨损性以外,如何处理其表面从而减轻对天然牙的磨损也是研究的重点,开发与天然牙磨损性能相匹配的牙科陶瓷则是未来牙科陶瓷的发展方向。

影响牙科陶瓷耐磨损性能的因素包括材料本身的物理特性、微观结构、化学性质及表面特征等。物理特性中硬度对天然牙磨损的研究结果存在一定的争议:有些研究表明越硬的陶瓷对天然牙的磨损越大,但也有研究表明相对较软的陶瓷材料对天然牙的磨损较大。因此硬度并不能作为评价陶瓷材料磨损性能的标准。微观结构是影响牙科陶瓷耐磨损性能的重要指标。牙科陶瓷主要由晶体、玻璃基质和气孔构成。高温瓷粉中的锐角形石英和含有体积百分数 45% 以上的白榴石晶体的陶瓷牙对釉质有高度的磨耗。现有的研究表明晶体微料的大小、类型、微观结构等都应尽可能完善来改善其磨耗性能和其他机械性能。气孔在陶瓷材料受力的过程中会出现应力集中,从而导致裂纹的萌生和扩展,最终降低牙科陶瓷的耐磨损性。气孔破裂后暴露的粗糙断面会加速对釉质的磨损,因此控制牙科陶瓷的气孔率对改善其耐磨损性能很有帮助。因此临床上固定义齿制作过程中控制气孔率是很重要的。陶瓷材料中气孔的形状对其耐磨损性能也有一定的影响,球形气孔较不规则的气孔更能减少应力集中,从而减少断裂及由断裂产生的粗糙表面。陶瓷材料中常加入一些碱性离子使其与金属基底的热膨胀系数更加匹配,但这些离子却破坏了 Si-O 键而降低了玻璃相的稳定性。由于内部晶体微料分布的不一致,陶瓷材料内部存在大量微小的裂纹,加之在烧结过程中又会产生许多缺陷,从而使表面粗糙度增加。而对不同粗糙度的玻璃渗透型氧化铝陶瓷材料对牙体的磨损情况研究发现釉质的磨损量随着陶瓷材料表面粗糙度的增加而增加。修复体完成后上釉和抛光可使表面洁净透明,并可使其强度增加。未经上釉和抛光的表面导致的釉质磨耗明显大于上釉或抛光者。两种处理方式相比上釉比抛光对牙釉的磨损更为明显,表面的上釉层在口内经过一段时间的使用很容易被磨去,而暴露的表面得不到彻底的抛光,其不光滑的表面会加速对骀牙的磨耗。高度抛光的表面较上釉的表面更为光滑,而且上釉也增加了烧结次数,影响陶瓷的热膨胀系数并可引起裂纹,因此从对釉质的磨耗方面考虑,也建议完成临床调磨后应以高度的抛光代替上釉。

在牙科陶瓷对天然牙的磨耗过程中,唾液、食物介质、口腔环境的酸碱度等对材料磨耗性能也有一定影响。如酸性环境不但可增加牙齿硬组织的溶解度,同时对玻璃基质的修复材料如陶瓷具有严重的软化效应。此外,为防龋而加入的氟离子,在酸性环境中形成可溶性的氟化物,陶瓷表面的下层结构易受氟化物的溶解和腐蚀。这些化学腐蚀导致玻璃溶解及晶体沉积,使磨耗面的磨耗物质附着松弛,很容易在相对运动中被磨去,持续地暴露出表面以下粗糙的表面,加剧了修复材料对釉质的磨耗。

目前牙科陶瓷的发展也试图解决对天然牙造成过多磨损的现状,近些年纳米瓷粉和弹性瓷的出现改变了传统陶瓷对天然牙过多磨损的情况,尤其是弹性瓷,其力学特性和天然牙比较接近,对天然牙的磨损也较为轻微。其更加匹配的力学特性在口腔材料的研究范围内得到了关注,但与宏观力学特性对应的磨损行为及磨损机制的研究目前还比较少,但随着人们认识的深入,其研究也必将成为以后研究的热点。

(三)牙科合金

牙科合金在固定修复中应用的历史由来已久,从最早期的金属全冠到烤瓷牙。十多年前金属全冠在临床应用较多的时候,其磨损行为的研究较热,随着烤瓷牙的出现及大量应用,金属全冠在口腔内的应用越来越少,因此目前研究的重点也从牙科合金上有所偏移。但绝大多数研究表明,贵金属牙科合金与天然牙的摩擦行为最为匹配,对天然牙造成的磨损最为轻微。目前关于牙科合金的研究更多地集中在种植体系统的相关研究中。种植体系统固位螺丝的微动腐蚀行为及机制,复杂环境下中央螺丝的微动损伤及破坏机制等是目前研究的重点,这些研究的目的都是为了提高种植体系统的寿命和成功率,单纯口腔环境下牙科合金的磨损行为的研究已非常之少。

三、口腔固定修复中的摩擦学科研方向和选题

固定修复学中存在的摩擦学问题既有口腔生物摩擦学的共性问题,也有其独特性。共性大多数为口腔复杂环境的影响,其中包括咬合力、咀嚼习惯、生活习惯、酸性介质、蛋白、酶等因素对固定修复体摩擦磨损的影响。口腔内舌体、黏膜等组织接触,修复体表面粗糙度对患者黏膜异物感及不舒适感感受的影响。其独特的地方则包括了固定修复体与邻牙的接触,在邻面发生的磨耗如何才能与天然牙的磨耗相匹配,从而使其在长期行使功能的过程中保持触点的稳定。同时因固定修复体中粘接界面的存在,粘接界面在口腔内受力时形变的存在,微动损伤就会在界面间出现,最终导致粘接界面的失效。目前这方面的研究还未开展,随着研究的进一步深入,更多相关的磨损机制也有待被揭示。

固定修复学相关的摩擦学涵盖的内容虽然比较多,但目前的研究仍比较局限,仿生摩擦学是未来的发展方向,而口腔特殊环境如细菌、酶等对天然牙、口腔材料的摩擦行为的作用仍不清楚。涉及人颞下颌关节的摩擦磨损研究更是空白。不同表面粗糙度的固定修复体与气流的相互作用对发音的影响也是尚未开展的研究领域,不同表面粗糙度的固体修复体与患者口腔黏膜、舌等组织相接触并相互摩擦,如何使患者获得良好的口感,也是固定修复学相关的摩擦学的一个研究方向。

(高姗姗)

参 考 文 献

1. Sackett DL,Rosenberg WM,Gray JA,et al. Evidence based medicine:what it is and what it isn't. BMJ,1996, 312(7023):71-72

2. Chalmers I. Improving the quality and dissemination of reviews of clinical research//Lock S. The future of medical journals. London:BMJ Publishing Group,1991

3. 史宗道,石冰,陈娥,等. 在我国口腔医学领域应用临床流行病学与循证医学的现状调查与分析 中国循

证医学,2001,1(2):102-105

4. 卫茂玲,史宗道,张鸣明,等. 国际 Cochrane 协作网方法学组简介. 中国循证医学杂志,2005,5(5):419-424

5. 史宗道. 循证口腔医学. 第 2 版. 北京:人民卫生出版社,2008

6. 刘建平. 临床科研方法-理论与实践. 北京:军事医学科学出版社,2000

7. 刘雪梅. 提高随机对照试验 Meta-分析的质量:QUOROM 报告项目列表. 中国循证医学,2002,2(1):65-66

8. Faggion CM Jr. The shortened dental arch revisited:from evidence to recommendations by the use of the GRADE approach. J Oral Rehabil,2011,38(12):940-949

9. Yang A,Lamichhane A,Xu C. Remaining coronal dentin and risk of fiber-reinforced composite post-core restoration failure:a meta-analysis. Int J Prosthodont,2015,28(3):258-264

10. Yamauchi K,Takahashi T,Nogami S,et al. Horizontal alveolar distraction osteogenesis for dental implant:long-term results. Clin Oral Implants Res,2013,24(5):563-568

11. Wang S,Zhao J,Zhang W,et al. Maintenance of phenotype and function of cryopreserved bone-derived cells. Biomaterials,2011,32(15):3739-3749

12. Zhang W,Zhang X,Wang S,et al. Comparison of the use of adipose tissue-derived and bone marrow-derived stem cells for rapid bone regeneration. J Dent Res,2013,92(12):1136-1141

13. Wang S,Zhao J,Zhang W,et al. Comprehensive Evaluation of Cryopreserved Bone-Derived Osteoblasts for the Repair of Segmental Mandibular Defects in Canines. Clin Implant Dent Relat Res,2013,doi:10.1111/cid.12164

14. Kaigler D,Pagni G,Park CH,et al. Stem cell therapy for craniofacial bone regeneration:a randomized,controlled feasibility trial. Cell Transplant,2013,22(5):767-777

15. Lang NP,Pun L,Lau KY,et al. A systematic review on survival and success rates of implants placed immediately into fresh extraction sockets after at least 1 year. Clin Oral Implants Res,2012,23 Suppl 5:39-66

16. d'Aquino R,De Rosa A,Lanza V,et al. Human mandible bone defect repair by the grafting of dental pulp stem/progenitor cells and collagen sponge biocomplexes. Eur Cell Mater,2009,18:75-83

17. Schuckert KH,Jopp S,Osadnik M. Modern bone regeneration instead of bone transplantation:a combination of recombinant human bone morphogenetic protein-2 and platelet-rich plasma for the vertical augmentation of the maxillary bone-a single case report. Tissue Eng Part C Methods,2010,16(6):1335-1346

18. Rickert D,Sauerbier S,Nagursky H,et al. Maxillary sinus floor elevation with bovine bone mineral combined with either autogenous bone or autogenous stem cells:a prospective randomized clinical trial. Clin Oral Implants Res,2011,22(3):251-258

19. Tsumanuma Y,Iwata T,Washio K,et al. Comparison of different tissue-derived stem cell sheets for periodontal regeneration in a canine 1-wall defect model. Biomaterials,2011,32(25):5819-5825

20. Zhang W,Li Z,Huang Q,et al. Effects of a hybrid micro/nanorod topography-modified titanium implant on adhesion and osteogenic differentiation in rat bone marrow mesenchymal stem cells. Int J Nanomedicine,2013,8:257-265

21. Jiang X. On novel options for oromaxillofacial functional restoration. Int J Prosthodont,2012,25(2):132-134

22. 巢永烈. 口腔修复学. 北京:人民卫生出版社,2011

23. 赵铱民,陈吉华. 口腔修复学. 第 7 版. 北京:人民卫生出版社,2012

24. 赵云凤. 现代固定修复学. 北京:人民军医出版社,2007

25. 邱蔚六. 生物力学原理无所不在——浅论生物力学与口腔医学的关系. 医用生物力学,2007,22(2):

115-118

26. 樊瑜波.口腔生物力学.医用生物力学,2007,22(2):119-120

27. Arnetzl GV,Arnetzl G. Design of preparations for all-ceramic inlay materials. Int J Comput Dent,2006,9(4):289-298

28. Li Z,Yang Z,Zuo L,et al. A three-dimensional finite element study on anterior laminate veneers with different incisal preparations. J Prosthet Dent,2014,112(2):325-333

29. 陈丽萍,华楠,葛艳,等.不同牙冠高度与全冠固位力关系的实验分析.上海口腔医学,2004,13(4):308-311

30. 于海洋,杜传诗,巢永烈.3D-FEA 法分析粘固层厚度对三型瓷贴面复合体应力分布影响的比较研究.临床口腔医学杂志,1998,14(3):147-149

31. 于海洋,巢永烈,杜传诗.不同弹性模量的粘结剂对三型瓷贴面复合体应力的影响.实用口腔医学杂志,1999,15(5):335-338

32. 于海洋,杜传诗,巢永烈.三维有限元法分析瓷贴面厚度对三型瓷贴面复合体应力分布的影响.华西口腔医学杂志,1998,16(4):365-368

33. Rekow ED,Harsono M,Janal M,et al. Factorial analysis of variables influencing stress in all-ceramic crowns. Dent Mater,2006,22(2):125-132

34. Nergiz I,Schmage P,özcan M,et al. Effect of length and diameter of tapered posts on the retention. J Oral Rehabil,2002,29(1):28-34

35. 夏春明,兰赟,禹杰.上颌前牙带角度桩冠的三维有限元应力分析.实用口腔医学杂志,2003,19(6):610-612

36. Dejak B,Młotkowski A. The influence of ferrule effect and length of cast and FRC posts on the stresses in anterior teeth. Dental Materials,2013,29(9):e227-e237

37. Awadalla HA,Azarbal M,Ismail YH,at el. Three-dimensional finite element stress analysis of a cantilever fixed partial denture. J Prosthet Dent,1992,68(2):243-248

38. 李长义,荆洪阳.下颌后牙固定义齿连接体受力的三维有限元分析.天津医科大学学报,2002,8(1):90-91

39. Studart AR,Filser F,Kocher P,et al. Fatigue of zirconia under cyclic loading in water and its implications for the design of dental bridges. Dent Mater,2007,23(1):106-114

40. 肖凌,巢永烈.氧化锆全瓷修复体崩瓷的主要原因探讨.国际口腔医学杂志,2013,40(2):195-198

41. Halg GA,Schmid J,Hammerle CH. Bone level changes at implants supporting crowns or fixed partial dentures with or without cantilevers. Clin Oral Implants Res,2008,19(10):983-990

42. Lindh T. Should we extract teeth to avoid tooth-implant combinations? J Oral Rehabil,2008,35 Suppl 1:44-54

43. 宿玉成.现代口腔种植学.北京:人民卫生出版社,2004

44. 陈治清.口腔材料学.第3版.北京:人民卫生出版社,2003

45. 曹楚南.腐蚀电化学原理.第2版.北京:化学工业出版社,2004

46. Huang HH,Lee TH. Electrochemical impedance spectroscopy study of Ti-6Al-4V alloy in artificial saliva with fluoride and/or bovine albumin. Dent Mater,2005,21(8):749-755

47. Chang JC,Oshida Y,Gregory RL,et al. Electrochemical study on microbiology-related corrosion of metallic dental materials. Biomed Mater Eng,2003,13(3):281-295

48. Koike M,Fujii H. The corrosion resistance of pure titanium in organic acids. Biomaterials,2001,22(21):2931-2936

49. Zhang YM, Chai F, Hornez JC, et al. The corrosion and biological behaviour of titanium alloys in the presence of human lymphoid cells and MC3T3-E1 osteoblasts. Biomed Mater, 2009, 4(1):15004

50. Messer RL, Tackas G, Mickalonis J, et al. Corrosion of machined titanium dental implants under inflammatory conditions. J Biomed Mater Res B Appl Biomater, 2009, 88(2):474-481

51. Aparicio C, Gil FJ, Fonseca C, et al. Corrosion behaviour of commercially pure titanium shot blasted with different materials and sizes of shot particles for dental implant applications. Biomaterials, 2003, 24(2):263-273

52. Karpagavalli R, Zhou A, Chellamuthu P, et al. Corrosion behavior and biocompatibility of nanostructured TiO$_2$ film on Ti6Al4VJ. Biomed Mater Res A, 2007, 83(4):1087-1095

53. Yu WQ, Qiu J, Xu L, et al. Corrosion behavior of TiO$_2$ nanotube layers on titanium in Hank's solution. Biomed Mater, 2009, 4(6):065012

54. Inokoshi M, Zhang F, De Munck J, et al. Influence of sintering conditions on low-temperature degradation of dental zirconia. Dent Mater, 2014, 30(6):669-678

55. Chen CJ, Weng YH, Su LH, et al. Molecular evidence of congenital candidiasis associated with maternal candidal vaginitis. Pediatr Infect Dis J, 2006, 25(7):655-656

56. Kazor CE, Mitchell PM, Lee AM, et al. Diversity of bacterial populations on the tongue dorsa of patients with halitosis and healthy patients. J Clin Microbiol, 2003, 41(2):558-563

57. Tanner AC, Kent R Jr, Kanasi E, et al. Clinical characteristics and microbiota of progressing slight chronic periodontitis in adults. J Clin Periodontol, 2007, 34(11):917-930

58. Li Y, Ku CY, Xu J, et al. Survey of oral microbial diversity using PCR-based denaturing gradient gel electrophoresis. J Dent Res, 2005, 84:559-564

59. Zul D, Denzel S, Kotz A, et al. Effects of plant biomass, plant diversity, and water content on bacterial communities in soil lysimeters: implications for the determinants of bacterial diversity. Appl Environ Microbiol, 2007, 73(21):6916-6929

60. Pearce DA, van der Gast CJ, Woodward K, et al. Significant changes in the bacterioplankton community structure of a maritime Antarctic freshwater lake following nutrient enrichment. Microbiology, 2005, 151(pt 10):3237-3248

61. Paolantonio M, D'Ercole S, Perinetti G, et al. Clinical and microbiological effects of different restorative materials on the periodontal tissues adjacent to subgingival class V restorations. J Clin Periodontol, 2004, 31(3):200-207

62. Boudaud N, Coton M, Coton E, et al. Biodiversity analysis by polyphasic study of marine bacteria associated with biocorrosion phenomena. J Appl Microbiol, 2010, 109(1):166-179

63. Shibli JA, Melo L, Ferrari DS, et al. Composition of supra-and subgingival biofilm of subjects with healthy and diseased implants. Clin Oral Implants Res, 2008, 19(10):975-982

64. Dowson D. History of tribology. Professional Engineering Publishing, London, 1996

65. Zhou ZR. Dental biotribology. Springer. Germany, 2013

66. Hunter ML, Addy M, Pickles MJ, et al. The role of toothpastes and toothbrushes in the aetiology of tooth wear. Int Dent J, 2002, 52:399-405

67. Zhou ZR, Zheng J. Proceedings of the Institution of Mechanical Engineers Part J. Oral tribology, 2006, 220(J8):739-754

68. Lambrechts P, Debels E, Van Landuyt K, et al. How to simulate wear? Overview of existing methods. Dent Mater, 2006, 22(8):693-701

69. DeLong R, Douglas WH. Development of an Artificial Oral Environment for the Testing of Dental Restoratives: Bi-axial Force and Movement Control. J Dent Res, 1983, 62(1):32-36

70. Heintze SD. How to qualify and validate wear simulation devices and methods. Dent Mater, 2006, 22(8):712-734

71. Sajewicz E, Kulesza Z. A new tribometer for friction and wear studies of dental materials and hard tooth tissues. Tribo Int, 2007, 40:885-895

72. Hu X, Shortall AC, Marquis PM. Wear of three dental composites under different testing conditions. J Oral Rehabil, 2002, 29(8):756-764

73. Mair LH, Stolarski TA, Vowles RW, et al. Wear: mechanisms, manifestations and measurement. Report of a workshop. J Dent, 1996, 24(1-2): 141-148

74. Gao SS, Huang SB, Qian LM, et al. Nanoscratch resistance of human tooth enamel treated by Nd:YAG laser irradiation. Proceedings of the Institution of Mechanical Engineers, Part J, 2010, 224(6):529-538

75. Gao SS, Huang SB, Qian LM, et al. Wear behavior of early carious enamel before and after remineralization. Wear, 2009, 267:726-733

76. 刘晶莹, 刘哲文, 刘晓明. 陶瓷修复材料磨耗性能影响因素的研究. 口腔医学研究, 2011, 27(4):355-357

77. 郑靖, 沙伟, 周仲荣. 不同年龄段天然牙的摩擦磨损行为研究. 摩擦学学报, 2004, 24(5):471-475

78. Elmaria A, Goldstein G, Vijayaraghavan T, et al. An evaluation of wear when enamel is opposed by various ceramic materials and gold. J Prosthet Dent, 2006, 96(5):345-353

79. 于世宾. 牙齿磨损的病因学研究进展. 牙体牙髓牙周病学杂志, 2003, 13(12):707-710

80. Bishop K, Kelleher M, Briggs P, et al. Wear now? An update on the etiology of tooth wear. Quintessence Int, 1997, 28(5):305-313

81. Newman HN. Attrition, eruption, and the periodontium. J Dent Res, 1999, 78(3):730-734

82. Lambrechts P, Braem M, Vuylsteke-Wauters M, et al. Quantitative in vivo wear of human enamel. J Dent Res, 1989, 68(12):1752-1754

83. Kaifu Y, Kasai K, Townsend GC, et al. Tooth Wear and the "Design" of the Human Dentition: A Perspective From Evolutionary Medicine. Am J Phys Anthropol, 2003, Suppl 37:47-61

84. Wolpoff MH. Interstitial wear. Am J Phys Anthropol, 1971, 34(2):205-227

85. Litonjua LA, Andreana S, Bush PJ, et al. Tooth wear: Attrition, erosion, and abrasion. Quintessence Int, 2003, 34(6):435-446

86. Mannerberg F. The reversible phenomenon of erosion. J Dent Res, 1966, 45:512-518

87. Addy M, Hunter ML. Can tooth brushing damage your teeth? Effects on oral and dental tissues. Int Dent J, 2003, 53 Suppl 3:177-186

88. Eisenburger M, Addy M. Erosion and attrition of human enamel in vitro Part II: Influence of time and loading. J Dent, 2002, 30(7-8):349-352

89. Addy M, Shellis RP. Interaction between attrition, abrasion and erosion in tooth wear. Monogr Oral Sci, 2006, 20:17-31

90. Magalhaes AC, Rios D, Delbem AC, et al. Influence of fluoride dentifrice on brushing abrasion of eroded human enamel: An in situ/ex vivo study. Caries Res, 2007, 41(1):77-79

91. Lambrechts P, Goovaerts K, Bharadwaj D, et al. Degradation of tooth structure and restorative materials: A review. Wear, 2006, 261:980-986

92. Lambrechts P, Braem M, Vanherle G. Buonocore menorial lecture. Evaluation of clinical performance for posteri-

or composite resins and dentin adhesives. Oper Dent,1987,12(2):53-78

93. de Gee AJ,Leloup G,Werner A,et al. Structural integrity of resin-modified glass ionomers as affected by the delay or omission of light activation. J Dent Res,1998,77(8):1658-1663

94. Sakaguchi RL,Douglas WH,DeLong R,et al. Wear of posterior composite in an artificial mouth: a clinical correlation. Dent Mater,1986,2(6):235-240

95. Lutz F,Phillips RW,Roulet JF,et al. In vivo and in vitro wear of potential posterior composites. J Dent Res,1984,63(6):914-920

96. Bates JF,Stafford GD,Harrison A. Masticatory function-a review of the literature. III. Masticatory performance and efficiency. J Oral Rehabil,1976,3(1):57-67

97. Roulet J F. The problems associated with substituting composite resins for amalgam: a status report on posterior composites. J Dent,1988,16(3):101-113

第十八章　固定修复临床疑难病例的讨论

病例1　前牙修复空间美学设计

患者一般信息：

女,27 岁。

主诉：

门牙过大,要求修复。

口腔专科检查：

患者前牙轻度深覆𬌗,重度深覆盖,下颌前牙轻度拥挤,其余未见明显异常(病例图 1-1 ~ 病例图 1-4)。

治疗方案设计和诊疗过程：

观察患者牙列形态后发现,双侧中切牙过大牙,中切牙宽度近侧切牙两倍。使用美齿助手进行美学分析发现,患者的前牙牙冠宽度比接近 0.561,远小于较美观的 0.618 ~ 0.750 的数值(病例图 1-5)。

数字美学设计：

为了解决患者门牙过大的问题,我们需要减少患者中切牙牙冠的宽度与高度。综合考虑侧切牙和尖牙宽度,我们将患者的前牙牙冠宽度比设为 0.741,并在此基础上完成了数字美齿设计(病例图 1-6 ~ 病例图 1-9)。

美观蜡型与治疗计划制订：

针对患者的问题,初步决定采用冠修复,减小牙体的长度与突度。可预见最终修复体的空间要小于患者现在牙齿空间,牙体预备量较大,可能穿髓。对于这种病例,应在治疗前模拟备牙,确定是否需要前期行根管治疗。

为了将中切牙的长度和突度恢复到一个美观的范围内,磨除了大量牙体组织。观察预备后的石膏模型可以看出,进行这样的牙体预备将会有非常高的穿髓风险,有进行修复前根管治疗的必要(病例图 1-10 ~ 病例图 1-13)。

在数字美学设计提供的图像及数据指导下,美学诊断蜡型制作完成。

对比患者模型与美观诊断蜡型可以看到,设计后患者的中切牙形态得到了明显改善(病例图 1-14)。

牙体预备的美学转移：

在美观蜡型的基础上，翻制硅橡胶导板（病例图 1-15，病例图 1-16）。

在硅橡胶导板的指导下，可以根据设计后的牙体空间精确预备（病例图 1-17 ~ 病例图 1-22）。

通过美学诊断蜡型转移的暂冠（病例图 1-23）。

修复体试戴与粘接：

修复体制作完成后，进行试戴，患者反映牙冠长度过长（病例图 1-24）。针对患者的意见，进行了修复体形态调改（病例图 1-25）。

在减短切端长度约 0.8mm 后，患者对修复体形态表示满意。确认修复体美学效果后，进行最终粘接（病例图 1-26，病例图 1-27）。

修复效果评价：

修复后患者两颗中切牙切端上移了 1mm，与其他前牙的切端在同一曲线上，改善了切端突出的问题（病例图 1-28，病例图 1-29）。同时中切牙由覆盖于侧切牙前方，改为在两侧切牙之间，切端向腭侧内收约 2mm，这改善了患者门牙前突及过大的问题（病例图 1-30，病例图 1-31）。

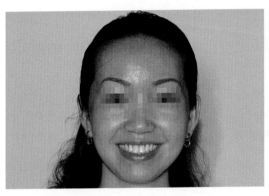

病例图 1-1　患者面部照（四川大学华西口腔医学院　于海洋供图）

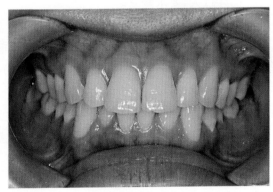

病例图 1-2　患者牙列正面照（四川大学华西口腔医学院　于海洋供图）

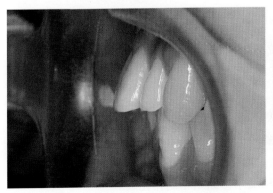

病例图 1-3　患者牙列侧面照（四川大学华西口腔医学院　于海洋供图）

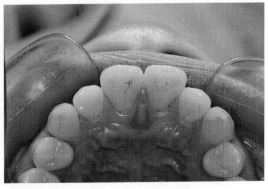

病例图 1-4　患者牙列𬌗面照（四川大学华西口腔医学院　于海洋供图）

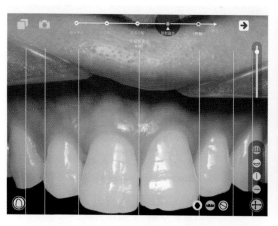

病例图 1-5　患者的前牙牙冠宽度比为 0.561
（四川大学华西口腔医学院　于海洋供图）

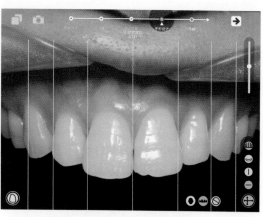

病例图 1-6　设定后的牙冠宽度比（四川大学
华西口腔医学院　于海洋供图）

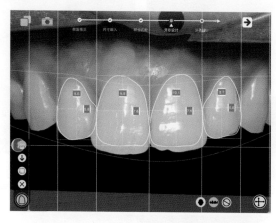

病例图 1-7　数字牙形设计完成（四川大学华
西口腔医学院　于海洋供图）

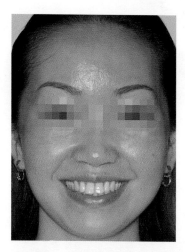

病例图 1-8　设计前（四川大学华
西口腔医学院　于海洋供图）

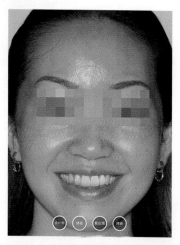

病例图 1-9　设计后（四川大学华西口腔
医学院　于海洋供图）

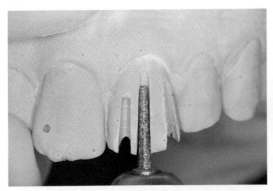

病例图 1-10　模拟预备（四川大学华西
口腔医学院　于海洋供图）

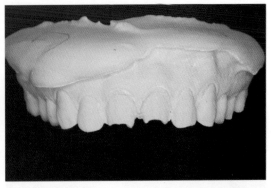

病例图 1-11　模拟预备（四川大学华西
口腔医学院　于海洋供图）

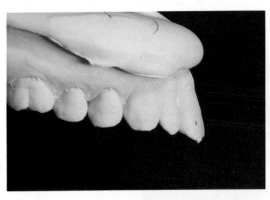

病例图 1-12　预备前前牙突度（四川大学华西
口腔医学院　于海洋供图）

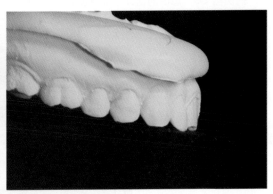

病例图 1-13　预备后前牙突度（四川大学华西
口腔医学院　于海洋供图）

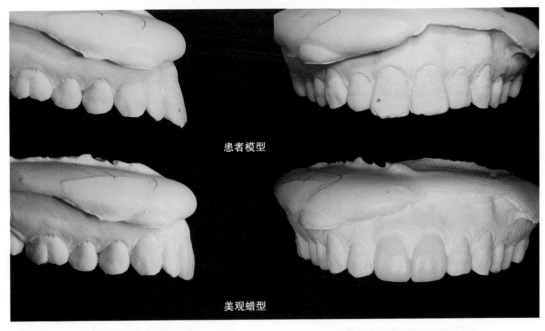

病例图 1-14　美观诊断蜡型制作前后对比（四川大学华西口腔医学院　于海洋供图）

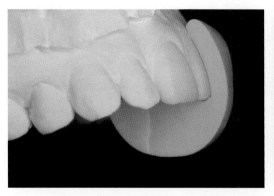

病例图 1-15 硅橡胶导板(四川大学华西
口腔医学院 于海洋供图)

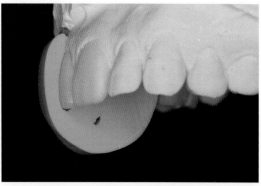

病例图 1-16 硅橡胶导板(四川大学华西
口腔医学院 于海洋供图)

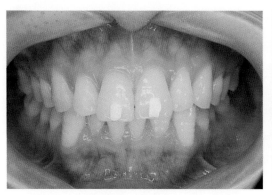

病例图 1-17 根管治疗完成后(四川大学华西
口腔医学院 于海洋供图)

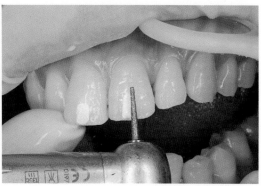

病例图 1-18 牙体预备(四川大学华西
口腔医学院 于海洋供图)

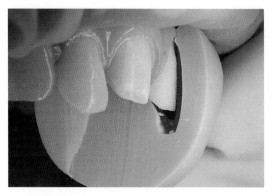

病例图 1-19 确定 21 修复空间(四川大学
华西口腔医学院 于海洋供图)

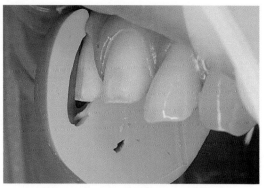

病例图 1-20 确定 11 修复空间(四川大学
华西口腔医学院 于海洋供图)

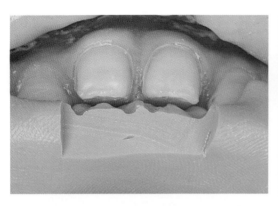

病例图 1-21　确定腭侧修复空间（四川大学华西口腔医学院　于海洋供图）

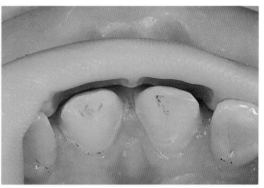

病例图 1-22　确定唇侧修复空间（四川大学华西口腔医学院　于海洋供图）

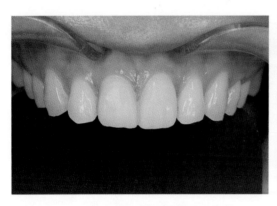

病例图 1-23　通过美学诊断蜡型转移的暂冠（四川大学华西口腔医学院　于海洋供图）

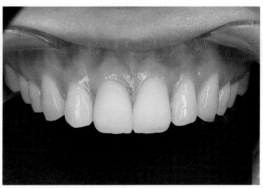

病例图 1-24　修复体试戴（四川大学华西口腔医学院　于海洋供图）

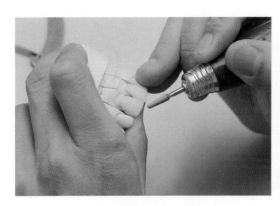

病例图 1-25　调整切端长度（四川大学华西口腔医学院　于海洋供图）

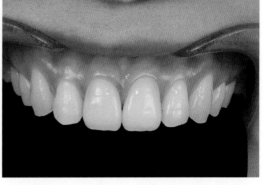

病例图 1-26　修改后的修复体形态（四川大学华西口腔医学院　于海洋供图）

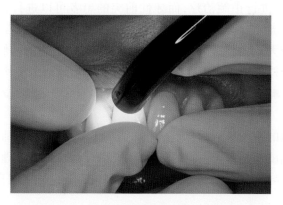

病例图 1-27　使用树脂粘接剂进行最终粘接（四川大学华西口腔医学院　于海洋供图）

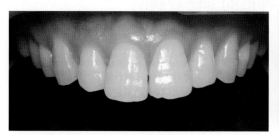

病例图 1-28　修复前牙列（四川大学华西口腔医学院　于海洋供图）

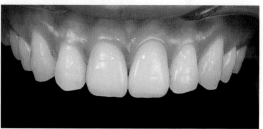

病例图 1-29　修复后牙列（四川大学华西口腔医学院　于海洋供图）

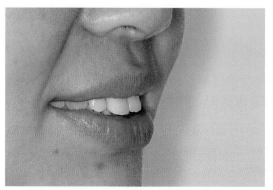

病例图 1-30　修复前唇齿照（四川大学华西口腔医学院　于海洋供图）

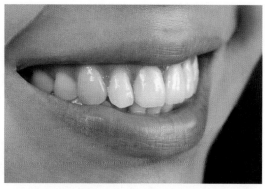

病例图 1-31　修复后唇齿照（四川大学华西口腔医学院　于海洋供图）

专家点评：

临床中我们常会遇到以牙齿前突为主诉的患者。这样的患者可能是骨性前突或牙性前突。骨性前突的患者需进行正颌治疗，而牙性前突的患者可以进行正畸治疗或修复治疗。对于这些涉及牙数多，需要内容量较大的患者，若进行修复治疗，常常需要杀髓并使用铸造桩改向，这样做创伤较大，一般建议正畸治疗。该患者为个别牙的前倾问题，利用数字美学设计和模拟预备、诊断蜡型的综合手段，判断出能只修复治疗两个中切牙就达到较好的美学效果，相对长时间的正畸治疗，修复治疗周期短，在改向的同时能够减小牙冠大小，所以修复治疗是较理想的选择。

另外，硅橡胶导板的使用非常适合于这个病例。正常修复时，医师根据引导沟指导备牙空间，但对于需要大幅度调整备牙空间的患者，仅凭引导沟很难确定理想的空间。通过复制美观蜡型形态，硅橡胶导板供了修复目标的空间位置，在其引导下，能直观确定备牙量，并做到高精度的牙体预备。

（于海洋）

病例 2　前牙即刻种植即刻修复病例

患者一般信息：

男，23 岁。

主述：

门牙外伤撞击后，自觉轻微松动及疼痛不适，要求检查医治。

口腔专科检查：

21 牙龈龈缘少许渗血，叩（+++），松动度（++），X 线片示：21 牙根根 1/3 处发生根折。CBCT 示：21 牙根根 1/3 处发生根折，示 21 牙槽骨唇侧骨板完整。上下前牙覆𬌗覆盖关系正常，余牙未见明显异常（病例图 2-1 ~ 病例图 2-3）。

诊断：

21 根折。

治疗方案设计和诊疗过程：

（1）病例的分析过程：该病例为前牙区的美学修复病例，我们利用种植学的 SAC 分类对其进行风险评估分析，其内容包括 ERA、外科及修复 SAC 分类（病例表 2-1 ~ 病例表 2-3）。

病例表 2-1　美学风险评估表（EBA）

美学风险因素	风险水平		
	低	中	高
健康状况	健康		免疫低下
吸烟	不吸烟	少量吸烟（<10 支/天）	大量吸烟（>10 支/天）
患者的美学期望值	低	中	高
唇线	低位	中位	高位

续表

美学风险因素	风险水平		
	低	中	高
牙龈生物型	低弧线形 厚龈生物型	中弧线形 中厚龈生物型	高弧线形 薄龈生物型
牙冠形态	方圆形		尖圆形
位点感染情况	无	慢性	急性
邻牙牙槽嵴高度	到邻接触点≤5mm	到邻接触点5.5~6.5mm	到邻接触点≥7mm
邻牙修复状态	无修复体		有修复体
缺牙间隙的宽度	单颗牙 （≥7mm）	单颗牙 （≤7mm）	两颗及以上
软组织解剖	完整		缺损
牙槽嵴解剖	无骨缺损	水平向骨缺损	垂直向骨缺损

病例表 2-2　外科 SAC 分类评估表

全身因素	评估	备注
全身禁忌证	无	
吸烟	无	
发育因素	无	
位点因素	评估	
骨量	充足	
解剖风险	低	
美学风险	中	
复杂程度	高	即刻不翻瓣增加治疗复杂性
并发症风险	高	
负荷方案	即刻修复	种植体不承担功能性载荷
SAC 分类	高度复杂	

病例表 2-3　修复 SAC 分类

前牙单颗	备注	简单	复杂	高度复杂
颌位关系	指覆𬌗覆盖对修复体及其美学效果的影响	安氏Ⅰ类和Ⅲ类	安氏Ⅱ类的1分类和2分类	严重错𬌗,没有前期治疗干预不能修复。
近远中向距离	对称是获得成功治疗效果的基础	对称	对应对侧同名牙,对称±1mm	对应对侧同名牙,对称>1mm
负荷方案	至今,即刻修复和负载程序缺乏科学文献证据	常规或早期		即刻修复
美学风险	基于 ERA	低	中	高

续表

前牙单颗	备注	简单	复杂	高度复杂
副功能咬合	并发症风险针对修复体，而非种植的存留	不存在		存在
临时种植修复体	推荐使用临时修复体		修复体边缘位于龈缘根方<3mm	修复体边缘位于龈缘根方 > 3mm

从上述的评估表的评估结果可以得出,该病例为中度美学风险的前牙种植病例,其外科和修复的 SCA 分类均为:高度复杂类。因此,该病例整体定义为:高度复杂的前牙种植美学修复病例。

（2）方案设计和临床治疗过程

方案设计:

1）拔除根折的患牙;

2）拔牙后即刻植入种植体,根据术中情况决定是否即刻修复;

3）二期全瓷冠修复。

临床治疗过程:

1）首先,微创拔除已经根折的 21 牙冠部分（病例图 2-4）,再微创拔出其牙根的根尖1/3部分（病例图 2-5）,见牙槽窝形态良好,四周骨壁完整。

2）按不翻瓣即刻种植的标准流程,在 21 拔牙窝内,定点、逐级备洞,最终植入长度为10mm、直径为 3.3mm、骨水平种植体一枚。

通过在植入备洞位点内插入测量杆,显示将种植窝预备在唇舌向、近远中向理想的修复植入位点上（病例图 2-6,病例图 2-7）。

种植体植入后其种植体颈部边缘位于邻牙釉质牙骨质界下方大概 2mm,同时在种植体和颊侧的唇侧骨板间保留了 2mm 以上的骨跳跃间隙（jumping gap）,保证后期种植体有大于2mm 足够的唇侧骨板厚度（病例图 2-8）。

种植体植入后,在种植体周围与牙槽窝间存在的骨缺损间隙内,填入骨替代材料（病例图 2-9）。

3）在拔除患牙的上 2/3 部、釉质牙骨质界根方 2mm 处做水平截断（病例图 2-10）,通过粘接修复的方法,采用 Super bond 树脂粘接剂将其复位粘接在相邻的两个邻牙上（病例图 2-11）。通过这种粘接修复的方式既能很好地封闭种植创口和植骨材料,还能很好地维护支撑牙龈的外在形态,防止其塌陷和萎缩。术后 X 线片显示种植体位于理想的近远中位置和冠根向深度（病例图 2-12）。植入半年后二期修复前,粘接自体牙冠修复体很好地维护和保持了原有的牙龈位置和形态（病例图 2-13）。

4）二期修复时,去除粘接自体牙冠修复体后,见其在牙龈颈部诱导出了和天然牙颈一样的理想穿龈轮廓（病例图 2-14）。通过制作全瓷个性化基台,最终维持这一理想穿龈轮廓和达到最终修复体所需要的三维空间上的位置（病例图 2-15 ~ 病例图 2-17）。

5）全瓷冠修复体,通过粘固固位的方式,完成最终的修复（病例图 2-18）,X 线片显示全瓷修复体完全就位于基台上,种植体骨结合良好（病例图 2-19）。

（3）替代方案设计

1）替代方案一：软组织愈合的早期种植方案（Ⅱ型种植）。

2）替代方案二：择期固定桥修复。

3）替代方案三：活动义齿修复。

修复效果评价：

对比术前（见病例图 2-1）和术后（见病例图 2-18），可以看到患者通过拔牙后即刻种植以及利用自身牙体即刻粘接修复，最大限度地减少了唇侧骨板的吸收和维持了牙龈软组织的轮廓形态，最终取得了较为完美的前牙种植修复的红白美学效果。

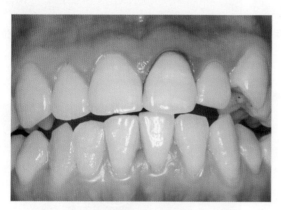

病例图 2-1　外伤前牙口内正面照（重庆医科大学口腔医学院　付钢供图）

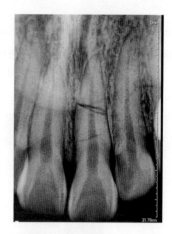

病例图 2-2　外伤 21X 线片（重庆医科大学口腔医学院　付钢供图）

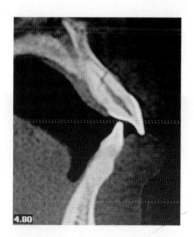

病例图 2-3　外伤 21 CBCT 图像（重庆医科大学口腔医学院　付钢供图）

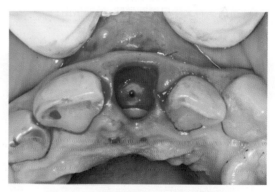

病例图 2-4　去除折断 21 冠部后的牙槽窝（重庆医科大学口腔医学院　付钢供图）

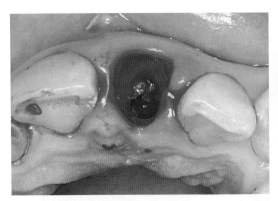

病例图 2-5　完全拔出 21 后的牙槽窝（重庆医科
大学口腔医学院　付钢供图）

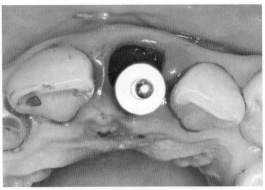

病例图 2-6　种植窝预备完成后的唇舌向植入位点
（重庆医科大学口腔医学院　付钢供图）

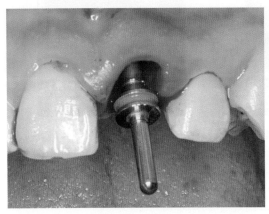

病例图 2-7　种植窝预备完成后的近远中向植入
位点（重庆医科大学口腔医学院　付钢供图）

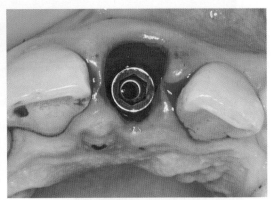

病例图 2-8　种植体植入（重庆医科
大学口腔医学院　付钢供图）

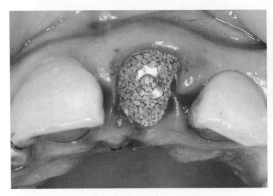

病例图 2-9　骨粉充填拔牙窝和种植体间间隙（重庆
医科大学口腔医学院　付钢供图）

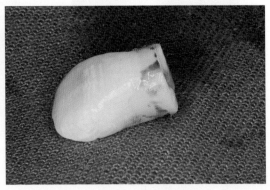

病例图 2-10　修整颈部后的 21 牙冠（重庆医科
大学口腔医学院　付钢供图）

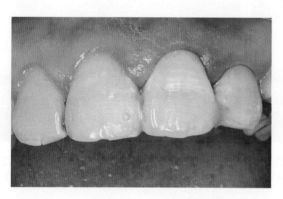

病例图 2-11　修整后的 21 牙冠粘接于邻牙上（重庆医科大学口腔医学院　付钢供图）

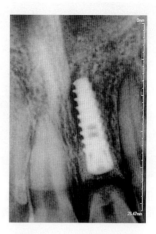

病例图 2-12　即刻种植及修复后的 X 线片（重庆医科大学口腔医学院　付钢供图）

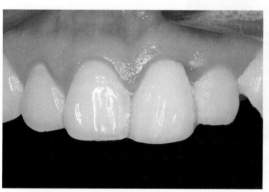

病例图 2-13　21 种植二期修复前的患者口内照（重庆医科大学口腔医学院　付钢供图）

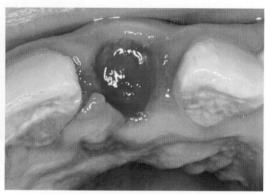

病例图 2-14　21 去除粘接牙冠后的袖口情况（重庆医科大学口腔医学院　付钢供图）

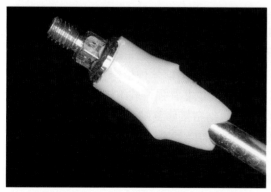

病例图 2-15　个性化全瓷修复基台（重庆医科大学口腔医学院　付钢供图）

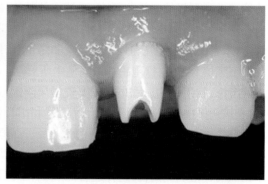

病例图 2-16　个性化全瓷修复基台戴入后的唇面观（重庆医科大学口腔医学院　付钢供图）

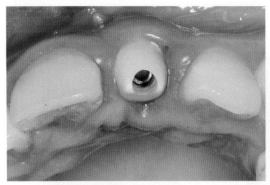

病例图 2-17 个性化全瓷修复基台戴入后的殆面观(重庆医科大学口腔医学院 付钢供图)

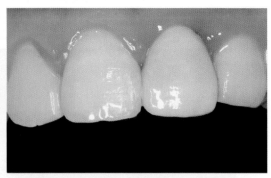

病例图 2-18 全瓷冠修复体戴入后的最终修复效果(重庆医科大学口腔医学院 付钢供图)

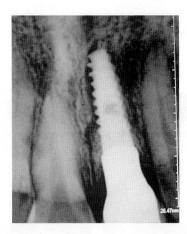

病例图 2-19 修复体戴入后的 X 线片(重庆医科大学口腔医学院 付钢供图)

专家点评:

对于外伤造成的美学区牙齿必须拔除的病例,如这例外伤根折病例,只要条件允许,都应该尽可能考虑即刻种植或软组织愈合的早期种植。这里的条件主要有三个方面考虑:①种植体能植入到理想的三维位置中;②植入的种植体能够获得良好的初期稳定性;③拔牙窝唇侧骨板完整且最好有 1mm 的厚度或骨缺失能通过 GBR 达到理想的骨再生。当然除了选择适当的病例,术者的临床经验和外科技巧也非常重要,因为只有这样才可能把种植体精准地植入到理想的三维植入位点,这也正如该病例中所展示。对于美学区域的前牙种植修复而言,除了硬组织的考虑,软组织的退缩也是主要美学风险因素,因此我们也非常强调软组织的早期干预和诱导,在该病例中术者在种植体植入后,就利用自身牙体即刻粘接修复缺牙,正是由于自身天然牙颈部最适大小和最佳轮廓的牙龈支持,进而原原本本地维持了原有的天然牙龈软组织的位置高度和轮廓形态,为最终的理想美学修复效果奠定了坚实的软组织基础。因此,对于前牙美学区域的种植病例而言,选择适合的病例,掌握娴熟细腻的手术技巧,拥有应对各种临床状况的丰富经验,就能完成像该例病例一样的完美的前牙红白美学效果。

(付 钢)

病例3　前牙即刻种植延期修复病例

患者一般信息:

女,25岁。

主诉:

因外伤导致上颌前牙折裂1个月,要求修复前牙。

口腔专科检查:

12、21残根,牙龈已经覆盖断根表面,11、22冠折,叩(+),松动度(−),X线片提示:12残根断面位于其根中1/3处,21残根断面位于其根颈1/3处。11、22均已完成根管治疗且根管充填到位。CBCT提示:12、21牙槽骨唇侧骨板完整,基骨条件良好。上下前牙覆𬌗覆盖关系正常,余牙未见明显异常(病例图3-1～病例图3-5)。

诊断:

11、22冠折;

12、21残留齿根。

治疗方案设计和诊疗过程:

(1)病例分析:该病例为前牙区的美学修复病例,我们利用种植学的SAC分类对其进行风险评估分析,其内容包括ERA、外科及修复SAC分类,(病例表3-1～病例表3-3)。

病例表3-1　美学风险评估表(EBA)

美学风险因素	风险水平		
	低	中	高
健康状况	健康		免疫低下
吸烟	不吸烟	少量吸烟 (<10支/天)	大量吸烟 (>10支/天)
患者的美学期望值	低	中	高
唇线	低位	中位	高位
牙龈生物型	低弧线形 厚龈生物型	中弧线形 中厚龈生物型	高弧线形 薄龈生物型
牙冠形态	方圆形		尖圆形
位点感染情况	无	慢性	急性
邻牙牙槽嵴高度	到邻接触点≤5mm	到邻接触点5.5 6.5mm	到邻接触点≥7mm
邻牙修复状态	无修复体		有修复体
缺牙间隙的宽度	单颗牙 (≥7mm)	单颗牙 (≤7mm)	两颗及以上
软组织解剖	完整		缺损
牙槽嵴解剖	无骨缺损	水平向骨缺损	垂直向骨缺损

病例表 3-2　外科 SAC 分类评估表

全身因素	评估	备注
全身禁忌证	无	
吸烟	无	
发育因素	无	
位点因素	评估	
骨量	充足	
解剖风险	低	
美学风险	高	
复杂程度	高	即刻植入增加治疗复杂性
并发症风险	高	
负荷方案	延期修复	
SAC 分类	高度复杂	

病例表 3-3　修复 SAC 分类

前牙单颗	备注	简单	复杂	高度复杂
颌位关系	指覆𬌗覆盖对修复体及其美学效果的影响	安氏Ⅰ类和Ⅲ类	安氏Ⅱ类的1分类和2分类	严重错𬌗,没有前期治疗干预不能修复。
近远中向距离	对称是获得成功治疗效果的基础	对称	对应对侧同名牙,对称±1mm	对应对侧同名牙,对称>1mm
负荷方案	至今,即刻修复和负载程序缺乏科学文献证据	常规或早期		即刻修复
美学风险	基于 ERA	低	中	高
副功能咬合	并发症风险针对修复体,而非种植的存留	不存在		存在
临时种植修复体	推荐使用临时修复体		修复体边缘位于龈缘根方<3mm	修复体边缘位于龈缘根方>3mm

从上述的评估表的评估结果可以得出,该病例为高度复杂的前牙种植美学修复病例。

（2）方案设计和临床治疗过程

方案设计:

1）12、21 拔除残根,行 12、21 拔牙位点的即刻种植术。种植二期全瓷冠修复。

2）11、22 纤维桩加全瓷冠修复。

临床治疗过程:

1）首先,做保留龈乳头的梯形切口,翻起 12、21 区的黏骨膜瓣,微创拔除其牙槽窝中的残根。见牙槽窝形态良好,四周骨壁完整,并按偏腭侧定位植入点（病例图 3-6,病例图 3-7）。

2）按即刻种植的标准流程,在 12 和 21 拔牙窝内,定点、逐级备洞,最终植入长度为 10mm,直径为 3.3mm,骨水平种植体一枚。

种植体植入后其种植体颈部边缘位于邻牙釉质牙骨质界下方大概 2mm 左右,同时在种植体和颊侧的唇侧骨板间保留了 2mm 以上的骨跳跃间隙(jumping gap),保证后期种植体有大于 2mm 足够的唇侧骨板厚度(病例图 3-8,病例图 3-9)。

种植体植入后,在种植体周围与牙槽窝间存在的骨缺损间隙内,填入骨替代材料及覆盖上可吸收生物屏障膜。(病例图 3-10,病例图 3-11)。最后严密缝合切口(病例图 3-12)。术后 X 线片显示 12、21 种植体植入位置及其 GBR 植骨效果均较好(病例图 3-13,病例图 3-14)。

3）植入半年后二期修复前(其间已完成 11、22 的纤维桩加全瓷冠修复治疗),见 12、21 缺牙区牙龈软组织恢复良好,从切龈方向观察:12 唇侧骨板有凹陷,21 唇侧骨板有较好的丰满度(病例图 3-15,病例图 3-16)。在 12、21 嵴顶处,做稍偏腭侧的 U 形小切口暴露种植体封闭螺丝,取出后放入愈合帽(病例图 3-17)。

4）愈合帽牙龈成形两周后,见在 12、21 种植体颈部已经形成较为理想的穿龈轮廓(病例图 3-18)。但是此时的龈缘颈部形态还不够理想,逐取模制作塑料暂时冠诱导牙龈颈缘形态,戴入塑料暂时冠后,见 12 和 21 的龈缘均较其对应的 11 和 22 的龈缘要稍高些(病例图 3-19)。在对 12、21 的颈缘诱导 4 周后,取下塑料暂时冠,在其颈部根据需要诱导的牙龈颈缘形态,用流体树脂堆塑成形(病例图 3-20)。再诱导 4 周后,见 12 和 21 的龈缘均与其对应的 11 和 22 的龈缘形态和高度对称一致(病例图 3-21)。此时,再次制取印模并完成最终修复(病例图 3-22,病例图 3-23)。X 线片显示全瓷修复体完全就位于基台上,种植体骨结合良好(病例图 3-24,病例图 3-25)。

（3）替代方案设计

1）替代方案一:择期固定桥修复。

2）替代方案二:活动义齿修复。

修复效果评价:

对比术前(见病例图 3-15)和术后(见病例图 3-23),可以看到患者通过拔牙后即刻种植以及利用塑料暂时冠诱导牙龈颈部形态,最大限度地减少了唇侧骨板的吸收和形成了牙龈软组织的轮廓形态,最终取得了较为完美的前牙种植修复的红白美学效果。

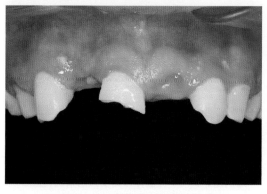

病例图 3-1　患者术前正面照(重庆医科大学口腔医学院　付钢供图)

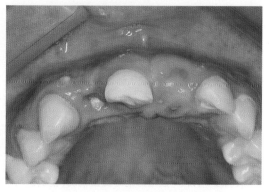

病例图 3-2　患者术前𬌗面照(重庆医科大学口腔医学院　付钢供图)

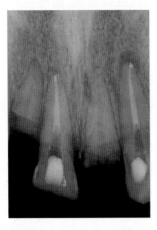

病例图 3-3　11、21、22X 线片（重庆医科大学口腔医学院　付钢供图）

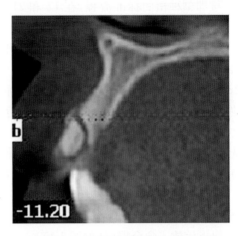

病例图 3-4　CBCT 图像（1）（重庆医科大学口腔医学院　付钢供图）

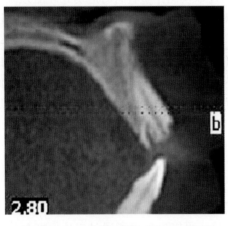

病例图 3-5　CBCT 图像（2）（重庆医科大学口腔医学院　付钢供图）

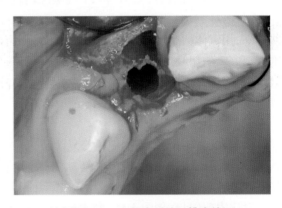

病例图 3-6　12 拔出后的牙槽窝情况（重庆医科大学口腔医学院　付钢供图）

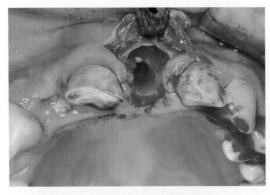

病例图 3-7　21 拔出后的牙槽窝情况（重庆医科大学口腔医学院　付钢供图）

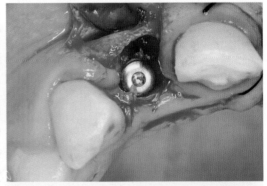

病例图 3-8　12 种植体即刻植入后情况（重庆医科大学口腔医学院　付钢供图）

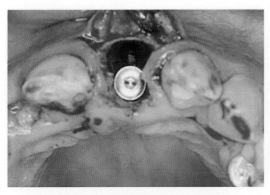

病例图 3-9　21 种植体即刻植入后情况（重庆医科大学口腔医学院　付钢供图）

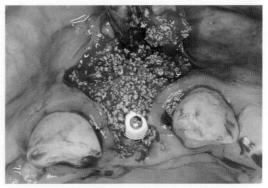

病例图 3-10　种植体与牙槽窝间植入骨粉（重庆医科大学口腔医学院　付钢供图）

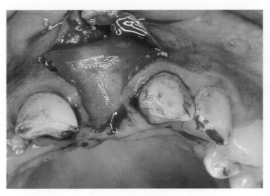

病例图 3-11　在植入骨粉后盖上可吸收胶原膜（重庆医科大学口腔医学院　付钢供图）

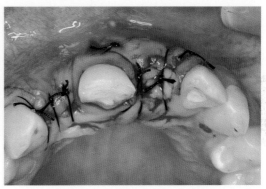

病例图 3-12　关闭缝合伤口（重庆医科大学口腔医学院　付钢供图）

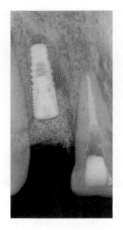

病例图 3-13　12 种植体植入后的 X 线片（重庆医科大学口腔医学院　付钢供图）

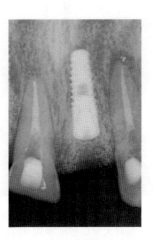

病例图 3-14　21 种植体植入后的 X 线片（重庆医科大学口腔医学院　付钢供图）

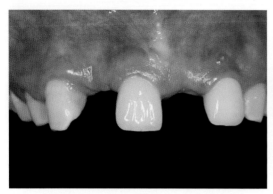

病例图 3-15　种植二期修复前正面照（重庆
医科大学口腔医学院　付钢供图）

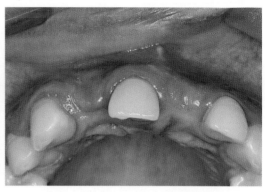

病例图 3-16　种植二期修复前𬌗照（重庆
医科大学口腔医学院　付钢供图）

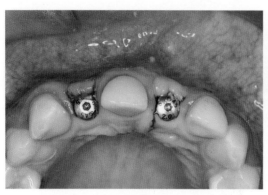

病例图 3-17　愈合帽戴入后行二期牙龈成形
（重庆医科大学口腔医学院　付钢供图）

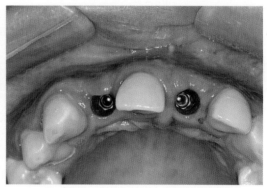

病例图 3-18　愈合帽牙龈成形后的袖口情况
（重庆医科大学口腔医学院　付钢供图）

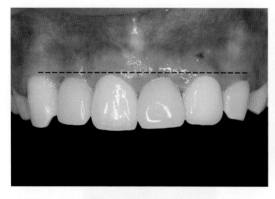

病例图 3-19　暂时修复体初次戴入后的牙龈龈缘
状况（重庆医科大学口腔医学院　付钢供图）

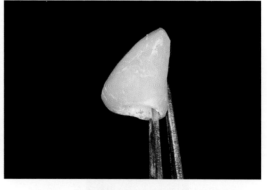

病例图 3-20　调整暂时修复体的颈部凸度
（重庆医科大学口腔医学院　付钢供图）

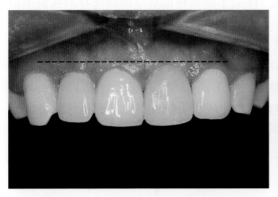

病例图 3-21 暂时修复体最终诱导龈缘的效果
（重庆医科大学口腔医学院 付钢供图）

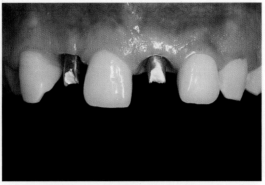

病例图 3-22 种植体修复基台戴入情况
（重庆医科大学口腔医学院 付钢供图）

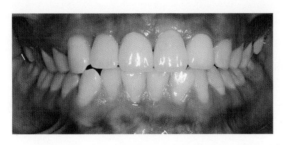

病例图 3-23 最终种植修复效果正面观（重庆
医科大学口腔医学院 付钢供图）

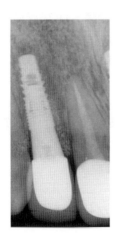

病例图 3-24 12 修复完成后的 X 线片
（重庆医科大学口腔医学院 付钢供图）

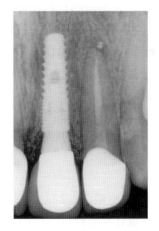

病例图 3-25 21 修复完成后的 X 线片
（重庆医科大学口腔医学院 付钢供图）

专家点评：

这是一例典型的即刻种植适应证病例，在 ITI 关于即刻种植适应病例选择的共识中指出：完整的唇侧骨板且骨板厚度在 1mm 以上，同时种植体和唇侧骨板间有 2mm 的跳跃间隙（jumping gap）是理想即刻种植病例选择最为重要的局部解剖因素，在这个病例的治疗过程中，术者给我们做出了很好的诠释。利用过渡暂时冠诱导前牙美学区种植修复牙龈软组织形态是最为常用的临床方法，采用这种方法除了要求术者有相当的耐心外，更为关键的是术者必须有扎实牙体颈部形态解剖知识和对牙龈软组织可塑性不确定性认知的丰富实践经验，该病例最终前牙红白美学效果的获得，也是对术者对以上知识、技巧和经验的最好褒奖。

（付　钢）

病例4　数字化微笑设计

患者一般信息：

女，30 岁。

主诉：

上颌前牙多颗牙齿蛀牙充填后 3 年，牙齿形态颜色不美观。

现病史：

3 年前因多颗前牙蛀牙导致前牙变色缺损，行充填治疗，现发现牙齿颜色异常，局部补牙材料缺损，影响美观。

既往史：

否认全身系统性疾病史。否认药物过敏史及传染病史。

口腔专科检查：

11、21、22 近远中树脂材料充填，充填物周围变色，局部继发龋。11 牙唇面中部浅龋洞，颈部牙龈轻度退缩。12 近中树脂材料充填，21 近中切角部分充填材料脱落。13 轻度近中扭转，12 与对𬌗牙对刃接触。41 牙体变色，近中树脂充填，41、31 之间牙龈轻微肿胀。余牙牙冠完整，无缺损。牙龈无明显炎症，形态颜色正常（病例图 4-1 ~ 病例图 4-3）。

辅助检查：

根尖片示：21 根中部多生牙，12、11、21、22 充填物未累及髓腔，根尖区未见明显阴影。11、21 牙槽骨有水平吸收约占根长的 1/3。41 已行 RCT，恰填。31、32、41、42 牙槽骨有约 1/3 骨吸收（病例图 4-4）。

诊断：

牙列不齐；继发龋（12、22）；牙体缺损（11、21）；变色牙（42）；21 区多生牙。

治疗方案设计和诊疗过程：

（1）病例分析过程：患者主要因为前牙不美观求治。不美观有两方面原因，一是充填变色、继发龋产生。二是患者轻度前牙排列不齐，临床牙冠过长。因此要解决此两问题，需要先对龋损进行再次充填，然后再考虑是否正畸排齐。但考虑即使正畸后，患者的前牙形态也不正常，因此考虑陶瓷贴面修复。为了保证尽可能保留患者健康牙体组织以及实现修复的可预见性，术前需进行充分的美学设计。

数字微笑设计(digital smile design, DSD)是借助计算机软件运用美学理念进行可视化牙齿美容的设计,通常可借助 photoshop、keynote 等软件。它对患者的面部特点、牙齿状况进行综合分析,按照微笑黄金法则设计牙齿,使患者的牙齿形态和面部达到和谐统一。此患者牙齿的中线与唇中线不一致,并有轻度倾斜。进一步分析发现患者切缘磨损使得切缘曲线变成反曲度,导致切缘平面和下唇曲线之间协调。右上尖牙近中腭侧扭转,与下颌牙对刃接触,侧切牙对刃𬌗。前牙各个牙体长轴方向各异,没有统一协调的美感。

右下前牙变色,已经根管治疗,且不存在大面积牙体缺损,因此单纯根管内漂白即可解决。

(2) 方案设计和临床治疗过程:综合临床检查和 X 线辅助检查,制订治疗计划。

1) 多生牙转外科拔除(21);

2) 牙周序列治疗;

3) 根管内漂白(41);

4) 树脂充填(12、11、21、22)后陶瓷贴面修复(13~23)。

临床诊疗过程:

牙周治疗及拔牙术后 3 个月复诊。拍摄数码照片及制取模型,进行数字化分析,美学蜡型(病例图 4-5~病例图 4-8)。

复合树脂注入取自诊断蜡像的硅橡胶内,放入患者口中,待硬化后观察评估(mock-up),轻微改动可以通过椅旁复合树脂直接添加,直至患者对牙齿形态和丰满度满意(病例图 4-9)。

牙体预备,硅橡胶取模,口内制作暂时性贴面(病例图 4-10~病例图 4-12)。

制作完成的陶瓷贴面(病例图 4-13)。

贴面试戴后试色糊剂试色,牙龈线压排。贴面酸蚀,粘接(病例图 4-14,病例图 4-15)。

同期进行 42 根管内漂白处理(病例图 4-16)。

最终患者完成效果(病例图 4-17~病例图 4-19)。

(3) 替代方案的设计

1) 替代方案一:树脂贴面修复。尽管树脂贴面也是可以选择的方案之一,复合树脂的物理性能在某些方面受到限制,复合树脂(平均超微填料达80%)的弹性模量为 10~20GPa,远低于釉质的弹性模量(大约 80GPa)。而长白石类陶瓷材料弹性模量约 70GPa,与釉质较为接近。Reeh 等比较树脂贴面和瓷贴面修复(长石瓷)后牙齿的强度,发现瓷贴面用来代替釉质时,牙冠的硬度恢复至 100% 而树脂贴面可恢复 76%~88%。因此瓷贴面可以表现更仿生的效果,强度也更高一些。

2) 替代方案二:全冠修复。由于牙体组织磨削量大,边缘线长以及破坏了患者原有的前牙导等缺点显示都不是最佳的治疗方案。

修复效果评价:

从最终修复效果我们可以看到,修复体基本达成数字微笑设计(DSD)的目标(病例图 4-20):图中切牙的中线垂直于水平面(黄色水平实线),与唇线(黄色垂直实线)一致;中切牙切缘平行于水平面,同时与口角线平行;前牙𬌗平面连线(白色虚线)与下唇曲线平行(白色实线)。两侧颊廊宽度适宜(红色圆圈)。图中切牙的长宽比例为75%,符合 75%~80% 这一理想的牙齿长宽比例;前牙邻接点与切缘平行,切外展隙呈反 V 形,这些都很好地诠释了前牙的美学要求。

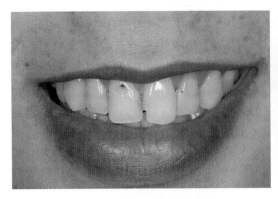

病例图 4-1　正面微笑像（同济大学
口腔医学院　刘伟才供图）

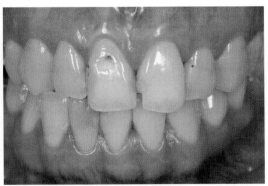

病例图 4-2　修复前口内情况（同济大学
口腔医学院　刘伟才供图）

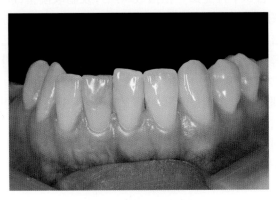

病例图 4-3　变色的 42（同济大学
口腔医学院　刘伟才供图）

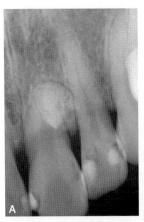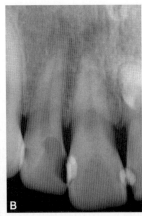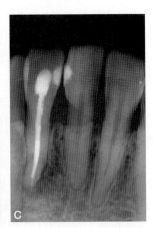

病例图 4-4　根尖片（同济大学口腔医学院　刘伟才供图）

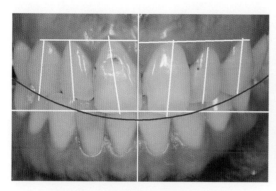

病例图 4-5　美学缺陷分析（同济大学
口腔医学院　刘伟才供图）

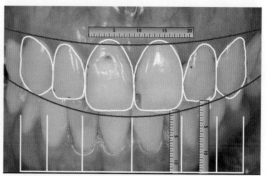

病例图 4-6　根据美学比例进行二维设计
（同济大学口腔医学院　刘伟才供图）

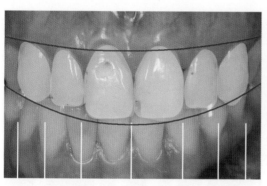

病例图 4-7　修复效果预览（同济大学
口腔医学院　刘伟才供图）

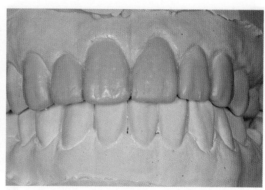

病例图 4-8　根据数字化设计结果制作的蜡型
（同济大学口腔医学院　刘伟才供图）

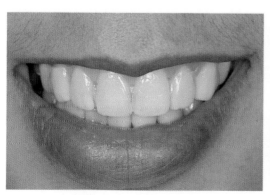

病例图 4-9　口内预览（同济大学
口腔医学院　刘伟才供图）

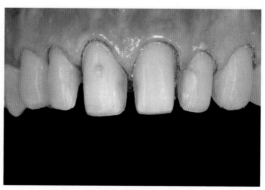

病例图 4-10　牙体预备（同济大学
口腔医学院　刘伟才供图）

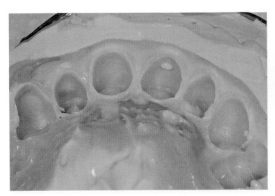

病例图 4-11 硅橡胶制取印模（同济大学
口腔医学院 刘伟才供图）

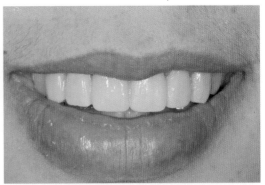

病例图 4-12 临时树脂贴面修复（1）（同济大学
口腔医学院 刘伟才供图）

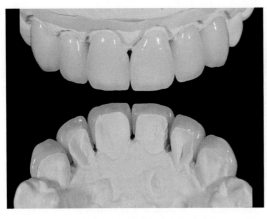

病例图 4-13 临时树脂贴面修复（2）（同济大学
口腔医学院 刘伟才供图）

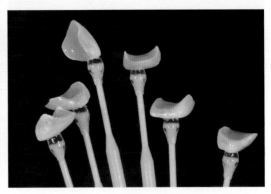

病例图 4-14 9％氢氟酸酸蚀（同济大学
口腔医学院 刘伟才供图）

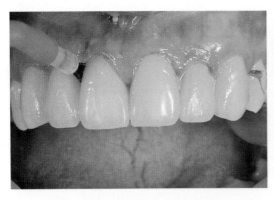

病例图 4-15 树脂水门汀粘接（同济大学
口腔医学院 刘伟才供图）

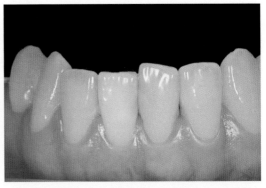

病例图 4-16 根管内漂白术后（同济大学
口腔医学院 刘伟才供图）

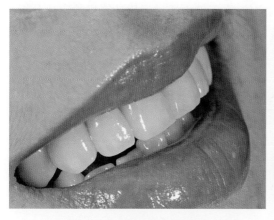

病例图 4-17　贴面修复后(1)(同济大学
口腔医学院　刘伟才供图)

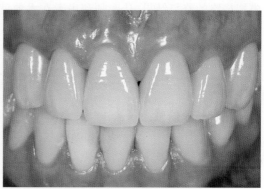

病例图 4-18　贴面修复后(2)(同济大学
口腔医学院　刘伟才供图)

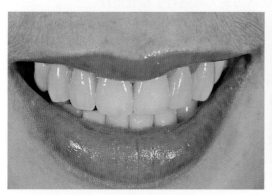

病例图 4-19　贴面修复后(3)(同济大学
口腔医学院　刘伟才供图)

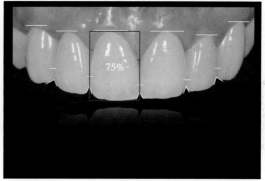

病例图 4-20　美学设计指标实现情况(同济大学
口腔医学院　刘伟才供图)

专家点评:

微笑美学是口腔医学美学、医学美学专业的一个重要研究课题。我国口腔医学美学专业虽起步于 20 世纪 80 年代末,但是对微笑美学的研究却发展很快。而微笑分析更成为美容牙科重要诊断方法和治疗目标之一。

牙科美学中形态美和色泽美是它的两个基本原理,从形态美的角度出发,我们强调头颌、面部、牙列、牙齿的长宽比等结构比例都接近黄金分割律,同时 0.618 作为人体美的标准尺度之一,我们又强调它的整体性和个体差异性,即在整体和谐的原则下根据个体差异有些许的改变。除此之外我们还强调牙齿排列的对称性和多样性,比如水平性对称和辐射状对称。当然绝对对称意味着呆板,不对称意味着变化,我们希望患者的获得协调自然的容貌特征。在色彩学方面,随着牙科材料学的发展,对于牙科常用的金属,树脂和陶瓷的研究已经从适合性与强度的重点转移到如何增进它的审美性能。以陶瓷为例,如何改善它们的光色质和荧光效果已成为国内外学者关注的热点。随着现代高科技的发展,计算机和光电转换测色技术的研究与应用都有了长足的进步,这些都消除人裸眼比色的主观性和误差。牙科多媒体应用,保存临床资料;直观地在屏幕上与患者讨论病情;甚至在电脑上进行美容设计,显示最终的模拟效果。这些无疑都是近年来牙科美学发展的方向和热点。

在这个病例中我们看到患者的美学期望得到了满足,修复体无论从形态学还是色彩学都诠释得非常完善。微笑这一牙科美学治疗的主体,在病例中通过运用计算机数字化分析,模拟最终的修复结果,让医师和患者在术前就了解术后效果,在心理上有接受的准备,便于沟通,避免一些医患双方因误解产生的纠纷。

(刘伟才)

病例5　前牙全瓷冠美学修复

患者一般信息:

女,32岁。

主诉:

上颌前牙龋坏变色10余年。

现病史:

上颌前牙10余年前开始出现邻面变黑,于院外充填治疗,后充填体多次脱落并修复。1个月前因充填体再次脱落就诊,发现上前牙牙髓活力丧失而进行了根管治疗。

既往史:

否认全身系统性疾病史。

口腔专科检查:

12、11、21、22邻接面及舌面大面积缺损,牙冠不同程度变色,缺损处可见暂封材料,12、11可见龈下牙石,牙龈无明显红肿(病例图5-1,病例图5-2)。

辅助检查:

X线片12、11、21、22根管内致密充填影像,根尖周无异常。

诊断:

牙体缺损(12、11、21、22),根管治疗术后。

治疗方案设计和诊疗过程:

(1)病例分析过程:因牙体缺损较大,但仍可获得牙本质肩领,且已行根管治疗,牙体预备前需纤维桩树脂核修复。另外,由于牙冠部有不同程度变色,拟行全冠修复,内冠采取遮色处理,并采用龈下肩台,有效遮蔽异常的牙色,并防止牙龈一旦发生退缩,边缘暴露不佳的基牙颜色。

患者牙龈缘曲线比较协调,切缘曲线正常,与下唇曲线平行。大笑时有轻度露龈,患者拒绝牙周手术。

为去除牙石,防止出现牙龈炎症,修复前全口牙齿行牙周基础治疗。

(2)方案设计和临床诊疗过程

1)患者牙周洁刮治完成后一周开始修复治疗。

2)12、11、21、22牙体缺损较大,先行纤维状树脂核修复,之后常规牙体预备,由于基牙牙色异常,将肩台预备于龈下(病例图5-3)。

3)根据邻牙及对𬌗牙比色后,完成全瓷冠的制作(内冠遮色处理),在模型上试戴,观察修复效果(病例图5-3,病例图5-4)。

4)将最终完成的全瓷冠在患者口内试戴(病例图5-6,病例图5-7)。

5)全瓷冠内冠处理,以保证粘接效果(病例图5-8)。

6)患者口内粘接,并于显微镜下观察龈边缘有无粘接剂残留,去除边缘多余的粘接剂,以免造成牙龈炎症(病例图5-9,病例图5-10)。

7)最终修复效果令患者满意(病例图5-11,病例图5-12,病例图5-13)。

(3)替代方案的设计:无。

图修复效果评价:

　　从最终完成治疗的照片可见,患者咬合稳定,覆𬌗覆盖正常,中线对正,牙色剔透逼真,邻接完善无黑三角,牙龈呈现粉红色波浪形。微笑时唇部自然放松,正面观上前牙切缘与下唇呈现相一致的弧线,侧面观切缘连线位于唇红与黏膜交界线的内侧,切牙长宽比例符合美学要求,患者的微笑更加自然和谐而有自信。

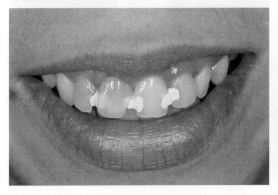

病例图 5-1　修复前面部情况(同济大学口腔医学院　刘伟才供图)

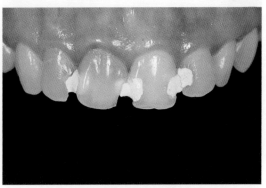

病例图 5-2　修复前口内情况(同济大学口腔医学院　刘伟才供图)

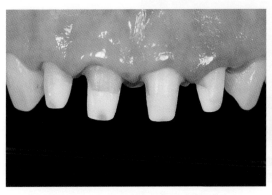

病例图 5-3　桩核及牙体预备完成后情况(同济大学口腔医学院　刘伟才供图)

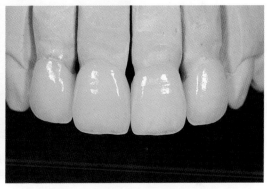

病例图 5-4　全瓷冠完成后模型上试戴(1)(同济大学口腔医学院　刘伟才供图)

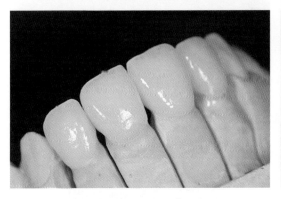

病例图 5-5　全瓷冠完成后模型上试戴(2)(同济大学口腔医学院　刘伟才供图)

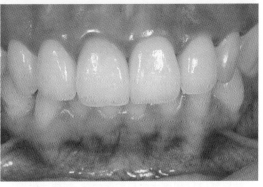

病例图 5-6　全瓷冠完成后口内试戴正面观(同济大学口腔医学院　刘伟才供图)

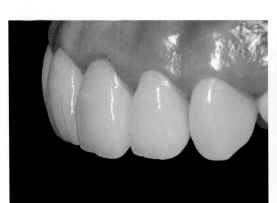

病例图 5-7　全瓷冠完成后口内试戴侧面观
（同济大学口腔医学院　刘伟才供图）

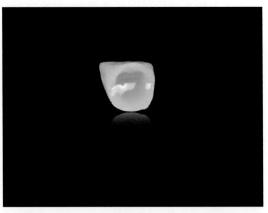

病例图 5-8　全瓷冠粘固前内冠处理（同济
大学口腔医学院　刘伟才供图）

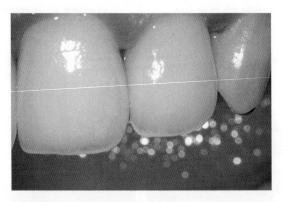

病例图 5-9　全冠粘固后显微镜下去除边缘多余粘
接剂（1）（同济大学口腔医学院　刘伟才供图）

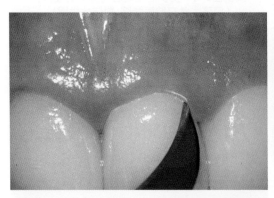

病例图 5-10　全冠粘固后显微镜下去除边缘多余
粘接剂（2）（同济大学口腔医学院　刘伟才供图）

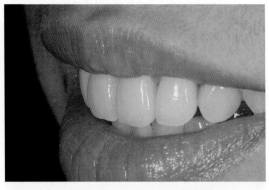

病例图 5-11　最终修复完成后侧面观（1）（同济
大学口腔医学院　刘伟才供图）

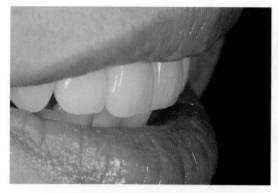

病例图 5-12　最终修复完成后侧面观（2）
（同济大学口腔医学院　刘伟才供图）

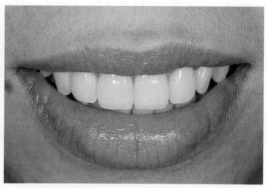

病例图 5-13　最终修复完成后正面观
（同济大学口腔医学院　刘伟才供图）

专家点评：

前牙全瓷冠修复结合纤维桩树脂核的应用，能够改善大面积龋坏、根管术后的牙齿的美学修复。

全瓷冠不含有金属底冠，具有良好的强度、色彩逼真，生物相容性好。制作成龈下肩台也不易产生牙龈黑线现象。有效的遮色后，全瓷冠能模拟出逼真的牙齿色泽，已逐渐成为前牙修复中较为常用的材料。

对于全瓷冠的粘接，需要选择适宜的牙本质粘接剂才能获得牢固可靠的粘接效果。在龈下肩台中，也需要在修复体粘接就位后，小心仔细地完整去除残留的粘接剂，以减少异物对牙龈、牙周的刺激。

（刘伟才）

病例 6　上前牙二次仿真修复

患者一般信息：

男，28 岁。

主诉：

左上前牙外伤后烤瓷冠修复 5 年，牙龈边缘变色。

口腔专科检查：

（1）21 烤瓷冠修复，修复体颜色偏白，通透性较差，冠边缘不密合。牙龈颜色异常，牙龈边缘微红，探诊出血。（病例图 6-1）。

（2）拆除烤瓷冠后可见基牙为深褐色，牙体大部分缺损，根管内螺纹钉固位，牙龈松软且轻度出血（病例图 6-2），无叩痛，无松动。

（3）21 根尖片显示根管内致密充填影像，根尖周无异常。

诊断：

（1）21 牙体缺损，根管治疗术后，烤瓷冠修复术后；

（2）慢性牙龈炎。

治疗方案设计和诊疗过程：

（1）病例的分析过程：该患者 5 年前因外伤导致左上前牙冠折露髓，经根管治疗后根管内置螺纹桩固位及烤瓷冠修复,现因发现牙龈颜色异常,影响美观前来就诊。根据21根尖片根管内充填致密且根尖周无异常故无须重做根管治疗,可考虑拆除烤瓷冠及金属桩改为纤维桩及全瓷冠修复以改善牙龈边缘着色问题。然而因该患牙变色严重,需遮色,且同名牙牙色丰富,使得模拟存在难度,成为修复主要难点。

(2) 方案设计和临床治疗过程

方案设计:

1) 拆除21烤瓷冠并取出根管内螺纹桩;

2) 建议牙周基础治疗;

3) 对21进行个性化比色及设计;

4) 21纤维桩及全瓷冠修复。

临床治疗过程:

1) 对患者口腔进行全面检查及评估,对同名牙用3D比色板进行分步比色及拍照分析(病例图6-3);

2) 拆除21烤瓷冠,进行牙周基础治疗控制牙龈炎症;

3) 拆除21螺纹钉,进行根管内预备,纤维桩树脂核修复并行牙体预备,修整肩台位于龈下0.5mm(病例图6-4);

4) 21排龈(病例图6-5),硅橡胶取模(病例图6-6),制作并粘接临时冠,约时间复诊。

5) 通过数码照片分析同名牙特殊色彩,采用九分区法(病例图6-7)及不定分区法(病例图6-8)进行细节化比色,借助特殊效果比色板进行分层比色(病例图6-9~病例图6-12),以确定特殊效果的层次;

6) 复诊戴全瓷冠(病例图6-13,病例图6-14)。

(3) 替代方案的设计:无。

修复效果评价:

(1) 该患牙的同名牙11色彩复杂,无法用单一颜色表达,为使患牙最终的修复效果与同名牙协调一致且逼真,需结合现有的比色技巧,总结出一套综合考虑时序和三维空间的程序化比色策略,进行系统全面细节化比色,从而更准确和更细节化地记录和描述天然牙的颜色(见病例图6-3、病例图6-7~病例图6-12)。

(2) 首先用VITA-3D比色板的分步比色,其比色顺序为:明度、饱和度、色相(见病例图6-3)。

(3) 基于数码照片划分的不定分区法分区比色,这些分区法能准确记录牙色的分布,尤其分区越多,记录的细节越充分。这种依赖于数码照片的分区方法,虽然不能确定具体是什么颜色,但对划分来说更便捷和准确。因其并不限定分区的数目,谓之不定分区法。此方法有助于抓住主要特征,在确定分区后,再逐一确定具体的颜色(基本色:2M3、2M2、2R2.5)(见病例图6-7,病例图6-8)。

(4) 全瓷修复中分层比色和效果瓷的应用。此病例中,11号牙颈、中、切的颜色特征明显,另外在基本色基础上有特殊效果,为确定这些特殊效果的层次,需要借助特殊效果比色板进行分层比色(见病例图6-9~病例图6-12)。

(5) 通过上述的各种比色方法确定11号牙的重要色彩细节,通过技师的理解和创作,最终结果令人满意(见病例图6-13,病例图6-14)。

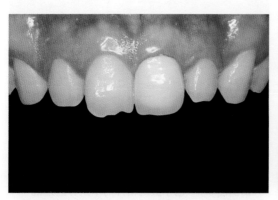

病例图 6-1　治疗前 21 烤瓷冠修复,牙龈边缘明显着色(同济大学口腔医学院　刘伟才供图)

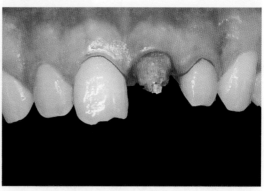

病例图 6-2　拆除 21 烤瓷冠后,根管内置金属螺纹桩,21 牙体大部分缺损,呈深褐色,牙龈红肿出血(同济大学口腔医学院　刘伟才供图)

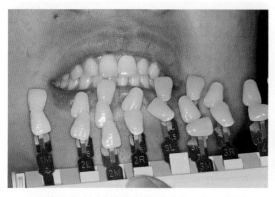

病例图 6-3　3D 比色板对 11 进行分步比色(同济大学口腔医学院　刘伟才供图)

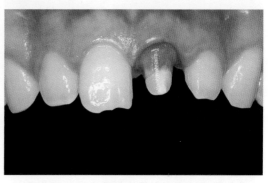

病例图 6-4　21 牙周治疗后纤维桩树脂核修复(同济大学口腔医学院　刘伟才供图)

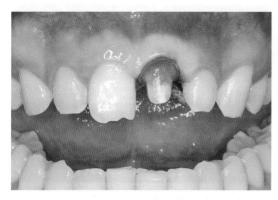

病例图 6-5　21 排龈,修整肩台(同济大学口腔医学院　刘伟才供图)

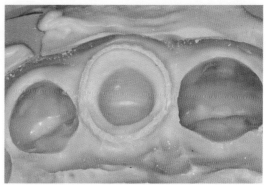

病例图 6-6　硅橡胶取模(同济大学口腔医学院　刘伟才供图)

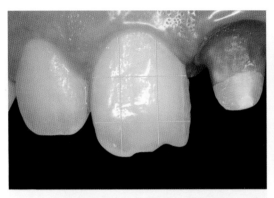

病例图6-7　九分区比色(同济大学口腔医学院　刘伟才供图)

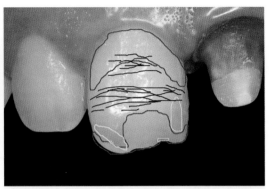

病例图6-8　基于数码相片的不定分区法确定11最主要的颜色分布(同济大学口腔医学院　刘伟才供图)

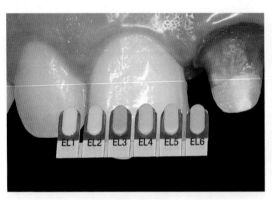

病例图6-9　特殊效果比色板对11进行分层比色(1)(同济大学口腔医学院　刘伟才供图)

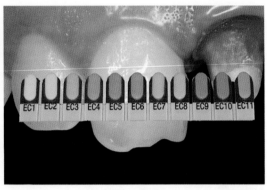

病例图6-10　特殊效果比色板对11进行分层比色(2)(同济大学口腔医学院　刘伟才供图)

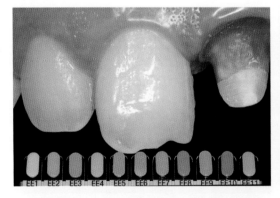

病例图6-11　特殊效果比色板对11进行分层比色(3)(同济大学口腔医学院　刘伟才供图)

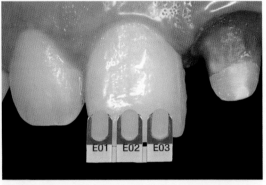

病例图6-12　特殊效果比色板对11进行分层比色(4)(同济大学口腔医学院　刘伟才供图)

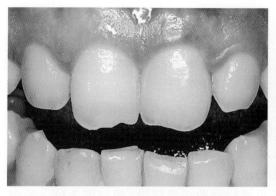

病例图 6-13　全瓷冠修复完成最终效果
（同济大学口腔医学院　刘伟才供图）

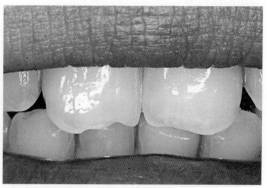

病例图 6-14　最终效果（同济大学
口腔医学院　刘伟才供图）

专家点评：

该病例中，前牙二次修复的主要难点在于需要改善该患牙的仿生美学修复。因此，在患牙根管治疗完善的基础上，将金属螺纹钉改为纤维桩树脂核，遮色后个性化比色，仿真全瓷全冠修复。

3D 比色是该病例的难点。对侧同名牙色彩丰富，在患牙的比色时就需要较为精细的九分区比色法，由此可以得到更为丰富的色彩信息。另外，对侧同名牙的细节部分还需要采用特殊效果瓷粉进行分层比色，并绘制色彩地图方便医技沟通。

牙齿的色彩是丰富多变、层次多样的，在遇到色泽复杂的病例时，更需要医师的细致耐心，运用分块、分区、分层的方法进行比色。有人说口腔医师有时需要像一个艺术家那样画龙点睛，有时要像一个匠人一样精雕细琢，只有这样才能慢慢体现出口腔医师的妙手仁心。

（刘伟才）

病例 7　个别牙仿真修复

患者一般信息：

女，40 岁。

主诉：

前牙外伤折断要求美学仿真修复。

现病史：

1 个月前前牙外伤折断，经过牙体治疗后无不适，要求仿真修复。

检查：

11 冠折，远中位于龈上 3mm，叩诊（-），不松动，X 线片显示根管治疗完善。邻牙完整，咬合关系基本正常，牙龈略红肿。

诊断：

11 牙体缺损。

治疗计划：

（1）牙周治疗。

（2）11 桩核冠修复：通过术前照片，可以看到丰富的牙齿表面形态、内部颜色条纹以及不十分透明的切端效果，仿真修复难度较大（病例图 7-1，病例图 7-2）。经过医患美学信息交流，制订了尽量模仿对称牙的美学目标（病例图 7-3，病例图 7-4）。

除了常规比色外，拍摄了 1∶1 数码影像，捕捉、传递天然牙的表面形态、切端半透明性等重要的微观美学信息，以利于技师进行仿真效果的制作（病例图 7-5，病例图 7-6）。技师根据临床提供的美学信息，采用内插色、外染色、形成表面形态等方法，将美学信息最大程度地表现在修复体上（病例图 7-7 ~ 病例图 7-10）。通过对天然牙微观美学特征的全面捕捉和表达，修复体达到了与天然牙自然协调的美学效果（病例图 7-11 ~ 病例图 7-14）。

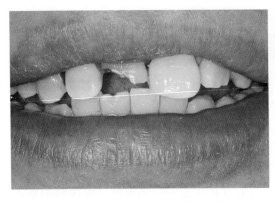

病例图 7-1　治疗前（1）（北京大学
口腔医学院　刘峰供图）

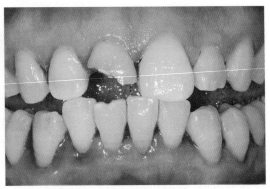

病例图 7-2　治疗前（2）（北京大学
口腔医学院　刘峰供图）

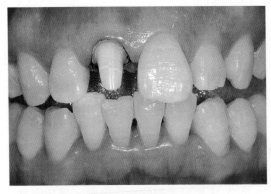

病例图 7-3　牙体预备后（1）（北京大学
口腔医学院　刘峰供图）

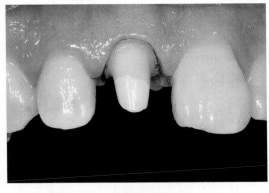

病例图 7-4　牙体预备后（2）（北京大学
口腔医学院　刘峰供图）

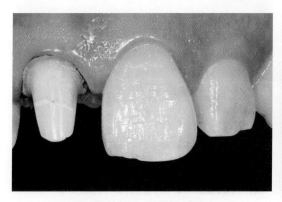

病例图 7-5　反映表面形态（北京大学
口腔医学院　刘峰供图）

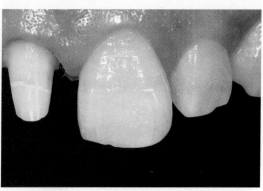

病例图 7-6　反映切端半透明性（北京大学
口腔医学院　刘峰供图）

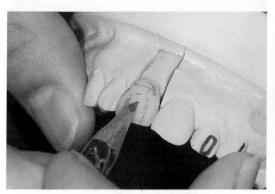

病例图 7-7　绘制表面形态（北京大学
口腔医学院　刘峰供图）

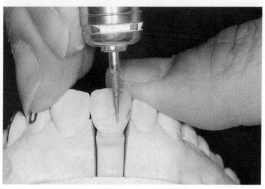

病例图 7-8　调磨表面形态（北京大学
口腔医学院　刘峰供图）

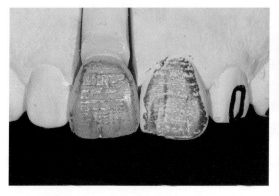

病例图 7-9　调磨轮廓形态（北京大学
口腔医学院　刘峰供图）

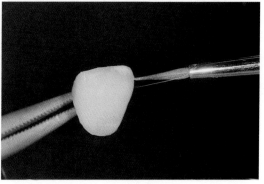

病例图 7-10　外染色进行细微调整（北京大学
口腔医学院　刘峰供图）

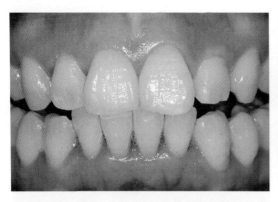

病例图 7-11　修复后（1）（北京大学
口腔医学院　刘峰供图）

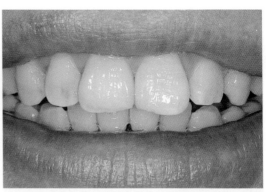

病例图 7-12　修复后（2）（北京大学
口腔医学院　刘峰供图）

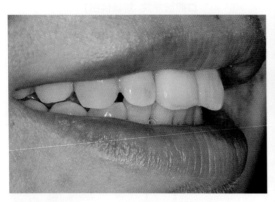

病例图 7-13　修复后（3）（北京大学
口腔医学院　刘峰供图）

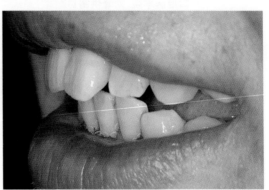

病例图 7-14　修复后（4）（北京大学
口腔医学院　刘峰供图）

专家点评：

　　对于提出仿真修复要求的患者,需要患者-医师-技师之间良好的沟通协作,共同完成整个修复治疗过程。有经验的口腔修复科医师很清楚,此类个别牙仿真修复病例是非常有难度的。医师首先要在术前需要充分了解患者的心理预期,通过术前全面的美学分析,对修复效果进行预判,评估与患者预期之间的差别,与患者充分沟通达成共识后再开始治疗。牙齿美学效果受到多种因素影响。通过高质量的口内照片,真实反映天然牙形态、排列、颜色分布、表面质地纹理以及透明度等美学信息,做好医技之间充分、有效的沟通,技师通过内插、外染等加工工艺,将微观美学特征全面表达才能实现与天然牙协调的美学修复效果。

（刘　峰）

病例 8　个别牙空间异常修复设计

患者一般情况：

女,26 岁。

主诉：

上前牙外伤要求修复。

现病史：

上前牙滑雪时不慎摔伤，经过治疗后无不适，要求美观修复。

检查：

21 冠折，断端位于龈上 3mm，叩诊（−），不松动，X 线片显示根管治疗完善。21 明显唇倾，同时 11 长轴向近中倾斜、移位，造成 21 的修复空间明显不足、双上中切牙牙龈高度不一致（病例图 8-1 ~ 病例图 8-4）。邻牙完整，牙龈无红肿。

治疗设计：

通过初步美学设计并和患者交流，确定了不进行牙冠延长手术、忽略牙龈高度问题的整体治疗策略；向患者提出调磨右上中切牙近中、调整修复空间的方案，患者从天然牙的健康角度考虑没有接受，要求直接修复左上中切牙。

临床医师根据患者的需求制作诊断蜡型，首先去除必须磨除的牙体组织，之后堆塑、雕刻修复体的形态。患者对诊断蜡型表现出的美学效果满意（病例图 8-5 ~ 病例图 8-12）。

患牙经过完善根管治疗以后，进行牙体预备（病例图 8-13 ~ 病例图 8-16）。利用诊断蜡型翻制临时修复体，戴入口内，发现修复体长轴存在远中倾斜的问题，严重影响美观效果（病例图 8-17 ~ 病例图 8-20）。

利用数码影像再次和患者进行美学信息交流，向患者交代扭转修复体长轴方向必须依靠调整邻牙的近中部分（病例图 8-21），患者接受。根据交流结果修整诊断蜡型（病例图 8-22）。

利用修整后的诊断蜡型翻制硅橡胶导板，指导在口内调磨邻牙，直至硅橡胶导板与邻牙密切吻合（病例图 8-23 ~ 病例图 8-26）。由于长轴方向明显改变，制作铸造桩核，利用硅橡胶导板控制桩核唇面舌面形态（病例图 8-27 ~ 病例图 8-30）。翻制临时修复体，形态与天然牙列协调（病例图 8-31，病例图 8-32）。

拍摄比色照片（病例图 8-33，病例图 8-34），结合硅橡胶导板，指导技师制作全瓷修复体（病例图 8-35 ~ 病例图 8-38）。修复后获得与邻牙颜色、形态协调一致的美学效果，牙龈高度不同的问题虽然依然存在，但对整体美学效果没有造成明显影响（病例图 8-39 ~ 病例图 8-42）。

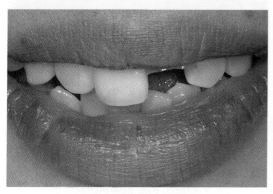

病例图 8-1 治疗前（1）（北京大学口腔医学院 刘峰供图）

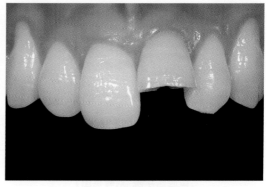

病例图 8-2 治疗前（2）（北京大学口腔医学院 刘峰供图）

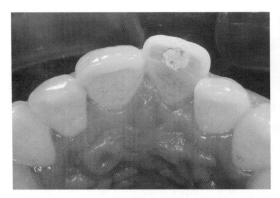

病例图 8-3　治疗前（3）（北京大学
口腔医学院　刘峰供图）

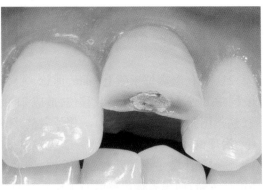

病例图 8-4　治疗前（4）（北京大学
口腔医学院　刘峰供图）

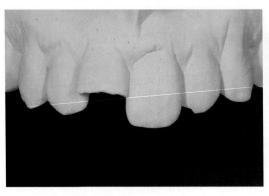

病例图 8-5　研究模型（1）（北京大学
口腔医学院　刘峰供图）

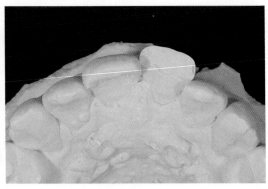

病例图 8-6　研究模型（2）（北京大学
口腔医学院　刘峰供图）

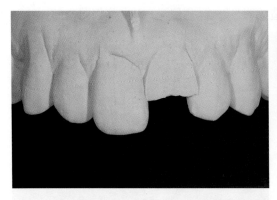

病例图 8-7　模型预备（1）（北京大学
口腔医学院　刘峰供图）

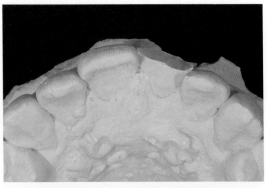

病例图 8-8　模型预备（2）（北京大学
口腔医学院　刘峰供图）

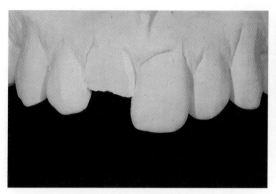

病例图 8-9　模型预备（3）（北京大学
口腔医学院　刘峰供图）

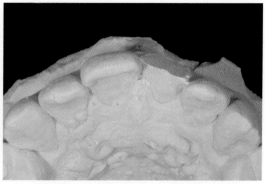

病例图 8-10　模型预备（4）（北京大学
口腔医学院　刘峰供图）

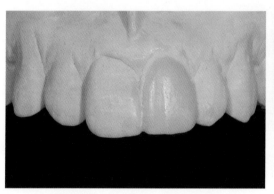

病例图 8-11　诊断蜡型（1）（北京大学
口腔医学院　刘峰供图）

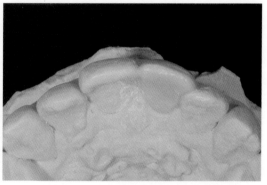

病例图 8-12　诊断蜡型（2）（北京大学
口腔医学院　刘峰供图）

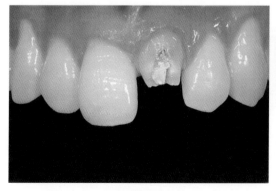

病例图 8-13　牙体初步预备（1）（北京大学
口腔医学院　刘峰供图）

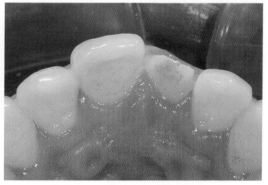

病例图 8-14　牙体初步预备（2）（北京大学
口腔医学院　刘峰供图）

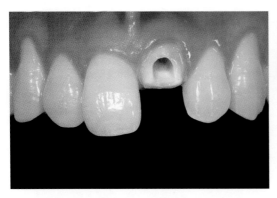

病例图 8-15　桩核牙体预备（1）（北京大学
口腔医学院　刘峰供图）

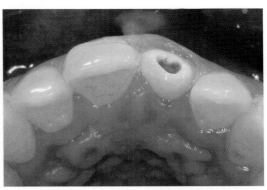

病例图 8-16　桩核牙体预备（2）（北京大学
口腔医学院　刘峰供图）

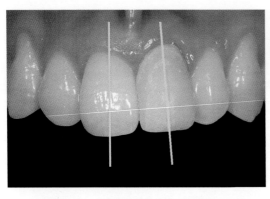

病例图 8-17　翻制暂时修复体，暴露长轴问题
（北京大学口腔医学院　刘峰供图）

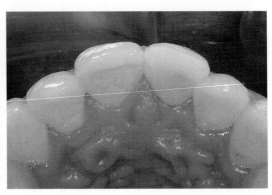

病例图 8-18　暂时修复体（1）（北京大学
口腔医学院　刘峰供图）

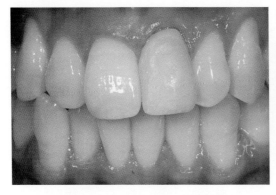

病例图 8-19　暂时修复体（2）（北京大学
口腔医学院　刘峰供图）

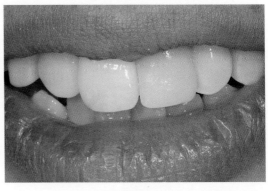

病例图 8-20　暂时修复体（3）（北京大学
口腔医学院　刘峰供图）

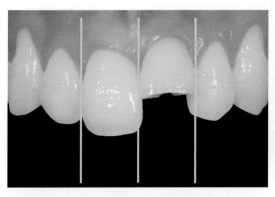

病例图 8-21　利用影像再次进行美学信息交流
（北京大学口腔医学院　刘峰供图）

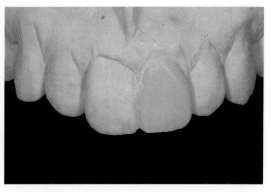

病例图 8-22　修整后的诊断蜡型（北京大学
口腔医学院　刘峰供图）

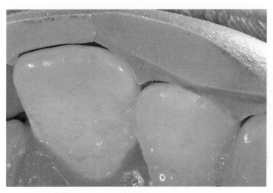

病例图 8-23　硅橡胶导板在口内不能复位
（北京大学口腔医学院　刘峰供图）

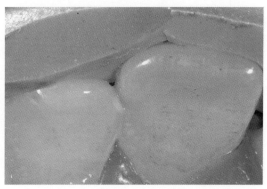

病例图 8-24　调整邻牙，至硅橡胶导板完全复位
（北京大学口腔医学院　刘峰供图）

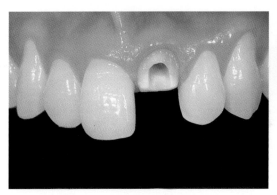

病例图 8-25　邻牙修整完成（1）（北京大学
口腔医学院　刘峰供图）

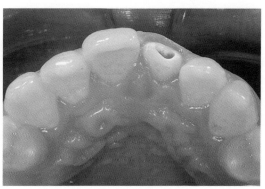

病例图 8-26　邻牙修整完成（2）（北京大学
口腔医学院　刘峰供图）

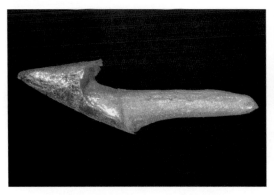

病例图 8-27　制作完成的金属铸造桩核（1）
（北京大学口腔医学院　刘峰供图）

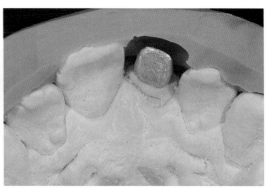

病例图 8-28　制作完成的金属铸造桩核（2）
（北京大学口腔医学院　刘峰供图）

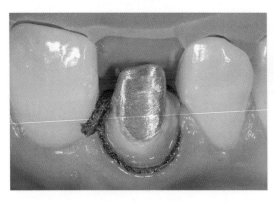

病例图 8-29　硅橡胶导板指导完成牙体预备（1）
（北京大学口腔医学院　刘峰供图）

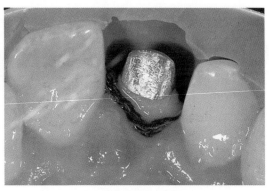

病例图 8-30　硅橡胶导板指导完成牙体预备（2）
（北京大学口腔医学院　刘峰供图）

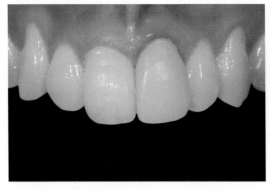

病例图 8-31　重新制作完成的临时修复体（1）
（北京大学口腔医学院　刘峰供图）

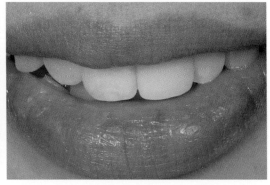

病例图 8-32　重新制作完成的临时修复体（2）
（北京大学口腔医学院　刘峰供图）

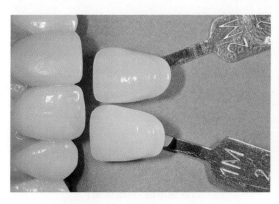

病例图 8-33 比色照片（北京大学
口腔医学院 刘峰供图）

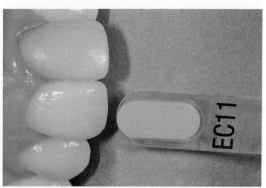

病例图 8-34 分层比色照片（北京大学
口腔医学院 刘峰供图）

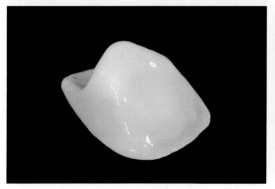

病例图 8-35 全瓷修复体（1）（北京大学
口腔医学院 刘峰供图）

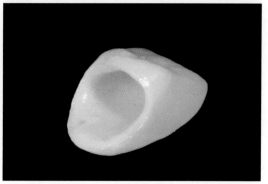

病例图 8-36 全瓷修复体（2）（北京大学
口腔医学院 刘峰供图）

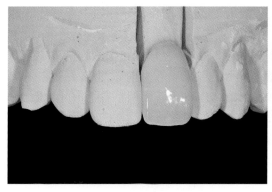

病例图 8-37 全瓷修复体（3）（北京大学
口腔医学院 刘峰供图）

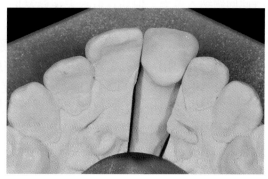

病例图 8-38 全瓷修复体（4）（北京大学
口腔医学院 刘峰供图）

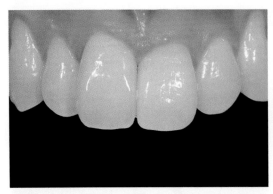

病例图 8-39　修复后(1)(北京大学
口腔医学院　刘峰供图)

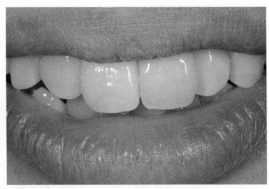

病例图 8-40　修复后(2)(北京大学
口腔医学院　刘峰供图)

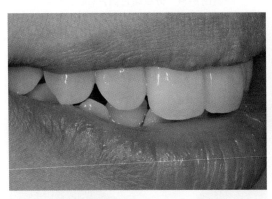

病例图 8-41　修复后(3)(北京大学
口腔医学院　刘峰供图)

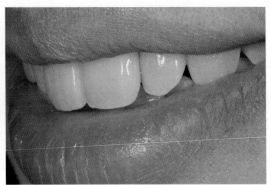

病例图 8-42　修复后(4)(北京大学
口腔医学院　刘峰供图)

专家点评:

　　本病例患者治疗前上前牙存在排列位置异常,本身存在齿龈关系不协调,但患者主观不希望处理,通过评估,该患者笑线低,不处理齿龈关系风险较低,故在病例治疗策略中并没有将此问题纳入考虑。但如若追求美学修复的完美效果,还是应该在治疗计划中考虑牙冠延长术或正畸治疗。

　　通过本病例展示,可以发现诊断蜡型、硅橡胶导板和临时修复体在整个治疗过程中起到了重要作用。作用一,与患者的沟通交流。该患者最初拒绝调整右上前牙,但在经过第一次临时修复后,患者直观的了解可能实现的修复效果,最终理解了需要调整右上前牙的原因。作用二,指导医师进行精细牙体预备。近年来,微创口腔科理念被广泛推广,在术中我们应该做到尽量保存剩余牙体组织,将备牙量控制在最小。通过在模型上模拟预备,制作导板,调整天然牙使导板就位,可以控制口内实际备牙量与模拟备牙量一致,同时可以满足修复体制作的要求。

(刘　峰)

病例9 牙周-修复联合治疗病例

患者一般信息：

女,28岁。

主诉：

美观修复上前牙。

现病史：

左上侧切牙缺失,多年前行固定桥修复,无不适感。目前自觉不美观,希望重新修复改善美观效果(病例图9-1)。

检查：

22缺失,21—23烤瓷桥修复,牙龈肿胀,牙龈曲线不协调,牙齿长宽比不佳,严重深覆殆。11死髓变色。

治疗设计：

本类病例存在"重新固定桥修复"或改为"单冠+种植"两种修复方案,就此需要和患者进行深入的交流,最终需要患者在深入认识两种治疗方式的区别后进行选择。"单冠+种植"更容易对牙冠和牙龈外形进行塑造,修复后也更有利于患者自洁,因此常规上应成为首选方案。但临床检查发现该患者存在比较严重的深覆殆问题(病例图9-2),同时由于牙齿缺失时间较长,存在较明显的骨量不足(病例图9-3),因此如采用种植修复可能会存在较大困难和风险。通过和患者进行深入交流,患者决定采用"重新固定桥修复"的设计。患者希望采用全瓷修复,故考虑采用氧化锆全瓷桥修复。

临床检查可见严重露龈笑、上前牙长宽比不协调等美学缺陷(病例图9-4),根据数码影像和患者进行交流,确定通过牙冠延长手术调整牙龈高度和曲线。首先需制取研究模型,并根据美学信息交流结果在模型上制作诊断蜡型(病例图9-5,病例图9-6)。诊断蜡型一方面用以和患者沟通对治疗效果的期望,另一方面可以用其制作透明导板,指导牙周医师围绕修复目标进行精确的手术。

治疗过程：

确定治疗方案后,首先利用数码影像和诊断蜡型指导牙周专业医师进行牙冠延长手术。手术八周后,牙龈高度获得了改善,形成了较协调的牙龈曲线,前牙的整体轮廓具有明显的改善(病例图9-7)。

患者缺牙区牙龈组织厚度良好,但缺乏龈乳头形态。对缺牙区牙龈形态的引导、塑造成为本病例能否成功的最重要因素。

拆除原修复体后对双上中切牙、左上尖牙进行纤维桩和修复、牙体预备(病例图9-8~病例图9-11)。之后通过对牙龈组织形态的直接修整、利用临时桥对牙龈组织进行压迫和引导、反复修整临时桥的组织面形态、精细塑造牙龈形态等手段,经过一个较长期的过程,可以使缺牙区牙龈获得一个类似种植体颈部的牙龈袖口(病例图9-12~病例图9-18)。

本病例采用氧化锆全瓷材料制作内冠,具有良好的透光性,并且与牙本质颜色接近(病例图9-19,病例图9-20)。修复体戴入后可见颜色与全牙列协调一致,良好的透光性使其外观逼真自然;包括缺牙区在内的整体牙龈形态良好,牙龈高度、牙龈曲线获得了非常明显的改善,露龈笑程度明显减轻,患者微笑的整体美观效果获得了明显提升(病例图 9-21～病例图 9-26)。

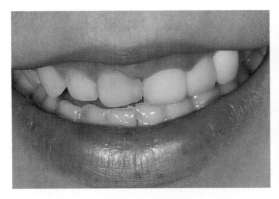

病例图 9-1　术前严重的露龈笑(北京大学口腔医学院　刘峰供图)

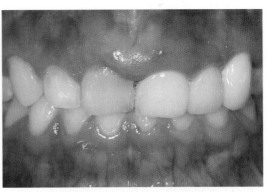

病例图 9-2　深覆𬌗(北京大学口腔医学院　刘峰供图)

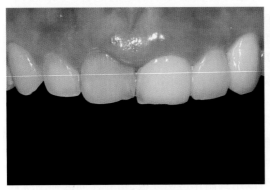

病例图 9-3　牙龈曲线形态不良(北京大学口腔医学院　刘峰供图)

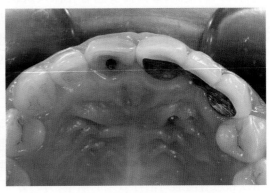

病例图 9-4　左上侧切牙位置存在较明显骨量不足(北京大学口腔医学院　刘峰供图)

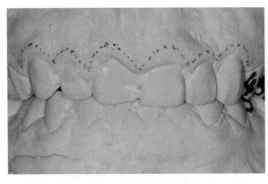

病例图 9-5　研究模型(北京大学口腔医学院　刘峰供图)

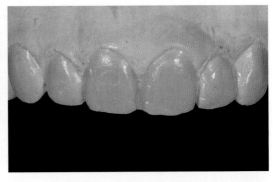

病例图 9-6　诊断蜡型(北京大学口腔医学院　刘峰供图)

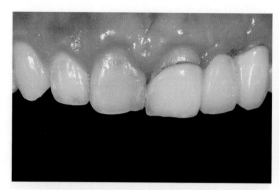

病例图 9-7　牙冠延长手术后（北京大学
口腔医学院　刘峰供图）

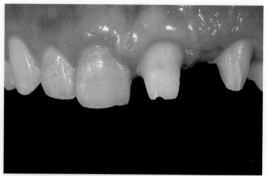

病例图 9-8　拆除原修复体、进行初步预备后
（北京大学口腔医学院　刘峰供图）

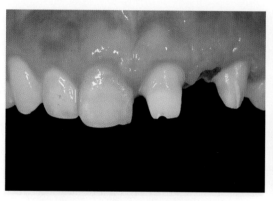

病例图 9-9　缺牙区龈组织修整（北京大学
口腔医学院　刘峰供图）

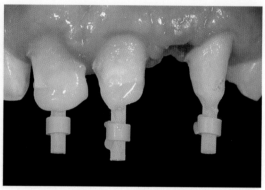

病例图 9-10　纤维桩核制作（北京大学
口腔医学院　刘峰供图）

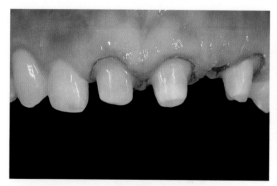

病例图 9-11　牙体预备完成（北京大学
口腔医学院　刘峰供图）

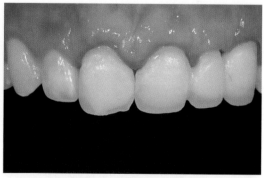

病例图 9-12　临时冠（北京大学
口腔医学院　刘峰供图）

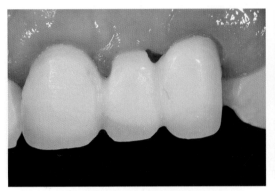

病例图 9-13　临时冠初戴（北京大学
口腔医学院　刘峰供图）

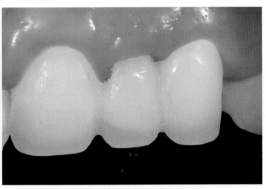

病例图 9-14　临时冠戴用 2 周（北京大学
口腔医学院　刘峰供图）

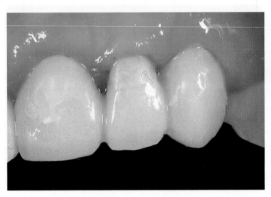

病例图 9-15　临时冠调整后（北京大学
口腔医学院　刘峰供图）

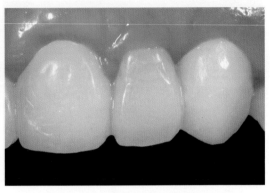

病例图 9-16　调整过的临时冠戴用 4 周后
（北京大学口腔医学院　刘峰供图）

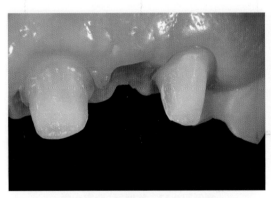

病例图 9-17　形成的牙龈袖口（北京大学
口腔医学院　刘峰供图）

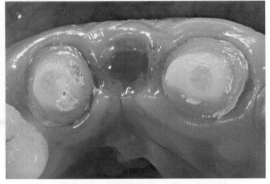

病例图 9-18　形成的牙龈袖口（北京大学
口腔医学院　刘峰供图）

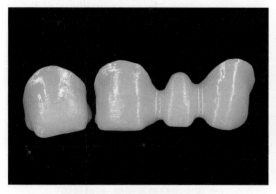

病例图 9-19　氧化锆内冠（北京大学
口腔医学院　刘峰供图）

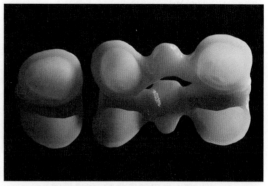

病例图 9-20　氧化锆内冠的透光性（北京大学
口腔医学院　刘峰供图）

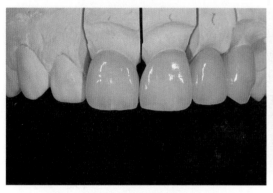

病例图 9-21　氧化锆全瓷冠桥（北京大学
口腔医学院　刘峰供图）

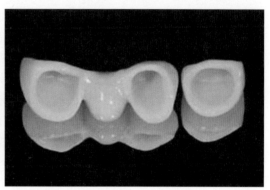

病例图 9-22　氧化锆全瓷冠桥（北京大学
口腔医学院　刘峰供图）

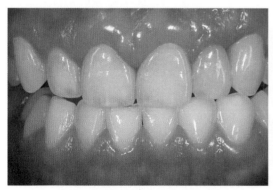

病例图 9-23　修复体颜色与全牙列协调一致
（北京大学口腔医学院　刘峰供图）

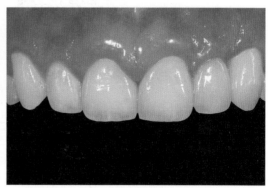

病例图 9-24　牙龈曲线良好（北京大学
口腔医学院　刘峰供图）

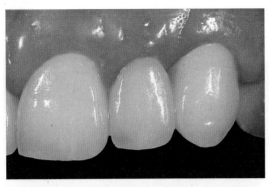

病例图 9-25　缺牙区形成了良好的牙龈形态
（北京大学口腔医学院　刘峰供图）

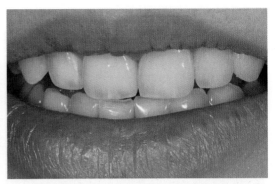

病例图 9-26　微笑效果获得了明显改善
（北京大学口腔医学院　刘峰供图）

专家点评：

该病例为牙周-修复联合治疗的美学病例。患者存在严重的露龈笑,且齿龈关系不协调,故在最终修复之前需要通过牙周手术进行牙龈高度和曲线的调整。通过诊断蜡型的设计,可以为牙周医师进行牙冠延长手术提供指导。随着技术的不断发展,现在还可以通过数字化微笑设计（DSD）对牙龈需要调整的具体数值进行量化,并在模型上实现,通过制作牙支持式的手术导板来确保手术满足后期修复设计的需要。牙周手术为适合的齿龈关系打下良好的基础,牙龈形态的精细调整还需要牙龈愈合后临时修复体的诱导。牙龈诱导在种植修复中并不少见,对于天然牙的修复,近年来也有越来越多的学者和其相应的理论。通过调整修复体穿龈部分的形态,来达到对牙龈组织塑形的效果,不仅实现白色美学,更重要的是实现红白美学的协调。

（刘　峰）

病例 10　应用数字化复制技术高效完成前牙美学修复

患者一般信息：

女,57 岁。

主诉：

两上门牙变色、扭转影响美观。

现病史：

患者一周后出国,希望尽快解决牙齿变色问题,尽量排齐上门牙,明确拒绝正畸等治疗方案。

检查：

11、21 明显变暗,稍许扭转。近中及舌侧牙色充填体,面积较大,其中近中充填体边缘墨浸状。叩痛(-),不松动。牙龈色粉。前牙轻度拥挤,31、41 切端略唇向倾斜。浅覆𬌗、浅覆盖。X 线片显示 11、21 根管充填良好,根尖周未见明显低密度影像。

诊断：

11、21 牙体缺损;变色牙。

难点分析:

该病例难点有二:一是时间紧。留给整个修复治疗的时间只有一周,容错性差;二是美学修复的可预测性问题。因为患者的审美千差万别,医师一般要通过临时修复体或者模型等方式将最终的修复效果直观地传达给患者,进行医患沟通。但该病例因为时间紧,没有时间做常规的诊断性修复体进行医患沟通。如何将医师设计的修复体让患者直观地看到,即科学的预测患者对于最终修复体的接受程度,是本病例的另一个难点。

修复方案设计:

11、21 椅旁桩核冠修复。

替代方案设计:

11、21 制作室加工的传统桩核冠修复。

治疗经过:

美学分析并与患者沟通后,开始桩核冠修复治疗。当日在牙体预备前使用椅旁数字化全瓷修复系统留取患牙原有形态后,11、21 核桩预备,粘固石英纤维桩。次日复诊,行全瓷冠牙体预备,制取数字化印模,完成全瓷冠修复。具体过程如下:

(1) 修复前设计与准备:常规临床检查与 X 线片,拍摄口内像(病例图 10-1),进行必要的美学分析与医患沟通。

(2) 制取术前数字印模:将制取印模区域隔湿,喷专用遮光粉(病例图 10-2),直接口内制取术前数字印模,供生成修复体时使用。

(3) 牙体预备并制取预备体数字化印模:全瓷冠牙体预备后,制取数字化印模(病例图 10-3)。检查生成数字化模型的质量,满足要求后,利用"颊侧图像"对齐模型;核对电脑生成的咬合关系是否正确(病例图 10-4)。

(4) 修复体的 CAD 过程:利用复制模式生成修复体并检查初始生成的质量是否符合要求。根据设计目的,对生成的初始修复体进行必要的调整,包括对修复体的位置、切端形态、唇面形态、舌面形态、近/远中邻接关系进行必要的调整至形态满意后,检查修复体最终形态与厚度(病例图 10-5)。

(5) 修复体生成、修改与最终完成:设计完成后,利用数控研磨仪生成实体的修复体(病例图 10-6 ~ 病例图 10-8)。必要的调改、结晶等步骤后完成修复体,口内试戴满意后使用树脂粘接剂粘固。

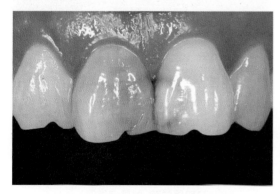

病例图 10-1　患者术前口内像(首都医科大学口腔医学院 刘星纲供图)

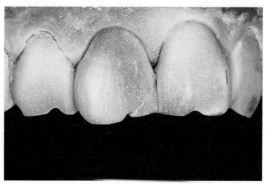

病例图 10-2　口内喷粉图(首都医科大学口腔医学院 刘星纲供图)

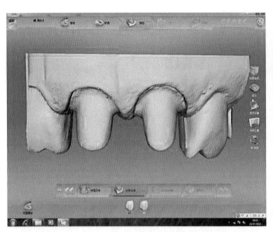

病例图 10-3　牙体预备后数字化印模（首都医科大学口腔医学院　刘星纲供图）

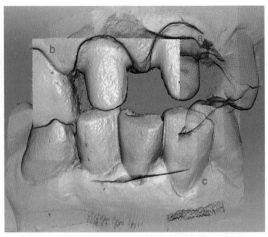

病例图 10-4　数字模型建立咬合后（首都医科大学口腔医学院　刘星纲供图）

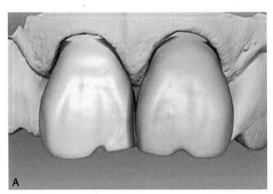

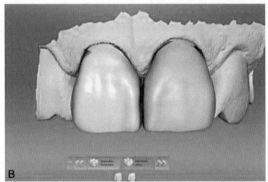

病例图 10-5　CAD 系统中生成的初始修复体形态与调整后的最终形态（首都医科大学口腔医学院　刘星纲供图）

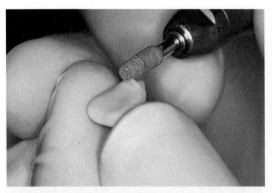

病例图 10-6　手工精修修复体（首都医科大学口腔医学院　刘星纲供图）

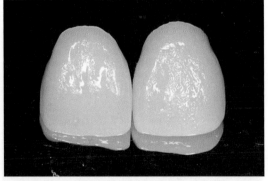

病例图 10-7　最终的修复体（首都医科大学口腔医学院　刘星纲供图）

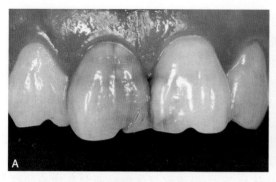
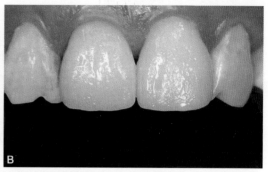

病例图 10-8　修复前后对比（首都医科大学口腔医学院　刘星纲供图）

（病例提供：首都医科大学口腔医学院刘星纲）

专家点评：

预成型纤维桩与诊室内椅旁全瓷修复系统的使用很好地满足了本例修复的时效性要求，在两天内就完成了最终修复体的制作。而且通过椅旁全瓷系统的 CAD 软件，采用三维、彩色的数字化模型图像将最终的修复体效果直观地传达给患者，有效地进行了医患沟通，为患者顺利接受最终的修复效果奠定基础。选择在纤维桩粘固后 24 小时后开始牙体预备，是因为已有文献证实 24 小时的时间间隔可以最大程度降低牙体预备过程中车针的振动对粘接强度的不良影响。

将原患牙基本完好的形态复制到新的修复体中，并对患者不满意的排列位置做适当的修改，可以减少患者美学的风险。传统修复体的制作都是技师参照患者余留牙手工制作的，为使修复体与患者余留口腔环境协调，技师一般是模仿患牙原有的形态。即使对于经验丰富的技师来说，高质量的模仿也是难度与工作量都很大的工作。然而，采用现代数字化设备的复制功能，借助计算机技术，这一过程变得简单而高效。在高精度复制牙齿原有形态的同时，还能轻松地进一步优化修复体形态与位置。较传统修复工艺制作时间大大缩短，很好地满足了患者的修复要求。数字化技术的应用极大地提高了本病例的工作效率。

（郑东翔）

病例 11　上前牙间隙的美学修复

患者一般信息：

女，23 岁。

主诉：

要求关闭前牙牙间隙，改善前牙美观。

口腔专科检查：

右上尖牙先天缺失，前牙牙间隙，两上中切牙轻度唇倾，两上侧切牙轻度舌倾。牙齿颜色基本正常（病例图 11-1，病例图 11-2）。

诊断：

上颌牙列缺损、上前牙牙间隙。

治疗方案设计诊疗过程：

（1）病例的分析和设计过程：根据患者的主诉要求和口腔专科检查，做出美学修复设计。设计四个上切牙瓷贴面修复、右上第一前磨牙部分贴面修复，改善牙冠外形和关闭前牙牙间隙。通过诊断蜡型表达以上美学修复设计，用于医患交流。将诊断蜡型模型复制为硬石膏模型，在硬石膏模型上制作透明成形阴模。将透明成形阴模在口内试戴良好就位，使用流动树脂口内制作诊断饰面（mock-up）。根据患者要求调改诊断饰面，患者最终满意确认，完成对该患者美学分析、美学设计和美学表达过程（病例图11-3～病例图11-8）。

（2）临床治疗过程：患者已经根据口内的诊断饰面最终确认美学修复设计，这是口内的诊断饰面就是最终修复体的样板。下面的美学实现过程就是精确复制口内诊断饰面的排列、形态和大小。首先在口内诊断饰面上进行牙体预备，为最终修复体瓷贴面制备精确的修复空间，该患者牙体颜色正常，贴面牙体预备在唇面为常规的0.5～0.8mm，切端为了更好地表现半透明形设计为对接式，切端预备量为1mm，龈边缘为0.5mm的平龈无角肩台（凹槽）（病例图11-9，病例图11-10）。为了良好恢复牙齿邻面接触和塑造龈乳头形态，邻面预备至邻舌线角处，包绕整个邻面（病例图11-11）。

牙体预备完成后排龈线排龈，患者龈沟浅，采用单线法排龈（病例图11-12）。双重一步法制取硅橡胶工作印模（病例图11-13），灌制人造石工作模型（病例图11-14）。使用双丙烯酸临时冠材料制作临时贴面（病例图11-15），临时贴面通过预备提唇面点酸蚀固位于牙体预备体之上（病例图11-16）。将工作模型、诊断饰面模型、口内治疗前照片、牙体预备体照片、比色照片等信息转给技师，进行瓷贴面技工制作（病例图11-17）。技师严格复制诊断饰面确定的美学参数。

瓷贴面制作完成后，口内试戴，瓷贴面的就位、边缘密合度、形态、颜色良好，患者满意（病例图11-18）。接下来是瓷贴面的粘接过程。

粘接前首先是粘接水门汀试色，使用试色剂确定粘接后瓷贴面的颜色，确定适合的水门汀颜色。由于该患者牙色正常，无须改色和遮色，我们选用透明的水门汀进行粘接。

瓷贴面组织面氢氟酸酸蚀（病例图11-19），严格冲洗吹干，酸蚀后的瓷贴面组织面呈白垩状。涂布硅烷偶联剂（病例图11-20），吹干。牙体预备体表面为釉质，35%磷酸酸蚀30秒（病例图11-21），冲洗吹干（病例图11-22），釉质表面呈白垩状，在酸蚀后的釉质表面涂布粘接剂（病例图11-23）。瓷贴面组织面和牙体表面粘接处理完成后，将选择好颜色的树脂水门汀涂布于瓷贴面组织面（病例图11-24），就位于牙体预备体，小毛刷去除边缘溢出的多余水门汀（病例图11-25），牙线去除邻间隙多余水门汀，最后光照聚合（病例图11-26）。调𬌗、抛光。最后完成瓷贴面修复（病例图11-27～病例图11-29）。

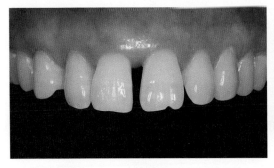

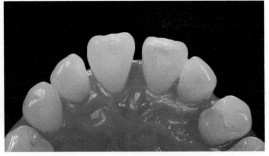

病例图11-1　上前牙唇面像（北京大学口腔医学院　范琴供图）　　　　病例图11-2　上前牙𬌗面像（北京大学口腔医学院　范琴供图）

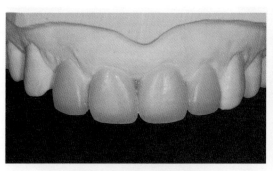

病例图 11-3　诊断蜡型（北京大学
口腔医学院　范琴供图）

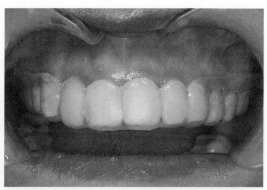

病例图 11-4　使用透明成形阴模和流动树脂口内
制作诊断饰面（北京大学口腔医学院　范琴供图）

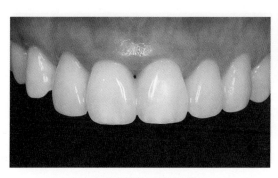

病例图 11-5　完成后的诊断饰面（北京大学
口腔医学院　范琴供图）

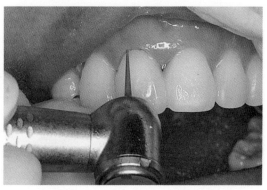

病例图 11-6　口内调改诊断饰面的龈缘形态
（北京大学口腔医学院　范琴供图）

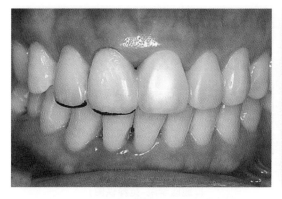

病例图 11-7　口内调改诊断饰面的切端形态
（北京大学口腔医学院　范琴供图）

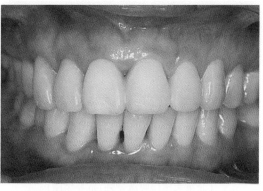

病例图 11-8　诊断饰面戴用 1 个月后，患者最终
确定（北京大学口腔医学院　范琴供图）

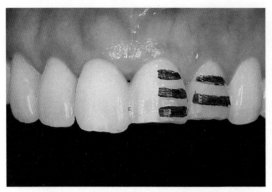

病例图 11-9　在诊断饰面上进行贴面精确牙体
预备（北京大学口腔医学院　范琴供图）

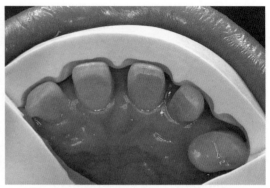

病例图 11-10　使用指示阴模指示牙体预备量
（北京大学口腔医学院　范琴供图）

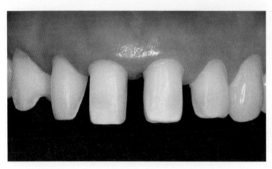

病例图 11-11　完成后的牙体预备体（北京大学
口腔医学院　范琴供图）

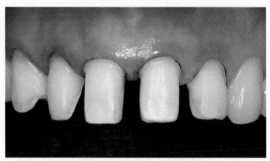

病例图 11-12　排龈（北京大学
口腔医学院　范琴供图）

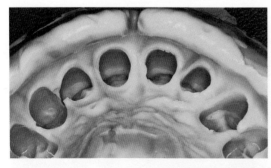

病例图 11-13　双重一步法制取硅橡胶工作印模
（北京大学口腔医学院　范琴供图）

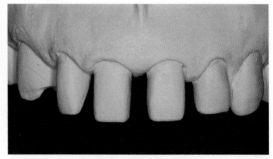

病例图 11-14　工作模型（北京大学
口腔医学院　范琴供图）

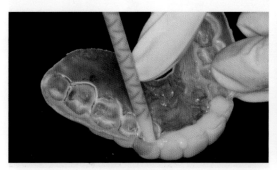

病例图 11-15　双丙烯酸树脂材料制作临时贴面
（北京大学口腔医学院　范琴供图）

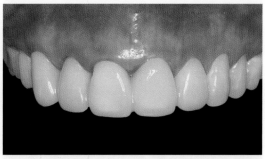

病例图 11-16　完成后的临时贴面
（北京大学口腔医学院　范琴供图）

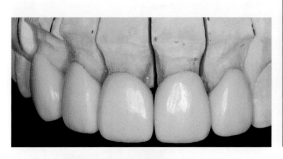

病例图 11-17　贴面蜡型（北京大学
口腔医学院　范琴供图）

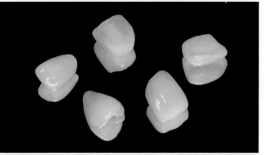

病例图 11-18　完成后的瓷贴面（北京大学
口腔医学院　范琴供图）

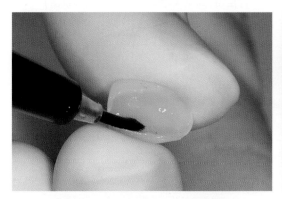

病例图 11-19　瓷贴面组织面氢氟酸酸蚀
（北京大学口腔医学院　范琴供图）

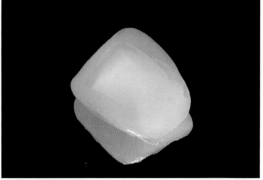

病例图 11-20　瓷贴面组织面冲洗吹干后涂硅烷
偶联剂（北京大学口腔医学院　范琴供图）

口腔固定修复学

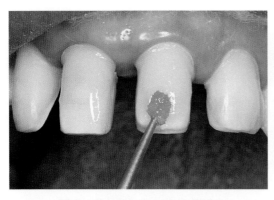

病例图 11-21　牙体预备体釉质表面 35% 磷酸酸
蚀 30 秒（北京大学口腔医学院　范琴供图）

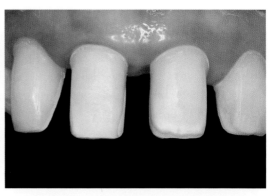

病例图 11-22　牙面磷酸酸蚀后冲洗吹干
（北京大学口腔医学院　范琴供图）

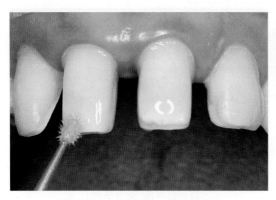

病例图 11-23　酸蚀后的牙面涂粘接剂
（北京大学口腔医学院　范琴供图）

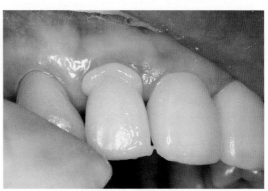

病例图 11-24　瓷贴面粘接就位，多余水门
汀溢出（北京大学口腔医学院　范琴供图）

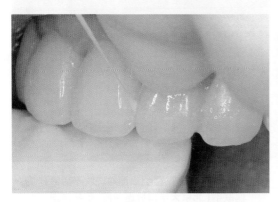

病例图 11-25　清除多余水门汀（北京大学
口腔医学院　范琴供图）

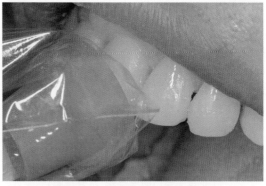

病例图 11-26　最终粘接水门汀光照固化
（北京大学口腔医学院　范琴供图）

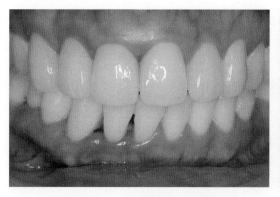

病例图 11-27　瓷贴面修复后唇面像
（北京大学口腔医学院 范琴供图）

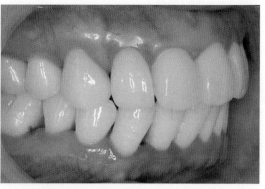

病例图 11-28　瓷贴面修复后右侧侧面像
（北京大学口腔医学院 范琴供图）

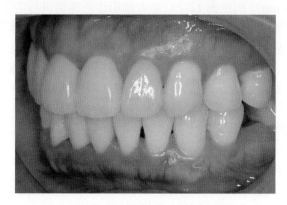

病例图 11-29　瓷贴面修复后左侧侧面像（北京
大学口腔医学院 范琴供图）

专家点评：

该病例患者主诉是关闭上前牙牙间隙，患者牙色正常，无须改色和遮色，因此设计常规瓷贴面修复。采用间接法制作口内树脂诊断饰面，精确、直观地表达美学修复设计，有效地进行医患美学沟通。诊断饰面根据患者要求调改试戴，最终确定修复体的美学和功能。修改试戴后的诊断饰面成为最终修复体的蓝图或样板，接下来的牙体预备、技工制作等美学实现的过程都是在诊断饰面的指示下进行，精确地复制诊断饰面所确定的最终修复体的排列、形态、大小和比例关系。因此，牙齿美学修复是一个诊断主导的美学修复，美学分析、美学表达和美学实现围绕一条诊断的主线进行。

（谭建国）

病例 12　以恢复功能为导向的前牙修复

患者一般信息：

女，45 岁。

主诉：

近年前牙明显变短，要求加长前牙，关闭牙间隙，改善前牙美观。

口腔专科检查：

上下前牙切端磨耗，左侧上中切牙和侧切牙切端明显变短。前牙散在牙间隙，前牙唇面染色。右下第二前磨牙缺失。（病例图12-1）。

诊断：

前牙重度磨耗、前牙牙间隙、下颌牙列缺损。

治疗方案设计诊疗过程：

（1）病例的分析和设计过程：根据患者的主诉要求和口腔专科检查，做出美学修复设计。瓷贴面修复改善牙齿美观、全瓷双端固定桥修复右下第二前磨牙缺失。修复前检查咬合状况，左右侧均为组牙功能𬌗（病例图12-2，病例图12-3）。转面弓上𬌗架（病例图12-4），制作个性化切导盘记录患者个性化功能运动范围和下颌运动特征（病例图12-5）。依据美学设计和个性化切刀盘制作诊断蜡型（病例图12-6）。将诊断蜡型模型复制为硬石膏模型，在硬石膏模型上制作透明成形阴模。将透明成形阴模在口内试戴良好就位，使用流动树脂口内制作诊断饰面（mock-up）（病例图12-7），患者戴用诊断饰面进行美学和功能的诊断。

（2）临床治疗过程：经过口内的诊断饰面的试戴最终确认美学修复设计和咬合设计，这时的口内诊断饰面就是最终修复体的样板。下面的美学实现过程就是精确复制口内诊断饰面的排列、形态和大小。在口内诊断饰面上进行牙体预备，为最终修复体瓷贴面制备精确的修复空间，该患者牙体颜色正常，贴面牙体预备在唇面为常规的 0.5～0.8mm，切端为了更好地表现半透明形设计为对接式，切端预备量为 1mm，唇面龈边缘为 0.5mm 的平龈无角肩台（凹槽）。为了关闭牙间隙，贴面邻面预备包绕整个邻面，里面边缘位于龈下 0.5mm，以利于龈乳头成型（病例图12-8）。

牙体预备完成后排龈线排龈，双重一步法制取硅橡胶工作印模，灌制人造石工作模型。转面弓上𬌗架，技师严格复制诊断饰面确定的美学参数以及个性化切导盘确定的前牙功能运动范围制作瓷贴面和后牙全瓷固定桥工作蜡型（病例图12-9），完成瓷贴面等修复体制作（病例图12-10）。

瓷贴面制作完成后，口内试戴，瓷贴面的就位、边缘密合度、形态、颜色良好，患者满意。接下来进行粘接。粘接前首先是粘接水门汀试色，使用试色剂确定粘接后瓷贴面的颜色，确定适合的水门汀颜色。由于该患者牙色正常，无须改色，选用透明色水门汀完成粘接。（病例图12-11，病例图12-12）。

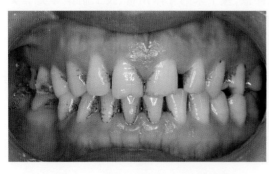

病例图12-1　修复前前牙牙尖交错位唇面像
（北京大学口腔医学院 谭建国供图）

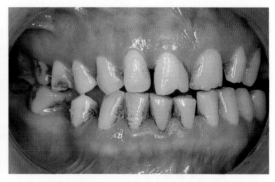

病例图12-2　修复前右侧侧方𬌗功能侧
（北京大学口腔医学院 谭建国供图）

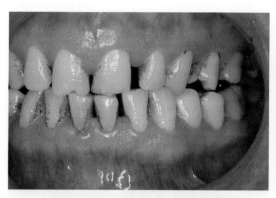

病例图 **12-3**　修复前左侧侧方殆功能侧
（北京大学口腔医学院　谭建国供图）

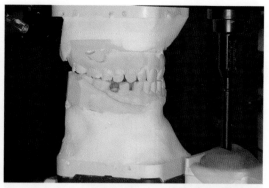

病例图 **12-4**　修复前面弓转移（北京大学
口腔医学院　谭建国供图）

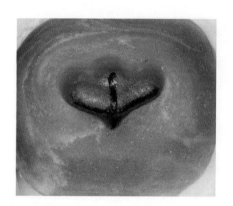

病例图 **12-5**　个性化切导盘（北京大学
口腔医学院　谭建国供图）

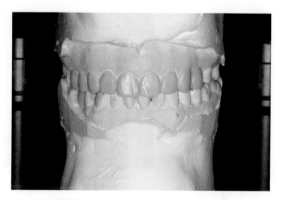

病例图 **12-6**　诊断蜡型（北京大学
口腔医学院　谭建国供图）

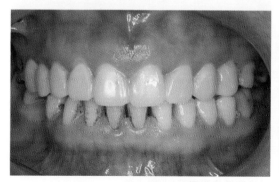

病例图 **12-7**　诊断饰面（北京大学
口腔医学院　谭建国供图）

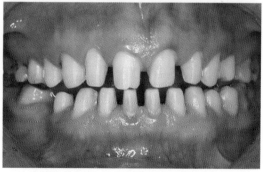

病例图 **12-8**　牙体预备体（北京大学
口腔医学院　谭建国供图）

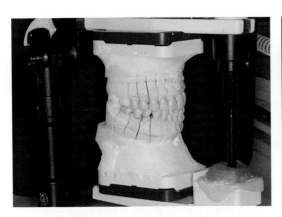

病例图 **12-9**　修复体蜡型（北京大学
口腔医学院 谭建国供图）

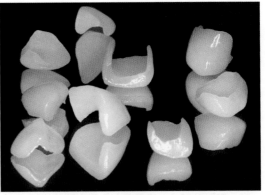

病例图 **12-10**　完成后的修复体（北京大学
口腔医学院 谭建国供图）

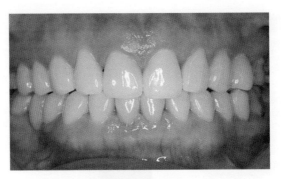

病例图 **12-11**　修复体粘接完成（北京大学
口腔医学院 谭建国供图）

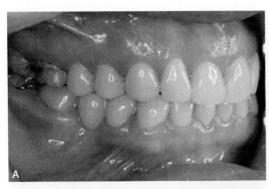

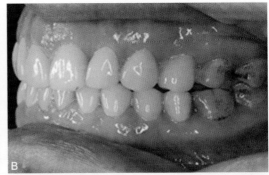

病例图 **12-12**　修复体粘接完成牙尖交错位侧方观（北京大学
口腔医学院 谭建国供图）

专家点评：

该患者是一个前牙磨耗导致前牙变短的病例。其个性化的下颌运动特征导致左侧牙齿切端磨耗明显大于右侧。前牙修复体要尽可能复制原有的功能范围。如果为了美学等原因不得不改变前牙运动范围，或者原有的前牙运动范围有病理性表现，则在最终修复前必须通过诊断饰面、临时修复体等诊断改变后的运动范围是否可行，经调改患者适应后，最终修复体再复制诊断饰面和临时修复体所设计的运动范围。如果前牙修复后牙齿决定的功能范围和原有神经肌肉决定的运动范围不能协调一致，则会导致前牙移位、修复体脱落、崩瓷、过度磨耗等问题。临床上可通过制作个性化切导盘的方法记录前牙的个性化的运动范围。

（谭建国）

病例 13　牙周病患者的种植修复

患者一般信息：

女，40 岁。

上颌牙齿松动要求种植修复。有多年的牙周病史，并且能够较好地配合医师，全身状况良好，没有发现有系统性疾病。上后牙区有活动义齿，感觉不舒服。

主诉：

上面牙齿松动无法进食，要求做固定义齿。

口腔专科检查：

患者体健，无种植禁忌证，口腔卫生一般，患者 16、17 缺失，13、12、11、21、22、23 牙龈退缩，探诊无出血，13～23 联冠修复，松动Ⅲ度，14、15、24、25、26、27 松动Ⅲ度，32、31、41、42 Ⅱ度松动，下颌余留牙Ⅰ度松动，26 腭侧探出血（+++）。病史：经过完善的牙周治疗（病例图 13-1～病例图 13-3）。

诊断：上半口重度牙周病

临床初步治疗方案：

（1）继续牙周治疗，保持原状，待牙齿脱落再行修复。

（2）拆除 13—23 冠，根管治疗，行 16—27 联冠桥修复。

（3）拔除 13—27，行种植修复

1）14、12、22、24 种植 4 枚种植体，行如杆卡等覆盖活动修复或 all-on-four 等斜行种植体固定修复；

2）拔除 13～27，17、14、13、11、21、23、24、27 植入八颗种植体，分四段行种植体支持的固定修复。

深入检查诊断：

拍摄曲面体层片，X 线片示 18、25、24、13、12、11、21、22、23、24、25、26、27、28 骨吸收至根尖三分之一，无保留价值，双侧上颌窦底与牙槽嵴顶距离约 5mm（病例图 13-4）。

治疗方案：

（1）拔除上半口牙，17、14、13、11、21、23、24、27 即刻植入 8 颗行种植固定修复，同期行双侧上颌窦外提升术。

（2）拔除上半口牙，14、11、21、24 即刻植入 4 颗行种植支持的覆盖活动修复。

（3）拔除 18、24、25、26、27、28，三个月后拟 17、14、13、11、21、23、24、27 植入 8 颗行种植固定修复，同期行双侧上颌窦内提升术。

（4）14、12、22、24 植入 4 颗行种植 all-on-four 修复或斜行种植体。

患者选择方案三。

优点：①拔除部分牙齿（病例图 13-5），可以保存患者的颌位关系，为后期修复提供良好的基础。拔牙三个月后，可以做上颌窦内提升，患者术后反应小，接受程度高，对医师技术要求也低。②避免大量拔牙，减少患者恐惧感。

缺点：治疗周期延长，等待修复的时间长。

种植手术：

（1）13、11、21、23 拔牙窝内种植窝洞预备。

（2）17、24、27 微创环形黏膜刀去除黏膜（病例图 13-6），备洞，行 17、27 行上颌窦内提升术弥补垂直骨量不足（病例图 13-7，病例图 13-8）。

（3）植入种植体，24 唇侧穿孔，行引导骨再生术（GBR）（病例图 13-9，病例图 13-10）。

术后护理：医嘱种植术后注意事项。

标准种植牙术后注意事项：

（1）术后 24 小时内不要刷牙及用清水，因过频漱口可以导致伤口渗血，但餐后可用漱口液漱口，防止口内食物残渣残留，术后 2 小时即可适量进食饮水，食物不要过热。

（2）术后常规使用抗生素。对于简单的种植手术（种植体数量少，手术时间短，患者身体恢复良好），术后给予口服抗生素，复杂的种植手术需要静脉应用抗生素，以预防感染。

（3）由于患者体质及手术过程不同，可能会有不同程度的手术反应，有些患者反应较轻或无反应，有些则会出现局部水肿及瘀斑，一般持续 3~5 天。

（4）术后患者一般仅有轻微的隐痛或不适，不需服用止痛药，但如果患者敏感或感觉局部较疼痛，术后当天可以加用止痛药，如果正常情况下，手术 24 小时后，患者不再会有持续的疼痛感觉。

（5）常规术后 7~10 天拆线，及时拆线可以预防局部感染。

术后随访（病例图 13-11~病例图 13-16）。

修复效果评价：

恢复了患者上颌部分的固定修复，牙冠长度宽度较协调，恢复患者的美学需求及咀嚼功能，达到了临床治疗目的。

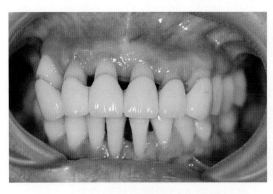

病例图 13-1　牙槽骨退缩，牙龈状况较好，上颌牙齿松动Ⅲ度（温州医科大学口腔医学院　刘传通供图）

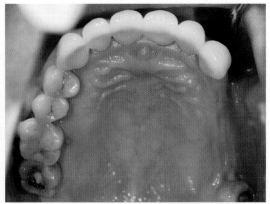

病例图 13-2　𬌗面观牙龈无炎症（温州医科大学口腔医学院　刘传通供图）

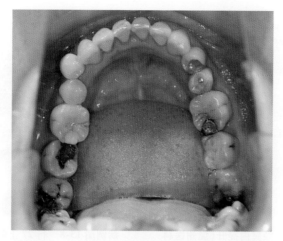

病例图 13-3　下颌有充填体,牙龈状况良好(温州医科大学口腔医学院　刘传通供图)

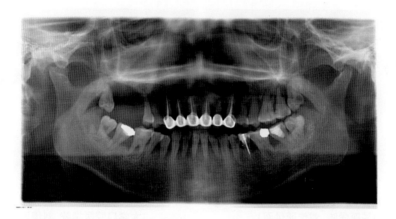

病例图 13-4　曲面体层片(温州医科大学口腔医学院　刘传通供图)

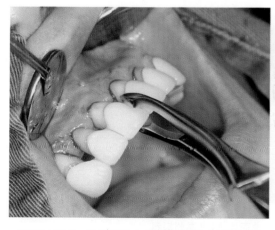 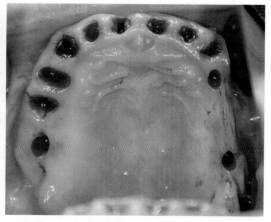

病例图 13-5　微创拔除上颌松动牙齿,彻底刮出牙周膜,探诊骨壁是否有缺如(温州医科大学口腔医学院　刘传通供图)

病例图 13-6　完整拔除患牙,唇侧骨板没有破坏,24、27 环形切除黏膜行微创手术(温州医科大学口腔医学院　刘传通供图)

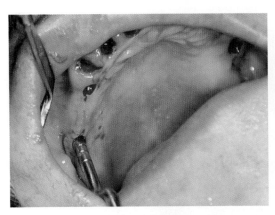

病例图 13-7　行 17 上颌窦内提升（温州医科大学口腔医学院　刘传通供图）

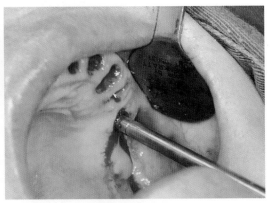

病例图 13-8　行 27 上颌窦内提升（温州医科大学口腔医学院　刘传通供图）

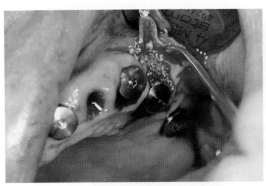

病例图 13-9　24 行 GBR（温州医科大学口腔医学院　刘传通供图）

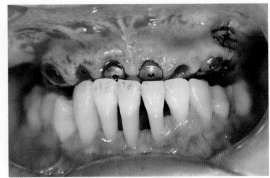

病例图 13-10　24 区严密减张缝合（温州医科大学口腔医学院　刘传通供图）

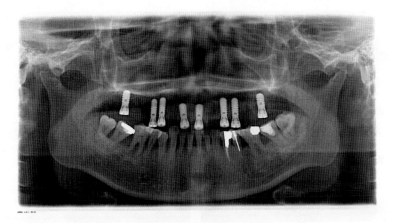

病例图 13-11　手术当天的曲面体层片（温州医科大学口腔医学院　刘传通供图）
种植体位置良好，分布均匀，种植体部分进入上颌窦

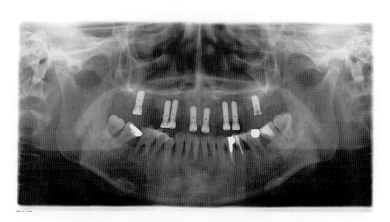

病例图 13-12　术后 4 个月曲面体层片（温州医科
大学口腔医学院　刘传通供图）
骨愈合良好，有一愈合帽脱落

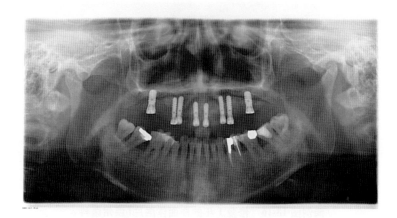

病例图 13-13　术后 6 个月曲面体层片（温州医科
大学口腔医学院　刘传通供图）
种植体愈合良好，没有骨吸收

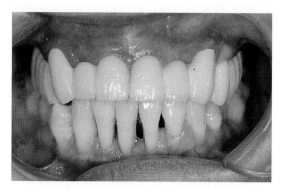

病例图 13-14　分段固定桥修复（温州医科
大学口腔医学院　刘传通供图）

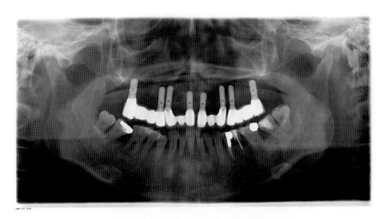

病例图 13-15　种植体愈合良好（温州医科
大学口腔医学院　刘传通供图）

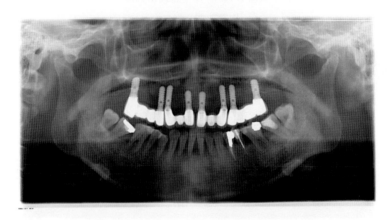

病例图 13-16　修复 1 年的曲面体层片（温州医科
大学口腔医学院　刘传通供图）
无骨吸收,桥体与种植体间密合

专家点评：

对于重度牙周病患者来说,都渴望得到一副能够吃饭的固定牙齿,在几年前肯定是奢望了,当时牙周病是种植牙的禁忌证。目前,随着种植体表面性能的提高,医师手术技能的完善,牙周病特别是中重度牙周病患者,可以进行普通种植、即刻种植、即刻种植即刻负重,即刻种植延期负重的手术。为患者提供极大的便利。该患者于牙拔除术同期行牙种植手术,缩短了治疗周期,减少了患者痛苦。

Mombelli 和 Mengel 有报道发现有牙周病史的部分无牙颌患者种植体周围的牙周病致病菌高于无牙颌患者。部分无牙颌患者的牙周袋是种植体周围细菌的主要来源,在无牙颌患者中,口腔黏膜是细菌的主要来源。牙周病致病菌在口腔内的生存依赖于天然牙的存在,即使患者有牙周病史,一旦全颌牙齿拔除后,这些致病菌也随之减少或消失,再植入种植体后也不再出现或偶尔出现。

（刘传通）

病例14　前牙外伤缺失后的种植修复

患者一般信息：

男，19岁。

患者10岁左右外伤，致21、22缺失9年（病例图14-1），多年活动义齿修复前牙，感觉不舒服，缺牙区唇侧塌陷（病例图14-2）。要求种植修复。全身状况良好，没有发现有系统性疾病。

主诉：

门牙缺失，要求固定修复上前牙。

临床检查：

患者体健，无种植手术的禁忌证；口腔卫生良好。

曲面体层片提示11、12牙根吸收（病例图14-3）。

患者覆𬌗、覆盖均较大，缺牙区垂直距离较小，近远中距离尚可，提示修复空间有限，患者咬合关系不良，牙列排列不齐，提示可能影响修复体寿命，可考虑正畸治疗后进行种植修复、活动修复、固定桥修复。牙龈形态为薄龈型，提示术后牙龈形态可能不稳定，可考虑牙龈成形术治疗。21、22与12、11丰满度不同，考虑onlay植骨，二期植入种植体（向患者交代种植周期长，手术次数多，可能并发症也多）（病例图14-4）。

进一步治疗方案：

（1）21、22种植，12、11观察，若松动再行种植修复或活动义齿修复。

（2）21、22活动义齿修复，待21、22脱落再行种植或固定修复。

（3）直接拔除11、12（病例图14-5，病例图14-6），同期行11、12、21、22种植修复。

患者选择方案3。

具体方案：

（1）12、11、21、22植入种植体；

（2）21、22植入种植体；

（3）11、22/12、21植入种植体；

（4）12、22植入种植体（Ⅰ标准颈种植体、Ⅱ窄颈种植体）（病例图14-7～病例图14-12）；

（5）11、21植入种植体（标准颈种植体）；

（6）11、21植入种植体（窄颈种植体）；

该患者选择方案（4）Ⅰ标准颈种植体（不是最佳）。

术后护理：

医嘱种植术后注意事项。

修复效果（病例图14-13～病例图14-16）。

修复效果评价：

基本达到了恢复患者前牙区美观的要求，固定修复方式。

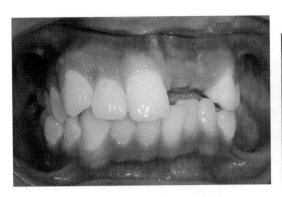

病例图 14-1 术前口内唇面观（温州医科大学口腔医学院 刘传通供图）

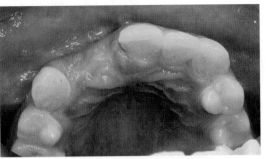

病例图 14-2 患者缺牙区唇侧塌陷（温州医科大学口腔医学院 刘传通供图）
提示可能存在骨缺损，可考虑骨再生术治疗

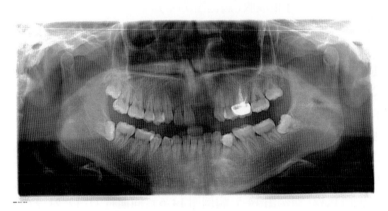

病例图 14-3 曲面体层片（温州医科大学口腔医学院 刘传通供图）
11、12 牙根吸收

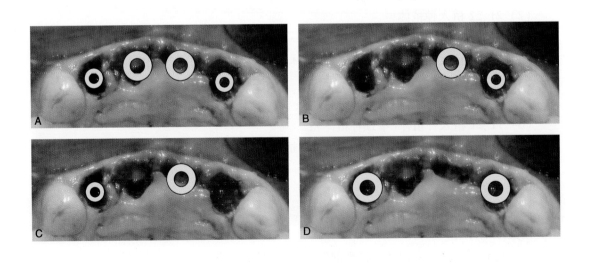

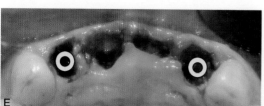
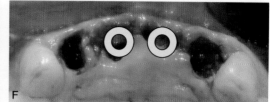
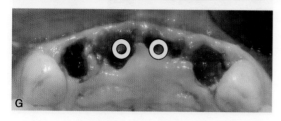

病例图 14-4　植入种植体方案设计（温州医科大学口腔医学院　刘传通供图）

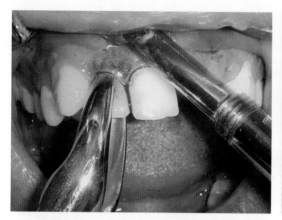

病例图 14-5　微创拔除 11、12（温州医科大学口腔医学院　刘传通供图）

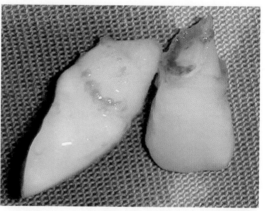

病例图 14-6　拔除 11、12 后，可见 11、12 根吸收约 2/3（温州医科大学口腔医学院　刘传通供图）

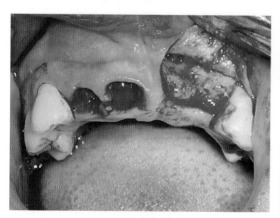

病例图 14-7　切开 21、22 黏膜，可见唇侧骨缺失（温州医科大学口腔医学院　刘传通供图）

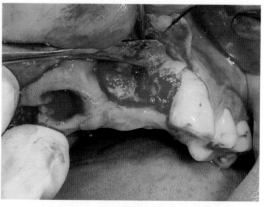

病例图 14-8　22 种植窝制备，唇侧完全没有骨（温州医科大学口腔医学院　刘传通供图）

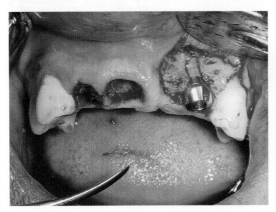

病例图 14-9　12、22 植入种植体（温州医科大学口腔医学院　刘传通供图）

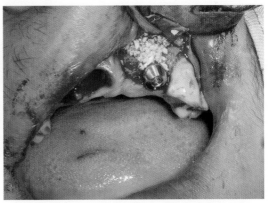

病例图 14-10　种植体表面植入 Bio-Oss 骨粉（温州医科大学口腔医学院　刘传通供图）

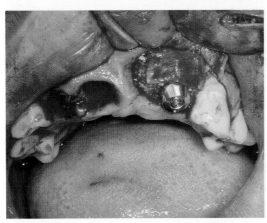

病例图 14-11　22 盖上 Bio-Gide 膜行引导骨再生术（温州医科大学口腔医学院　刘传通供图）

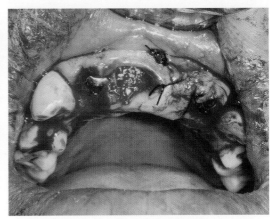

病例图 14-12　无张力严密缝合（温州医科大学口腔医学院　刘传通供图）

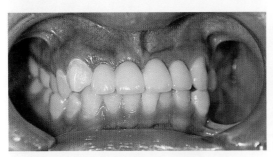

病例图 14-13　12、22 支持的烤瓷桥正面像（温州医科大学口腔医学院　刘传通供图）

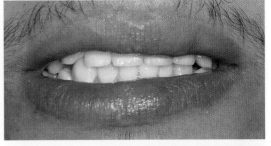

病例图 14-14　患者正面局部像（温州医科大学口腔医学院　刘传通供图）

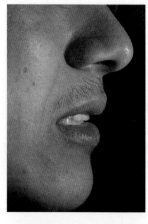

病例图 14-15 侧面像
（温州医科大学口腔医学院 刘传通供图）

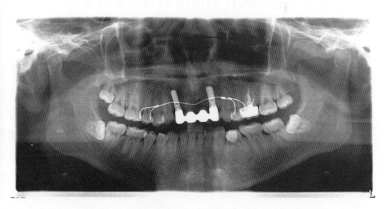

病例图 14-16 修复后一年曲面体层片（温州医科大学口腔医学院 刘传通供图）

专家点评：

前牙不仅是功能区，而且还是美学区，种植体的选择、位置的选择都非常重要，对修复效果起到关键性的作用。前牙美学区人们关注的美学效果远大于功能性能。该病例从长期效果分析，决定拔除当时可以用的牙齿，从整体设计出发，大胆用两个种植体支持四颗烤瓷桥，即达到功能要求，又满足美学要求。对患者来说减轻了负担。

（刘传通）

病例 15　牙列缺失的种植义齿修复

患者一般信息：

患者上颌牙齿缺失多年，在外院做过活动义齿，一直觉得义齿固位不良，咀嚼无力，遂来我科就诊，想行固定义齿修复。

主诉：

活动义齿佩戴不适。

专科检查：

17—27 缺失（病例图 15-1，病例图 15-2），上颌牙槽骨平整，37—35、45—47 全冠修复体，余牙牙龈退缩。

诊断：

上颌牙列缺失。

治疗方案和诊疗过程

治疗方案：

上颌拟植入 8 颗种植体，行固定义齿修复。

诊疗过程：

（1）患者先做 CBCT（病例图 15-3 ~ 病例图 15-5），分析上颌骨的宽度、高度等参数。

（2）制订详细的种植计划。

（3）拟行上半口种植手术，于上颌左右 1、3、4、7 植入种植体（病例图 15-6 ~ 病例图 15-21）。

修复效果评价：

达到了患者要求固定修复的最低要求，同时美学也得到了体现，患者非常满意，并且对"第三副牙齿"各个方面的性能都表示称赞。

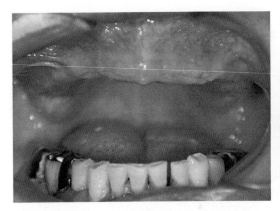

病例图 15-1　手术前口内正位片（温州医科大学口腔医学院 刘传通供图）

颌间距离中等，上颌牙弓大小与下颌牙弓比较协调，附着龈较好

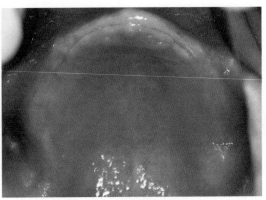

病例图 15-2　术前口内照（温州医科大学口腔医学院 刘传通供图）

上颌牙槽嵴丰满，宽度厚度均佳

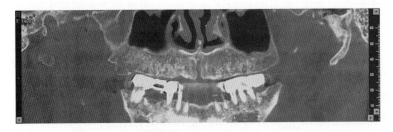

病例图 15-3　在 CBCT 中划出曲面体层片（温州医科大学口腔医学院 刘传通供图）

骨高度充足，但无法知道骨的厚度

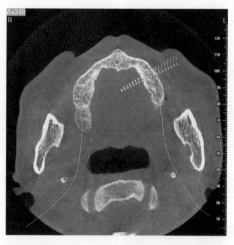

病例图 15-4　CBCT 断层位置（温州医科
大学口腔医学院　刘传通供图）

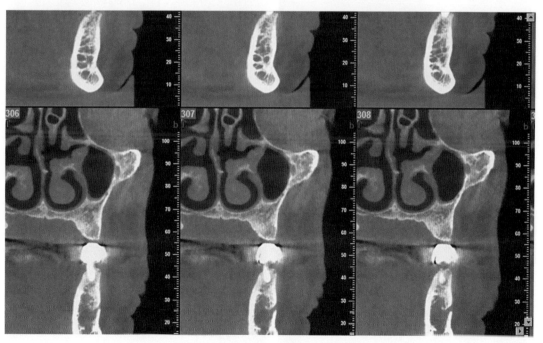

病例图 15-5　CBCT 示上颌牙槽骨骨量尚可（温州医科
大学口腔医学院　刘传通供图）

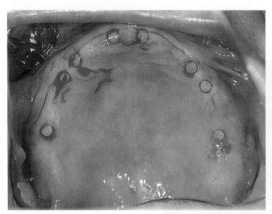

病例图 15-6　17、14、13、11、21、23、24、27 环状切除黏膜(温州医科大学口腔医学院　刘传通供图)

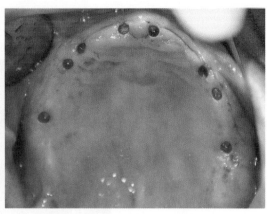

病例图 15-7　微创切开牙龈(温州医科大学口腔医学院　刘传通供图)

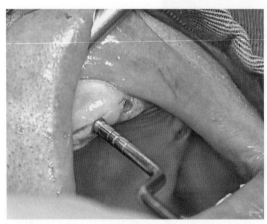

病例图 15-8　11 骨挤压成形(温州医科大学口腔医学院　刘传通供图)

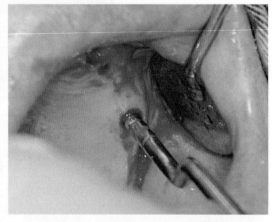

病例图 15-9　27 骨挤压成形及上颌窦内提升(温州医科大学口腔医学院　刘传通供图)

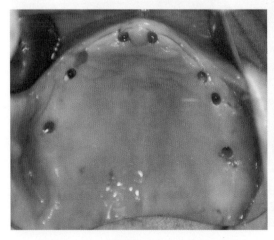

病例图 15-10　种植窝洞预备完成(温州医科大学口腔医学院　刘传通供图)

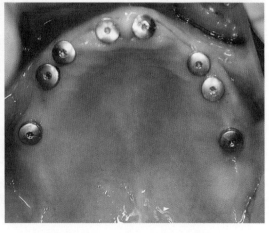

病例图 15-11　分别植入种植体(温州医科大学口腔医学院　刘传通供图)

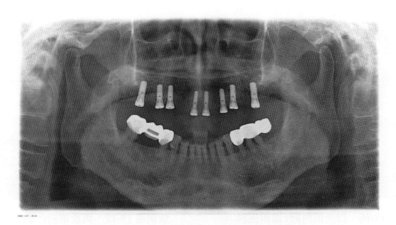

病例图 15-12　术后当天曲面体层片（温州医科
大学口腔医学院　刘传通供图）

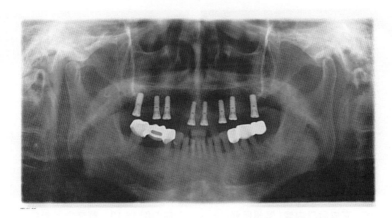

病例图 15-13　术后半年复查曲面体层片（温州医科
大学口腔医学院　刘传通供图）

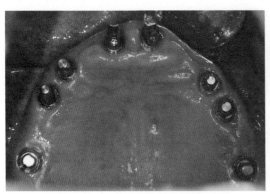

病例图 15-14　安装修复基台后口内照
（温州医科大学口腔医学院　刘传通供图）

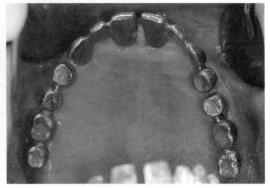

病例图 15-15　内冠试戴分成四段修复上颌牙齿
（温州医科大学口腔医学院　刘传通供图）

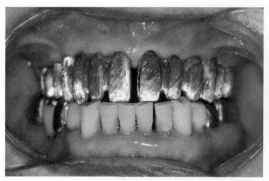

病例图 15-16　口内试内冠（温州医科
大学口腔医学院　刘传通供图）

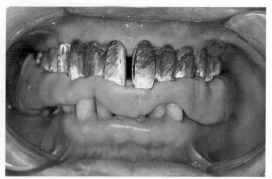

病例图 15-17　再次取𬌗位记录（温州医科
大学口腔医学院　刘传通供图）

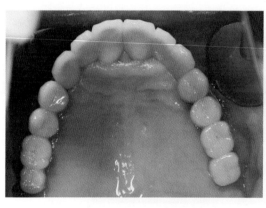

病例图 15-18　完成后口内像（温州医科
大学口腔医学院　刘传通供图）

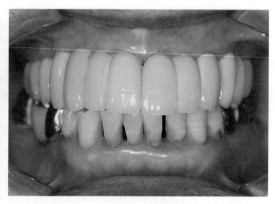

病例图 15-19　戴牙完成后口内照（温州医科
大学口腔医学院　刘传通供图）

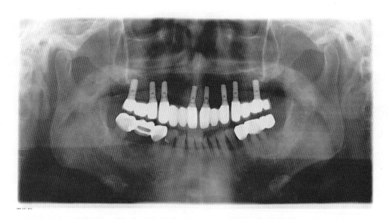

病例图 15-20　曲面体层片复查（温州医科
大学口腔医学院　刘传通供图）

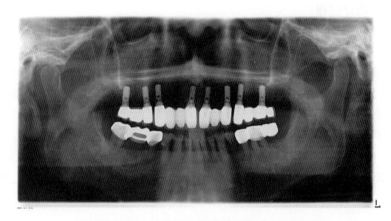

病例图 15-21　半年后曲面体层片复查（温州医科
大学口腔医学院　刘传通供图）

专家点评：

该病例采取微创的方法给患者植入了 8 颗种植体，患者的术中、术后反应都较小，能够减少患者对于种植手术的恐惧感，充分体现了人性化的治疗，对于种植义齿的推广有很大的好处。亮点是该病例采用分段式修复的方式，克服了长固定桥在铸造等各个方面的缺点，对于医师、技师来说，难度都减低了。对于患者来说，特别是长期效果来说，维修短固定桥还是比较容易的，优势非常明显。不足：后牙区如采用螺丝固定方式对于后期维护更加便利。

（刘传通）

病例 16　骨量不足的种植义齿修复

患者一般信息：

女，75 岁。

患者牙齿缺失多年，在当地诊所行固定义齿修复，但咀嚼无力，不好吃饭，易出血，遂来我院就诊，要求行固定义齿修复。

主诉：

牙齿松动，咀嚼无力。

专科检查：

上下颌大量不良修复体，松动。12—27、37—34、44—47 缺失。拆除不良修复体后见 17、15、43 牙体预备后形态，15 叩痛，16、14、13、42—33、38 牙体大面积缺失，髓腔暴露，牙龈红肿渗血。

CT 示：上颌牙槽骨唇侧宽度严重不足，呈刃状牙槽嵴。下颌余留残根牙槽骨内根长≤10mm。

诊断：

（1）上下颌不良修复体；

（2）上颌骨缺损；

（3）17—13、43—33、38 牙体缺失。

治疗方案和治疗过程：

（1）拆除上下颌不良修复体。

（2）16—13 行根管治疗,17—13 再行全冠修复。

（3）上颌前牙区一期植骨,二期再行种植体植入术。

（4）下颌余留残根长期预后不佳,建议患者拔除患牙后行 4 颗种植体即刻种植(2 颗斜行种植体和 2 颗直种植体)。

修复效果评价：

历时一年半,患者终于有了一副固定的牙齿,基本是满足了患者的需求。由于患者年纪较大,美学要求不高,功能要求较高,坚决反对自体骨移植,美学上有些欠缺。患者笑线较低,影响不多。

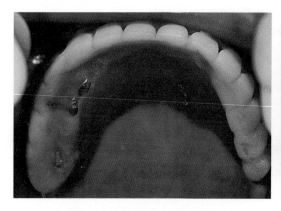

病例图 16-1　初诊时口内照(温州医科大学口腔医学院　刘传通供图)
上颌可见大量不良修复体

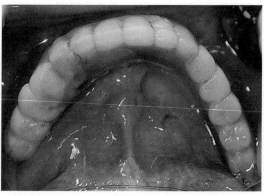

病例图 16-2　下颌仅前牙区支持的不良修复体
(温州医科大学口腔医学院　刘传通供图)

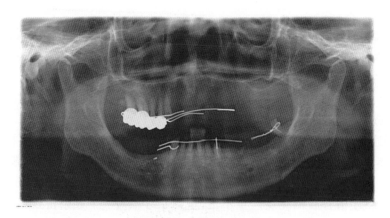

病例图 16-3　初诊时曲面体层片可见修复体内的金属丝
(温州医科大学口腔医学院　刘传通供图)

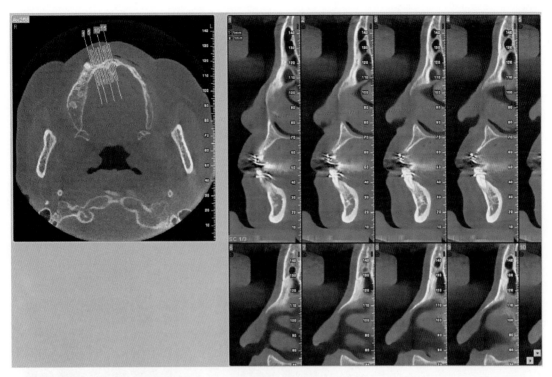

病例图 16-4 右侧前弓区骨高度约 **10mm**,宽度仅 **1.5mm**(温州医科大学口腔医学院 刘传通供图)

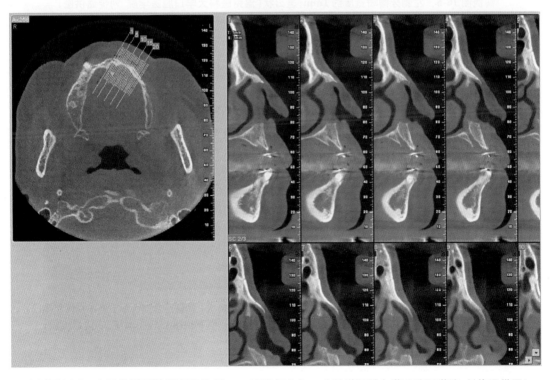

病例图 16-5 左侧前弓区骨骨高度约 **10mm**,宽度仅 **2.0mm**(温州医科大学口腔医学院 刘传通供图)

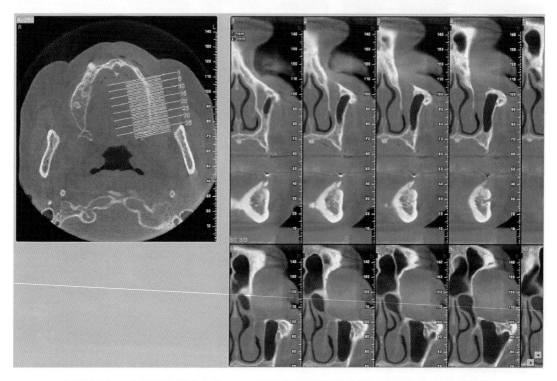

病例图 16-6　左侧牙槽嵴宽度约 1mm，呈刃状（温州医科大学口腔医学院　刘传通供图）

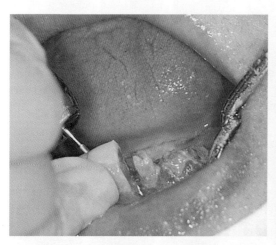

病例图 16-7　种植手术前拆除下颌不良修复体（1）
（温州医科大学口腔医学院　刘传通供图）

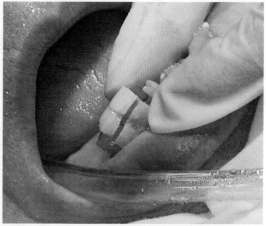

病例图 16-8　种植手术前拆除下颌不良修复体（2）
（温州医科大学口腔医学院　刘传通供图）

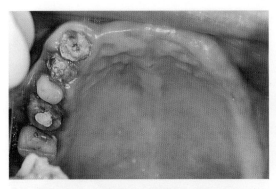

病例图 16-9　拆除上颌不良修复体后,可见大量残根残冠(温州医科大学口腔医学院 刘传通供图)

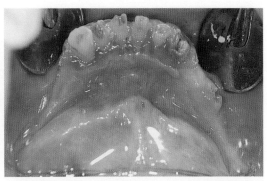

病例图 16-10　下颌前牙区红肿易出血的牙周组织(温州医科大学口腔医学院 刘传通供图)

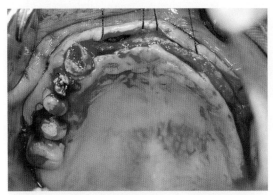

病例图 16-11　牙槽嵴顶切开翻瓣,唇侧骨面备洞(温州医科大学口腔医学院 刘传通供图)

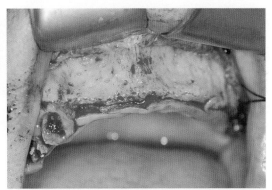

病例图 16-12　充分暴露前牙区的唇侧骨壁(温州医科大学口腔医学院 刘传通供图)

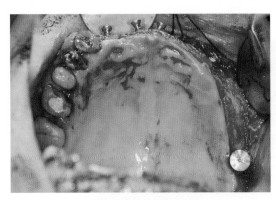

病例图 16-13　唇侧近顶端植入 4 枚钛钉,17植入一颗种植体(温州医科大学口腔医学院 刘传通供图)

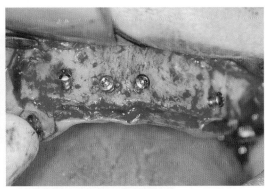

病例图 16-14　唇侧放置固位小钛钉唇侧观(温州医科大学口腔医学院 刘传通供图)

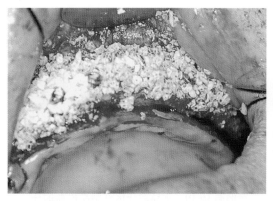

病例图 16-15　植入 Bio-oss 骨粉,达到设计的牙槽嵴宽度(温州医科大学口腔医学院刘传通供图)

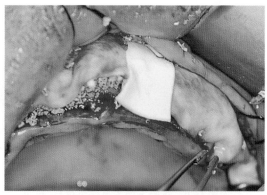

病例图 16-16　盖上 Bio-gide 膜(温州医科大学口腔医学院　刘传通供图)

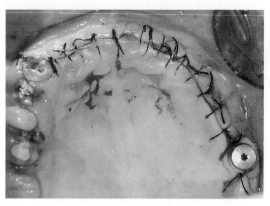

病例图 16-17　无张力严密缝合(温州医科大学口腔医学院　刘传通供图)

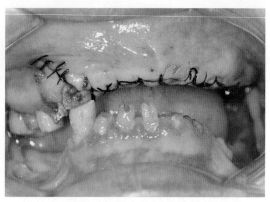

病例图 16-18　切口缝合(温州医科大学口腔医学院　刘传通供图)

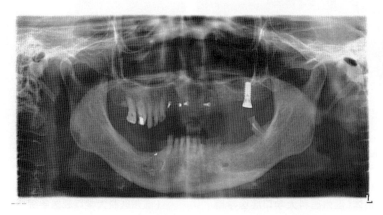

病例图 16-19　上颌植骨术当天曲面体层片(温州医科大学口腔医学院　刘传通供图)

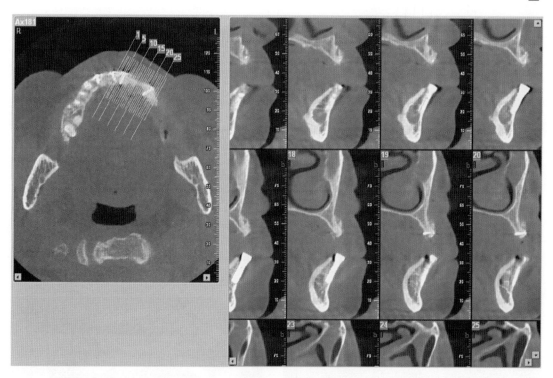

病例图 16-20 6 个月后上颌植骨术 CBCT 图像（温州医科大学口腔医学院 刘传通供图）
牙槽嵴左侧近顶端增加了约 5mm

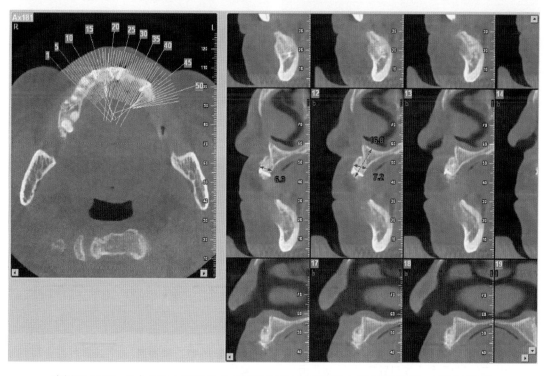

病例图 16-21 6 个月后上颌植骨术 CBCT 图像（温州医科大学口腔医学院 刘传通供图）
牙槽嵴右侧近顶端增加了约 7mm

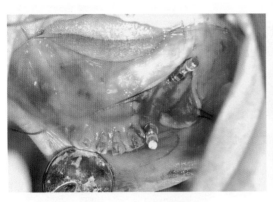

病例图 16-22　左侧切开翻瓣,备洞,于 33、35 植入植体,35 为斜行植入(温州医科大学口腔医学院 刘传通供图)

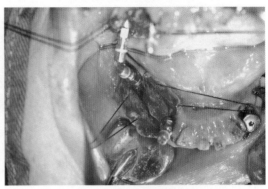

病例图 16-23　右侧切开翻瓣,备洞,于 43、45 植入植体,45 为斜行植入(温州医科大学口腔医学院 刘传通供图)

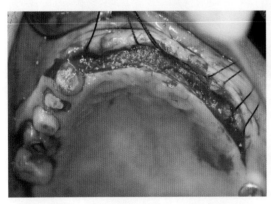

病例图 16-24　6 个月后切开上颌黏骨膜,骨形成较好,满足种植条件(温州医科大学口腔医学院 刘传通供图)

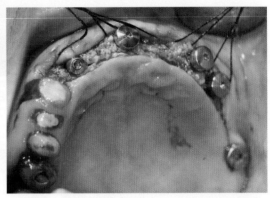

病例图 16-25　上颌切开翻瓣,12、21、23、24、26 备洞,植入种植体,缝合切口(温州医科大学口腔医学院 刘传通供图)

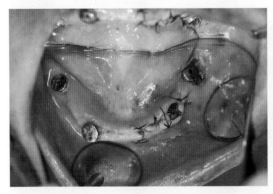

病例图 16-26　33 脱落,重新植入种植体,缝合切口(温州医科大学口腔医学院 刘传通供图)

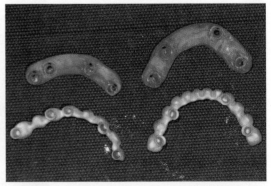

病例图 16-27　取模型,上下颌铸造内冠及安放基台的塑料就位器(温州医科大学口腔医学院 刘传通供图)

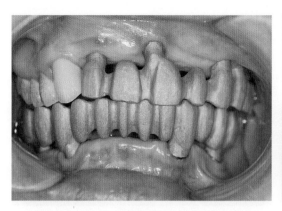

病例图 16-28　内冠在口内试戴,铸件与种植体密合无间隙(温州医科大学口腔医学院 刘传通供图)

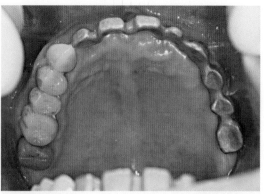

病例图 16-29　上颌口内像(温州医科大学口腔医学院 刘传通供图)

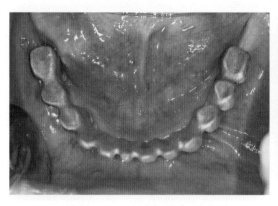

病例图 16-30　下颌口内像(温州医科大学口腔医学院 刘传通供图)

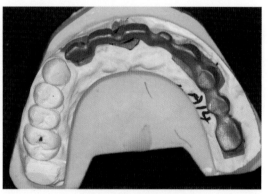

病例图 16-31　上颌模型上的情况(温州医科大学口腔医学院 刘传通供图)

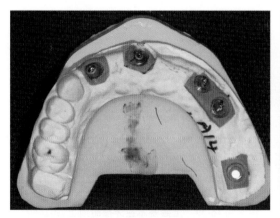

病例图 16-32　上颌各个基台的情况(温州医科大学口腔医学院 刘传通供图)

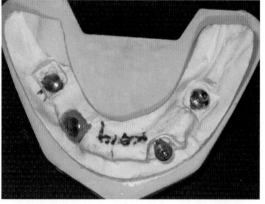

病例图 16-33　下颌 35、45 经过基台的转换,与 33、43 平行,取得共同就位道(温州医科大学口腔医学院 刘传通供图)

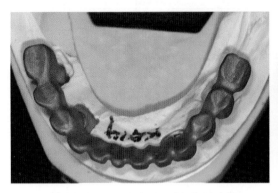

病例图 16-34　下颌在模型上的情况（温州医科大学口腔医学院　刘传通供图）

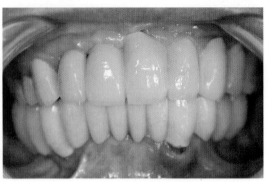

病例图 16-35　烤瓷牙完成后，戴入口内的情况，𬌗平面、中线都较好（温州医科大学口腔医学院　刘传通供图）

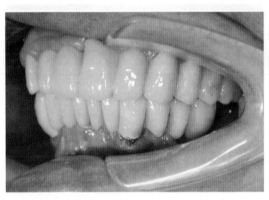

病例图 16-36　从右侧观，𬌗关系正常，咬合良好（温州医科大学口腔医学院　刘传通供图）

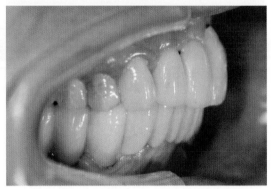

病例图 16-37　从左侧观，𬌗关系正常，咬合良好（温州医科大学口腔医学院　刘传通供图）

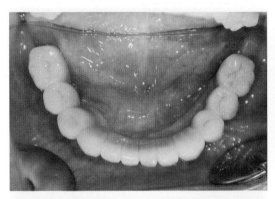

病例图 16-38　下颌口内观，牙弓与牙槽嵴弓形一致（温州医科大学口腔医学院　刘传通供图）

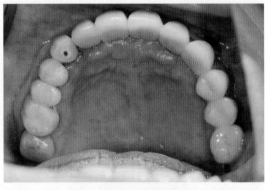

病例图 16-39　上颌基本在牙槽嵴顶上，弧线较好（温州医科大学口腔医学院　刘传通供图）

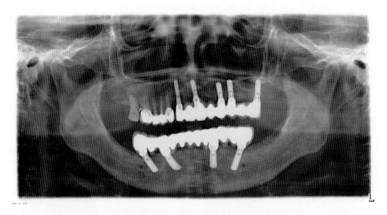

病例图 16-40　戴牙后 **1** 个月复查曲面体层片（温州医科
大学口腔医学院　刘传通供图）

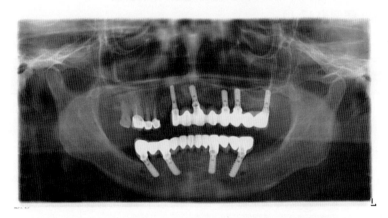

病例图 16-41　戴牙后 **2** 年复查曲面体层片（温州医科
大学口腔医学院　刘传通供图）

专家点评：

该患者治疗过程比较复杂,经历了帐篷式植骨、上颌窦内提升、种植体脱落再植、斜行种植体高难度种植手术等,属于复杂病例。难点:斜行种植体修复的下颌固定桥;应用了一些新技术——帐篷式植骨术;短牙弓修复技术等,结合患者本身的年龄、要求,对种植手术进行适当的调整,达到了较好的修复效果。

（刘传通）

病例 17　上颌多颗牙连续缺失的种植修复

患者一般信息：

女,41 岁。

不吸烟,身体健康。职业:演员。

主诉：

上颌缺牙半年,要求种植修复。

现病史：

半年前拔除上颌多颗残根，行可摘局部义齿修复，异物感强，不能适应，今来我科要求种植固定修复。

全身情况：

良好。

专科检查（病例图 17-1 ~ 病例图 17-4）：

（1） 颜面部丰满度欠佳，鼻唇沟明显。

（2） 双侧颞下颌关节无弹响，关节活动对称，开口度、开口型未见异常。

（3） 14 至 26 缺失，15 残冠，已做牙体预备。缺牙区牙槽骨无明显吸收，上唇丰满度欠佳，低位唇线。

（4） 𬌗龈距离小于 4mm，缺牙区近远中距离不足。

（5） CBCT 显示缺牙区牙槽骨高度、宽度充足，骨质密度 II 级。

诊断与评估（病例表 17-1）：

病例表 17-1　美学风险评估

美学风险因素	低	中	高
健康状态	健康，免疫系统正常		免疫系统低下
吸烟习惯	不吸烟	少量吸烟（<10 支/天）	大量吸烟（>10 支/天）
患者的美学期望值	低	中	高
笑线	低位	中位	高位
牙龈生物型	低弧线，厚龈生物型	中弧线，中厚龈生物型	高弧线，薄龈生物型
牙冠形态	方圆形		尖圆形
位点感染	无	慢性	急性
邻面牙槽嵴高度	到接触点≤5mm	到接触点 5.5 ~ 6.5mm	到接触点≥7mm
临牙修复状态	无修复体		有修复体
缺牙间隙宽度	单颗牙（≥7mm）	单颗牙（<7mm）	两颗牙或两颗牙以上
软组织解剖	软组织完整		软组织缺损
牙槽嵴解剖	无骨缺损	水平向骨缺损	垂直向骨缺损

（1） 诊断：上颌牙列缺损。

（2） 分析评估：缺牙间隙的近远中宽度不足，同时𬌗龈距离不足。颜面部丰满度欠佳，呈衰老面容。龈乳头丧失，邻间隙黑三角风险。

治疗方案：

（1） 种植手术，在 13、12、22、23、26 植入种植体；

（2） 术后即刻临时修复；

（3） 应用种植体支持临时修复体和 16、15 冠修复进行咬合重建；

（4） 术后 4 个月永久修复。

（5）修复方案:由于诊断蜡型显示修复缺隙的近远中空间不足,修复体做减数处理,减掉患者的左侧第二前磨牙,另外种植体直入角度偏差较大,为取得共同就位道选择角度基台;为取得良好的美学效果,选择全瓷修复体,具体方案是:14—22 种植体支持的粘接固位全瓷固定桥;23—26 种植体支持粘接固位全瓷固定桥(病例图 17-5 ~ 病例图 17-23)。

治疗程序:

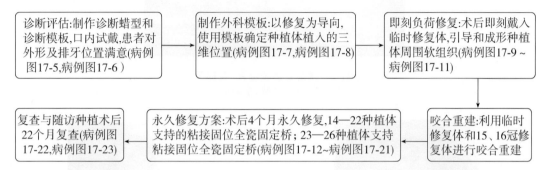

多颗牙连续缺失的种植即刻修复效果是可预期的。本病例在永久修复后 18 个月的复查显示,美学效果和功能效果稳定。

小结:

种植治疗的美学风险因素受到越来越多的关注,在 ITI 第三届共识研讨会上形成了牙种植美学风险评估的 12 项因素,术前分析和评估种植治疗美学风险有助于确定并完善治疗设计以及评估预期效果。本病例中种植治疗的美学风险因素主要来自于多颗牙连续性缺失。在美学区大范围缺牙间隙中连续植入多颗种植体,种植体之间的邻面牙槽嵴稳定性难以预期,因此降低了种植体之间牙龈乳头的长期稳定性,具有高度美学风险性。为了尽量达到预期美学效果,我们针对这项美学风险采取了一些措施。首先,在术前制作了诊断蜡型,一方面请患者试戴,对外形、排牙位置和唇侧丰满度满意,同时评估排牙对应处牙槽骨量,以修复为导向决定种植体植入的三维位置及轴向。种植手术时,种植体初期稳定性良好,植入扭矩达到 25Ncm 以上。在种植手术后 24 小时之内,制作具有良好穿龈轮廓的临时修复体,引导和成形种植体周围软组织。临时修复体选择将五颗种植体连接成一个整体,从而减少种植体微小动度,增加稳定性。由于这位患者的𬌗龈距离过小,还需要进行咬合重建。制作 15 和 16 冠修复体,与种植体支持的临时修复体一起进行咬合重建,抬高咬合 2mm。定期复查检查咬合情况及颞下颌关节适应情况,患者感觉舒适无异常。戴用临时修复体四个月后进行 CAD/CAM 全瓷桥永久修复,由于种植体植入方向差异较大,修复体分为两段设计,此时种植体周围黏膜趋于成熟和稳定,同时患者已经适应和接受了咬合重建的新高度。测量种植体稳定性,种植体稳定商值(ISQ)均大于 80。

本例在种植术后 22 个月,即永久修复后 18 个月进行了复查,CBCT 影像显示种植体周骨组织水平稳定,无明显的边缘骨吸收。临床检查种植体周软组织基本稳定,无明显牙龈退缩。选择适当的病例进行多颗牙连续缺失的种植即刻修复效果是可预期的,且美学效果和功能效果稳定。

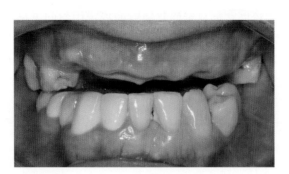

病例图 17-1　术前正面咬合像（首都医科大学
口腔医学院　耿威、李钧供图）

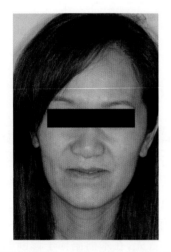

病例图 17-2　术前正面像（首都医科
大学口腔医学院　耿威、李钧供图）

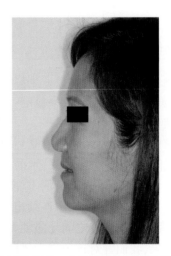

病例图 17-3　术前侧面像（首都医科
大学口腔医学院　耿威、李钧供图）

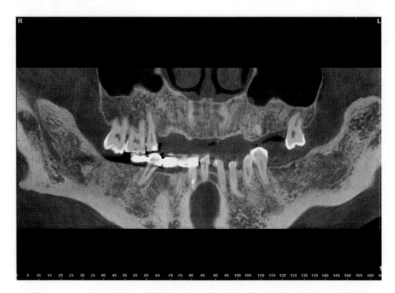

病例图 17-4　术前 CBCT 断层影像显示缺牙区牙槽嵴具有充分的骨高度
（首都医科大学口腔医学院　耿威、李钧供图）

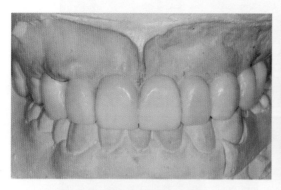

病例图 17-5　制作诊断蜡型（首都医科大学
口腔医学院　耿威、李钧供图）

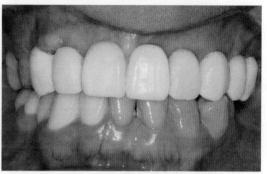

病例图 17-6　口内试戴蜡型（首都医科大学
口腔医学院　耿威、李钧供图）

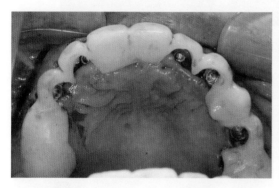

病例图 17-7　种植导板指导种植体植入位置
（首都医科大学口腔医学院　耿威、李钧供图）

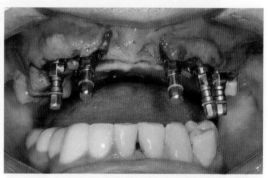

病例图 17-8　良好的种植体三维位置及轴向
（首都医科大学口腔医学院　耿威、李钧供图）

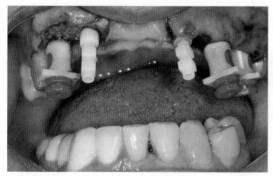

病例图 17-9　术后即刻制取种植体水平的印模，制
作种植体支持的临时修复体（首都医科大学口腔医
学院　耿威、李钧供图）

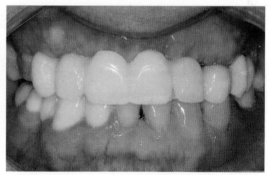

病例图 17-10　戴入临时修复体，引导牞成
形种植体周围软组织（首都医科大学口腔医
学院　耿威、李钧供图）

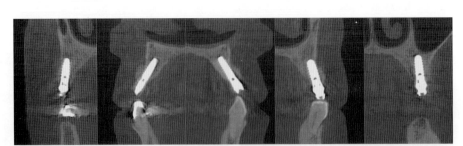

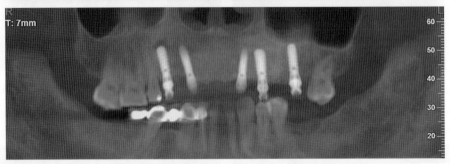

病例图 **17-11**　即刻修复后 **CBCT** 断层影像（首都医科大学口腔医学院　耿威、李钧供图）

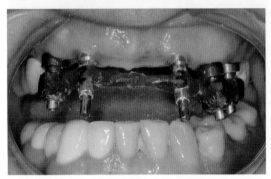

病例图 **17-12**　术后 4 个月进行永久修复，制取开窗式种植体水平转夹板式印模（首都医科大学口腔医学院　耿威、李钧供图）

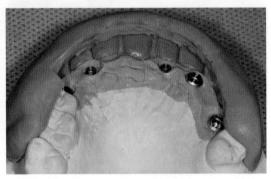

病例图 **17-13**　利用蜡型阴模提供修复空间参考，指导永久修复体制作（首都医科大学口腔医学院　耿威、李钧供图）

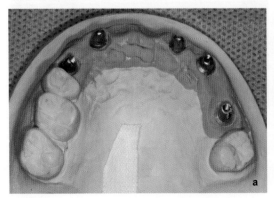

病例图 **17-14**　在导模指导下选择并磨改基台（首都医科大学口腔医学院　耿威、李钧供图）

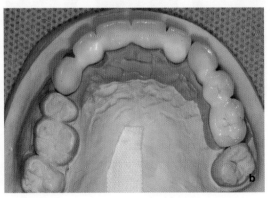

病例图 **17-15**　工作模型上粘接固位的全瓷桥（首都医科大学口腔医学院　耿威、李钧供图）

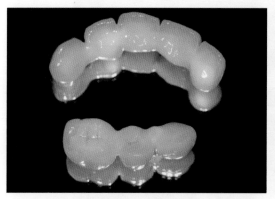

病例图 17-16 两组 CAD/CAM 全瓷固定桥修复体(首都医科大学口腔医学院 耿威、李钧供图)

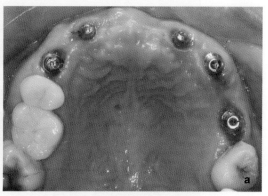

病例图 17-17 将基台按顺序安装到患者口内种植体上(首都医科大学口腔医学院 耿威、李钧供图)

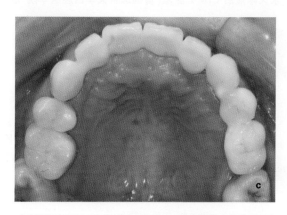

病例图 17-18 全瓷修复体戴入后殆面像(首都医科大学口腔医学院 耿威、李钧供图)

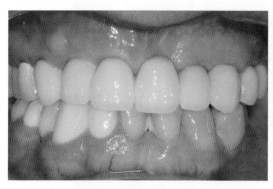

病例图 17-19 全瓷修复体戴入后正面像(首都医科大学口腔医学院 耿威、李钧供图)

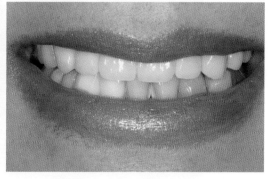

病例图 17-20 患者微笑像(首都医科大学口腔医学院 耿威、李钧供图)

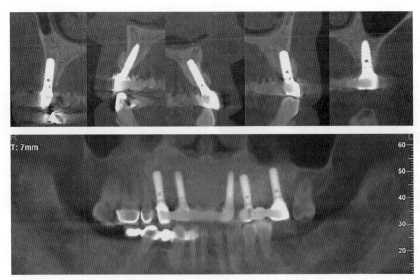

病例图 17-21　永久修复后 CBCT 影像(首都医科大学口腔医学院　耿威、李钧供图)

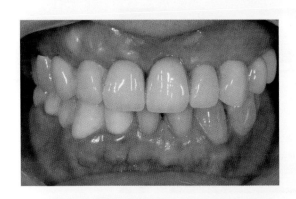

病例图 17-22　种植术后 22 个月复查口内像(首都医科大学口腔医学院耿威、李钧供图)

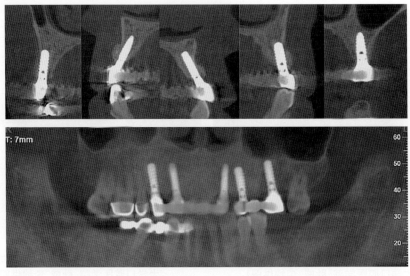

病例图 17-23　种植术后 22 个月复查 CBCT 影像(首都医科大学口腔医学院　耿威、李钧供图)

专家点评：

该病例是一个上颌多颗牙连续缺失的种植修复,作者的治疗过程从诊断蜡型开始,接着完成诊断模板,诊断模板经过患者试戴后,评估美学效果、咬合关系,并和患者进行交流,预期修复效果。患者满意后,作者应用诊断蜡型进一步制作放射线诊断模板,并拍摄 CBCT,进一步评估理想状态的修复体与所对应的可用骨之间的位置关系。通过检查测量可用骨量,选择种植位点,确定种植体的数目、位点和型号。而后作者将放射线模板进一步磨改,完成了引导种植体植入的外科模板,按照修复体所要求的种植位点和方向植入种植体。种植体植入后具有理想的初期稳定性,作者又直接利用种植外科模板,完成了种植体支持的临时修复体,引导牙龈组织成型,以重建牙间乳头。最终,永久修复体获得了理想的美学效果。

这个病例,根据 SAC 分类,属于高度复杂的美学种植修复病例,作者严格按照以修复为导向的种植治疗原则,制订周密的治疗计划,治疗计划合理,治疗程序严谨,治疗步骤规范严格,因而最终获得了理想的修复效果。

（耿　威）

病例 18　上颌八颗种植体支持的螺丝固位全颌种植修复

患者一般信息：

男,66 岁。

主诉：

上颌牙全部缺失 15 年,要求种植修复。

现病史：

患者全部上颌牙 15 年前因牙周炎拔除,后行上颌全口总义齿修复,自觉佩戴不适,患者经济条件状况良好,要求上颌做固定式种植修复。

既往史：

否认系统疾病史,否认抽烟、饮酒及夜磨牙等不良习惯。

临床检查：

面型左右对称,颞下颌关节运动无异常,面下 1/3 距离稍短,上唇丰满度欠佳。17—27 缺失,黏膜无红肿,前牙区牙槽嵴较薄。下颌 11、21 可摘局部义齿（病例图 18-1,病例图 18-2）。

放射线检查：

患者佩戴放射线模板拍摄 CBCT 显示:13—23 及 24 牙位对应的牙槽嵴可用骨厚度较薄,为 2～3mm,14、15、16、17、25、26 和 27 牙位所对应位点的牙槽嵴可用骨厚度为 5～10mm,双侧上颌窦底至牙槽嵴顶的距离均大于 10mm。

诊断：

上颌牙列缺失。

治疗计划

（1）制作放射线模板及上颌数字化种植外科定位导向模板;

（2）在外科模板引导下 14、15、16、17、25、26 和 27 牙位行不翻瓣种植外科手术;

（3）24 牙位行引导骨再生术和同期种植体植入术;

（4）应用 CAD/CAM 技术制作纯钛切削支架并烤塑,完成螺丝固位上颌种植体支持的固定桥。

治疗流程

（1）制作放射线模板,让患者佩戴放射线模板拍摄 CBCT。对患者口内取模,取颌位关系,上𬌗架,试排牙,制作上颌树脂基托过渡总义齿（病例图18-3）。义齿试戴合适后,并在双侧后牙牙位打孔,充填牙胶,然后让患者佩戴此诊断模板进行 CBCT 放射线检查（病例图18-4,病例图18-5）。

（2）制作数字化外科模板

1）利用 CT 扫描技术获取颌骨影像数字信息,理想状态修复体（诊断模板）影像信息,以及影像重组的信息。利用 CT 影像信息和口腔种植 Simplant 系统软件,进行三维计算机辅助手术规划,由于前牙区牙槽嵴吸收呈刃状,可用骨宽度小于3mm（病例图18-6）。

2）计划植入八颗种植体,种植位点设计在两侧的前磨牙和磨牙。利用 Simplant 软件仿真手术模拟放置种植体,检查植入方向、未来义齿修复体的修复空间、与对𬌗牙及邻牙的关系。将缺牙区拟植入种植体的数量、部位,植入的方向、角度和深度等信息参数转化为 STL 文件格式,通过数控机床或用快速原型方法加工,最终完成数字化外科模板的制作,外科模板作为最终信息的载体,将种植医师的设计思路通过手术模板的精确定位和引导赋予实现（病例图18-7～病例图18-9）。

（3）数字化模板引导下进行种植外科手术。让患者佩戴数字化种植外科模板,用𬌗位记录硅橡胶引导模板在患者口腔内就位后,在唇侧用两个侧方螺钉和24牙位一个𬌗方螺钉固定,15、16、17、25、26和27牙位行不翻瓣种植手术植入种植体,14和24牙位行翻瓣后的种植体植入,在24牙位唇侧植入 Bio-Oss 小颗粒骨粉,引导骨再生术和种植体植入手术（病例图18-10～病例图18-14）。

（4）上颌种植体支持的纯钛切削支架烤塑桥永久修复。

1）种植体植入半年后,用硅橡胶对患者上颌制取非开窗的种植体水平印模,灌制初始模型后制作个性化印模帽,然后制作开窗的个性化托盘（病例图18-15～病例图18-17）。

2）用开窗式托盘制取上颌开窗式种植体转移的终印模,灌制工作模型后制取正中颌位关系记录（病例图18-18,病例图18-19）。

3）在工作模型的种植体上方安装螺丝固位基台,而后在基台上方安装塑料基底,制作上颌修复体的美学蜡型,完成后在患者口内进行试戴,观察咬合关系和唇面丰满度恢复情况（病例图18-20）。

4）试戴满意以后将修复体蜡型用激光扫描系统进行扫描,用 CAD/CAM 技术制作纯钛切削支架,完成支架后在患者口内进行试戴,确认被动就位后,重新就位于工作模型上。最后在𬌗架上完成纯钛切削支架上烤塑,由于缺牙间隙的𬌗龈距离过大,为了获得理想的美学效果,应用龈色树脂弥补上颌骨组织和牙龈组织的不足,避免复杂的外科手术（病例图18-21～病例图18-24）。

5）完成种植体支持的金属树脂复合桥,采用螺丝固位方式,戴入患者口内,获得完全被动就位,咬合关系良好,面型恢复满意,咀嚼功能和美学效果良好（病例图18-25,病例图18-26）。

治疗结果:

患者在种植修复3个月和1年时进行了复查,种植体均无松动、脱落,咬合关系良好,牙龈无红肿,放射线检查种植体周围未见明显牙槽骨吸收。计算机导航的数字化种植外科模板,和 CAD/CAM 技术纯钛切削的金属树脂复合桥可成功应用于该上颌无牙颌患者,近期效果满意(病例图 18-27,病例图 18-28)。

小结

随着口腔种植外科和修复技术的创新及发展,计算机辅助设计制作的数字化种植外科模板实现了以修复为导向的种植治疗,种植治疗更加精确和微创化。CAD/CAM 技术制作种植体支持的跨牙弓纯钛支架,加工精度高、生物相容性好、重量轻,患者感觉舒适。龈色树脂的应用避免复杂的外科手术,获得理想的美学效果。

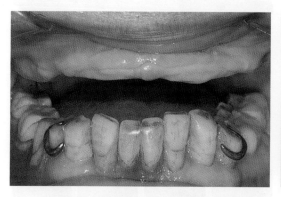

病例图 **18-1**　修复前口内正面像(首都医科大学口腔医学院　耿威、谭包生供图)

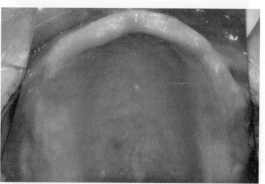

病例图 **18-2**　上颌殆面像(首都医科大学口腔医学院　耿威、谭包生供图)

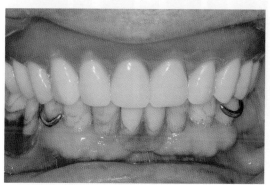

病例图 **18-3**　制作诊断模板在患者口腔内试戴,评估咬合关系,预期修复效果(首都医科大学口腔医学院　耿威、谭包生供图)

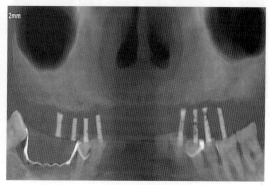

病例图 **18-4**　戴放射线模板拍摄 CBCT 评估种植位点可用骨量,修复体与牙槽骨的位置关系(首都医科大学口腔医学院　耿威、谭包生供图)

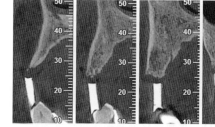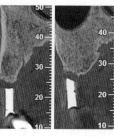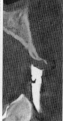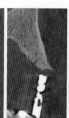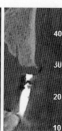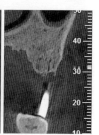

病例图 **18-5**　患者戴放射线模板拍摄 CBCT 评估种植位点可用骨量(首都医科大学口腔医学院　耿威、谭包生供图)

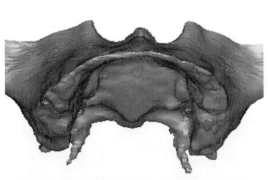

病例图 18-6　三维重建后的上颌骨模型,真实再现上颌骨的解剖外形(首都医科大学口腔医学院　耿威、谭包生供图)

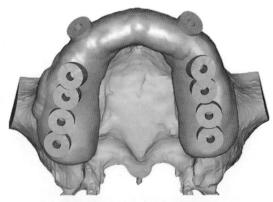

病例图 18-7　Simplant 口腔种植软件设计数字化外科模板骀面观(首都医科大学口腔医学院　耿威、谭包生供图)

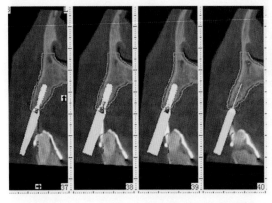

病例图 18-8　Simplant 口腔种植软件设计右侧第一前磨牙种植位点(首都医科大学口腔医学院　耿威、谭包生供图)
植入 3.3mm×10mm 种植体后唇腭侧可用骨宽度略显不足,唇侧骨板剩余骨量小于 1mm

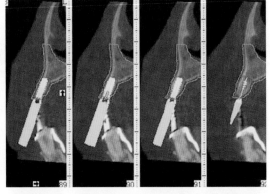

病例图 18-9　Simplant 口腔种植软件设计左侧第一前磨牙种植位点(首都医科大学口腔医学院　耿威、谭包生供图)
植入 3.3mm×10mm 种植体后唇侧种植体暴露,提示需进行骨增量

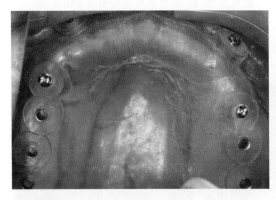

病例图 18-10　黏膜支持的先锋钻导航数字化外科模板在口腔内就位后骀面观(首都医科大学口腔医学院　耿威、谭包生供图)

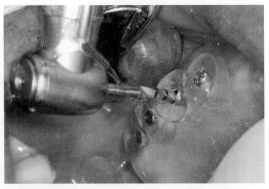

病例图 18-11　在数字化外科模板引导下锋钻预备种植窝(首都医科大学口腔医学院　耿威、谭包生供图)

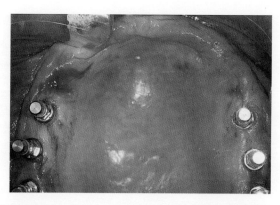

病例图 18-12　数字化外科模板引导不翻瓣的种植体植入
（首都医科大学口腔医学院　耿威、谭包生供图）

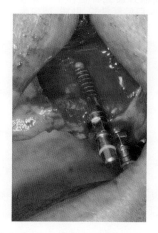

病例图 18-13　左侧第一前磨牙植入 Strau-
mann 3.3mm×10mm 种植体后唇侧种植体
唇侧暴露（首都医科大学口腔医学院　耿威、
谭包生供图）

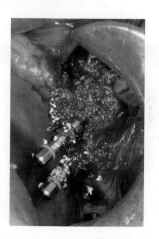

病例图 18-14　同期进行骨增量，表面覆盖
Bio-Oss 骨移植材料（首都医科大学口腔医
学院　耿威、谭包生供图）

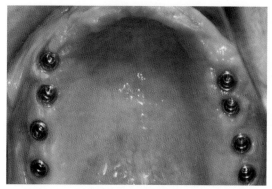

病例图 18-15　种植修复印模前口腔殆面观（首
都医科大学口腔医学院　耿威、谭包生供图）
显示上颌 8 颗种植体愈合良好，种植体植入
深度满意，牙龈组织健康

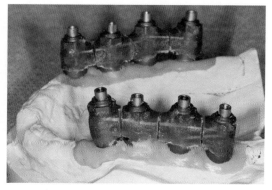

病例图 18-16　在初始模型的种植体替代体
上方安装螺丝固位的印模帽，用成形树脂制
作个性化印模帽（首都医科大学口腔医学院
耿威、谭包生供图）

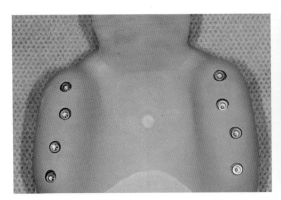

病例图 18-17　用光固化树脂材料制作开窗式个别托盘（首都医科大学口腔医学院　耿威、谭包生供图）

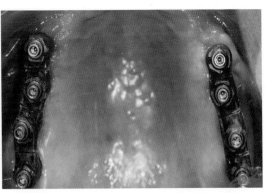

病例图 18-18　个性化印模帽在患者口腔内按顺序被固定到种植体上，再次用成形树脂连接后准备制取开窗式种植体水平印模（首都医科大学口腔医学院　耿威、谭包生供图）

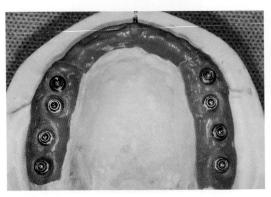

病例图 18-19　制取种植体水平的开窗式印模后，灌制石膏获取工作模型的𬌗面观，八角基台被安装到种植体上方（首都医科大学口腔医学院　耿威、谭包生供图）

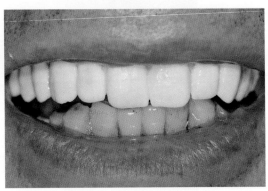

病例图 18-20　在工作模型上完成修复体的蜡型，戴入患者口腔内试戴，检查咬合关系和评估美学效果（首都医科大学口腔医学院　耿威、谭包生供图）

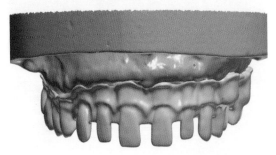

病例图 18-21　计算机辅助设计技术设计一体式纯钛切削支架外形正面观（首都医科大学口腔医学院　耿威、谭包生供图）
利用修复体蜡型留出 2~2.5mm 烤塑空间后设计出支架的外形，唇面全部留出烤塑空间

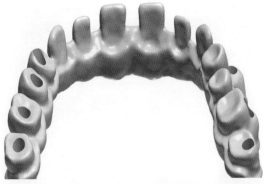

病例图 18-22　上颌一体式纯钛切削支架烤塑修复体正面观（首都医科大学口腔医学院　耿威、谭包生供图）
纯钛切削支架烤塑修复体组织面与牙槽嵴组织接为纯钛金属，尽量减少接触面积并避免食物存留

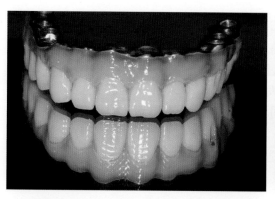

病例图 18-23　上颌一体式纯钛切削支架烤塑修复体正面观（首都医科大学口腔医学院 耿威、谭包生供图）
用龈色树脂弥补患者软硬组织缺陷，以获得理想的美学效果

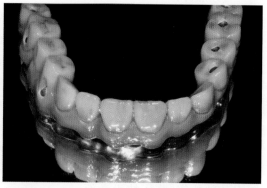

病例图 18-24　纯钛切削支架烤塑修复体殆面观（首都医科大学口腔医学院 耿威、谭包生供图）
上颌左侧螺丝通道位于颊侧，右侧螺丝通道位于殆面中央

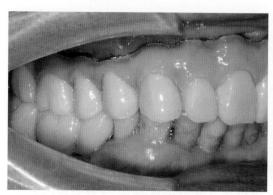

病例图 18-25　上颌一体式纯钛切削支架烤塑修复口腔内戴入右侧面观（首都医科大学口腔医学院 耿威、谭包生供图）

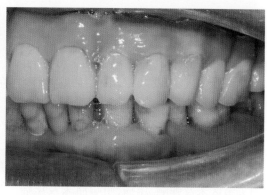

病例图 18-26　左侧面观（首都医科大学口腔医学院 耿威、谭包生供图）
上下颌咬合关系良好螺丝孔位于颊侧，用15N·cm扭紧修复螺丝后用光固化树脂封闭螺丝口

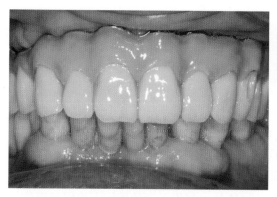

病例图 18-27　纯钛切削支架烤塑修复体正面观（首都医科大学口腔医学院 耿威、谭包生供图）

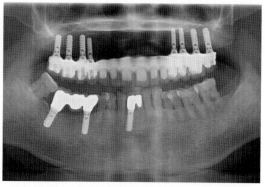

病例图 18-28　上颌纯钛切削支架烤塑修复体戴入后曲面体层片（首都医科大学口腔医学院 耿威、谭包生供图）

专家点评：

　　计算机导航的数字化种植外科模板和 CAD/CAM 技术是口腔医学的一个重要发展方向和行业进步的必然趋势。本病例作者在种植外科手术中利用数字化外科模板在黏膜上钻微孔就可以引导种植体的精确放置，降低了手术的复杂性，提高手术的精确度，实现微创手术，减少手术创伤，降低手术并发症的发生率。在永久性修复中，作者采用了 CAD/CAM 技术纯钛切削的一体支架，同以往的铸造支架相比，纯钛切削的一体支架，变形率低，可以获得良好的被动就位，一体支架使修复体强度也得到保障。另外，纯钛支架重量轻，生物相容性好，患者感觉舒适，咀嚼功能和美学效果良好。整个病例资料完整，诊断评估准确，设计合理，治疗程序及步骤严谨，充分体现作者的口腔种植理论知识基础扎实，临床技术全面。

（耿　威）

病例 19　下颌缺失患者的即刻种植修复与咬合重建

患者一般信息：

女，52 岁。

主诉：

下后牙拔除 30 余年，下前牙拔除 3 个月余，要求种植修复，来种植科就诊。

全身状况：

良好，否认系统病史，无吸烟饮酒史。

口腔检查：

颌面部外形基本对称，开口度大于三指，开口型右偏，左侧颞下颌关节动度大，双侧颞下颌关节区未及弹响、压痛，咀嚼肌未及压痛。口内检查下颌 48—38 缺失，牙槽骨重度吸收，牙槽嵴欠平整，呈刃状，下唇系带附丽高，附着龈量少，游离龈松软，无红肿，殆龈间距稍大；上颌 11、21 缺失，牙槽骨中度吸收，近远中距离足，殆龈距离稍大，牙龈未见明显红肿。上下牙弓呈 I 类关系。上颌 12、22 牙冠完整，叩（−），12 松动Ⅲ°，22 松动Ⅱ°，牙龈未见明显红肿（病例图 19-1，病例图 19-2）。

初步诊断：

下颌牙列缺失；上颌牙列缺损。

治疗计划：

　（1）制作放射定位模板，拍 CBCT；

　（2）牙周系统治疗；

　（3）种植外科：应用定位模板于下颌 46、44、43、33、34、36 处植入种植体，上颌 11 早期种植，12 即刻种植；

　（4）下颌即刻负重：采用 PICK-UP 技术利用定位模板完成临时修复体；

　（5）CAD/CAM 技术制作临时修复体：CAD/CAM 技术制作下颌种植体支持螺丝固位树脂桥；

　（6）髁突运动轨迹描记、上全可调殆架，在全可调殆架上完成永久修复体；

（7）CAD/CAM 技术制作永久修复体：CAD/CAM 技术制作下颌种植体支持螺丝固位一体化纯钛支架烤塑桥，上颌种植体支持粘接固位氧化锆全瓷桥。

治疗过程：

（1）制作放射定位模板，拍 CBCT：于种植外科前进行颌面部丰满度评估、牙槽嵴状况评估、颌位关系评估、放射线评估以及经济评估。应用传统方法取正中颌，制作下颌总义齿，𬌗面打孔填牙胶，制成放射定位模板，拍摄 CBCT 示，46、44、34、36 可用骨高度约 8mm，33、34 可用骨高度充足；12 牙槽骨吸收至根尖 1/3，22 牙槽骨吸收颊侧至根中 1/2，腭侧至根尖 1/3（病例图 19-3、病例图 19-4）。

（2）牙周系统治疗：牙周基础治疗，并拔除松动牙 12。

（3）种植外科：选择上述位置为种植位点，应用定位模板在下颌 46、44、43、33、34、36 处植入种植体，拔除 22，上颌 12、22 处植入种植体（Straumann SLActive，美学种植体，46、44、34、36 处 4.1mm×8mm RN，43、33、12、22 处 4.1mm×12mm RN），术中见 12、22、33、34 种植体唇颊侧骨质缺损，同期植入 Bio-oss 骨粉及口腔修复膜（海奥），严密缝合伤口（病例图 19-5、病例图 19-6）。

（4）下颌即刻负荷修复制作种植体支持的临时修复体：下颌种植术后应用 PICK-UP 技术，制作完成过渡修复体。安装临时修复基台，在定位模板上确定种植体修复基台的位置，打孔，使定位模板可在口内顺利就位，使用白色自凝树脂，于口内重衬模板，制成临时修复体，在调𬌗过程中我们发现患者的下颌运动极不稳定，每次咬合情况偏差大（病例图 19-7、病例图 19-8）。拍摄 CBCT 观察临时基台就位情况。种植术后 2 周复查，患者咬合情况仍然不稳定（病例图 19-9）。于是我们决定对患者进行髁突运动轨迹描记，根据描记数据，调整其咬合关系。另外，我们需要一副更好的临时修复体用以进行髁突运动轨迹描记。

（5）CAD/CAM 技术制作临时修复体：下颌种植体植入后 4 周，应用 CAD/CAM 技术制作下颌种植体支持螺丝固位树脂桥。制取种植体水平的印模，灌注石膏模型，上下选择低咬合八角基台、螺丝固位，由于之后的修复体制作均需使用该模型数据，因此我们于石膏模型上制作美学蜡型，试戴美学蜡型，患者表示满意后，将蜡型信息扫描入计算机，切削第一副树脂临时修复体（病例图 19-10 ~ 病例图 19-15）。

（6）髁突运动轨迹描记、上全可调𬌗架：应用 GAMMA DENTAL CADIAX COMPACT2 髁突运动轨迹描记系统精确记录患者的下颌骨在做各种运动时，髁突在空间中的运动，复制髁突运动数据至全可调𬌗架上，对树脂临时修复体进行咬合调整，形成第二副树脂临时修复体，扫描临时修复体信息至计算机，患者戴用临时修复体，2 周后复查，无不适，拍 CBCT，显示髁突位置适宜（病例图 19-16 ~ 病例图 19-18）。

（7）CAD/CAM 技术制作永久修复体：种植术后 2 个月，CAD/CAM 技术制作下颌种植体支持螺丝固位一体化纯钛支架烤塑桥，在计算机中模拟回切第二副临时修复体形成永久修复体的支架形态，切削纯钛支架，按临时修复体形态及𬌗关系完成烤塑桥，上颌同样应用 CAD/CAM 技术完成种植体支持粘接固位氧化锆全瓷桥（病例图 19-19 ~ 病例图 19-23）。

（8）复查：永久修复后半年复查，种植体无松动，修复体无松动，咬合关系稳定，口腔卫生状况良好；患者对种植修复后的面型、牙齿外形、颜色以及咀嚼功能满意。拍

CBCT显示种植体周围未见明显边缘骨吸收,髁突位置无变化(病例图19-24,病例图19-25)。

效果评价：

评价标准参照Albrektsson等种植义齿成功评价的标准：①种植义齿功能良好；②种植体无动度；③X线显示种植体周围无透光区；④种植体无持续性或不可逆性症状,如疼痛、感染、麻木、坏死、感觉异常及下颌神经管损伤。以上述指标观测本病例的种植体临床动度、咀嚼功能、牙龈健康状态和种植体周围骨吸收情况。PICK-UP技术进行即刻负重、髁突运动轨迹描记和CAD/CAM技术制作纯钛切削的金属树脂复合桥可成功应用于该下颌无牙颌患者,近期效果满意,大大提高了患者的生活质量。

讨论：

即刻负重种植技术是指种植体植入后48小时内完成临时上部结构修复,待种植体获得骨整合后更换上部结构完成永久性修复。本例患者采用了PICK-UP技术将术前制作的定位模板在口内重衬,制成临时义齿,为患者节约成本的同时,也简化了治疗过程。但由于本例病例中使用的是定位模板,其精确性稍差,另外,患者的咬合关系不稳定,因此,仅帮助患者部分恢复咀嚼功能。

髁突运动轨迹描记仪是由Slavicek等在传统面弓记录仪基础上发明的一种机械电子式描记装置,它可以进行四维分析,同步观察双侧髁突的时相特征,能够真实反应双侧髁突及铰链轴的运动情况。我们在髁突运动轨迹描记仪的帮助下,记录分析患者的髁突运动情况,将颌位关系及下颌运动数据转移至全可调颌𬌗架,排除患者自身不良咬合习惯的影响,通过客观的数据,口外建立适宜患者的颌位及咬合关系,所完成的修复体咬合关系良好,基本不用调𬌗,大大节约了临床的操作时间。

对于临时修复体与永久修复体的制作,我们均采用了CAD/CAM技术切削完成。与传统的制作工艺相比,CAD/CAM技术切削所得的不论是临时修复体还是永久修复体,其精准度均较高,可以获得良好的被动就位,另外,一体化的设计,也使得强度得到了保障,咬合力在种植体上的分担更为均衡。同时,CAD/CAM技术的应用,减少了多次印模过程中的误差,减少了患者复诊的次数,节约成本,简化医师的临床操作。

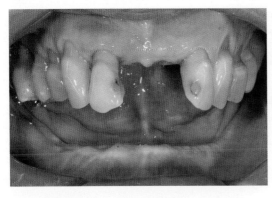

病例图**19-1** 术前口内正面照(首都医科大学口腔医学院 耿威、李钧供图)

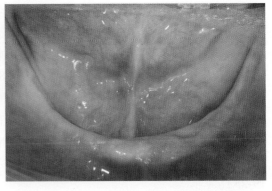

病例图**19-2** 术前口内下颌𬌗面照(首都医科大学口腔医学院 耿威、李钧供图)

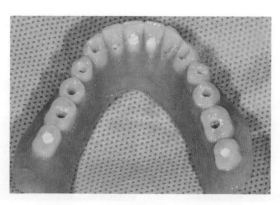

病例图 19-3　放射诊断模板（首都医科大学
口腔医学院　耿威、李钧供图）

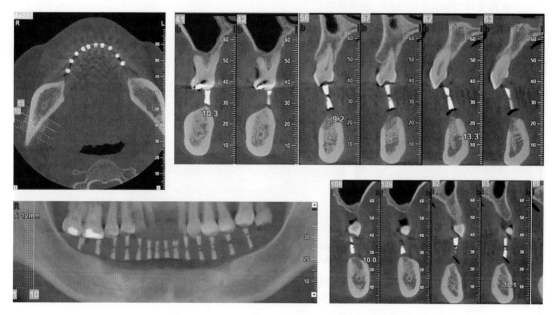

病例图 19-4　戴放射诊断模板拍 CBCT（首都医科大学口腔医学院 耿威、李钧供图）

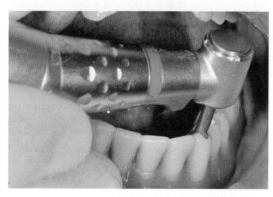

病例图 19-5　种植术中利用放射诊断模板定位
（首都医科大学口腔医学院　耿威、李钧供图）

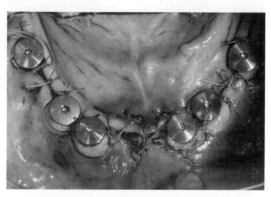

病例图 19-6　种植外科手术完成后，下颌植入 6 颗种
植体（首都医科大学口腔医学院　耿威、李钧供图）

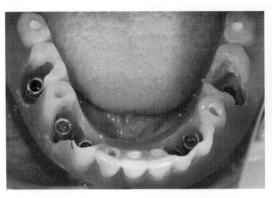

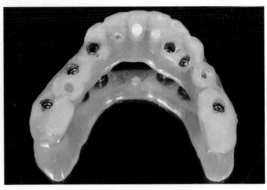

病例图 19-7 利用放射诊断模板采用 PICK-UP
技术制作种植体支持的即刻临时修复体（首都
医科大学口腔医学院 耿威、李钧供图）

病例图 19-8 种植体支持的即刻临时修复体
（首都医科大学口腔医学院 耿威、李钧供图）

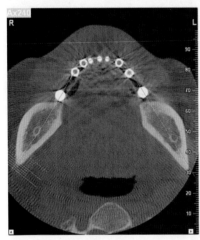

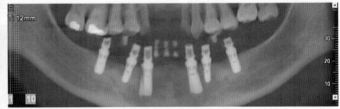

病例图 19-9 戴入即刻修复体后 CBCT 显示临时基台就位良好（首都医科大学
口腔医学院 耿威、李钧供图）

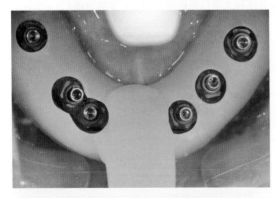

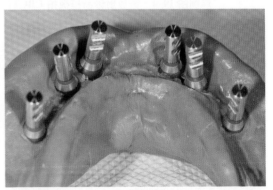

病例图 19-10 用个性化开窗式托盘，制取
根转移开窗式印模（首都医科大学口腔医学
院 耿威、李钧供图）

病例图 19-11 个性化种植体水平开窗式印模，
种植体替代体已经插入印模帽（首都医科大学
口腔医学院 耿威、李钧供图）

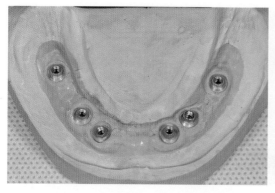

病例图 19-12　下颌工作模型正面观（首都医科
大学口腔医学院　耿威、李钧供图）
种植体上方已安装八角基台八角基台被

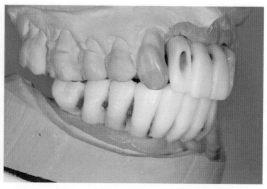

病例图 19-13　口内试戴下颌美学蜡型（首都医科
大学口腔医学院　耿威、李钧供图）

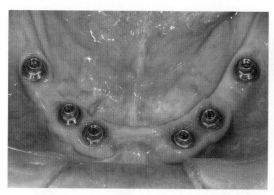

病例图 19-14　临时修复体戴入前下颌𬌗面观
（首都医科大学口腔医学院　耿威、李钧供图）
种植体上方已安装八角基台

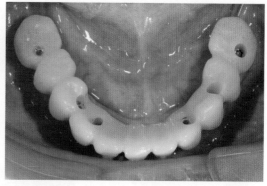

病例图 19-15　CAD-CAM 技术切削，完成
树脂材料的种植体支持的螺丝固位临时修
复体被固定在八角基台上（首都医科大学口
腔医学院　耿威、李钧供图）

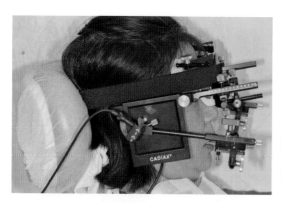

病例图 19-16　髁突运动轨迹描记（首都医科
大学口腔医学院　耿威、李钧供图）

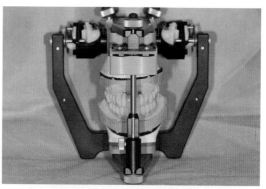

病例图 19-17　转移颌位关系及髁突运动数
据至全可调𬌗架，对临时树脂修复体进行修
改，完成新的临时修复体（首都医科大学口
腔医学院　耿威、李钧供图）

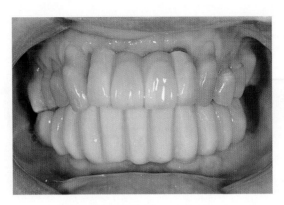

病例图 19-18　新的临时修复体口内戴入正面观（首都医科
大学口腔医学院　耿威、李钧供图）

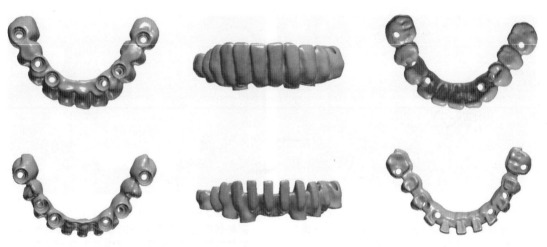

病例图 19-19　激光扫描临时修复体形态数据，模拟回切，设计金属基底支架的外形并输出加工数据
（首都医科大学口腔医学院　耿威、李钧供图）

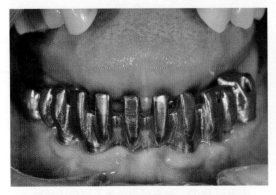

病例图 19-20　计算机辅助设计与制作切削
纯钛支架，支架口内试戴（首都医科大学口
腔医学院　耿威、李钧供图）

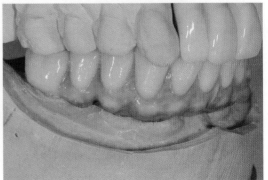

病例图 19-21　𬌗架上右侧面口内戴入正面观
（首都医科大学口腔医学院　耿威、李钧供图）
全可调𬌗架上烤塑完成永久修复体

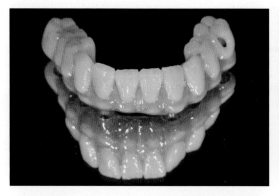

病例图 **19-22**　纯钛切削支架烤塑修复体正面观（首都医科大学口腔医学院 耿威、李钧供图）

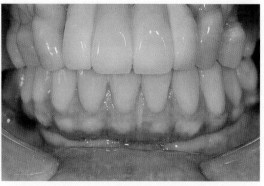

病例图 **19-23**　下颌纯钛切削支架烤塑修复体在患者口内戴入正面观（首都医科大学口腔医学院 耿威、李钧供图）

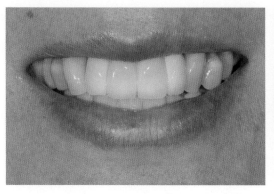

病例图 **19-24**　患者戴牙一年复查微笑像，美学效果满意（首都医科大学口腔医学院 耿威、李钧供图）

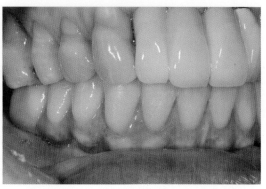

病例图 **19-25**　口内咬合关系稳定，情况良好（首都医科大学口腔医学院 耿威、李钧供图）

专家点评：

重度牙周炎患者咀嚼功能和美学的恢复一直是口腔科医师解决的难题。本例是严重牙周炎导致的下牙列缺失，通过放射诊断模板在 CBCT 影像指导下分析了骨量情况，最终植入6 枚种植体，采用 PICK-UP 技术，快速重建了患者的口腔功能，恢复美观；髁突运动轨迹描记及全可调𬌗架的应用，使医师和技工可以在口外建立可视化的、与患者颞下颌关节解剖结构相适应的颌位关系，所制作的修复体患者更易适应，对颞下颌关节无负面影响，基本不用调𬌗，大大节约了临床时间。CAD/CAM 技术贯穿整个修复过程，所制作的修复体精确性、美观性都更高，患者戴用舒适度也更高。本例病例的整个治疗过程通过各种辅助手段，缩短临床时间，保证治疗效果，资料收集完整，是一个优秀的范例。

（耿　威）

参 考 文 献

1. Lee RL. Standardized head position and reference planes for dento-facial aesthetics. Dent Today, 2000, 19（2）: 82-87

2. Reeh ES, Douglas WH, Messer HH. Stiffness of endodontically-treated teeth related to restoration technique. J Dent Res, 1989, 68(11):1540-1544

3. Mombelli A, Marxer M, Gaberthuel T, et al. The microbiota of osseointegrated implants in patients with a history of periodontal disease. J Clin Periodontol, 1995, 22(2):124-130

4. Mengel R, Schroder T, Flores-de-Jacoby L. Osseointegrated implants in patients treated for generalized chronic periodontitis and generalized aggressive periodontitis;3-and 5-year results of a prospective long-term study. J Periodontol, 2001, 72(8):977-989